传承　创新　发展

首届全国中医药博士后论坛

主　编　曹洪欣

中医古籍出版社

图书在版编目（CIP）数据

传承创新发展：首届全国中医药博士后论坛 / 曹洪欣主编.
—北京：中医古籍出版社，2009.11

ISBN 978-7-80174-755-4 -

Ⅰ.传… Ⅱ.曹… Ⅲ.中国医药学-文集 Ⅳ.R2-53

中国版本图书馆 CIP 数据核字（2009）第 194822 号

传承　创新　发展
首届全国中医药博士后论坛

曹洪欣　主编

责任编辑　刘从明　刘艳骄
封面设计　苏庆民
出版发行　中医古籍出版社
社　　址　北京东直门内南小街 16 号(100700)
印　　刷　北京永峥印刷有限责任公司
开　　本　880mm×1230mm　1/16
印　　张　47
字　　数　1200 千字
版　　次　2009 年 11 月第 1 版　2009 年 11 月第 1 次印刷
书　　号　978-7-80174-775-4
定　　价　96. 00 元

主　编：曹洪欣

编　委：（以姓氏笔划为序）

刘艳骄　李　浩　宋春生　苏庆民　罗增刚

杨卫彬　杨洪军　都占陶　姚魁武

学然後知不足
但开風氣不為師
書賀
全国首届中医药博士后学术論坛
陈可冀
己丑晚秋
北京西苑

序

我国的博士后制度是在邓小平先生亲自关心支持下建立的高层次人才培养制度，二十多年来，已成为我国各行业优秀人才的有效途径。中医药行业博士后工作虽然起步较晚，但随着国家对中医药事业发展的重视和投入的不断增加，博士后工作日趋受到重视，条件在不断改善、制度逐渐完善、人员队伍不断扩大，已经成为中医药科研队伍中的一支有生力量。这次论坛本着交流学术、传承创新、促进发展的理念，为中医药行业博士后人员提供了一次难得的交流机会。论坛得到了中国博士后科学基金会的大力支持，以及兄弟院校、广大博士后人员的积极响应，论坛内容与论文质量代表了当前中医药博士后队伍的研究水平。

中医学是我国独具特色的医药知识体系，知识的传承与人才的培养具有传统知识体系发展的规律与特点。中医药行业博士后制度的实施与科研工作的开展既要适应时代要求，借鉴国内外其他行业博士后工作的制度、机制，同时也要适应中医药事业发展的人才需求，积极探索符合中医学学科特点的工作机制和人才成长规律，培养和造就一批高层次人才队伍。近年来，我院在不断完善博士后制度建设与科研条件建设的同时，在行业率先开展了著名中医药专家学术经验传承博士后研究工作，建立了适合中医药人才培养与我院特点的博士后制度与培养机制。一方面积极吸收博士后人员参与各类科研课题的研究，支持申报各级各类科研项目，培养各专业科研骨干力量；另一方面，设立专项经费，鼓励从事学术传承创新研究，通过对著名中医药专家学术经验、学术思想继承与创新研究，培养高层次中医药人才。博士后招聘数量不断增加、博士后研究工作的质量与水平不断提高。

本次论坛共收到全国高等中医院校、综合性高等院校、科研医疗机构等单位博士后人员的 170 余篇学术论文，内容既有中医药理论研究、实验研究、临床研究，又有名老中医药专家学术经验、学术思想的继承研究和各专业新思路、新方法研究的融合，很好的体现了论坛“传承、创新、发展”的主旨。整体来看，不仅反映了中医药博士后队伍的学术水平，更反映了中医药博士后人员学术热情高、思维活跃、科研能力强的整体素质。可以说，博士后队伍已逐渐成为中医药行业一支高水平、高素质的人才队伍，相信这支队伍必将成为发展中医药事业的重要力量。

我国中医药博士后制度走过了创立、成长和健全完善的发展过程，取得了突出成绩积累了宝贵经验，培养了一大批高层次优秀人才。首届全国中医药博士后论坛的召开，为我们提供了一次展现、评价中医药博士后研究队伍、培养质量与水平的重要机会。相信通过论坛的召开，将为中医药行业博士后工作的发展、博士后制度的建设与人才培养质量的提高起到积极的促进作用。诚挚希望博士后论坛成为展现中医药高层次人才培养成果的重要窗口，成为中医药博士后队伍学术交流、思维创新的重要平台。相信中医药博士后论坛越办越好。

中国中医科学院院长　首席研究员　曹洪欣

二〇〇九年十一月

目　录

一、理论研究

二、实验研究

三、临床研究

四、经验传承

五、中药研究

六、思路与方法

七、综　合

一、理论研究

《黄帝内经》首载六个解剖学词语考证

傅海燕

（辽宁中医药大学　沈阳 110101）

摘要　全文考证了《黄帝内经》首载6个解剖学词语“颞颥”、“髆”、“骺”、“髑骬”、“骷”、“骬”的命名之由与内涵，为中医术语规范化提供了可靠的资料，同时补充或纠正了辞书的疏漏与错误。

关键词　内经；解剖学；词语；考证

《黄帝内经》时代已经出现了解剖学的一些记述。如《灵枢·经水》言：“若夫八尺之士，皮肉在此，外可度量切循而得之，其死可解剖而视之。”《黄帝内经》利用解剖学方法研究人体，确立了上千个脏腑经脉形体官窍的形态结构与部位名称，为《黄帝内经》理论体系的核心—藏象学说的形成奠定了基础。本文考证了首载于《黄帝内经》的解剖学术语“颞颥”、“髆”、“骺”、“髑骬”、“骷”、“骬”，明确其内涵及产生的意义，为中医术语规范化提供可靠的资料。另外，研究中发现《汉语大字典》（简称《大字典》）与《汉语大词典》（简称《大词典》）对一些医学词语的训释常有疏漏甚或错误，中医学专业辞书中也有一些疏漏不足，在此一并补充或纠正其疏漏与错误。

1．颞颥

颞颥，现存文献最早见于《灵枢·热病》：“热病头痛，颞颥，目瘛（手），脉痛，善衄，厥热病也。”颞，《玉篇·页部》：“颞，在耳前曰颞。”《广韵·叶部》：“颞，颞颥，鬓骨。”颞指颞骨，又称鬓骨，在头侧面，耳上方。颥，《玉篇·页部》：“颥，颞颥，耳前动也。”《集韵·页部》：“颥，耳前穴动，谓之颞颥。”《龙龛手鉴·页部》：“颥，颞颥，耳前穴动也。”颥，当指耳前动脉（两耳前上方相当于太阳穴处）跳动。《灵枢·热病》“头痛，颞颥，目瘛（手），脉痛”，句式相同，均为主谓结构，全句意为头痛，颞部跳动，目部抽掣，脉络作痛。“颞颥”最早的用法是作为主谓词组应用，指两耳前上方相当于太阳穴处跳动。

颞颥作为部位名称始见于《针灸甲乙经》。《甲乙经·面凡三十九穴第十》：“悬颅，在曲周颞颥中。……颌厌，在曲周颞颥上廉。……悬厘，在曲周颞颥下廉。”悬颅作为穴位名，出自《灵枢·寒热病》：“足阳明有挟鼻入于面者，名曰悬颅，属口对入，系目本，头痛引颌取之”，但是《灵枢》没有给出明确的部位，《甲乙经》明确了悬颅的部位在“曲周颞颥中”。唐代王冰注《素问·气府论》“耳前角上”言“谓颌厌两穴也。在曲角下颞颥之上廉。”注“耳前角下”时言 “谓悬厘二穴也，在曲角上颞颥之下廉。”均为引用《甲乙经》之语，进一步确定了颞颥指头部两侧靠近耳朵上方的部位。

另外，《针灸甲乙经·头直目上入发际五分却行至脑空凡十穴第四》：“脑空，一名颞颥。在承灵后一寸五分，侠玉枕骨下陷者中。”此脑空穴位于耳后颞颥后部枕骨下陷中，别称“颞颥”。《针灸甲乙经·头至发际中央旁行凡五穴第六》：“风池，在颞颥后发际陷者中，足少阳、阳维之会。” “颞颥”用为“脑空”的别称。

《大字典·页部》与《大词典·页部》“颞颥”义项②为“口腔动时面部肌筋牵动状”（P1829）（P7276），取《灵枢·热病》“热病头痛，颞颥目瘛（手），脉痛善衄，厥热病也”为例，恐其有误。《中医大辞典》漏收。

2．髆

髆，《说文·骨部》：“髆，肩甲也”。《黄帝内经》凡5见，表示肩胛。《素问·骨空论》：“督脉者，……还出别下项，循肩髆内，侠脊抵腰中。”督脉行于身之后，从后项下入肩髆内，肩髆指肩胛。表示肩胛骨，《黄帝内经》有“髆骨”一词。《素问·骨空论》：“两髆骨空，在髆中之阳。”高士宗注：“从肩至两髆之骨空，则在两髆中之阳。阳，外侧也。”这里“肩”与“两髆”明确区分，两髆指两肩胛。对于表示肩膀之义，《黄帝内经》多用“肩”。《素问·脉要精微论》：“背者胸中之府，背曲肩随，府将坏矣。”《灵枢·骨度》：“肩至肘，长一尺七寸。”

另外，《灵枢·终始》还出现“肩膊”一词。膊，《说文·肉部》：“膊，薄脯，膊之屋上。”本义为曝肉。膊还用作肩膀、肩胛之义，《大词典》记载的最早用例为南朝梁元帝《金楼子·箴戒》：“（宋苍梧王）大怒，令此人袒膊正立，以矛刺膊洞过”(P3957)。《灵枢·终始》篇“肩膊虚者，取之上”句，远远早于《金楼子·箴戒》，当提前。本句“肩膊”，《太素·九针之二·三刺》作“肩髆”，《灵枢·经脉》：“膀胱足太阳之脉，……还出别下项，循肩髆内，挟脊抵腰中”，句中“髆”字，明代马莳注本与张介宾注本亦写作“膊”，至《正字通·肉部》：“膊，肩髆也”，确定了二字部分词义相同的关系，不是异体字。“膊”字此用法沿用至今，而“髆”则逐渐废止。

《大词典·骨部》作“髆同‘膊’”（P7289），过于宽泛。《大字典·骨部》字头“髆”误作“⿰骨甫”（P1836），当改。《中医大辞典》“髆”作肩胛解，书证为《灵枢·经脉》：“其支者，从髆内左右，别下贯胛。（P1983）”其中“髆”仍同第一版错误，误作“髎”，当改。

3．⿰骨盾

⿰骨盾，首载于《素问·长刺节论》：“病在少腹有积，刺皮⿰骨盾以下，至少腹而止。”对其含义，诸家认识不同。王冰认为：“皮⿰骨盾，谓脐下同身寸之五寸横约文。”指脐下五寸的横行纹理。林亿“新校正”认为“⿰骨盾”当为“䯏”之误。其言：“按释音⿰骨盾作䯏，苦未切，是䯏误作⿰骨盾也。及遍寻《篇》、《韵》中无⿰骨盾字，只有䯏字。䯏，骨端也。皮䯏者，盖谓脐下横骨之端也。全元起本作皮髓，元起注云：脐旁埵起也。亦未为得。”

按林亿的说法，皮䯏为脐下横骨之端。《灵枢·骨度》：“天枢以下至横骨长六寸半。”马莳注：“天枢在脐旁两寸，……毛际下乃横骨也。”张介宾注：“横骨，阴毛中曲骨也。自天枢下至横骨，是为下焦。”可见脐下横骨指耻骨。那么如何实现经文刺耻骨以下又至少腹而止？可见“皮䯏者，盖谓脐下横骨之端也”解释不通。再观全元起注“脐旁埵起也”。埵，唐代玄应《一切经音义》卷六引《字林》：“埵，聚土也。” 埵为土堆。《淮南子·说山》：“泰山之容，巍巍然高，去之千里，不见埵堁，远之故也。”“脐旁埵起”显然指腹部隆起。《大字典》认为䯓是方言，皮肉坚厚处之义。引清代胡文英《吴下方言考·佳韵》为证：“䯓，音腾。《素问》：‘刺皮䯓以下，至少腹而止。’䯓，皮肉坚厚处，谓脐下也。吴中谓皮厚曰厚䯓䯓，谶颜厚者曰䯓皮。（P1836）”据此，皮䯓当指脐下皮肉坚厚处，与全元起所言“脐旁埵起”相符，又与“病在少腹有疾”相关，可从。王冰所言“横约文”恐指腹部隆起所致横行纹理。不过，《大字典》又列林亿“新校正”（原文误作“林亿新等校正”）之语于其后，言“与《吴下方言》不同”，不置可否，是为遗憾。

䯓，《中医大辞典》漏收。

4．𩩲骬

𩩲骬，《集韵》：“𩩲，𩩲骬，胸前骨。”《黄帝内经》出现10次，均指胸骨剑突。《灵枢·骨度》：“缺盆以下至𩩲骬长九寸，过则肺大，不满则肺小。”马莳注：𩩲骬，骨名，一名尾翳，一名鸠尾，蔽骨之端，在臆前蔽骨下五分……缺盆以下至𩩲骬，长九寸，若过于九寸而始至𩩲骬，则其肺必大，若不满九寸而即是𩩲骬，则其肺必小。”沈彤《释骨》：“当膺骨两端中陷下者，曰膺中陷骨。陷骨下蔽心者曰𩩲骬，曰鸠尾，曰心蔽骨，曰臆前蔽骨。”明确指出胸骨下端处的胸骨剑突为𩩲骬。《黄帝内经》中𩩲骬用例不支持《大字典》“一说缺盆骨、肩骨（P1836）”的说法。

在《黄帝内经》中，表示胸骨有“膺中骨”一词（2次），后人多用“蔽骨”、“臆前蔽骨”表示胸骨。如《素问·气府论》：“任脉之气所发者二十八穴：喉中央二，膺中骨陷中各一，鸠尾下三寸。”王冰注：“谓旋机、华盖、紫宫、玉堂、膻中、中庭六穴也。”此六穴均分布在胸骨正中线上，膺中骨指胸骨无疑。马莳注：“今曰三寸者，正以鸠尾上之蔽骨数起也。”鸠尾位于胸骨剑突，蔽骨指胸骨。《素问·气府论》的“足阳明脉气所发者六十穴……膺中骨间各一”的“膺中骨”亦指胸骨。高士宗注：“膺中骨间，谓膺窗、乳中，胸骨之间，即上文十五间八间之义。膺窗之上有屋翳、库房、气户，乳中之下，有乳根，其穴俱在胸骨间，左右各五，凡十穴。”

《内经词典》“膺中骨”释为“肋骨”有误（P451）。

5．䯏

䯏，《说文》：“䯏，骨端也。”首载于《灵枢·师传》：“五藏六府，心为之主，缺盆为之道，䯏骨有余，以候𩩲骬。”马莳注：“心为藏府之主，而气之升降，其道在于缺盆，即其𩩲骬之骨端曰䯏骨者，有余以形于外，则可以验𩩲骬，而知其心之坚脆、大小、高下、偏正矣。”马莳认为䯏骨是𩩲骬（即胸骨）靠近缺盆的骨端。沈彤《释骨》认为：“此䯏骨，乃谓缺盆两旁之端，即肩端骨也。”那么䯏骨具体指什么，我们结合《黄帝内经》原文来研究。

本段黄帝询问怎样从身形肢节的表现测知内脏的情况，前文言：“五藏六府者，肺为之盖，巨肩陷咽，候见其外。”即通过观察肩部的大小和咽部凹陷等情况而测知肺脏。本句“䯏骨有余，以候髑骬”中的“以”为连词，表示并列关系，言通过观察䯏骨长度是否有余以及观察髑骬的大小，来测知心脏的情况。此句话实际谈论的是胸腔的宽度与长度，䯏骨代表宽度当指锁骨，髑骬代表胸骨的长度。如《灵枢·本藏》列出了观察髑骬测知心脏的情况：“无髑骬者，心高；髑骬小、短、举者，心下。髑骬长者，心下坚，髑骬弱小以薄者，心脆。髑骬直下不举者，心端正；髑骬倚一方者，心偏烦也。《中医大辞典》认为：“䯏骨，指锁骨”，当从。

6．䯒

表示胫腓骨和胫部，《黄帝内经》用“胫”字（51次）表示，也用“䯒”字（23次）和“胻”字（6次）表示。

“䯒”字首见于《黄帝内经》，表示胫腓骨、胫部。《素问·骨空论》：“连䯒若折，治阳明中俞髎。”张介宾注：“䯒，足胫骨也。”《素问·厥论》：“太阴厥逆，䯒急挛，心痛引腹，治主病者。”䯒指小腿部即胫部拳曲不能伸开。《素问·腹中论》：“帝曰：人有身体髀股䯒皆肿，环脐而痛，是为何病？”䯒肿指小腿肿胀。

胻，《说文·肉部》：“胫，胻也”，段注：“膝下踝上曰胫。”《广雅·释亲》：“胻，胫也。”《广韵·唐韵》：“胻，胫也。”《素问·刺要论》：“刺骨无伤髓，髓伤则销烁胻酸，体解㑊然不去矣。”胻酸，指胫部酸痛。

《素问·藏气法时论》：“肺病者，喘咳逆气，肩背痛，汗出尻阴股膝髀腨胻足皆痛。”同样的意思，《素问·气交变大论》“胻”作“䯒”：“岁金太过，燥气流行，肝木受邪。……甚则喘咳逆气，肩背痛，尻阴股膝髀腨䯒足皆病。”又《素问·脉要精微论》：“脾脉搏坚而长，其色黄，当病少气；其耎而散色不泽者，当病足䯒肿，若水状也。”王冰注：“脾太阴脉，自上内踝前廉，上腨内，循胻骨后，交出厥阴之前，上循膝股内前廉入腹。故病足胻肿也。”用“胻”注“䯒”。沈彤《释骨》：“䯒，亦作胻。”䯒、胻在《广韵》中均为户庚切，平声，匣母，庚韵，䯒为“胻”的异体字。

另外，《说文·肉部》：“胻，胫耑也。”段注：“耑犹头也。胫近膝者曰胻，如股之外曰髀也。”《黄帝内经》中“胻”的用例不支持此义项。沈彤《释骨》言：“《说文》训胻为胫耑，然《黄帝内经》皆通称，惟《大奇论》䯒与胫对言。而《甲乙经》所集䯒亦作胫。盖不可分也。”查《素问·大奇论》：“肾雍，脚（胠）下至少腹满，胫有大小，髀䯒大跛易，偏枯。”“胫有大小”，张介宾注：“足胫是肿是消，是谓大小。”指小腿肿胀有粗有细。“跛易”，吴崑注：“令人偏跛变易其常。”指人走路偏跛失去常态。与走路相关的部位有大腿与小腿。“髀”，《说文》“股也”，指大腿，“䯒”则泛指小腿，而非指胫骨靠近膝的部位。胫、胻、䯒《黄帝内经》中用法相同。

《内经词典》将“䯒”释为“小腿上部接近膝盖的地方（P577）”，有误，当改。

参考文献（略）

《黄帝内经》中“十度”诊法总则初探

杨　杰

（中国中医科学院中医基础理论研究所　北京　100700）

摘要　纵观中医诸多诊法，可从两个层面剖析庞繁的诊法体系，一为“诊之法”层面，即诊察技术的方法；二则为“诊之道”层面，即诊察规律的法则，为“诊”的本源。在《内经》中明确提出的“诊有十度”可以重新构建中医诊法理论框架，在“十度”中，前五度（度人脉、度藏、度肉、度筋、度俞）主要论述“诊之法”，对脉、藏、肉、筋、俞五种知识结构采用望、闻、问、切手段进行诊察，并提出其方法和注意事项。后五度（度阴阳、度上下、度民、度君、度卿）主要论述“诊之道”。中医“诊”的目的在于“断”，“诊”的过程融于“断”，两者相辅相成，“诊”中涵“断”，“断”中寓“诊”，在诊的过程中，需要以阴阳、上下协调平衡的指导原则不断完善“诊－断－诊”的过程，中医的“诊的过程”与“断的结论”实际上是一个统一协调、不可分割的一个过程。

关键词　黄帝内经；诊断；框架；理论研究

诊，《说文解字》注“视也”。《玉篇》：“验也”。《广韵》专指“候脉也”。法，《尔雅·释诂》：“法，常也”，《周易·辞》中“崇效天，卑法地。”中的“法”在《康熙字典》释为“效法”。“诊法”一词首先出现于《素问·脉要精微论篇》：“诊法何如？岐伯对曰：诊法常以平旦，阴气未动，阳气未散，饮食未进，经脉未盛，络脉调匀，气血未乱，故乃可诊有过之脉。”综上所述，诊法是通过观察人体效法自然的规律，判断机体偏离常态的根本原因，提供纠正人体之偏的法则。

1“诊”的总则

《黄帝内经》以降，中医诊法涉及脉诊、尺诊、色诊、面诊、病因诊、情志诊、梦诊、毛发诊、十二经诊、络脉诊、体质诊、时间诊、地域诊等近百种。纵观诸多诊法，可从两个层面剖析庞繁的诊法体系，一为“诊之法”层面，即诊察技术的方法，《黄帝内经素问》、《灵枢经》中有“察”、“按”、“视”、“听”、“观”、“审”、“问”等方法，如《素问·阴阳应象大论》：“善诊者，察色按脉，先别阴阳；审清浊，而知部分；视喘息，听音声，而知所苦；观权衡规矩，而知病所主。按尺寸，观浮沉滑涩，而知病所生以治；无过以诊，则不失矣”，《素问·三部九候论》：“必审问其所始病，与今之所方病，而后各切循其脉，视其经络浮沉，以上下逆从循之”；二则为“诊之道”层面，即诊察规律的法则，为“诊”的本源，在《内经》中明确提出“诊有十度”，十度是指一度人脉，二度藏，三度肉，四度筋，五度俞，六度阴阳气，七度上下，八度民，九度君，十度卿。如《素问·方盛衰论篇》曰：“诊有十度，度人脉、度藏、度肉、度筋、度俞、度阴阳气、尽，人病自具。脉动无常，散阴颇阳，脉脱不具，诊无常行。诊必上下。度民、君、卿。受师不卒。使术不明。不察逆从，是为妄行，持雌失雄，弃阳附阴，不知并合，诊故不明，传之后世，反论自章。”

2“十度”的认识

由于《内经》成书较早，历传抄翻刻，校刊注疏不乏其人，因受时代限制和个人理解偏颇，关于“十度”的认识也有所不同。度者，量也。有关“十度”的具体内容大致可分为两种观点：

第一种观点：“十度”实际是“五度”

历代医家对《内经》中这段原文的注释，多是采用这种观点，《素问·方盛衰论篇》曰：“诊有十度，度人脉度、脏度、肉度、筋度、俞度。阴阳气尽，人病自具。脉动无常，散阴颇阳，脉脱不具，诊无常行。诊必上下。度民君卿。受师不卒。使术不明。不察逆从，是为妄行，持雌失雄，弃阳附阴，不知并合，诊故不明，传之后世，反论自章。”

《中医大辞典》关于“十度”解释，认为是古诊法，有脉度、脏度、肉度、筋度、俞度等五度，五度有虚有实，合称十度；另一种认识也是诊察“脉度、脏度、肉度、筋度、俞度”五度，但须辨别五度的阴阳关系。

第二种观点：“十度”是诊察的十条法则

也有人认为“十度”是从十个方面确定诊察规律的法则，不仅重视诊察的方法和技术，更强调诊察的规律的基本法则，由“诊之法”上升为“诊之道”，采用不同的句读方式，《素问·方盛衰论篇》：“诊有十度，度人脉、度藏、度肉、度筋、度俞、度阴阳气、尽，人病自具。脉动无常，散阴颇阳，脉脱不具，诊无常行。诊必上下。度民、君、卿。受师不卒。使术不明。不察逆从，是为妄行，持雌失雄，弃阳附阴，不知并合，诊故不明，传之后世，反论自章。”清·高士宗《黄帝内经素问直解》注释十度是，一曰度人，二曰度脉，三曰度藏，四曰度肉，五曰度筋，六曰度俞，七曰度阴阳气尽，八曰度民，九曰度君，十曰度卿。认为“十度者：一曰度人，人之贫富，性之缓急也；二曰度脉，脉之大小，至之迟数也；三曰度藏，脏之虚实，气之从逆也；四曰度肉，肉之肥瘠，体之盛衰也；五曰度筋，筋之强弱，力之多寡也；六曰度俞，腑俞脏俞，上下出入也；七曰度阴阳气尽，阴尽而初阳生，阳尽而一阴始也；八曰度民；九曰度君；十曰度卿，民君卿皆人也。民不得同于卿，卿不得同于君，就其心志而揆度之，此五诊之有十度也。”清·张志聪《黄帝内经素问集注》认为“此言持诊之道，四时五诊之外。而更有十度也。”十度是指一度人脉，二度藏，三度肉，四度筋，五度俞，六度阴阳气，七度上下，八度民，九度君，十度卿。两者具体内容略有不同，但都是在充分考虑中医基本特点基础上，提出了诊断技术、目的和法则融合为一体的中医诊断理论框架结构。

3 中医诊法理论框架——“十度”

中医“诊”的目的在于“断”，“诊”的过程融于“断”，两者相辅相成，“诊”中涵“断”，“断”中寓“诊”，相互包容的两个过程是不可分割的统一整体。通过由“诊”到“断”，由“断”到“诊”的过程，反复分析辨别，概括起来可以从十个方面诊察、揣度，以了解机体状态。十度包括度人脉、度藏、度肉、度筋、度俞、度阴阳气、度上下、度民、度君、度卿。在《内经》中明确提出五种人体知识结构“脉、脏、肉、筋、俞”。《灵枢·经脉》：“人始生，先成精，精成而脑髓生，骨为干，脉为营，筋为刚，肉为墙，皮肤坚而毛发长，谷入于胃，脉道以通，血气乃行。”

一度人脉　“度人脉者，度人合天地而成三部九候也。”（《黄帝内经素问集注》）。“脉”是指血脉、经脉、筋脉中气的运行，中医“脉”的灵动性有别于单纯的解剖结构。因此，“脉”是有形实体和无形气运的统一，两者缺一不可。一度人脉包括脉动诊、脉色诊、脉气诊。

二度藏　“度藏者，度五脏之奇恒逆从也。”（《黄帝内经素问集注》）。广义的藏指依附于体内有形结构，精气血进行化生、运化和气化的功能综合体，藏包括心肝脾肺肾五本脏，与五脏相对应的腑、官、窍等和络属于藏的经脉等。由于周身经络上下络属藏腑官窍，故而可以“视其外应，以知其内脏，则知所病矣。”（《灵枢·本脏》）。二度藏包括五本藏诊（本脏形态、本藏气机）、府官窍诊、藏府脉诊。

三度肉　“度肉者，度人之形与气，相任则寿，不相任则夭，皮与肉相果则寿，不相果则夭，如病而形肉脱者死。”（《黄帝内经素问集注》）。度肉，主要是察人的形体与精气的关系。《气穴论》：“肉之大会为谷，肉之小会为谿，肉分之间，谿谷之会，以行荣卫，以会大气。……谿谷三百六十五穴会。”度肉不仅包括诊察人体肉的形态、质地和肉分之间的谿谷，更包括肉相关的形体和肉相连的皮肤。三度肉包括形体诊、肉态诊、肤质诊。

四度筋　“度筋者，手足三阴三阳之筋，各有所起，经于形身，病则宜用燔针劫刺也。”（《黄帝内经素问集注》）。《灵枢·经脉》云：“人始生，先成精，精成而脑髓生，骨为干，脉为营，筋为刚，肉为墙，皮肤坚而毛发长，谷入于胃，脉道以通，血气乃行。”此文论述了人体胚胎形成过程中“筋为刚”的作用。《素问·痿论》云：“宗筋主束骨而利机关也。”认为“宗筋”主持人体各个关节的活动，“宗筋”与“骨”的关系密切，经筋为经络气血所濡养，并受十二经脉之气的调节。度筋主要指揣度形体、筋骨、经筋以判断机体状态。四度筋包括形态诊、筋骨诊、经筋诊。

五度俞　“度俞者，五脏五俞，五五二十五俞，六腑六俞，六六三十六俞，经脉十二，络脉十五，凡二十七气以上下，所出为井，所溜为荥，所注为俞，所行为经，所入为合。二十七气所行，皆在五俞也。”（《黄帝内经素问集注》）。度俞包括十二正经、奇经八脉、络脉和俞穴的揣度。

六度阴阳　“度阴阳气者，度藏腑表里阴阳之气。尽者，谓尽此法而人病自具也。脉动无常，散在阴而又颇在阳，此病在情志，是以阴阳莫测，脉脱不具，必问而后得之。”（《黄帝内经素问集注》）。《易传·系辞上》：“一阴一阳谓之道。”中医诊法理论体系更注重的是诊的阴阳之道，包括天、地、人变化的法则和规律。《素问·脉要精微论》：“诊法常以平旦，阴气未动，阳气未散，饮食未进，经脉未盛，络脉调匀，气血未乱，故乃可诊有过之脉。”以天地阴阳平调，测人阴阳状态，选平旦的最佳时机。度阴阳包括度天之阴阳、地之阴阳、人之阴阳。《素问·生气通天论》：“自古通天者，生之本，本于阴阳。”中医的诊在于判别阴阳之道，人体阴阳包括神之阴阳、气之阴阳和形之阴阳。

七度上下　“度上下者，度气之通于天，病之变化也。”（《黄帝内经素问集注》）。度上下，包括测度天地人之宇宙上下、人体内部上下、局部全息诊及多种诊法合参等，即三才互见、禀赋体质诊、上下遍诊、整体相参等。

八度民、九度君、十度卿　“度民者，度其尝富后贫，暴乐暴苦也。……度君者，度王公大人，骄恣纵欲，禁之则逆其志，顺之则加其病，当告之以其败，语之以其善，导之以其所便，开之以其所苦。人之情，莫不恶死而乐生，恶有不听者乎？……度卿者，度其尝贵后贱，封君败伤。故贵脱势，及欲侯王。”（《黄帝内经素问集注》）。度民君卿，实际是指社会环境对人体状态的影响，主要包括生活起居、情志、饮食等。

4 结束语

纵观中医诊之十度，中医诊法包括两个含义，即诊察的方法和诊断的法则，在“十度”中，前五度（度人脉、度藏、度肉、度筋、度俞）主要侧重诊察方法和技术上的论述，对脉、藏、肉、筋、俞五种知识结构采用望、闻、问、切手段进行诊察，并提出其方法和注意事项。后五度（度阴阳、度上下、度民、度君、度卿）主要侧重诊断法则和规律的论述，在诊的过程中充分考虑生活在自然和社会中的人，人体－社会－自然，三者的和谐统一；在诊的过程中，需要以阴阳、上下协调平衡的指导原则不断完善“诊－断－诊”的过程，中医的“诊的过程”与“断的结论”实际上是一个统一协调、不可分割的一个过程。

参考文献(略)

《黄帝内经》病机理论特点研究

卢红蓉

（中国中医科学院中医基础理论研究所　北京 100700）

摘要　《黄帝内经》病机理论复杂而丰富，其病机理论在形成过程、论述方式、思维方式、认识方法等方面具有人文医学，相互渗透；以证论机，开阖有度；揣度奇恒，以象测机；注重功能，兼顾形质；提纲挈领，偏重原则等特点。

关键词　《黄帝内经》；病机；特点

《黄帝内经》的内容十分丰富，从阴阳五行、脏象、经络、病机、病证、诊法、治则、针灸、摄生等方面进行全面阐释，确立了中医学独特的理论体系。病机理论是中医学基础理论的重要组成部分，在《内经》中也占有显著的地位。“病机”一词首见于《素问·至真要大论》，明确提出“审察病机，无失气宜”和“谨守病机，各司其属”的观点，并对临床常见症状的病机进行了归类、总结，即我们奉为圭臬的“病机十九条”。在《内经》中明确提出“病机”的仅此一篇，病机在《内经》中还称为疾病之“本”、之“因”、之“主”、之“属”等。《内经》其他篇章中还有大量关于病机理论的阐述，可谓《内经》处处皆病机。在以往对《内经》病机理论的研究中，多侧重于对《内经》病机理论的应用与分类整理研究，对《内经》病机特点的研究较少，本文试从病机理论论述方法、思维方式、病机理论内容的共同点等几方面研究《内经》病机理论特点。

1 人文医学，相互渗透

《内经》病机理论的形成受中国古代哲学思想的影响深刻。其中天地四时影响病机的天人观和阴阳五行观对病机理论的形成尤为重要。

1．天地四时影响病机的天人观　人体生命活动与自然规律相应，人体阴阳气血应时而变，随天地四时节律、日节律、月节律而进行自我调节。人体疾病与自然因素息息相关。人处于天地气交之中，运气改变不仅影响人体自我阴阳调节，影响人体生理，还影响人体疾病。根据运气学说，不仅疾病的发生有一定的规律可循，可以推测疾病的发生与流行，甚至可以精确到具体的脏腑。

2．阴阳五行观　阴阳家的阴阳五行观在病机理论的建构中起到纲目性作用。阴阳五行合论观点被《内经》完全采纳，并将其思维方式溶入医学理论构建之中，四时五脏阴阳功能系统结构模型便是阴阳五行合论观点在中医学理论运用中较好体现。此模型将四时、五脏、天地阴阳紧密联系起来，《内经》在此模型的基础上，形成了以阴阳不和为总纲，五行（包括脏腑在内）病变为目的病机理论系统。以五运六气而言，《素问》运气七篇勾画了一个气候、物候、病候变化节律的模式，揭示了疾病发病规律与气候、物候的关系，正是阴阳五行学说在医学中运用的典范。

2 以证论机，开阖有度

病机十九条是在运气学说的基础上高度概括疾病规律而得出的。从病机原义来看，“机”就是一个点，如《素问·六元正纪大论》：“凡此定期之纪，胜复正化，皆有常数，不可不察，故知其要者，一言而终，不知其要，流散无穷，此之谓也。”要言不烦，病机就是病之根本，病起于风、寒、湿、火、热；对应于人身，则为肝、心、肺、脾、肾。《内经》中病机原义即为此。故《素问·至真要大论》反复说“审查病机，无失气宜”，“谨候气宜，无失病机”。《素问·至真要大论》病机十九条之后接着说“有者求之，无者求之，盛者责之，虚者责之”，是指导进一步对病机进行细化，如何细化，则要深入判断五脏之虚实，六气之盛衰。

《内经》中病机理论非常丰富，除了《素问·至真要大论》篇明确提到病机外，其他篇章虽没有明言病机，但蕴含了丰富的病机理论，《内经》中可谓处处皆病机。以证为依托阐述病机理论是《内经》病机理论阐述的主要方法。例证如下：《素问·热论》以六经分类代表了六种不同证候，反映出不同的病机。《内经》在论述具体疾病病机时同样采用了以证候形式为依托阐述病机理论的方法。如《素问?举痛论》阐述了近八种疼痛类型，各有不同病机。就病机十九条而言，病机十九条中“诸风掉眩，皆属于肝”，其中的“风”、“掉眩”也可以看作是一组症状群中的主要症状，此症状便能反映出病机，即常说的“但见一症便是”。

综观《内经》，运气七篇与《内经》其他篇章阐发的病机理论结合起来，形成了总分结合、开阖有度的病机理论体系。

3 揣度奇恒，以象测机

象思维这种基本的思维方法在中国传统科技发展中发挥了重要作用，在古代化学、天文学、古代工程技术领域都得以广泛运用。象思维来自于《周易》，《易·系辞传下》云："象者，像也。"象是《周易》的本质特点，《周易》用象来表达思想。象，是形象、征象。象思维就是以事物表现于外的形象、征象为依据，通过广泛联系，来探究事物内在本质和事物运动变化规律的思维方法。《内经》曰："天地万物者，不以数推，以象之谓也"，"援物比类，化之冥冥"，"不引比类，是知不明"。这就是中医学中的唯象理论，也就是常说的"取象比类"。"取象比类"是一种不同于西方抽象逻辑思维的特殊抽象过程，"取象比类"具有感性成分与理性成分相互渗透的特点，在直观体验活动中起着重要的作用。象思维是《内经》构架理论体系的基本思维方式，在《内经》中得以普遍运用。中医审查病机，是一个以象测机的过程。

中医通过"审证求因"来推测病因。即根据临床表现，通过分析证候和体征，结合病史来推求病因，在此过程中取象比类发挥了重要作用。以认识风为例，自然界的"风"有善行、数变、主动等特性，故具有发病快、游移不定等特点的如荨麻疹之骤起，剧痒，消退快，行痹之关节游走性痛疼，都认为是由风邪所致，治疗要祛风。

取象比类思维方法在《内经》病机理论阐述中多处可见，如通过人体外观标志，推测人体脏腑大小厚薄长短，从而推测人体发病的倾向性。《灵枢·本脏》指出："五脏者，固有小大高下坚脆端正偏倾者；六腑亦有小大长短厚薄结直缓急。"司外揣内，通过皮肤的颜色、纹理推测心之大小高下。皮肤色赤、纹理细心小，心小者神志安定收敛，外邪难以为害，但易伤于忧患；皮肤纹理粗则心大，心大者心情开朗，不易伤于忧患，但易为外邪所伤；无鸠尾骨的属心高之象，心偏高，上迫于肺，易使肺气壅滞，多见烦闷不舒，气郁、神呆、善忘，遇事难以言语开导，比较固执。鸠尾骨短小的属心下之象，心偏下则心阳常不振，易于涣散，神气怯弱，易感寒邪为病，经不起言语的恫吓。对后世影响至深的病机十九条是取象比类思维方法运用的典范，如头目眩晕、四肢抽搐、振掉，卒然昏倒，半身不遂等证，虽与外界风邪无关，但病变表现有类似风动数变之象，都具有动摇的特征，故归为"风"。其余寒、暑、湿、燥等病机均以同样通过取象比类的思维方法推理得出。对病机十九条中"属于风"、"属于寒"、"属于火（热）"、"属于湿"的中风、寒、湿、火、热均是一类事物的形象信息的抽象、概括。其意义已经超出了风、寒、湿、火、热代表的自然气候现象，更大程度上是一类病变类型的性质的抽象概括。

中医之象有阴阳之象、五行之象、藏象、经络之象、六淫之象、脉象、色象等。中医审查病机，即是综合各种表现于人体外的征象，全面考虑致病因素、临床表现、天时气候等各种因素并进行分析、逻辑推理的过程，是一个以象测机的过程。

4 注重功能，兼顾形质

形神统一是《内经》阐述的重要观点之一。形，指形体，包括人体各脏腑、血脉、筋骨、肌肉等组织器官。神志、神明或精神，则统称为神。在《内经》中神有时与机字相连，《素问?五常政大论》："根于中者，命曰神机，神去则机息。"神、机相连，即造化之机，乃万物生命过程的内部主宰，对于生命而言尤为重要。气机维系形神合一。《灵枢·平人绝谷》："气得上下，五脏安定，血脉和利，精神乃居。"西汉《淮南子·原道训》："夫形者，生之舍也；气者，生之充也；神者，生之制也。一失位，则三者伤矣"。《内经》中虽然没有同时论及形、神、气三者的阐述，但几者之间的密切联系在《内经》中已有明确体现。形、气、神三者相互依存，一损俱损，一荣俱荣。形、气、神在生理上密不可分，发病时则形体、气机、神机俱受影响。疾病发生时形、神、气三者均伤，形体受损，神机衰减，气机失常，从而产生病机，影响生机。因此，《内经》病机理论注重从邪伤形体，衰减神机，阻碍气机等方面加以综合考虑，全面把握神机的健旺与衰减；气机的和调与失常，形体的健壮与虚羸，全面去把握病机。

5 提纲挈领，偏重原则

《内经》病机理论十分丰富，有具体病证病机，但更多的是概括性很强的偏于原则性的病机理论，适用于临床多学科多种疾病，因而对后世病机理论发展有很强的指导作用，给后人留下无限的发挥空间。以病机十九条为例，虽然文字不多，但语言精练，概括性很强，涉及面很广，涉及多种疾病。后世很多医家在此基础上深入，卓有创见。

参考文献（略）

《黄帝内经》“壮火、少火”理论在成人斯蒂尔病诊疗中的应用

唐先平

（中国中医科学院望京医院风湿免疫科　北京 100700）

摘要　《内经》“壮火、少火”理论，论述了“水、火、气、味”的属性、相互转化关系、运动规律以及对人体的影响。后世医家把“壮火、少火”理论引申为“气”、“火”之间的相互关系，在生理状态时“气”与“火”可以相互转化，在病理状态时“气”与“火”相因为病。本文从壮火食气”是成人斯蒂尔病病机转化的关键、治疗宜清热泻壮火与补气益少火并举、“壮火食气”是激素产生毒副作用及对其依赖的主要原因及验案举例等三方面论述了《内经》“壮火、少火”理论在成人斯蒂尔病诊疗中的应用。

关键词：成人斯蒂尔病；壮火；少火；《内经》；应用

“壮火食气”、“少火生气”理论源于《黄帝内经·素问》，《素问·阴阳应象大论》中云：“水为阴，火为阳。阳为气，阴为味。味归形，形归气，气归精，精归化；精食气，形食味，化生精，气生形。味伤形，气伤精；精化为气，气伤于味。阴味出下窍，阳气出上窍。味厚者为阴，薄为阴之阳；气厚者为阳，薄为阳之阴。味厚则泄，薄则通；气薄则发泄，厚则发热。壮火之气衰，少火之气壮；壮火食气，气食少火；壮火散气，少火生气。气味辛甘发散为阳，酸苦涌泄为阴。”

这段主要论述了"水、火、气、味"的属性、相互转化关系、运动规律以及对人体的影响。对于水火而言，水属于阴，火属于阳。那么对于四气、五味而言，虽然他们相对于形体来说都应该属于阳，那么阳中又分阴阳，气属于阳，味属于阴。味厚为阴中之阴，味薄为阴中之阳；气厚的为阳中之阳，气薄的为阳中之阴。味厚的就有泄的作用，味薄的就有通的作用；气薄的就有发泄的作用，气厚则使人发热。气厚的为阳中之阳，称之为"壮火"，可以消耗人的正气，使人的正气衰弱；气薄的为阳中之阴，称之为少火。可以助长滋养人体的正气。壮火消蚀人体的正气，少火可以滋养人体的正气。

不过后世医家对"壮火"、"少火"的意义有所引申与发挥，一般把"少火"引申为生理之火，把"壮火"引申为病理过亢之火。认为"壮火之气衰，少火之气壮。壮火食气，气食少火；壮火散气，少火生气。"这一理论精辟地阐述了"气"、"火"之间的相互关系，在生理状态时"气"与"火"可以相互转化，在病理状态时"气"与"火"相因为病。运用好"壮火、少火"这一理论，辨治成人斯蒂尔病等疑难病症，每能执简驭繁，顿起沉疴。

一、"壮火食气"是成人斯蒂尔病病机转化的关键

成人 still 病多发病急骤，病情较重，以反复高热、皮疹、关节疼痛为主要临床表现，属于中医的"温病"、"痹病"之范畴，由于其病之初起即表现为卫气同病或气营两燔的临床特点。故笔者认为本病的发生是由外邪引动伏邪合而为病所致，邪气伏藏的原因，多由于正气亏虚，外在的风寒湿热之邪乘虚侵袭，一方面正气亏虚，不足以驱邪外出，另一方面邪气相对较弱不足以泛滥，虽正邪相争但程度不甚激烈，正邪之间呈一种暂时相对平衡状态，加之湿邪粘滞重浊，致病邪内伏。其次治不得法不能借助药力驱邪外出，亦是邪伏于内的重要原因。湿热痰瘀产生原因有二，一是素体湿热内盛，加之反复高热，灼津为痰，致痰热胶结，阻滞经脉，血行不畅，瘀血内停；二是由于患病后长期服用激素、非甾体止痛药及免疫抑制剂等药物，损伤脾胃，脾失健运，聚湿生痰，日久郁而化热或从热化，影响血液运行，致湿热痰瘀互结，痹阻经络。

《内经》云："壮火散气，少火生气"，由于本病高热长期反复发作，热毒内盛，一方面易耗气伤阴；另一方面热邪易灼津为痰，致痰热胶结，阻滞经脉，血行不畅，瘀血内停，致湿热痰瘀互结。故其病机特点是气阴两虚，湿热痰瘀互结。状火食气，耗气伤阴，是其发生因实致虚，虚实夹杂之病机转化的关键。故治疗时既要清热祛湿解毒，化痰祛瘀通络，又要益气养阴，扶助正气。

二、治疗宜清热泻壮火与补气益少火并举

"壮火散气，少火生气"提示我们在治疗外感火热病时一方面要清热泻壮火以保护元气不受耗散，另一方面要补益少火以生元气。清壮火宜用寒凉，补益少火宜用甘温。《伤寒论》中之白虎加人参汤，清热与益气并举，就是对《内经》"壮火散气，少火生气"理论的最好诠释。张锡纯在《医学衷中参西录》中云："愚愿世之用白虎者，宜常存一加人参之想也。加人参与白虎汤之中，必谓减石膏之凉力，石膏与人参并用，则其凉散之力与人参补益之和互相化合，能旋转于脏腑之间以搜剔深入之邪，使之尽净无遗，故白虎加人参汤清热之力远胜于白虎汤。"这是《内

经》少火壮火理论在临床上的运用，因此在临证治疗热病时时应以清热泻壮火与补气生少火并举为治疗原则，所谓有一份少火便有一份生机。由于成人 still 病的病机特点是气阴两虚，湿热痰瘀互结。状火食气，耗气伤阴，是其发生因实致虚，虚实夹杂之病机转化的关键。故治疗时既要清热祛湿解毒泻壮火，同时又要益气养阴，益少火，扶助正气。

三、“壮火食气”是激素产生毒副作用及对其依赖的主要原因

成人斯蒂尔病的治疗，为控制反复高热西医一般首选中等剂量的激素（强的松 60mg po qd 或美卓乐 48mgpo qd）治疗，虽对控制体温效果良好，但易产生继发性感染、继发性糖尿病、继发性骨质疏松、继发性股骨头坏死、消化道损伤及水钠潴留等毒副作用，当激素减至 15mg 时极易出现反复，这是由于长期服用激素，机体自身分泌激素的功能受到抑制，对激素产生依赖所致。

中医一般认为：激素“药性温，归肾、脾、肺经，具有温阳之功”。激素原本是机体自身产生的，是机体内固有生理物质，其与《内经》所述的“少火”的性质相似。“少火”的作用是化生元气，即“少火生气”之意。临床应用激素相当于补充外源性的“少火”，从而发挥扶正祛邪的治疗作用。但是，在外源性激素超生理量长期使用的情况下，则使其变为“壮火”，因“壮火食气”，不仅易耗散元气，而且火为阳邪，还易耗伤阴液，导致气阴两虚。气虚卫外不固，不能抗御外邪的入侵，就容易继发感染，反复感冒；肺气虚，通调水道功能失职，脾气虚，运化水湿功能减退，肾气虚，气化失职，关门不利，水湿停聚，导致水肿（水钠潴留）；如耗气伤阴，肺脾肾之阴俱虚，燥热内生，津不上承，导致消渴（继发性糖尿病）；肾气肾阴亏虚，肾主骨、生髓功能减退，骨失所养，可导致骨质疏松及股骨头坏死；脾气亏虚，脾失健运，湿浊停聚，易产生疲倦、纳呆等消化道损伤的症状。

另外长期超生理剂量使用激素，还能抑制机体内源性“少火”的生成，这就是激素初治阶段多表现为阴虚内热证 而在减量和维持阶段多可表现出明显的气阴两虚或阳气虚衰症状的原因。“壮火食气”是本病产生激素依赖的主要原因。故在使用激素治疗成人斯蒂尔病时，应配合服用益气养阴清热的中药汤剂或中成药；而撤减激素过程时，应配合服用益气温阳的中药汤剂或中成药。

四、验案举例

王 XX，女，23 岁，主因“反复发热、咽痛、周身关节疼痛 1 月余” 于 2009-5-12 我院风湿科门诊就诊。患者一月前因“发热，咽痛，周身酸痛 7 天”以发热原因待查入住当地医院呼吸内科。入院后查体：T38．5℃。神情语利，双下肢及后背可见红斑，分布对称，压之褪色，有融合，双侧颌下可触及肿大淋巴结，黄豆大小，触痛，咽充血，双侧扁桃体 II 度肿大。心、肺、腹部未见异常。辅助检查：血常规：WBC15．89$\times10^9$/L，RBC3．9$\times10^{12}$/L，HGB114g/L，PLT266$\times10^9$/L，NEUT%79．54%；尿常规：未见明显异常；尿经 48 小时培养无菌生长，尿爱迪氏白细胞 79.2 万；ALT155U/L，AST66U/L，K2．70mmol/L；ESR85mm/1h；ASO120．5IU/ml，RF2．62U/ml；ANA、抗 ENA 抗体谱阴性；PPD 试验、乙肝表面抗原、甲型、丙型、丁型、戊型肝炎抗体均阴性；血液细菌培养有氧和厌氧培养五天无菌生长；B 超：甲状腺未见异常，肝右叶边缘处可见直径9．9mm的强回声；胸片：两肺纹理增重。予抗感染（先后应用左氧氟沙星1天、阿奇霉素7天、阿米卡星3天）、对症、支持治疗，应用一次地塞米松5mg，效果好（体温下降，皮疹消退）。于2009-4-29出院，出院时患者体温不稳定，皮疹时隐时现，发热时明显，考虑变应性亚败血症。患者随后于北京301医院的血液科、风湿科门诊就诊，经检查最后确诊为成人Still病。患者因畏惧大剂量糖皮质激素治疗产生的副作用，于是寻求中医治疗。遂来我院风湿科门诊就诊。刻下症见：间歇性高热反复出现，以下午为著，随发热出现皮疹，偶有皮肤瘙痒，伴有四肢关节肌肉酸痛，体倦乏力。舌质暗红，苔薄黄，脉细数。中医诊断：痹病。辨证：气阴两虚，湿热瘀阻。处方：青蒿鳖甲汤加减。具体方药：青蒿20g，鳖甲15g，生地15g，知母10g，丹皮15g，白薇30g，半枝莲15g，生黄芪30g，当归10g，淡竹叶10g，白茅根30g，葛根30g，地骨皮20g，土茯苓20g，生甘草6g，穿山龙15g，生地榆20g，元胡10g，蝉衣12g。7剂，水煎服，日一剂。后随症加减，14剂后患者体温降至正常，皮疹、皮肤瘙痒、肌肉酸痛已明显减轻；2个月后患者已无明显不适，为防其复发，仍服中药调理，化验结果：血常规：WBC6．3×10^9/L，RBC4．34×10^{12}/L，HGB118g/L，PLT290×10^9/L，NEUT%49．0%；SF21．15ng/ml，ESR4mm/h，ALT29．6U/L，AST31．3U/L。3个月后，患者停服中药汤剂。现患者已停服中药汤剂1月余，随访未见复发。

按语：《素问·阴阳应象大论》云："壮火之气衰，少火之气壮，壮火食气，少火生气"，本案患者高热日久，耗气伤阴，导致气阴两虚，加之舌质暗红，苔薄黄，脉细数，为湿热瘀阻之象。故辨证属气阴两虚，湿热瘀阻。运用青蒿、鳖甲、生地、知母、白茅根滋阴清热，地骨皮、白薇退虚热；气为血之帅，重用生黄芪补气，血为气之母，当归养血活血，穿山龙、丹皮活血通络，其合用既补气血，又通经络；葛根、半枝莲、土茯苓、生地榆清热解毒利湿，葛根、蝉衣可透邪外出，淡竹叶、生甘草引邪下行，给湿邪以去路。诸药合用共奏益气养阴，清热利湿活血解毒之功，病证相符，效果显著。

以《素问·移精变气论》为中心探讨上古时期的医学特点

李中正

（河南中医学院基础医学院，河南 450008）

摘要：文章围绕《素问·移精变气论》内容讨论上古时期医学的一些特点，旨在说明以内省为特点的中国传统文化特质对早期中医学的深远影响。同时，文章还探讨了内省文化中的"定"与"慧"在《黄帝内经》当中的体现。

关键词：气；巫医；德；黄帝内经

本文是借助文化人类学、考古学的一些观点来阅读《素问·移精变气论》，发掘一些有关早期医学的一些特点，以供借鉴。

1《素问·移精变气论》与巫医

目前学界对上古时期巫医一体有一致共识，而祝由是当时突出的医事活动，正如《素问·移精变气论》“黄帝问曰：余闻古之治病，惟其移精变气，可祝由而已”。祝由的本质并无他义，就是巫的祈神治病活动。还如《灵枢·贼风》“先巫者，因知百病之胜，先知其病之所从生者，可祝而已也。”可见，当时巫医用祝由术给人治病实属普遍。且从“因知百病之胜，先知其病之所从生者”可推测出，祝由术也不是千篇一律的，笔者幼年见过《祝由科》这本书，可谓内容丰富。同时从“知、先知”可以看出，“先巫”有向专职的“医”转变的倾向。“先巫”似乎也在不断积累着某种经验知识，进而是经验。如通过“理色脉”去判断产生疾病的过程。临证的理性思维增加了，并会逐渐掌握和运用一些规律去诊治疾病，神秘性减少了而实践性大大增强了。试想，若当“移精祝由”偶尔不能治愈某个疾患的时候，上古“医者”也会想到别的方法的（事实上也是这样，不管是他的地位、信仰、人格等等，都不允许他坐视不管）。《山海经》里记载着上古的“巫医”，不但会祝由之术，而且还用药。亦见于《黄帝内经》，如《素问·汤液醪醴论》“自古圣人之作汤液醪醴者，以为备耳！夫上古作汤液，故为而弗服也。”上古圣人从生活实践中发明了汤液醪醴，且用之治病又积累了更多的经验，他们的实践从来没有停止过。因此，笔者认为，上古时期，巫医本身不但具有经验性，也有实践性，二者都不可忽略。这一点对于中医学来讲，无论是历史还是现在，实践才是中医发展的动力。中医的发展是与时俱进的，而不是固步自封的。

另外，《移精变气论》两次提到“上帝”，一次提及“圣王”，一次提到“真人”。尤其是“上帝”的称呼，如《移精变气论》“色脉者，上帝之所贵也”，“此上帝之所贵，以合于神明也……命曰圣王” 。“上帝”可释为“上古之帝”，在甲骨文中，已有“帝”字，且“帝巫”二字多见合用。应是对古代“圣王”尊称，同如《道德经·第四章》“和其光，同其尘……吾不知谁之子，象帝之先。”看来，“上帝”不但是拥有地位的有德之王，而且通晓“色脉”，甚至说，也可能是“色脉”的创造者，这样一个近乎有“神明”的圣王，也可能就是后来所说的“上古真人”的形象。如《素问·上古天真论》“余闻上古有真人者，提挈天地，把握阴阳，呼吸精气，独立守神，肌肉若一。”和先秦诸子记载的一样，真人皆有异能。且在原始的上古时期，“真人、上帝、圣王、巫”可能会集中到一个人身上。根据考古家陈梦家先生在他的一篇著名论文《商代的神话与巫术》中的论述，上古的巫者所司的职务最少应有五项。①祝史：也就是负责祭祀祷祝并作记录以为史；②预卜：通神明以贞卜、预测征兆；③医：为人治病疗疾，故古代医字作医；④占梦：解释梦境；⑤舞雩：歌舞以娱神降神，雩为求雨之舞。

因此，在中国古代“巫”是一个极受尊重的职位与名称，并不能用现代观念中称做巫术的“巫师”等量视之。“最早的巫同周秦以后的巫术方士不同，他们是古代学识广博的知识分子……大凡天文、地理、历史、宗教、生物、医药、帝王世系及重大技术发明，无不知晓”。

总之，上古时期疾病的治疗与巫医是分不开的。上古巫医具备了“德、神明、医术”，而其中“德”则尤为关键，而且就早期医学的现状而言，他们的内在修为才是真正至关重要的因素，这一点时可以从早期文献求证出来的。

2 内省的文化

《国语·楚语下》有这样的记载："古者民神不杂。民之精爽不携贰者，而又能齐肃衷正，其智能上下比义，其圣能光远宣朗，其明能光照之，其聪能听彻之，如是则明神降之，在男曰觋，在女曰巫"。从中看出，上古对巫的人品道德、才能智慧都要求甚高。上古之巫是圣人，巫只有先有内在的优良品格和修为，后才有"明神降之"于此人。借用《管子四篇》内容来诠释：①"神"非"神灵"乃是"非鬼神之力也，其精气之极也"(《管子·心术下》)；②"降之"即精气入于心，"神气舍心"、"心藏神"；③"明神降之"的"明"是一种修养功夫境界，是一种"内明"，即如"定心在中……则淫然而自至神明之极，照乎知万物"(《管子·内业》)。

《国语·楚语下》这段话说明，巫本是庶民，一切圣贤只是平凡人而已。"巫"本不特殊，独特的是中国古代体验内省的传统和精神。是那种从内到外，由"内圣"到"外王"的内省型思维方式；中国传统文化的特质就体现在这里。且早期的一些医学实践深受这种"直觉领悟式"思维方式的影响，比如"善理色脉"，只是"通神明"后的方便之学、智慧之学。

比照《庄子·内篇·应帝王》可以看的更清楚，"郑有神巫曰季咸，知人之死生、存亡、祸福、寿夭，期以岁月旬日若神……列子见之而心醉，归，以告壶子"这是著名的"小巫见大巫"的典故。文中，郑神巫季咸，善"理色脉"，预知生死。同《移精变气论》"合之金木水火土，四时八风六合"、"理色脉而通神明"。看来历史上巫的"理色脉"如神，并非虚言；大巫壶子可随意"变气"来迷惑"观气色的季咸"，致使善"理色脉"的小巫黔驴技穷，逃之夭夭。看来，"变气"功夫也是实有的。

故事告诉我们，"理色脉"即使"若神"，还是小术、还是小巫。中国文化重视的是"通神明"，是"得道"，这才是根本。抓住根本，发展才能不会迷失方向。另外，上古时期的"移精变气"应分"移精"与"变气"，大巫壶子的这种本领有可能就是上古巫医的"变气"。即上古巫医可以移走精气（病气），也可以变化自身体气。从现在看来，这无疑是气功的修炼内气、施发外气的范畴。变化体气或者变化气质都属于内在修持的结果。可以推测出，无论是上古巫医还是大巫壶子，他们"移精变气"的本领都不是天生的，而是通过修持来的，这种修持是中国传统文化影响下的修持。

3 内在修行的定与慧

中国古代体验内省的修行的第一步，是要有定。儒家、道家、佛家的修持都是这样。无论是"精爽不携贰"、"定心在中"、"致虚极，守静笃"，还是"心斋，坐忘，朝彻"等记载，先秦诸子无不从身心的静定修行入手。

《黄帝内经》也不例外，从内省到得定，定久生慧，如《灵枢·五色》"积神于心，以知往今"；《素问·八正神明论》"心开而志先，慧然独悟……昭然独明"。"独悟、独明"是一种顿悟式的认知活动和方法。它不借助于逻辑推论，而把平常的理论性认识活动撇开，大大超越了人们习以为常的感性认识和理性认识的规范。亦是一种只可意会不可言传的突如其来的内在体认。上古医者具备了这种“认知方式”，在临床上可以帮助他们发现和认识到更多超出逻辑思维范围内的病症联系，总结出更多纵贯天、地、人之间的规律。这是中医所特有的，也是最珍贵的内核。它使得中医更博大、更精深。

定生慧，还有慧力的出现，这一点集中体现在针刺的治疗当中，如《灵枢·终始》“深居静处……毋闻人声，以收其精，必一其神，令志在针。”行针时医者与患者都集中了自己的精神，集中到“针”上，“病为本，工为标”，“标本相得”，就近乎会产生一种合力，使针灸效果倍增，这种情况肯定是早期“针灸”大医们的共识。这种原理或仪规，实源于早期巫祝仪式中。双方都处在定静之中，这样才能使祝由有效果，若患不从医即《黄帝内经》“神不使”、“不能动神”。以此看来，“巫医”时代治病的一些特点还是保留了下来；早期针刺治疗当中仍带有“祝由”的一些影子。巫医的“移精变气”并没有随着历史湮灭，本质的一些东西一直都被传承着。探讨上古中医学的“巫医”特点，意在审视它给今天中医的发展带来的启示。认识和继承好它的精髓可为中医的良性发展服务。

总之，内在修持、体验的传统文化特质是古来中国文化延绵不断的认知方法，上古的巫者、医者、术士，以至于哲人，都以殊途同归的方式寻求内在的超越与启悟，以达到境界、知识的突破。同时，这种以体验、自省而启悟的文化传统与当代西方的科学传统在知识上不同，但却是人类知识认知上的一个重要系统。

参考文献（略）

《难经》脉法之探讨

郑志杰

（广州中医药大学　广州 050058）

摘要　《难经》因首倡独取寸口法而在中医脉诊史上占有重要地位。作者通过对《难经》的详细考究，发现此寸口诊法与《脉经》始流传的寸口诊法迥然不同，从寸关尺的配比、脏腑定位、诊脉指导思想都有极大差异，认为《难经》的脉诊法是被大多数人遗忘的一种阴阳脉法，希望通过发掘，使其能更好地为临床服务。

关键词　难经；脉法；脉经

现在通行的寸口诊法形成于《脉经》，即左手寸、关、尺分候心、肝、肾，右手寸、关、尺分候肺、脾、命门。不过独取寸口法却是《难经》首倡的。《难经》开篇“第一难”即提出“十二经皆有动脉，独取寸口，以决五脏六腑死生吉凶之法”。然而细究《难经》，我们就会发现，此“独取寸口”诊法属于古脉诊法，与《脉经》开始流传的寸口诊法差别极大，主要体现在以下几个方面。

1．寸关尺配比

首先我们考察“寸”、“关”、“尺”三字的本意。

“二难”明确指出：“尺寸者，脉之大要会也。从关至尺是尺内，阴之所治也；从关至鱼际是寸口内，阳之所治也。故分寸为尺，分尺为寸。故阴得尺内一寸，阳得寸内九分。尺寸终始，一寸九分，故曰尺寸也”。诊脉时首先定位的“关”，我们都知道是手腕部的“高骨”（即桡骨茎突），而这里“尺寸”中的“寸”指的是从关向鱼际方向取一寸中的九分，“尺”指的是从关向尺泽穴方向取一尺中的一寸，因为二者分别位于“寸口”和“尺肤”，故而称之为“寸”、“尺”，由于以关来“分寸为尺，分尺为寸”，“ 阴得尺内一寸，阳得寸内九分”，所以寸尺比为9∶10，这与后人多将寸口按6∶6∶7的比例分为寸关尺的诊脉法不同。

关于“关”，《现代汉语词典》（1983．1）中与此“关”最接近的解释是“比喻重要的转折点或不容易度过的一段时间”，如“中有都柱，傍行八道，施关发机”（《后汉书·张衡传》）。可见，“关”在这里是枢纽、开关的意思，是一条分界线，这相当于太极图中阴阳鱼之间的那条分界线，既是阴阳之界，也是阴阳沟通的枢纽。

2．脏腑定位

2．1“上”、“下”分五脏脉

“十八难”论脉有三部，部有四经：“手有太阴、阳明，足有太阳、少阴，为上下部，何谓也？然：手太阴、阳明，金也；足少阴、太阳，水也；金生水，水流下行而不能上，故在下部也。足厥阴、少阳，木也；生手太阳、少阴火，火炎上行而不能下，故为上部。手心主、少阳火，生足太阴、阳明土，土主中宫，故在中部也。此皆五行子母更相生养者也”。

对此，不同注家观点迥异。《难经经释》认为“手太阴属肺，手阳明属大肠，皆诊于右寸，足太阳属膀胱，足少阴属肾，皆诊于左尺，右寸为上，左尺为下”，所以将“金生水，水流下行而不能上，故在下部也”解释为“左右手循环相生者也”。《难经集注》中的丁、虞，《古本难经阐注》以及《难经正义》也是这个观点，后人也多宗此说。可是“左右手循环相生”的依据何来？这显然是以《脉经》的寸口诊法来理解。可是这两本书的脉法差异太大，以彼书来解释此书似有不妥。《难经古义》就反驳了这一观点：“八十一篇中唯有左得之右得之及右手脉等语，而未尝闻有配列脏腑于左右尺寸之说。如其左寸心右寸肺等说。西晋王叔和为之嚆矢。唐宋元明诸家咸从其旗号，愈穿愈凿，愈繁愈杂……以为三部左右分发之义，则大失古义”，认为：“两寸法天，心肺主之。两尺法地，肾肝主之。两关法人，脾心包主之”，脏腑定位不分左右手。《难经集注》中的杨所注则认为右寸归肺、大肠，左尺归肾、膀胱、肝、胆，左寸归心、小肠，左关归心包、三焦，右关归脾、胃，显得非常混乱，难以为据。很有可能的是，杨氏论述“肾为水，肺之子，水流趣于肾，又最居于下，故为**左**手下部也”中的“左”为“右”之误，属于传抄之误。那么，杨康侯的观点应该是：右寸肺、大肠，右关脾、胃，右尺肾、膀胱，左寸心、小肠，左关心包、三焦，左尺肝、胆。不带任何勉强地看，腾万卿的《难经古义》解释较合原意。这几句话唯一能让我们确定的是：心、肺在上部，肝、肾在下部，脾在中部。

“十八难”后文曰：“脉有三部九候，各何主之？然：三部者，寸关尺也。九候者，浮中沉也。上部法天，主胸以上至头之有疾也；中部法人，主膈以下至脐之有疾也；下部法地，主脐以下至足之有疾也”。这是《难经》的三部九候法。寸口从寸到尺对应人体从头到脚。

很多人认为这就是后世脉法的源头，将寸口的寸部配属上焦的心肺，关部配属中焦的肝脾，尺部配属下焦的肾与命门。然而我们不能忽略一个解剖学的常识，正常成人的肾的位置在脐以上！左肾上端平第十一胸椎下缘，下端平第二腰椎下缘，左肾前方的上部邻接胃后壁，中部有胰横过，下部为空肠和结肠左曲；右肾上方有肝，比左肾略低半个椎体的高度，右肾前方的上部邻接肝右叶，下部为结肠右曲，内侧为十二指肠降部。可见，据《难经》所说如果以此寸关尺分候脏腑，肾也不在下部的尺。其实，在《内经》之三部九候法中，寸关尺所对应的上中下三焦之脏腑也与现在通用的寸口诊法不同，下焦对应的是肝脾肾，中焦对应的是心肺与胸中，上焦为头面。这一诊脉法与全书的阴阳脉法基调不同。一种可能是书中记载的另一种脉法，另外一种可能是衍文（这是最可能的）。

“十八难”还有一处与脏腑脉的寸口定位有关：“诊不得肺脉，而右胁有积气者何也？然：肺脉虽不见，右手脉当沉伏”。《难经经释》认为“右手统指三部言，则肺脉亦在其中”，《难经正义》的观点与《难经经释》一模一样，如此解释甚为牵强，因为据《难经经释》的观点，右手还有脾脉与心包络，何以见得就不是指这两个脉？《难经集注》诸注家则认为肺脉“不见”，是因为“沉伏”了，还是与肺脉有关。但是，“不见”=“沉伏”？肾肝脉平脉皆沉，难道二者正常情况下皆“不见”？亦不通。《难经古义》对此句则未作解释。我认为这句话恰好证明了肺脉没有定位于右手，否则既然右手的沉伏脉可察，肺脉何以会不见？

其实，“十九难”就涉及到类似的问题：“男得女脉为不足，病在内；左得之病在左，右得之病在右，随脉言之也”。由此我们可以看出，《难经》认为左脉病，则病位在左，右脉病，则病位在右。所以“右胁有积气者”，“右手脉当沉伏”。

那么，“右胁有积气”为什么会提到“肺脉”，而不提其他脉呢？“五十六难”对此已有提示：“肺之积名曰息贲，在右胁下，覆大如杯”。

可见，《难经》的脏腑脉若以寸口上下部位来分，寸主心、肺，尺主肾、肝，无左右手之别。那么，脾呢？关部只是一条分界线，如何候脾？后人有人认为《难经》寸口诊法不完善，关部无法容纳一指以诊脉，这是以《脉经》的标准来要求《难经》，思路的出发点就偏了，因为《难经》的脉法很可能是二指诊脉。

“十二难”谈论五脏脉，曰：“五脏脉已绝于内者，肾肝气已绝于内也，而医反补其心肺；五脏脉已绝于外者，其心肺脉已绝于外也，而医反补其肾肝。阳绝补阴，阴绝补阳，是谓实实虚虚，损不足益有余”，合论四脏，并不提脾。“十五难”论四时脉，曰：“春脉微弦曰平，弦多胃气少曰病，但弦无胃气曰死，春以胃气为本。……冬以胃气为本。胃者，水谷之海，主禀，四时皆以胃气为本。是谓四时之变病，死生之要会也。脾者，中州也，其平和不可得见，衰乃见耳。来如雀之啄，如水之下漏，是脾衰见也”。可见《难经》论四时脉，也提出脾脉在平时是“不可得见”的，须“衰乃见耳”，此时的雀啄脉、屋漏脉均为后人总结的十大怪脉之一，乃真脏脉现，为死证。“四时皆以胃气为本”说明脾胃之脉已经寄于四脏之脉中，承载四季脉象。

这一观点与《内经》一脉相承。如《素问·太阴阳明论篇》曰：“脾不主时何也？岐伯曰：脾者土也，治中央，常以四时长四脏，各十八日寄治，不得独主于时也”，《素问·玉机真脏论篇》

亦云："脾脉者土也，孤脏以灌四傍者也。帝曰：然则脾善恶可得见之乎？岐伯曰：善者不可得见，恶者可见"。《内经》认为脾是"孤脏"，与四傍之四脏不同，正常情况下是"不可得见"的。清代程钟龄总结出脉贵有"胃、神、根"，后人多宗之。脉之"胃"、"神"均与脾胃之气密切相关，是各脏脉象均不能没有的。

2．2"浮"、"沉"别五脏脉

"四难"论阴阳脉法："脉有阴阳之法，何谓也？然：呼出心与肺，吸入肾与肝，呼吸之间：脾受谷味也，其脉在中。浮者阳也，沉者阴也，故曰阴阳也"，可见心肺浮，同属阳，肝肾沉，同属阴，脾为区分阴阳的枢纽，不同于四脏。

"四难"又提到："浮者阳也，沉者阴也，故曰阴阳也。心肺俱浮，何以别之？然：浮而大散者心也；浮而短涩者肺也。肾肝俱沉，何以别之？然：牢而长者肝也；按之濡，举指来实者肾也。脾者中州，故其脉在中，是阴阳之法也"。这里的心、肺虽然同在"寸"，但是没有明确定位，二者是以脉象特点来区分，才会产生"何以别之"这样的问题。而在《脉经》的寸口诊法中，左寸属心，右寸属肺，心、肺是独立核算的，根本不须鉴别。两书的肾、肝也是同样的问题。脾在《难经》中的地位很特殊，不同于其他四脏，"其脉在中"，不沉不浮，非阴非阳。

2．3"微"、"甚"别表里脉

"十难"曰："一脉为十变者，何谓也？然：五邪刚柔相逢之意也。假令心脉急甚者，肝邪干心也；心脉微急者，胆邪干小肠也……心脉涩甚者，肺邪干心也……心脉沉甚者，肾邪干心也；心脉微沉者，膀胱邪干小肠也"。从例举的"心脉微急者，胆邪干小肠也"等句可知，心脉与小肠脉是同一个部位的脉，二者鉴别的关键是脉象的"微"、"甚"。肝与胆、肺与大肠、肾与膀胱的表里脉亦是此理。

然而，这里说心脉可以有"急甚"、"微急"、……、"涩甚"、"沉甚"等等的十种变化。参考"四难"所言"浮而短涩者肺也"，而心脉竟然会出现"涩甚"的脉象？那么，肺脉为心邪所干，应该会出现"大甚"的脉象，肺邪干心的脉象如何区别于心邪干肺的脉象？根据"三菽之重"、"六菽之重"的轻重手法就足够准确定位了吗？另外，沉脉属阴脉，本为"浮大而散"的心脉竟然会"沉甚"？若仅仅依据浮沉定脏腑脉，则此处所举例的"心脉"似乎还有准确定位的概念，可是又如何与同居寸口上部的肺脉鉴别？

于此，"十六难"给了一个恰当的解释："……假令得心脉，其外证：面赤，口干，喜笑；其内证：齐上有动气，按之牢若痛；其病：烦心，心痛，掌中热而。有是者心也，无是者非也……假令得肺脉，其外证：……其内证：……其病：……"。所以，当脉象无法准确判断之时，必须脉证合参。

3． 布指

综上可见，《难经》其所倡导的独取寸口诊法是一种以寸尺、浮沉、脉象分阴阳，诊的是阴阳两部，那么他的布指方式必然与现在通行的寸关尺三部的布指方式不同。

卢氏认为《难经》诊"九分阳位"应以中指按关上，次联食指按关之前，浮者如衡，"一寸阴位"应以中指按关上，次联无名指按关之后，沉者如权，所以这里使用的是二指诊法。

但是，卢氏认为的二指诊法分别诊阳位与阴位，没有对比。而《难经》脉诊法是对比阴阳两处脉象的一种脉法，布指后诊脉应该能够对比阴阳脉象。所以，应当在定关之后，以食指诊阳位，中指或无名指诊阴位（依各人习惯），对比阴阳两处脉象特点，做出诊断。

许氏等认为寸口部位划分“五部”与寸口脉划分三关，都是独取寸口脉法的重要内容，于是把《难经》的寸口诊法分出两种，一种称为现在通用的操作方法，另外一种称为“简便实用的诊脉方法”。这第二种脉法以“五难”为依据，并认为以每三菽为一部之界是为了与浮中沉三种诊候法相对应，如诊肺脉，以一菽、二菽、三菽之重的指力为分别为浮取、中取、沉取。

从接触皮肤开始到“按之至骨”切诊桡动脉，这段距离已经很短，分为五部已经很细了。如果按上述诊法分为 5×3=15 部，人的感觉根本无法分辨如此细微的浮沉差别，很不现实。

笔者认为能用一种理论解释的，就不宜分成两种理论。三关与五部完全应该结合起来，共同组成一个立体图。《难经》脉诊法展现在我们眼前的就是一幅鲜活的三维动态的脉象图（如果参考时间要素，就是四维时空图）。如下图：

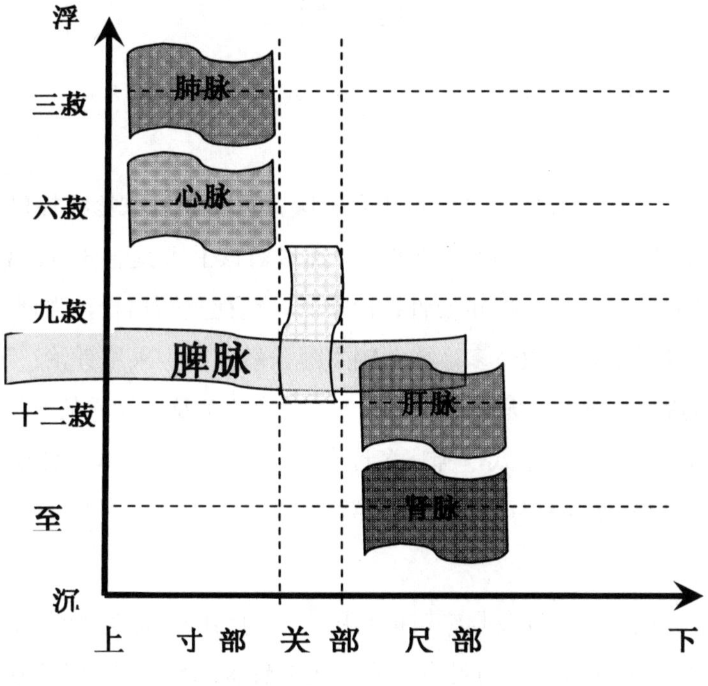

《难经》动态脉法

4．脉诊指导思想——阴阳五行

《难经》从一难至二十二难论脉，处处体现出阴阳辨脉的思想。如“二难”论寸关尺，以关分阴阳：“从关至尺，是尺内，阴之所治也：从关至鱼际，是寸口内，阳之所治也”，“四难”论阴阳脉法，浮为阳，沉为阴：“脉有阴阳之法，何谓也？然：呼出心与肺，吸入肾与肝，呼吸之间：脾受谷味也，其脉在中。浮者阳也，沉者阴也，故曰阴阳也”，“六难”论脉之盛虚：“脉有阴盛阳虚，阳盛阴虚，何谓也？”，“十二难”论脉之补泻：“阳绝补阴，阴绝补阳，是谓实实虚虚”，“二十难”论脉有伏匿，曰：“脉居阴部而反阳脉见者，为阳乘阴也，脉虽时沉涩而短，此谓阳中伏阴也；脉居阳部而反阴脉见者，为阴乘阳也，脉虽时浮滑而长，此谓阴中伏阳也”。“七十难”论述：“春夏刺浅，秋冬刺深”及“春夏各致一阴，秋冬各致一阳”均以春夏为阳，位浅，秋冬为阴，位深。“七十二难”曰：“调气之方，必在阴阳者，知其内外表里，随其阴阳而调之”。

五行思想的影响。“十三难”论尺肤与寸口脉呼应，面色与脉相参，二者相生则病轻，相克则病重。

可见，《难经》的脉诊法不同于《脉经》开始流行的寸口诊法，完全是另外一套诊脉系统，是被大多数人遗忘的一种阴阳脉法，值得我们认真研究，并使之服务于临床。

参考文献（略）

从《扁鹊心书》医案看窦材针灸诊疗思想

岗卫娟

（中国中医科学院针灸研究所　北京 100700）

摘　要　医案作为临床治疗的记录，可为考察医家思想、临床诊疗提供直接证据。《扁鹊心书》载医案 70 多则，为针灸医籍中医案较多的。通过对该书医案的分析，总结了窦材的针灸诊疗思想为：强调经络在疾病诊断中的重要性；治疗时，重视灸药结合，强调灸法在“大病”治疗中的不可替代作用；灸治时，壮数奇多，特创制了睡圣散；很少采用针治；选穴数量少，以募穴及躯干穴为主；重视脾肾及元气，尤其强调命关穴（食窦穴）及关元穴的选用，胃病多选中脘穴，神志病及心神疾病选用巨阙、心俞穴，肺病多选中府、肺俞、天突穴，体现了五脏辨证的思想。

关键词《扁鹊心书》；医案；窦材；针灸诊疗

长期以来，学术界认为现代针灸临床辨证套用中医内科的辨证论治体系，失去了针灸治病的特色，目前也有少数学者提出构建具有针灸自身特色的针灸诊疗模式，但基本停留在设想的层次。医案作为临床治疗的记录，可为考察医家思想、临床诊疗提供直接证据。《扁鹊心书》载医案有 70 多则，为针灸医籍中医案较多的。因此，本文将通过对其医案的分析，总结窦材针灸诊治疾病的方法、特点及其方案，为继承其经验，认识针灸诊疗规律，创建具有针灸自身特色的诊疗体系，开展针灸临床诊疗规范化研究奠定基础。

1《扁鹊心书》及其医案概况

《扁鹊心书》托名扁鹊所传，宋代窦材重集，清代胡珏参论。窦材，宋朝人，自认为得黄帝心法，常自称第三扁鹊。他早年家传并自习张仲景等六人医书，自认为医理已尽，然而临大病百无二三，“调治小疾，百发百中，临大病百无二三，每怅已术之不精也”；后遇关中老医，始知自己之前所学仅小技尔，遂拜其为师，并深得其学，治病能百发百中，为免其术失传，遂将其五十余年的临床实践经验编撰成书。清代胡珏在参论条文中，也多次强调窦氏治病之法的效验。清代耿文在《万卷精华楼藏书记》云："曾用其法，极有效验"。可见，《扁鹊心书》所载针灸治病之法实为窦氏临床经验所得。

《扁鹊心书》虽包括近百个"神方"，每种病症治疗中也不独用针灸，但实以灸法内容为主，可谓是一部灸法专书。医案在宋代得到空前发展，医籍附案逐渐增多，《扁鹊心书》正是成书于此时，其中所附医案较多，属于针灸医籍中附案最多者。

《扁鹊心书》共载医案74则，涉及汗后发噫、肺伤寒、喉痹、虚劳等36种病症。其中，胡珏医案9则，窦材医案65则。单纯以药物治疗的医案21则，针灸医案53则，其中窦氏医案为47则（胡珏医案6则），涉及病症28种，包括灸药结合医案36则，针治医案2则，灸治医案8则，点穴结合药物医案1则。研究针灸医案最多者，为杨继洲《针灸大成》，然而该书载针灸医案仅31则，比《扁鹊心书》所载窦氏针灸医案少16则。由于《扁鹊心书》所载医案数量之多，对其进行认真研究、挖掘，不仅有助于了解窦氏针灸诊疗思想，更为针灸诊疗规范研究奠定基础。

2 尊崇《灵》《素》，治病首重经络

窦氏在《扁鹊心书》开篇即论述了治病当明经络的思想，首先强调："学医不知经络，开口动手便错"，认为"经络不明，无以识病证之根源，究阴阳之传变"，秉承了《灵枢•经脉》中"经脉者，所以能决死生，处百病，调虚实，不可不通"的思想，他认为"百病十二经脉可定死生"，与《灵枢》思想一脉相承，这与他十分推崇《内经》有关。他在《扁鹊心书序》中明言"《灵》、《素》为医家正传，后世张仲景、王叔和、孙思邈、孙兆、初虞世、朱肱，皆不师《内经》，惟采本草诸书，各以己见自成一家之技，治小疾则可，治大病不效矣。"认为《内经》为医家正道，而张仲景、王叔和、孙思邈等后世医家诸书皆为雕虫小技，可治小病，不治大病。

窦氏认为无论诊病或治病皆须通晓经络，药物治病也同样要熟知经络，强调"昔人望而知病者，不过熟其经络故也。俗传遇长桑居，授以怀中药，饮以上池之水，能洞见脏腑，此虚言耳"，"既讲明其经络，然后用药径达其处，方能奏效"，认为当时医生多不明经络，仅知道药性病机，以致治病时常变生他病，"今人不明经络，止读药性病机，故无能别病所在。漫将药试，偶对稍愈，便尔居功，况亦未必全愈；若一不对，反生他病，此皆不知经络故也"。清人胡珏也颇有同感，评论说："经络不明，何以知阴阳之交接，脏腑之递更，疾病情因从何审察。夫经络为识病之要道，尚不肯讲求……用药误人全然不辨"。

3 轻者药解，重者宜灸

近代以来，针灸几经废除，多认为针灸治病不如中医，然而在宋代窦材看来，则与此完全不同。窦氏认为病轻者可用药物治疗，而病重者唯有灸法能保性命，强调"灸关元穴以固性命"。

窦氏认为"医之治病用灸，如做饭需薪"，设有专论"大病宜灸"，认为"今人不能治大病，良由不知针艾故也"；认为用灸治病时机宜早，"若灸迟，真气已脱，虽灸亦无用矣；若能早灸，自然阳气不绝，性命坚牢"、"若（元气）已脱则真气已离，脉无胃气，虽灸千壮，亦无用矣"、

“此（肾厥）由真气大衰，非药能治，惟艾火灸之”。窦氏用灸，不若世俗用灸，只三五十壮，认为此灸量仅能治愈小疾，大病则难。窦氏自谓遵《铜人针灸图经》之法：“凡大病宜灸脐下五百壮”，认为此能“补接真气”。他批评张仲景“毁灸法”，孙思邈早年亦“毁灸法”，然而孙氏晚年认识到灸法的重要性，并强调“火灸，大有奇功”。窦氏认为华佗为曹操治疗头风病，若采用灸法而非针法，则能永不再发，而不会出现“佗死复发”的情况。

此外，窦氏还在该书上卷中单列“黄帝灸法”、“扁鹊灸法”、“窦材灸法”3个专篇分别论述各自的灸法，依此看来，黄帝灸法与扁鹊灸法当为传世经验，而非窦氏所创。在该书中卷和下卷所列各种病证中大量使用灸法，并强调灸法治大病。在47例针灸医案中，使用灸法者43例，多次强调药物不治之大病，唯灸法可行，如“此病药不能治，令灸巨阙百壮、关元二百壮，病减半”（神痴）、“此由真气大衰，非药能治，惟艾火灸之”（肾厥）、“凡人有此疾，惟灸法取效最速，药不及也”（痫证）。为再次强调灸法治大病的奇效，窦氏在其治验中列有一例由于不肯用灸治而亡的医案：“一人患伤寒至六日，脉弦紧，身发黄，自汗，亦太阴证也。先服金液丹，点命关穴。病患不肯灸，伤寒唯太阴、少阴二证死人最速，若不早灸，虽服药无效。不信，至九日泻血而死。”

4 重视元气与脾肾，多灸命关与关元

窦氏非常重视元气，元气在《扁鹊心书》中又称为真气、真元、真阳，并在多篇中反复强调元气关系着人体健康与疾病以及生死存亡，认为元气盛衰是人体健康与疾病的标志，元气有无是生死的征象，如“凡看病要审元气虚实”、“元气盛，则邪不能为害”、“夫人之真元乃一身之主宰，真气壮则人强，真气虚则人病，真气脱则人死”、“损其元气必死”、“损其元气或元气已脱则不可治，虽灸亦无用矣”、“治病必先别其死生，若真气已脱，虽灸亦无用矣。”、“真元已脱，不可治也”等。

窦氏认为元气与脾肾关系密切，由此也非常重视脾肾，治疗时应首先温补脾肾，认为“脾为五脏之母，肾为一身之根”、“盖脾为五脏之母，后天之本，属土，生长万物者也。若脾气在，虽病甚不至死”、“脾肾为人一身之根蒂，不可不早图也”。窦氏认为唯有灸命关、关元等穴，培补脾肾，才能保住性命，他在“窦材灸法”中强调：“伤寒惟此二证（太阴、少阴）害人甚速……然此二证若不早灸关元以救肾气，灸命关以固脾气，则难保性命。”在“五等虚实”篇中强调“将脱者，元气将脱也，尚有丝毫元气未尽，唯六脉尚有些小胃气，命若悬丝，生死立待，此际非寻常药饵所能救，须灸气海，丹田、关元各三百壮，固其脾肾”。

窦氏强调温补脾肾，方法为重灸命关穴与关元穴。他认为命关补脾，强调“此穴（命关）属脾，又名食窦穴，能接脾脏真气，治三十六种脾病。凡诸病困重，尚有一毫真气，灸此穴二三百壮，能保固不死。一切大病属脾者并皆治之……此法试之极验”；关元补肾、补元气，关元虽非肾经穴，然而关元为肝、脾、肾经与任脉的交会穴，且关元本义为“人身阴阳元气交关之处”、“元阴元阳交关之所”，与道家养生密切相关。在47例针灸医案中，灸关元（脐下）者21例，针关元1例，取关元穴的医案近50%；灸命关（食窦）12例，其中3例中特别强调取左侧命关穴，这一点是否与解剖上脾脏在左侧有关，还有待进一步研究。

5 辨证（症）选穴，方法独特

窦氏选穴方法独特，有以下几个特点：一为选穴少，47 例医案中，选 1 穴者 34 例，选 2 穴者 13 例；二为主要选用躯干部腧穴，且多与脏腑有关，47 例医案中，60 次选穴仅 1 次选用四肢部腧穴，即脚气选涌泉穴；第三，选用关元和命关穴居多；第四，多种不同病症，若病机或病位同，则选穴同，同一病症，病机不同，则选穴不同。

窦氏取穴除多取命关和关元外，一般病症取穴与其他医家医籍记载有异，多不循经选穴，而是以募穴或距五脏较近部位的腧穴为主，具体见下表：

《扁鹊心书》47 则医案选穴表

病症（病例数）	病机（病位）	选穴	频次
伤寒昏睡妄语、肺伤寒、汗后发噫、喉痹（2）、虚劳（5）、中风、臌胀、休息痢（2）、消渴、着恼病、邪祟、神痴病、足痿病、失血、肾厥、骨缩病	元气虚、肾虚	关元（脐下）	22
遍身浮肿、汗后发噫（3）、虚劳、暴注、休息痢（2）、痞闷、着恼病、脾疟、黄疸	脾虚、太阴证、伤脾	命关（食窦）	12
疠风	湿气客五脏之俞穴	肾俞	1
痞闷、厥证（2）、肾厥、痫证（2）	胃	中脘	6
风狂（2）、邪祟、神痴病（2）	心	巨阙	5
疠风（2）、风狂（2）	—	心俞	4
痞闷、膏肓病	肺	中府	2
疠风（2）	—	肺俞	2
消渴	脾肺气虚	气海	1
喉痹	肺	天突	1
头晕	头风	风府（针）	1
邪祟	心气不足	上脘	1
邪祟	为鬼所着	石门	1
脚气	—	涌泉	1

从上表可知，同一种病症，由于病因病机不同，则选穴也不同，如同为痞闷一症，由于“食生杏致伤脾”，选左命关穴；“伤其肺气”，则选中府穴；“宿食结于中焦”，则选中脘穴。而伤寒昏睡妄语、肺伤寒、汗后发噫、喉痹、虚劳、中风、臌胀、休息痢、消渴、着恼病、邪祟、神痴病、足痿病、失血、肾厥、骨缩病 16 种不同病症，均选关元穴用于治疗，这 16 种病症虽不同，然而病机为肾气虚、或元气虚、或真气将脱、或邪客肾经等，均与肾经或元气有关。

6 结语

从上述分析可见，窦材针灸治病时首先强调经络在疾病诊断中的重要性，“经络不明，无以识病证之根源，究阴阳之传变”，认为经络是诊断的基础。治疗时，首先重视灸药结合，强调灸法在“大病”治疗中的不可替代作用；同时强调灸量的重要性，壮数奇多，为达到治病与病人接受的双重效果，他特创制了睡圣散，麻醉之后，实施灸治，以达到灸治的作用，避免由于灸量不足造成无效；很少采用针治；选穴数量少，以募穴及躯干穴为主；重视脾肾及元气，尤其强调命关穴（食窦穴）及关元穴的选用，胃病多选中脘穴，神志病及心神疾病选用巨阙、心俞穴居多，肺病多选中府、肺俞、天突穴，体现了五脏辨证的思想。有人认为窦氏连接了钱乙与张元素的五脏辨证思想及脾胃学说。

参考文献（略）

万密斋养生思想初探

文颖娟

（陕西中医学院　咸阳 712046）

摘要　万密斋有关养生的学术思想特点，可概括为寡欲、慎动、法时、却疾四个方面。其中，寡欲，强调节制欲望以固护机体的精微物质；慎动，关键在于静心养气以保持良好的精神状态；法时，强调顺应自然以和于阴阳；却疾，重在治未病，调理精气神。

关键词　万密斋；养生思想

万密斋是我国明代著名的医家，其学术思想对后世影响较大，具有较高的参考价值，同时，他又是一个养生专家，在养生方面亦颇有建树，其有关养生的学术思想对后世养生学发展影响较大。笔者通过研读其所著《养生四要》，对其养生学术特点进行以下探讨。

1 寡欲

寡欲是指人要节制欲望，包括食欲及性欲，其目的在于固护人体的精微物质，包括生殖之精、水谷之精，以保证生命物质不过多损耗。

1．1 寡欲以养，重在节制

万密斋认为，寡欲是养生的关键和核心，人在欲望方面一定要谨慎而有节制，以更好地固护生命物质，否则将会造成危害，即“欲不可纵，纵欲成灾；乐不可极，乐极生哀”。但其同时指出，寡欲只是节欲、少欲，并非禁欲、无欲。他认为，“饮食”、“男女”之欲望是人之常情，对维持生命与延续生命至关重要，即“饮食、男女，人之大欲存焉”；“口腹之养，躯命所关；构精者，所以续纲常也”。如果强行压制，禁欲或者无欲，则将“心火数起，虽有灾害，亦莫之顾。”因此，指出寡欲重在节制，“非若佛老之徒，弃人伦，灭生理者也”。总之，万密斋强调应通过节制欲望来达到养生之目的。

1．2 节欲守精，注重调养

万密斋认为，生殖之精难成而易亏，尤当珍惜；若过早或过多纵欲，则会伤害身体甚至危及生命。“男子十六而精始溢，女子十四而血乃泻，成之何其难也。”如男子未及二八而纵欲，致精未满而泻，使相关脏腑虚衰，日后将有“难形状之疾”。成年以后，若纵欲过多，也会损伤肝肾，导致阳痿、遗精等。若已年过半百，阴精已损，却仍纵欲，则精伤而阴虚阳亢，致易举，未交合而精先泄；至于进入垂老之年，其精已不足，却仍纵欲以耗之，致机体精津损耗过度，如此，则在阳痿同时而见小便淋痛、大便干涩、头倾足软、腰脊酸痛等全身精津不足的表现。所以无论是哪个年龄阶段，都应结合身体相应的生理需求来有节制的养生，固守生殖之精，不可过多纵欲，伤害身体。此外，万密斋认为固守生殖之精还要注意通常的调养，并应根据男女不同的体质特征，各有侧重。女子常应行气以调其血，若不调理气血，则易致经闭而成病；男子当补气以固精，不补益则精易亏而成相关病症，并针对男女差异的特点，创制了“八益丸”和“七损丸”，以给予相应的调理。

1．3 饮食有节，调理脾胃

万密斋认为，寡欲除了节制性欲之外，还应做到饮食有节。《养生四要》指出，不可多食，“五谷为养……不可过也，过则成病”，若过食则损伤脾胃，成蓄水、宿食之疾；不可偏食，偏则可能引发相应疾病，如“常食鸠子者，发皆咽喉之病”；饮食应适应所处的时令、地域等，饮食不仅要有节制，而且要与四时季节结合，否则，饮食失常，就会影响脾胃功能，致使过多的水谷难以运化、布散，成水饮、宿食阻滞于中焦，甚至引发诸多的变症，即“五域之民，喜食不同，若所迁其居，变其食，则生病也。”；饮酒应有节制，如过度饮酒，若酒停不散，则变生痰浊，停滞于机体不同部位或不同的脏腑，将发生相应的病变。

总之，作为养生第一要义的寡欲，万密斋认为，节是关键，守是核心。只有节欲少食，注重调养，固守先天之精、善存后天之本，才能身体健康、延年益寿，达到养生之目的。

2 慎动

所谓慎动，就是指人要常处于清静的状态，包括形体上的安静，但更应突出在精神层面的养生，通过静心养气来养生。

2．1 动静结合，以静养动

在强调寡欲以维护机体精微物质的基础上，万密斋认为慎动对于养生也非常重要，而慎动的关键在于心静，只有心静才能保持精神平和、身心健康，即“心常静则神安，神安则七神皆安，以此养生则寿”。同时他指出“慎动主静之用，静主慎动之体”，心静只是心不妄动，并非心如止水，没有精神活动；只有动静结合，才能处于最好的心静状态，这也是慎动的本质。

2．2 妄加劳作，百病由生

要维护生命的健康，万密斋认为无论在精神上还是形体上都应慎动，否则，可能会出现“五伤”、“五劳”、“四损”等病变，如七情过则伤五脏，过劳则伤相应的五体等。且形体的损伤，治疗、恢复相对较容易，五志、七情伤人则难治，因其影响及机体气的运动，终致气机阻滞，浊邪堆积引发百病。关于诸多因七情损伤导致气机失常而影响机体的病变，万密斋详细地阐述了各种不同症状及其治疗的方法。同时，他认为人的好动多起于意念，意念太多则致情志过极，将会引起诸多病变，若在初期不加控制，则后果严重。

综上可见，慎动是精神层面的养生，重在精神上的心静神安，其核心在于养气，进而调理五脏气机，五脏和则性命安。

3 法时

所谓法时，即从人与自然的整体性出发，强调饮食、起居应顺应自然；疾病发生后，顺应自然调理、治疗也是法时以养生的重要内容。

3．1 顺应自然，和于阴阳

万密斋认为人体宜“顺应自然，和于阴阳”，指出人若顺应自然，与自然保持一致，则阴阳平衡，避免生病，即“凡天地之气，顺则和，竞则逆，故能致灾咎也”，并从养生角度对此观点赋予了更为丰富的内容，深入到人们生活的诸多方面，包括饮食、动作、精神调理等方面。如他认为春夏时节，在饮食上，应多食温热食物，促进阳气升发；在起居方面，宜晚睡早起，且多按摩跷脉或舞蹈以养血脉，促进阳气宣发；在精神方面，宜多歌唱、听音乐等以调畅情志、涵养性情。秋冬时节，在饮食方面宜多食以濡养人体阴精为主的食物，不可多饮辛散温通之品；在起居方面，宜早睡晚起，顾护阴精；在精神调理上，宜多读诗书，体味思想，收敛阴气。他指出在“春夏养阳，秋冬养阴”的同时还应保持阴阳平衡，因为“阴阳和则气平，偏胜则乖，乖便不和，故春夏养阳也，济之以阴，使阳气不至于偏胜也；秋冬养阴也，济之以阳，使阴气不至于偏胜也”。所以善养生者，在饮食、起居、精神方面，应采用相应济阴济阳的方法予以调理，保证机体阴阳平衡，达到养生的目的。

3．2 季节病症，法时而治

所谓季节病症是指凡疾病的发生或慢性疾患的恶化有明显的周期性气候特征的疾病，如春疮、夏泻、秋疟、冬咳等。万密斋认为季节病症的治疗应法时而治，他指出春季见疮疖者，是因冬月不固密皮肤，寒气伤之，至春发陈，变生疮疖，宜用加减升麻和气饮治疗；夏季有病似外感而见泄泻者，是因春伤于风寒，至夏又不养阳所致，可以用良方神术散治疗，辛散温通，促进水谷运化，缓解泄泻；夏月纳凉而伤阳成中暑，则以清暑益气汤治疗，以益气升阳生津，且可合用生脉散，以助益气生津之功；秋季病疟疾者，是因夏伤于暑而致，虽然秋气肃降，但因元气大伤，可用补益元气的补中益气汤调理；若秋多痢疾者，此为夏月内伤生冷，至秋阳气不降，使结涩之物与湿热之气同下坠而见腹痛，则用加味小承气汤治疗，以恢复胃的肃降功能；冬月病咳嗽者，是因冬季以阴气为主，而秋伤于湿，至冬阴气太重，运化不及引起咳嗽，可用参苏饮治疗，以宣肺行气化痰利湿。同时万密斋强调“法时”以治病的大法是“春宜吐，夏宜发汗，秋冬宜下”，这是示人治病要顺应自然之性，但他同时认为，若遇可吐、可汗、可下之证，虽犯时禁，也要为之，使“法时以治病”的思想更为丰富与灵活。

4 却疾

却疾，重在“治未病”，包括“未病先防”和“已病早治防变”两个方面。

4．1 未病先防，形神合一

万密斋认为却疾的最高层次就是治未病，而治未病的关键就是维持机体精气神的充沛，在无病的情况下应适当调理机体精气神以防止疾病的发生，并且他认为可常服朱丹溪“滋阴大补丸”

来进行调理。

精气神的基础是水谷之精，所以要维持精气神的充沛还应从水谷中求之，以完善形体，进而养神。而水谷吸收正常与否则来源于脾胃功能的强弱，故万密斋建议常服参苓白术散，并认为该方在补益脾胃基础上，以橘红、砂仁、桔梗以祛邪，可以保证脾胃升清降浊功能的正常。

4．2 已病早治，以防传变

万密斋认为，人一旦生病就应及早治疗而不拖延，若不及时就医而“隐忍冀瘥”，及至病情严重再就医问诊，则“医者亦难以施其治”。同时，他认为作为医生治病时应谨守病机，辨证论治，才能防止病情加剧，维护患者的健康和生命。如其有关“梦泄”的治疗，强调分三个层次对待，若属于满而自溢的，多见于年少者，则不必治疗；若属于梦交而泻的，则责之于心神不宁，多热，宜平和而调；若属于睡时即泻的，属于重症，宜以固涩之剂治疗，并保持恬静之心。又如关于脾胃的调养，他认为要防伤食，针对脾胃弱者，以健脾散调理；针对脾胃强者，以枳术平胃丸调理；针对脾胃弱又伤食者，则以补中益气汤加神曲等治疗；针对脾胃强又伤食者则以大吐大下之法，再以二陈汤合保和丸治疗。否则，久之则成积病，治疗会更加棘手。

综上所述，万密斋养生思想可概括为：寡欲以固精，慎动以调气，法时以和阴阳，却疾以调理精气神。

黄元御与张景岳学术思想的比较研究

林晓峰

（黑龙江中医药大学　哈尔滨 150040）

摘要　张景岳与黄元御均为明清时对阴阳数理颇有心得的著名医家。虽二者思想有相通之处，但二者对阴阳生化理解侧重点不同，从而对五行八卦的关系有不同的解读，进一步影响了二人的临床理论与用药。本文试从阴阳始生、阴阳转化、五行与八卦、临证特点四个方面对二者的学术思想加以比较，以助于系统了解二者学术思想的异同。

关键词　黄元御；张景岳；学术思想

明代张景岳与清代黄元御均为有独特理论且影响较大的著名医家，由于二者均十分重视阴阳理论，故有人认为黄元御是受张景岳影响才偏于温补的，如《中医辞海》在黄元御词条下有黄元御“尤受张介宾影响，治病偏主温补”之说。其后《中医词释》、《中医文献学辞典》、《中医大辞典》亦有此说，姑且不说认为黄元御偏于温补是否准确，就比较黄张二人的学术思想而言就会发现有较大差异，而且，由于黄元御偏重气机而相对轻视形质，甚至对张景岳补益形质用熟地、白芍颇有成见，甚至在《素灵微蕴》中言及：“张景岳愚而妄作，又创为非风之论，是敢与岐黄仲景为敌也，又与气脱之证相提并论，尤属愚昧。”这种态度如何是私淑景岳的样子。

黄元御与景岳均为集易与医于一体之大成者，这种认知结构背景下所形成的医学思想使他们在阴阳五行八卦等方面有许多类似之处，本文就此试作比较，希望对深入理解两位医家的学术思想有所帮助。

1 阴阳始生

张景岳和黄元御在易学阴阳方面均造诣颇深，并且二人都用自己对象数的理解指导医学思想。张景岳所谓“……医不可以无易，易不可以无医，设能兼而有之，则易之变化出乎天，医之运用由乎我……”，黄元御也说“善言天者，必有验于人，天人一也，未识天道，焉知人理……”

对于阴阳万物的形成，二人各有见解。

1．1 张景岳——强调太极，重真水真火（根于肾）

张景岳在《类经图翼》中用一个太极图表的了他对阴阳的观点，该图源于周敦颐太极图。最外面的空白为太虚，中间的圆圈为地，最小的圆圈为天，天地太极各分两仪，天气左阴而右阳，地气左阳而右阴，天在地中，天气为核心，地气从属于天（天气制之，地气有所从也）。圆为象，动为气，象数为质量，气数为能量，一元分为象数和气数，合而为一圆，即形气数三位一体。“自无而有，生化肇焉，化生于一是名太极”。

以人应天，张景岳独重命门，“命门居两肾之中，即人身之太极，以生两仪，而水火具焉，消长系焉……”

1．2 黄元御——首在中气，重气机升降（本于脾）

黄元御对阴阳学说的理解重在气化。所谓“太初阶段，清浊不分，一气混茫，阴阳既判，两仪始分，四象已兆，天地定位。天地之理，动静相召，动极则静，静极则动，静则阴生，动则阳化；阴生则降，阳化则生（《四圣心源·卷一》）

黄元御认为：“医家之药，首在中气”。中气为阴阳五行之本，而阴阳五行又是万物生化之源。提出中气升降论，秉承《内经》“升降出入，无器不有”，视人为一“器”。以升降为机，出入为用，他说：“中气升降，是生阴阳。”

以阴阳化生之理以应脏腑，黄元御认为“人之初生，先结祖气，两仪不分，四象未兆，混沌莫名，是曰先天。祖气运动，左旋而化己土，右旋而化戊土，脾胃生焉。己土东升则化乙木，南升则化丁火；戊土西降则化辛金，北降则化癸水，于是四象定而五行备。”“人以气化而不以精化也。精如果中之仁，气为人中之生意。仁得土气，生意萌发，生长为芽，芽生而仁腐，故精不能。所以生人者，精中之气也”。

2 阴阳转化

2．1 张景岳——互根互用，阴阳不离。以阳气为主，重视精气的动态平衡

“阴阳之理，原自互根，彼此相须，缺一不可。” “阴阳二气，形莫大于天地，明莫著乎日月。虽天气为对待之体，而地在天中顺天之化；日月为对待之象，而月得日光，赖日以明，此阴阳之征兆，阴必以阳为主也。故阳长而阴消，阳退则阴尽，阳来则物生，阳去则物死。所以阴阳

之进退，皆由乎阳气之盛衰耳……”（《类经·阴阳类二》）

以人应天，张景岳以精为阴，以气为阳，“精之与气，本自互生。”“以精气分阴阳，则阴阳不可离。” “天之大宝，只此一丸红日。人之大宝，只此一息真阳。凡阳气不充则生意不广，故阳惟畏其衰，阴惟畏其盛。非阴能自盛也，阳衰则阴盛矣。凡万物之生由乎阳，万物之死亦由乎阳。非阳能死万物，阳来则生阳去则死矣。”（《类经附翼·求正录·大宝论》）

2．2 黄元御——阴极阳生，阳极阴成，如环相抱，重视阴阳的主次生克

黄元御重阳气，认为贵阳贱阴，阳主阴从。“阳盛而病者，千百之一，阴盛而病者，尽人皆是”。黄元御甚至认为，阴虚证的产生，也源于中气之虚衰。他说：“胃以阳体而含阴魄，旺则气化而阴生。”

“天地相旋，相生相成，在天成象，在地成形，天阳极于午，故午后一阴生；地阴尽于子，故子半一阳生。子午者，天地之南北也，水火也，日月也，坎离也，精神也，心肾也，婴儿姹女也。无独有偶，独阳不生，孤阴不长，天人一理也。”“阳如珠玉，阴如蚌璞，含珠如蚌”，“阴平阳秘，是以难老。”

3 五行与八卦

3．1 张景岳—重水火，精气互济，重坎离

景岳认为土为五行之中，脾胃为人身之本，然水火为人身之根，是气机变化的体现，五行中独重水火，八卦中最重坎离。对六十四卦中的“剥”、“观”、“复”、“临”也有深入研究。

“然而变虽无穷，总不出乎阴阳。阴阳之用，总不离乎水火。所以天地之间，无往而非水火之用。欲以一言而蔽五行之理者，曰乾坤付正性于坎离，坎离为乾坤之用耳”“凡水火之功，缺一不可。命门之火谓之元气，名门之水谓之元精。五液充则形体赖而强壮；五气治则营卫赖以调和，此命门之水火，即十二藏之化源。”

张景岳强调阴阳一体，重视阴阳互根。因此其治疗精气阴阳亏损的病证，十分重视阴阳相济的法则。他说：“阳失阴而离者，不补阴何以收散亡之气；水失火而败者，不补火何以苏垂寂之阴，此又阴阳相济之妙用也。”反之，若“使火中无水，其势必极，热极则亡阴，而万物焦枯矣。使水中无火，其寒必极，寒极则亡阳，而万物寂灭矣。”其对气血亏虚病证，也采用互生的治法。他说：“血气本互根，原不可分为两，如参、芪、白术之类，虽云气分之药，若用以血药，则何尝不补血？归、芎、地黄之类，虽云血分之药，若用以气药，则何尝不补气。”张景岳对伤寒和杂病，也常注意阴阳精气的化生，而把“求汗于血”、“生精于气”、“引火归原”、“纳气归肾”诸法则运用其中，体现其阴阳精气互补的用药法则。

3．2 黄元御——重中气，重气化，阴阳升降，独重坤

“五行皆以气而不以质，成质则不能生克矣。”“培养中气降肺胃以助金水之收藏，升肝脾以益木火之生长，则精密而神安矣。”（《四圣心源·卷四·劳伤解·精神》）

“中气在阴阳之交，水火之分，不燥不湿，不热不寒，脾升则阳气发生而化湿，胃降则阴气收敛而化燥。清阳化火乃为热，浊阴化水乃为寒。然则坎离之本是在戊己，戊己之源实为中气。”（《素灵微蕴·噎膈》）

继推四维以全机变。“四维之病，悉因于中气”，四维即除脾外的四脏，疾病上，气（肺）

病、血（肝）病、精（肾）病、神（心）病皆从中气升降立论，创立了独特的黄元御升降理论。

4 临证特点

4．1 张景岳——顾护元阳，滋益阴精，温阳气重形质，调和阴阳，喜用人参、熟地

“谓志意所出，无不从乎形质也。故凡以心之神，肺之气，脾胃之仓廪，肝胆之谋勇，两肾之技巧变化，亦总皆发见之神奇。使无其地，何以生此？”（《景岳全书·君火相火论》）正因如此，张景岳力驳“三焦有名无形论”。

“谨查阴阳所在而调之，以平为期。”“凡水火之功，缺一不可。”

张景岳重元阳故偏温补，重形质故擅滋腻。代表药物：人参，熟地。他认为形质好坏是人体精血盛衰的重要表现，因此，张景岳治形时十分重视填补精血。他说：“凡欲治病，必以形体为主，欲治形者必以精血为先，此实医家之大门路也。”因此，不论外感、内伤各种疾病，凡有虚证，对补阴之法十分器重。他反复强调说：“夫病变非一，何独重阴，有弗达者必哂为谬。姑再陈之，以见其略：如寒邪中之，本为表证，而汗液之化，必由于阴也。中风之病，身多偏枯，而筋脉之败，必由乎阴也。虚劳之火，非壮水何以救其燎原；泻痢亡阴，非补肾何以固其门户；臌胀由乎水邪，主水者，须求水脏；关格本乎阴虚，欲强阴，舍阴不可。此数者乃疾病中最大纲领，明者觉之，可因斯而三反矣。”临床上张景岳补阴益精养血之品，用的最多的为熟地，故后人又称其为“张熟地”。张景岳对其作用十分推崇，他说：“形体之本在精血，熟地以至静之性，以至甘至厚之味，实精血形质中第一品纯厚之药。……且其得升、柴则能发散，得桂、附则能回阳；得参、芪则人气分，得归、芍则人血分。”张景岳用熟地，范围很广。张景岳的方剂中，常将人参与熟地配伍使用，他说：“故凡诸经阳气虚者，非人参不可，诸经之阴血虚者，非熟地不可。人参有健运之功，熟地禀静顺之德。此熟地之与人参，一阴一阳，相为表里，一形一气，互主生成，性味中正，无逾于此，诚有不可假借而更代者矣。”在其创立的新方中，尤其在补剂中，人参与熟地同用者有大补元煎、五福饮、七福饮、三阴煎、五阴煎、补阴益气煎、两仪膏、赞化血余丹等。二药同用，一者补阳气，一者助阴血，正寓阴阳一体、阴阳互根、气血互生的学术思想于其中。至于左归丸、左归饮、右归丸、右归饮更能体现其阴阳精气互补的用药法则。此外，张景岳还常用当归、枸杞、山茱萸、山药等作为补益精血之品，鹿角胶、菟丝子、肉苁蓉、杜仲等性甘温之品，也常作为养阴治形的药物。

4．2 黄元御——重中焦气化，升脾阳，喜用甘草、茯苓、桂枝

黄元御认为：人身立命，阳气为本。阳气旺盛，则化生阴精，以营养五脏六腑、四肢百赅五官九窍。阳气旺盛，生机振奋，则神安而体蹺，百病不染。阳气损伤，群阴即起，则百病作也。

而阳虚证的关键是脾土虚。脾以阴体而抱阳魂，旺则阴生而阳化。如“脾土不升，木火失生长之政，一阳沦陷，肾气渐亡，则下寒而病阳虚。”

《玉楸药解》地黄条说：“人之衰也，火渐消而水渐长，燥日减而湿日增，阳不胜阴，自然之理。阳旺则壮，阴旺则病……阳纯则仙，阴纯则鬼。抑阴扶阳，不易之道”基于这崇阳卑阴的思想，先生临证多从阳衰、水寒、土湿、木郁立论，从扶阳抑阴入手，处处顾护阳气。从而确立了扶阳抑阴、疏肝健脾、升举清气这一重要的治疗原则。进一步探求阳微火衰之因，黄元御认为

必责之于脾。“木火之生长全赖脾土之升，脾土左升，木生于东而火长于南……脾土不升，木火天生长之政，一阳沦陷，肾气渐亡，则下寒而病阳虚。”(《四圣心源·劳伤解》)他在病机中提出的阳衰、水寒、土湿、木郁，其基点无不系于中气之升降，其补火扶阳主要指温中燥土，温阳补火，实以培土建中为不易之法。如白术，先述其性味，后谈功用主治曰：“补中燥湿，止渴生津，最益脾精，大养胃气，一降浊阴而进饮食，善止呕吐；升清阳而消水谷，能医泄利。”曰：“胃降则空虚而善容，是以食下而不呕，脾井则摩荡而善腐，是以谷消而不利，五行之性火燥而水湿，太阴脾土升自水分，从水而化湿，阳明胃土．降于火位而化燥。太阴之湿济阳明之燥，一阳明之燥济太阴之湿，燥湿调和，中气轮旋，是以胃纳脾消，吐利不作。”至此则呕泄一机理悉明，对白术之所以治呕泄之证者，曰：白术能“补主燥湿，土燥而升降如前，是吐泄兼医”。

黄元御将甘草列于卷首，谓其“备冲和之正味，秉淳厚之良资，入金木两家之界，归水火二一气之间，培植中洲，养育四旁，交媾精神之妙药，调济气血之灵丹”；茯苓“利水燥土，泻饮消痰，善安悸动，最豁郁满，除汗下之烦躁，止水饮躁渴，淋癃泄痢之神品，崩漏遗滞之妙药，气鼓与水胀皆灵，反胃共噎膈俱效。功标百病，效著千方”。

综上所述，黄张二人，同精易数，共参阴阳，以着眼点不同，对脏腑气机理解偏重不同。一重命门真水真火，温阳气补形体；一重坤土中气变化，调气机推四维。虽同参医易，但张景岳推重坎离之变化，黄元御强调戊己之升沉；虽同看重阳气，张景岳护肾中水火，调和阴阳，益精养血，虽重阳气，但强调精气互生，养阴治形；黄元御斡旋中气，扶阳以抑阴，崇尚补火建中，温阳补土。

“津液”概念探析

谷　峰

（辽宁中医药大学　沈阳 110101）

摘要　本文从津液的字义、津液概念产生的原因、津液的内涵与外延三个方面，对津液的概念作以阐释。考诸《内经》成书前后的资料，“液”字的含义确凿，“津”的字义却仍有疑问。津液概念的产生，源于古人对生命现象的观察和古代有关“水”的哲学思想。津液的概念应表述为：津液是人体正常水液的总称。在经脉内的，为组成血液的成分；在经脉外的，为构成各脏腑组织器官的内在体液。这是津液的主体，由饮食精微所化，是构成人体和维持人体生命活动的水液精微，对人体各脏腑组织起到滋润和濡养作用。除此以外，人体脏腑组织间隙的正常水液、各类正常水液分泌物及代谢产物，如汗、泪、涕、唾、涎、胃液、肠液、尿液、关节液、乳汁等，亦统称为津液。

关键词　津；液；概念

“津液”是中医学基本的概念范畴之一，在其概念体系基础上形成的系统的生理、病理理论，是中医学理论体系的重要组成部分。通行的中医教材、词典，对其内涵的表述较为一致，均认为：“津液是人体正常水液”，其外延，则基本称“包括各脏腑组织器官的内在体液及其正常的分泌物”。笔者认为，对津液的概念，尚有进一步深入探讨的必要。本文从津液的字义、津液概念产生的原因、津液的内涵与外延三个方面，对此问题作以阐释。

1 津液的字义

概念既由文字表述，必然与其字义有关。从津液的概念分析，“津”、“液”属并称，其基本含义均为“水液”。津液的概念源自《内经》，故笔者重点考诸《内经》成书前后的资料，发现“液”字的含义确凿，“津”的字义却仍有疑问。

在《说文解字》中，许慎将“津”释为“渡口”，引《尚书·微子》“若涉大水，其无津涯”；又可作“润”解，引《周礼·地官司徒》“其民黑而津”。这的确是先秦秦汉之际“津”的正解。《尚书·禹贡》曰：“南至于华阴，东至于底柱，又东至于孟津，东过洛汭。”“孟津”即为孟河之渡口。《史记》中出现的大量“津”字，亦作“渡口”解，如《史记·高祖本纪》：“沛公乃北攻平阴，绝河津。”《史记·荆燕世家》：“使刘贾将二万人，骑数百，渡白马津入楚地。”另外在《论语·微子》中，有“孔子过之，使子路问津焉”，“津”亦作“渡口”解。学者们普遍认为，《说文》的作者许慎，未见过《内经》，故《内经》中一些比较特殊的字义，不为许慎所收录，“津”即为其一，也是可能的。《康熙字典》引先秦秦汉文献，除《说文》之解，又提到“星名”，如《尔雅·释天》：“析木谓之津。箕斗之间，汉津也。”“津”为星名，晋代郭璞注曰：“津，汉津也。箕，龙尾，斗，南斗，天汉之津梁。”看来之所以称为“津”，亦因其为“天河”之渡口；另提到“地名”之义，引《左传·庄公十九年》“巴人伐楚，楚子大败于津。”其实如上所述“孟津”，地名之所以称为“津”，亦从“渡口”解。

现代学者多认为《内经》成书当在西汉中晚期。《内经》中出现的大量“津”字，无一作“渡口”解，与“液”同类，属人体之水津。而大量西汉中晚期以前的文献，“津”多作“渡口”解，未见“水津”之义，这确实是一个谜团。我们查阅的文献有限，《内经》的成书年代尚有疑义，《内经》时期及更古保存下来的文献亦有限，显然还不能轻率地下结论。

考《故训汇纂》，引唐代《玄应音义·卷五》对“津”之解释，注曰：“津，汁也。”注引《苍颉篇》。《一切经音义》卷七十一“津液”注引《三苍》，释曰：“津，液汁也。”据《汉书·艺文志》载：“《苍颉》七章者，秦丞相李斯所作也；……文字多取《史籀篇》。”《史籀篇》旧说为周宣王太史史籀撰写，又有认为是春秋战国间秦人所作。如果“津，汁也”之释确见于失传的《苍颉篇》或《史籀篇》，《内经》“津”作“水汁”解的含义，则见于先秦秦汉之际。

虽难以考证津作“水液”讲的含义在先秦的应用，即从“渡口”、“润泽”而论，其义还是与“水”密切相关的。另外，后世“津”字有作“唾液”讲，如“望梅生津”，“唾液”则属于中医学津液的范畴。

“液”的含义相对比较明确。《史记·扁鹊仓公列传》“臣闻上古之时，医有俞跗，治病不以汤液醴酒”，“液”为“水汁”之义。《史记·司马相如列传》：“是以贤人君子，肝脑涂中原，膏液润野草”，“液”为人体之水液。其含义皆见于《内经》。

2 津液概念产生的原因

津液最本质的内涵无疑是人体的水液，是古人认识生命现象的过程中，对人体生命物质的一种概括。古人观察到人体有液态排出物，如归纳为“五液”之“涕、泪、涎、汗、唾”等，还有更为直观而明显的尿液。人体更需饮水以维持生命活动，则水液入于体内化生精微，依其特性而具滋润、濡养之功，代谢之余化而为汗、尿等排出体外，就构成了一条自然而简单的思维线索。

简言之，津液即为构成人体之水。古人把水液归为构成人体的生命物质之一，有其哲学背景可以寻绎。其中具有代表性的是《管子·水地》，该篇首先提出：“水者，地之血气，如筋脉之通流者也”，大地上河流密布，流动通行，水之于地，犹如血气，又好比是人身之筋脉一样。进而提出“水，具材也”，水是滋生万物的本源，可产生事物，使之具备。又说水“集于草木，根得其度，华得其数，实得其量，鸟兽得之，形体肥大，羽毛丰满，文理明著，万物莫不尽其几，反其常者，水之内度适也。”草木、鸟兽等各类动、植物都从水中获取生命。并自问自答说：“水者何也？万物之本原也。”人也是由水所生成，“人，水也。男女精气合，而水流形。”《管子》对水为万物本源的认识，并非一家之言，古代还有“天一生水”的说法。《尚书·洪范》论五行，“一曰水，二曰火，三曰木，四曰金，五曰土”，水居于五行之首，《易传·系辞上》郑玄注曰：“天一生水，地六成之”，“天一生水”，引申其义，则水为万物之本原。道家也非常重视水的重要性，《老子》第八章说：“上善若水”，第七十八章说：“天下莫柔弱于水，而攻坚强者莫之能先。”如果说《老子》只是就做人的品格与治国的道理以水为喻，那么《淮南子》则在此基础上又有所发挥，《淮南子·原道训》说：“天下之物，莫柔弱于水，然而大不可极，深不可测，修极于无穷，远沦于天涯。息耗减益，通于不訾。上天则为雨露，下地则为润泽。万物弗得不生，百事不得不成。”其中寓有的水为万物本源的含义，已非常明显。

3 津液的内涵与外延

笔者查阅了一些文献，发现上个世纪50年代、60年代，学者们对津液的概念进行了一些讨论，其主要观点反映在此后的各版《中医基础理论》教材中而再无争鸣。

《灵枢·决气》说：“腠理发泄，汗出溱溱，是谓津”，“谷入气满，淖泽注于骨，骨属屈伸，泄泽，补益脑髓，皮肤润泽，是谓液”。《灵枢·五癃津液别》说：“故三焦出气，以温肌肉，充皮肤，为其津；其流而不行者为液”。要之，《内经》并没有明确、专门地对津液的内涵作出论述，而是述其性状、功能、分布等。清·周学海《读医随笔·气血精神论》说：“汗与小便，皆可谓之津液，其实皆水也”，除了指出汗与尿作为人体的水液代谢产物，可称之为津液外，亦指出津液的基本内涵，即为人体之水液。不过，痰、饮、水、湿等水液停积的病理产物，是由于津液不归正化，自不可称之为津液，故津液的内涵可称为“人体的正常水液”。

那么人体的正常水液又包括哪些范畴呢？通行的教材认为“包括各脏腑组织器官的内在体液及其正常的分泌物”。中医学认为津液是人体的基本生命物质，故“各脏腑组织器官的内在体液”应指构成人体五脏六腑、四肢百骸、形体官窍的水液，由水谷精微所化，具有滋润和濡养作用。

各脏腑组织器官的正常分泌物，指胃液、肠液、唾液、关节液、涕、泪等水液类分泌物而言。值得注意的是，作为人体最主要的水液排泄物的尿液，在此概念的规定下，则无法界定。尿液算不是算正常水液呢？尿液是水液是无疑问的，那么是不是正常水液？正常与异常相对而言，异常的水液化为体内的痰饮水湿等邪气，而尿液则是人体水液代谢的正常排出物，所以当然应该算是正常的。但概念中的外延又将“正常水液”限定在“各脏腑组织器官的内在体液及其正常的分泌物”，尿液不能算是“脏腑组织器官的内在体液”，如上所述，它既非水谷精微所化，亦非构成脏腑组织的水液，同样也不具备滋润和濡养功能，只是在未排出时，贮存于膀胱而已。尿液也不算是人体器官的分泌物。不过自《素问·灵兰秘典论》说：“膀胱者，州都之官，津液藏焉，气化则能出矣”，明确将膀胱贮藏的尿液称为“津液”，《内经》以降的古代文献，均将尿液归为津液。我们今天的津液概念将其摒弃在外，显然是不合适的。此外还有汗液，同样也是水液排出的重要途径之一。汗液被归为中医“五液”之一，绝难从津液的概念中去除，而如果将汗液归为津液，却将尿液排除在外，显然也不妥。

另外在津液的概念中将“各脏腑组织器官的内在体液及其正常的分泌物”相提并论，也易引起理论上的混乱。津液最主要的功能是滋润濡养和化生血液，这是水液精微的共性。通行教材中提到的津液功能之“调节阴阳”，是从汗液而论；“排泄废物”，是从尿液和汗液而论。这均非津液主体部分所具有的功能。如果这样归纳，那么唾液、胃液、肠液的消化作用，涕的清洁鼻窍作用，甚至乳汁的哺育作用，似都可以作为津液的一部分功能提出。

考量津液的概念，应从中医学整个理论体系出发。在生命物质的层面上，中医学主要提出了精、气、血、津液的概念。古人将尿液等水液的代谢产物亦称之为“津液”，在这个理论体系内，就出现了一定的不自洽性。因为精、气、血均指构成人体和维持人体生命活动的精微物质而言，而尿液等水液代谢产物，则不具备这一特性。那么在现代中医基础理论的框架内，有没有必要解决这一矛盾之处呢？这也是一个两难的选择，如果强以区分，则大量古代文献称之为津液的汗、尿，今天不再以津液名之，或造成理论的混乱；如果不加区分，则出现生命物质层面理论的欠缺。

我认为古代津液的提法，还是应延用。但在现代津液概念的定义中，应该对津液的不同层面加以区分，以使学者自明。

概念的内涵是概念对事物特有属性的反映，外延则指具有该属性的具体事物。

津液概念的内涵：津液是人体正常水液的总称。津液概念的外延：在经脉内的，为组成血液的成分；在经脉外的，为构成各脏腑组织器官的内在体液。这是津液的主体，由饮食精微所化，是构成人体和维持人体生命活动的水液精微，对人体各脏腑组织起到滋润和濡养作用。除此以外，人体脏腑组织间隙的正常水液、各类正常水液分泌物及代谢产物，如汗、泪、涕、唾、涎、胃液、肠液、尿液、关节液、乳汁等，亦统称为津液。

这里值得说明的是胃液、肠液、乳汁，其他的则较为明确，此不述及。

此所称“胃液”、“肠液”，主要是就现代医学“胃液”、“肠液”的概念而言。肠液、胃液，从中医固有的说法来看，有其特定的含义。一般而言，中医并没有专门针对现代医学意义上“胃液”、“肠液”的理论表述及相应病变的治疗方法。古代文献多有“胃液”、“肠液”的概念，不过多是笼统言之，是指位于胃部、肠部或者本于胃、肠的津液，并不特指胃、肠的分泌物。兹举例以言之。清·姚止庵《素问经注节解·卷三·肉痿》释《素问·痿论》“肉痿”病的形成时说：

“脾与胃以膜相连，脾气热则胃液渗泄，故干而且渴也。脾主肌肉，今热薄于内，故肌肉不仁而发为肉痿。”“胃液”显然是就胃中津液概而称之。《素问吴注》释《经脉别论》“饮食饱甚，汗出于胃”经文时说：“汗，阴液也。言饮食本以养胃，若其饱甚而汗，则汗为胃液，非平人阴阳和而汗出也。”此处之“胃液”，指外出之汗，则应理解为本于胃之水液。有关肠液，中医分别有对“小肠液”和“大肠液”的描述。中医有“小肠主液”、“大肠主津”之说，这主要是就大、小肠对津液的吸收而言。就“小肠液”而言，中医古代文献一般也是泛指分布于小肠的津液。如《医学指要·藏府总论》云：“大肠主津，小肠主液，大肠、小肠受胃之阳气，乃能行津液于上焦，溉灌皮毛，充实腠理。若饮食不节，胃气不充，大肠、小肠无所禀气，故津液涸竭而病生焉。小肠液竭，则耳聋目黄、颊肿、颈颔肩臑肘臂诸痛作矣。”小肠之液，来源于谷食之气，“耳聋目黄、颊肿、颈颔肩臑肘臂诸痛”等小肠液竭所出现的病理表现，见于《灵枢·经脉》，亦不限于消化吸收方面的障碍。不过大体上而言，中医讲的“大肠液”，强调其对谷食糟粕的传送功能，与现代医学对大肠所分泌液体功能的描述，有相近之处。一般而言，中医治疗“胃液”、“肠液”不足的病变，以花粉、麦冬、石斛、玄参、生地等补阴药滋补，而真正现代医学意义上的“胃液”、“肠液”分泌病变，则需要辨证治疗。

乳汁也应属于津液范畴，这在以往对津液外延的表述中基本被遗漏。

《脉经·卷九·平妊娠胎动血分水分吐下腹痛证第二》提出手太阳、少阴经“下主月水，上为乳汁”，历代医家多宗此说。“月水”即经水，与乳汁同源于手太阳小肠经、手少阴心经之气血。经水虽称之为“水”，属血无疑。医家亦多认为乳汁亦属血之类。《医学心悟·卷之五·妇人门·胎漏》说：“女人之血，无孕时，则为经水；有孕时，则聚之以养胎，蓄之为乳汁”。但显而易见，血色红而乳汁色白，这又如何解释呢？《丹台玉案·妇人科》更提出：“是乳汁亦血也其色白者，何也？盖胸前部属太阴肺经，乃西方庚辛金也。金色本白，血从阴分而来，故变赤而为白也。”

以上的认识不足为凭。乳汁就其性质而言，属人体之水液，性状上色白，分布上不循脉中，与血液迥异，理论上，应归为津液范畴。这一点，古代医家已有所述及。如《资生集·卷一·调经门·总论》引程若水曰：“妇人经水与乳俱由脾胃所生。《经脉别论》云：食气入胃，其清纯津液之气归于心，入于脉变赤而为血。（禀心之色）血有余则注于冲任而为经。若媾精成孕，则移荫于胎，胎既产则清纯津液之气归于肺，朝于脉流入乳房变白为乳。（禀肺之色）”《伤寒论浅注补正·卷五·辨少阴病脉证篇》也提出：“人之津入胃中化谷，取出汁液，从胃络上行于肺，其色尚白，妇人之乳汁即此上行于肺之汁液也。”

乳汁与血同源，均为脾胃所化水谷精微，并以其汁液为主，若汁液归于心，入于脉，则变化为赤，形成血液；若归于肺，妇人产子后，一部分津液则变化为乳汁以哺育婴儿。古人并以肺在色为白来解释乳汁色白之理。

综上所述，津液概念的产生，源于古人对生命现象的观察和古代有关“水”的哲学思想。津液概念的内涵为：津液是人体正常水液的总称。其外延为：在经脉内的，为组成血液的成分；在经脉外的，为构成各脏腑组织器官的内在体液。除此以外，人体脏腑组织间隙的正常水液、各类正常水液分泌物及代谢产物，如汗、泪、涕、唾、涎、胃液、肠液、尿液、关节液、乳汁等，亦统称为津液。

参考文献（略）

“脾主肌肉”实质研究的意义

文颖娟

（陕西中医学院　咸阳 712046）

摘要　从藏象理论、中医临床创新、归脾胃经药物在机体的作用靶点等不同角度阐述“脾主肌肉”实质研究的意义。分析认为“脾主肌肉”实质研究是藏象理论研究的重要组成，是藏象理论研究的延伸和补充，有利于进一步明确脏腑藏泄功能的发挥；是中医临床创新的基础，脾主肌肉实质的明晰有利于从调理脾胃角度治疗一些疑难杂症如与肌肉运动相关的疾病重症肌无力、糖尿病等；是探讨归脾胃经药物在体内作用靶点研究的必要条件，可明确归脾胃经药物与相应的药物配伍可作用于现代医学所说的哪一肌肉层。

关键词　脾胃；肌肉；藏象理论；疑难杂症；归经理论

“脾主肌肉”理论自《内经》提出至今已数千年，各时期的医家对该理论从不同角度进行了发挥和阐述，其内容相当丰富，但关于脾主肌肉的实质和机理研究却很少涉及，其实质至今仍未清楚明了，而“脾主肌肉”科学内涵的明晰将有利于进一步指导脾胃以及相关病症的临床用药。因此，笔者认为探讨“脾主肌肉”实质非常必要，现就其意义阐述如下。

1 藏象理论研究的需要

生命的涵义是什么？有足够的吸取营养以维持机体的能力，又必须有足够的排除废物以利机体永葆活力的能力。脾胃为水谷之海、后天之本，脾胃不仅可以存五谷，还可以化为五味，同时传导糟粕，如《素问·灵兰秘典论》“脾胃者，仓廪之官，五味出焉。”；《素问·六节脏象论》“脾、胃、大肠、小肠、三焦、膀胱者，仓廪之本，营之居也，名曰器，能化糟粕，转味而入出者也……。”且《不居集》言“人之一身，脾胃为主。胃阳主气，脾阴主血。胃司受纳，脾司运化。一纳一运，化生精气；津液上升，糟粕下降，斯无病也。”故脾胃之所以成为后天之本的核心在于通过脾升胃降，则存水谷以化精微，进而布散濡养周身以维持机体活力；传化物以化糟粕，进而促进机体活力发挥。而藏象理论认为：人体是以五脏为中心的象系统，是一个以五脏与相应的体、华、窍相关联的和谐整体，是在五脏的藏精气而不泻，与六腑的传化物而不藏之间的动态平衡下，保持充足的营养供给与充分的浊物排出的和谐状态。而五脏所藏之精气与六腑所传之化物却是脾胃化生水谷所致，且其藏泻功能的发挥亦是以脾胃化生的气血为其物质基础的，故脾胃功能与诸脏腑藏泻功能之间关系密切，脾胃通过其相应的体、华、窍以司其后天之本之职，即以供给营养与促进排邪的动态平衡来维持脏腑的功能协调。因此，无论是维持生命本身还是保证构成机体脏腑功能和谐，脾胃输送精微与排泄糟粕功能是核心，但此功能究竟如何发挥？中医学在探讨脏腑的功能时常通过取类比象的方法来阐发脏腑的“体”、“用”关系，即通过其外在之“象”来阐发其体用关系。探讨脾胃功能同样离不开对其“象”的研究，如《素问·六节脏象论》“脾、胃……，其充在肌。……”；

《素问·宣明五气篇》“五脏所主：……，脾主肉，肾主骨，是为五主。”；《素问·痿论篇》“脾主身之肌肉……脾气热，则胃干而渴，肌肉不仁，发为肉痿。”以上引文无论是其“充”还是“所主”都说明了脾胃之功能可以通过外在的“肌”之功能体现，或外之“肌”是里之“脾胃”活动的外在表现，其探讨脾胃功能活动主要看肌之“体”是否丰满，以提供机体各部之营养；肌之“用”是否解利，以利营养的输布与浊邪的排泄，它阐明了脾胃在诸脏腑功能发挥中与肌肉的功能密不可分。然而当时这种仅以取象比类的思维来阐述脾胃与肌肉功能关系的传统中医理论是否正确、全面，脾胃功能能否通过“肌肉”来展现，脾主肌肉的实质究竟如何，所有这些都需要对脾主肌肉实质的研究和探讨，这也是探讨脏象的相关功能以丰富藏象理论的需要。

2 中医临床创新的需要

医学理论的意义在于指导临床用药，基于脾胃功能的特殊性，历代许多医家都曾致力于脾胃的研究，且对其功能的探究越来越细化，从而使中医临床以脾胃学说为指导诊治疾病的内容越来越丰富。如汉·张仲景以太阴、阳明病代替脾胃病；唐·孙思邈治脾与胃脱离六经，直接从调治脾脏与胃腑的功能入手，开创了从脏腑内伤治脾胃的方法，为后世脏腑辨证体系的确立奠定了基础；宋金元时期的医学大家李东垣，则将脾胃病症的治疗推向了高峰，其创立的诸多理论、方药至今仍在指导着中医临床；明·万密斋则将调理脾胃贯穿养生的始终，而其儿科诊疗特色也是以调理脾胃为核心；清末名医施今墨将脾胃理论灵活地使用于消渴病的治疗，为今天糖尿病的临床用药提供了很好的启示；近代医家秦伯未则在“谦斋脏腑辨证”中详细列举脾胃病的诸多证型及治疗；现代名医邓铁涛教授以脾胃为后天之本理论为指导，用于治疗诸多疑难杂症如重症肌无力等，并以此临床为基础，牵头国家973计划项目：中医五脏相关理论继承与创新研究——脾肾相关理论诊治肌肉疾病临床应用研究，可谓在21世纪初将脾胃学说研究推向高潮。在数千年的中医史上有如此多的医者热衷于脾胃学说的研究，其在临床上的重要性由此也可见一斑。所有这些医者在中医临床实践中通常是通过使用中药来调动脾胃功能来发展、丰富脾胃学说的，故探讨脾胃功能应以研究相关中药的使用为切入点，通过探讨相关中药在机体究竟是补“脾”之体，即为脾胃功能提供物质基础，还是促“脾”之用，即促进脾胃功能的发挥来研究其对脾胃的作用机理、机制，为有关脾胃疾病的临床用药给予指导。前已述及，传统中医理论认为脾胃的体用关系可以通过其外在之象即肌肉的功能来表达，那么调动脾胃功能的中药在机体是否可通过调动肌肉的功能来实现呢？如果研究结果确实如此，那么有关机体性疑难疾病，如糖尿病等则可通过以调动脾胃功能的中药来治疗，为中医临床创新提供一个平台，同时脾主肌肉的实质也将会随着相关药物在机体明确的作用部位而明确。

3 归脾胃经药物在体内作用靶点研究的需要

传统中医理论认为，药物的作用部位，即今天所说的作用靶点，是以药物的归经理论来阐述的。而中药的归经，是中药功效的定位概念，用以表示中药功效对人体脏腑、经络等部位具有选择性。“归”是指药物作用的归属，寓有药物对人体不同部位具有选择性的意思；“经”是脏腑经络及其有关组织的概称，所谓某药归某经或某几经，是指该药主要对某一经或某几经发生明显作用，而对其他经则作用较小，甚至没有作用。实际上就是指某药可代替某些已发生病变，或功能不足的脏腑经络组织去行使其职能。那么归脾胃经的药物是否就是作用于脾胃以及与之相关的组织呢？历代的临床研究（尤其是宋代以后）已表明，治疗脾胃相关病症的药物多归脾胃经，如作为阳明经的引经药----葛根，我们查阅了大量与其相关的文献，研究认为，以葛根为主组方主治的疾病多为脾胃病或与脾胃相关的疾病，可见其功效就是以恢复脾胃功能为中心的，而脾胃功能的核心就是输送精微与促进排浊，故葛根功效亦应围绕输送精微与促进排浊而展开（以往我们的研究认为葛根所针对的病机可概括为“精微不足”与“浊邪壅滞”）。但是其究竟怎样来输送精微与排泄糟粕？既然脾主肌肉，那么其是否也作用于肌肉，是通过作用于肌肉来实现吗？如针对浊邪壅滞即要排泄这些糟粕时，其究竟是促进肌肉运动还是祛除壅滞于肌肉的浊邪？又如同样是归脾胃经为主的黄连，传统认为其为祛邪之药，那么它针对脾胃病变，作用于肌肉又该发挥怎样的功效？当葛根与黄连配伍使用，针对浊邪壅滞的病证，又该作用于机体的哪一肌肉层？又如以补益为主、归脾胃经的甘草，是为肌肉的运动提供能量吗？当以上三药配伍使用，以甘草为少量，又会作用于哪里，针对肌肉发挥怎样的功效？归脾胃经的药物是否会因为与不同药物的配伍而作用于不同的肌肉部位？所有这些问题的解答都离不开脾主肌肉实质的研究。因此，脾主肌肉实质的研究是归脾胃经药物研究的必要条件。

综上所述，无论是脏象理论中有关脏腑藏泄功能的研究，还是以脾胃理论为指导的中医临床创新研究，包括归脾胃经药物在机体的作用靶点研究，都离不开对“脾主肌肉”的研究，故对其进行深入的研究将对中医学的相关理论有重要的指导意义。

参考文献（略）

肾与血生成的关系

李艳彦

（山西中医学院基础部方剂教研室　太原 030024）

摘要　“肾是五脏六腑之根”、“肾为先天之本，藏真阴而寓元阳，为人身生命之根”。肾精是构成人体的基本物质，肾阳为一身阳气之根，机体的各种生理功能均离不开肾阳的温煦、推动。血的生成亦与肾密切相关，关于肾生血的认识，在《内经》等早期文献中已有所论述，并肯定了肾精、肾阳、肾阴肾水等在血液生化中的重要作用。“血之源头在乎肾”、“心肾者，气血之母也”，肾既为血的生成提供物质基础，又是血液化生的源泉动力。肾精、肾阳、肾阴肾水在血液生化中起到重要作用，肾精肾水是血液生成过程中“变化而赤”的的物质基础，肾阳是“变化而赤”的根本动力。明确化生血液的本原和原动力在于肾，对于揭示肾本质的内涵和深入认识血虚证的发病机理与提高临床疗效均具有重要指导意义。

关键词　血的生成；肾藏精；肾阳；肾水

血是构成和维持人体生命活动的基本物质之一。血液的化生充足与否，与人类的健康密切相关。血液的化生是一个极其复杂的过程，它以精髓、水谷精微、营气、津液为其物质基础，并且通过五脏的作用来协同完成。故血的生成与五脏的功能活动密切相关，其中肾在血生成中的作用尤其重要。

祖国医学认为“肾是五脏六腑之根”、“肾为先天之本，藏真阴而寓元阳，为人身生命之根”。肾在中医脏腑学说中占有重要地位，有主宰生命的作用。从肾生血理论的角度去研究，对揭示肾的本质和血虚证的发病机理及治疗具有重要意义。

血的生成离不开肾，正如清·杨凤庭《弄丸心法》云：“血之源头在乎肾”，明·王肯堂《证治准绳》曰：“心肾者，气血之母也”，肾是血液化生的源泉动力。

关于肾生血的认识，在《内经》等早期文献中已有所论述，并肯定了肾精、肾阳、肾阴肾水等在血液生化中的重要作用：

1 肾精在先后天生血中具有重要的作用

肾精是构成人体的基本物质，也是人体各种机能活动的物质基础。肾藏精，精能生髓，血液的化生离不开精髓的作用。

肾主藏精，为先天之本，是元气之根，为生血之原，《灵枢·经脉》篇云：“人始生，先成精，精成而脑髓生，骨为干，脉为营……血气乃行”，《素问·生气通天论》：“骨髓坚固，气血皆从”。可知血气之成始于肾精。

肾藏精在先天化生血液中有重要作用。如《医碥》云：“然儿在胎中，未尝饮食，先已有血，可见血为先天之水，不过籍后天为长养，非全靠后天也”，明确了血之原在于肾，隋·巢元方《诸病源候论·虚劳诸候·虚劳精血出候》：“肾藏精，精者，血之所成也。”明·朱橚《普济方》曰：“精者，血之本也。”明·张景岳《景岳全书·血证》亦指出：“血即精之属也。”

清·张志聪《侣山堂类辨》曰：“肾为水脏，主藏精而化血”，指出了血根于肾，源于精，精能化血，故肾所藏之精是生血的物质基础之一。

肾藏精在后天亦具有重要意义。先有肾精化血，才有后天脾胃为生化气血的源泉。而后天脾胃在生血中又为肾所藏之精提供物质基础。

肾藏精生血不仅与脾胃有关，与肝亦有密切关系。中医素有肝藏血、肾藏精、“精血同源”之说。肾中精气充盛，则肝有所养。血有所充；肝的藏血充盈，则肾有所藏，精有所资。精与血之间具有相互资生、相互转化的关系，所以肾精充足就可以化为肝血以充实血液，《张氏医通·卷五·诸血门》曰：“气不耗，归精于肾而为精。精不泄，归精于肝而化清血。”

肾中精气充足而不外泄，可通过其气化作用上输于肝，化生为血液。

肾精在生血中具有重要作用，如果肾精亏虚，则会出现血化生不足的病理表现。如汉·张仲景《金匮要略·血痹虚劳》中指出肾精亏虚、血液生化不足可致男子目眩、发落、面色薄、脉芤等“亡血”证候。肾精不足，均可致肝不生血，而出现血虚见症，如头晕、两目干涩、胁肋隐痛、肢体麻木、失眠多梦、面唇爪甲等淡白无华、月经量少或经闭、脉弦细或细等。肝肾精血不足可至血不足无以濡养的病理现象，如“精不灌则目无所见”（《灵枢·口问》）。

后世医家在此基础上，不断丰富了肾精不足导致血虚的证候。如《类经·藏象类·藏象》张介宾注谓："精足则血足而发盛。"如果肾精不足，髓海失养，髓枯精亏，血无以生，则见血虚。如"肾不生，则髓不能满"，即可形成"血气皆尽，五脏空虚，筋、骨、髓枯"的疾病。唐·孙思邈《千金方》在肾病方治下明示："'精极'令人血虚发脱、肤枯、喜忘。"《诸病源候论》在论虚劳羸瘦时提出："精髓萎竭"则"血气虚弱"。《血证论》曰："是以男子精薄，则为血虚。"

肾藏精生髓化血的理论已逐渐被人们认识并不断指导着临床实践，有关精血不足的治疗，早在《素问·腹中论》就有补精益气养血，治疗血枯的良方四乌鲗骨一藘茹丸。后世许多医家根据"肾主骨、生髓、藏精"、"精血同源"、"精能化血"等肾精生血相关理论，尊《素问·阴阳应象大论》提出的 "形不足者，温之以气，精不足者，补之以味"和《难经》"损其肾者益其精"等具体的治疗原则，治疗肾精不足以益肾精为要，可用血肉有情之品益肾填精，使化血有源。治疗多种肾精不足所致血虚证时相应采用益(补、滋)肾填精法，达到了精充血旺的目的，并取得了满意疗效。

2 肾阳是血化生的重要保证

血源于肾精，而在其化生过程中，又以肾阳真火为原动力。肾阳化生于肾精，为一身阳气之根。机体的各种生理功能均离不开肾阳的温煦、推动。肾阳的生化作用，是血的生成和使气血得以正常循行，发挥其生理功能的重要保证。如周学海云："夫血者，水谷之精微得命门真火蒸化以生长肌肉皮毛者也。凡人身筋骨肌肉皮肤毛发有形者，皆血类也。"肾中阳气为化生血液的根本动力。《血证论》指出："气乃先天肾水之中一点生阳，静而复动，化生精血。若以房劳伤其精血。则水虚而火发，气动而血升，乌有病之不发乎！"肾阳通过使多种物质(包括肾受五脏六腑之精与其所取之汁)受其作用而转化为血。如《景岳全书》云："凡精血之生，皆为阳气，得阳则生，失阳则死。"

肾阳为造血提供温化保证，只有肾阳功能旺盛，则心、肝、脾、胃、营气、津液生血的功能方可旺盛。如脾胃为气血生化之源，如《名医指掌》中说："血者，水谷之精也，生化于脾。"但其运化水谷精微而化生气血，离不开肾阳的蒸化作用。《血证论·脏腑病机论》曰："不得命门之火以生土，则土寒而不化，食少虚羸，土虚而不运，不能升达津液，以奉心化血。"清·周学海《读医随笔》："血者，水谷之精微，得命门真火蒸化，……其浊者为血，清者为津"。肾阳的温煦蒸化作用是脾胃运化水谷精微的必要条件，肾阳温煦、推动功能正常，即可促进脾胃的运化功能，有助于血液的化生。肾阳虚，火不生土，脾失温煦，既有脾虚受纳失司，又有脾失健运，使不能运化水谷精微，食少纳呆，气血生化乏源而致血虚。

故肾阳真火作为原动力，是各个藏府生血功能正常的重要保证。一方面温补肾阳以促生血是临床治疗血虚证的常用治法，方如右归丸可温补肾阳，填精补血。另一方面温补肾阳还要本着"孤阳不生，孤阴不长"，"善补阳者、必于阴中求阳，则阳得阴助而生化无穷"的精神。

3 肾阴肾水作用：肾取之"汁"是生成血液的物质基础

及至清代，肾水在血的生成中的重要作用被逐渐认识。肾藏精主水，其通过参与水液代谢过程，摄取其中之精微物质，为生血提供一部分物质原料。唐宗海《本草问答》曰：“血者，肾之津液，上于胃与五谷之汁并，胜于肺以上入心，化为赤色，即成血矣。”清·何梦瑶《医碥》说：“要之，血即天一之水”。此水乃清·罗美《名医汇粹》中所说之真水：“水有真水，有客水。肾气温，则客水亦摄而归真水；肾气寒，则真水亦从而为客水。”。此水若“肾气温升，则化肝血”(清·黄元御《素灵微蕴》)。清·唐容川《血证论》也一再强调：水为万物之元，“肾主藏精气，……水足则精血多，水虚则精血竭”；杨时泰《本草述钩元》谓“肾水之阴，即营血之母”。如此则指出了肾水在血液生化中的重要作用。

临床亦可见到肾水不足而致血虚之证，正如近代张山雷《脏腑药式补正》说：“肾水既亏，血液未有能充足者”。对临床治疗血虚病证有极大的指导作用。

综上所述，肾具有化生血液的功能，肾精肾水是血液生成过程中“变化而赤”的的物质基础，肾阳是“变化而赤”的根本动力，肾中精微物质只有经过肾阳的蒸腾气化才能变化为赤色的血液，故化生血液的本原和原动力在于肾，治疗血虚证应明其证候，属肾虚而致者宜滋本原、益先天，随证而施补益肾精、肾水或温补肾阳之法，以达血生血充的目的。

参考文献（略）

略论藏象体系之气化特征

王慧峰

（中国中医科学院基础理论研究所　北京　100700）

摘要　从气化理论出发，通过对藏象体系相关内容的剖析，指出对内在气化规律的认识和掌握是藏象体系得以构建的基础，藏象各系统所表现出的各种生理功能和病理变化，以及系统间的沟通和协调都不能脱离于气化作用，“天人相应”的形成和运用也以气化作用为内在依据，同时藏象学说指导下的临床实践亦不脱离于气化，从而认识到藏象体系深刻的内在气化特征，进而指出结合气化理论对藏象体系进行研究是进一步完善和深化藏象学说的需要。

关键词　藏象学说；气化；天人相应；取象比类

藏象学说是中医理论的核心，其研究内容包括了以五脏为中心的脏腑、经络、精气神等体系及其生理功能和病理变化，对中医临床有重要的指导作用。“气化”则是包括中医学在内的古代知识体系中认识事物基本组成及其运动规律的主要方法。近年来藏象学说的研究取得了很大的进展，然而对于结合中医学的微观气化基础对藏象学说进行研究的方法却并没有引起足够的重视。剖析藏象体系的形成、组成、生理功能、病理变化等诸方面规律，可以发现其深刻的气化特征。

1 气化规律是藏象体系构建的内在基础

“气”与“气化”是中国古代哲学及自然科学的普遍概念，是古代科学知识体系的共同基础。气一般是指构成万事万物的最小和最初的单位，如庄子所说：“通天下一气耳”，气化则是指其运动变化和性质的改变，由于气的不同性质变化及运动规律，构成了事物的多样性。在中医学中亦是如此，如《灵枢·刺节真邪》篇中所讲“真气者，所受于天，与谷气并而充身”，又如《素问·痹论》所讲“荣者，水谷之精气也……卫者，水谷之悍气也”，内部组织气化规律的不同造就了外部表现与功能的多样性。

藏象体系的构建，是古代医家在对人体直觉观察的基础上，结合了时间、空间、气候等自然因素，并联系医疗实践的信息反馈，不断深化而形成的。对人体和自然诸信息的获取，是一个“司外揣内”的过程，主要依靠的是视、嗅、听、味、触等主观感觉，也包括了对自身功能“返观内视”式的认知形式。而对这些信息的整理和加工及结构化，则多是运用了“取象比类”的方法。

根据前述对气化内涵的认识，人所能感知的人体或自然诸信息，均建立于其内部的气与气化基础之上。如望诊所得之面色、切诊所得之脉象，皆为内部脏腑或经络气化的外在表现，内部发生的病理改变，必然因气化作用而表现于外，即所谓“有诸内者，必形诸外”。因此内在气化规律与相应外部表现，构成了“司外揣内”的客观基础。

而内部的气化规律也正是“取象比类”法得以运用的内在基础，内部气化规律相同或相似的事物，其外部的表象必有相似或相同之处，通过对外部表象的观察和认识，将气化规律相同或相似的事物加以分类归纳，以利于对此类事物发展变化规律进行总结和掌握，便是“取象比类”的方法。如五行中之木行，体现了气的生发、条达等特性规律，而肝的生理功能也表现为类似的升发、疏泄等气化特征，因此在“取象比类”的思想指导下，二者得以联系起来，借木行以说明肝脏的生理特性。在藏象系统中，各脏腑与经络、体窍等人体组织，乃至与五味、五声、四时、六气等自然要素的配比归纳，亦皆以其内部气化规律的相似性为基础。

2 气化作用与藏象各系统的生理病理

藏象体系按层次的不同可以分为作为功能中心的五脏和与之相联系的六腑、经络、精气神等，按生理功能的不同可以分为以五脏为中心的五大系统，任何一个脏腑或组织结构也都可以看作是具有相应功能的小系统。不论藏象体系中的子系统如何分类，各系统所表现的各种生理功能和病理变化，以及系统间的沟通和功能协调都不能脱离气化的作用。

生理上，人体各项生理功能都是通过气化作用得以实现，如目之视物功能，是由以肝为主的五脏气化作用，经过相应的经络上达于目，从而得以实现，此处五脏为气化作用之根本，而经络是气化作用的途径，眼睛则为气化作用最终实现功能的靶器官。此外，各脏腑组织间的功能协调亦有赖于气化作用，包括五脏之间的功能协调，相表里之脏腑间的功能协调等，皆是通过气化作用而得以实现，其气化的根本在于脏，气化的场所和途径则为三焦及相应的经络系统。

病理上，脏腑本身病变可引起气化失常而导致相应的病理改变，如肝血先虚于内，则气化作用无法通过相应经络上达于目，而致视物功能异常，其病本在于肝的气化作用异常。气化场所和气化途径的变化也可以引起气化失常而导致相应的病理改变，如子喑之病，便为肾经阻绝不通，肾之气化作用不能通过肾经上贯于舌本而致。此外，某脏的气化异常亦可通过经络、三焦等途径而加于他脏，如郁结之肝气加于脾脏，木旺乘土，引起脾脏的功能失常，即“见肝之病，知肝传脾”之谓。

3 气化是“天人相应”实现的内在依据

“天人相应”是古人在研究人体过程中，与自然诸要素相结合的结果，是藏象体系的重要组成部分。中医学“天人相应”思想的出现源于古人对天人关系的探讨，然而“天人相应”的理论却明显异于“天人相感”、“天人合一”等其他对天人关系的认识，其原因就在于医学中的“天人相应”鲜明地把握了临床适用的原则，其理论基础则在于对人与自然内在气化规律一致性的认识。

首先，整个自然界是处在一个不断气化的过程中，生命的产生不能脱离于自然界的气化作用，如《内经》中所讲：“天垂象，地成形”，人既生于自然界气化的大环境中，其气化规律也必然要与之相适应，优胜劣汰、适者生存的自然选择原理在此处同样适用，即符合自然气化规律的个体更易于生存和繁衍。其次，对“天人相应”具体规律的认识源于对人与自然诸因素的“取象比类”，正如前述，内在气化规律的相同或相似必然会引起外部表象的相同或相似，通过对外部表象的观察，可以对其内部气化规律进行类比和归纳。如生理上肝脏之与木行、春季、东方相配的规则，皆源于其内在气化规律的相似性。

人体藏象的气化源于自然之气化，然而人体气化系统一但形成，便具有了自身的相对独立性，自然之气化对人体的影响则主要在于二者气化力量的对比。若自然之气化与人体之气化皆处于正常范围，那么就表现为健康无病；若自然之气化异常，六气太过化为六淫，甚者出现天行疫疠之气，则虽气化正常之人亦可因而生病；若人体之气化先乱，则虽自然之气化正常，亦可造成人体出现病理改变，如太阳气化不足之人更易外感。

4 藏象理论指导下的临床亦不脱离于气化

藏象理论指导下所进行的医疗实践也并没有脱离气化，这首先表现在对疾病的诊断和辨证，由于外部表象皆有内在的气化作用基础，因此通过四诊收集患者资料进行诊断和辨证的过程，就是探求人体内部气化状态的过程。不论人们是否意识到气化这个基本因素的存在，他们事实上都在运用着建立于气化作用基础之上的辨证规律。

其次表现在对疾病的药物治疗上，对药物性能的认识是治疗的前提，而对药物性能的认识事实上就是对其气化规律的认识，其气或升、或降、或发散、或内敛、或寒、或热、或湿化、或燥化，各种气化作用的不同组合形成了药物性能的多种多样，构成了药物得以治疗疾病的内在基础，即以药性气化之偏，纠正人体气化之偏。

对于针灸、推拿、刮痧等治疗方式，其作用点主要在于包括经脉、络脉、经别、经筋、皮部在内的经络系统，这些部位通常是气化的主要途径和场所，也是天人气化力量对比异常时首先被影响的部位。从针灸治疗规律来看，其治疗的主要机理在于使气化通路恢复正常，同时也可以通过直接或间接的手段影响脏腑本身的气化。

5 拓展藏象体系的气化研究

《内经》云："出入废则神机化灭，升降息则气立孤危。"凡有生命即有气化，于人，于动物、植物皆然，泛而言之，生命的气化也是包含于自然界气化的大环境之中，因此人体藏象系统的各种生理功能、病理变化，皆可从气化理论出发而加以阐释。由以上论述可知，气化理论是藏象体系形成的内在基础，也是藏象各系统之间，以及自然与人体之间相互作用的桥梁，更是藏象学说指导下进行临床实践的理论基础。然而在目前关于藏象学说的研究中，并没有完整的相关气化内容的论述，对于结合气化理论研究藏象学说的方法也没有引起足够的重视，因此从气化理论出发，全面地用气化学说研究中医藏象，是进一步完善和深化藏象学说的迫切需要。气与气化是中医学中所认识的事物或人体的最基本的元素及其运动规律，是铺就中医藏象整体观的微观基础，因此通过运用气化理论研究藏象学说，能够使藏象学说的研究达到微观与整体的统一，也更能使藏象生理和病机变化理论落到实处。

试论"膏浊"致病论

刘喜明

（中国中医科学院广安门医院　北京 100053）

摘要　"膏浊"理论始自《黄帝内经》，尽管后世将其不断丰富完善，但仍支离破碎，尚未形成完整的理论体系。本文通过梳理"膏浊"的内涵与外延，"膏浊"的表现形式，以及"膏浊"与"湿、痰、瘀"之间相互转化的关系，说明"膏浊"入血，变痰生瘀，阻滞血脉或络脉，是引起血脂异常、2 型糖尿病、心脑血管疾病等多种慢性重大疾病的起始病因；耗气伤血，损脉伤脏，苛精罚神，变证百出，各种继发病变相继产生。现代研究也证实了肥胖与多重疾病的相互关联性，"膏浊"理论是中医病因学理论的重要组成部分，"膏浊"影响/决定了多种慢性重大疾病的发生发展方向和预后，值得进一步深入、系统研究。

关键字　膏浊；膏人；肥胖；2 型糖尿病；中医病因

《黄帝内经》提出了"膏人"、"膏"和"浊"的概念，在临床上众多慢性重大疾病均与"膏浊"有关。笔者从临床实际出发，结合中医理论和现代研究，以 2 型糖尿病为例阐发"膏浊→痰湿瘀血→变证百出"是膏浊致病的过程，提出膏浊是多种疾病源头的设想，以"膏浊"理论作指导，控制肥胖等相关疾病可以起到"未病先防"和"已病防变"的作用。

1．"膏"、"浊"的内涵

1．1．"膏"及"膏人"的内涵："膏"及"膏人"首见于《灵枢・卫气失常》。曰："人有脂，有膏，有肉。黄帝曰：别此奈何？伯高曰：肉坚，皮满者，脂。肉不坚，皮缓者，膏。皮肉不相离者，肉。……膏者，多气而皮纵缓，故能纵腹垂腴。肉者，身体容大。脂者，其身收小”。丹波元简《灵枢识•卫气失常》谓“膏者纵腹垂腴，脂者其身收小，是膏肥于脂也”。膏人的特征为“纵腹垂腴”，“胭内不坚，皮缓”，即皮肤弛缓，腹部肌肉宽纵。《灵枢·卫气失常》将肥胖人群分为膏人、脂人以及肉人三种类型，并对每一种类型的特征作了细致而正确的描述，是中医研究肥胖的最早分型方法，也是一种最为形象、符合临床实际的分类方法。

“膏”与“膏人”的关系：《说文》：“膏，肥也。”（说文注：膏者，脂也）。丹波元简说：“膏者，神之油也。….. 脂即膏也”。因此，膏是油与脂的通称，而在《金匮要略》中“猪膏发煎”的“猪膏“实际就是猪油。由膏（脂肪）堆积在腹部形成的肥人称为“膏人”。根据《黄帝内经》描述，后世医家提出“膏者即肥之脂膏”，脂膏于体内堆积，或积于皮下，或入于血脉，形成了一种特有的体态即为膏人。养尊处优、运动量减少或久坐办公室，致气机上下流通不利，这是脂肪在腹部积蓄的主要原因。

1．2.“浊“的内涵：凡精微异常沉积于血中通称为“浊”，《灵枢•卫气失常》说“必先别其三形，血之多少，气之清浊，而后调之，治无失常经”。提出了气“浊”。《格致余论•痛风论》：“彼痛风者，大率因血受热，已自沸腾，……寒凉外搏，热血得寒，污浊凝涩，所以作痛。”此污浊类似痛风的尿酸增高。《古今医统大全 卷之八十 外科理例》云“盖气，阳也；血，阴也。血行脉内，气行脉外，相并周流。寒与湿搏之，则凝泣行迟为不及，热与火搏之，则沸腾行速为太过。气得邪而郁，则津液稠粘，为痰为饮，积久，渗入脉中，血为之浊”，明确指出“浊”在血脉之中，感邪而致，只有津液稠粘，才会出现血浊。因此，从浊的类型上可以分为血浊（血小板聚集、纤维蛋白原增多等）、脂浊（血脂异常）、蛋白浊（糖化血红蛋白、血清蛋白升高）、尿酸浊（高尿酸血症）等。“浊”的特点：一是血中或组织中某种物质过多，但尚处于流动状态；二是尚未出现疾病状态，属于疾病的前期阶段；三是可以是持续性，也可以为间断性，如果浊邪持续性增高日久，可以生痰生瘀，就会发生疾病。形象比喻之，雨后之水为“浊”，沉积到河床属“痰”，阻塞河道就为“瘀”，所以，浊是一种中间的过度状态或过度产物。

1．3．膏与浊的联系：“膏”与“浊”均为精微生化异常，不归正化，聚集而成。膏若入于血脉，则血浊而涩，正如《灵枢•阴阳清浊》所云“清者其气滑，浊者其气涩”，血行不利则膏渐积于脉道而成“浊”，“膏”与“浊”常可相互转化，同时存在，共同致病，因此“膏浊”并称。膏形成后或聚于腹内，或停于皮下，或入于血脉，尤以入血脉后最易生各种变证。

1．4.“膏”与“浊”的区别：一般而言，固态为膏、液态为浊；停滞为膏、流动为浊；在体为膏，在血为浊；膏固定不移，浊可全身上下流动。浊可以酿痰、生瘀、化毒，而膏则不能直接生痰生瘀。

1．5.“膏、浊”与“痰”的关系

1．5．1．肥人与痰的关系：以往中医认为肥胖与“湿、痰、虚”有关，或者在“湿、痰、虚”的基础上形成肥胖，如元•朱丹溪曰：“肥白人多湿”、“肥白人必多痰”，实际认为肥就是痰，与《灵枢•卫气失常》解释完全不同，一直沿用至今，但肥白人是否为痰是值得商榷和进一步研究的问题，用化痰祛湿药物是否有效也需要进行系统验证，笔者认为用“膏”描述则更为准确并符合临床特征。

1．5．2．膏与内生之“痰”的区别：“膏”为脂为油，为肥甘所生，痰由津液凝聚而成；膏固定不移，痰可随气全身上下流动，无处不在；膏可以看到、可以度量，内生痰邪只能从证测之；膏为病相对局限，痰为病广泛，如《赤水玄珠》言：“若血浊气滞，则凝聚而为痰。痰乃津液之变，遍身上下，无处不到”；膏病无怪证、按照一定的规律发展，“怪病从痰论治”，无一定的发展规律。膏可以入血为浊，膏浊相互转变化生，痰浊同为病理产物，浊可以变成痰，形成痰浊。因此，以往从痰认识和论治肥胖相关疾病，存在许多不足，从膏浊认识肥胖使以2型糖尿病为代表的诸多慢性重大疾病的病因学研究上升到一个新的高度。

1．6．现代肥胖分类与《黄帝内经》肥人的关系：现代医学定义的肥胖与《黄帝内经》描述的膏人相似，但二者并非完全相同。1997年世界卫生组织提出体重指数（BMI）在25～30为超重，大于30为肥胖。由于中国人的BMI远较欧美人低，2002年，国内学者根据国人特征提出了我国肥胖的分类标准：BMI≥24为超重，BMI≥28为肥胖；男性腰围大于85厘米，女性腰围大于80厘米为腹型肥胖，表明有腹部脂肪蓄积。西医学把BMI和腰臀比作为诊断肥胖的重要参考指标，将腰围纳入肥胖的诊断标准，这在一定程度上与《黄帝内经》中根据外形判断肥胖的方法一致。西医学还将肥胖分为腹型肥胖和周围型肥胖，其中腹型肥胖以腹围为重要诊断标准，这与中医的“纵腹垂腴”，“多气而皮缓”的膏人相吻合。周围型肥胖相当于中医的“肉人”和“脂人”，其中以肌肉增多为主者为“肉人”多见于运动员或体力劳动者；肌肉和脂肪同等增多的周围型肥胖类似中医的“脂人”。在典型的周围型肥胖中，营养物质过度堆积也已存在，因此周围型肥胖虽不具有“膏人”的典型体型，但体内膏浊也已普遍存在。

2．膏浊形成原因

2．1．饮食失调，过食肥甘：“膏”的本质是机体内过剩的精微物质以油脂方式沉积于体内，其产生与精微物质的吸收、转化和消耗失衡有关，饮食失调是膏浊形成的重要原因之一。脾胃为后天之本，人身全赖饮食滋养，饮食入胃，经脾之散精，肝之疏泄，水谷精微方化为营卫、气血、津液、精髓等，营卫气血津液之间也可以互相转化。若饮食过量，或过食肥美，水谷精微摄入过多，积聚于体内，遂成肥人，即《素问·奇病论篇》所谓：“肥者令人内热，甘者令人中满”，因此，饮食失调是导致膏浊形成的重要原因。

2．2．久坐少动，好逸恶劳：久坐少动，好逸恶劳是膏浊形成的又一重要原因。动则肝气条达，气机通畅，适当的劳作能使脾胃运化有权，增加精微物质的消耗。若少劳多逸、久坐少动则气机不畅，中焦之气上下斡旋受阻，饮食精微不归正化，变为营浊，其中积于体内肌肤者即成为“膏”。膏积于腹部皮下，则成腹型肥胖，即“多气而皮缓”之膏人；若全身各处分布，则成周围型肥胖；若流于血脉中，成为“血浊”，随血周流全身。

3．膏浊的临床表现

3．1．膏人的表现：依《黄帝内经》论述，膏人的特点有三：即“纵腹垂腴”、“皮缓”、“肉不坚”。丹波元简《灵枢识·九针十二原》“腴者，脐下腹也”。也就是在脐以下小腹以上的部位。可见，膏人的主要临床表现是形体丰腴，肚腹硕大，纵腹垂腴，腹部凸出高过胸（腹部增大超过胸部的下垂线），皮肤松弛，质地绵软，弹性减弱，肌肉不坚实。膏人当属脂肪之肥，也就是脂肪增多，其脂肪主要沉积于腹部为主，并且腹部有下垂形象，故“纵腹垂腴”；“皮缓”即腹部皮肤纵缓，质地绵软，皮肤与肌肉连接不紧密有分离的感觉；“肉不坚”指肉之质地按之不够坚实，缺乏块状肌肉感，与皮缓一致。“膏人”脂膏集中于腹部，其腹部外形，远远大于“脂人”，“纵腹垂腴”为典型体态。膏人与近代医学的腹型肥胖相同，常见于“堆金积玉，腹若悬箕，大腹便便，腹大硕满”的尊荣富逸之士。

同时，《黄帝内经》还指出膏人肌肉润泽，纹理粗疏者，体质多寒，纹理细致者多热。膏人的体质特点是“膏者多气，多气者热，热者耐寒”，这是因为膏人皮下脂肪增厚，所以耐寒。

3．2．浊的表现：糖、脂、尿酸、蛋白、血液组分等在血液中过多，或流通不畅都可以形成浊，浊作为一种致病因素的前体，表现形式各种各样，高血糖、血脂异常、高尿酸血症、纤维蛋白原增高等都可以用“浊”来概括，也可以用内浊理论指导这些疾病的治疗。

4．膏浊致病过程

4．1 膏浊致病的病机：膏、浊、痰、瘀均为精微物质异常化生的产物，膏入血脉，处于流动者为“浊”，一旦沉积在血管内或留滞在血管壁则变为“痰”，所以“痰和浊’都具有广泛性、全身性、无处不到。浊痰均可阻滞气血周流，致津液营血凝结不散而生瘀。浊痰瘀日久又可以化热化火生毒，出现痰浊、瘀浊、痰热、瘀热、痰火、浊毒、瘀毒等，损伤五脏，阻脉闭络，伤阴耗气，损精伤血，苛精罚神；血脉不通既久，体质渐虚，渐成本虚而标实，变证丛生（图1）。

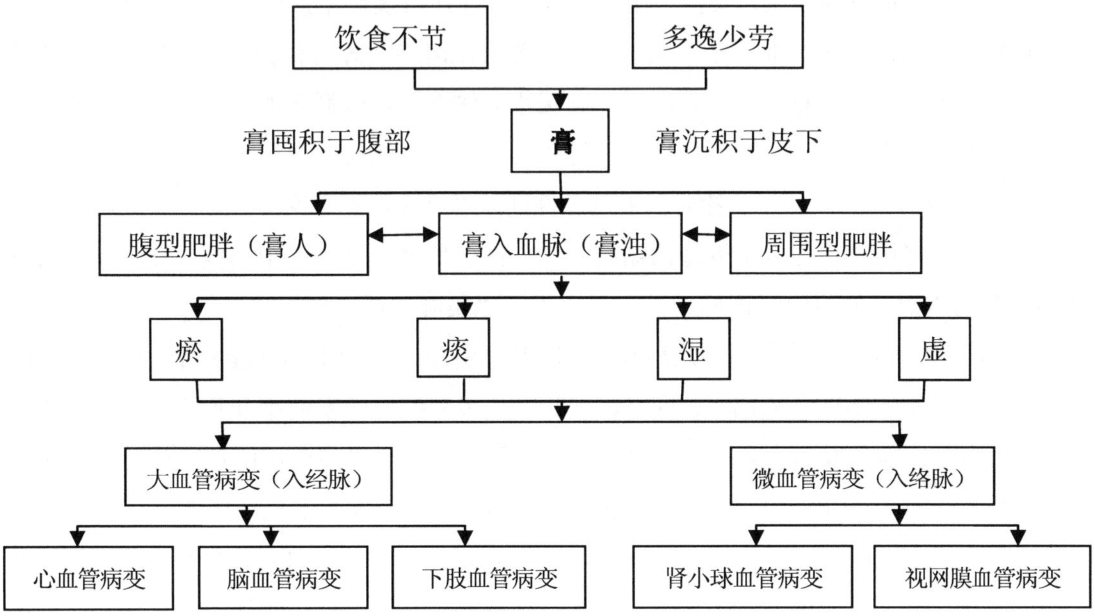

图1　膏浊形成及致病过程

4．2．膏浊湿痰瘀的相互关系：膏浊入血，气机不利，血行不畅，脉道不利，血行涩滞，日久则变生死血，留于脉中而成瘀。若膏浊阻于脉络，津液不能注入心脉，反聚而成痰，此即《证因脉治·痰症论》所谓“津液凝浊，生痰不生血”；膏浊阻于血脉，则血不利为水为湿，如《金匮要略·水气病脉证并治》言“血不利则为水”，唐容川云：“血积既久，亦能化为痰水”，痰与湿异名而同类，同为水液代谢失常的产物，湿邪即从内生。瘀可以加重浊，《医碥》曰“气本清，滞而痰凝，血瘀则浊矣”。痰瘀常互结而致病，可见血阻脉络生痰，同样，痰阻脉络亦可生瘀。因此，痰、瘀、湿常同时存在于膏人体质中。

5．膏浊致病临床表现

湿、痰、瘀长期存在，耗伤气血，久致虚损。痰湿为阴邪，痰湿交阻，如云翳蔽阻脾阳，脾气受困，升降失司，水谷运化失司，则气血生化无源。此外，瘀血阻络，血行不利，血液化生受阻，即“瘀血不去，新血不生”。气血不足，加之痰湿瘀血阻滞脉络，虚实夹杂。湿痰瘀血既成，气血不足，血脉更难以荣通。涉及五脏六腑、血脉筋骨，其病变部位广泛，表现多样。痰浊瘀血皆为有形之邪，或阻于经脉，或阻于络脉。若痰瘀死血阻于心脉，则成胸痹，血行不利，不通则痛，可见胸痛胸闷，甚可见手足青至节之真心痛；若入于神明之府，蒙蔽脑窍，脑络受损，则成中风，神昏偏枯；若壅于下肢血脉，则肢体麻木疼痛，或见灼热或见肢冷，或见肢肿。浊邪入络，络脉痹阻，最易伤人肾脉及目系。若阻于精明之府，轻则视物模糊，重则失明；阻于肾之络脉则肾失主水液之职，水饮泛溢，变为浮肿。

由此可见，“膏浊→湿痰瘀血→变证百出”，是膏浊致病的发展过程。证虽多端，其源一也，膏浊是诸多变证的根源。

6．膏浊的现代研究

6．1．肥胖是多种疾病的危险因素，支持中医膏浊理论：现代对痰瘀本质做了大量的理论探讨和实验研究，在疾病的病因学说中取得了重大进展。一般将血清脂类异常作为“痰浊”的主要生化指标，将血液的异常凝聚（高粘、高凝、高附、高聚集）状态以及微循环改变作为“瘀血”的微观指标，以“血管内皮改变”、“动脉粥样硬化”等作为主要病理指标。有研究提出“痰瘀”是心脑血管疾病的主要致病因子。亦有学者提出中风急性期从“风火痰瘀”论治；还有研究确证了传统“血瘀证”及活血化瘀理论与血小板超微结构及功能间的联系，推动了中药复方研究；另有学者以人体体质为切入点，创建中医体质学说，并提出了“痰湿体质”。

大量流行病学调查提示肥胖与多种疾病相关，肥胖可引起一系列生理功能异常，如高胆固醇血症、高甘油三酯血症、胰岛素抵抗等，同时，肥胖增加多种疾病的发病率和死亡率。肥胖患者高血压、中风等多种疾病的发病率和死亡率增加，超重及肥胖人群患高血压的危险性可达体重指数（BMI）适宜人群的3～4倍，患糖尿病的危险性可达4～6倍，而冠心病危险因素聚集的机会是3～4倍。尚有研究表明，肥胖是死亡的独立危险因素。年龄在40～45岁的人，体重每增加0．5kg，死亡率约增加1%，超过标准体重25%时，死亡率可增加74%。此外，肥胖还是某些癌症的危险因素。

据此可见，在中医的病因学说中，痰、瘀、湿在疾病的发生发展过程中起重要作用，而膏浊是痰湿瘀血的根源，在疾病尚未发生时，其表征已然存在，同样，在膏浊存在的情况下，多种疾病的发生发展的几率也大大增加，这充分肯定了膏浊是多种疾病的源头的设想。

6．2．膏浊与2型糖尿病的关系：2型糖尿病（T2DM）患者85%以上的肥胖，是膏人和消渴病的混合体。《黄帝内经》认为消渴病的病因是“数食甘美而多肥也”，其病机为“肥者令人内热，甘者令人中满”，中满内热是 T2DM 的主要病机特点，其形成与“肥者”的体质相关。《素问·腹中论》更明确提出消渴病常见于“肥人”、“富贵人”。膏人是肥人的一种类型，其特点正是多气而热，可见，膏人体质中已经蕴含了消渴病的的基本病机，膏人是消渴病的易感人群，膏是消渴病的危险因素。

现代对脂肪在（T2DM）中的作用进行了大量研究，有学者在 T2DM 发病机制中提出“脂毒性”的理论，提出肥胖、长期高脂血症可以导致胰岛素抵抗（IR）、胰岛素分泌的异常和糖尿病的发生。同样，长期血糖升高加重胰岛素抵抗（IR）和脂代谢紊乱。因脂毒性与葡萄糖毒性常相互交叉，又称为“糖脂毒性”（glucolipotoxicity）。因此，McCarry 将糖尿病称为“糖脂病”（Diabetes Mellipitus）。可见，肥胖→IR→T2DM，实际为肥胖发展的三个不同阶段和自然过程。

流行病学研究显示，肥胖在 T2DM 中普遍存在，同时也是 T2DM 的主要危险因素之一，并在其发病发展过程中起重要作用。约 85%T2DM 患者体型呈肥胖或超重，尤以腹型肥胖居多；并且多合并有血脂异常等其它疾病。此外，糖尿病发病危险度随着体重的增长而增加，减重可以有效预防 T2DM 及其并发症的产生。

7．辨证治疗设想

由于膏浊存在于各种慢性重大疾病中，在临床治疗上重视膏浊的存在并采取有效治疗措施对其预后有积极意义。膏人的病机特点是“中满”，病理特点是膏“积聚”，膏人有虚实寒热之别，而膏“遇热则溶，遇寒则凝”，故对于膏人应用行气、散满、畅中、调气的药物可以促进膏的移动，治疗膏要适当采用温、消、散的药物。浊在血中，用药时要用既能入血分，又能化浊、涤浊、逐浊、祛浊的药物，如红曲之类。中医治疗要始终围绕涤浊消膏，畅中散满为大法。总之，临床治疗总要以“消”为法，治病当“伏其所主，而先其所因”，膏浊已消，则痰湿瘀血无由化生。

8．临床意义

目前，诸多慢性、复杂、重大疾病的中医病因学研究主要围绕“痰”、“瘀”、“热”、“毒”展开，而“膏、浊”是“痰”、“瘀”、“毒”众多致病因子的源头，“浊”是“膏”的异化产物，是连接“膏”和“痰”、“瘀”、“毒”的纽带。“膏”是基础，“浊”是过度的中间产物，生膏化浊可能与机体虚实状态有关。随着生活模式的改变，慢性疾病的发病率逐年递增，由此造成的社会危害及经济负担日益加重，因此运用中医理论，寻找慢性疾病的源头，建立新的中医病因学说，“治未病”，“未病先防”，对于降低多种疾病的发病率，节约医疗资源具有重大意义。

参考文献（略）

当前中医“病因”定义商榷

李海玉　陆广莘

（中国中医科学院中医基础理论研究所　北京 100700）

摘要　中医学中“病因”即“致病因素”的表述约出现在上个世纪 70、80 年代。笔者认为这种提法影响中医学“病因”概念所展现的意义，不能充分反映中医病因论的精髓，不利于中医病因理论的发展。建议将“致病因素”改称为“危险因素”，并阐明中医学“病因”与“危险因素”的区别与关系。

关键词　病因；致病因素；危险因素

定义是通过列出一个事物或者一个物件的基本属性来描写或者规范一个词或者一个概念的意义。而概念是思维的基本形式，它的发展与理论的形成携手并进。因此，定义的准确与否，将会影响一个概念所展现的意义，即其思维形式，甚至影响相关理论的表达。本文将对当前中医“病因”的定义进行商榷，以有利于中医病因学说的发展。

1 当前中医“病因”定义

当前不同教材及专著对中医学“病因”概念所下的定义共性是一致将“病因”与“致病因素”进行等同处理，“病因”即“致病因素”，而“致病因素”即“病因”。如“凡能导致疾病发生的原因，即是病因，又称致病因素”；“病因，又称致病因素，即破坏人体相对的平衡状态而引起疾病的原因”；“病因，指导致人体发生疾病的原因，又称‘致病因素’、‘病邪’、‘病原’、‘邪气’和‘邪’等。”因此，在病因理论的论述过程中“病因”与“致病因素”经常混用，比如“病因的分类”、“病因的致病途径、方式和部位”，实际上论述的是“致病因素”的分类、“致病因素”的致病途径、方式和部位。

2 病因≠致病因素

初步考证“致病因素”一词在上世纪 50 年代的中医理论教材病因理论论述中已广泛使用。当时，虽然“病因”与“致病因素”在论述中会有所混淆，但未见“病因即致病因素”的明确论述。这一提法约出现在上个世纪 70、80 年代，并沿用至今。我们认为，这种提法影响中医学“病因”概念所展现的意义，不能充分反映中医病因论的精髓，不利于中医病因理论的发展。

2.1 “病因=致病因素”，落后于不断发展的西医疾病观

在汇总 600 余部中医著作的《中华医典》中，“致病因素”一词仅见一处，即出版于 1955 年的《重订通俗伤寒论》第十二章中徐荣斋先生对“起居调理法”原文的按语：“医院的疗养环境本身可形成有效的治疗因子的致病因素，故应减少和避免使病人感受各种不良刺激条件及利用和创造各种良好影响条件，保护和促进患者正常生理机能的发展……”。“因素”一词也仅是在此

出现一次。而在上世纪四五十年代的西医学教材中，“致病因素”一词却普遍应用，因此推测此词来自于西医学。

在西医学中“致病因素”体现的是“任何一种疾病都应有一个特定的原因”的观点，其本质是单因单果的病因观。这种观点是随着巴斯德创立的“疾病的菌源说”的确立而形成的，它认为疾病的发生均有其特异的致病因素，主要是环境中的病原体。这种观点对于研究传染病的病因确有一定的价值。然而随着人们认识的不断发展，逐渐发现这种观点存在着严重的缺陷，许多事实无法进行解释，如大约 50%的健康人上呼吸道中带有肺炎链球菌，但在大多数情况下这些人并不发病，即使发病，其病理损伤程度及临床表现也有明显的个体差异。这表明疾病的发生与发展取决于机体抵抗力与病原体的相互作用，只有病原体的致病作用大于机体抵抗力时才能发病。显然病原体是外因，而机体的抗病能力是内因。疾病的发生是内、外因同时作用的结果。然而，该观点只强调外因而忽视了内因，犯了“单因论”的错误。此外，许多因素与慢性病有一定程度的因果联系，并且表现出统计学的规律性，但这种联系远不如致病菌与传染病关系那样确定，而且具有非特异性、多变性和不确定性。随着认识水平的提高，单因单果病因观逐渐发展为多因单果和多因多果病因观，并出现了因果链学说。基于上述认识，反映单因单果的病因观的“致病因素”一词逐步被“危险因素”所替代，同时还产生了“必要因素”、“直接因素”、“补充因素”、“充分因素”等概念。

2.2“病因=致病因素”，影响体现中医病因观

作为“导致疾病发生的原因”之意，“病因”一词首见于宋代《三因极一病证方论》，对“病因”做出较为明确定义者为清代徐大椿，在《医学源流论·病同因别论》中其云：“凡人之所苦，谓之病；所以致此病者，谓之因”。虽然同称为“病因”，古代医家所论“病因”，在其范畴和因果推断的方法上与现代西医学完全不同。首先在其范畴方面，基于“天人相应”的整体观，古代医者把患者发病前的生活状况和生活环境的变化均列为“病因”研究的范畴中。因此，中医学的“因”字并不完全是今人所说的致病因素、危险因素等，同时还包含着疾病的发生条件，以及由致病因素、危险因素所致的一系列特征证候在内。比如《针灸大成》论内障之因：“内障有因于痰热、气郁、血热、阳陷、阴脱者所致”。这种“病因”范畴，体现了中医学多因多果病因观：一，疾病由多因素所致。这里包含两层涵义：（1）疾病是自身因素和外界因素相互作用的结果；（2）一种疾病是自身和外界的多个因素作用的结果。二，不同的因素会导致同一种疾病。在古代医书中（近现代前）没有“因素”一词。如果我们用这一词汇去研究中医病因论，我们会发现这个因素，既包括虫、蛇等实体性因素，也包括气候状况、精神心理状况、居住条件、生活水平等非实体因素，同时还包括中医学特有的理论模型——对身体特征现象的概括：证。其次在因果推断的方法方面，中医学认识病因的方法与西医学追求的现代逻辑推理与论证方法大相径庭。中医学对病因的认识来源于生活经验和临床事实。它注重观察和认识发病前后种种现象之间的前后联系，并经长期实践总结了外界现象与身体特征现象的联系规律。因此，在中医学中“导致疾病的原因”，是联系了外界现象与身体特征现象的整体性说明，具有整体性、直观性、合理的推测性和灵活性、实用性的特点。

总之，以具有单一特性的“致病因素”称中医学“病因”，既落后于不断发展的西医学的疾病观，也体现不了中医学病因观，导致中医病因观不断遭到责难。如有人认为“在我国医学的传

统中，不乏关于病因问题的朴素理解，如‘风寒暑湿燥火’以及在近代术语中的‘环境与健康’、‘生态效应’等等。不可否认这些概念有其特定的价值，但如直接用于疾病具体原因的研究，则不难发现它们的有失于笼统，和缺乏切入实际的分析力量。”不仅如此，中西医病因文献的相关调查研究表明，中医病因内容具有被西医病因内容“侵略”之势。因此，我们认为不应将中医病因等同于致病因素。

3 建议

基于上述认识，我们提出如下建议：（1）将“致病因素”改称为“危险因素”，阐明中医学“病因”与“危险因素”的区别与关系。（2）继续使用“致病因素”一词，但避免“病因即致病因素”的论述，阐明中医学“病因”与“致病因素”的区别与关系；（3）若要保持“病因即致病因素”的论述，可推行“广义病因”与“狭义病因”概念。“广义病因”为疾病的发生原因，包括致病因素及疾病发生条件，“狭义病因”即致病因素。

参考文献（略）

既立其真，更穷流变——“血络”考论

杨 峰

（中国中医科学院针灸研究所 北京 100700）

摘要 《内经》中血络本义指病理状态下现于体表的有颜色、形态变化的络脉（血管），注家多理解为“皮部络”“浮络”，提示其已从《内经》中对于病理状态的描述转为具备一定的生理性、理论构建性意味的概念，其他医家基于“血络”的运用而对其理解多有变化，如西学东渐时期的王宏翰、力倡“久病入络”的叶天士等。就“血络”概念的历史变迁而言，本义的解释未有太大的变化，概念运用则在不同维度均有延展，彰显了丰富的学术内涵。厘清概念内涵，对于明确针灸理论范畴，正确认识与传承针灸理论有极其重要的意义。

关键词 血络；概念术语；针灸理论；《内经》

血络，《内经》（《灵枢》《素问》）中多处论及，《灵枢》尚有一篇名为《血络论》，不仅在针灸理论体系中较为重要，而且在大的中医学理论范畴中也较为常用，对之进行学术梳理相当必要。本研究拟考察相关文献，力图彰显其本义，呈现涵义演变之轨迹。

1.《内经》“血络”本义

与血络相比，血脉不仅是《内经》中重要的概念，而且在早期非医文献中也较为常见。出土经脉文献中并无血脉之名，出现的是某某（阴阳）脉，这是对脉认识的深化。从普遍而笼统意义上的血脉到以阴阳（或部位）命名的某某脉，不仅是表述的转变，而且还意味着经脉理论的基本构建。经脉、络脉、孙络等即是经脉理论构建后的产物。但血脉并未退出历史舞台，在《内经》中依然广泛使用。

血脉的语境可分为两种。其一，生理性（构建性）语境，血脉用于描述人体的生理组织。如：《吕氏春秋》之“血脉壅塞”“血脉欲其通也”。其二，治疗、诊察性（实指性）语境，血脉用于指称临床治疗、诊察部位。如：《灵枢·九针十二原》云：“血脉者，在腧横居，视之独澄，切之独坚。”《素问·缪刺论》云：“刺足内踝之下，然骨之前血脉出血”。

《内经》血络基本属于第二种情形，如《灵枢·热病》《灵枢·癫狂》所刺血络，多位于下肢足经，以腘中为甚，且多使之“出血”“去血络”。

《灵枢·邪客》认为两肘、腋、髀、腘乃“真气之所过，血络之所游”。临床取腘中血络即是其证，但据其所论，血络部位并不局限于腘中。《灵枢·禁服》中黄帝歃血而传于雷公说：“凡刺之理，经脉为始，营其所行，知其度量，内刺五藏，外刺六府，审察卫气，为百病母，调其虚实，虚实乃止，泻其血络，血尽不殆矣。”这段话从开头至“内刺五藏，外刺六府”亦见于《灵枢·经脉》（作“内次五藏，外别六府”）。显然，其所论针刺之理极为重要，否则不会歃血传授。其中针刺有两种情形，一是“调其虚实”，一是“泻其血络”。且后者还要求“血尽不殆”，与《灵枢·寿夭刚柔》之“尽出其血”、《经脉》篇之“血尽而止”、《热病》篇之“尽刺其血络”一致。此外，《禁服》篇针灸治则中亦有“代则取血络且饮药”“代则取血络而后调之”，显然就是篇首那段“刺之理”中“泻其血络”的体现。关于《禁服》篇与《经脉》篇之间的密切关联，相关研究早已指出。此处要特别说明的是，比较两篇针灸治则，前者之“紧痛则取之分肉（紧则先刺而后灸之），代则取血络且饮药（代则取血络而后调之）”在后者中并未出现，取而代之的是“热则疾之，寒则留之”。一般认为，《经脉》篇受《禁服》篇影响较大，针灸治则中的“紧、代”两种情形并未被《经脉》篇所采纳，可能因为与脉诊“虚、实、陷下、不盛不虚”所采取的“泻之、补之、灸之、以经取之”相比，“紧、代”所采取的“取之分肉、取血络”在部位和治法上有明显的区别。从治法来看，一是补泻针刺及灸法，一仅略为“取”；从部位来看，一是所谓“之”（实则代指经脉），一是分肉、血络。可以设想的是，《禁服》等早期文献中不免针刺经脉、分肉、血络等内容混杂，至《经脉》篇参考《禁服》构建经脉体系时，为突出经脉理论，将《禁服》篇针灸治则中的“紧、代”内容舍去，因为“分肉、血络”与经脉非同类。从临床来看，这种舍弃并无太大意义，但从理论构建的角度而言，经脉理论却因此达到高度体系化。

《九针十二原》篇亦论述针刺之理，“凡用针者，虚则实之，满则泄之，宛陈则除之，邪胜则虚之。”其中“宛陈则除之”，《灵枢·小针解》解释为“去血脉也”，《素问·针解》解释为“出恶血也”。可见此篇与《禁服》《经脉》篇一致，不仅包含虚实补泻针法，而且还有针刺血脉或放血的方法。“血脉”与“血络”仅一字之别，但前者显然早于后者。“泻其血络”“取血络”只是

“络”的概念出现后而产生的术语分化、特指现象。

虽然刺“血络”的方法并未纳入到经脉理论体系化的构建之中，但《内经》多处记载治疗疾病时“取血络”，表明其在临床中依然有效，并广泛使用。从诊疗过程来看，对于血络的诊察显然要先于针刺。

《血络论》篇对如何诊察（血络）有详细论述，即“血脉者，盛坚横以赤，上下无常处，小者如针，大者如筋，则而泻之万全也”。从全文来看，前面所刺为“血络”，后面所诊为“血脉”，两者当可互指。“血脉”诊察涉及颜色为赤色，质地较坚硬，形态大小之别，位置不固定。《内经》其他篇章对此亦有论述。《九针十二原》：“血脉者，在腧横居，视之独澄，切之独坚。”不仅有形态、质地、颜色的描述，且指出分布于腧穴的部位，比“上下无常处”更具体。此外，《灵枢·论疾诊尺》与《经脉》篇对于血脉（血络）的诊察侧重于颜色，所论基本一致，只是前者言“血脉”而后者为“络脉”。诊察络脉的内容显然来自早期对血脉的诊察，虽然经络理论体系化过程中，血脉在概念层次上细化为络脉，但诊察依然沿用血脉。《素问·皮部论》《素问·经络论》所论络脉色诊内容与《经脉》篇基本相同，应当也是对早期血脉色诊内容的继承。

血络不仅与血脉、络脉相关，而且还与皮部相涉。《缪刺论》篇云：“因视其皮部有血络者尽取之，此缪刺之数也。”《皮部论》篇并未提及血络，只言“部中有浮络”，同时也有色诊的内容。既然《经脉》篇认为“刺寒热者皆多血络”，那么《皮部论》篇“寒热者”亦当指血络，这也就是《缪刺论》篇“皮部有血络者”的原因。至于浮络所指是生理层面上的，具有理论构建性，是整个经络理论体系中的一部分。

2. 注家对“血络”之解释

“血络”与“皮部”“浮络”的密切关联，被注家普遍关注，大概与经文“因视其皮部有血络者尽取之”有关。杨上善指出，“缪刺之处皮部络邪血，皆刺去之”，将“血络”解释为“皮部络”。马注“血络者，病之可见者也”，间接表明其是基于外部角度理解的。楼英将络分为“十五络”“缪刺之络（大络）”“血络之络，及皮肤所见或赤或青或黑之络”，认为“血络至浅”，虽未将“血络”同于“皮部络”，但已将两者视作最浅表之处，暗含了这层密切关联。张介宾亦持类似见解，将“血络”解释为“浮浅之络”，认为“皮部有血络者”的病机为“邪在皮肤孙络”。《灵枢·脉度》：“经脉为里，支而横者为络，络之别者为孙。”孙络是经络理论体系的概念之一，具有生理性的、理论构建性质。此处用“邪在皮肤孙络”注解“血络”，表明将后者视作病理性的概念，并不具有理论构建的性质。这一细微的认识，在其他注家那里并未得到足够深入的觉察。张志聪的注释除了承继了上述密切关联，还有一个显著特点，即注重将“血络”纳入气血运行内外之生理次序和疾病传变次序中，如“此总结血气之外内出入，相得而和合者也。自外而内者，从皮肤渗于孙脉络脉，而内溢于经。自内而外者，从脏腑之阴而出于经，从经脉而外注于络脉皮肤。外内之相得也。”“络脉络于皮肤之间，乃气血之交会，故视其血络，尽泻其血，则邪病不致传流于经脉脏腑，而成危殆之证矣。”张志聪对于“血络”含义的解释从概念运用的层面及意义的理解角度而言，逾越了以往的病理性质，隐然有了生理性、构建性的意味。如“久痹者，风在血络”与张介宾“邪在皮肤孙络”的表达完全相同。“血络”显然已经与“孙络”一样被当作人体生理结构中的一个层次，对此张志聪并未明言，而是隐含于具体的解释与运用之中。

尽管“血络”与“血脉”有别，但有时俨然等同。如《邪客》篇“血络之所游”，马莳径直注以“血脉之所游”，张志聪解释为“言神气从血脉而游于机关之室”。《素问·调经论》“视其血络，刺出其血，无令恶血得入于经”，杨上善注为“刺去血脉，遂无令恶血入经中”。据经义来看，针刺对象为血络，而杨注则是血脉，显然其已将两者等同。其实，《血络论》篇论述“血络”诊察时，便是用“血脉”代之。这表明，“血脉”概念的涵盖范围广于“血络”，考虑到古代医学概念术语区别不甚严格的情形，用“血脉”替代“血络”是可以理解的。

丹波元简所著《素问识》评述其它经文的注释时涉及“血络”，却尽显理解与运用上的新意。针对有些医家认为“膻中即心包络”，丹波元简断然否定，指出“膻中则无形之宗气，心包络则包心之血络”，两者“岂可概而为一乎”。据“包心之血络”可知，此处“血络”并无《内经》中所表达的体表可见、可感的意味，而在一定程度上与解剖学的心脏大血管类似。丹波元简如此运用“血络”的内在理路恐怕是基于“血络”是呈现充血状态的络脉这一层意义，无论是《内经》的体表充血络脉，还是其所认为的包心的充血络脉，都含有充血的意味。其将“血络”的运用扩展至体内（心包），属于特定语境下的解读，对后世并无多少影响。

丹波元简对“八溪”的解释，颇认同张介宾“手有肘与腋，足有髂与腘也”，指出“盖溪者，筋骨罅隙之谓”。张注来自《邪客》篇“八虚”。丹波元简还据“溪”字引证《论衡》“投一寸之针，布一丸之艾，于血脉之溪，笃病有瘳。”可见，他将“八溪”等同于“血脉之溪”，而“八溪”即是“八虚”，据《邪客》篇，“八虚”乃“血络之所游”。据此，“血脉之溪”当等同于“血络之所游”。虽然其既未对“血络”解释，亦无“包心之血络”那般有新意的运用，但从对其他注释的态度以及其它文献的引用，透露出其对于《邪客》篇“血络”的理解，即“血络”同于“血脉”。尽管如此理解未必符合经旨，但至少反映了丹波元简（后世医家）对于“血络”“血脉”及其相互关系的理解，以及对于非医文献相关记载的态度，因而自有其学术价值。

3．西医东渐对“血络”理解的影响

西医东渐时期，受西方传入医学知识影响的一些医家在理解和使用“血络”时较以往有显著不同。王宏翰所著《医学原始》多次论及“血络”，且多与“脉络（经）”并提。王宏翰接受了不少西医知识，如《医学原始》云：“脉络大根生于心”，《人身图说》为：“脉络于心左边之穴发为带”。不难看出，“脉络”即指西医之动脉。“脉络（经）”与“血络”的区别主要在于，“脉经之血运行周身于血络之下者不可见”，即“血络”可见，“脉络（经）”不可见，故此处“血络”当指西医之静脉。王宏翰所谓“血络”（即西医静脉血管）是生理意义上的概念，并不具有《内经》的病理性、治疗性意味。《医学原始》论述胚胎形成时云：“乃先生一血络与一脉络”“但先生一血络之根，而渐变多细血络”。可见，其认为“血络”在人体形成、发育中有着极为重要的作用，这在《内经》中并未论及。如果说王宏翰所论“血络”与《内经》还有一丝关联的话，则是体现于“问血络之血运行周身者可见，脉经之血运行周身于血络之下者不可见，何也？”类似问句亦见于《经脉》篇中，“雷公问曰：何以知经脉之与络脉异也？黄帝曰：经脉者常不可见也，其虚实也以气口知之，脉之见者皆络脉也。”当然，王宏翰是受《人身图说》的影响，“一曰脉络于心

左边之穴发为带……此两支既散于心之左右，乃与血络常相并而行，血络浮上可见，脉络隐下，故不得而见之。”需要注意的是，此处所述乃是体内心脏所发之脉络（即动脉），所谓的“血络浮上可见”“脉络不得而见”是针对此处具体语境而论的。《医学原始》则脱离这个语境，扩展至“运行周身”。《经脉》篇所论之语境显然是基于体表观察，与《人身图说》之解剖学观察角度截然不同。因而，《医学原始》虽然在“血络”“脉络”及其相互关系的论述上因袭《人身图说》，但以传统中医学知识为思想背景的王宏翰还是下意识地将西医知识与中医的经脉、络脉概念进行类比。概言之，王宏翰所论之“血络”“脉络”出发点是为了介绍西医知识，但不可避免地受到其自身固有的中医学传统的影响，在其表述中既包含西医解剖实证之所见，亦隐藏了中医传统概念的影子。因此，理解这些著作中的“血络”之类的概念，应密切注意这种思想的纠结。

4. 后世临床医家对“血络”概念运用之延展

其实，不仅“西医东渐”影响着“血络”的解读，而且中医学内部的理解与表述也呈现出新意象，提出了新的学术命题，如清代叶天士“久病入络”之说。此处之“络”，从《临证指南医案》来看，即指“血络”，如“痛久入血络”“百日久恙，血络必伤”“久病已入血络”等。所谓“久病入络”，就是从疾病传变次序论述病理变化。《内经》早有相关表述，如《灵枢·百病始生》：“是故虚邪之中人也，始于皮肤……留而不去，则传舍于络脉……留而不去，传舍于经……。”《皮部论》篇、《缪刺论》篇所论次序也是基本一致。据《内经》，络脉应当是疾病初期、病位较浅的阶段，而“久病入络”与此相反，缘由何在？

应当注意的是，《百病始生》篇是从外感角度论述疾病传变次序。“久病入络”，可从两方面理解。其一，叶氏提出“经主气，络主血”。其云：“初为气结在经，久则血伤入络”“气病渐于血络”。此处之“经”即是“经脉”，与“络（血络）”对举。从传变次序来看，从气到血表明疾病深入。其二，叶氏重视“脏腑之络”。如：“肝络凝瘀”“病在脾络”“病在肾络”“悬饮流入胃络”等。此处“络”已深入脏腑。《百病始生》篇早有涉及，“卒然多食饮则肠满……阳络伤则血外溢，血外溢则衄血，阴络伤则血内溢，血内溢则后血，肠胃之络伤，则血溢于肠外。”大概受此启发，叶氏将之推广至脏络或腑络。

概言之，叶氏所理解的“血络”与《内经》明显不同，更多的是指疾病发展、传变后所处的层次。叶氏所论之“血络”，既有针对外感疾病，如“斑疹隐约，是温湿已入血络”，也有针对内伤疾病，如“久因悒郁，脘痛引及背胁，病入血络。”尤其是在《百病始生》篇的基础上对脏腑之络的重视，反映出叶氏的“血络”的一个重要特点，即将“血络”引入体内（脏腑之内）。这都表明“血络”被运用、解释的范围越发广泛。

《内经》所论“血络”与临床密切相关，后世对之不乏发展，尤以清代《针灸集成》所论为甚。其所论“血络”可分为三方面。其一，腧穴定位。如“当阳”穴“在直目上，入发际一寸血络。主风眩、不识人、鼻塞症。针三分。”“在直目上发际血络，针出血。”此处“血络”已成为“当阳”穴定位的重要标志，位置较特别，位于“发际”上。其二，临床诊察。如“欲知脓……察病人眼目，白睛无精采，亦微苍黑，细如丝赤血络，纵横乱缠于白睛，则已脓矣。”“阴肿或臀肿……外见其痛处，形如赤丝粗细，血络纵横乱铺于其上，则是熟脓矣。”两者所察“血络”的部位并不相同，前者为目，后者为局部痛处。但两者对“血络”形态的描述均为“如赤丝”。其三，临床治疗。如“若热极不能下气者，以绸系颈，则头额太阳及当阳血络自现，即以三棱针贯刺其血络，弃血如粪，神效。”“虾蟆瘟，针当阳及太阳多出恶血，继以绸系其肩下臑上，即针刺左右尺泽大小血络及委中血络，并弃血如粪，则不日而饮水，神效。”这种针刺血络的方法较为特别，是通过人为手段使得血络显现而进行针刺。无论是颈部还是肩下臑上都是大血管丰富且浅出体表之处，以绸相系便可部分阻断血流，造成血管怒张的状态，使得局部血络显现，针刺这些血络出血即可取效。关于这一方法，张介宾注解《经脉》篇“故诸刺络脉者，必刺其结，上甚血者，虽无结急取之，以写其邪而出其血”时即有引述，“今西北之俗，但遇风寒痛痹等疾，即以绳带紧束上臂，令手肘青筋胀突，乃用磁锋于肘中曲泽穴次，合络结上，砭取其血，谓之放寒。”两者方法如出一辙，所取部位亦有相同之处，惟针具有别，一为针，一为磁锋。据此可以帮助我们加深对于《邪客》篇“凡此八虚者，皆机关之室，真气之所过，血络之所游”的理解。八虚，即两肘、腋、髀、腘，都是机关之室，即大关节之处。此句并不是说血络只见于八虚之处，实际上表达的是，八虚之处经常可见血络。关于这一点，可以从《内经》针刺部位多次提及“腘中血络”以及《针灸集成》所取血络的方法看出，大抵因为这些大关节之处血管浅出，通过一定手段使之易于显现。

5．小结

就“血络”概念的历史变迁而言，在概念本义的解释方面，并未有太大的变化，注家之间较为一致，这可能与这一概念本身命名较为直接、形象有关，较少产生歧义；在概念的运用层面，则变化较为明显，在不同的维度均有延展，由此彰显了“血络”概念丰富的学术内涵。

概念、范畴的演变，是人类思想更革的表征，反映了知识总量的扩大和认识过程的迁衍、深化。术语厘定，是学科形成发展的必要前提。对于任何学科而言，必须拥有一批义项单一、内涵精准、外延明确的术语。针灸学理论体系框架早在《内经》便已基本形成，经典的概念术语涵义模糊是不争的事实，历代的解释更是众说纷纭，无论是理论层面还是实际运用层面，均有丰富的变化。当前针灸学科研究中，没有明确的概念所指，“你说东、他说西”，甚至“郢书燕说”等情形，并不鲜见，这不利于经典针灸理论的当代学习认识与传承发展。因此，厘清概念的涵义，明确针灸理论范畴，是当前针灸理论研究中极其重要的工作，毕竟这项工作是进行任何针灸研究的前提与基础。

参考文献（略）

方证对应特征探讨

熊兴江　姚魁武

（中国中医科学院广安门医院　北京 100053）

摘要　方证对应是中医学经典中蕴藏的一种较为独特的疾病辨治模式。该模式以经验为基础，以经典为依据。临证经验是形成其雏形的基础，《伤寒论》等经典中的方证对应是对临证经验的升华，临证实践又对其进行不断重复、验证、发展与完善。证据是方证对应中“证”的原始内涵，证据包括症状体征、疾病和体质三方面内容以及方证、药证两种形式，其中疾病和体质是对症状体征的进一步延伸。临证时主张以症状体征为治疗靶向，以方证药证为诊断单元，进而表现为一种以直觉判断和跳跃性思维为特征的疾病辨治过程。

关键词　方证对应；方证；药证；证据；特征

方证对应又称方证相对、方剂辨证，是中医学经典中蕴藏的一种较为独特的疾病辨治模式，是指方剂与病证病机和疾病外在表现（即症状体征，下同）相契合对应，简而言之，有是证用是方，证以方名，方随证转，方证浑然一体。方证对应与辨证论治俱见于张仲景的《伤寒杂病论》，但两者在思维模式上略有差异，鉴于其所蕴藏的独特学术内涵和巨大临床价值，笔者试将其相关特征略述如下。

1．以经验为基础，以经典为依据

1．1 方证对应雏形

在人类历史早期，对疾病的认识首先是从单一症状和单个疾病开始的，如甲骨文记载的疾首、疾耳、疟、疥、病软、病眩等，《山海经》中的瘕、瘿、痔、痹、瘘等，其诊疗经验也是从最原始的对病对症的经验开始逐步积累，即首先是从单味药物治疗某疾病或某症状开始，随着药物学知识不断丰富和医疗经验不断积累，相应地出现了由单味药组成的复方治病形式。

其在古医籍中早有相关记载，1973 年长沙马王堆汉墓出土的《五十二病方》是现存中医学最早著作，其对“痉”病已认识到“伤，风入伤，身伸而不能屈”，治疗时“择薤一把，以淳酒半斗煮沸，饮之，即温衣夹坐四旁，汗出到足，乃□”；治“癃”病，共有二十七方，其中“血癃”治以荆叶，“石癃”治以石韦，“膏癃”治以藻石，“女子癃”治以陈藿；治疽病，“治白薇、黄芪、芍药、桂、姜、椒、茱萸，凡七物。骨疽倍白蔹，肉疽倍黄芪，肾疽倍芍药，其余各一，并以三指大撮一入杯酒中，日五六饮之，须已□”，这种对病对症的疾病辨治方法可能就是体现方证对应理论实践的最早记载。1972 年出土的《武威汉代医简》中也有复方治病的经验记载，“治久泄肠辟，巨欠血□□裹□□□□医不能治皆射去方，黄连四分，黄芩、石脂、龙骨、人参、姜、桂各一分，凡七物皆并治合丸以密，大如弹丸。先餔食以食大汤饮一丸，不知□□□□肠中恿加甘草二分，多血加桂二分，多农加石脂二分……”。现存最早的本草专著《神农本草经》中有乌头“除寒湿痹”，麻黄“止咳逆上气，除寒热”，当归主治“妇人漏下绝子”，阿胶主治“女子下血”等对病对症的治疗经验，至今也为临床所沿袭运用。

从这里不难看出，在早期的医疗实践活动中，古人以积累对病对症的治疗经验为主，直录临证所见所闻，其语言朴实无华，内容简练实用，罕见过多的理论思辨，可以认为这是形成中医学方证对应论治雏形的基础，可以认为方证对应是早期中医学经验积累的一种客观形式和必由之路，也是早期中医学防治疾病维护健康的最为简单而直接的医疗途径。

1．2 方证对应升华

方证对应的诊疗思想早就流露体现在上述文献的字里行间，但将之以文字形式记载下来的首见于《伤寒论》。《伤寒论》是仲圣勤求古训、博采众方，汲取《素问》、《九卷》、《八十一难》、《阴阳大论》、《胎颅药录》等典籍而撰成，不仅是辨证论治楷模，更在方证对应上垂方法、立津梁，第 317 条“病皆与方相应者，乃服之”，直接揭示临证取效关键。

病下系证，证下系方，方随证出是《伤寒论》的显著特征，其最大特色和贡献就是将前人运用较为成熟的方剂与临床较为固定的病证表现之间的特殊对应关系以 113 方方证形式固定下来，如第 12 条“太阳中风，阳浮而阴弱，阳浮者，热自发，阴弱者，汗自出，啬啬恶寒，淅淅恶风，翕翕发热，鼻鸣干呕者，桂枝汤主之”，第 38 条“太阳中风，脉浮紧，发热恶寒，身疼痛，不汗出而烦躁者，大青龙汤主之”等。书中还多次提到“桂枝证”、“柴胡证”，开启中医学以方名证、以药名证之源，这说明纷繁复杂的疾病表现在仲圣眼里已经直接对应为一个个条理清晰的以方命名的方证，已经直接对应为具体方药。《金匮要略》虽然是脏腑辨证的典范，但是如果从方证的角度重新解读，则会发现其中同样蕴藏着丰富的方证证治体系，如“风湿，脉浮身重，汗出恶风者，防己黄芪汤主之”，“虚劳虚烦不得眠，酸枣汤主之”等。

《伤寒论》、《金匮要略》中的方剂是经过前人大量临床实践，在人体自身上反复观察并总结疗效而得出的，其所主治的方证不仅仅是单纯的症状堆积，而是疾病在病机作用下的特定而有序的症状组合，其本身已经包含了审证求因、辨证论治的思维过程。因此，经典中方证对应的示范不仅仅是对临证经验的简单记载，更是对临证经验的凝练和升华，使之脱离经验层面，进而上升为一种证治规律、指南。岳美中先生对此作了高度评价，“其察证候不言病理，出方剂不言药性，以客观立论，投药石以祛疾。其质朴之实验学术，实逼近科学之堂奥，真是祛疾之利器”。由此可见，经方方证奠定了中医学方证论治的基础，成为方证对应辨治体系的重要理论基石，学者欲成为临床大家，舍此别无捷径。

1．3 方证对应重复与发展

《伤寒论》之所以会成为中医学经典，且为历代医家奉为登堂入室之圭臬，原因就在于其方证明确而具体，“药少而精，重配伍，药味配伍及药量配比法度森严，变化有一定规律”，“用之得当，常能愈大病，起沉疴”，最经得起历史的考验和临床的重复，并一直沿用至今而长盛不衰。晋唐之后，历代医家继承了仲景及前人的方证对应辨治方法，并在此基础上不断重复、验证其方证的准确性，如宋朝孙奇、林亿等在校注《金匮要略》时在序言中称“尝以对方证对者，施之于人，其效若神”，日本汉方临床大家汤本求真亦谓“古来处方，莫善于张氏，实为万世典型，岂可与后世诸家私意杜撰之方同日而语哉。故研究张氏方者能自幼而壮而老，造次颠沛，必在于斯，犹如身在当时亲受训诲，则自然术精技熟，遇病开方，灵机活动，意之所向，无不如法，操纵自在，左右逢源，病虽万殊，又何难应之有。此即所谓以简御繁之法也”（《皇汉医学·绪言》）。翻开古今医案，如《名医类案》、《经方实验录》、现代期刊报道等，不难发现，许多疾病竟是《伤寒论》条文的经典重现，竟是经方医案的原味翻版。临证时不拘泥于中西医学病名诊断及中医证型诊断，有是证则用是方，无不效如桴鼓，正如柯韵伯所言“仲景之方，因病而设，非因经而设，见此症便与此方，是仲景活法”。

后世医家并没有仅仅停留在对经典原文中方证对应论治的重复验证层面，在临床实践中，同时结合自身实践心得，不断归纳总结新的方证主治规律，对既有成方方证主治进行深化、发展和完善。如汗出、恶风、脉浮缓是诊断桂枝汤证的主要依据，但仅仅据此还不一定能完全排除类似方证，如玉屏风散证、桂枝加黄芪汤证等，庞安时对其进行了更深入的探索，发现其方证典型表现为“病者常自汗出，小便不数，手足温和，或手足指稍露之则微冷，覆之则温，浑身热，微烦又憎寒”，在这里庞氏非常形象地勾画出了桂枝汤证病人厚衣着被则汗出发热烦躁，减之则浑身湿冷发凉的特点，切用于临床。再如茯苓甘草汤在《伤寒论》中主治“伤寒汗出而不渴”和“伤寒厥而心下悸”；在《圣济总录》中主治“伤寒发汗后，腹下气满，小便不利”；在《普济方》中主治“心下停水，忪悸”；而在薛己《内科摘要》中则主治“膀胱腑发咳，咳而遗溺”。从其主治“厥而心下悸”到“腹满”、“小便不利”、“忪悸”，再到“膀胱腑发咳”的变化可以看出历代医家对本方方证进行探索、完善的轨迹。古代医家还不断根据临床需要，对张仲景的经方进行衍化加减，汉唐之后所流行的局方、时方有很多就是以经方为方根衍变而成。

清代温病学派的兴起别开生面，也是对《伤寒论》方证对应论治的重要继承与创新。叶天士是温病学派的代表，首创卫气营血温病辨治体系，但其学术思想受张仲景影响极大，临证擅用经方治杂病疗宿疾，也是一位善于变通运用经方的大师，《临证指南医案》全书共载 341 方，用仲景原方多达 76 首，化裁变化经方也有 25 首，难怪程门雪先生感慨叶氏遍采诸家之长，不偏不倚，而于仲师圣法，用之尤熟。吴鞠通倡导从三焦辨治温病，其所著《温病条辨》不仅在撰写体例上“仿仲景《伤寒论》作法”，采用方证对应、一条一辨格式，在选方用药上也是善于继承并灵活变通，书中 208 方，用仲景方达 36 首，对仲景方进行加减变化的多达 51 首，诚如吴氏所言“是书虽为温病而设，实可羽翼伤寒”（《温病条辨·凡例》）。

不仅在国内方证对应得以传承流传，在邻国日本，该思想亦影响深远。在室町时代明应年间坂净运赴明朝学习张仲景学术，归国后大力传播张仲景学术，之后永田德本（1513～1603）继续倡导仲景学说，被誉为“古方派的先驱者”。至江户时代，由于伊藤仁斋和荻生徂徕等在儒学上兴起复古运动，医学界也出现了与之同出一辙的复古倾向，受《伤寒论》方证对应思想影响，形成了独具特色的古方派一脉，名古屋玄医、后藤艮山、香川修庵、吉益东洞、山胁东洋、中西深斋、村井琴山、岑少翁、中神琴溪、吉益南涯、永富独啸庵、川越衡山、中川修亭、宇津木昆台、和田元庸、尾台榕堂等医家临证时重视腹诊，力倡方证相对，为该思想的传播弘扬作出了巨大贡献。如吉益东洞主张“《伤寒论》唯方与证耳”，“医之学，方焉耳”，“医之方也，随证而变，其于证同也，万病一方，其于证变也，一病万方”，“视毒之所在，随发其毒之证而处方”等。其后，在汉方医学生死存亡之际，汤本求真氏不朽巨著《皇汉医学》的问世更是将该思想淋漓尽致地展现在世人面前，“用力既久，渐有悟入。乃知此学虽旧，苟能抉其蕴奥而活用之，胜于今日之新法多矣”，“既以稍明此学，不忍终默，窃欲振而起之，故不揣浅陋，撰为是书，以俟天下具眼之士”（《皇汉医学·自序》）。

综上所述，来源于经验，升华于经典是其重要特征。从经方到时方，从伤寒到温病，从外感到内伤，从国内到国外，处处渗透着方证论治的思想，古老的方证对应理论与实践不断接受历史的重复、验证，并得以发展、完善，以更好地指导临床。

2．以证据为内涵

证，原为“證”、“証”字，在《说文解字》中前者训为“告也”，后者训为“谏也”，“今俗以証为證验字”，有证据、证明、验证义。《伤寒论》中有“辨××病脉证并治”，《金匮要略》中也有“××病脉证”，其中的证就是诊治疾病的证据指征（即客观征象、表现）。证据即为方证对应中“证”的原始内涵，证据包括症状体征、疾病和体质三方面内容以及方证、药证两种形式，其中疾病和体质是对症状体征的进一步延伸。

2．1 以症状体征为治疗靶向

中医学对疾病的认识并没有从微观角度探讨其病理机制，而是以一种司外揣内、以象测脏的宏观视角来分析，即根据疾病外在表现来推测脏腑的虚实寒热；对药物功效的认识同样没有着眼于微观作用靶点，而是从疾病外在表现的改善与否入手。

方证对应思想认为，方药的使用均要有很严格的证据作支持，有是证则用是方，无是证则去是药。“太阳病，头痛发热，汗出恶风者，桂枝汤主之”，若兼见“项背强几几，反汗出恶风者”，则变成了桂枝加葛根汤证，若兼见“发汗，遂漏不止，其人恶风，小便难，四支微急，难以屈伸”，则又变成了桂枝加附子汤证，若“太阳病，下之后，脉促胸满”，则又变成了桂枝去芍药汤证……头痛、发热、汗出、恶风是使用桂枝汤的证据，在此基础上，多一症状则加一味药，少一症状则减一味药，方药与症状体征之间严格契合对应。方药治病犹如矢之中的，如果说方药是箭矢的话，那么疾病的症状体征就是应矢之的，正如徐灵胎所言“仲景之方犹百钧之弩也，如其中的，一举贯革，如不中的，弓劲矢疾，去的弥远”（《金匮要略心典·序》）。因此，宏观可见的症状体征是中医学方证对应的治疗用药靶向，也是其治病依据所在。

在某些疾病中，一些症状体征是确诊某疾病的特征症和必见症，临证时可以直接抓住该特征症而针对疾病用方，这可能就是专病专方专药的由来。以黄疸证治为例，不论其为阴黄阳黄，热重于湿或湿重于热，其所治方药大多不离茵陈，如茵陈蒿汤、茵陈五苓散、茵陈四逆汤、栀子柏皮汤加茵陈，由此可见茵陈为退黄要药，黄疸这一疾病即为茵陈的主治依据。再如白头翁为治疗“热利下重”专药，金钱草为治疗淋证专药等。

另外，固定的症状体征也常规律性地出现于某种体质类型中，临证时可以直接针对体质用方。如日本汉医森道伯先生《汉方一贯堂医学》根据患者不同临床表现，将人的体质分为瘀血证体质、脏毒证体质和解毒证体质，并分别以通导散、防风通圣散、柴胡清肝散、荆芥连翘汤、龙胆泻肝汤进行施治，以达到改善体质、治疗疾病目的。如瘀血证体质常见于妇女，其特征有形体肥胖，颜面发红，指甲多呈红色或暗红色脉象多细而实；腹诊多可触及到两侧腹直肌强烈拘挛，且以右侧及上腹部明显，亦有仅见腹部膨满者；容易出现头痛、头重、眩晕、上逆、耳鸣、肩凝、动悸、便秘等。这种体质的人易患脑溢血、半身不遂、动脉硬化、肝病、痔疾、神经性疾患、泌尿生殖器疾患、阑尾炎、心脏病等。临证以通导散方（《万病回春》通导散加枳实）作为调治该体质主方。叶桔泉先生临证常用小柴胡汤、桂枝汤及小建中汤改善虚弱儿童体质，且认为贫血、虚寒、腹中痛，表虚里亦虚，不如小柴胡汤和桂枝汤病证的伴有表邪外感，发热恶风寒等症是运用小建中汤的指证。如果将症状体征的作用靶向作进一步延伸，则可以认为疾病和体质也是方证对应的证据内涵所在。因此，方证对应的临床论治也就有对症状体征用药、对疾病用药和对体质用药三个层次。

以方药使用的客观证据作为方证对应中“证”的原始科学内涵，这与将“证”定义为疾病某一阶段的病理概括，包括病因、病位、病性和邪正关系，并把病机意义上的“证”（如脾虚证、肾虚证）作为用药的依据凭证有所不同。前者可以摆脱关于方证对应是一方对应一证，一方对应多证还是一证对应多方的争论思辨，更切用于临床实际需要。以吴茱萸汤证为例，本方原文主治“食谷欲呕者，属阳明也”，“少阴病，吐利，手足厥冷，烦躁欲死”，“干呕，吐涎沫，头痛”，如果从证据角度来看则一目了然，不论病在何经，吐、利、手足厥冷、烦躁、头痛均是使用吴茱萸汤的重要指证。

2．2 以方证药证为诊断单元

认识疾病在于辨证，而治疗疾病则在于用方。临证时寻找方药与证之间的特殊对应关系，即方证和药证，是取效关键。

方证，即是运用方剂的依据凭证，如桂枝汤方证、小青龙汤方证等。方证是方证对应思维的基本诊断单元。中医学的严谨、科学、规范与可重复即体现为其方药的使用证据是极其客观明确而具体的，面对同一个病人，排除医生的主观因素（如查体仔细程度）外，一般都能得出同一个方证结论，这说明“方证”相对具有一定的客观性，能够较为准确地反应疾病的本质属性。方证既是一个诊断学概念，又是一个治疗学概念，具有诊断治疗统一性。临证只要见到“头痛发热，身疼腰痛，骨节疼痛，恶风无汗而喘”的麻黄汤证，即可投麻黄汤进行治疗，因此，只要诊断为某方证，就一定有治疗。而证是辨证论治思维的基本诊断单元，证只是一个诊断学概念，临证见到气短乏力、纳少便溏等症状，虽然可诊断为脾气虚证，但是治疗时还需另行选择具有益气健脾功效的方药。

药证，即是运用药物的依据凭证。如项背强几几而兼有大便偏稀是葛根证；心下悸、头晕是茯苓证；吐下之后，内伤脾胃，气液不足的心下痞、心下支结、恶心呕吐、噫气、下利是人参生姜大枣证；咳嗽，痰色不黄，兼见大便变稀，次数增多，气味不重，舌质淡嫩而不红，舌面水滑而不干，脉象沉紧而不洪大是干姜五味子证等。由于方剂是由每一味药物组成，因此药证又是构成方证的基础，在辨方证的同时还要辨别具体药证以期药证相符。以半夏泻心汤为例，原文主治“伤寒五六日……但满而不痛者，此为痞”，“呕而肠鸣，心下痞者”，其中“心下痞”、“但满而不痛”、“呕”、“肠鸣”是其辨证要点。若从药证分析，按照《伤寒论》用药习惯，刷牙呕心，或呕心呃逆（即“呕”），舌苔腻是半夏证；不能饮冷，食后或呕吐，或胃中胀满，大便偏稀属寒者（即“肠鸣”）是干姜证；“心下痞”，舌质红是黄连证；心下痞、口苦是黄芩证；吐泻后的体液丢失是人参证；挛急疼痛是大枣证；胃中不适导致的烦躁急迫症是甘草证。若主诉心下痞而兼见平素大便干结，则患者很有可能就不是半夏泻心汤证，因为方中干姜、黄连有导致大便变干的功效。

3．以直觉判断和跳跃性思维为表现

方证对应论治是在面对病证时，首先在脑海中罗列出与之相关的常见方剂，然后或抓住能确定某方证的特征症或症状组合直接选方，或根据常见方证逐一排除，最后选择最佳处方。这是一种以方统证的思维形式，是以既有较为成熟的临床实践经验为基础的直觉判断，类似于“见病见症直治法”。

现今老中医临证治病也体现了这种直觉判断的思维风格，如刘渡舟教授将苓桂术甘汤的适应症概括为水舌（舌胖大、质淡嫩、苔水滑欲滴）、水脉（沉弦或沉紧）、水色（面黧黑或见水斑）、水气上冲症（心悸或动悸、胸满、眩晕等），临床上不论何病，只要见到上述特征性表现，就径投苓桂术甘汤，每可取得不可思议的疗效；赵绍琴教授把升降散的适应症概括为舌红起刺，脉弦滑细数，心烦急躁，自觉心中愦愦然，莫名所苦等，临床上只要见到上述升降散证，不论是什么疑难杂病，就率先投以升降散，亦可每起沉疴；胡希恕老先生临证时也常说“这个哮喘病人是大柴胡汤合桂枝茯苓丸证”，“这个肝炎患者是柴胡桂枝干姜汤合当归芍药散证”。不仅国内这样运用，在国外也是如此，据矢数道明回忆，“21 岁时，患感冒，用葛根汤发汗后湿润不止，更有上冲，左侧偏头痛甚剧，恶寒，脉浮弱。森道伯翁诊视之，此乃桂枝汤证，即与桂枝汤，一服汗止，头晕眼花已除，偏头痛霍然而愈”。从这里不难悟出，通过大量临证实践总结概括提炼出的方剂具体而明确的使用指证是方证对应思维直觉判断的基础，唯有如此，医者才能在面对病人的瞬间直接找出病证与方的对应关系。这就是“直接选方”法。

再如咳嗽常见方证有小青龙汤证、桑菊饮证、桑杏汤证、杏苏散证、补肺阿胶汤证、泻白散证、杏苏二陈汤证、苏子降气汤证、小柴胡汤证、逍遥散证等，临证需要仔细询问患者大便情况，若大便比平常偏稀，次数增多，则多选择含有干姜、五味子等兼有涩肠止泻作用药物的干姜类方，如甘草干姜汤、真武汤加干姜细辛五味子、小柴胡汤去参姜枣加干姜五味子、四逆散加干姜五味子、小青龙汤等；若大便比平常偏干，甚或数日不大便，则多选择含苏子、杏仁等润肠通便药物的苏子类方、杏仁类方，如杏苏二陈汤、苏子降气汤、清燥救肺汤、桑杏汤、杏苏散、补肺阿胶汤等。这就是“间接排除”法。

方证对应论治还表现为临证治疗时不一定抓主诉。辨方证是在病人错综复杂的症状中寻找能确定某方证的特征症，寻找能确定某方证的蛛丝马迹，而这种蛛丝马迹不一定就是病人的主诉不适。一旦抓住其方药指证就可以“但见一症便是，不必悉具”地确定方证诊断。在古今医案中有大量不抓主诉的经典记载，如陶尚文治一人，伤寒四五日，吐血不止，医以犀角地黄汤等治而反剧。陶切其脉，浮紧而数，若不汗出，邪何由解？遂用麻黄汤一服汗出而愈，从这里可以感受到陶氏临证不落窠臼，独树一帜的风格，陶氏并未循规蹈矩先辨其吐血是胃热壅盛、肝火犯胃还是气虚血溢，而是见麻黄汤证（原文虽仅言“伤寒”、“浮紧而数”，但必定隐含麻黄汤证的其它表现）辄投方施治，故能一服而效。笔者也曾治疗一例中年男性的慢性鼻炎，患者平素鼻塞流白涕，质地略稠，受凉后症状加重，首诊时见其面红、脾气急、脉弦劲，考虑是肝胆之火上犯清窍，处以清肝火方，药后诸症未见改善，复诊时笔者百思不解，突然想到方才诊脉患者双手冰凉，再询问得知患者常年手脚冰凉，很难转暖，汗出极少，肤色偏黄暗，这是典型的四逆散指证，随即处以四逆散加辛夷方，5 剂药后鼻塞通，鼻涕减，手脚转暖，后再以四逆散原方调理而愈。笔者一

位同事也曾治疗一少女反复迁延不愈的功能失调性子宫出血，月经淋漓，百治罔效，后见其手脚冰凉而径投以四逆散原方，三剂血止。

辨证论治是在面对病证时，首先归纳总结得出一个证型，然后再根据病机特征选择相应的代表方药，这是一种以证统方循序渐进的思维形式。与辨证论治模式相比，方证对应直指病证与方药之间的一一对应关系，思维过程简单具体而明确，似乎跳跃了辨证论治的思辨过程，而带有触发性“直觉思维”的特征，实质方证本身就已经包含了辨证论治的内核，是一种较为独特的辨证方法，绝对需要“十年磨一剑”的功夫。

4．结语

虽然中医学辨证方法多样，学术流派纷呈，但殊途同归，最终临证处方还是要落实到对具体方证和药证的识别上。方证和药证是对方药使用指证的概括提炼，是客观而具体的，是经得起历史检验和临床重复验证的。熟练掌握经典名方的方证主治，临证时就可以游刃有余，以不变应万变，正如徐灵胎所言“盖方之治病有定，而病之变迁无定，知其一定之治，随其病之千变万化而应用不爽”。

参考文献（略）

绘制中医证候指纹图谱

王淑丽

（北京市王府井中西医结合医院　北京 100700）

摘要　辨证论治是中医的主要特色之一，但目前辨证还是以经验为主的定性判断，缺乏证候的定量测定。笔者参阅多方资料，认为寻找证候的物质基础是量化的关键，提出生物电流、生物场、磁场和能量为证候物质基础的假说，以上物质自身的量变，以及相互之间的转换可以引起不同的症状和体征。因为经络和穴位遍布全身，笔者建议结合现代的物理学、机械、生物学、电子等技术，运用全身扫描仪扫描全身经络和穴位以感应生物电流、生物场、磁场和能量的变化，然后联系相关的症状、体征，描绘出具有整体的信息和特异变化的不同证候的指纹图谱，为临床诊断、疗效评价提供量化的根据。

关键词　证；物质基础；指纹图谱

辨证论治是中医的核心内容，证是中医与西医在诊断和治疗依据方面最大的区别。证，即证候，教科书定义为“机体在疾病发展过程中某一阶段所出现的各种症状和体征的病理概括”，所以证是包含了症状、体征、病因和邪正关系等在内的一个综合体。临床中，辨证的过程就是医生通过望闻问切四诊获得信息，然后结合自己的经验作出主观判断的过程。然后依此主观判断结果作为遣方组药、选择针灸穴位，以及确定治疗方案，甚至进行疗效评价的主要依据。从辨证论治的过程看来，证候的获得是依靠人体感官对四诊信息的收集，所以是定性判断；辨证是经验的总结，因而是主观判断，所以中医诊断缺乏准确的定量描述，缺乏量化概念。既然没有量化的标准，又谈何依此作为标准进行疗效评价呢？可以说中医证候的量化已成了中医发展的瓶颈，我们必须尽早界定中医证的基本概念的内涵和外延，做出量化的标准，规范辨证论治体系，才能准确地指导临床治疗。

1．明确证候的实质是量化的前提

对证进行量化，首先要明确证的实质到底是什么？表象呈现于外，必然有其内在的物质基础，也就是实质，多年来国内许多学者对此进行了大量的探究工作，有的人研究证与症状之间的相关性，如王娜娜[3]等探讨阴虚和症状的关系；有的人结合现代的西医的检查方法，探讨疾病证候与解剖结构的关系，如李静等[4]通过冠脉造影研究冠心病中医证型与病变冠脉狭窄程度的相关性；有的学者研究各种证型与实验室指标的关系，如李越华]研究冠心病中医辨证分型与血液流变学的关系。虽然经过多年的百家争鸣，但至今没有一种结论能确切回答“证的实质是什么”，证候的评价始终还是处于定性而非定量的水平，原因就是没有找到证候的物质基础。笔者认为这个物质基础应该是既能引起全身的变化，又体现某个脏腑特异的变化，即具有共性和个性的特征。引起全身的变化，是证候的基本表现，如阴虚证，表现为五心烦热，舌红少苔。若出现某脏器的特异变化，即兼证，如兼有口咽干燥、恶心干呕，为胃阴虚证；若兼有心悸、胸闷，为心阴不足证；若兼有眼睛干涩，肋胁隐痛不适，则为肝阴虚证；若兼腰膝疲软、夜间口干，则可能为肾阴虚证，所以辨证既要辨总体物质基础，又要辨局部的变化。

2．证候实质的假说

参考多年的文献，笔者对证的实质，也就是物质基础提出以下假说：

2．1 证候是生物电流的变化

人体内存在生物电流已是公认的事实，心电图被描记出来就是心肌的电流变化的展现。在正常人体中，由于带电离子和蛋白质、DNA 分子等物质的运动而产生了一定的电流，反之电流也促进了这些微观颗粒的活动，可以说人体处于一种和谐的生物电流信息的交换中。一旦外界或内部情志的原因影响到某些粒子，电流就会增大或减小，电阻也会改变，就会引起电流的交换异常，人体即表现出一系列症状、体征，也就是疾病状态。王玉玲根据经络生物电假说及经络生物电疼痛假说，设计了经络生物电疗法，一方面验证了生物电的存在，一方面也表明生物电的改变会引起疾病。不同电流的变化可能表现为不同的证，比如 0. 01-0. 02A 之间属于气虚证，0. 03-0. 04A 之间就可能是阳虚证。哪个脏器电流变化最大，有可能表现此脏器的证为主，如脾虚证是脾脏的电流变化最大。

2．2 证候是生物场和磁场的变化

人体处于运动的宇宙中，自身也是运动的，宏观看整个身体和各个脏器是运动的，微观看每个细胞、每个分子、离子，也无时无刻不处于震荡中，所以运动和震荡产生了生物场和磁场。生物场和磁场客观存在于生命体内，具有一定的场能，在各种因素作用下衡定于某个范围，但如果场能变化，反应于外将是脏器功能的变化，形成不同的症状和体征。

2．3 证候是能量的变化

人体以及其他的生物体，在自然界生存，其生命的基本特征之一就是新陈代谢，从物理学角度看，新陈代谢的过程是生物体不断的消耗能量和补充能量的过程，所以说“生命体是一个具有耗散结构开放的非平衡热力学系统”，通过与外界的能量交换来达到自身整体的宏观能量平衡。如果这种与外界交换的整体平衡遭到破坏，就可能表现为各种异常，我们的先辈经多年的临床观察而把其一系列的相关表现联系在一起，命名为各种证，如阴虚、阳虚、阴盛、阳亢、气虚、血虚等证。人体内部，由于不同脏器功能不同，不同脏器所需的能量域也不同，比如心脏因为收缩运动需要较大的能量供应，而肾脏因为静止可能需要能量较少，所以脏器内部也存在微观能量的平衡，一旦这个平衡失调，脏器就会表现出特异性的个性特征，比如胃阴虚、肾阴虚、肝阴虚等不同表现。

2．4 证候是生物电、生物场、磁场和能量的相互转换

证候的出现，是以上客观物质基础变化的结果，因为以上物质是全身分布的，牵一发而动全身，一处变而全身变。正常生理情况下，机体各方面均处于平衡中，所以能正常发挥功能，一旦因某种原因导致以上物质自身变化，或几种物质相互转换，证候就浮现出来了。所以证候的演变是个动态的过程，比如阴虚证，初期可能就是某处生物电流的改变，引起腺体分泌的减少，患者表现为口咽干燥，进一步发展，电流继续变化，到一定程度时，引起磁场、生物场的改变，出现五心烦热、舌红少苔等，为阴虚火旺证，如果再进一步发展，磁场、生物场的场能变化，到一定的程度时，引起能量的改变，表现为头晕、易怒、腰酸腿软等阴虚阳亢证。可见证的变化是一个动态的过程，是以上物质变化和相互转换后的结果，因此以上物质的改变可以看作是中医对疾病的病理过程的解释，即有可能是生物电、生物场、磁场或能量自身量的变化过程，也可能是一种物质升级为另一种物质的过程。前者引发的可能只是蛋白、分子、离子等微观粒子的改变，此时患者做生化或理化检查时，常常无异常结果，为功能性改变过程。但以上两种变化，当量变积累到一定程度就会出现质变，引起脏器或组织等解剖结构的改变，能够被现代的理化和生化方法检测到，此期为器质性疾病期。这就可以解释为什么有的人总是感觉身体不舒适而西医各项检查却无异常结果，到中医那里反而能辨出证，因为当病变还处于生物电流、生物场、磁场、能量的变化过程中，证候就已经出现了，比如无病有证、甚至有病无症阶段，如肿瘤的早期。如果我们能在这个时期发现人体的变化进行调整和治疗，将阻止不少疾病的进程、挽救更多生命。

3．如何定量证候的物质基础

3．1 建立证候的指纹图谱模型

基于以上的假说，辨证的过程其实是以上物质和能量的测量过程及建模过程。笔者近期接触中药的指纹图谱概念，受到启发，这项研究能否用于中医证候的研究呢？

中药指纹图谱是对中药材或中药制剂处理后，采用一定的分析手段，绘制出的能够标

示其化学特征的色谱图或光谱图。我们知道，中药是中医治疗的主要用品，但因其复杂的成分和药理作用一直也是研究的难点，成为中药产地和质量鉴定的瓶颈。单味中药已经因其活性成分多而难以认证，复方汤剂更是成分多样、相互作用和反应复杂，所以其成分的鉴定、质量控制更难。但是随着研究的进展，现在已经发展了远红外色谱法、高效液相色谱法、X射线衍射法等多种指纹图谱技术，它不用去界定某个成分含有多少，也不用精细划分到底是什么成分，只是把所有成分按其位置和含量高低记录下来，绘制成本品种特定的图谱，所以，它是一种综合的、可量化的鉴定手段，具有“整体性”和“模糊性”的显著特点，包含了整个药材的全部信息，美国食品药品管理局和世界卫生组织均允许草药保健品申报资料中提供色谱指纹图谱。

从取类比象的方法来看，人体与中药非常相似，都为天然存在体，具有本身复杂的成分，表现为各种症状、体征，组成了阴阳寒热虚实表里等证，相似于药味中含有各种组分，那么我们能否对每种证用一种特殊的检测方法检测出生物电流、生物场、磁场和能量的变化，描绘出包含人体整体信息的证候的指纹图谱作为每种证的模型呢？如果达到这一点，中医的辨证，也会像西医辨病一样，参照证候的指纹图谱模型，就能够客观地反映疾病的病因、病位和病理，进行明确的诊断、较为准确地分析、判断病因和病位，推断疾病的发展、演变及预后。

3．2 经络和穴位将提供测量的部位

检验全身生物电流、生物场、磁场和能量的变化，这才符合整体辨证的原则，那么测量什么部位呢？现代医学是建立在分析还原论基础上的，它将疾病的病因、病位、病理等等无限分解下去，从组织器官水平、到细胞水平、再到分子水平。所以在以往疾病的研究中，我们常常跟随西医的研究方式，把目光过多的放在解剖结构、实验室的指标的变化，而忽略了能代表整体的物质基础，尤其忽略了经络和穴位对证候的作用。经云“经络是气血运行的通路，穴位是气血汇聚的所在”，脏腑气血的盛衰直接关系到证候的变化，所以从经络和穴位入手测定生物电流、生物场、磁场和能量的变化具有准确定位，反应全身上下、内外变化的特征。

多年以来，对于经络和穴位也进行了大量的研究，尤其对其实质的假说众说纷纭，如 (1)经络的生物电说；(2)外周动因激发说；(3) 身体组织间压力带说等 ，我们姑且不考虑经络和穴位到底是什么，只需关注一下流经这些特殊部位的生物电流、生物场、磁场和能量等的变化即可，通过记录分析这些物质的变化，绘制出具有全身生物电流、磁场、生物场和能量变化的证候指纹图谱，建立不同证型的图谱基本模型，达到证候的规范化和量化，应该说这个图谱将是对微观物质，甚至是“非观物质”的宏观表现形式。

3．4 现代化的技术和设备提供测量的方法和工具

证候指纹图谱应是全身信息的反应，用何种方法进行检测？我们的祖先并未给出明示，这是与当时的科学技术有关的，因为那时还没有能量、电流、磁场等概念。据历史记载，中国古代具有先进的天文、历法、数学、哲学知识，《黄帝内经》中到处可见用数理、星象、历法、阴阳五行解释人体生理和病理，这提示古代中医并非单纯研究人体，而是融合了当时先进的知识和技术才形成了日益完整的理论体系。任何一门学科的发展都是这个道理，只有结合当代的先进科学和技术才会前进和提高，西医的发展就是很好的例子，它就是借助现代出现的电、磁等技术和设备在短期内从宏观的解剖到微观的蛋白、遗传基因、分子的进行研究，发现和解开了许多未解之谜，

使西医诊断和治疗技术飞速发展。对于中医，也不是例外，我们也要与现代科学和技术结合。

这好像说到了中医现代化的问题，笔者认为中医现代化应是中医与现代科学和技术的结合，而不是迎合西医指标的问题。西医有CT和核磁进行断层扫描，中医为什么不能有中医的“CT”和“核磁”进行证候的诊断呢，它应该是一种全身扫描仪，可能类似于CT或核磁等，但绝不是解剖结构的简单成像反应，而是一种微观的能量、生物电流、磁场或生物场变化的感应，再通过计算机等终端设备分析绘制出包含全身的多种信息的综合的图谱，作为证候的指纹图谱。这项目标的实现，并不是单纯医学知识所能达到的，而是要与现代物理、机械、生物、计算机等多学科交叉融合，结合现代最前沿的科学与技术。

4．结语

综上所述，证候的规范化和量化研究，首先应是证候的物质基础研究，笔者认为全身特殊部位存在生物电流、生物场、磁场和能量的变化，我们可以尝试测定这些部位的以上物质改变来绘制出证候指纹图谱作为辨证和指导临床的模型。

参考文献（略）

简约的病证辨治——中医现代化的初级阶段

罗恩丽

（广州中医药大学第二临床医学院　广州 510120）

摘要　现阶段中医现代化首先是中医疗效的现代化，简约的病证辨治是中医现代化的初级阶段，简约的病证辨治即在中医理论的指导下，发挥中医核心优势（辨证论治），保持中医疗效的前提下，简化了中医辨病辨证相结合的理论，使之容易被广大医学工作者接受，易于适应社会化大生产式的、工业流程式的推广。简约是中医理论精髓指导下的简约，不是废医存药，也不是单纯的简单化。简约的病证辨治是中医理论指导下的标准（规范性）治疗，可能损失了部分疗效（虽不能达到个体辨证论治的最佳疗效，但优于单纯西医治疗），却换来了中医疗效的认可，只有存在才有继承，有了继承才有发展，有了发展就会有未来。

关键词　简约；病证辨治；中医现代化

中医药的历史源远流长，中医药为中华民族的繁衍生息做出了不可磨灭的贡献，“中医药学是一个伟大的宝库，应当努力发掘，加以提高”，中医典籍汗牛充栋，浩如烟海，中医药能够保留至今，最核心的精华在于临床疗效。中医临床疗效来源于中医理论指导下的临床实践，其核心精髓是整体观念、辨证论治、三因制宜的个体化治疗。

新中国成立以来，广大中医药工作者一直在探索中医药现代化的方法，但是最能体现中医疗效的辨证论治和最具优势的个体化治疗原则恰恰成为中医现代化的一大瓶颈，因为现代医学更偏向工业化大生产的流水作业模式，尤其是强调可重复性。中医的个体化治疗往往被认为是个案的特例，缺乏可重复性。同时缺乏国际公认的、具有中医特色的疗效评价体系是制约中医现代化的另一瓶颈。没有这样一个评价体系，中医的疗效就缺乏说服力。

我们认为中医现代化在现阶段有两个方面要注意，首先不能用现代医学的核心改造中医、不能用现代医学的方式解释、证明中医的理论、不能单纯按西医的疗效评价体系去评价中医的疗效。“过于迎合就会失去精髓”，容易导致废医存药的论调。其次，在中医界内部我们应该强调“不断完善、发展中医理论”，但对外（中医界之外的医学工作者）应该简化中医理论，因为对于那些没有系统学习过中医理论的人来讲，过于强调“不断完善、发展中医理论”，使得本来就深奥难懂的中医理论更加深奥，因而降低了人们学习了解研究中医的兴趣，也容易导致中医虚无论的出现。

疗效是金标准，是所有医学永远的生命力，各界人士认识到中医确切的疗效后，才会有兴趣去熟悉、了解中医药，进而支持中医药，热爱中医药，最后主动加入到中医药的研究队伍中来。所以中医药的现代化，首先是临床疗效的现代化，看到中医药治疗的临床疗效，才会对中医有兴趣。任何一位有责任心的医生都不会对显而易见的疗效无动于衷，做到这样，那么中医药的继承和发展的问题就迎刃而解了。

中医学理论是在古代哲学和朴素唯物主义的基础上产生的，理论蹇涩难懂，如果让中医师能掌握辨证论治的精髓在每个患者身上产生最佳疗效，只有经过系统理论学习和大量的临床实践才能做到。怎么能让刚刚走上工作岗位的中医师和西医院的医生认识到中医的疗效，而且不用学习深奥的中医理论即能应用到临床实践中呢？

张伯礼院士有句至理明言：“大理至简，简而惠众”。如果我们能在遵循中医核心理论——辨证论治基础上，吸取现代医学的精华，病证辨治，简化中医辨证和中医治疗，同时应用既符合国际规范又能体现中医药优势的疗效评价标准证明其有效（虽达不到传统中医药治疗的最佳疗效，但仍明显高于单纯西医治疗的疗效），那么中医理论就有了交流和对话的平台，就有机会能被接受。

怎样可以做到简约的病证辨治，既简化中医辨证和治疗，又保证有临床疗效？

广东省中医院脑病中心历时二十余年，经过四代人的不懈努力，以中风病为切入点，找到了这样一种方法：即简约中医理论指导下的简约辨证和标准（规范性）治疗，既做到了简化中医辨证和治疗，又保证临床疗效（明显优于单纯西医治疗）。

我们认为这实现了中医现代化的初级阶段。

具体研究结果如下：

1、简约的病证辨证：创立了中风病急性期“阴阳类证” 辨证体系

广东省中医院脑病中心以中风病为切入点将辨病和辨证相结合，在中医的体质学说和外邪“从化”等中医理论的指导下，通过古今中风文献调研，综合既往研究，结合专家论证（王永炎院士、石学敏院士、任继学教授、张学文教授、刘茂才教授、赖世隆教授等 18 位知名专家调查结

果），创造性的利用“辨证决策树模型”制定了中风急性期“阴阳类证”的辨证体系：首先依据一级路标“火热”（舌质红、面红、烦躁、便干便难、口咽干燥）的有无，分为阳类证、阴类证；在阴阳类证基础上，依据二级路标“阴虚”（眩晕、耳鸣、手足心热、舌瘦红、苔少、脉细数或弦细）、“气虚”（倦怠乏力、口角流涎、少气懒言、面色晄白、舌质淡、脉弱）的有无，进一步划分阳类虚实证及阴类证虚实证，即“阴虚风动，痰瘀阻络证”、“阳亢风动，痰热瘀阻证”、“气虚痰瘀证”、“痰瘀痹阻脉络证”。该体系抓住中风病风、痰、瘀血的核心病机，确立了“两级路标”“三个节点”的中医辨证依据，并通过全国 23 家医院多中心、大样本、横断面的证候调查进行验证和完善，表明该辨治体系规范、简洁，更加符合临床实际应用、简便易记、可操作性强，同时具有辨证准确，诊断符合率达 80%，能切实指导临床用药，提高临床疗效。

准确辨证是临床取得疗效的前提，而四诊信息的采集是准确辨证的基础。如何用最短的时间采集到最全面、规范、多维度、多阶段的四诊信息，是每一位临床医生都需要的方法。在遵循一切力求简约、方便、快捷、实用的原则指导下，在充分调研国内外相关研究基础上，在病史资料、四诊资料采集方面，我们设计并开发了《中风病临床诊疗信息采集系统（V1．0），SDOS》，使平时需耗时 30-40 分钟的辨证体系在应用该体系仅需 5－8 分钟即可准确判断为哪一证候，解决了临床数据采集复杂费时和科研数据结构化相矛盾的难题，使医生可以边写病历边结构化，既符合临床医生辨证思维习惯，又简便易记，可操作性强，更容易被医务人员掌握和应用，不但适合中医院，也适合在西医院及国外医院推广应用。该采集系统已获中华人民共和国国家版权局计算机软件著作权（2006SR15207）。

中风病急性期“阴阳类证” 辨证体系的创立，使原本复杂的中医辨证简约化，不但利于在中医医院大规模推广应用（北京中医药大学东直门医院、浙江省中医院、上海中医药大学岳阳医院、上海中医药大学附属曙光医院、上海中医药大学附属龙华医院、山东中医学院第二附属医院、河南中医学院第一附属医院等），而且适合西医院（如四川省人民医院、复旦大学中山医院、复旦大学附属华山医院、新疆自治区中医院、中山大学附属第二医院等）医务人员掌握，这是对中风证候研究的新突破，也是中医临床辨证的新突破。

简约的病证辨证是中医现代化的第一步。

2、建立了既符合国际规范，又充分体现中医特色和优势的临床疗效评价体系

缺乏国际公认的、符合中医特色的疗效评价体系是制约中医现代化的另一瓶颈。

广东省中医院以中风病为切入点建立了包括中医临床症状、神经功能缺损、日常生活能力、生活质量等多个维度临床疗效评价体系，该体系的结局评价选择国际公认的 NIHSS 作为残损指标，BI 作为日常生活能力指标，GOS 、mRS 作为残障指标，SS-QOL 作为生存质量的评价指标，并将中医证征积分表（SSTCM）作为中风病中医证候疗效评价指标，首次全面系统将多纬度、多时点的系列中风病国际通用量表引入到中医药干预急性中风的临床试验中，确定了缺血中风急性期不同量表的适用范围、测量时点、统计学方法以及结论分析的规范，确定了国际通用量表和中医药量表之间的关系，建立了既符合国际规范，又符合中医药自身规律和中医辨证论治体系要求，能充分反映中医的特色和优势临床疗效评价方法，使中医辨证、治疗与评价体系向科学化、

规范化与标准化方向发展，有利于中医药疗效被国际主流医学界所接受，促进了中医现代化的实现。

3、简约的病证辨治

在简约的病证辨证理论指导下建立了中风病急性期的综合救治方案，取得了良好的临床疗效

在简约的病证辨证理论——"中风病阴阳类证" 体系指导下，充分发挥中医药和现代医学等多种治疗方法的优势，并通过大样本、多中心、随机对照临床试验验证，优化出一套集西医基础治疗、外科手术、中药注射剂、辨证方药于一体的中风急性期综合救治方案。该综合救治方案时刻注意把握中风的根本病机、在简约"中风阴阳类证"辨证体系指导下，抓住了共性，发挥中医特色，以证统法，以法统药，处处突出中医辨证论治特点，而又尽量简化中医辨证用药，虽简化但有效，非弃医存药的治疗，是简约而非简化的治疗。

该治疗方案通过严谨、规范、国际公认的多中心临床试验验证，取得良好临床疗效。该方案较国内外同类治疗方案可降低病死率 10%，减轻严重致残率 13%，缩短患者平均住院时间 4 天，降低住院费用 1000 元/例，大大减轻了患者和社会的医疗负担。

1996-2001 年期间，经过广东省中医院、中日友好医院等 5 家医院多中心随机对照临床试验证明，高血压血肿清除术联合中医药方案可降低病死率 12．8%、减少并发症的发生率和致死率。

2001－2004 年期间，在江苏省中医院、浙江省中医院等 9 个中心采用多中心、单盲随机对照试验，利用该方案治疗 404 例急性脑出血患者，结果证明可改善 90 天的神经功能和生活质量，降低严重致残＋病死率 14%；

2004-2006 年间，经过广东省中医院、四川省人民医院………等 22 家医院 606 例多中心试验表明，90 天随访时，综合方案可减少 6．3%的患者丧失生活能力(BI<75，20%VS 26．3%)，增加 8．6%的患者独立生活（mRS 0－1 级，59．3%Vs 67．9%）。

动物实验证明，该方案不同程度的改善脑毛细血管的通透性、减轻模型鼠的脑水肿，改善模型鼠微循环，促进血肿吸收，同时具有抑制氧化应激反应、减轻 NO 的神经毒性、提高脑出血后脑组织热休克蛋白（HSP70、HO-1）的表达、调节神经细胞膜上 Na^+通道基因表达等神经保护作用，促进脑组织修复和神经功能恢复，从而改善了模型鼠神经症状。具有神经保护作用。

目前，该辨治体系已通过全国中医脑病学术会议、中华中医药学会内科分会、中华中医药学会脑病专业委员会、国家级继续教育项目等途径，对全国、全省各级医院共计 3000 多人次进行培训和推广，在全国 150 家医院推广应用，大大提高了临床疗效，降低了医疗费用，取得了良好的社会效益，该方案的深化研究已被被国家"十一五"科技支撑计划采用，继续深化中风阴阳类证辨治体系在围手术期、二级预防等环节的研究，并被国家标准化项目"缺血中风诊疗标准（行业标准）"采用，作为制定行业标准的重要依据。

广东省中医院脑病中心九五、十五科技支撑项目得出了中医现代化的里程碑式的科研结论，首次创造性的提出：简约的病证辨治理论，实现中医现代化的初级阶段——临床疗效的现代化。

通过以中风病为切入点的研究，找到了中医现代化的一种方法——在中医理论的指导下，发挥中医核心优势（辨证论治）保持中医疗效的前提下，简化了中医辨病辨证相结合的理论，使之

容易被广大医学工作者了解、认可，易于适应社会化大生产式的、工业流程式的推广，使中医疗效现代化。在中医药理论指导下的临床疗效的保证，简约是中医理论精髓指导下的简约，绝不是废医存药。简约中医理论指导下的标准（规范性）治疗。可能损失了部分疗效（此辨证方法虽然不能达到中医三因制宜个体辨证论治的最佳临床效果，但仍然显著优于单纯西医治疗的临床疗效）但换来了中医疗效的认可，只有存在才有继承，只有继承才有发展，有了发展就会有未来。

简约的病证辨治理论优点：

1、应用范围广泛，不论中医院西医院；不论医院规模大小；不论国内外；不论医生年资高低均可推广使用；

2、浅显易懂、易于操作：，没有高深理论；规范、简洁，便于临床实践；

3、疗效确切，能够立竿见影；

4、兼容性强：本身中医理论精华的浓缩，也可以自成体系的理论；并不排斥其它医学方法；

5、易于推广，容易形成共识，阻力较小，较少遭到抵制；

6、“简约的病证辨治理论”是开放的、发展的、与时具进的、不断完善的，不仅不排斥其它医学方法，相反它可以成为其它方法的工具，并与其它先进科学的诊断、治疗方法相辅相成，帮助其它方法更加完善、更加简单、更加有效。我们在应用那些方法时，可以借助简约思维和工具，看看还有没有可以简化的地方，以至于效率更高、效益更好。

古老深奥的中医学的理论与今天的社会自然科学和现代医学对话、沟通交流的方向：在遵循中医核心价值和内在规律的基础上，以现代的语言和思维方式与科学界、现代医学界、大众沟通对话，用现代的通俗化的语言阐述深奥的中医学理论，建立规范、简洁的病证结合的证候诊断标准和建立既为国际公认又遵循自身特点规律的疗效评价标准，来证明我们的临床疗效，使辨证论治的优势通过临床疗效优势充分展露，使更多人能看得到中医学的疗效，使更多人能听得懂中医学理论，这样就有了沟通的基础，中医理论的科学成分才有有机会被世界重新认识，才有机会被认可。

病证辨治的简约主义风格特色是将中医的基础理论、辨证（诊断标准）、治疗、用药等简化到最少的程度，但对辨证论治的要求质量很高。通过简洁的、规范的现代语言表述出深奥的中医理论，使广大医务人员在不用经过漫长时间的学习、不增加工作量的前提下多一种对疾病的认识、解释、诊断方法，多一种治疗方法，在简洁方便中获得更高的疗效。但简约不等于简单，它的产生源自于大量的文献调研、多年的临床经验总结，是一代甚至几代中医专家、学者通过对中医药学优势和特点、核心理论深入探讨、归纳、总结、创新得出的中医学科学发展规律，它不是简单的中医西化，也不是简单的废医存药，而是凝结着数代中医大师们的独具匠心，既简洁实用又疗效卓越的辨证论治体系，同时具有可重复性，适合工业化、社会化大生产的治疗模式，是实现中医现代化的初级阶段。这个理论可以不断“实践—认识—再实践—再认识”，按照“认识的往复式螺旋上升的哲学原理”不断发展。

浅析肠道微生态与“辩证论治、方证对应”整体观理论指导下的中药复方应用的关系

王战国[1] 陈放[1] 兰轲[2] 胡慧玲[3]

（1 四川大学生命科学学院 成都 610065）

（2 四川大学华西药学院 成都 610041）

(3 成都中医药大学药学院 成都 610075）

摘要 系统浅析了肠道微生态与中医药整体观理论的关系，对肠道微生态在中医药“辩证论治、方证对应”整体观指导下的中药复方应用中的难点进行了讨论，并提出代谢组学可用于开展此方面的相关研究，将有助于阐明中药复方的药效和体内过程。

关键词 中药复方；肠道菌群；方证对应；整体观；代谢组学；药效学-药动学

中药复方临床应用是中医药“辩证论治、方证对应”整体观理论治疗疾病的集中体现。以中医药整体观、辩证论治、方证对应理论指导下的中药复方临床实效为生命力的中医药学，是具有重大的理论和应用价值的复杂系统。中医整体观在“病-证-方”的中药复方临床应用中得到集中体现，中药复方通过配伍整合为一整体，中药复方干预的对象也为一整体。

中药复方干预对象的整体性体现在于机体及其共生的肠道微生态的整体性。肠道微生态与中医药“辩证论治、方证对应”整体观理论指导下的中药复方临床应用关系密切，一定程度上讲，肠道微生态是中医药“辩证论治、方证对应”整体观理论中不可或缺的重要组成部分，是中药复方药效与体内过程的重要影响因素之一。

1 肠道微生态是“辩证论治、方证对应”中医整体观理论的重要组成部分

国内外学者在 Science、Nature、PNAS 等国际权威杂志发表论文，表明肠道菌群与人体之间存在着复杂的动态平衡关系，肠道微生物群落参与了人体的生理生化、病理、病理生理和药理(毒理) 过程，是人类代谢网络中重要的组成部分。Nicholson 将宿主、肠道菌群及其他环境因素看成一个整体，提出全局系统生物学概念。

随着中医药研究的发展，中医药与微生态的本质联系逐步地被揭示出来，如：中医的阴阳学说与微生态平衡理论；中医的“脾虚”理论与肠道微生态失调理论；中医的扶正祛邪理论与微生态平衡理论。早在 1989 年，有学者就曾预言：“微生态学很可能成为打开中医奥秘大门的一把金钥匙”。

学者假定中医的“证”或“症”就是人体肠道微生态变化产生的某些继发反应导致的“表观现象”，通过药物调理肠内菌群的平衡，对“证”施以影响，对“证”下药（中药及复方），达到治疗疾病的目的；中药及其复方口服后，同时作用于人体与肠道微生态，促进失调的平衡达到一个新的

平衡。其间的关系可如图 1 所示。

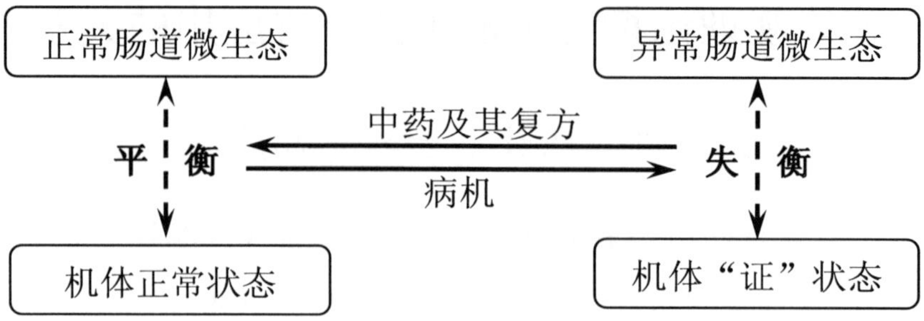

图 1　肠道微生态—机体—辩证论治、方证对应—中药及复方的关系

肠道微生态-机体-中药及复方整体性考虑是中医药整体观的内在属性要求，肠道微生态是中医药“肠道微生态－机体－辩证论治、方证对应－中药及复方”整体观理论的重要组成部分。

2 肠道微生态与中医基础理论及“证”的关系假说与实验研究

国内学者就肠道菌群与中医基础理论的关系，提出以下假说：①阴阳平衡理论与微生态平衡理论的联系；②中医“脾”与胃肠道微生态的联系；③中医扶正祛邪理论与胃肠道微生态的联系；④治“未病”理论与胃肠道微生态的联系；⑤中医“证”与肠道菌群失调的联系等。就菌群与“证”的关系而言，研究表明，中医“脾虚”（证）时，肠道菌群失调，反之，肠道菌群失调，易导致中医“脾虚”，并指出双歧杆菌/肠杆菌比值降低，即厌氧菌减少是脾失健运肠道微生态学的主要特征。

3 肠道微生态与中医药“辩证论治、方证对应”整体观指导下的中药复方应用关系

3.1 肠道微生态与“方证对应药效学”的关系－中药复方对肠道微生态甚至相关“证”的作用

筛选对正常菌群有促进生长作用、对致病菌及条件致病菌有抑制作用的中药及复方制剂是国内外学者关注的焦点之一。研究人员发现大量中药及复方具有扶植正常菌群生长或抑制致病菌及条件致病菌生长的作用。如中药：黄芪、阿胶、五味子、刺五加、枸杞子、人参、黄连、黄芩、大黄等；中药复方：四君子汤、赤芍承气汤、黄芩汤、黄连解毒汤、泻心汤、四神丸、扶正固本丸、人参合剂等。近年来，特别是中药及复方对菌群相关的“证”的肠道菌群的调整的报道较多，就 2007 年而言，就有大量文献报道，如：大黄对肝硬化患者肠道微生态调整，四神丸对脾虚小鼠肠道菌群调整，大承气汤对 MODS 时肠道细菌微生态的调整作用研究等。

3.2 肠道微生态与“方证对应药动学”的关系－肠道微生态甚至相关“证”对中药复方的处置

3.2.1 正常肠道菌群对中药复方有效成分代谢处置及药代动力学的影响

中药及复方有效成分在肠道菌群的作用下，药代动力学特征改变主要涉及：①产生较原形物质的药理作用加强或减弱，毒性增加或降低的代谢产物；②产生直接作用于肠道菌群发挥作用的代谢产物；③产生易于或不易于吸收的化学成分，及影响药物体内药动学过程。④对复方配伍后有效成分的药代动力学产生影响。如：槲皮苷，经肠道菌群作用后的代谢产物槲皮素，药理活性

增加，且易于吸收；苏铁苷，经肠道菌群作用后的代谢产物为苏铁素，毒性增加；如：具泻下作用的大黄、番泻叶成分番泻苷，口服给药后，几乎不吸收，而在消化道下段，受肠道菌群分解，产生真正的泻下活性成分。如：人参皂苷、黄芩苷、柴胡皂苷、甘草甜素、芍药苷等口服原形吸收较差，经肠道菌群代谢后的苷元，则易于吸收，提高生物利用度，可谓在肠道菌群作用下的“天然前体药物”。如：复方黄芩汤、双黄连口服液、黄连解毒汤中黄芩苷的药代动力学，配伍后，在肠道菌群作用下药代动力学表现出差异。

3.2.2 异常肠道菌群（证）对中药复方有效成分代谢动力学的影响研究

肠道菌群失调状态下，菌群的组成与比例容易发生变化，可能导致机体的发病，像中医的“脾虚”、“寒证”、“热证” 与肠道菌群的失调有密切关系，且可能存在对药效成分代谢动力学特征的影响。早在 1988 年，日本学者田中茂，对三黄泻心汤中大黄酸药代动力学研究表明，大黄酸体内峰值浓度，在严重实证便秘患者中要高于轻型实证便秘者。同样，学者黄熙等，研究表明，川芎嗪在肠道菌群导致的脾虚大鼠模型中的药代动力学与正常大鼠比较，存在统计学差异；加味逍遥散中阿魏酸，在脾气虚、肝郁脾虚及胃实热证的患者中的血清药代动力学特征存在显著差异；朱伟等，对大黄酸在寒、热证人体内药动学过程比较，同样显示出统计学差异；解热药复方 YL2000 中小檗碱、蛇床子素、黄芩苷在正常大鼠与肠道菌群导致发热大鼠中药代动力学存在差异。

4 肠道微生态与“辩证论治、方证对应”整体观指导下的中药复方应用关系研究的难点

如何将机体与肠道微生态联系起来整体性考虑，体现中医药的整体观；如何将“证”（肠道菌群相关一方结合考虑，体现中医药的方证对应精髓；如何将中药复方的化学成分组整体性考虑，体现中药复方的多成分多靶点作用等，即符合中医药内在属性要求下进行肠道微生态与“辩证论治、方证对应” 整体观指导下的中药复方应用关系的难点与关键。如图 2 所示。

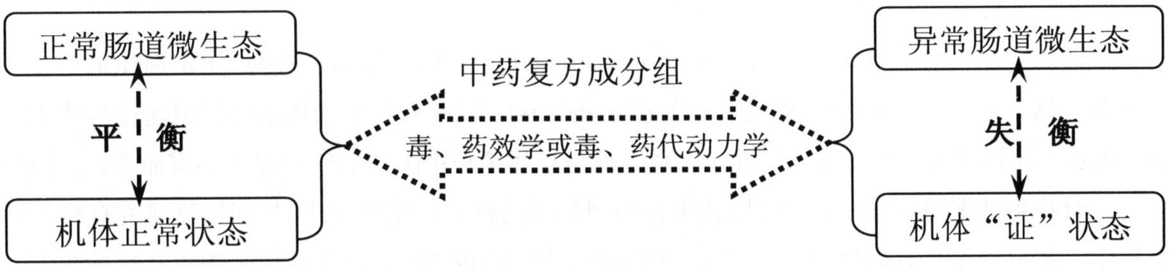

图 2 肠道微生态与“辩证论治、方证对应”指导下中药复方应用的关系

中药复方对机体及其共生的肠道微生态的整体综合调节作用，是中医药辩证论治、方证对应整体观指导下中药复方临床应用的特色与优势。机体及其共生的肠道微生态对中药复方的处置，是其发挥药理与临床作用的前提。开展肠道微生态与“辩证论治、方证对应” 整体观指导下的中药复方应用关系的相关研究，是阐明中药复方药效与体内过程的一个重要途径。但现有的研究大多采用正常菌群的离体温孵培养法进行药效与代谢产物分析研究；采用经典的有效成分血药浓度法进行正常菌群或异常菌群(“证”)对有效成分药代动力学的影响甚至复方作用机制研究。现有的研究存在以下缺陷：①缺乏机体与肠道菌群整体性考虑；② 缺乏异常肠道菌群影响，即方证对应思想，以及药效与药动的统一性；③ 证对体内有效成分药代动力学的影响，又缺乏中药化学

成分组的整体性考虑。符合中医药整体观理论指导下，开展肠道微生态与“辩证论治、方证对应”的中药复方应用关系研究，就需要解决以上三个问题。

4.1 机体与肠道微生态的整体性考虑

肠道菌群与人体之间存在着复杂的动态平衡关系，肠道微生物群落参与了人体的生理生化、病理、病理生理和药理(毒理) 过程，形成了人类代谢网络中重要的组成部分，证的发生发展中微生态系统可能由正气(平衡) 向邪气(失平衡) 转化，引发疾病。中药及其复方口服后，同时作用于人体与肠道微生态，促进失调的平衡达到一个新的平衡（如图 1）。

4.2 “方证对应”与“药动学－药效学”的内在联系

辨证论治是中医认识疾病和治疗疾病的基本原则，辨证论治是中医用药的精髓。中医界历来重视对中医“证”的研究，强调不同的“证”需要不同的方剂进行治疗，即“方证对应”整体性。药效学研究药物对机体的作用，药动学研究机体对药物的作用，二者在治疗疾病的过程中得到了完美的统一。方证对应是中医辨证论治的核心内容，强调方剂与证相互作用中的对应关系；药动学与药效学是药学研究密不可分的两个核心内容，强调药物与机体相互作用中各自动态变化的相互对应关系。从某种程度上讲，中医方证对应理论可由药动学－药效学研究得到现代的科学诠释。

4.3 中药复方化学成分组的整体性考虑

“中药复方有效成分组”是中药复方发挥临床治疗作用的物质基础，是保证中药复方临床疗效的基本条件。有效成分组不同于有效部位，有效组分或有效成分，也不同于中药复方中的生物活性成分，而是指中药复方中发挥治疗作用的全部有效物质。将中药化学成分组作为整体考虑是中医药科学性研究的趋势。

5 代谢组学为肠道微生态与“辩证论治、方证对应” 整体观指导下的中药复方应用关系的相关研究提供了契机

5.1 代谢组学具有中医药整体观相近的属性

代谢组学是全局系统生物学 (global systems biology)的重要基础，它通过定量描述生物体系受刺激或扰动后其内源性代谢物组的应答 (biomarkers)，以此研究生物体系的代谢途径与代谢结果，揭示生命活动的代谢本质。其研究的系统观与整体论与中医药的研究思路不谋而合，它们的有机结合将可能有力地推动传统中医药理论与现代医药技术理论的契合。代谢组学研究有赖于高分辨率、高灵敏度与高通量的分析方法（LC-MS、^{1}H-NMR 等），以此获得生物样品中全部小分子化合物的定量化学信息，然后采用化学计量学/生物信息学方法从海量的数据中总结规律。

5.2 代谢组学可用于肠道微生态与“辩证论治、方证对应” 整体观指导下的中药复方应用关系的相关研究

就代谢组学应用于现代中医药研究而言，国内外学者主要用于中医“证”的研究与病理模型识别和确证；中药及复方的整体疗效与作用机制、毒理研究等。研究目标仅侧重于分析机体内源性代谢物组对中药的应答，阐释药物的有效性、毒性与可能的作用机制等信息，属于药效学研究范畴，如图 3 所示。

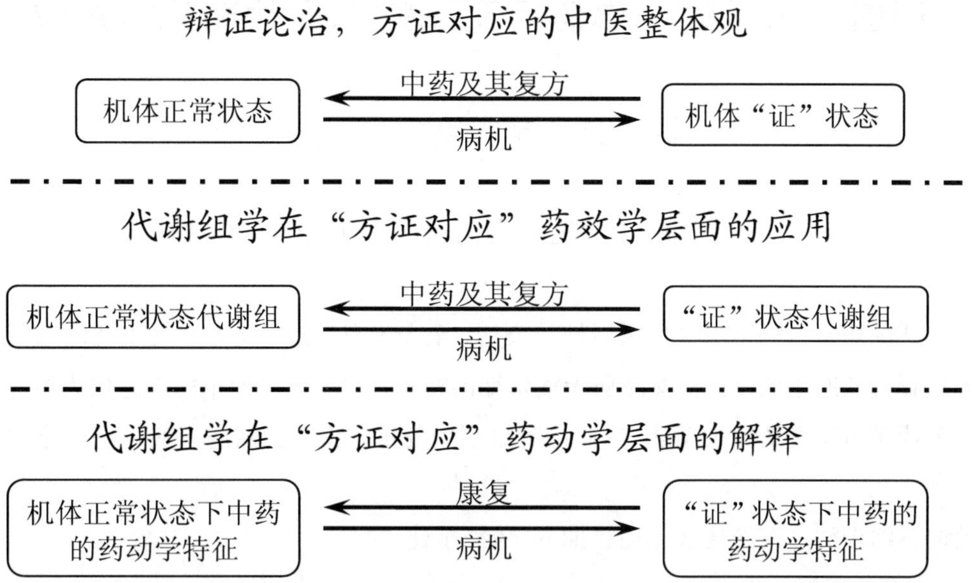

图 3　基于代谢组学与方证对应的中药及复方药效学－药动学研究

如图 3 所示，通过代谢组学方法可以分析机体内源性代谢组与肠道微生态代谢组对“病机”与“方剂”的应答，阐明“证”的生物学基础与方剂的作用原理；同样，通过代谢组学方法可以分析机体内药源性代谢组对“病机”与“康复”的应答，阐明“方”与“证”的对应关系。辨证论治、方证对应是中医用药的精髓，利用代谢组学方法可综合研究“方证对应”中“中药化学成分组整体”与“机体与肠道微生态共平衡”的相互作用。

中医药研究的内在要求与趋势是体现“方”（中药复方整体）与“证”（机体与肠道微生态共平衡）对应中的药动学－药效学基础。代谢组学为此提供了解决的方法与途径，利用代谢组学方法可综合研究“方证对应”中“中药化学成分组整体”与“机体包括肠道微生态平衡”的药动学－药效学相互作用。

同样如图 1 所示，将肠道微生态的正常态与异常态进行适当的模拟，在缺乏肠道微生态的证的模型下，进行“辩证论治、方证对应”的中药复方药效-药动研究，将有助于开展基于代谢组学技术的肠道微生态与“辩证论治、方证对应”的中药复方应用关系方面的相关研究，阐明中医药科学内涵。

参考文献（略）

中医“治未病”思想与艾滋病无症状期免疫重建

李　勇　王　阶　林洪生

（中国中医科学院广安门医院　北京 100053）

摘要　艾滋病是一种全身性严重慢性传染病，至今没有治愈的方法，对于艾滋病无症状期的治疗西医没有有效的手段，抓住艾滋病无症状期的特点，以中医“治未病”思想为指导，通过辨证论治中医药调节患者的免疫功能，从而达到早期免疫重建将是艾滋病无症状期治疗中重要的方法。

关键词　治未病；艾滋病（无症状期）；免疫重建

艾滋病即获得性免疫缺陷综合征(Acquired Immunodeficiency Syndrome，AIDS)，是由人类免疫缺陷病毒(Human Immunodeficiency Virus，HIV)引起，以免疫缺陷为特征的一种全身性严重慢性传染病。自 1981 年在美国首次报道发现艾滋病患者后迅速在全球广泛流行，2007 年全球艾滋病毒感染者 3300 万，因艾滋病死亡的人数累计达到 2600 万，中国感染艾滋病人数达到 70 万，全人群感染率为 0．05 %，其中艾滋病病人 8．5 万人。对于艾滋病的治疗，虽然 HAART 疗法的出现使艾滋病治疗前进了一大步，但至今没有根除的办法。中医药的介入 20 余年取得了很大的成果，也越来越被认可和接受，给艾滋病患者带来一线希望，在此我们探讨中医“治未病”思想对艾滋病无症状期免疫重建的影响。

1　艾滋病及治疗

HIV 进入人体后，通过破坏辅助性 T 细胞（CD4）使患者细胞免疫功能明显低下，失去对外界感染的抵抗力，容易发生感染和生成恶性肿瘤，最后导致死亡。这个过程大概可分为三期：急性感染期、无症状期、艾滋病期。从艾滋病的发病过程看，无症状期能够持续相当长的时间（一般是 8-12 年），由于无明显自觉症状，给发现和治疗都带来很大的困难。目前艾滋病还无法治愈，也没有有效的疫苗，多采用综合治疗：抗 HIV 病毒治疗、预防和治疗机会性感染、中医药治疗、增加机体免疫功能、支持疗法以及心理咨询，其中以抗病毒治疗最为关键，研究显示，早期应用联合抗病毒治疗会使病人受益，死亡率及疾病进展较延迟治疗者都有统计学意义，而且早期治疗更容易实现免疫重建。但是由于应用 HAART 疗法出现的副作用、耐药性以及免疫重建综合征等限制了此疗法的广泛应用。

2　中医“治未病”思想在艾滋病无症状期免疫重建中的作用

中医早在《内经》时期就已经提出“治未病”的思想。治未病包括两个含义，未病先防和已病防变。《素问・四气调神大论》指出“圣人不治已病治未病，不治已乱治未乱……夫病已成而后治之，譬尤渴而穿井，斗而铸锥，不亦晚乎。”《素问・阴阳应象大论》曰：“善治者治皮毛，其次治肌肤，其次治筋脉，其次治六腑，其次治五脏。治五脏者，半死半生也。” 后世医家延续了治未病思想，尤其是对于已病防变，使得中医能够发挥其优势。东汉张仲景《金匮要略·脏腑经络先后病脉证》就有“见肝之病，知肝传脾，当先实脾”的论述；清代叶天士提出的“务在先安未受邪之地”也体现了这一治未病原则。

未病先防属于预防及养生保健范畴，对艾滋病的预防具有相当重要的意义，这里我们不作讨论。已病防变体现了中医治疗的优势特色，更加适合艾滋病无症状期的临床实践。HIV 感染有极其隐蔽的特性，往往经过多年潜伏后，才偶然被发现，此时多已错过阻截疾病传染途径的疾病早期，“先安未受邪之地”就成为中医防止艾滋病传变的主要途径。所以在艾滋病无症状期应用中医药治疗有着较理想的效果。在此我们主要讨论“治未病”思想中已病防变对艾滋病无症状期免疫重建的影响。

2．1 中医对艾滋病的认识

中医文献对于艾滋病并没有记载，根据艾滋病的特点应该属于“疫病”、“伏气温病”、“虚劳”、“虚毒疫”的范畴。病因是纵欲滥交、嗜食毒品、或外邪直中血分（血液传播）。病性为艾毒内侵，正气渐亏。病位在膜原血分，与五脏皆有关，脾肾是最直接相关脏腑。其病机演变过程应该是急性期为正盛毒盛、无症状期为正渐虚毒伏、艾滋病期为正虚毒盛。中医根据病情辨证论治，在急性期和艾滋病期可以增效减毒，协助 HAART 疗法达到免疫重建。无症状期没有明显的临床症状，这一期 HIV 对人体免疫功能的损害是在持续进行的，西医的观点是动态监测，不主张积极的 HAART 治疗。但是对于无症状期的治疗直接关系到病人的预后，通过中医药治疗，增强病人免疫能力，延缓病情的进展，甚至早期重建病人的免疫都是有可能的。中医“治未病”思想会在此期治疗中发挥极大的作用。

2．2“治未病”以扶正为主

“正气存内，邪不可干”，“邪之所凑，其气必虚”，体现了艾滋病正虚的本质。艾滋病从无症状期发展到艾滋期是一个渐进的过程，处于无症状期的感染者最多，持续时间最长，HIV 在人体内一直维持着高度复制平衡状态，病毒每天大量地产生，但同时也大量地被清除，不断地感染和杀伤 T 淋巴细胞，也不断地突变来逃避免疫系统的追击，所以感染者并未表现出明显的临床症状。从中医学角度分析艾滋病无症状期属于正气渐虚，邪毒内伏，正邪交争。由于正邪暂时处在平衡状态，患者几乎没有任何临床表现，按照常规的中医辨证论治很难进行。但是我们只要把握住“正虚邪实”的病机实质，结合现代医学检验结果，辨证施治就会起到良好效果。根据中医“治未病”的思想，我们抓住正虚这个根本，应用中药扶正固本，使正气充足，机体适应力强，驱除外邪有力，病变过程相对缓慢，延缓死亡。

在临床中应该重视脾和肾两脏。“脾为后天之本”，主运化升清，脾的运化功能正常，就会使人气血旺盛，抗邪有利；脾的运化功能失常，生化不足则气血亏虚，正气亏虚，不能有效抗邪，邪毒渐盛导致变证蜂起。“肾为先天之本”，肾生精，主骨生髓，为人元气之根。肾气充盛是生命之本。脾和肾的功能与人体免疫系统有重要的关系，通过健脾益肾可以增强免疫，重建艾滋病损伤的人体免疫功能。艾滋病无症状期运用中医“治未病”思想培本固元，健脾益肾，使气充精盛，帮助恢复自身调节系统，防止发病，阻断病情进一步发展，解除患者的主观痛苦，提高生存质量，延长病人寿命。

2．3 扶正中药对免疫重建的作用

扶正中药大多能够调节人体的免疫功能，应用于 HIV 感染者能够培本固元，重建患者的免疫功能。甘草多糖被证实具有多种免疫增强功能，能激活网状内皮系统，直接刺激 B 细胞增殖，诱导人体 IgM、IgG 产生，诱生和促诱生干扰素，增强机体的杀伤细胞活性。甘草甜素在机体不仅具有诱导干扰素，增强自然杀伤细胞(NK)活动功能，抑制 HIV 增殖，并具有免疫激活作用。天花粉蛋白是从栝蒌根部提取的一种蛋白，在体外能选择性的杀伤被 HIV 侵犯的 T 细胞和巨噬细胞，对正常 T 细胞有保护作用，使其免受 HIV 感染，是目前唯一能直接作用于巨噬细胞的药物。其作用机制可能是：作用于受 HIV 感染的单核巨噬细胞，抑制细胞内 HIV 的复制；抑制合胞体形成，使 CD4 细胞数目明显回升；诱发 CD8 细胞对 HIV 的特异性杀伤能力。夏枯草多糖能提高 HIV 感染者低下的 IL-2 水平，在一定程度上纠正异常免疫功能状态。红毛五加多糖是从中药红毛五加的茎皮提取的，能提高和促进细胞免疫，主要表现为促使 CD4 细胞数增多，CD4/CD8 比值增加，改善患者 CD4 细胞低下及贫血。

2．4 扶正复方对免疫重建的作用

以扶正为主的复方研究也证实在艾滋病免疫重建中的作用。彭勃等应用以益气养阴法为主的扶正排毒片治疗艾滋病无症状期病人取得了良好的效果，CD4 细胞升高，不同程度的出现了免疫重建。李发枝等用益气药物为主的益艾康胶囊观察 173 例 HIV/AIDS 患者 T 淋巴细胞亚群变化情况，T 淋巴细胞亚群中 CD4 淋巴细胞有较显著的上升，CD4/CD8 比值明显上升，差异有显著性($P<0.05$)，提示经中医药治疗后可以提高患者的机体免疫功能。刘刚等采用扶正为主的“乾坤宁”对 60 例 HIV 感染者进行治疗前后自身对照临床实验，结果显示，乾坤宁可使患者 CD4 细胞维持一定水平，明显改善症状、体征，提高生存质量，并可降低血液中病毒载量，而未见明显毒副作用。王融冰等用健脾益气法治疗艾滋病 38 例，平均 CD4 细胞数量提高，CD8 细胞数下降，CD4/CD8 比值提高，治疗前后有显著性差异($P<0.05$)，提示复方对免疫重建的作用。

2．5“治未病”不忘祛邪

艾滋病无症状期由于正气尚足以抗邪，邪毒内伏，所以临床见不到明显症状，但是病毒（我们称之为“艾毒”）存在是客观事实，因此祛邪是中医“治未病”不可或缺的方法。西医 HAART 疗法就是通过杀灭病毒的方法实现免疫重建的。中医也会用自己的方法祛除艾毒，保护人体。既然艾毒内伏，会“伏”在什么地方呢？笔者认为，艾毒进入人体后，直中血分，由于人体正气抗邪，艾毒会象其他疫毒一样藏于膜原，非表非里之间，不易于被发现，慢慢耗损人体正气，最终会充斥表里，使沉疴莫救。那么无症状期艾滋病用药就要考虑到这一点，应用透达膜原之品，清除艾毒。

小柴胡汤是临床疗效肯定的中医名方，可以通达半表半里之邪，吴维萍等以小柴胡汤加减而成的以小柴胡汤为基础方加减组成灭艾灵汤剂，对河南上蔡县早中期艾滋病患者进行治疗，患者发热、乏力、腹泻等症状及全身状况有明显改善，细胞免疫有所提高，证实了对艾滋病的治疗作用。在对该方治疗艾滋病方面日本学者也做了大量研究，证实小柴胡汤中的黄芩成分黄芩黄素和黄芩苷抑制 HIV-RT 活性的作用最强，其类黄酮化合物也是较强的抑制物质；其提取液对淋巴细胞有调节作用，并与低浓度 AZT 有相乘的抗 HIV 活性作用；对 HIV 感染引起的免疫系统功能障碍有保护作用，能提高 AIDS 患者的免疫功能。

张奉学等以SIV 猴和相应的CEM×174 细胞系为模型，观察以清热解毒药物紫花地丁、夏枯草、黄芩等组成的艾可清对SIV 的体外抑制作用，结果显示艾可清体外具有明显抑制SIV 的作用，为后续研究奠定了基础。

大量的临床研究表明扶正祛邪联合应用会对艾滋病起到较好的临床效果，对艾滋病无症状期的“治未病”也必须加入祛邪的方法，才能够成功的实现早期免疫重建。

3 结语

治疗艾滋病免疫重建应该是贯穿始终的，抗病毒治疗、骨髓或干细胞移植、细胞因子输注、过继性免疫细胞治疗、基因治疗以及中医药等，任何的方法都是以免疫重建为目的。在艾滋病无症状期这个特殊而又漫长的时期，中医药更能够发挥优势。目前对中医治疗艾滋病无症状期的研究还存在着许多问题，研究课题设计不规范，缺乏盲法随机以及多中心的研究，缺乏循证医学的证据，如何运用“治未病”思想，科学合理的设计符合循证医学的研究方案，通过辨证论治应用中医药扶正祛邪，使正气充盛，邪无所发，达到免疫重建的目的是我们的努力方向。

参考文献（略）

从治未病角度谈慢性阻塞性肺病的防治

刘玉庆　高思华

（北京中医药大学　北京 100029）

摘要　慢性阻塞性肺疾病(COPD)是严重危害人民身体健康的重要慢性呼吸系统疾病，该病目前居全球死亡原因的第 4 位，中医药在该病的防治方面有明显的优势。 “治未病”是祖国医学预防医学思想的高度概括和总结。从未病先防、治病于始、既病防变的角度阐述了该病急性期及缓解期的治疗。急性期治疗主张以祛邪为主；缓解期主张权衡邪正虚实的关系，以中医辨证治疗、氧疗、呼吸功能训练和疾病宣教及心理支持的防治方法，旨在减轻症状，阻止病情发展 、改善活动能力、提高生活质量、降低疾病的病死率。

关键词　慢性阻塞性肺病；治未病；防治

“治未病”是中医预防医学思想的高度概括和总结，在疾病的防诊方面有重要意义。《黄帝内经》首次提出了治未病的概念，《素问・四气调神大论》有“圣人不治已病治未病，不治已乱治未乱”。张仲景发展了《黄帝内经》以来的相关思想，从未病先防、既病防变的多方面论述了治未病的原理、方法。叶天士、吴鞠通发展了治未病的思想。可以说治未病思想奠基于《内经》、《难经》，发展于《伤寒杂病论》，成熟于《温热论》(1)。“治未病”思想的精髓包含着三个方面的基本意义，即未病先防、治病于始，既病防变。治未病思想在当今慢性病的防治方面有着非常重要的意义。

慢性阻塞性肺疾病(COPD) 是一种可以预防、可以治疗的疾病状态，以不完全可逆的气流受限为特点。COPD 由于其发病率高，死亡率高，社会经济负担重，已成为一个重要的公共卫生问题。 COPD 目前居全球死亡原因的第 4 位，是严重危害人民身体健康的重要慢性呼吸系统疾病。近期对我国 7 个地区 20245 成年人群进行调查，COPD 患病率占 40 岁以上人群的 8．2%，其患病率之高十分惊人[2]。但是由于 COPD 的起病隐匿，发病后患者在疾病早期疏于治疗，导致该病患者肺功能呈逐年下降趋势，以致晚期形成肺心病、慢性呼吸衰竭等严重病症，如何进行 COPD 的防治成为当今学术界关心的热点问题。

未病先防

未病先防即是指未病之前先要预防，主要针对的是健康未病态。由于影响健康的因素是多种多样的，所以，预防也必须从多方面开展。COPD 发病过程多有以下特征：长期较大量吸烟史、职业性或环境有害物质接触史、家族史 、发病年龄多于中年以后、症状好发于秋冬寒冷季节，常有反复呼吸道感染及急性加重史。因此倡导戒烟及环境的保护，对于有吸烟史、职业接触史、年龄 40 岁以上的人定期进行肺功能及胸片检查以期早期发现，尤其是没有症状的早期患者通过检查达到早期发现、早期治疗的目的。

治病于始

治病于始，即是已病早发现、早治疗。早发现是关键，有针对性的肺功能筛查是在 COPD 早期阶段、隐伏阶段对疾病进行早期诊断。通过早期治疗，把潜在的危险消灭在萌芽状态，确保人体健康。作为 COPD 的发病因素之一，吸烟在 COPD 的发生、发展过程中有着非常重要的作用，因此教育与督促患者戒烟在 COPD 的防治方面有重要作用。其次进行腹式呼吸及缩唇呼吸锻炼以及太极拳等方式进行锻炼，以提高患者的免疫力，减少感冒及感染的发生，另外对于老年患者提倡在冬季接种疫苗以减少感染的发生。

既病防变

既病防变，是已“发病”后临床治疗重要的指导思想，主要针对的是传变未病态。要求采取积极有效的治疗措施逆转疾病，加强预见性，防止疾病由浅入深、由一个部位向另一个部位传变，以求稳中取胜，“见肝之病，知肝传脾，当先实脾”即是这个意思。对于 COPD 患者在提倡戒烟及锻炼的同时，积极治疗对于延缓肺功能的下降有着重要的作用。祖国医学在这方面积累了丰富的经验，针对缓解期和发作期采用不同的治疗方法，尤其缓解期的治疗对于减少 COPD 的急性加重有非常重要的作用。

COPD 是一种本虚标实的慢性迁延性肺部疾病，历代医家对于 COPD 的病因病机早已达成了一定的共识，认为其发病机理“感邪时偏于标实，平时偏于本虚”，本虚不离乎“肺、脾、肾”三脏亏损，标实则责之“痰、瘀”，三者互为因果，虚实错杂，致使病情迁延不愈[3]。随标本缓急的轻重分为缓解期和急性加重期。

急性加重期

急性加重期发病前多有感邪因素。不管感受何种外邪，邪袭肺系，肺虚卫外不固，内则壅遏肺气，外则郁闭皮毛，肺为外邪所伤，不得宣降，未能及时表散，邪蕴于肺，壅阻肺气，气不布津，聚液成痰，清肃失司，表寒未解，内已化热，六淫之邪每易反复乘袭，诱使本病反复发作，病情日益加重。因此祛邪法在该期的治疗中有着极为重要的作用，正所谓“急则治其标”。患者主要表现为咳、痰、喘。因此治疗上围绕止咳、化痰、平喘。同时兼以健脾之法。因肺朝百脉，肺与心脉相通，肺气虚而不能助心血运行，水液代谢失调，水饮内停上凌心肺，可加以通利水道之法。不主张应用镇咳药物治疗，以防恋邪，导致疾病缠绵难愈。

缓解期

此期患者由于反复发作，导致肺、脾、肾等脏器的亏虚，故以虚证较为多见，但由于在急性加重期药物应用不当，导致邪气留恋，更由于糖皮质激素的广泛应用，常常导致患者虚实夹杂，难以治疗。治疗上以扶正为主，兼以驱邪。

1　辨证治疗

正如中国工程院士钟南山教授指出的“根据辨证原则，不少 COPD 患者经中医治疗后，气促缓解，生活质量提高，尽管 FEV1 未必有明显改善，但对 COPD 这种全身性疾病来说，无疑具有明显疗效，应作更严格的对照来证实(4)。”无疑中医药在 COPD 缓解期的治疗中起到了很大的作用。由于辨证论治的复杂性，仅从虚实两方面进行论述。

虚：《丹溪心法》中说：“肺胀而嗽，或左或右，不得眠，此痰夹瘀，血碍气而病”。从 COPD 的病理性质来看，多是本虚标实之证，常以肺脾肾等脏器虚损为本，以痰浊瘀血为标。在 COPD 的缓解期，肺脾肾三脏的亏虚尤为明显。《素问・六节藏象论》曰：“肺者，气之本”。肺主气，司呼吸，清气由肺吸入，浊气由肺呼出。肺在外合皮毛，上出鼻窍，与自然界息息相通。外邪侵袭，多由口鼻或皮毛而入，均易首先犯肺。若肺虚卫表不固，腠理疏松，易致外邪入侵，使肺失宣肃，引起 COPD 急性加重。脾主运化，属土，肺属金，脾为肺之母脏，脾传输的饮食水谷之精气，上输于肺，，经肺的宣发肃降，将水谷精微散全身。脾胃功能正常，则人体气血充沛，正气旺盛肺气亦健旺。若饮食劳倦，损伤脾胃，脾气虚弱，运化失常，就会导致肺气不足，而引起气短、喘息、咳嗽、咳痰等症，此即所谓土不生金，因此在治疗上，就应当采用培土生金的方法，也就是通过母脏即脾的补益作用来治疗子脏即肺的疾病。健脾则脾气充盛，运化有权，水谷精气上充肺，肺气足以抵御外邪；其次健脾使水液运化正常，无以凝聚成痰，消除生痰之源。肾主纳气，人体呼吸功能虽由肺所主，但仍需依赖肾的纳气作用。《类证治裁》指出：“肺为气之主，肾为气之根，肺主出气，肾主纳气，阴阳相交，呼吸乃和”。肾气充沛，气冲能固守于下。肾气不固，纳气失常，则影响肺主肃降，气浮于上，则出现吸气性呼吸困难，呼多吸少，喘促，气短。因此在缓解期需根据患者肺脾肾三脏虚损的轻重或补肺，或健脾，或以补肾为主，以提高患者的脏腑功能，达到减少患者急性发作的作用。

实：痰是 COPD 过程中重要的病理产物，同时也是疾病加重的病因。脾肺肾三脏功能失调，则可导致水液停积为痰为饮。“肺为水之上源”，肺气虚或肺气壅塞，失于宣发和肃降，其通调水道功能失常而不能布津，聚津成痰，引发并加重咳喘；脾主运化水谷精微，脾脏在津液代谢中起着非常重要的作用。脾气虚，运化功能失调，津液不得输布，聚而成痰，上注于肺，引发咳嗽、咯痰。即所谓“脾为生痰之源，肺为贮痰之器。”“肾为水之根”，肾脏主一身之阳气，具有温化水湿之功，肾阳虚衰，无力化气行水，反而聚水成痰。血瘀是 COPD 病程中的必然病理。血液流行不止、环周不休有赖于气的推动，有赖于阳气的温煦，气虚或气机郁滞或阳失温煦均可致血瘀。COPD 患者大多年事较高，正气渐虚，加之反复发作，迁延不愈，久病伤正气，虚推动血行不力而易形成瘀血；心主血脉，肺朝百脉，肺助心主治节，调节血液循环，外邪闭肺，或痰郁肺阻皆可致肺不能助心主治节而形成瘀血；久病脾肾阳虚，甚而累及心阳，不能温煦经脉或鼓动血脉，血液凝滞，形成瘀血。痰瘀形成后进一步阻滞气机，加重气流受限，使病情进一步恶化。痰、瘀二者相互影响，因此在治疗上化痰和活血之法兼用亦有所侧重。

总之，临证宜辨证施治，辨明疾病轻重缓急，证候虚实，权衡扶正与祛邪的关系使痰化气舒，瘀祛病安。

2 氧疗

COPD 稳定期进行长期氧疗(LTOT)对具有慢性呼吸衰竭的患者可提高生存率。对血流动力学、血液学特征、运动能力、肺生理和精神状态都会产生有益的影响。长期家庭氧疗应在Ⅳ级即极重度 COPD 患者应用，具体指征是：(1)PaO2≤55 mm Hg 或动脉血氧饱和度(SaO2)≤88％，有或没有高碳酸血症(2)。LTOT 在欧美国家开展较为普遍，受经济因素和技术条件的影响，在我国 LTOT 未得到 COPD 患者的普遍接受。有临床实践证明，它可使动脉血氧饱和度增加，组织器官的缺氧得到部分改善，氧气具有选择性扩张缺氧性肺血管的作用，吸氧可改善了肺血管动力状况[(5)]。

3 呼吸功能训练

COPD 患者肺过度通气，呼吸肌负荷过重，导致呼吸肌疲劳，产生一系列呼吸肌功能减退和呼吸衰竭等病理生理现象。在患者身体状况允许的状态下进行适当的呼吸功能训练，如“腹式呼吸”、“呼吸操”及太极拳等，改善 COPD 患者呼吸肌疲劳，促进肺功能有效代偿，减轻患者呼吸困难的症状 。呼吸功能锻炼可促进气管内痰液排出，减少支气管炎症，降低生理死腔与潮气量比值，增加肺泡通气量，有利于氧和二氧化碳在肺内交换，改善肺的通气功能，提高心脏功能和机体的抗病能力，改善物质代谢，提高机体对体力活动的适应性，缓解气短、气急症状[(6)] 。呼吸操可使 FVC 增加，FEV1 预计值增加，FEV1/FVC 比值增加，从而可以改善 COPD 患者的肺功能；呼吸操治疗后生活质量评分下降，因而能提高生活质量；同时呼吸操治疗还可锻炼和增强患者的体力和活动能力，提高抗病能力，延缓疾病的进展，从而最终提升患者的生活质量[(7)]。金先桥等研究发现，现代呼吸康复对缓解 COPD 患者呼吸困难的有效率为 76．19%，能明显增加患者 6min 步行距离[(8)]。通过呼吸肌锻炼的方法来改善呼吸肌疲劳和肺功能的方法被越来越多的人所关注。

4 疾病宣教及心理支持

由于 COPD 为是一种本虚标实的慢性迁延性肺部疾病，，需要长期的治疗过程，缓解期的治疗对于急性发作期至关重要。因此通过健康宣教使患者了解该病的特点及规律，从而达到有效的减少急性发作，提高患者的生存质量。有研究表明老年 COPD 患者 42%存在抑郁症状[(9)]。对老年

COPD 抑郁患者的抑郁状况进行正确的评估，给予更多的关心和照顾，针对病人的烦恼和苦闷加以正确疏导，同时优化社会支持网络，鼓励家庭亲友给予情感上的支持和经济上的帮助，使患者有较好的休息和治疗环境，传授放松技巧，增强病人战胜疾病的信心。

总之，通过从治未病的角度对 COPD 的治疗，不管是在急性期还是缓解期达到慢阻肺防治指南所提到的减轻症状，阻止病情发展；缓解或阻止肺功能下降；改善活动能力，提高生活质量；降低病死率[2] 的目标。

参考文献（略）

温病理论发展影响因素探析

赵　静

（中国中医科学院　北京 100700）

摘　要　温病理论的发展经历了漫长的历史过程，受到如疾病谱改变、自然气候变化、医疗实践的发展以及医学整体水平提高等诸多因素的影响。本文通过对这些情况的综合分析，探讨影响温病理论发展的因素。

关键词　金元时期　温病理论

科学史研究告诉我们，任何一门学科只有在开放兼容中才能实现其主体发展，但任何一门学科的兼容又不是盲目的兼收并蓄。学科研究的对象和方法相统一的原理始终选择着兼容的内容，这是一个客观规律。同时，任何理论的发展都不是孤立的、静止的，受着诸多因素的影响。温病理论的发展经历了漫长的历史过程，受到诸如疾病变化、自然与社会环境变迁、以及医学整体发展水平等多方面因素的影响。其中有直接促进理论发展的内在因素，也有间接影响其发展的外部因素。深入分析这些影响因素，并在此基础上进行总结，对新时期研究与创新温病理论具有重要的意义。

1　疾病谱改变

医学始终是以维护人类健康、防治疾病为其根本目的。因此，其发展也与疾病的变化密切相联。作为研究外感温热疾病的温病理论，其发展的过程是根据疾病变化进行经验总结、理论升华、指导临床实践的过程。瘟疫作为温病中重要的一类疾病，由于其发病急骤、病情较重，症状相似，传染性强，易于流行等特点在历代都备受医家关注。而对于瘟疫认识的逐渐深入及论治水平的不断提高也是衡量温病理论发展的重要标志。总结历史，温病理论发展中的大踏步前进总是与瘟疫的发生有着密切的关系。这也与后面自然气候与社会环境的相关研究相吻合。

金元时期及明末清初，我国不仅处于气候寒冷的时期，与其它时期比较，也是朝代更迭，社会动荡的特殊时期。“大灾之后必有大疫”。因此，在这些时期瘟疫的发生频率较其它时期增多，流行范围也不断扩大。宋金元时期有记载的瘟疫发生次数为106次[1]，其中，元代89年间(1279-1368年）就发生疫病33次；而明代276年间则发生疫病134次；清代疫病的发生更是有增无减，达到了历史最高的141次。从宋代到清代，疫灾年数不断增多，疫灾频度也不断升高。正是在这一时期，温病理论的发展经历了脱离伤寒、自成一体，并逐渐完整、丰富的过程。温病理论正是在不断增多的疾病中完成了“实践积累——理论总结——实践验证——理论创新”的过程。事实证明，温病理论这一根据疫病不断实践与创新的过程也确实促进了理论自身的发展，有效地实现了治疗疾病、维护健康的重要作用。对我国历代人口状况与疫病发生情况进行对照研究显示，在瘟疫发生频繁的金元与明末清初时期，我国人口数量却不断增加：由宋代的4673万、元代的5984万，明代增至6054万，到了瘟疫发生最多的清代，人口数量进而达到了历史的最高——2亿。疫病不断增多，人口数量不降反升的事实说明了中医温病理论在防治瘟疫方面的有效性。

由此可见，虽然瘟疫的发生对于人民的生活，社会的安定与发展具有较大的破坏作用，尤其是在医疗技术并不发达的古代，疫灾的发生更是令人生畏。但是，从温病理论发展的历程来看，瘟疫的爆发某种程度上促进了温病理论的丰富和发展。

2 自然气候变化

温病作为感受“外邪”引起的“外感病”，很大程度受自然气候变化的影响。气候的异常常导致瘟疫的发生与流行。而瘟疫的频发与流行也促进了温病理论的发展。分析我国气候变化的历史，可以看出气候变化的异常时期总是与瘟疫爆发及伤寒与温病理论的诞生相互伴随。

气象学家研究显示，中国古代的气候并非一成不变，而是在寒与暖的交替转换中不断变化。中国历史上出现了四个最寒冷的时期，分别是在公元前1000年、公元400年、1200年和1700年。除了《伤寒杂病论》产生的东汉与第二个寒冷时期稍有距离外，温病发展的金元时期与温病理论繁荣的明末清初正好分别处于第三与第四个寒冷时期，深入研究发现这不仅仅是气候变化与理论发展的巧合。首先，在张仲景创立《伤寒论》的东汉时期，我国的气候已经由温暖转向寒冷，有记载几次冬天严寒，晚春时国都洛阳还降霜降雪，冻死不少穷苦人民。有学者提出，《伤寒论》的产生与发展与气候变化有一定关系。《后汉书·郎凯襄楷列传》载：桓帝延熹七年(164年)“冬大寒——城傍竹柏之叶有伤枯者”，三国时代曹操(155-220年)在铜雀台种桔，因气候转寒，只开花而不结果。这与张仲景所述“余宗族素多，向余二百，建安纪年以来，犹未十稔，其死亡者，三分有二，伤寒十居其七八”是互相吻合的。这种寒冷的气候持续到三世纪后半叶，特别是公元280-289年的十年间达到顶点。伤寒理论正是在这样的气候条件下诞生的。金元时期，我国正处在第三个气候变化剧烈的时期。十一世纪末，我国气候加剧转寒，至十二世纪初达到了最低点，我国史料记载的寒冷情况不断增加。在南方，寒冷气候流行，作为我国东海岸生长荔枝北限的福州，一千多年来，曾有两次荔枝冻死的记录，一次在公元1110年，另一次在1178年，均在十二世纪。而在这一时期，温病概念进一步明确，温病理论框架基本建立。同样，明末清初，从1642年吴有性《温疫论》问世，温病著作如雨后春笋不断出现，温病理论不断充实、完善，最终形成具有特色的理论体系，而这一时期也正是我国古代历史上第四个气候变化剧烈的时期。

对于气候变化引起温病、瘟疫的大规模流行，我国古代医家也早有认识，如《礼说·月令》中有云："孟春行秋令，则民大疫"，"季春行夏令，则民多疾疫"，可见当时已经认识到异常气候变化对瘟疫发生的影响。到《内经》问世后，这一观点更为明确。《内经》中较为详细的论述了运气对疾病发生的影响，并指出气候变化导致温病发生："气乃大温，草木乃荣，民乃厉，温病乃作"。此后《伤寒例》中时行之气的提出，以及不同时期医家对于运气的重视，都显示了气候变化与瘟疫发生的密切关系。

由此可见，气候因素对温病理论发展的影响主要是通过对温病发病影响实现的。人与环境休戚相关，天人相应，始终为中医理论所倡导。无论是在生产力落后的原始社会、农业社会，还是在如今技术较为发达的现代社会，气候对人类的影响都毋庸置疑，这也是中医理论强调因人、因地、因时治宜的基础。

3 医疗实践发展

影响温病理论发展的外部因素有很多，然而外因终究是通过内因起作用的。促进温病理论发展的内部动力一直是历代医家广泛的临床实践与不断的经验总结。而医生，作为这种原动力的创造者，其实践能力的强弱与理论水平的高低是促进温病理论发展的主要内在因素之一。

不同时代的医家在诊治温病的过程中，不断根据当时疾病的变化，对温病理论进行及时的修正与丰富，以确保其对疾病的认识与诊治始终保持较高的有效性。虽然，在这一过程中不乏刻板的尊经崇古者，仍有许多医家对新疾病的变化具有敏感而深刻的认识，并通过实践中的不断检验与总结，保持了温病理论的向前发展。同时，不同流派与医家间的学术争鸣也促进了温病理论的发展。例如，在流派纷呈、学术争鸣的金元时期，以金元四大家为首的各个流派根据各自的临床经验与体会，从不同角度对温病进行了认识与总结，这种对同一疾病的不同见解而引发的学术争论对全面、正确的认识温病大有帮助。虽然四大家所侧重的学术观点各不相同，但是对后世均产生了重要影响。其中对于温病理论的发展影响最大的当属刘完素与朱震亨，刘完素"六气皆从火化"的"火热论"观点及寒凉治热的主张直接引发了对温病、热病不同于伤寒认识的全面开展，对于正确认识温病性质、区分温病与伤寒的关系具有重要意义；朱震亨作为滋阴派的代表，他"阳常有余，阴常不足"的观点，以及重视滋阴的治法对于清代温病的治疗也产生了重要影响，具有较大的指导作用。

由此可见，众多医家广泛的医疗实践与不断的经验总结是促进温病理论发展的重要内在因素。

4 医学整体水平提高

温病理论作为中医学的重要组成部分，其理论的发展与医学整体水平的提高密切相关。从金元明时期温病理论发展情况可见，医学整体水平的提高，也是促进温病理论迅速发展的重要因素之一。

金元时期是中医学发展的重要时期，众多的流派引起的学术争鸣不仅活跃了学术气氛，也促进了医学理论迅速发展。而对于温病的探索与因、机、证、治认识的全面展开，直接导致了温病概念的明确，温病理论的形成与发展。而明代，中医学继续发展，辨证论治水平不断提高。与之相应的也是温病理论辨证论治水平的提高与理论的进一步发展与丰富。同时，前代温病学的认识是温病理论发展的基础。理论的发展具有一定的延续性，这也是一种理论与其它理论的区别所在。温病理论同样如此，金元时期的温病理论是建立在宋代及之前至汉代对温病认识的基础上。虽然汉代对于温病的认识比较简单，也没有形成系统的温病理论，但如果没有当时温病理论的萌芽，也不会有金元时期温病理论的发展与清代温病理论的繁荣。由此可见，中医学的整体发展是温病理论赖以发展的土壤，如果没有医学整体水平的提高，作为其分支的温病理论也不可能有突破性的进展。因此说，中医学的整体发展是促进温病理论发展的重要条件。

综上所述，温病理论的形成与发展，不是孤立的。而是根据疾病谱的改变，随着对温病诊疗实践发展而不断深入深入的。不仅受到自然气候变化的影响，也与医学整体发展与科技文化水平的提高密切相关。

参考文献（略）

中医治未病与恶性肿瘤的防治

张显彬　林洪生

（中国中医科学院广安门医院肿瘤科　北京 100053）

摘要　治未病是中医预防医学思想的高度概括，在疾病的预防、诊治方面都有重要意义。将“治未病”的思想贯穿于中医肿瘤学领域，对肿瘤发生、发展的各个环节的提前干预，对于延缓和减少肿瘤的发生，促进患者的康复，提高患者的总生存率有重要的指导意义。

关键词　治未病；肿瘤；防治

“不治已病治未病”是早在《黄帝内经》中就提出来的防病养生谋略，是至今为止我国卫生界所遵守的“预防为主”战略思想的最早体现，它包括未病先防、已病防变、已变防渐等多个方面的内容，这就要求人们不但要治病，而且要防病，不但要防病，而且要注意阻挡病变发生的趋势、并在病变未产生之前就想好能够采用的干预方法，这样才能掌握疾病的主动权，达到“治病十全”的“上工之术”。随着人类恶性肿瘤发病率不断上升，中医药在预防癌症发生、转移方面越来越受到人们的关注。中医“治未病”在恶性肿瘤预防和治疗领域中的作用，可具体包括以下几个方面： 第一未病先防，预防癌症的发生；第二阶段，阻断癌前病变的发展，预防癌变； 第三阶段，病后调摄，预防癌症的复发和转移。

1 未病先防

疾病的发生与否取决于人体正气的强弱与环境致病因素对人体的影响。未病先防就是强调养护人体正气，防御各种致病因素（邪气）的侵袭。

《内经》对正气的理解是，人体之气由先、后天之精化生，并与肺吸入的自然界清气融合而成，又根据其部位及功能不同，分为不同层次和类别，较高层次的如阴气、阳气，次为真气、宗气、营气、卫气、脏腑之气、经气或脉气以及十二经脉之气。此气是构成人体和维持人体生命活动的物质基础之一，属于正气类。正气具有抵御外邪作用，正气与疾病的关系可以总结如下：①对于未病者：正气盛时，机体抵御外邪能力强，不易受外邪侵犯；正气虚时，机体抵御外邪能力降低，病邪容易侵犯机体。②对于已病者：正气仍盛者，则机体抗病能力强，能够减轻病症，缩短病程，疾病更易康复；病后正气不足者，则机体抵制病邪能力较弱，表现出病程长，迁延不愈，并容易转化其他病证。

邪气泛指各种致病因素，《内经》认为邪不仅指外界六淫之邪，尚包括饮食居住不适，喜怒房室不节等所生之内邪。邪气与疾病的关系可总结如下：①邪气盛而正气足，则正邪对抗反映激烈，表现出实证、热症等，此时处理得当病易康复，如处理不当病程延长耗伤人体正气，则出现正气虚；②若邪气盛而正气虚，则机体不能抵御外邪，是外邪容易侵入机体，病期较长，机体不易康复；③若邪气弱而正气也虚，则两者平衡无病，在此基础上若出现邪更盛或正更衰加重，则会致病。

在肿瘤尚未发生之前，针对可能导致肿瘤各种原因，如遗传因素、免疫因素、慢性疾病等内因，亦包括有毒致癌物侵袭等外因，加以防范，即所谓的肿瘤一级预防，从而降低肿瘤的发生率。主要体现在摄生方面：调情志、适起居、节饮食、

慎劳作，长养正气，防止病邪的侵袭。培养正气，应当注意重视精神调养，加强体育锻炼，生活起居有规律性。平素心情舒畅，精神愉快，则有利于血脉流通，气机调

畅，阴阳和调，正气充足。正如《素问·上古天真论》云："恬淡虚无，真气从之，精神内守，病安从来""正气存内，邪不可干。"另外，在饮食方面勿使偏嗜、失节或食用不洁之品，忌食霉变不洁食物等。饮食和调，脾胃健运，就能化生精气，滋养人体，保持身体健康。如过食肥甘厚味易助湿、生痰、化热等。如《医碥》中说："酒客多噎膈，好热酒者尤多"。江苏启东地区作为肝癌的高发区，在经过"改水、防霉、治肝炎"的措施干预后，发病率大大降低，即是一个实证。还需注意防范各种不利于健康的因素，起居有常，劳逸适当。《素问·上古天真论》谓："其知道者，法于阴阳，和于术数，食饮有节，起居有常，不妄作劳，故能形与神俱，而尽终其天年，度百岁乃去。"。从源头上预防是抗御肿瘤重要方法之一[3]。

2 干预癌前病变，防止疾病恶化

恶性肿瘤的发生也是一个渐变的过程，开始发生时必有先兆，此时急治其先，可收到良好的效果。正如《素问·阴阳应象大论》所说："善治者治皮毛，其次治肌肤，其次治筋脉，其次治六腑，其次治五脏，治五脏者，半死半生也"。应把肿瘤疾病消灭在萌芽阶段，防止其由轻变重、由小变大、由局部向其他脏腑蔓延。

所谓的癌前病变就是指癌症发生前该部位发生的病变而由此引发癌症的病变，是某些具有潜在癌变可能性的良性病变。恶性肿瘤的发展是一个逐渐的过程，在发展到癌的过程中往往有一段属于癌前病变的时期。机体的正常细胞在不同致癌因素的长期作用下，首先表现为数量增加，但细胞形态尚未发生改变，病理上称这个变化为"单纯性增加"。以后，在数量增加的同时，细胞形态也发生改变，称为"不典型增生"。如果继续发展，细胞形态与起源组织的细胞形态差异（又称异型性）逐渐加重，但尚未发展为癌，这个阶段属于癌的前驱阶段，称为"癌前病变"。尽管这时增生的细胞有向癌细胞转变的倾向，但不是所有的癌前病变都会发展为癌。大部分癌前病变停留在此阶段，长期稳定，一部分或自愈或经治疗后消退复原，只有一小部分癌前病变继续发展，最终发展成为癌症。

肝癌前病变是指病理上易发生癌变的肝组织异常，一般认为在慢性肝病中出现的肝细胞不典型增生、腺瘤样增生、肝细胞再生结节、肝细胞小管状化生和卵圆细胞增生，与肝细胞癌变发生关系密切，被认为属于肝癌前病变范畴。

子宫内膜非典型增生为子宫内膜癌前病变。胃癌前病变是一个病理性概念，包括肠上皮化生和异型增生，主要伴存于慢性萎缩性胃炎，是从正常胃粘膜向胃癌转化过程中的一个重要阶段[5]。肠癌的癌前病变主要包括黏膜上皮增生、腺瘤伴上皮内瘤变、多发肠息肉等。中医药治疗癌前病变经过多年的临床探索，取得了许多宝贵的经验，所表现的优势及其对上皮异型增生和化生的逆转作用，已得到普遍认可。

3 中医"治未病"学术思想与恶性肿瘤放、化疗的有机结合

应用中医药扶助正气，抗邪外出；或攻补兼施，扶正抗癌，再配合其它治疗措施，可以使癌症治愈率得以提高，生存期得到延长。例如，对晚期失去手术机会的肿瘤患者，我们采用攻补兼施的原则是：如果患者一般情况尚可，可给予祛邪扶正中药加化疗攻癌为主；若在治疗过程中病人白细胞下降，出现正气虚弱表现者，应暂停化疗用扶正兼顾抗癌中药为主，俟病情好转，再适当加用化疗；若病已恶化，患者正气虚弱不堪，呈恶液质时，则单与中药扶正抗癌，不宜再用化疗。中医治癌法则的清热解毒、化痰软坚、理气活血、健脾和胃、补气养血、滋阴温阳等治疗方法，与手术、放疗、化疗有机结合，不但可以使其毒副反应显著减轻，并增敏增效，而且能使这些抗癌手段得以顺利完成。

4 既病防变－先安未受邪之地

疾病的发展和传变是有规律的，因此，在治疗时，可根据疾病的传变规律，"先安未受邪之地"，预先对可能受影响的部位加以固护，增强其抗邪能力。《金匮要略·脏腑经络先后病》曾指出："夫治未病者，见肝之病，知肝传脾，当先实脾。"这时运用五行乘侮规律得出的治病防变措施。因为按照五行相生相克的理论，肝属木，脾属土，肝木最易乘克脾土，故治疗肝病时，应配合适当的健脾和胃药。

中医对癌瘤转移的认识，可以追溯到《内经》。《灵枢·百病始生篇》云："虚邪之中人也……，留而不去，则传舍于络脉……，传舍于肠胃之外，募原之间。留著于脉，稽留而不去，息而成积。

或著孙脉，或著络脉，或著经脉，或著输脉，或著于伏冲之脉，或著于膂筋，或著于肠胃之募原，上连于缓筋。”脏腑之间，生理上存在着相互资生，相互制约的生克制化关系；病理上存在着相互影响，相互传变的乘侮亢害关系。一脏有病，可依据自身规律而影响他脏。《素问·玉机真脏论》指出：“五脏受气于其所生，传之于其所胜；气舍于其所生，死于其所不胜”。一脏有病可以影响到相关的脏腑。故治疗肿瘤转移时必须从整体观念出发，联系脏腑之间存在的生克乘侮关系，先治或先安未病脏腑，以阻断疾病的传变途径，防止疾病的蔓延，以使疾病朝着痊愈的方向发展。

5　病后调摄，防其复发

肿瘤的“治未病”还应包括病后调摄，采取各种措施，防止宿疾的复发。恶性肿瘤在早、中期，经过根治手术，或经过规范的放化疗后，达到了完全缓解(CR)，但是仍有一定的复发率，如胃癌患者在术后有70%～80%死于局部或远处转移，即使是早期胃癌，术后10年仍有30%～40%的复发率；食道癌在接受手术的患者中，即使是分期很早的患者(T1)，仍有近50%的患者在5年内复发；其它肿瘤也是如此，尽管在确诊后一部分的病人可以进行根治手术，但是，总体的5年生存率仍只有50%～60%，约2 /3的接受过根治手术的病人可发生复发或远处转移，且85%的复发和转移发生在术后两年内。因此，对于大多数的病人，术后防止其复发是肿瘤治疗的一个非常重要的方面。中医药在这一方面具有较大的优势，中医认为，疾病初愈，虽然症状消失，但此时邪气未尽，正气未复，气血未定，阴阳未平。所以在病后，通过培补正气，调理脏腑功能，使其紊乱的状态得以恢复。扶助正气，主要从气、血、阴、阳四个方面入手，俾气血冲和，阴阳平衡；调理脏腑功能主要是从先后天入手，先天为本，本元充盛则阴阳平，后天为养，脾胃健则气血充。扶正的同时不忘祛除余邪，实瘤已去，但癌毒未尽，现代医学也证实，即使早期肿瘤在根治术后，仍有微小转移灶的浸润，这也是术后辅助化疗与放疗的原因，中医可采用化淤解毒散结等治法，以清除余毒，防其复发。另外，还应配合饮食调养，注意劳逸得当，生活起居有规律。否则，此时若适逢新感病邪，饮食不慎，过于劳累，均可助邪伤正，使正气更虚，余邪复盛，引起宿疾复萌。

中医“治未病”的学术思想源远流长，以治未病的思想指导中医防治肿瘤的工作，具有重要的价值，这与现在肿瘤的“三级预防”有相似之处，但更突出了天人合一，以人为本的整体观念，且具有个体化的辨证优势，特别是在应对癌前病变防止恶化、肿瘤术后的防止复发与转移方面，通过扶正祛邪具有较好的临床治疗效果。发掘和创新中医学“治未病”学术思想，并在肿瘤防治实践中得到应用和升华，不仅可以丰富和创新现代肿瘤防治学的理论，而且有利于形成中西医结合的中国防癌特色，这无疑是中国特色肿瘤防治学对于世界医学的一大贡献。

参考文献（略）

伏邪理论在中医药抗溃疡性结肠炎复发中的运用

刘 果 王新月

（北京中医药大学东直门医院消化科 北京 100029）

摘要 溃疡性结肠炎的发病具有反复发作、迁延难愈的特点，其临床表现也与中医伏邪致病有相似之处。血瘀、积滞既是溃疡性结肠炎局部与全身的重要病理变化，亦是使其复发的病理基础。导师运用中医治疗伏邪的思路抗本病复发，疗效令人满意。

关键词 溃疡性结肠炎；复发；益气活血解毒法；伏邪

溃疡性结肠炎（Ulcerative Colitis，UC）是一种病因尚未明确的慢性疾病，以大肠（直肠与结肠）粘膜与粘膜下炎症为病变的主要特征。临床上以腹泻、粘液脓血便和腹痛等为主要症状。本病往往反复发作，迁延日久，并与结肠癌的发病有一定关系，被世界卫生组织列为现代难治病之一。UC 作为一种内科疑难病，因其复发率高，预后较差，西医抗复发疗效不佳，目前已成为中医消化病研究之重点，关于其病因病机的研究报道不多，即使有也是遵循传统观点，缺乏创新，而本病所具有的反复发作、迁延难愈的特点，正与中医传统理论中伏邪致病的特点有相似之处，且临床实践中，导师运用伏邪致病理论辨治溃疡性结肠炎也取得了不错的疗效，试析其理如下：

一、中医伏邪致痢理论概述

《素问·阴阳应象大论》中“冬伤于寒，春必温病”的论述，为伏气学说之肇端。《素问·金匮真言论》中还说：“夫精者，身之本也。故藏于精者，春不病温”。这两条经文是从感邪之后，逾时而发和内外部条件来阐述温病的成因，凡后世论伏气温病之说者，莫不引其以为依据。归纳《内经》之论，这种感邪之后，病邪伏留于体内一定的部位，逾时而由里外发，或为新感引动，或为正虚自发，且病情较重的发病特点，即是伏气温病理论的基本内容；同时，《内经》中的伏气是广义的，并不限于外感热病。如《素问·标本病传论》说：“人有客气，有同气。”客气指新受的邪气，同气即原在体内之邪。这种感邪之后，病邪伏藏于内，逾时而外发的病机特点，也为伏气理论的基本内涵之一。

《金匮要略》中“下利已差，至其年、月、日、时复发者，以病不尽故也，当下之”。这段描述突出了下利发作与休止交替出现的特点，巢元方的《诸病源候论》曰：“休息痢者。胃脘有停饮，……邪气或动或静，故其痢乍发乍止，谓之休息痢也。”均强调了肠中邪气留滞为休息痢缠绵难愈的主因，为后人治疗 UC 提供了有益的思路。

金元四大家之一的张子和则认为，伏气致病不仅与重感时气有关，而且与邪伏部位的浅深关系密切。他在《儒门事亲·主诸时气解利禁忌式三》中说：“人之伤于寒也，热郁于内，浅则早发为春温；若春不发而重感于暑，则夏为热病；若夏不发而重感于湿，则秋变为疟痢；若秋不发而重感于寒，则冬为伤寒，故伤寒之气最深。”这种认识，在伏寒化温的基础上又有了新的见解，即伏邪化热虽同，新感时邪的种类却各异，病位浅深也有别，因而四时外感热病有不同种类。

吴鞠通在《温病条辨》中指出：“休息痢者，或作或止，止而复作，故名休息，故称难治。所以然者，正气尚旺之人，即受暑、湿、水、谷、血、食之邪太重，必日数十行，而为胀为痛为里急后重等证，必不或作辍也。其成休息证者，大抵有二，皆以正虚之故。一则正虚留邪在络，至其年月日时复发，而见积滞腹痛之实证者，可遵仲景凡病至其年月日时复发者当下之例，而用少少温下法，兼通络脉，以去其隐伏之邪；或丸药缓攻，俟积尽而即补之；或攻补兼施，中下并治，此虚中之实证也。”阐明了“正虚留邪在络”是休息痢反复发作的基本病机，吴氏提倡扶正的同时，兼以缓攻通络之法，而方药治疗的重点应在“中下同治”进而言之，扶正当以脾胃为先，兼顾肝肾；缓攻通络即在选用作用温和的攻下药或采取适宜的祛积剂型（多为丸剂）的同时，配用少量的活血化淤药，这与导师以益气活血解毒法治疗溃疡性结肠炎的思路不谋而合。

刘吉人的《伏邪新书》提出“六淫皆可伏气”，“感六淫而不即病，过后方发者总谓之曰伏邪；已发者而治不得法，病情隐伏，亦谓之曰伏邪；有初感治不得法，正气内伤，邪气内陷，暂时假愈，后仍复作者亦谓之伏邪；有已发治愈，而未能尽除病根，遗邪内伏后又复发亦谓之伏邪。”他重新扩大了伏气的内涵，指出除了外感六淫之外，内伤杂病中也可出现伏邪，开后人无限门户。他更在书中写到：“寒邪伏于手阳明、手太阳经，发为肠澼、白痢、五更冷泻，少腹痛有定处，绵绵不已……湿邪伏于两阳明足太阴者，胃阳困，泄痢后重，腹痛时作时止。”表明寒湿两种邪气伏于手阳明、手太阳、足阳明和足太阴，可致痢疾，而且其症状特点也与溃疡性结肠炎患者也有相似之处。

唐容川《痢证三字诀》指出，休息痢止而复作，是瘀热伏于膜油隐慝之地。治当消除其邪，伏邪去，则邪自不作，且提出了治疗方药。“若休息，瘀热脏，逾时发，攻下良。或逾时逾年而又复发，名休息痢，谓其已休止而又复生息也，是瘀热留伏于膜油隐慝之地。仲景云宜承气下之，时法用黄连末调羊脂服。余每用清宁丸，日服八分，或当归龙荟丸多服皆效。”。“休息痢者，止而复作。乃固涩太早，留邪在内，故时复发作。治宜按上治痢之法，视何经见证，则用何经之药，以消除其邪。伏邪即去，而邪自不作。如羊脂、白蜜、黄连末服，不过取滑去着，寒去火之义。尤未若视其邪所发见之情，而分经用药，更为对证。”强调肠中瘀热留滞是休息痢反复发作的主要病因，并以清宁丸或当归龙荟丸荡涤留邪，使邪去正自安。而其中大黄、芦荟更是治疗休息痢的关键药物，为避免过度损伤正气而采用少量频服之法，可为溃结病人缓解期的用药提供借鉴之处。

近几十年来，一些医家在前人研究的基础上，对诸如红斑狼疮、白血病、慢性感染性疾病等易反复发作、迁延难愈的疾病，应用伏气学说加以辨治，取得了一些可喜的研究成果，如任继学教授认为，伏邪不仅有外感所致伏邪，还包括内伤杂病所致伏邪：如经过治疗的内伤疾病，病情得到控制，但邪气未除，病邪潜伏，可引发他病。或者某些内伤疾病经治疗，达到了临床治愈，但未能彻底祛除发病原因，致使残余邪气潜伏下来，遇诱因则反复发作或者某些患者因遗有父母先人之邪毒，伏藏体内，逾时而诱发。再者由于先天禀赋各异，后天五脏功能失调，自气生毒，渐而伏聚，遇因而发等等；著名医家何绍奇把伏邪分作广狭二义，广义的“伏邪”是指包括温热邪气在内的一切内伏于人体之邪，除了中医学传统观点所固有的外感六淫、内伤七情等诸邪之外，还可以包括用现代科学检查方法发现的诸如潜伏于人体的肿瘤、结石、寄生虫卵以及原虫、细菌、病毒等病原微生物以及停留于人体的诸多病理产物、代谢废物等。其在治疗慢性结肠炎时，以大黄为主药，寒湿则合白术、附子、干姜、甘草，湿热则合黄芩、黄连、木香、马齿苋，俟伏邪陈莝荡而去之，再议调补，其效大见，可谓胆大而心细者也。

二、UC 发病特点与伏邪致病的相关性

据临床观察，溃疡性结肠炎的发病具有以下特点：一是有时发时止、反复发作、迁延难愈的特点，往往久治难愈；二是和人体的免疫机制的紊乱有密切相关性，多有慢性感染病灶或因免疫反应产生的局部潜在性病灶如隐窝脓肿等；三是潜伏人体的病灶具有一定的活动性，并非完全静止，一旦内环境发生变化或者受外因（如情志失调、饮食失节等）影响，容易复燃甚至扩散；四是活动期的病人一般初起即见脾气亏虚，大肠湿热兼有气血两燔的表现，有伏气化火和正虚的双重特点。

从病因来看，临床上常见的溃结病人，大多具有嗜食辛辣厚味，饮食不规律等不良生活习惯。过逸则气血滞而不畅，营养过剩则损脾胃，伤肝气，食气不化反为湿浊，郁伏于中下二焦，久而化热。下虚不动则郁火上腾，造成上盛下虚、中有湿浊内伏的病机。遇因触发，则表现出一派脾气亏虚，湿邪阻遏中下焦气机的症状。

从病机来看，因伏气潜伏的部位和气的动静密切相关。如肝、肾、髓、大小肠等脏腑，层面深而且气血流动相对缓慢，以致外来邪气侵犯人体后容易潜伏。已有研究证实 UC 患者血液中的浓稠性、聚集性、黏滞性增高，使肠黏膜局部毛细血管闭塞、血液灌流量减少，肠黏膜细胞缺血、缺氧而变性坏死，形成溃疡；血液沉积、瘀滞，进而微小血栓形成，血栓形成后加重肠黏膜的缺血、缺氧，肠黏膜进一步受到损伤，成为本病反复发作及便血的重要机制，也为伏邪的存在提供了有力的证据。

这些特点都与传统医学中的伏气温病类似。从伏气学说的角度，完全可以认为这些特点和传统医学中的伏气致病密切相关。运用伏气学说解释其发病原因和传变规律，并指导临床辨治，能取得良好的疗效。

目前，在溃疡性结肠炎的治疗中，氨基水杨酸类药物和肾上腺皮质激素及免疫抑制剂占有很重要的地位，氨基水杨酸乃柳树皮提取物，其性酸寒，最善除热，然毕竟为酸收寒降之品，过用有敛邪伤正之忧；而激素类药物经临床观察具有温热类药物的特点，尤其长期应用时可发越人体在里的阳气，同时耗伤阴液，逐渐表现出阴虚阳亢的特点；在停减激素期间，由于人体自身肾上腺皮质功能的抑制不能及时恢复，遂出现阳虚表现，最终导致阴阳两虚的局面；而免疫抑制剂则更是对人体正气有着重大的伤害，在正虚的情况下，气血运行、脾胃运化等功能都偏于低下，气滞则湿生，血滞则瘀生，滞而不畅则热生，出现湿热瘀阻、邪气内伏的情况，正虚邪恋，导致病情缠绵难愈，难以措手。治疗这一类疾病，必须在服用中药的同时，逐渐撤减西药，用药以调节阴阳，攻补相济，开合相因，升降并用为法，使内生的伏气病邪渐消渐化，达到恢复人体机能的目的。

三、UC 中伏邪的特点

溃疡性结肠炎不论发作期还是缓解期，均以反复发作的黏液脓血便为临床特征，镜下表现为肠黏膜充血、肿胀、糜烂、渗血等瘀血征象，肠黏膜活检病理组织学常见大量血栓形成，说明病在血分。王清任强调："治病之要诀，在明白气血"。血瘀是局部乃至全身的重要病理变化，瘀血阻络贯穿本病发生发展的始终。发作期湿热邪毒内停，壅滞肠间，与气血相搏结，郁而不解，气滞血瘀，脉络受伤，化为脓血。"离经之血，即为瘀血"，故而发作期既有气滞血瘀，又有离经之血。缓解期正虚明显，气虚而血运迟缓，阳虚则气血不畅，阴亏则血行郁滞，故而表现为气虚血瘀、阳虚血瘀、阴亏血瘀。溃疡性结肠炎患者发作期的舌象常表现为舌质红或红绛、暗红，边有瘀点、瘀斑等血热血瘀、气滞血瘀征象；其缓解期的舌象多表现为舌质暗淡、青紫，边有瘀斑，舌体胖大或瘦小等气虚血瘀、阴虚血瘀征象。长期的血液瘀滞，微循环障碍必然影响溃疡的愈合、疾病的恢复，使得机体免疫力低下，病情反复发作，缠绵难愈。由于病程较长，久病入络，瘀阻络伤，肠中水分不能吸收，水停瘀滞，气机不畅，形成了水瘀交阻的恶性循环状态；机体由于感受外邪，为饮食、七情所伤，湿热、寒凝之邪壅塞肠中，气血与之相搏结，肠道传导失司，肠络受伤，终致气滞血瘀、气血不通而发病。

《素问·灵兰秘典论》曰："大肠者，传导之官，变化出焉"和《素问·五藏别论》"六府者，传化物而不藏，故实而不能满。"指出大肠的主要功能是运输传送水谷消化后的产物，是传导糟粕之官，以通为顺。导师认为邪气壅滞肠道是复发的重要病理基础，将影响肠道正常疏泄功能，阻碍其腑气通降的一切病理因素，包括瘀血、湿热、宿食、冷积、气滞、疫毒等的壅滞，统称为积滞。《赤水玄珠·痢门》云："休息痢者，愈后数日又发，痢下时作时止，积年累月不肯断根者也。则因始得之时，不曾推下，就以调理之剂，因循而致也"。六腑以降为和，溃疡性结肠炎在治疗之初，未用推下之法，而不能使邪气尽去，肠道正常通降功能未能恢复；邪滞于肠，在饮食不节、情绪失常等诱发因素作用下，以致气血壅滞，大肠通降不利，肠道传化失司加重，脂膜血络受伤，腐败化为脓血而成休息痢、久痢。在诸多积滞当中，瘀血是重要的病理因素之一。长期的血液瘀滞、积邪壅滞导致微循环障碍，必然影响溃疡的愈合、疾病的恢复，在诱发因素作用下，病情加重而复发。因此，血瘀、积滞既是溃疡性结肠炎局部与全身的重要病理变化，亦是使其复发的病理基础。

四、诊治思路

根据以上病机，导师临床总结出一套行之有效的治疗慢性持续型及慢性复发型溃疡性结肠炎的组方思路，其基本方如下：

生黄芪 30g　炒白术 15g　茯苓 15g　赤白芍各 10g

三七粉（冲）3g　生蒲黄（包）10g　炒五灵脂 10g

黄连 10g　煨木香 10g　焦槟榔 20g　连翘 10g

其制方之理深符柳宝诒提出的"一要药到病所，二要托邪外出，三要固护正气"伏气温病的治疗原则。现分条论述其方义

（一）扶正以透邪

“邪之所凑，其气必虚”，本病之所以反复发作，缠绵难愈，脾气亏虚是非常重要的病机，正所谓虚处所以伏邪也，针对此点，导师临证以生黄芪、白术、茯苓，健脾益气，托邪外出为君，黄芪味甘，性微温，归脾、肺经，功能益卫固表，补中气，升清气，托疮毒。《珍珠囊》曰：“黄芪甘温纯阳，其用有五：补诸虚不足，一也；益元气，二也；壮脾胃，三也；去肌热，四也；排脓止痛，活血生血，内托阴疽，为疮家圣药，五也。”其能补脾胃之不足，并促进局部内疡之愈合，并托邪气外达肌表而散。白术味甘、苦、微辛，性温。入脾胃经。甘温补中，苦温燥湿，既能补脾益气，又能燥湿利水。茯苓味甘，性平。入心、肺、脾、胃、肾经。甘淡而平，甘则能补，淡则能渗，既能扶正，又能祛湿，三者同用，补益脾胃之气，脾气健则抗邪有力，能助邪外达。

（二）升降气机，流通气血，药到病所

邪气久伏体内，气血多失其灵动之机，往往呆滞不动。可以通过行气活血来加强流通局部气血，并适当选择偏动的药物。为更好地扶正和透邪，调动气血最关键的是升降气机。升降配伍得宜，则气血通畅，清气得升，浊气下降，正气得长，内生伏邪无所匿藏，自然逐渐消散，轻者复归于正气，重者透达于体外。前面提到，邪气潜伏的关键是气机不动，升降气机就是让气血流通起来，准确、恰当地运用“动药”是治疗伏气的要诀。另外，要让药力尽量集中地作用到病位，药物选择的归属性相对重要，引经药有时必不可少。对病位的判定，除脏腑经络外，还可以从上下、深浅、气血等方面多加斟酌，提高用药的准确性，以增强临床疗效。方中的焦槟榔苦温，消积行气力强，用于治疗泻痢后重，《痢疾明辨》所指出“痢疾因邪滞大小肠，其回薄曲折之处，邪滞于内，用药一时难到病所。……古人必用槟榔者，正为此耳。”，在导下肠中积滞的同时，起着引经药的作用；而生蒲黄、五灵脂合用为古方失笑散，蒲黄生于淤泥之中，得地之阴气，兼得金之辛味，入手少阴、太阳、太阴，足阳明、厥阴，能消胃肠瘀血，化中下焦湿浊从小便而出；五灵脂为腥臭浊秽之物，能入至阴之处，破血消积，且有以浊化浊之妙用；配以赤芍味苦，微寒，清热凉血，祛瘀止痛，白芍酸苦，微寒，养血荣筋，缓急止痛。《珍珠囊》：“白补赤散，泻肝补脾胃。……其用有六：安脾经，一也；治腹痛，二也；收胃气，三也；止泻痢，四也；和血脉，五也；固腠理，六也。”《本经》：“主邪气腹痛，……止痛，利小便，益气。”《本草纲目》：“治下痢腹痛后重。”赤、白芍伍用，白芍敛阴，赤芍凉血，二药相合，能敛阴凉血活血而不敛邪，尚有止痛之功益彰。三七化瘀定痛，诸药合用，流通气血，复肠中气化，使邪无留恋之机而外散。

（三）清热除邪

黄连燥湿清热，凉血解毒而止大便脓血。木香味辛、苦，性温。行肠胃滞气，疏肝开郁，和胃健脾。木香配黄连，以木香行肠胃滞气而除里急后重，兼能芳香化湿。连翘味苦，微寒，清热解毒，消痈散结，前人称之为疮家圣药。二者合用，用于热毒蕴结所致的各种疮毒痈肿，与溃结之内疡病机暗合。

（四）因势利导，给邪出路

在伏邪的治疗中，根据病位所在，就近驱邪或分消病势，采用汗、吐、下等治法，因势利导，把潜伏的邪气引出体外也是非常重要的治法之一。徐大椿评《临证指南医案》中曾言：“凡属有病，必有留邪，须放出路，方不成痼疾。唯气血欲脱，一时急救，不在此例，稍定即当思治病之法矣。” 又言：“治病立方，必有妙义精思，一味蛮补，终有留邪之患。”所以，治病最忌关门打狗，尤其是伏气为病，须给邪气以出路。纯补之法，不放一毫出路，往往补住邪气，酿成痰火；

盲攻之法，更伤正气，往往稍定于前，复发于后，转治转重。尤其久病之人，必攻补兼施，不可一味攻破或蛮补。导师之方融益气健脾，清热利湿，活血解毒于一炉，并适时结合滞化积之法，甚则采用通下之法，如大黄（常以虎杖代之）、槟榔、枳壳等正是此义。

此外，考虑到正邪阴阳的对立统一关系，导师在处方时常运用反佐法在整体上进行平衡和补充，常用药对有白术配枳实，升降相因；干姜配黄连，寒热并行；人参配五灵脂，补泻相成，溃结病人易表现出大肠湿热兼有下焦虚寒的寒热错杂的见症，导师临证常以本方与四神丸合用，温清并用，收到了良好的效果。

目前临床上慢性疑难性疾病明显增加，伏气致病的因素日益突出，从伏气的角度看待疾病的发生、发展，符合临床客观规律。导师运用此理论在溃疡性结肠炎的治疗上取得了显著的疗效，无论从近期改善病人临床症状还是远期抗复发方面来看，都有着其优势所在。其治疗原则以清补、清透、升降气机、药到病所、给邪出路为要点，为治愈此类疑难病开拓了新思路，更全面地认识了“伏邪”学说，拓展了其临床运用范围。

基于“异病同治”理论浅探文本挖掘技术在中医证候研究中的应用

丁晓蓉[1]　查青林[2]郑光[3]

(1 中国中医科学院中医临床基础医学研究所　北京 100700)

(2 江西中医学院　江西南昌 330006)

(3 兰州大学　甘肃兰州 730000)

摘要　由于“证”既不是任何单一活性指标成分异常的表象，也不是多种指标成分活性的简单相加，尤其是对不同疾病的同一“证”更是如此具有明显的非线性(Non-linearity)和不确定性(Uncertainty)特点。因此，用线性分析的思维和手段模仿西医疾病判别的模式解决非线性的辨证问题越来越显露其不足。文本挖掘(Text Mining)是指从大量文本数据中提取出可理解的、未知的、最终可用的知识的过程，来自大量医学出版物的文本挖掘已经显示很可能通过文献整理发现新的知识。“异病同治”是指不同的疾病可以采用相同的治疗方法，这里的“病”当指为中医的“病症”概念。以“异病同治”为理论根据，选择类风湿性关节炎（RA）、冠心病（CHD）、糖尿病（DM）（三种疾病都可以采用活血化瘀治法）为主题词，在 pubmed 上检索了至今的所有文献，抽提文献主题词，应用文本挖掘方法对结果进行关联规则分析，得出三种疾病并存的若干生物网络，预测三种疾病“同治”的可能的生物学基础。这种预测为下一步的实证验证缩小了研究范围，具有了更好的可行性。

关键词　文本挖掘；异病同治；证候

目前中医证的研究多是模仿西医体系的疾病研究模式，以已知的一个或多个单一活性指标成分或病理现象为证的判断指标，通过定性和定量的分析，判断疾病的证型。由于“证”既不是任何单一活性指标成分异常的表象，也不是多种指标成分活性的简单相加，尤其是对不同疾病的同一“证”更是如此具有明显的非线性(Non-linearity)和不确定性(Uncertainty)特点。因此，用线性分析的思维和手段模仿西医疾病判别的模式解决非线性的辨证问题越来越显露其不足，因为用解决确定性事物的方法解决不了不确定性事物的问题；精确的分析解决不了带有模糊性质的问题。

证候是人体对疾病病理生理变化整体反应的概括，是机体内因和环境外因综合作用下的机体整体反应状态，是一种综合性的功能态，有具体的功能网络和调控中心。证候是由多种因素(高维)通过多种多样的联结形式和联结强度(高阶)构成的一个复杂的立体网络，该网络随着时间的演进而起伏、涨落，成为具有非线性动力特性的复杂系统，王永炎院士将这一系统(证候)的特点概括为“内实外虚”、“动态时空”和“多维界面”。因此，从信息学角度讲，证候可以看做是某种信息系统，其“内实外虚”的结构层次性，“动态时空”的演化性和“多维界面”的变化性决定了证候各要素之间的混沌特点，也证明了它是一个非线性的复杂巨系统。理解生命在系统和整体层次上的规律，并建立有效的“系统”方法，是当今科技探索最为活跃的热点和前沿之一。证候生物学基础的科学阐释是目前证候现代研究的关键环节，目前中医证候研究的关键问题在于如何应用现代科学技术开辟一条新的途径,这一途径应既能符合“实体结构”原则,揭示“证”这一病理产物的物质实体，又能遵循“功能模拟”原则,探索其外在和潜在的表现规律。目前，国内已经有学者通过“降维升阶”、“降阶升维”的有机结合，引入数理、信息多学科方法，对“证候”相应的表征信息进行规范处理，并提取多层次有效信息组合。例如从神经-内分泌-免疫（NEI）网络角度出发，发现寒热证候与 NEI 网络的不同调节模式有关，寒证与激素状态有关，热证与细胞因子状态有关；基于改进的误差反向传播神经网络（BP 网络），对糖尿病肾病进行了中医证候非线性建模研究，利用神经网络的自主学习能力从大量的样本中抽提出了比较全面的证候内在规律；应用 bootstrap 方法对 406 例样本进行扩增以满足数据挖掘对样本量的要求，采用基于信息熵的决策树 C4.5 算法建立中医辨证模型等等。这种采用计算结合实验的多学科协作（多变量非线性系统的控制方法）的研究方法给“证”的研究提供了新的思路，也为“证候”的生物学基础研究开辟了新的模式。

文本挖掘(Text Mining)是指从大量文本数据中提取出可理解的、未知的、最终可用的知识的过程。它是一个交叉的研究领域，涉及了数据挖掘、信息检索、自然语言处理等多个领域的内容。来自大量医学出版物的文本挖掘已经显示很可能通过文献整理发现新的知识。在《Nature》上发表的文章就指出，文本挖掘由于其对于文本的知识发现能力，可以在概念生物学(Concept Biology)中发挥支撑作用。从 Swanson 最早提出基于生物医学文献的知识发现方法到现在，一些科研人员利用文献挖掘工具，发现了许多对人类有用的知识，例如：鱼肝油可治疗雷诺式症，蛋白质之间的相互作用力，表型(phenotype)和基因型(genotype)之间的网络关系等等。多数人类复杂疾病均与复杂生物网络的紊乱有关，生物网络的存在说明了“人”这个生命系统的复杂性，也说明了信息整合的重要性。构建复杂病症相关的生物网络以及复杂生物系统计算模型的研究目前依然是一个非常年轻的领域，具有十分广阔的探索空间。正如权威刊物《AnnualReview of Plant Biology》的年评综述文章所论，传统的网络构建方法主要是使用生理学、生物化学和分子遗传学文献构建。

目前，随着基因组学的有效注释，以及丰富的转录组、蛋白质信息数据，使得网络可以采用一种更为有效、无偏的方式进行构建，并且，使得网络可以针对“系统”而构造，而这是传统方法所未涉猎的。众所周知，中西医是两种不同的认知方法，中医认知方法一直是经验和直觉，从整体上来认识和处理包括疾病和生命等复杂事物和问题，而不先把它们分割成一个个单元来认识，而西医主要是沿着“实证加推理”发展其认知方法。但事实上，中医的基本概念与现代生命科学有很多相似之处：中医强调“阴阳平衡”，与现代系统生物学有异曲同工之妙；中医强调“天人合一”，与现代西方科学讲的健康环境因素十分相似；中医强调“辨证施治”，类似于西方医学通过药物遗传学为每一个病人找到最适合的药；中医的复方理论，实际上就是现在的西方治疗学越来越强调的各种疗法的综合使用。尽管目前的文本挖掘技术绝大多数都是应用在现代医学领域，但因为中医基本理论的核心思想与现代医学的相似性，一些学者已经在尝试借助西方生物医学文献，应用文本挖掘技术和复杂病症网络构建技术来阐释中医基本理论的物质基础。李梢等人的研究表明可以通过对目前西方生物医学文献的系统挖掘来达到对中医理论的核心“证”（症状、综合征或表现的特殊模式）概念的深入理解。周雪忠等人将中医文献数据库和医药文献数据库这两个相互独立而又互为补充的数据库进行了处理和整合，协助发现和中医肾阳虚证候相关的基因网络，理解基因的功能。李梢等学者还发展了一种针对复杂病证，融合文献与基因表达谱芯片组学数据的生物网络构建方法（LMMA 方法）,并较成功地应用于 NEI 网络，以及与中医“络病”关系密切的血管新生生物网络的系统构建。

异病同治是指不同的疾病可以采用相同的治疗方法，其经典的解释是“病异而证同，证同而治同”,“证同”的由来在于：不同的疾病可以划分为不同的“证候”集合，在这一划分下不同“病”之间“证候”集合出现了交集，于是就把一“交集”认为是同一个“证”。严格意义讲，这里的“病”不是西医学某一种疾病的概念，当指为中医的“病症”概念。但在临床中，不同的疾病（严格按西医诊断标准命名的疾病），当在某一阶段出现相同的证候时，的确可以采用相同的成方来治疗，并且取得不错的疗效。我们在 CNKI 数据库中以“逍遥散”为关键词，共检索出相关文献(1994 -2006)853 篇，发现逍遥散方在多系统疾病中被广泛应用，其治疗的病证共计有 104 种，涉及精神、神经、心血管、消化、呼吸等多系统疾病。而以“补中益气汤”为关键词，检索出相关文献(1994-2006)共计 759 篇。发现补中益气汤方治疗的病证共计有 84 种，同样涉及心脑血管、呼吸、消化、血液、妇科等多系统疾病。“任何一种证候都是由若干证候要素和证候要素靶位组成，其中证候要素是对证候病因病机的表述，证候要素靶位是关于证候要素发生部位的厘定。”,“任一证候要素或证候要素靶位都具有不同于其他证候要素或证候要素靶位的特异性症状、体征及其组合。”因此，有学者提出，证候特异性及证候病因病机的生物学基础，应是与组成该证候要素及证候要素靶位相关联的各种生物标志物在特定时空条件下的特定组合。由于组成不同证候要素及证候要素靶位的差别及其复杂的相互关系，也就造成了组成不同证候生物标志物群的差异。每一种证候要素及证候要素靶位可能包含着一个或几个数量不等的生物标志物群，而同一证候要素及证候要素靶位在参与组成不同证候时的整体组合关系并不相同。尽管可被检测的生物标志物的数量在相同证候中也会有一定的差异，但无论在何种情况下，其最具代表性的或最基本的生物标志物群总是不会缺少的。

我们以“异病同治”为理论根据，选择类风湿性关节炎（RA）、冠心病（CHD）、糖尿病（DM）

（三种疾病都可以采用活血化瘀治法）为主题词，在 pubmed 上检索了至今的所有文献，RA 文献共 67049 篇，CHD 文献 115757 篇，DM 文献 43239 篇，抽提文献主题词，弃用与主题无关的词，应用相应的文本挖掘方法对结果进行关联规则分析，保留 confidence>=50%，count>=5 的关联主题词，进行网络对比分析，得出三种疾病并存的若干生物网络，预测三种疾病“同治”的可能的生物学基础。这种预测为下一步的实证验证缩小了研究范围，具有了更好的可行性。

参考文献（略）

肿瘤发病机制学说评介

王振华

（中国中医科学院广安门医院　北京 100053）

摘要　对肿瘤发病机制的基因突变学说、细胞凋亡学说、创伤修复学说、肿瘤干细胞学说以及肿瘤细胞胚胎起源学说等 5 种学说及其临床应用情况进行了概要的介绍，并对每种学说的合理性及局限性进行了简要的评说。

关键词　肿瘤；发病机制

尽管手术、放疗、化疗以及介入治疗等对控制肿瘤起到了很大作用，使不少恶性肿瘤患者的生存期和生存质量得到了改善，但从根本上讲，目前还没有一种治疗手段是令人满意的，尤其是对晚期恶性肿瘤患者。肿瘤治疗的进展归根结底是由人们对肿瘤发病机制的认识水平决定的。本文系统梳理了目前有关肿瘤发病机制的几种重要学说，并对各种学说的合理性及局限性进行了简要的评说。

1 基因突变学说

基因突变学说是所有肿瘤发病学说中影响最大者。该学说认为，肿瘤是一种基因病，在内、外环境因子作用下基因发生突变，其中，原癌基因突变使细胞增殖信息过量表达，而抑癌基因突变或缺失则使细胞增殖抑制信息表达减少，从而导致细胞生长失控而形成肿瘤。

随着认识的深入人们发现，基因突变学说有很大局限性。该学说认为，基因突变是不可逆的，然而临床实践证明，某些恶性肿瘤可以再分化转变为良性细胞甚至消退。据报道，神经母细胞瘤、黑色素瘤、乳腺癌、白血病、肾癌、睾丸胚胎瘤、恶性畸胎瘤等均可自发性消退。这些容易消退的恶性肿瘤，如神经母细胞瘤、白血病、恶性畸胎瘤，其瘤细胞在体内、外均可分化和凋亡。另外，基因突变学说无法区分癌基因和已经突变了的非癌正常细胞基因，对癌细胞的转移以及肿瘤细胞的无限制生长等现象也无法做出令人满意的解释。

从临床方面看，癌基因治疗的临床效果远非像人们期待的那样令人满意。截止 2006 年 1 月，全世界已获准的癌症基因治疗临床试验方案已达 715 个，只有两个治疗方案进入了Ⅲ期临床试验阶段，主要是因为癌症的基因治疗存在着有效性和安全性等问题，主要表现在以下几个方面：①目前的载体系统不能特异性地靶向肿瘤细胞，如静脉注射，载体可与正常组织细胞非特异性地结合而被清除，从而降低了疗效；②治疗基因在肿瘤细胞内不能高效、稳定、持续地表达；③单基因治疗效果差；④高滴度的病毒载体在体内往往会引起机体的免疫反应；⑤如果选用逆转录病毒载体，治疗基因往往会随机插入到染色体上，可能会引起插入突变或细胞的恶性转化等。

2 细胞凋亡学说

所谓细胞凋亡是指有核细胞在一定条件下，通过启动自身内部机制，主要通过内源性 DNA 内切酶的激活而发生的细胞死亡现象，是一种受基因调控的程序化细胞死亡过程。这一过程表明，机体需要并可以能动地清除体内失去生命力、或生理上不需要的（包括那些陈旧、受损伤、癌前病变的）细胞。从而实现细胞增殖与凋亡的平衡。

在生理情况下，细胞的增殖、分化和凋亡相互协调，维持着正常组织的生长平衡。如果这种平衡被打破，细胞死亡率降低，机体不能重新恢复调节，则可表现为生长异常，最终形成肿瘤。有人认为，肿瘤细胞可能起源于本应该走向凋亡而未能发生正常凋亡的细胞。也就是说，肿瘤细胞的高增殖力，既可从瘤细胞的高增生力和低分化程度中获得，也可以从癌细胞的凋亡受抑、生存延长中获得，这在滤泡型 B 淋巴瘤中已得到证实。因此诱导细胞凋亡给恶性肿瘤的治疗提供了一条新的思路。

许多实验表明，在肿瘤形成过程中，细胞凋亡受抑制起重要作用。人们甚至发现，在某些肿瘤，肿瘤的分裂、增生甚至低于正常组织细胞，肿瘤的不断生长只是由于肿瘤细胞死亡通路受抑制致使其寿命延长。许多肿瘤促进剂也是通过抑制细胞凋亡起作用的。肿瘤的转移能力同样与细胞凋亡抑制有关。

Fas/FasL 是一种细胞凋亡信号转导途径。Fas 是一种主要存在于免疫细胞膜表面的受体，FasL 表达于活化的 T 淋巴细胞及 NK 细胞。这些膜表面分子和胞浆内信号转导分子含有约 80 个氨基酸组成的参与细胞凋亡的功能区，称为死亡功能区。凋亡诱导因子 FasL 等结合相应的受体 Fas，与其他含有死亡功能区的信号转导分子结合，介导一系列连锁反应，导致细胞凋亡。正常情况下，这一途径调节机体的免疫系统，使之维持正常状态。研究表明，某些肿瘤细胞出现 Fas 抗原表达，当用抗 Fas 单抗给予治疗时，抗 Fas 单抗就会模拟 FasL 配基的作用，结合肿瘤细胞表面的 Fas，导致肿瘤细胞的凋亡。另具报道，临床治疗剂量范围的放、化、热疗等的机理之一，就是引发肿瘤细胞凋亡。

问题在于，为什么肿瘤患者细胞凋亡受抑制？换句话说，细胞凋亡抑制是肿瘤发生的原因还是结果？另外，凋亡学说也无法确切地解释肿瘤细胞的分化障碍以及转移、复发等问题。从临床方面看，由于正常的 T、B 淋巴细胞、胸腺细胞等都有较高水平的 Fas 抗原表达，当使用抗 Fas 单抗治疗肿瘤时，同样也可损害这些正常细胞，造成严重的毒副作用。

3 创伤修复学说

研究表明，从致癌因素作用于机体到肿瘤的形成，经历了一系列病理变化。例如，贲门组织癌变过程经历了慢性炎症→腺上皮萎缩→腺上皮不典型增生→早期贲门癌的演变过程。而且这一过程并非单向进展的，而是双向可复的，贲门组织癌前病变和早期贲门癌在体内都存在不断进展、长期不变化和自然修复与消退的转归结局。说明贲门组织癌前病变和早期贲门癌在体内处于动态的可复性变化过程之中。

贲门组织癌变过程提示，肿瘤形成过程是损伤与抗损伤双向互动的结果，这一结果虽然对机体是有害的，但起码体现了机体的一种代偿机制。众所周知，肿瘤细胞在某种程度上有正常细胞的部分功能，如肿瘤细胞能分泌某些激素、具备一些正常细胞的功能，这至少可以说明肿瘤在一定程度上有防御、保护或替代意义，与机体之间存在着相互依存关系。

当机体正常组织遭受内、外环境有害因素长期、过量的刺激后，可引起某种特定功能的衰退或丧失，而增生是机体对这种功能损伤的一种代偿性反应。也就是说，肿瘤是机体在某种特定情况下的一种特殊修复功能的体现，机体希望通过肿瘤生长的方式来修复受损组织，恢复某种特定功能。正因为如此，机体才从各方面优先满足肿瘤组织生长的需要，使肿瘤细胞能够不停地生长。由于这种生长并未达到预期的结果，这种需要性调节就变得越来越强烈、持久，最终形成肿瘤，并反过来影响机体。在肿瘤生长过程中，正常细胞的生长、代谢在竞争中处于劣势，正常细胞功能长期下降，又反过来促进需要性调节，周而复始，直至正常细胞衰竭，生物体死亡。

损伤修复学说指出肿瘤的代偿意义，既然是代偿反应，就具有积极的一面，从而提示，肿瘤并非异己的，不能简单地将其视为与机体不共戴天的“恶魔”，并采取简单的对抗式治疗。某些肿瘤的自然消退就很好地说明了这一点。同时，该学说也为带瘤生存理念的形成提供了理论依据。然而，该学说的缺陷在于，除了提醒人们避免过度治疗之外，并不直接提供对付肿瘤的手段。毕竟肿瘤的代偿意义是微不足道的，而致人于死地则是确切无疑的。

4 肿瘤干细胞学说

传统观念认为，所有肿瘤细胞均具有无限增殖的可能，每个发生转移的肿瘤细胞都具有再次形成肿瘤的能力。然而 1958 年 Hewitt 把小鼠白血病细胞移植到同品系的小鼠体内，发现仅有1%～4%的移植细胞能够形成脾脏内克隆。随后陆续有实验报道，在白血病、乳腺癌、脑肿瘤、胃肠肿瘤等多种实体瘤中发现了具有干细胞特性的一小部分肿瘤细胞，而且只有这些肿瘤细胞具有致瘤性。肿瘤干细胞学说便因此产生了。

肿瘤干细胞与通常的干细胞有许多相似的特征：都具有无限增殖的能力，可以自我更新；都具有特异性分化能力，可以产生表型和生物学特性不同的子代细胞；有一些相同的信号传导通路，如 Wnt、PTEN、Notch、Hedgehog 及 BMI1 信号通路；肿瘤细胞的侵袭和转移与干细胞归巢的相关性等等。

在正常环境中，细胞总是沿着特定的路线进行分化，这种细胞作出的发育选择又称细胞确定。在生物发育的早期阶段，细胞由全能细胞发育成多能细胞后，就只能向专能稳定型分化。在此过程中，细胞内外各种因素决定着细胞分化的前途。从分子生物学角度看，细胞分化的实质，是某些基因永久性失活而另一些基因顺序表达，从而局限其分化潜能；而生物信息理论认为，肿瘤细胞正是由于在各种内、外因子作用下，细胞信息程序发生错误编码表达所致。

正常情况下，一个细胞分裂产生两个子细胞，其中一个细胞保留了干细胞特性，另一个细胞分化。而肿瘤细胞则是两个子细胞均保留了干细胞的特性。肿瘤干细胞具有自我更新和无限增殖的能力，负责分裂生成其他大部分细胞，形成肿瘤，是恶性肿瘤细胞的种子。

目前，除了在粒细胞性白血病、乳腺癌和脑肿瘤中鉴定了肿瘤干细胞的存在，已经相继在肺癌、恶性黑色素瘤、前列腺癌、卵巢肿瘤和结肠癌中得到了肿瘤干细胞的证据。然而，目前直接针对肿瘤干细胞的治疗方案在临床上应用很少。从理论推测和实际应用两方面考虑，肿瘤干细胞的临床应用主要从以下三个方面出发：①杀灭肿瘤干细胞：通过肿瘤干细胞表面的分子抗原进行靶向杀伤；②诱导分化：在低分化的肿瘤细胞中和肿瘤干细胞中存在一些特异的癌蛋白，与肿瘤细胞的成熟阻滞相关，针对它们进行靶向治疗可以诱导肿瘤细胞分化成熟，然后象正常细胞一样凋亡；③干预下游的信号传导通路：可以通过小分子抑制如阻止这些信号通路的活化来治疗肿瘤。

肿瘤干细胞处于休眠或者低增殖状态，对化疗药物敏感性低，是肿瘤转移、复发的根源。肿瘤干细胞学说较好地解释了肿瘤的形成、发展、转移、复发等各方面的生物学行为，因而得到越来越多学者的认同。有人甚至认为，实际上并不存在特殊的肿瘤细胞，所谓肿瘤细胞，只不过是增殖过剩的未分化细胞而已，它们未能获得成熟细胞的特性。

尽管目前对肿瘤干细胞的存在已经基本达成共识，并对其临床应用前景充满信心，但由于受到干细胞研究进展的限制，肿瘤干细胞仍然处于举步维艰的初步阶段。报道了正常干细胞和肿瘤干细胞的第一个重要区别的生物学家 Ann Arbor 说：“还记不记得凋亡？还记不记得血管生成？”它们曾经让人们看到治愈肿瘤的曙光，最终仍限于少量的临床应用。他认为肿瘤干细胞也只是肿瘤研究中的一个阶段性概念。另外，肿瘤干细胞与正常干细胞的关系怎样？目前倾向于肿瘤干细胞源于正常干细胞，如果是这样，其发生机制是什么？针对肿瘤干细胞的治疗是否会对正常干细胞造成破坏？另有学者认为，肿瘤的治疗仍应以增殖的肿瘤细胞为重点，而不是肿瘤干细胞。因为肿瘤治疗失败引起复发是没有完全消除增殖的肿瘤细胞，而非仅采用了针对增殖细胞的措施。

5 肿瘤细胞胚胎起源学说

胚胎和肿瘤在许多方面有着惊人的相似性。肿瘤细胞与受精卵在一定条件下具有互变性。据报道，肿瘤细胞也可像受精卵一样发育形成胚胎。Mckinnell 将疱疹病毒诱发的豹蛙肾癌（Lucke 氏肾癌）的细胞核移植到去核的受精卵后，得到了发育成正常的蝌蚪。在人类畸胎瘤中也可以看到某些瘤细胞分化后发育形成胚胎样小体。相反，胚胎细胞也可以形成肿瘤。有人将正常 6 天龄小鼠胚胎细胞植入成年小鼠睾丸，结果发展成为畸胎瘤。

概括起来，肿瘤的形成与胚胎发育的相似性主要表现为：①增殖与分化特性相似：肿瘤细胞和胚胎细胞均为增殖力强、分化早期的细胞；②侵袭特性相似：肿瘤侵袭与胚胎植入过程表现出相似的侵入方式和过程，运用相似的调节机制；③胚胎性基因表达的相似性：肿瘤在其形成过程中可以分泌异位激素，合成异位同功酶，表达胚胎抗原、原癌基因/癌基因、抑癌基因，而这些物质是胚胎发育所必需的；④血管形成及调节机制的相似性：植入的胚胎与肿瘤持续生长和浸润，必须依赖于充足的微血管形成和血液供应，两者受相同的机制调节；⑤免疫逃逸机制相似：肿瘤细胞与胚胎细胞具有共同的免疫逃脱机制。

目前认为，正常胚胎发育过程中被阻遏的基因激活——去阻遏，胚胎性基因重现和大量表达，从而导致肿瘤。进一步的实验证实，囊胚腔对肿瘤起调控作用，胚胎提取物及活性分子能刺激淋巴细胞增殖，抑制肿瘤细胞生长。

显然，从肿瘤细胞胚胎起源学说很容易得出“肿瘤细胞并非永远都是肿瘤细胞”的结论，这一结论与损伤修复学说的“代偿说”具有相同之处，即均不把肿瘤截然视为异己的。然而，该学说无法回答正常胚胎发育过程中被阻遏的基因是怎么被激活的，而且，仅仅找到肿瘤与胚胎的相似性又能为肿瘤的治疗提供什么帮助？胚胎与肿瘤毕竟是两码事，一个是健康的新生命，一个是致人于死地的恶性疾患。靠胚胎提取物治疗肿瘤似乎不会走得太远。

6 结语

以上简要介绍了5种较为重要的肿瘤发病机制学说，它们分别从不同环节和侧面反映了肿瘤的本质，但同时又都有局限性，都无法完整地解释肿瘤的生物学特性和行为。

从认识论的角度看，5种学说有一个共同特点，即均是从局部出发解释肿瘤产生的机制，均是还原思维的产物。无论何种学说，首先将肿瘤与机体孤立开来，进而将其分解、还原为细胞、基因等层面。在此基础上建立起来的肿瘤的治疗理念和模式必然是对抗式的——切除肿块、消灭癌细胞、剔除“罪犯基因”等等。结果，无论在何种层面，均会出现既无法将肿瘤细胞赶尽杀绝，又对机体正常结构和功能造成严重破坏的局面，在取得一定疗效的同时，又造成严重的负面效应，最终限制了疗效。最显著的表现就是无法有效地控制肿瘤的复发和转移。

可以说，在还原论的框架内，肿瘤发病机制的研究已经相当深入，而且与之相应的新技术也突飞猛进，然而令人遗憾的是，对肿瘤本质的认识并未随着研究的深入而获得突破性进展，先进的技术与有限临床疗效之间也形成较大反差，在征服肿瘤的漫漫长路上，人们似乎走进了“希望-失望-再希望-再失望”的死胡同。其实，这个死胡同就是还原论框架。可以预言，肿瘤的真正突破在于对还原论框架的超越。

参考文献（略）

活血化瘀与肿瘤的转移复发

周　斌

（中国中医科学院广安门医院　北京 100053）

恶性肿瘤是当今危害人类生命健康的重要疾病之一，而转移是肿瘤生物学行为最本质的特征，影响着恶性肿瘤的治疗和预后。据统计，60%以上恶性肿瘤患者于初次诊断时已发现有转移，美国每年确诊有80万实体瘤患者，诊断时发现有转移者50万。

因此，转移是癌症治疗的主要障碍，控制转移是决定癌症患者预后的关键因素。科学发展到今天，尚未发现一种可广泛应用的抗肿瘤转移药物。因此，积极探讨防治肿瘤转移的中医思路和开发防治肿瘤转移的中医药物已经成为一个重要的课题。历代医家对转移的病机认识，多集中于气滞、血瘀、痰凝、毒聚、正虚等方面。研究证实，转移的形成与患者普遍存在的血瘀证有直接关系，因此探讨活血化瘀中药的抗肿瘤转移作用及其作用机理具有十分重要的意义。

1．中医学有关血瘀证与肿瘤的发生及肿瘤转移的论述

祖国医学对肿瘤的发生及转移的病因病机认识有着悠久的历史。《黄帝内经》对某些肿瘤的病因病机作了阐述，如“喜怒不适……寒温不时，邪气胜之，积聚已留”，“隔塞闭绝，上下不通，则暴忧之病也。”说明了内伤七情，外感六淫，人体气血郁滞不通，均可导致积病的发生。《难经·五十五难》载曰：“气之所积名曰积，气之所聚名曰聚。”说明气血瘀滞的发生，是肿瘤发病的重要病因病机。《张氏医通》所言：“人饮食起居，一失其节，皆能使血瘀滞不行也。”瘀证可导致“癥积”，故《景岳全书》有“血积有形而不移，或坚硬而拒按”之说。清代王清任则曰：“肚腹结块，必有形之血”。可见，瘀血是恶性肿瘤发生的主要因素。

《灵枢·百病始生篇》云：“留而不去，传舍于胃肠之外，募原之间，留着于脉，稽留而不去，息而成积。”留者，瘤也。此(可能)为祖国医学对肿瘤转移的最早记载。

2．肿瘤患者血瘀证的临床表现

临床观察到肿瘤患者多有血瘀征象，表现为病理性肿块、癥积、固定性疼痛、出血、血管异常、面色黧黑、肌肤甲错、舌质暗紫、或有瘀点及瘀斑、脉细涩等及血液流变学改变。

血瘀证的主证之一是舌脉异常。中国中西医结合学会肿瘤专业委员会通过对16865例肿瘤患者临床观察，发现青紫舌占 57．35%，明显高于非肿瘤和健康组，中晚期肿瘤患者转移者青紫舌占78%，舌脉异常占66%，血沉加快占36%，而未转移者依次为42%、56%、4%，统计学处理有显著差异。揭示舌质、舌脉异常、结合血沉变化可作为预测肿瘤复发转移的一个辅助指标。上海龙华医院陈健民等观察 530 例癌症患者舌脉情况，发现异常率为 93．96%，有转移者异常情况甚于无转移者。李氏对500例食管癌患者舌象观察，发现食管癌组舌象以紫舌、红舌为多，紫舌明显者常发现肿瘤转移。可知，血瘀证候是恶性肿瘤转移的常见征象。

血瘀是肿瘤形成发展及转移的主要病理机制，而且出现在各个病理阶段，贯穿于疾病发展的全过程。

3．血瘀证与血液流变学“高粘滞血证”的研究

血液流变学的异常与肿瘤病人血瘀程度密切相关。恶性肿瘤血液流变学改变主要是高粘滞血症的出现，即血液处于浓、粘、聚、集状态。大量临床研究表明，高粘滞血症的存在对肿瘤转移有着重要的影响。恶性肿瘤血瘀证另一表现就是凝血机制异常，其特点表现为凝血机制被激活，血小板活化，抗凝血功能减弱，导致血液处于高凝状态，易于血栓形成。

血液粘滞性愈高，肿瘤病人血瘀证愈明显，中晚期病人的血液流变学改变最为明显，血液高

粘滞率为 82．3%。另一方面，血液凝固性异常，凝血机制被激活，血小板活化，抗凝功能减弱，导致血液处于高凝状态，易于形成血栓。

在肿瘤的血行转移中，形成包括癌细胞在内的微血栓是癌细胞得以着床和增生的条件。否则循环中的癌细胞难以形成转移灶，且易受到免疫系统的攻击而变形死亡。肿瘤患者体内存在的高凝状态，已为各方面所证实。这种高凝状态为小血管中癌栓的形成创造了条件。

姜淑梅等认为血瘀证系血液流动缓慢，滞而不畅，甚或瘀阻，即血液处于浓、粘、聚、凝的高凝状态。这种病理改变是恶性肿瘤患者好发血栓(包括肿瘤血栓和非肿瘤血栓)的重要力学因素。陈建民等曾对 440 例患者的血液高凝状态与肿瘤转移的关系作了分析，发现癌症患者血液高凝状态越严重，其发生转移的可能性越大。马文建等认为血液粘滞因素的升高，可能直接促进肿瘤的转移，而血液的高粘状态与中医血瘀证密切相关。

刘永惠等通过对 77 例肺癌患者(转移者 27 例，未转移者 50 例)血液流变学指标检测表明，肺癌转移患者的血液浓、粘、聚、凝病理状态较未转移者尤为明显，这种改变是恶性肿瘤患者好发血栓(包括肿瘤血栓和非肿瘤血栓)的重要力学因素，可能是促进癌转移、扩散的因素，为活血化瘀治疗肿瘤及转移提供了理论依据。杨惠洁等探讨了微循环障碍与肿瘤及其转移的关系。通过对 50 例晚期肿瘤患者的观察发现，88%的病人血液循环中有白色微血栓，且其数量与疾病进展程度呈正相关。微循环变化情况，11 例为瘀滞型微循环障碍，39 例为痉挛型或过渡型微循障碍，前者对治疗反应较差，后者则较敏感。其中 3 例重度微血栓形成者，均已出现明显转移灶。齐氏等认为恶性肿瘤的恶性程度愈高，病期愈晚者，其高凝现象愈明显。机体的血液流变学正常与否是肿瘤血管转移能否顺利进入下一阶段的关键因素。且认为肿瘤的形成和发展与血瘀证有着十分密切的关系，血瘀是肿瘤形成发展的主要病理机制，而且出现在各个病理阶段，贯穿于疾病发展的全过程。范桂香等测定了 74 例肺癌患者血小板 a-颗粒膜蛋白(GMP-140)含量，并与 40 例健康人做对照。结果发现肺癌患者血浆 GMP-140 水平高于正常人(P<0．01)，尤其在肺癌伴转移患者更为明显，且高于肺癌无转移患者(P<0．05)。刘永惠等经中医辨证分型，采用 TYXN291 智能血液聚集仪和玻珠柱法检测肺癌患者 47 例，肺癌转移患者 20 例，健康人 20 例血小板凝集最大值(MAR)和血小板黏附率(PAD)。结果：肺癌转移患者、肺癌患者与健康人 MAR、PAD 均有显著性差异(P<0．001 ，P<0．01)；且肺癌转移患者较肺癌患者 MAR、PAD 亦有显著性差异(P<0．01，P<0．05)。结论：恶性肿瘤及其转移患者血小板聚集、黏附功能亢进与肿瘤从发病到转移呈正相关，揭示恶性肿瘤普遍存在着血瘀证，并随肿瘤转移则血瘀证尤其突出。刘永惠等检测了 77 例原发性肺癌患者血液流变学的指标，结果发现肺癌患者的多项指标较正常人差异有显著性，且肺癌转移患者的血浆粘度、纤维蛋白原较肺癌未转移患者有显著性差异。表明肺癌患者血液处于高凝状态，对肺癌转移起重要作用，并表明肺癌及其转移患者存在着微观血瘀证，为活血化瘀法治疗肿瘤及其转移提供了理论依据。

但赵玉娟等观察 30 例恶性肿瘤患者血浆组织型纤溶酶原激活因子(t-PA)和组织型纤溶酶原激活抑制因子(PA1)的活性改变与临床病症的关系，结果却发现 30 例恶性肿瘤血浆 t-PA 活性高于对照组 1 倍以上(P<0．05)，而 PAI 活性无显著差异(P>0．05)。提示恶性肿瘤患者血浆 t-PA 活性明显增高，纤溶功能亢进，血粘度下降，对恶性肿瘤的局部浸润和全身转移有促进作用，提示临床中应慎用或有选择地应用活血化瘀、破血逐瘀药物。

从实验研究结果来看，肿瘤转移患者存在着不同程度的外周微循环障碍、血液流变性和凝固性的异常，而三者均可视为肿瘤微观血瘀证的具体表现，亦可能为肿瘤血瘀证的本质所在。癌血栓的形成和滞留是形成转移的关键环节之一，而血小板在血栓形成中起着重要作用。其次，恶性肿瘤发展到一定程度都会出现外周微循环障碍，而且这种改变即使在肿瘤术后也不能得到很好的改善。

总之，肿瘤细胞可诱发血小板增多和聚集，还可分泌促凝血因子，对促成血液高凝状态具有很大影响。血液高凝状态的存在，使微血管内容易形成包括癌细胞在内的微血栓，从而使癌细胞难以被化学药物、免疫活性细胞所杀灭，最终导致转移的形成。因此，与血瘀相关的诸多研究结果表明，血瘀是恶性肿瘤转移的重要病理基础。

4．活血化瘀抑制肿瘤转移的临床研究

在肿瘤血行转移过程中，形成包括癌细胞在内的血栓是癌细胞得以着床和增生的条件。否则，循环中的癌细胞难以形成转移灶，而且易受到免疫系统的攻击而变形死亡。活血化瘀方药在研究基础上发现对肿瘤转移有抑制作用的观点，对血液流变学的改善作用，不仅符合中医辨证治疗的原则，而且与现代分子生物学研究结论有较好的一致性，更重要的是为攻克肿瘤转移这一难题提供了一条可行的途径。在一项对比观察活血化瘀复方与化疗对原发性肝癌作用的临床研究中，对两组原发性肝癌病例治疗一个月后，活血化瘀治疗组 39 例病人不仅疗效好，总有效率达 84．6%，而且无 1 例发生转移；而化疗组治疗 26 例，不仅总有效率仅为 23．1%，而且有 3 例发生转移，2 例出现门静脉血栓。

5．活血化瘀中药抗肿瘤转移的机理

血瘀证是肿瘤转移患者常见临床表现，血瘀是转移发生的重要病理基础。活血化瘀药物对防止复发、转移具有重要的意义。目前研究认为，活血化瘀药物具有直接抑杀肿瘤细胞，改善机体血液循环，改变血液流变学状态和提高免疫功能等方面的作用。因此活血化瘀法治疗肿瘤，可在一定程度上预防转移的发生。

5．1 直接抑杀肿瘤细胞

研究证实大多数活血化瘀药对肿瘤细胞具有抑制作用，有的还能直接杀伤肿瘤细胞。如当归、川芎、赤芍、丹参、红花、苏木、青皮、三棱、莪术、大黄、虎杖、水蛭、穿山甲、斑蝥等对实验动物肿瘤具有一定的抑制作用，而对正常细胞却不然，即具有特异性。

5．2 直接抑制肿瘤转移

活血化瘀方药抑制肿瘤转移得到了实验研究和临床研究的证实，无论单味活血化瘀药、活血化瘀药的有效成分、活血化瘀复方及制剂均对肿瘤转移具有抑制作用。赤芍有效成分赤芍 801 具有改善荷瘤小鼠高血粘度，减轻癌组织缺氧状态，增强机体防御功能，抗肿瘤转移等方面的作用；斑蝥醇浸液对移植性动物肿瘤局部有明显抑瘤作用，可以防止肿瘤的局部发展与转移。崔巍等实验研究以肿瘤细胞-血小板聚集为指标，得出鸡血藤不仅有显著抑制肿瘤细胞的血小板聚集作用，且对聚集者复解聚作用明显($P<0.001$)，提示鸡血藤有可能成为又一抗肿瘤血行转移中药。

活血化瘀中药能够改善血液流变性和凝固性、降低血粘度、抗凝、抑制血小板活性、促进纤溶、抗血栓、消除微循环障碍，从而发挥抗转移作用。此外，活血化瘀中药具有直接抑制肿瘤细胞，调节机体免疫力等作用，从而间接起到抗转移作用。研究发现，丹参具有较强的抗粘附和抑制增殖的作用，主要体现在细胞形态学的变化，抗纤维样物质形成和抑制贴壁等方面；并有一定的浓度依赖关系。

林氏等观察川芎嗪、苦参碱对肿瘤细胞与内皮细胞的粘附具有明显的抑制作用，并可以明显抑制 CD_{44}、CD_{49} 粘附因子的表达，减轻内皮细胞通透性，保护内皮细胞的完整。阻断肿瘤细胞与基质的粘附，从而减少肿瘤的转移。叶氏等利用小鼠腹水型肝癌 H_{22} 淋巴管转移模型，观察加味血府逐瘀汤对转移的影响，发现治疗组肺部转移率为 0，提示血府逐瘀汤有明显的抗癌细胞淋巴管转移的作用。黄氏等用赤芍 A 和丹参与小量化疗药物合用，发现可以显著减少肿瘤的肺转移。刘氏等发现川芎嗪能显著抑制 BL-16 黑色素瘤的人工肺转移，改善实验动物高粘血症及增强自然杀伤细胞(NK)活性而发挥作用。张氏等研究活血药川芎嗪、水蛭素、丹参酮 IIA 和凝血酶对高移人肺细胞肺癌 $PGCL_3$ 和低转移人肺腺癌 PAa 细胞的粘附和侵袭的影响表明，丹参酮 IIA 抑制 $PGCL_3$ 细胞的粘附。川芎嗪、丹参酮ⅡA 和水蛭素抑制 $PGCL_3$ 细胞对 Boyden 小室的侵袭，凝血酶明显促进这个过程。川芎嗪、丹参酮 IIA 和水蛭素抑制血小板与 PGc 和 PAa 细胞侵袭的协同作用。孙氏等研究表明复方丹参注射液处理的 7721 细胞 ICAM-l 表达明显低于对照组，丹参可抑制 7211 细胞的侵袭能力，促进已粘附细胞的脱落，可抑制 7211 与 7211 细胞、淋巴细胞、内皮细胞的粘附，并对早期和晚期裸鼠人肝癌切除术后的肝内和远处转移复发有防治作用。

5．3 对放化疗的减毒增效作用

如丹参等可改善机体的血液循环，增加局部血流量，改善局部乏氧状态，使抗癌化学药物及其它抗肿瘤成份易于深入瘤体而充分发挥作用。

实体瘤细胞生长速度快，其血运供应相对不足，肿瘤细胞处于乏氧状态，其生物效应差，对放射不敏感。活血化瘀方药能改善微循环障碍，使处于乏氧状态的肿瘤细胞减少，因而可以增加实体瘤对放疗的敏感性而提高疗效。孙华丽等报道，汉防已甲素可以改善微循环，对放疗有增敏作用。

5．4 改善血液流变性和凝固性

活血化瘀药可通过抑制血小板活性，降低血小板的粘附、聚集性能，降低纤维蛋白含量，增加纤维蛋白的溶解，促进纤溶、抗凝、抗血栓、消除微循环障碍等改善恶性肿瘤患者的血液流变学指标，缓解血液的高凝状况。卞志远、解庆东研究认为：川芎嗪注射液对化学治疗食道癌有增效作用。其作用机理在于能改善血液高凝和低纤溶状态，脆化细胞溶酶体，释放酸性水解酶而增加化疗药物疗效；增强血中脂蛋白酶活性，使肿瘤组织通透性增大，使药物易于渗入，并能抑制纤维蛋白微血栓和癌细胞的结合而抑制转移。

5．5 增加血流量，改善血液循环及机体的高凝状态

活血化瘀药增加局部血流量，改善局部乏氧状态，使抗癌药物易于发挥作用，对放疗、化疗有减毒增效作用。

活血化瘀方药可以通过改善血液高粘滞状态、防止瘤栓形成，对入血瘤细胞起到直接或间接的抑杀作用。首先，血液呈高粘滞状态导致瘤栓形成，使得被包困在瘤栓内的肿瘤细胞，不仅可

以免受血液湍流的攻击，而且可以降低肿瘤细胞在宿主中的免疫原性，逃逸宿主免疫系统的监控，使得宿主免疫系统不能正常发挥作用。其次，纯粹的流变学因素也能造成机体防御上的不足。当局部或全身的血液粘滞因素升高时，血流减缓、灌注率下降，血液所携带的防御物(抗癌药物或其它抗肿瘤成分)减少，从而降低了机体防御效能。

总之，活血化瘀药物可以抑制肿瘤细胞引起的血小板聚集及瘤栓的形成，减少血栓对瘤细胞的保护，有利于免疫系统对瘤细胞的清除。

5．6 调整、提高机体免疫功能

实验研究证实丹皮、赤芍、川芎、五灵脂、延胡索等大部分活血化瘀药对免疫系统具有正向调节作用。少数活血化瘀中药具有免疫抑制作用，如红花总黄素。某些活血化瘀药如丹参、益母草、牛膝具有双向调节功能。

杨运高等选用桂枝茯苓丸、抵当汤、丹参饮 3 个代表方，观察其对实验动物大肠癌肝转移的影响。结果：各组动物接种肿瘤细胞后均发生了不同程度的肿瘤转移情况，其中以发生红细胞免疫缺陷后接种肿瘤细胞组转移最为严重，与正常情况下接种肿瘤细胞组比较均 $P<0.05$ 或 $P<0.01$。正常情况下接种肿瘤细胞后服用抵当汤、桂枝茯苓丸、丹参饮均有明显抑制肿瘤转移作用，与模型组比较，$P<0.01$；但红细胞免疫缺陷后接种肿瘤细胞再服用活血化瘀 3 方，与模型组比较，$P>0.05$，各用药组红细胞免疫缺陷后接种肿瘤细胞与正常情况下接种肿瘤细胞组间有显著性差异，均 $P<0.01$。结论：在红细胞免疫功能障碍状态下，肿瘤的转移会加重。活血化瘀药物对肿瘤转移确实有抑制作用，其抑制作用在很大程度上取决于红细胞免疫功能的正常与否。

5．7 镇痛、抗炎、抗感染作用等

如川芎、虎杖、牛膝、紫草、马鞭草等均有不同程度的抗炎、止痛作用。晚期肿瘤患者常易合并感染，将消炎、抗感染的活血化瘀药配合其他抗感染药使用，有利于病情的控制和好转。

6．活血化瘀药抗肿瘤侵袭与转移的生化机制

肿瘤细胞的侵袭和转移是多阶段、多步骤、多因素、多基因综合作用和漫长的发展过程。其涉及的分子机制主要有瘤细胞的黏附性、运动性、降解酶类的作用以及血管形成机制等。活血化瘀药对抗肿瘤转移的可能机制或参与因素主要有以下几个方面：

6．1 抑制肿瘤细胞的酶降解，影响肿瘤细胞的侵润和转移

癌细胞与周围间质相互作用，侵润和穿透，这主要是酶降解作用。具有侵润转移能力的肿瘤细胞产生多种破坏基质的蛋白酶，其中纤维蛋白溶解酶原激活剂(PA)的研究较为深入和持久。PA是一种特异性的丝氨酸蛋白酶，以两种形式存在，即组织型 t-PA 和尿激酶型 u-PA，其中最主要的是 u-PA 及其抑制物 PAI-1，表达于肿瘤细胞中，在降解肿瘤细胞外基质，穿透基底膜，促进肿瘤的侵润和转移过程中起着重要作用。中国中医研究院广安门医院博士生导师朴炳奎提出活血化瘀药抑制肿瘤细胞转移的机理之一，是抑制了 u-PA 活性，提高了 PAI 活性，阻断了丝氨酸蛋白酶对基质的降解作用。同时还发现活血化瘀剂能提高肿瘤细胞的转移基因 nm-23 的表达和分布，从而阻滞肿瘤转移黏附、降解、移动中的蛋白酶降解步骤。

6．2 对肿瘤转移中内皮细胞及黏附因子的影响

肿瘤转移与癌细胞同内皮细胞的黏附、黏附因子的表达和穿透密切相关。肿瘤血行转移的关键步骤之一是血液中的癌细胞栓子附着在内皮上，血小板释放凝集素，使肿瘤细胞与内皮细胞黏附，血管内皮细胞收缩变圆，细胞连接间出现间隙，内皮层通透性增高，肿瘤细胞穿透血管壁，进入组织，形成转移。林洪生等的研究表明：活血化瘀药对肿瘤细胞与内皮细胞的黏附具有明显的抑制作用，从而阻断了肿瘤细胞与内皮细胞的黏附，减少了肿瘤转移的可能性。孙婧璟等发现经丹参处理的 SMMC-7721 细胞间的黏附分子明显低于对照组；丹参还可抑制 SMMC-7721 细胞的侵袭力，促进已黏附的细胞脱落，可抑制 SMMC- 7721 与 SMMC-7721 细胞、淋巴细胞、内皮细胞的黏附，并对早期和晚期裸鼠人肝癌切除术后的肝内和远处转移复发有防治作用。

6．3 抑制肿瘤血管生成

肿瘤血管形成依赖于多种相关因子的诱导和调节。正常组织中，血管促进因子与抑制因子调节平衡使血管处于静止状态。肿瘤发生后，血管促进因子增多，而抑制因子降低，血管会增生随肿瘤而增加。陈学东等认为活血化瘀药有可能通过影响这些因子，从而抑制肿瘤肿瘤转移血管生成。陶旭辉、唐德才等的研究表明：活血化瘀药中去甲斑蝥素、灯盏细辛、姜黄、丹参、莪术、榄香烯、郁金均有抑制肿瘤血管形成的作用。

活血化瘀中药具有类似肝素的作用；而肝素可增强血液中抑制血管生成的类固醇的活性，可能引起正在生长的毛细血管退化，因此，活血化瘀中药可能会阻止血管生成而起到防治恶性肿瘤血行转移的作用。

7．活血化瘀药抗肿瘤侵袭与转移的分子机制

7．1 对肿瘤细胞癌基因的表达及 DNA 合成的影响

肿瘤转移开始于肿瘤生长早期，瘤细胞从开始发生就具有转移潜能，当原发肿瘤超过 2-3mm 左右，转移机会随之增加。肿瘤的形成与转移是癌基因与抑癌基因相互作用的结果。现已证明 ras 为与肿瘤转移密切相关的癌基因，H-ras 基因编码 P21 蛋白是信号传导分子，位于细胞膜内面，可诱导肿瘤细胞产生转移表型。ras 基因表达增高的转染子含较高的 ras 基因拷贝数，它们的侵袭性与未经转染的细胞相比可增高 30 倍，且广泛转移。另外，C-Myc 基因也被认为与肿瘤转移相关。袁淑兰等发现，丹参酮在集落集成实验和 H-TdR 掺入实验中，可抑制 ME180 肿瘤干细胞生长和 DNA 的合成，经丹参酮处理的癌细胞 C-Myc、H-ras 基因的表达明显降低。流式细胞仪分析结果显示，丹参酮可抑制人肝癌细胞的 C-Myc 基因的表达，使肿瘤细胞 DNA 合成及进入 S 期受到抑制，从而抑制细胞生长、增殖。H-Tdr 掺入法证实丹参水溶性成分及其脂溶性成分(丹参酮 IIA 磺酸钠)可以抑制 S180 瘤细胞的 DNA 合成，可在肿瘤细胞的 S 期对瘤细胞产生细胞毒作用。补骨脂可通过 DNA 的光毒作用抑制肿瘤细胞 DNA 的合成。补骨脂在暗处与 DNA 形成络合物，加适当波长光照可以发生Ⅰ、Ⅱ型光毒反应，与 DNA 分子形成交联，抑制 DNA 分子合成。同时补骨脂素在紫光灯照射下可形成激发态的分子与靶细胞 DNA 嘧啶碱起加成反应，嵌入 DNA 的双螺旋链，使癌细胞萎缩、死亡。补骨脂素作用于人粘液表皮样癌 MEC-1 细胞后，细胞 DNA 直方图峰值中 DNA 平均含量明显下降。川芎嗪对肿瘤细胞 DNA 合成也具有抑制作用，刘

锦荣等发现川芎嗪体外实验抑制 B_{16}-F_{10} 黑色素瘤 DNA、RNA。上述中药可通过抑制具有促转移倾向的癌基因，以及对肿瘤 DNA 合成的影响，在临床治疗中构成抗肿瘤转移的第一道防线。

7．2 对循环血流中瘤细胞的影响

肿瘤细胞通过血行转移并形成新的转移灶的机会小于千分之一。正常情况下从原发灶脱落的瘤细胞，在血流的剪切力以及机体免疫机制的清除作用下，绝大部分死亡。但如果血液流变学发生改变，血液高粘、高凝，形成由纤维蛋白、血小板包裹的瘤栓，则使瘤细胞易于躲避血液剪切力及免疫监视，发生转移的机率就会大大增加。因此，瘤栓的形成与滞留是肿瘤转移成功与否的关键。研究表明，肿瘤患者普遍存在血液粘度升高与血小板聚集率上升。胡庆福等观察 109 例肿瘤患者，发现恶性肿瘤病人的全血粘度及血浆粘度明显高于健康对照组。因此，机体的血流变学正常与否是肿瘤血管转移能否顺利进入下一阶段的关键因素。这其中活血化瘀中药影响比较大的几个因素为血小板、PGI2/TXA2、纤维蛋白原。

肿瘤栓子的形成及滞留是肿瘤血行转移的关键。从原发瘤脱离入血的肿瘤细胞只有与血小板等血液成分及形成的纤维蛋白发生粘连导致瘤栓形成，肿瘤细胞才能存活。血液正常流动的机械力量，足以杀死入血的肿瘤细胞。Brooks 的实验表明，所有肿瘤细胞比任何血细胞对剪切作用更敏感，生理范围内的剪切应力在数分钟到数小时内可以杀死肿瘤细胞。只有被包裹在瘤栓中，癌细胞才能免受血液湍流的攻击。活血化瘀方药可以通过改善患者血液粘滞状态、抑制瘤栓的形成，使肿瘤细胞不能在血循环中存活，从而达到防治恶性肿瘤血行转移的目的。

7．2．1 对血小板聚集的抑制

肿瘤细胞进入血流后，血小板就参与瘤细胞的滞留。Gasic 等于 1968 年发现静脉注射 TA3 腹水瘤前，给予神经氨酸酶可防止转移灶形成，并发现这是由于神经氨酸酶造成血小板数量减少所至，其转移效应可由注射血小板而逆转。Tanaka 及 Hilgard 亦有相关报道。说明血小板在瘤栓形成及滞留过程中具有重要作用。肿瘤细胞进入血液循环可通过激活凝血因子、诱导淋巴细胞和白细胞的前凝血质活性，使血小板聚集率增加。而瘤栓中的血小板一方面可使瘤细胞躲避免疫监视，另一方面其释放的 PDGF 可促进肿瘤微血管的生成，使瘤细胞易于着床生长。血小板的数量和机能与转移形成有一定的关系，血小板减少或血小板机能改变，能够降低转移发生。影响血小板聚集的主要有 cAMP 与 cGMP、Ca^{2+}、PGI_2/TXA_2 三个重要因素。

7．2．1．1 cAMP 与 cGMP

血小板内环核苷酸含量升高可抑制血小板聚集。cAMP 含量升高与血小板膜腺苷酸环化酶活性增强、磷酸二酯酶活性的抑制使 cAMP 降解减弱有关。当归素可抑制磷酸二酯酶的活性，从而增加血小板 cAMP 含量。在抑制花生四烯酸诱导血小板聚集的浓度(0．25mg/ml)下，当归素还可明显增加血小板 cGMP。因此，当归素属于同时增加 cAMP、cGMP 类的抗血小板药。川芎可明显降低血小板的聚集率。其有效成份川芎嗪可以使血小板中的 cAMP 含量升高近一倍，同时还能显著提高血浆 cAMP 的含量。赤芍水提液中的赤芍甙及其衍生物亦可显著升高血小板的 cAMP 水平，而另一有效成分 d-儿茶精对血小板中 cAMP 亦有升高趋势。毛冬青素还可抑制血小板 PDE 活性，使细胞内 Ca^{2+} 浓度降低，翻转凝血酶降低的 cAMP 水平，同时对花生四烯酸代谢途径中的环加氧酶和 TXA_2 合成酶活性亦有抑制。

7．2．1．2 Ca^{2+}

在血小板内，60%的Ca^{2+}储存于致密颗粒中，其余分布于膜、线粒体和内质网。而Ca^{2+}浓度与血小板中钙调素、环核苷酸系统、花生四烯酸系统、肌醇磷脂系统功能密切相关。Ca^{2+}浓度升高可促进血小板激活，TXA_2形成。因此，凡能干扰钙离子转运的药物均具有抗血小板活性。毛冬青素可抑制血小板粘附及多种因素引起的血小板聚集作用，而这种作用可被钙离子翻转，揭示其作用与钙离子相关。实验证明，毛冬青素可抑制凝血酶引起的Ca^{2+}内流，抑制血小板钙调素活性，从而降低血小板的聚集。A23187是钙离子载体可使细胞膜和细胞内钙贮池对Ca^{2+}通透性增加。朱序斌等发现川芎嗪可抑制A23187，使血小板内Ca^{2+}浓度降低，抑制血小板的聚集。

7．2．1．3 PGI_2/TXA_2

血浆中的PGI_2与TXA_2为花生四烯酸的代谢产物，其比值是影响血液粘度的重要因素。PGI_2能够激活腺苷酸环化酶活性，提高cAMP水平，降低胞浆钙离子浓度，抑制血小板激活。而TXA_2是一种强的血小板聚集剂和血管收缩物质。肿瘤细胞可破坏PGI_2与TXA_2之间的平衡，造成血液的高凝、高粘状态，有利于肿瘤细胞的转移。孙京栋等发现Lewis肺癌转移灶数目与TXB_2(TXA_2降解产物)、TXB_2/6-Keto-PGF1a成正相关，与6-Keto-PGF1a呈负相关。提示TXA_2促进肿瘤转移，PGI_2抑制肿瘤转移，两者之间平衡是影响Lewis肺癌转移的关键因素。川芎嗪可通过抑制血栓素A_2样物质诱导的血小板聚积作用，选择性抑制TXA_2合成酶、增加内皮细胞PGI_2合成，恢复PGI_2/TXA_2的平衡。刘锦蓉报道，川芎嗪连续使用18天可明显降低肺转移小鼠血浆TXA_2含量，表现出显著地抗B16-F10黑色素瘤肺转移的作用。丹参注射液则能促进牛内皮细胞分泌纤溶酶原激活物，提高PGI_2的含量。还可抑制TXA_2合成酶的活性，减少TXA_2的合成。当归及川芎有效成分阿魏酸可去除血小板内合成TXA_2所需的活化氧自由基，抑制TXA_2的合成。此外阿魏酸还具有直接对抗TXA_2，增强PGI_2的作用。

7．2．2 降低纤维蛋白原

恶性肿瘤患者血液呈高凝状态。表现为纤维蛋白原升高，纤溶酶原的绝对量减少而活性下降。这种高凝状态，促使纤维蛋白与肿瘤细胞形成瘤栓。张玉五等对35例恶性淋巴瘤患者检测发现其血浆蛋白明显高于对照组，且血浆蛋白浓度与疗效呈负相关。黄孔威等发现，S180实体瘤小鼠纤维蛋白较正常小鼠显著升高，赤芍可使荷瘤小鼠的高纤维蛋白原水平显著降低，改善其高纤维蛋白血症。丹参具有溶解纤维蛋白的作用，可使纤维蛋白降解为FDP，从而降低血液粘度。张玉五使用丹参-COP方案治疗恶性淋巴瘤，发现患者血浆纤维蛋白原明显降低。提出丹参的抗癌机理与其对肿瘤宿主的凝血-纤溶-血小板系统紊乱造成的纤维蛋白原血症有调整作用有关。

7．3 对肿瘤细胞着床的影响

形成瘤栓的肿瘤细胞躲过血流的清除作用及机体的免疫监视后，可借助纤维蛋白附着于血管内皮细胞，穿出血管壁，并在局部生长形成转移灶。活血化瘀中药可通过激活纤溶酶，使瘤栓外围的附着物溶解，减少肿瘤细胞着床。自由基是影响肿瘤转移的另一重要影响因素。虽然自由基对肿瘤转移具体作用机制还不十分明了，但自由基可导致细胞膜的脂质过氧化，使组织发生损伤而更易受到肿瘤细胞侵袭。自由基还可降低机体免疫功能，为肿瘤的着床生长提供了有利条件。韩克起等使用扶正抗癌方(CM)治疗大鼠转移性肝癌，发现CM同时具有升高SOD含量及抗转移作用。丹参对超氧阴离子自由基有清除作用，阻止膜脂质过氧化。丹参注射液对H_2O_2-Fe^{2+}体系中的羟自由基清除率为65%，对黄嘌呤-黄嘌呤氧化酶体系中超氧阴离子清除率为100%，丹参酮

ⅡA 磺酸钠亦有抗氧自由基作用。当归与川芎中的阿魏酸可减少 H_2O_2 含量，直接清除自由基，抑制氧化反应和自由基反应，可与生物膜结合保护膜脂质。对于自由基的清除及对细胞的保护从一定程度上减少了肿瘤细胞的着床生长。

7．4 抑制肿瘤血管生成

恶性肿瘤发生血行转移时，肿瘤血管生成是必需的，没有血管的生成，肿瘤细胞极少脱落至循环中。同时，肿瘤血管生成的新增毛细血管使基底膜破碎而形成漏洞；该毛细血管又不成熟更易被肿瘤细胞所穿透；此外，生长中的毛细血管顶端内皮细胞分泌胶原酶和纤溶酶原激活物可促发癌细胞入侵的趋化性，这些降解酶也能帮助癌细胞脱粘着而进入肿瘤新生血管。最近研究发现，在肝素或肝素片段存在下，血、尿中天然存在能抑制血管生成的类固醇。肝素可以大大增强这些类固醇抗血管生成的活性，这可能是引起正在生长的毛细血管退化的机制之一。目前，临床上已开始使用肝素、合成的肝素替代物或低分子量肝素进行抗肿瘤转移的治疗。活血化瘀方药与西药肝素作用相似，因此可能也会使血液中天然存在类固醇抑制血管生成的活性增大，阻止肿瘤血管生成而起到防治恶性肿瘤血行转移目的。

8．活血化瘀中药应用时存在的问题

临床上活血化瘀中药的应用贯穿于肿瘤治疗的全过程，这与肿瘤转移自肿瘤生长时即开始的理论是相吻合的。然而，活血化瘀中药的应用还存在若干问题：

8．1 注意部分活血化瘀药可促进肿瘤转移

多数研究表明活血化瘀药可以通过以上作用抑制肿瘤的转移，但也有学者认为活血化瘀药物对肿瘤转移有促进作用。实验发现活血化瘀中药丹参、赤芍可促进实验动物的肿瘤转移。傅乃武报道，丹参对大鼠 Walker2256 癌细胞的血行扩散和转移有明显的促进作用。另有研究认为，丹参酮 E2A 磺酸钠对 Lewis 癌无促进生长与转移作用。丁罡等观察丹参、赤芍对大鼠 Walker256 癌肝转移的影响，检测血清血管内皮细胞生长因子(VEGF)的表达和肿瘤组织血管密度，显示丹参、赤芍可增强实验大鼠 VEGF 的表达及血管形成，促进肿瘤侵袭和转移的发生。李学汤等用活血化瘀药物对小鼠肝癌细胞形成的肺转移进行了初步实验观察，所用药物除川芎嗪可能有抗转移效果外，绝大多数该类药均有促进转移作用。

针对以上两种不同的结论，也有研究认为活血化瘀方药对肿瘤转移无明显影响。刘明章等报道丹参酮 E2A 磺酸钠对 Lewis 癌的生长及转移都不表现为促进作用。谷铣之等报道活血化瘀中药配合放射治疗鼻咽癌患者的近期肿瘤转移率与单纯化疗组无明显差异。陈刚等观察丹参注射液对小鼠 Lewis 肺癌生长和转移及肿瘤血管生成的影响时，采用小鼠 Lewis 肺癌模型，分别用丹参注射液 5、10、20g / (kg・d)，共 21 天，检测小鼠 Lewis 肺癌移植瘤体积、质量、肺转移灶数、肿瘤微血管密度(MVD)和血管内皮生长因子(VEGF)的表达。结果与模型组相比，丹参组小鼠 Lewis 肺癌移植瘤的体积、质量、肺转移灶数、肿瘤 MVD 和 VEGF 的表达均与模型组比较差异无显著性。显示丹参对小鼠 Lewis 肺癌移植瘤的生长和转移无明显影响。

徐德成等回顾研究了益气生血方剂中活血化瘀强度与气血双亏型胃癌转移率之间的相关性，显示两者有较强的正相关关系，提示气血双亏型胃癌转移率随活血化瘀作用加强而增高。虽然尚

未有明确临床报道关于活血化瘀中药引起肿瘤转移，但临床情况复杂，缺乏统一的客观评价指标，临床应用必须谨慎。

争论原因考虑是由于血瘀证虽然存在于肿瘤发展的各个不同阶段，但不同阶段具有不同程度的血瘀证存在，且活血化瘀类药又分为和血、活血、破血等不同种类，因而不同阶段使用活血化瘀药对肿瘤的影响结果亦有不同，实验研究中由于实验手段、方法、所选动物不同也可能出现不同结果。再者许多单味药由多种的化学成分组成，这些成分有可能会发挥相反的作用，用于临床及试验时，哪种成分占首要地位则表现相应作用，因此临床用药应根据需要，合理辨证用药。

8．2 肿瘤治疗忌破血逐瘀

通过临床观察，施用破血之品，如三棱、水蛭、山甲、皂角刺等，对肿瘤虽有消坚止痛作用，但破血之药应用过久，每易导致肿瘤扩散或转移，预后不良。翁维良将活血药分为若干类，对比观察结果表明破血类药降低血液粘滞性及红细胞聚集性作用较为显著，其作用力度与促肿瘤转移的倾向存在正相关的关系。

8．3 根据不同病理阶段选用适当活血化瘀药物

虽然血瘀征存在于肿瘤发展的各个不同阶段，但不同阶段具有不同特点，活血化瘀法在肿瘤发展过程中所处的地位不同，因而不同阶段使用活血化瘀药对肿瘤的最终结果亦有不同影响。

8．4 注意中药作用的多向性

单种药味本身也是由许多具不同药理作用的成分组成的“复方”，抗凝作用可降低转移，但当药物中促转移因素强于抑制因素时，也可出现不利效应，故不可简单的将其等同于如肝素等的抗凝剂，其药理研究有待加强。

8．5 与扶正祛邪药物的配伍

由血浆组织型纤溶酶原激活因子(t-PA)活性增高引起的纤溶亢进，可对恶性肿瘤的局部浸润与全身转移起重要促进作用，提出治疗是否更应偏重扶正祛邪为主，特别注意祛邪不伤正，扶正不助邪，以益气养血滋阴及清热解毒为主。

郁仁存认为只要有血瘀征存在，原则上就可选用活血化瘀药，同时最好与有效的抗肿瘤治疗(放化疗)相结合，或与有增强肿瘤患者细胞免疫功能的中药结合使用，将能获得更好的治疗效果。

9．体会

9．1 活血化瘀与多法辨证合用

肿瘤患者病机复杂，血瘀征并非单独存在，影响肿瘤转移的因素甚多，如正气亏虚、正不抑邪，痰、瘀、毒相互胶结以及情志不畅等均为肿瘤转移的重要因素。因此应用活血化瘀药物治疗肿瘤，应与扶正培本、清热解毒、化痰散结、疏肝解郁等法辨证结合，方能收效显著。

9．1．1 与扶正培本相配伍

《外科启玄》云：“癌发，四十岁以上，血亏气虚，厚味过多，所生者，十痊一二。”张景岳云：“脾肾不足及虚弱失调之人，多有积聚之病。”又患瘤日久，耗气伤血，加之手术、放化疗后，气阴大伤，机体抗病能力减弱，而致扩散、转移。故正气虚为肿瘤及其转移发生的重要因素。以往的研究证实，益气养血、滋阴助阳等补益类中药能够提高机体免疫功能、改善骨髓造血

功能，提高内分泌体液的调节功能，调整细胞内 cAMP 含量及 cAMP/ cGMP 的比值，抑制癌细胞的恶性增值，从而起到抗肿瘤、抗转移的作用。因此，在活血化瘀同时，适当辨证配伍扶正培本的中药，如加用党参、黄芪、女贞子、旱莲草、枸杞、鳖甲、补骨脂、当归等药，是防治转移的主要方法。

9．1．2 与清热解毒药相配伍

清热解毒药是以祛邪为主要功能的药物。现代药理研究证实，半枝莲、半边莲、白花蛇舌草、土茯苓、鱼腥草、龙葵、蛇莓、藤梨根等大量清热解毒药也有抑制和杀灭癌细胞的作用，根据不同肿瘤辨病选用，在肿瘤转移过程中便会有机会让这类中药直接杀灭癌细胞，同活血化瘀法起相辅相成的功效。

9．1．3 与燥湿化痰药相配伍

基础研究发现组织水肿是肿瘤侵袭、转移的常见现象，局部组织水肿有利于瘤细胞脱离母体、以及转移来的瘤细胞侵袭和占据。燥湿类中药具有化湿健脾、渗泄水湿的作用，应用此类中药，能够减轻组织水肿，防止瘤细胞从原发灶脱落和在新部位着床、生长。常用药如猪苓、薏苡仁、泽泻、半夏、云苓等。

9．1．4 与疏肝解郁药相配伍

精神的不良刺激对癌的转移复发有肯定促进作用，因此给予肿瘤患者精神治疗和疏肝解郁中药，调畅患者情志郁闷状态，是不可忽视的抗癌环节。常用疏肝解郁药如： 柴胡、郁金、香附、白芍、青皮、陈皮等。

9．2 辨病辨证相结合

由于不同部位的组织特性不同，活血化瘀药的应用应辨病施治，对不同种类的肿瘤其效果不同；而同一类肿瘤由于所处阶段不同，活血化瘀药的应用应辨证施治，不同阶段活血化瘀药的强度不同。

9．3 中药单体研究与复方研究现结合

单味药的单一成分药理研究应与复方研究结合起来，充分利用现代科技手段，同时重视中医的整体观念，加强药物配伍关系的研究。

10．总结

综上所述，活血化瘀抑制肿瘤转移的研究已经有了较大的发展，多数实验研究和临床研究已经证实活血化瘀方药可以发挥抗肿瘤转移的作用，但同时存在许多新的问题。如：部分实验发现活血化瘀方药对肿瘤转移无明显影响，甚至促进肿瘤转移；活血化瘀方药的抗肿瘤转移的过程及作用的具体环节；单味活血化瘀药抗肿瘤转移研究较多，而活血化瘀复方抗肿瘤转移研究较少，等等。这些问题都有待于进一步加以探讨和研究。

参考文献（略）

益气解毒防治外感热病（时行感冒）的理论探讨及临床应用

王 飞 马 萍 张 玲 李 平

（成都中医药大学 成都 610075）

（中国中医科学院广安门医院 北京 100053）

摘要 本文通过对毒邪学说及外感病证治文献和临床研究基础上，提出时行毒邪是时行感冒病因，正气不足为其发病基础。并结合长期临床经验和现代药理研究进展，针对呼吸道病毒感染（时行感冒邪在肺卫）的病因病机，提出清热解毒、益气扶正为治法，并探讨益气解毒法治疗外感热病（时行感冒）的应用及其研究思路。

关键词 时行感冒；病理治法；益气解毒

外感热病是指感受外邪而引起的，以发热为主症的一类疾病。其认识已久，东汉张仲景《伤寒杂病论》虽然继承了《素问·热论》六经分类的学术主张，但在疾病的命名上却吸收了《难经》“伤寒有五”的广义伤寒学说，将热病隶属于伤寒。由于《伤寒杂病论》的治疗成就极高，影响很大，使外感热病称之为伤寒而不命之为热病的学术特点影响了近两千年。随后，叶天士提出温病的卫气营血辨证，吴鞠通倡导温病按上中下三焦辨证的学说之后，温病学说与仲景的伤寒六经辨证学说分道扬镳，成为外感热病辨证的一套新体系，广泛用于临床，使外感热病的诊疗水平有很大程度的提高。目前，外感热病的治疗方法越来越丰富，相继创造了辛凉解毒、清热解毒、凉血开窍、化痰开窍、育阴清热、平肝息风、活血逐瘀等治法。我们基于扶正祛邪理论，结合流行性呼吸道病毒感染的现状，提出并应用益气解毒法治疗外感热病（时行感冒）。

1．毒损脉络理论在外感热病（时行感冒）的法理及意义

1．1 毒邪的概念及其分类

毒邪作为一种致病因素，一般分为两大类：一是外来毒邪（简称外毒），主要指六淫、疫疠等具有较强致病力的病邪。从现代医学来看：如细菌、病毒、各种污染等。二是内生之毒（简称内毒），主要指脏腑功能和气血运行失常，使体内的生理或病理产物不能及时排出，蕴积体内，转化为毒。根据病邪性质不同，又可分为痰毒、瘀毒、疸毒、湿毒等等。我们强调外感热病（时行感冒）主要为时行病毒，其实质系风毒或风寒毒邪、或风热毒邪等。

1．2 毒邪的本质

毒邪的本质与西医的内外毒素有近似关系。外毒素多数是革兰氏阳性病原菌所产生。如金黄色葡萄球菌、溶血性链球菌以及少数革兰氏阴性菌均能产生外毒素，其作用表现为三方面：一是神经毒，临床可见眼睑下垂、复视、斜视、吞咽困难、甚至引起呼吸麻痹而死亡；二是细胞毒，可见外周神经麻痹和引起心、肺等内脏坏死性损伤；三是肠毒素，可见恶心、呕吐、腹痛、腹泻等甚至可出现微循环衰竭、代谢性酸中毒。内毒素主要毒性表现有（1）发热：由于内毒素激活

了产生致热原的细胞，使其释放白细胞致热原，作用于下丘脑体温中枢，调节体温紊乱，出现发热，甚至高热；（2）弥漫性血管内凝血：内毒素作用于血小板和肥大细胞，使之释放组织胺，血管内皮受到破坏，胶原暴露，导致凝血；（3）毒血症与休克：由于内毒素大量进入血液，形成毒血症，可出现除发热外，还有出血倾向，心、肝、肾、脾功能减退或衰竭，甚至引起休克。诸如此类症状，与中医学毒邪引起的症状有许多相似之处。

外毒与内毒在致病上互为因果，相互影响，外毒侵入人体，导致脏腑功能失常，气血运行障碍，产生内毒，内毒又可耗伤正气，正气不足，又可招致外毒。

1．3 毒损脉络理论在外感病中的意义

王永炎院士在长期临床实践中，结合中医基础理论，创造性的提出毒损经络学说，对我们解决当今疑难病开拓新治法具有深远的意义，亦有助于对中医学若干重要理论与实践经验进行现代科学的阐释，在中医理论和临床疗效上取得突破。

毒不仅常见于外感病中，其他各科疾病也存在着感受外毒与内毒的问题。特别是慢性疾病，病情反复难愈，与毒邪不无关系，热毒、火毒、湿毒、水毒、痰毒、瘀毒常交错互患，使得病情复杂多变难治。浊毒病及经络，脏腑失调，气血失常，化痰生瘀，气血痰瘀交阻，化毒为害，败坏形体，可发生多种疾病，如中风、血证、积聚、水肿、关格、痹证等。尤其是在中风防治研究中提出浊毒痹阻脑络，治疗上以解毒为大法，有效提高中风治愈率，改善预后。围绕此点，以王永炎院士为主的研究团队，进行多方面、多系统、多层次的研究，认为毒性氧自由基、兴奋性神经毒、酸中毒、微生物毒素、钙离子超载、凝血及纤溶产物、微小血栓、血中脂质炎性介质等过度释放，均为内毒本质。在老年性血管性痴呆的发生与发展过程中与脑的微循环及神经细胞的内环境变化有关，且与超氧自由基的攻击、兴奋性氨基酸的增加而产生的神经毒性作用密切相关。其作用是造成脑组织及功能的损害，产生智力下降。有学者用黄连解毒汤治疗本病取得较好疗效，反证了血管性痴呆的毒的存在。

我们认为：外邪六淫侵袭人体的感冒一般为普通感冒。外邪加上毒邪侵袭人体，如风毒或风寒毒邪、或风热毒邪侵袭机体所致的感冒为时行感冒。两者的本质区别在于有无毒邪的参与，后者有毒邪参与，发病后迅速传遍，病情变化快、症状体征重、深入营血，邪陷心包，可出现高热、咽痛、神志改变等症状体征。细胞免疫因子导致的炎症反应是其中的一个重要部分。有如下特点：

（1）毒邪相配，其证各异。毒是指时行病毒之邪，邪是指六淫等外邪。时行毒邪与风邪或风热相合，形成风毒或风热毒邪，通过口、鼻、皮毛侵袭人体而发病，临床以此为主；毒邪与风寒相合，形成风寒毒邪；毒邪与湿邪相合，形成湿毒。结合人体的素体差异，临床上可表现为寒热各异，或虚或实的表现。

（2）发病急骤，易于传变。毒邪侵犯机体，不同于一般六淫致病，其发病急骤，按照六经或卫气营血的规律传变极快，并可直接深入，临床表现也呈进行性加重。《外感温热病篇》："风温毒邪，始得之，便身热口渴，目赤咽痛，卧起不安，手足逆冷，泄泻，脉伏者，热毒内壅，络气阻遏"。

（3）多夹痰瘀，易伤阴耗气。各种毒邪参合致病，影响脏腑功能失调，出现痰瘀等病理产物；毒邪入于经络，导致气血运行不畅，使得津液成痰，营血化瘀。同时，各种毒邪易从热化，出现不同程度的气阴损伤的表现。

2．扶正祛邪在外感热病（时行感冒）的法理及其应用

2．1 外感热病（时行感冒）正虚感邪的病因病理

中医学对疾病发生的认识早在《黄帝内经》中就得到体现。《灵枢·百病始生篇》“风雨寒热，不得虚，邪不能独伤人”。《素问·评热病论》“邪之所凑，其气必虚”。《素问·生气通天论》“清静则肉腠闭拒，虽有火风苛毒，弗之能害。” 说明了内伤正气不足是许多疾病尤其是外感疾病发生的重要因素。

正虚感邪是时行感冒的重要的病因病理。时行病毒通过口、鼻、皮毛侵袭人体后，肺卫首当其冲，肺主气，司呼吸，上通于喉，开窍于鼻，职司卫外，皮毛乃人体一身之表，是抵御外邪的屏障，而卫气通于肺，卫气的强弱与肺的功能密切相关。肺主皮毛，脾主肌肉，脾虚而肌肉不充，肺虚而玄府不闭，则风乘虚入。邪从口鼻上受犯肺，又可病及表卫。感邪后，很快出现卫表及上焦肺系症状，以致卫表不和，肺失宣肃而为病。卫表不和则见恶寒、发热、头疼、身痛；肺失宣肃而见鼻塞、流涕、咳嗽、咽痛。《素问·风论篇》“风气藏于皮肤之间，内不得通，外不得泄，风者善行数变，腠理开则洒然寒，闭则热而闷，其寒也则衰食饮，其热也则消肌肉，故使人惧栗而不能食，名日寒热。”《内经》认为，六淫所致的外感急性热病，首先侵犯太阳经脉。《素问·评热病论篇》说“巨阳主气，故先受邪。”太阳受邪的症候表现，《生气通天论》“因于露风，乃生寒热”，此乃邪在肺卫。之后，邪热入里灼津为痰，形成痰热，或热邪入里，与宿痰相合而成。由于邪热炼津为痰而现痰黄质粘等症；由于温邪内蕴、痰热内阻，影响肺络失和而致胸痛。肺与大肠相表里，痰热壅盛，热结津亏，腑气不通，大便秘结，兼湿滞者大便虽稀而不爽快，邪入阳明之腑，浊气上冲而影响神明，出现神昏谵语等。病情进一步发展，随着津停气滞，瘀血内生，阻滞肺络，加重病情，进一步耗伤正气。《诊要经终论》云“太阳之脉，其终也戴眼反折瘛，其色白，绝汗乃出，出则死矣。”

2．2 益气解毒的治法原理

基于气虚学说的基础，历代关于益气扶正的提法和治疗方药层出不尽。一般情况下，外感表证是不主张使用补益方药的，但是，若为外邪夹毒致病，由于毒邪致病力强，易伤正气，引起传变。因此，我们主张在预防和治疗上予以益气解毒为治法。正气不足常为时行感冒的发病基础，它往往贯穿本病的始终。

中医治疗感冒以辨证论治为主，常结合季节、气候变化以及个人体质等因素。按八纲辨证可分为风寒证、风热证、表寒里热证、气虚感冒、阴虚感冒，按病变程度可分为外感犯表、邪犯肺卫、卫气同病、邪毒壅肺。《金匮要略·痓湿暍病脉证治》：“太阳中暍，发热恶寒，身重而疼痛，其脉弦细芤迟，小便已，洒洒然毛耸，手足逆冷；小有劳，身即热，口开，前板齿燥。”“太阳中热者，暍 是也，汗出恶寒，身热而渴，白虎加人参汤主之。”“风湿脉浮身重，汗出恶风者，防已黄芪汤主之。”上两方在祛邪同时固护正气，辨证方面首辨寒热，注重兼挟，治宗宣透，寓以辛凉，顾护脾胃，忌过早补涩，防其疏散太过，慎用苦寒。感冒发病具有时节性，故其治疗参合时令“春宜散风，夏宜燥湿，秋宜润燥，冬宜祛寒，此其常也”。病情进展及轻重跟机体素质及邪气盛衰有重要联系，治疗上兼顾秉赋，要顾及病人的素质，平日的嗜好，旧有的宿疾，生理特点等，结合外邪的性质和轻重论治，既可防止引动宿疾为患，又可避免用药偏胜而致害。概括起

来治疗感冒须“扶正祛邪”，在邪犯肺卫证中，邪气入里化热郁毒，应给予解毒益气的治法。

《本草汇言》：“和中益气，补虚解毒之药也，健脾胃，固中气之虚羸，协阴阳，和不调之营卫，故治劳损内伤，脾气虚弱，元阳不足，肺气衰虚，其甘温平补效与参、芪并也”。古人针对外感表证立有扶正解表之法，扶正是为了祛邪，并非为补养而设。阴阳气血是抗邪的物质基础和原动力，伏邪性热，必伤阴津，热炽气耗，所谓“壮火食气”。正气亏损一方面导致祛邪抗邪无力，并易复感外邪，病情更为复杂多变；另一方面正虚也降低了药物对人体各脏腑组织的有效作用，使之治疗难以奏效。故在治疗外感疾病中需要扶正益气。

2．3 扶正益气在外感病（时行感冒）中的应用

益气扶正在外感病中的应用并不少见。常以祛邪为主，兼以扶正，如对风寒表证较重的患者，治宜辛温解表，兼益气，可用荆防败毒散加减治疗。有的用扶正为主，兼以祛邪。

（1）玉屏风散

玉屏风散出自《丹溪心法》，由黄芪、白术、防风三味药组成，常用于表虚自汗，易感风邪的病证，是中医解表祛邪，益气扶正的经典名方之一。临床上用玉屏风散预防和治疗正气不足之感冒、因气虚经常感冒或感冒迁延不愈的患者，尤为常用。研究报告亦颇多。仿此方立法者，不占少数。我们认为此方药简效良，单用或以此为基础方加减使用均获良效。

（2）人参败毒散

《太平惠民和剂局方》的人参败毒散由人参(党参)、茯苓、甘草、羌活、独活、柴胡、前胡、川芎、枳壳、桔梗共1O味药物组成，另加生姜、薄荷少许同煎温服。全方有益气发汗、扶正败毒之功，所败之毒就是时行不正之邪即类似于现在的流感病毒。本方贵在人参益气鼓邪外出，以利于驱除病毒之邪，恰到用处。

（3）参苏饮

《太平惠民和剂局方》中参苏饮的药物组成为：人参、紫苏叶、葛根、半夏(姜汁炒)、前胡、茯苓、木香、枳壳(麸炒)、桔梗、陈皮、炙甘草。本病虽然是虚人外感，但主要矛盾是风寒表证，痰浊内蓄，故方中以紫苏、葛根、生姜等发散风寒，解肌透邪，以治头痛发热，恶寒无汗；用二陈汤(半夏、茯苓、陈皮、甘草)燥湿化痰，降逆止呕；前胡、桔梗、枳壳、陈皮宣通肺气，理气宽胸；再以木香配枳壳消除胀满，人参与甘草益气扶正，乃是扶正祛邪、解表除痰、宽胸利气之良方，用于体虚或年老体衰感冒，最为适宜。

（4）补中益气汤

补中益气汤看似为气虚下陷而设。其实内伤之人，最易感受外邪。《内外伤辨惑论》“脾胃一虚，肺气先绝”“其心肺无有禀受，皮肤间无阳，失其荣卫之外护。”一旦有非时之气，或劳累汗出当风，极易感受外邪。因此，补中益气汤以黄芪用量最大，人参、甘草次之，黄芪一则补益肺脾之气，二则益皮毛而闭腠理，不令自汗，损其元气。又加白术、当归益气补血，升麻、柴胡升举阳气，防御外邪，可见虽名为补中益气汤，其补益卫表正气药占有很大比重，虽无防风疏表散邪，但有柴胡、升麻之辛凉解表药物，也具有益气解表之功。后有医家以此方四时用药加减治疗多种病证，既有外感，也有杂病。

（5）其它

伤寒理论体系早期感冒是邪中太阳，病变部位在肺卫肌表；而温病学体系，病邪入侵或伏邪

发作初期，病变部位亦是在肺卫。两者治则在强调解表祛邪的同时，亦重视扶正解毒。有些方剂也将扶正益气寓意于中。如治疗外感风寒无汗表证的名方麻黄汤，非独解表发汗以取效，实际上亦含扶正解表之功。《伤寒论》37条：“太阳病，十日以去，脉浮细而嗜卧者，外已解也。……脉但浮者，与麻黄汤。”太阳病已10日余，久病必伤正气，若见脉浮者，仍可用麻黄汤，说明麻黄汤与祛邪之中蕴于补益之意。

3. 结语

呼吸道病毒感染迄今尚缺乏理想的治疗方法及药物。针对呼吸道病毒感染的正虚感邪的病因病机特点，对邪在肺卫初期的时行感冒采用益气解毒，结合长期临床经验和现代药理研究立法处方，可进一步发挥中医药防治呼吸道病毒感染的优势，满足社会巨大需求，具有良好的社会和经济效益。

今后，在益气解毒法在抗呼吸道病毒活性及免疫调控的研究基础上，对处方的有效组分配伍进行深入研究，以进一步提高药物的生物利用度，不断出现新的治法和药物。另外，益气解毒法治疗呼吸道病毒感染的临床定位问题还需要多中心、广覆盖的临床观察。益气解毒法对免疫系统的影响很有可能涉及其对免疫器官、免疫细胞、免疫分子等多方面多环节复杂的调节功能，其详细的机制还待进一步研究。利用基因芯片技术对病毒感染后免疫基因水平、蛋白水平调控方面进行研究，利用系统论下的还原论进行多时相的动态研究是必要的。

参考文献（略）

冠心病从“痰瘀相关”论治探讨

鹿小燕[1]　　曹洪欣[2]

（1 卫生部中日友好医院　北京 100029）

（2 中国中医研究科学院　北京 100700）

摘要　痰瘀相关是中医临床常见的病因病机，是中医临床基础理论的一个重要组成部分，是许多临床难治病的主要病理基础。痰瘀相关学说经历了一个漫长的不断实践、不断探讨、不断完善、不断发展的个体经验过程，只有到了当代才逐步呈现了课题研究的趋向，因此深入阐释其理论内涵，对提高现代中医临床防治难治病的疗效，具有重要的意义。本文探讨如何从“痰瘀相关”论治冠心病。

关键词　冠心病；痰瘀相关；痰瘀活化

“痰瘀相关”学说源远流长，经过长期的医疗实践，积淀了丰富的临床经验和宝贵的理论基础，已成为中医学宝库中一个极其重要的组成部分。如何从“痰瘀相关”理论的阐述入手论治冠心病，则是本文探讨的重点。

1 对痰、瘀的认识

中医传统理论认为，痰和瘀是两种不同物质和致病因素。外感邪气、内伤情志或脾肾亏虚均可导致机体水湿停聚，或热灼伤津聚而成痰。痰有狭义和广义之分，狭义的痰是指肺部和呼吸道的渗出或分泌物，咳咯或呕恶而出；广义的痰则是指由于机体气机郁滞或阳气衰微，不能正常地运化津液，使体液停留积聚，逐步蕴结而成，包括痰、饮、水、湿四种形态。痰最早见于《金匮要略·痰饮咳嗽病脉证并治》：“膈上病痰满喘吐”。张仲景将痰饮列为四饮证之一。隋唐至宋代，痰已成为独立病症。唐孙思邈的《千金方》温胆汤、宋陈师文的《和剂局方》二陈汤已为治痰的经典方剂。至明清，痰的理论进一步深入，“痰生百病”、“百病多由痰作祟”已成为众多医家之共识。在辨证上有内痰与外痰、有形痰与无形痰之分，在治法上有健脾补肾、利气化痰等多种见解。

外感内伤等久病入络均导致血脉循行不畅，停滞成瘀。瘀也有狭义和广义之分，狭义的瘀是指积血，血液运行不畅、停滞、留着、瘀积于局部；广义的瘀，除了包括狭义之外，还涉及血管的病变以及各种病理产物的综合性病变。《内经》对血瘀证的成因、症状有明确的阐述。“输其血气，令其条达”为治瘀法则。《神农本草经》也有了活血化瘀药的记载。汉代以后，张仲景总结了血瘀证的辨证规律，其在《金匮要略·胸痹心痛短气病脉证并治》的叙述与冠心病十分相似，并指出系因阳虚或痰涎水饮为病，治则以除痰通阳为主。仲景此说一直为后世所沿用。目前临床证明，瓜蒌薤白白酒汤、桂枝枳实生姜汤等8个方剂均可用于冠心病的治疗。隋唐至金元血瘀证的理论阐述与治疗方剂进一步发展。明清医家在继承了前人的学术思想上又有深入的研究，张介宾提出了“气逆而血留，气虚而血滞，气弱而血不行”，丰富了血瘀证理论。特别是清代医家王清任，他强调气血为人之本，处方用药更多创新，指出治胸痛用木金散，若无效则需用血府逐瘀汤。其治疗胸痛倡用活血祛瘀的治则，颇具独创精神，创立祛瘀诸方，扩大了活血化瘀法的治疗范围，使血瘀证与活血化瘀的理论更加完善。近代张锡纯创立了活络效灵丹，善用水蛭、三棱、莪术活血破瘀，为今人所推崇。现代陈可冀院士等对血瘀证从基础和临床方面进行了广泛、深入的研究与挖掘，制定了血瘀证的客观诊断标准，丰富了血瘀证的内涵。

2 痰瘀相关

津液与血，异名同类，均属阴精。而阴精为病，必然表现为津血的亏耗与留滞，津血留滞即为痰为瘀。痰湿和瘀血作为阴精为病的两个不同方面的表现形式，成为一种病理产物和致病因子，在某些特定条件下，二者相互转化。“痰瘀相关”正是基于祖国医学“津血同源”这一基本理论而产生的。

痰瘀同源、同病、同治的理论和实践，由来已久，湖南长沙马王堆三号汉墓出土的医学帛书《五十二病方》最早记载了痰瘀同治的典型方。我国第一部医学经典著作《黄帝内经》中，对痰瘀相关的理论和治疗已有论述。首先，在生理上，阐明了津血同源的相互关系。其次，在病理上，虽然没有明确提出“痰瘀同病”，但从有关的论述中，也体现了痰饮与瘀血在病理上的相关性。再次，在治法上，提出了“留者攻之，坚者削之，结者散之，逸者行之”等一系列法则，这些思想与法则不仅适用于瘀血病变，而且广泛应用于痰瘀互阻的一切病证。

《伤寒杂病论》首先提出了“瘀血”、“痰饮”病名，并对其临床症状及体征作了详细的描述。所言“血不利则为水”，为后世“从血治水”奠定了理论基础，并在长期的临床实践中逐步得到了完善。《金匮要略》一书记载痰瘀同病、同治的许多病种，如疟母、中风、虚劳、胸痹、肺病、肝着、黄疸、妇人杂病等，按痰瘀同治组方的方剂，如苇茎汤、大黄牡丹皮汤、鳖甲煎丸、当归芍药散、桂枝芍药丸、当归贝母苦参丸、大黄甘遂汤等。这些方剂配伍精当，行之有效，至今运用不衰，尤其是在疑难杂症的治疗方面，发挥着重要作用。

隋巢元方著《诸病源候论》首次阐明了瘀血化痰的病理过程，提出“诸痰者，此由血脉壅塞，饮水结聚而不消散，故能痰也”。宋杨仁斋《直指方》提出“痰饮瘀血调气为先”的治疗大法。

元·朱丹溪以善治杂病而为后世所瞩目，首次提出了“痰挟瘀血，遂成窠囊”这一科学论断，并极力倡导痰瘀同病，需痰瘀同治才能取效。明·虞天民著《医学正传》提出的百病皆由于“阴(血)阳（气）相滞，痰瘀作祟”之说，为痰瘀相关理论运用到临床各科起了重要作用。明·万密斋，倡导“人之为病者，有十病九痰”之说，而治痰之方，常常配伍活血化瘀之品；妇人以血为本，而血病从痰论治，又为万氏妇科之一大特色。清·喻昌，根据实践体会，于(臌)胀病独倡水裹气结血凝之说。

清·何梦瑶，在所著《医碥》一书中，对痰瘀同病学说亦极力倡导，提出“气血水三者，病常相因，对腹痛、痹症、中风从痰瘀论治，尤其在中风的病因上独树一帜，把火、气、痰、瘀、虚作为内风的病理基础，发前人之未发，补前人之未备。

清代名医叶桂首创“久病入络”学说，认为众多疑难痼疾所致久病入络，应考虑痰瘀互阻之证。在治疗上，将痰瘀同治法广泛地应用于痛证、郁证、痹证、积聚、症癥瘕、噎膈及多种妇科病证；在用药上，对虫类药有了新的体会，善用蜣螂虫、䗪虫、水蛭等类以疏经剔络，追拔沉混气血之邪。

清·吴鞠通等温病学家论治热入心包证，亦都主张于清营泄热化瘀方中，加化痰开窍之品。诸此，又为痰瘀相关理论在急性热病学中的应用展现了新的前景。吴鞠通提出痰瘀互患为病与肝脏相关联这一学术见解，认为“肝气久郁，痰瘀阻络”，方取香附旋复花汤、新绛旋复花汤，涉及吐血、胁痛、肝厥、痰饮、癥瘕、单腹胀、积聚、淋浊、头痛等病症。

清·唐容川《血证论》中指出：“血瘀积久，亦能化为痰水”，“瘀血流注，亦发肿胀者，乃血变成水之证”，进一步明确地提出瘀血痰水相互胶结为害的病理机制，为临床治疗“痰挟瘀血，遂成窠囊”等疑难杂症，提出了具体有效的方药；证之临床，心系肺系疾患，膀胱以及妇科经、带、胎、产诸病痰瘀同病者确属居多。以上从理论上发展了痰瘀相关学说，从实践上丰富了痰瘀同治的经验。

建国以后，医家对痰瘀相关学说的研究，主要集中在疑难杂病、缠绵久病和老年病防治方面。

3 冠心病痰瘀同治

近年来，随着人们生活水平的提高、饮食结构的改变、现代生活节奏的加快、心理压力的增强、社会竞争的日益激烈以及空气环境的日渐污染，使冠心病的中医证候谱发生了重大变化。传统的气虚血瘀或气滞血瘀证类已较少见，而痰浊瘀血闭塞证类却大量增加。曹洪欣教授]观察 209 例冠心病患者的发病过程，深入地探讨其证候特点和病变机理，证实痰瘀同病是冠心病中最常见的证候，并贯穿其始终。临床实践证明，痰瘀同治法是治疗冠心病痰瘀互结证的有效方法，单纯的治痰或治瘀都不可能达到理想的效果。

对于冠心病治疗上应遵循“急则治其标，缓则治其本”原则。急则治其标，而活血化瘀、化痰祛邪为治标之大法，在强调痰阻的同时，亦不能忽视瘀闭。从近年一项涉及冠心病治疗文章 100 篇，共 5800 例患者的用药情况统计表明，活血化瘀药在处方中占了相当大的比重，如丹参、党参、当归、川芎、人参、红花、桃仁、三七、郁金等，而化痰之品却少见。说明临床上治疗冠心病注重活血化瘀，对化痰药物重视不够。中药药理研究证实，化痰之品如瓜蒌、陈皮、前胡、半夏、浙贝等有明显扩冠作用；陈皮、枳壳、枳实、茯苓有较强的强心作用；天南星、菖蒲能抗心律失常。瓜蒌是治胸痹沿用已久的药物，认为其开胸散结，能涤荡胸中垢腻之气，实验研究也证明，瓜蒌可明显缓解心绞痛、增加冠脉流量、减少主动脉粥样硬化之脂质斑块面积和厚度、保护缺血心肌、缩小梗塞面积、降低过氧化脂质、抑制血小板聚集。这就提醒我们，在活血化瘀的同时一定不能忽视化痰药物对冠心病的治疗作用。实验研究发现：单用活血化瘀法虽可有效缓解临床症状，预防斑块形成，但对已形成的斑块无明显软化及消退作用，单用化痰软坚法也不能消退斑块；而将两者融为一体，则可使斑块消退，血管软化。“痰瘀同治”能有效地改变血液的高粘滞状态，使体外血栓长度、湿重、干重有明显减轻，血小板附着性下降，并保护动脉内膜，减少心肌损伤。因此，应当重视冠心病从痰瘀论治，实证、虚证并重。

4 冠心病痰瘀活化

根据现代科学观念，人体就是一个生命场，而生命场是一个复杂的系统，这个系统由若干个子系统构成，各个子系统之间相互联系、相互依存、相互作用、相互影响、相互制约。痰瘀分别是由致病因子所形成的系统障碍物，这一障碍物也是相互联系、相互影响的。中医治疗讲求整体，痰瘀同治不仅是实践经验的结晶，而且是有科学依据的。笔者尝试提出“痰瘀活化”的假说，也是基于此。活化，就是通过药物的干预，改变痰瘀的理化性质、生理功能，使之恢复常态，或健康态。常讲的祛痰，即是痰的活化；化瘀，是瘀的活化。如清王清任《医林改错》倡瘀血头痛之说，用血府逐瘀汤治之。“逐瘀”，就是将瘀活化，只有活化之后，才谓之“逐”。所谓痰瘀的“软坚散结”，实际上也是一个“活化”的过程。痰瘀只有均呈“活化”的临界态，生命体内的理化反应、能量转换、新陈代谢才处于平衡状态，痰瘀同治才实现了目的。

现代科学认为，人体是一个系统能量平衡的生命体。痰和瘀作为致病的障碍物，因其淤结，导致了系统能量的降低，抑制了人体某些生化反应的进行。要恢复系统的能量平衡（类似于阴阳平衡），就必须用外在的力量给系统注入能量（如服用中药），满足体内复杂生化反应“活化能”的要求，使痰瘀活化。不同的痰或瘀，与某系统反应活化能的相关性是不同的，不同发展阶段的痰或瘀，也是如此。药物治疗的过程，就是药物活性成分通过机体吸收，提高系统能量、使人体生理机制恢复正常的过程。不同的药物活性成分产生的生物能不同。用什么药，剂量多大，用药如何配伍，就要辨病论证，因人、因时、因地而宜，根据痰瘀和机体生化反应的活化能及药物产生的生物能的相关性来酌定。如何研究制定这一相关性的客观标准，就要坚持宏观、微观相结合，根据中医理论和现代科学理论，通过临床观察和实验研究，在病理和药理上下功夫，就要研究中药活性成分的能量、整体功能、协同作用等。此外，痰瘀活化还要关注生命体内力的增强，如患者思想明朗、心理健康、情绪积极、处事乐观等，有利于活化的正向发展，此即常说的“情志疗法”。

总之，冠心病痰瘀活化可能是中医药现代化研究的重要课题，或许是中医在实践医学模式的基础上，向更为科学的医学模式发展的必由之路。

综上所述，痰瘀相关理论的提出，痰瘀同治、痰瘀活化在冠心病中的运用和探讨，不仅是对古代理论的继承，更是基于其基础上的一种突破和独特见解，它不但能提高临床疗效，更为重要的是开辟了一条新的认识和治疗冠心病的有效途径。中医理论是中医的灵魂，为中华民族的繁衍昌盛做出了巨大贡献，在指导养生保健、防病治病等方面发挥了重要作用。然而历代对中医学术思想缺乏系统深入的整合与提炼，中医理论的框架结构与中医理论丰富内涵不相适应。加之近百年来由于还原论思想的影响，以系统整体为主要优势的中医理论没有得到应有的发展；由于生物医学疾病模式的冲击，中医学的人类健康生态目标的实践医学模式没有充分发挥作用，缺乏新的活力，导致中医理论内涵尚未得到充分的诠释和阐发，难以与现代多学科交流。痰瘀相关是中医临床常见的病因病机，是许多临床难治病的主要病理基础，深入阐释痰瘀相关学说的理论内涵，对提高现代中医临床防治难治病的疗效，具有重要的意义。

参考文献（略）

“方证对应”理论在冠心病治疗中的应用思路探讨

叶　勇

(中国中医科学院广安门医院　北京 100053)

方证对应说，是探讨中医临床处方药物应用规律的学说，是辨证论治中的一个重要环节。辨证论治过程中先明确证候，并据证立法，由法定方，以方遣药，有是证用是方，无是证去其药，理、法、方、药环环相扣，完整统一。方证对应说，强调方与证的对应性，证以方名，方为证立，方随证转，重视主证，具有针对性强和执简驭繁的特点。

冠心病是一种严重危害人类健康和生命的常见病，已成为人类死亡的三大死因之一，在心血管疾病中冠心病心绞痛的发病率最高。中医药在治疗冠心病方面有其独特的特点及优势，其中辨证论治、方证对应是取得疗效的重要环节。因此，以“方证对应” 为切入点诊治冠心病，可以驾繁就简，进一步扩大中医药在冠心病的的临床应用和提高临床疗效。

1、“方证对应”的涵义

方证对应亦称方证相应，是指方剂与证候之间的对应关系。方剂的主治证候与患者所表现出来的主要病症或病机要相一致。简言之，即“有是证用是方”，正如张仲景《伤寒论》所述“病皆与方相应者，乃服之。”，“若柴胡证不罢者，复与柴胡汤”。

方证包含方剂和证候两方面，方证就是方剂所治疗的病证。“方”是指方剂，即中药应用的形式。是中医在辨别证候、审察病机、确立治法的基础上，按一定的组方原则，选择合适药物，酌定适当剂量，规定适宜剂型及用法，是“证”的解决方法和手段，是“证”与药物相互作用，相互联系的连接点，是“证”之“矢”。“证” 即病症，是疾病在某一阶段的病因、病性、病位、病势等病理要素的综合性归纳。是“方”要解决的一组医学矛盾问题的概括，它是方剂使用的证据、依据、指征，是“方”之“的”。

临床上无论八纲辨证、脏腑辨证、气血津液辨证、卫气营血辨证、三焦辨证、六经辨证、病因辨证、经络辨证，最终要落实到方药上。主药(君药)对应主证；臣佐药辅助君药并可对应兼证；使药调节缓和，方剂的君臣佐使配伍围绕“证”为基础而加减变化，只有证与方剂之间丝丝入扣，才能取得临床疗效。如此则体现方与证相对应，证与治相对应，理、法、方、药，环环相扣，这就是辨证论治中的方证对应。

2、“方证对应”理论在冠心病应用中的关键点

方证对应理论的精髓在于方剂所治证候与疾病的证候表现统一性。临床上无论是辨证论治，还是辨病论治，都强调中医证型，疾病的证型多是由两因素或多因素证候组成；而成方中，药味不一，轻重不等，有君臣佐使差别，所治病证各异。所以，当疾病证型由多因素证候组成时，无形中增加了选择方剂的难度，降低了方与证的统一性。

关于冠心病辨证分型主要有国家、行业学会、教材辨证分型标准。不同时期、不同类别的标准规范其辨证分型有所不同，有心气虚弱、心阳不振、心肾阳虚、阳气虚衰、心阴不足、心肾阴虚、阴虚阳亢、气阴两虚、心血亏损、心血瘀阻、痰浊内阻、痰热内蕴、气虚痰阻、寒凝气滞、寒凝心脉、气虚血瘀、气滞血瘀、气滞心胸等。从此可以看出，证型虽然多种多样，但是其病理因素，也就是证候主要是气虚、气滞、血虚、血瘀、阴虚、阳虚、痰浊、寒凝、蕴热。通过文献研究和临床发现，冠心病居前 6 位的证候依次是：血瘀(29．5%)、气虚(21．4%)、阴虚(15．1%)、痰浊(13．7%)、阳虚(8．4%)、气滞(7．6%)，可覆盖 95%以上的病例。证候比较单一，如果根据证候选择治疗的主方，就可以更好地提高方证与证候的统一性，而主证是沟通它们两者之间的桥梁。因为主证是决定全局而占主导地位的证候，所以，只有抓住方证和疾病的共性，也就是主证，才能提高方与证的统一性，增强方证对应性，提高临床疗效。由此可见抓方剂和证候的主证，是方证对应理论在冠心病临床应用的关键。

3、以方证对应原则筛选治疗冠心病方药

中医方剂数量众多，浩如烟海，截至清末有方名的中医古方就达十万余首，并且还有新的方剂不断涌现，所以筛选治疗冠心病方剂或药物任务艰巨。如果我们把握以下原则，也许事半功倍。第一、经方为主，验方为辅。因为经方药味较少、配伍严谨，疗效确切，历千年而不衰，若方证恰合，可获桴鼓之效。如张仲景创立的瓜蒌薤白类方至今运用于冠心病的治疗，临床疗效相当显著。而验方虽为一家之言，但多有独到之处，运用得当，疗效显著。比如麝香保心丸、速效救心丸，麝香保心丸主要由麝香、苏合香脂、冰片、人参、蟾蜍、牛黄等组成，主要功效是芳香开窍、理气散结、活血化瘀、益气固本；速效救心丸主要由川芎、冰片等药物组成，具有活血祛瘀、行气止痛作用；两者广泛应用于心脑血管疾病中，疗效显著。并且与西药相比，有如下优点：临床缓解症状与硝酸甘油比较无差异性；也无耐药性，无肝肾功能损害，安全性高，可长期服用；呈多靶点的综合作用，除了镇静止痛、扩张冠状动脉血流量外，还有抗凝、抗氧化、降脂、改善微循环、 改善心肌缺血等多种作用。第二、巧用药对，配用效药。药对是从历代医药学用药经验积累中提炼出来，并经过临床应用已被证明行之有效，可以产生特殊效果。如三七、丹参；蒲黄、降香。效药是指在某一疾病治疗中有特殊作用的药物，比如《雷公炮炙论》云：“心痛欲死，速觅延胡。”。第三、类方对比。类方是指组成上具有相似性的方剂的集合，它们之间既有相似性，又有差异性。通过类方对比观察，了解证候的细微差别而细微调整的规律，指导临床辨证和治疗。在清・王清任《医林改错》中，总结了 50 余种血瘀证，活血化瘀类方有 22 首，活血化瘀法有补气活血、理气活血、通窍活血、温经活血、祛风活血、养阴活血、温阳活血、祛痰活血、通下活血、逐水活血之别。在对王氏逐瘀类方的活血化瘀药物比较中发现，基本都有赤芍、桃仁、红花、当归、川芎，桃红四物汤为其基本方。对于冠心病中血瘀病因病机的认识，临床上使用活血化瘀类中药或复方长期治疗冠心病，可立刻改善症状，并减少冠心病的发作和相关并发症的发生。如果以活血化瘀法为纲，以冠心病的临床疗效为评定标准，进行随机、双盲、多中心临床观察，筛选古今活血化瘀类方，选择最佳治疗药物和方剂，提高临床疗效。

总之，针对冠心病主要证候，以中医方证对应为纲，通过经方、验方、药对、效药和类方对比观察，选择冠心病主要治疗方剂和药物，提高冠心病的临床疗效。

4、小结

方证对应是千百年来中医药学的实践总结，在中医学的发展过程中占有十分重要的学术地位，是构成中医药理论体系的基石。因此，以方证为突破点，明确方证对应的作用方式及病证的内在联系，对各种西医明确诊断的“病”的中医方证研究，以丰富中医学的内容，对增强辨证论治的能力，提高临床疗效具有实际意义。因为无论何种辨证方法，提高中医临床疗效的关键，最终必须病证相合，药证相符，方证对应。

参考文献（略）

基于药物客观指征的《方剂学》相关问题探讨

熊兴江[1] 古求知[2]

（1 中国中医科学院广安门医院，北京 100053）

(2 中国中医科学院医史文献研究所，北京 100700）

摘 要 方剂学是联系中医学基础与临床的桥梁学科。在统编教材《方剂学》的学习和临床运用中，发现教材存在淡化药物客观指征的现象，以酸枣仁汤、小青龙汤、济川煎等方剂为例对此问题重点阐述。基于病机的方剂学研究思路可能是问题所在。提出方证是方剂学核心，寻找方药与其主治病证症状体征的对应关系是方剂学研究关键，重视方药使用的客观证据指征是方剂学的最大特色。回归、继承传统用方药运用经验，重视以方药客观指征为核心的方剂学研究思路是解决这一问题关键。

关键词 方剂学；方证对应；方证；药证；病机；指征

方剂学是联系中医学基础与临床的桥梁学科，其对于培养、提高临床中医师诊治疾病、临证处方水平具有重要意义。建国后，高等中医药教育的出现使中医学的传承发生了历史性的变化，方剂学的学习也由传统的背诵《药性赋》、《汤头歌诀》、《伤寒论》、《金匮要略》等变成了全国统编教材《方剂学》，这对规范中医教育，培养后继人才功不可没。但我们在《方剂学》的学习和临床实践中发现教材也存在一些表述欠清晰的问题，鉴于该问题事关临床疗效，因此有必要提出探讨。

1 药物指征淡化是普遍现象

对方剂中方药配伍意义的解释应当能最大程度地还原到创方者的方药运用本意上去，但目前《方剂学》教材对此所作的解释似乎存在一种套路、范式，即能够作配伍意图解释则加以解释，而对不能很好解释的地方则从阴阳、五行、气血、脏腑等哲理、病机角度进行反复推导、循环论证，继而罗列药物性味归经、主治功效以一笔带过，以期能从病机这一最高认识层次将古人用药意图说圆说通，并往往在最后以一句“诸药合用，共奏……之效”结尾。

以酸枣仁汤为例，一般认为肝血不足、阴虚内热为其方证病机，本方可以养血安神、清热除烦，主治“失眠心悸，虚烦不安，头目眩晕，咽干口燥，舌红，脉弦细”。对方中药物的配伍意义，教材认为，“重用酸枣仁，以其性味甘平，入心肝之经，养血补肝，宁心安神为君药。茯苓宁心安神，知母滋阴清热，为臣药，与君药枣仁相配，以助君药安神除烦之效。佐以川芎调畅气机，疏达肝气，与君药相配，酸收辛散并用，相反相成，具有养血调肝之妙。甘草生用，和中缓急，为使药。诸药相伍，一则养肝血以宁心神，一则清内热以除虚烦。共奏养血安神，清热除烦之功”，仔细分析不难发现，茯苓宁心安神似乎与肝血不足、阴虚内热的方证病机关系不大，且茯苓具淡渗利湿之功，用之于阴虚内热之证岂不会因利水太过而加重阴伤？川芎调畅气机，疏达肝气，养血调肝似乎也和方证病机关系不大，且如果川芎之用是为调畅肝气而设，为何不在方证病机中加一“肝气不畅”？再作深入思考，用川芎调畅肝气的指征是什么？用甘草和中缓急的指征又是什么？在这首仅由5味药物组成的小方中，教材未能明确阐明客观证据指征的药物多达3味。当然，古今注解《金匮要略》诸家对该问题也存疑待考，如曹颖甫认为“惟茯苓、川芎二味，殊难解说”（《金匮发微》）。值得注意的是，类似从医理、哲理角度解释，淡化药物客观指征的方解之风古即有之，如《古今名医方论》解释说，“枣仁酸平，应少阳木化，而治肝极者，宜收宜补，用枣仁至二升，以生心血，养肝血，所谓以酸收之，以酸补之是也。顾肝郁欲散，散以川芎之辛散，使辅枣仁通肝调营，所谓以辛补之。肝急欲缓，缓以甘草之甘缓，防川芎之疏肝泄气，所谓以土葆之。然终恐劳极，则火发于肾，上行至肺，则卫不合而仍不得眠，故以知母崇水，茯苓通阴，将水壮金清而魂自宁。斯神凝、魂藏而魄且静矣。此治虚劳肝极之神方也”。

如果说上述事例还仅仅是个案不足以说明问题的话，不妨再看如下方解。

小青龙汤解表散寒、温肺化饮，主治外寒内饮证，一般认为风寒束表、水饮内停为其方证病机。对于方中配伍五味子、芍药的问题，教材解释说“然而素有痰饮，纯用辛温发散，既恐耗伤肺气，又须防诸药温燥伤津，故配以五味子酸收敛气，芍药和营养血，并以佐制之用”，“麻黄、桂枝解散在表之风寒，配白芍酸寒敛阴，制麻桂而使散中有收”，“干姜、细辛、半夏，温化在肺之痰饮，配五味子敛肺止咳，令开中有合，使之散不伤正，收不留邪”，如果这两味药物的配伍意义真如书中所言，那么与方证病机有何关联？且能不能将之换成同样具有酸寒敛阴、散中有收的山萸肉、诃子、五倍子等药物呢？很显然这样的解释并没有很严格的排它性。

济川煎温肾益精，润肠通便，主治肾虚便秘，教材认为方中之所以配伍升麻，是因其“轻宣升阳，清阳得升，浊阴自降，且有欲降先升之妙”；之所以配伍泽泻，是因“肾虚气化失职，水液代谢失常，以致浊阴不降，故用泽泻甘淡泄浊，又入肾补虚，配合枳壳，使浊阴降则大便得通，共为佐使”，且诸药“合而用之，成为温润通便之剂，是寓通于补之中，寓降于升之内，故适于老人肾虚及产后血虚之便秘”，对此我们不妨作如下思考，如果升麻之用确如教材所言“寓降于升”，“欲降先升”，那么是否在主治肾虚证通便类方中使用升麻欲降先升是一种规律？很显然不是！既然升麻可以“轻宣升阳”，那么是否可以将之替换成柴胡、葛根等其它具有升阳功效的药物？“肾虚气化失职，水液代谢失常，以致浊阴不降”是抽象的病机层次的描述，其具体可见的客观临床表现又是什么？如果“浊阴不降”是便秘的话，那为何又用泽泻“甘淡泄浊”？很显然，这里仅将药物功效作一简单介绍，并未对使用升麻、泽泻的临床运用指征进行深入剖析。

十枣汤攻逐水饮，主治悬饮、水肿，原文在方后要求“先煮大枣肥者十枚，取八合去渣，纳药末”，教材认为这样“取其益脾缓中，防止逐水伤及脾胃，并缓和诸药毒性，使邪去而正不伤”，大枣甘温，可以补中益气，养血安神，但仅用“味甘则能缓”恐怕并不能很好解释用大枣而不用其他甘味药这一问题关键，即“味甘则能缓”并非使用大枣的有力指征。

黄土汤温阳健脾，养血止血，主治脾阳不足导致的便血，教材认为方中配伍生地、阿胶“既可以补益阴血之不足，又可制约术、附之温燥伤血，是为佐药”，“生地、阿胶得术、附，则可避免滋腻呆滞碍脾之弊”。按照仲圣用药范例，生地、阿胶是止血药，在仲圣眼中果真为“制约术、附之温燥伤血”而设？脾阳虚便血用术、附正可鼓舞脾阳温摄止血，用之正为药证对应，为何还会温燥伤血？如果术、附温燥，那么白术附子汤用之于风湿骨节疼烦，真武汤用之于“心下悸，头眩，身瞤动，振振欲擗地”会不会同样也有温燥伤津之弊？是不是需要同时顾护阴血？

教材在方证的鉴别上同样忽视客观可见的临床指征差异。以桂枝汤和玉屏风散的鉴别为例，教材认为“本方（玉屏风散）与桂枝汤均可用治表虚自汗，然本方证之自汗，乃卫气虚弱，腠理不固所致；桂枝汤证之自汗，因外感风寒，营卫不和而致。故本方功专固表止汗，兼以祛风；而桂枝汤则以解肌发表，调和营卫取效”，这里并未对两方方证作出明确区分，而只是在作病机上的鉴别。只有对症状体征作出明确的鉴别区分，才会给后学者以规矩、准绳，才会对临床提供有价值的参考。

由此可见，类似淡化用药指征的问题还有很多，从哲理、病机角度对方药进行的解释似乎不能圆满解释方药配伍意义问题。

2 基于病机的方剂学研究思路可能是问题所在

中医学古称“方脉”、“方术”、“方书”，《汉书·艺文志》将中医学列入“方技略”篇，这说明在一定程度上，方剂是中医学的代表，是中医学的代名词，中医学实质就是一门如何运用方剂的技术。中医学历来就以方书著称，从《五十二病方》、《武威汉代医简》、《辅行诀脏腑用药法要》、《黄帝内经》、《伤寒论》、《金匮要略》等无不记载着先人运用方剂的心得体会。其中《武威汉代医简》载方30余首，《辅行诀脏腑用药法要》载方56首，汉代《伤寒杂病论》载方314首，唐代《备急千金药方》载方5300余首，《外台秘要》载方6000余首，宋代《太平圣惠方》载方16834首，《圣济总录》载方20000首，明代《普济方》载方61739首，建国后南京中医学院主编的《中医方剂大辞典》载方更是多达100000首。如果按病机概括方剂主治的思路，仅仅以现前较常用的脏腑辨证等有限的几个证型囊括、涵盖如许之多的方证，则不免陷入一证多方的困境，即同一证型之下往往会出现多首方剂。

但长期以来，受教材反复讲授的熏陶与强化，在一定程度上形成了我们过于强调抓病机的临床思维定势，即认为病机是疾病的临床表现、发展、转归和诊断治疗的内在依据，而根据病机所辨别得出的证是疾病某一阶段病因、病位、病性、邪正关系的病理概括，反映了疾病发展过程中该阶段病理变化的全面情况，是对疾病的本质性认识，在临床论治时运用八纲辨证、气血津液辨证、脏腑辨证、六经辨证、卫气营血辨证、经络辨证等方法，将从疾病表现出来的纷繁复杂的症状体征中归纳、思辨得出某一证候诊断作为把握、诊治疾病的最高境界，处方时只要根据得出的证候诊断，选择与之对应的代表性方药则临证必能取效。如不管是什么疾病，只要能辨别出气虚血瘀证一般都会选用补阳还五汤，只要能辨别出气血两虚证一般都会选用归脾汤。因此，将方剂所对应的病机作为掌握该方剂的关键也就在情理之中。

只要随机抽取学过《方剂学》的学生进行一项简单调查，提问“主治气滞血瘀证的方剂是什么？”，十有八九会回答血府逐瘀汤；提问“主治寒热互结的方剂是什么？”，十有八九会回答半夏泻心汤；提问“疏肝养血健脾的方剂是什么？”，同样也会回答逍遥散。这说明在学生的脑海中已经牢固地形成了方剂与教材归纳的核心病机之间的一一对应关系。之所以会出现这种现象，除受上述病机思维影响外，还与日常教学不断强化方证病机这一核心理念有关，考试时也将之作为重点、难点、考点、标准答案反复训练、考查学生。同时，在之后的临床各科学习中这一认识又不断得到重复、深化。

我们只要从逻辑上进行一番思考也就不难发现该思维方式的缺陷。针对痰浊内蕴病机的方剂有很多，姑且称之为燥湿化痰类方，有二陈汤、导痰汤、涤痰汤、茯苓丸、温胆汤、十味温胆汤等，很显然二陈汤只是该类方中较为常用的一张处方，但绝不能因之常用而抹杀同类方剂之间的功效主治差别，更不能一见痰浊内蕴证就一概施以本方。这样虽然在治则治法上似无大碍，但不一定就是最佳处方，因为治则治法规范的只是一个很宽泛的治疗方向，而具体方证才是更为细腻精确的治疗靶向，且治疗大法之下的方证主治差异显著。

3 方药的客观指征是方剂学研究关键

基于临床实践经验的适当思辨固然有利于中医学的发展，但过度的思辨则往往会淹没中医学实实在在的用方治病技术。强调抓病机的研究思路往往会诱导学生临证时详于思辨而略于论治，面对疾病纷繁复杂的临床表现虽能说出诸如脾虚、肾虚、阴虚、阳虚之类的套话术语，但治疗时则又陷入了前述寻找病机的怪圈。基于上述发现的问题及原因分析，我们认为方证才是方剂学核心，寻找方药与其主治病证症状体征的对应关系是方剂学教学的关键，而重视方药使用的客观证据指征是方剂学的最大特色。

方证，即是方剂的使用证据指征，方证的识别问题实质就是运用方剂的具体技术问题。传统意义上的方证对应不仅仅是方剂与证候的对应，而是方剂与其适应症的对应，与其使用指征的对应，与其主治症状体征的对应。前者只是一种笼统抽象的对应，而后者才是一种客观具体的对应。中医学的经验性很强，古代的治疗经验来自于长期对人体用药前后的比较观察，症状体征是古人唯一能够客观记录的用药依据。因此，基于客观可见的症状体征用药用方是中医学的必然要求。病机等理论是对方药起效之后的一种事后性的解释，临证时着眼点不能仅仅停留在对病机、医理层次的把握上，更应该落实到对具体方药指征的识别上。正如陆渊雷在《伤寒论今释·叙例》中指出“前贤述作，说理虽多逞臆，其凭证用药则经验所积”，陆氏竭力反对医经学派的空谈医理之风，“医经之论，其言可闻，其效不可得见也”，并在桂枝汤条下指出，“中医之治疗有特长，其理论则多凭空臆造，仲景不尚理论，正是识见胜人处。后人斤斤于风邪寒邪伤卫伤营之辨，而不在病证药方上着眼对勘，皆非善读仲景书者”，中医学大家岳美中也指出《伤寒论》和《金匮要略》“**察证候不言病理，出方剂不言药性，以客观立论，投药石以祛疾。其质朴之实验学术，实逼近科学之堂奥，真是祛疾之利器**”，日本古方派中坚人物吉益东洞力倡“知见之道”，竭力反对思辨臆测、虚言玄揣，认为阴阳五行药性等不可见之物是“邪术”，“无益于治，不可从也”。前贤立论虽貌似偏激，但实是极有见地之言论，直指临证取效关键，大有禅宗“不立文字，直指人心”之风范。

从药物指征角度分析，按照《伤寒论》用药范例，我们推测，酸枣仁汤中用酸枣仁是因有长期失眠症状，且多见于久病虚弱之体；用川芎是因患者长期失眠后伴见头痛头晕等神经衰弱症状；用茯苓是因有心悸，或动脉搏动感，或上冲症；用知母是因有口渴、小便黄、大便干结症状；用甘草是因有长期失眠后的烦躁急迫症状。小青龙汤中用芍药不是因其“酸寒敛阴，制麻桂而使散中有收”，而是因为久病咳喘，或外寒引动内饮，患者出现咳喘不得平卧症状，用芍药缓解支气管痉挛（缓急）。芍药柔肝缓急止痛，是主治痉挛性疼痛的良药，《伤寒论》中多次运用芍药，如桂枝加芍药汤主治“腹满时痛”，桂枝加大黄汤主治“大实痛”，小建中汤主治“虚劳里急”、“腹中痛”，芍药甘草汤主治“脚挛急”，小青龙汤主治“咳逆”等，《药征》从上述含有芍药诸方证的共同主治中凝练出芍药药证，“主治结实而拘挛也，旁治腹痛、头痛、身体不仁，疼痛、腹满、咳逆、下利、肿脓”。由此可见，芍药不仅能缓解胃肠平滑肌的痉挛，而且能缓解腓肠肌等部位的痉挛，有学者研究芍药甘草汤证发现其主治骨骼肌、平滑肌抽搐或痉挛性疾病包括腓肠肌痉挛、不安腿综合征、坐骨神经痛、流行性出血热后期下肢痉挛、急性胃痉挛、贲门痉挛、膈肌痉挛、哮喘、胆绞痛、肾绞痛、尿道痉挛、消化系溃疡、乙状结肠痉挛、神经性血管痉挛、风湿性舞蹈病、癔病性抽搐等。根据芍药甘草汤对平滑肌有良好的解痉作用，将之运用于治疗喘息性支气管哮喘也有效，也有人报道将芍药甘草汤改成散剂治疗 35 例哮喘证，取得较好近期疗效，其中显效 8 例（症状控制，哮鸣音、湿罗音消失，或基本消失），有效 23 例（症状明显减轻或减轻，哮鸣音、湿罗音明显减少），无效 4 例（服药后 2 小时以上症状无改善或加重）。30、60 分钟内有效者 26 例，1 小时至 2 小时内有效者 4 例，有效时间最短者为 30 分钟。方中配伍五味子也不是因其“敛肺止咳，令开中有合，使之散不伤正，收不留邪”，而是因为方证中隐含咳喘，咯稀白痰伴大便稀、无味症状。仲圣习惯将五味子和干姜合用，如小青龙汤、射干麻黄汤、苓甘五味姜辛汤等，其中干姜不仅温肺化饮治疗痰液清稀的“寒咳”、“寒喘”，还可温中散寒治疗腹痛、大便稀溏、清冷无味的“寒泻”，且下利属寒者用干姜是仲圣用药惯例；五味子敛肺涩肠，主治久咳久泻，两者均可主治咳嗽、泄泻。由干姜、五味子同用这一现象，我们推测，咳嗽伴见大便偏稀属寒者，即寒咳寒泻，即是五味子药证。若咳嗽伴见咽痛、舌红、唇红，大便干、气味重则应当慎用五味子。

4 结语

对药物指征淡化的问题直接影响到现今临床用方习惯，气虚则加党参、黄芪，血瘀则加元胡、丹参，腹胀则加枳壳、木香……类似据病机而不“随证”的加减必然导致“有方无药”或“有药无方”之弊，必然导致杂凑成方、自拟方和复方大方的出现。充分认识根据方药客观指征用药的重要性，对于我们回归、继承、重复传统的用方用药经验，提高临床疗效具有重要的现实意义。

参考文献（略）

中药方剂的创新研究与新型产业创设的联动推进

范　颖

（辽宁中医药大学方剂学科　沈阳 110032）

摘要　中医学科作为医学的一个重要学科，在国际医学中已经取得令人瞩目的历史地位。中医方剂因其治疗有效性而广泛地用于临床，并进入现代中药有效部位/组分与作用机制的研究，这是跟其它学科的一个重要区别。如何实现中医方剂学在应用中实现新突破，构建科研方向基础平台、资金体系、产业化机制，是当前一个重要方向。本文旨在探讨大专院校、科研院所、医疗单位、制药企业的有效互动，形成以完全自主知识产权，并以临床有效、组分明确、机理清晰为基础，政府主导，多方参与以及市场化成果产业化转化的机制与体系。

关键词　中药方剂；创新研究；新型产业；产业创设

方药是中医临床最基本的疾病干预治疗手段，药物的科学配伍是方剂组合的灵魂，是保证方剂临床疗效的关键。因此，揭示传统方剂配伍用药规律及其科学内涵，不断地发掘传统中医经典方药的新功能，进而进行知识出新，这对于全面提高中医临床疗效，提升中医药在我国医疗保健事业中的地位；对于大面积研制并推出具有独立自主知识产权的中药品种；对于中医药产业化和现代化；对于中医药配伍理论的源头创新，均具有十分重大的学术价值和现实意义。

最近以美国为代表的国际医药学界已经确认中医药体系是与西医药体系并存的现代医药科学体系，是现代医药体系重要的独立组成部分。这既是对我国五千年中医药史的认定，也为未来中药体系的迅速发展奠定了科学分类、医疗使用及产业发展的基础，而要使中医药现代化，必须从方剂研究做起。因此，当前应该充分发挥国内主要医药科研基地的基础，大力推进中药方剂创新研究和产业化发展，为未来具有深厚自主产权和新型产业创设与发展创造良好的环境。

1　中药复方研究的现状及存在问题

中药方剂的创新研究是历代医家的意识主流。这种创新研究以其对于中药方剂及所治病证的经验认识为支撑，以创制新中药方剂为目标，其本质属于医家新的实践经验积累，因而给后世留下的是更多可以借鉴和研究的宝贵材料。

1．中药方剂研究的现状

1．1 古代方剂的文献整理研究

当前中药方剂研究主要有二种类型：①方剂传统整理利用。一直停留在对祖国传统中药方剂学遗产的辑复、校注、补佚等传统的经验式的整理阶段。②方剂数据库管理系统。基本目标定位上还是限于贮存和检索功能。造成对文献信息的规范化处理重视不够，以致数据化程度较低，库资源的利用程度不高；面对大量历代方药及其海量信息仍是束手无策，数据的深层不够。

1．2 古方剂剂型改革研究

大量有效古方也是现代中药开发的重要资源库。目前对于古代经典方剂的剂型研究主要有：①合适剂型的选择；②合理的成型工艺及质量标准的制订；③中药材的提取、分离、精制纯化、浓缩干燥。

1．3 古方剂的现代化实验研究

为了明确传统经典名方效方的药效机制，借助分子生物技术等现代科学技术手段与方法，主要从①古今名方的全方研究，以考察方剂的整体调节机制；②传统名方的拆方研究，以考察药物间的配伍机制；③中药方剂不同剂量配比的生物效应研究；④中药组份配伍方法和机制研究；⑤中药方剂药效物质基础研究；⑥方证相关性研究等方面开展了较为深入的研究。

1．4 面对新病证的创新方剂的开发研究

中医方剂不仅长期一直是中医临床的重要工具，而且在治疗现代许多疑难复杂疾病中同样显示出很好的疗效。随着社会时代的发展、历史的变迁，疾病谱也发生了变化，适应新病证的创新方剂的开发研究也不容忽视。有学者已经开始对传统的经典名方开展了较为系统的研究，并从中发现了新功能；也有研究者从中药方剂的有效部位/有效成分入手组成现代中药方剂，大大推进了传统中药方剂的现代化研究进程，进而也充分体现出中医药治疗的优势与特色。

2．中药方剂创新研究存在的问题

2．1 **思路与方法问题**影响中药复方的创新研究

提高中医疗效，表面看来是临床问题，从根本上说来是提高疗效的思路和方法问题，是以提高疗效为终极目标的中医药科研问题。在中药复方新药研制过程中，涉及适应病证选择、药物组成、处方优化、制备工艺、剂量配比、质量控制、临床评价等多个环节，因而制约中药复方疗效和现代化的关键问题自然发生在这些环节上。

2．2 **流程设计**问题制约中药复方的创新研究

目前，在中药新药研制的各个环节上，至今未能摆脱传统的决策方式，经验性、模糊性、随意性和不确定性左右着整个研制过程，导致中药疗效继续停留在原有的水平上，严重制约中医临床疗效提高和现代化。如中药复方缺乏系统性研究、方效对证的依赖性与药理研究中的病证模型关系的选择、复方多效性与效用物质基础的界定问题、没有足够的中药有效成分对照品，而无法深入进行研究等。突破以临床经验积累作为中药研制的一贯模式，可以为中医学术进步及产业发展起到积极的推动作用。

3、**产、学、研脱节**问题羁绊中药方剂的创新研究

中医科学体系的基础状况决定了中药复方还必须以西医的诊断为治疗和研究前提和方向；中药复方的复杂性与现有科研手段的不配套，限制了科研开发的水平；科研方向和成果转化方向缺少宏观指导和支持，出于各自为战的状态，完成的科研成果没有有效的转移机制和市场平台；产业发展还集中于仿制、改进剂型等低层次推进，具有基础科研成果自主知识产权的产业化发展缺乏广泛重视和切实的大规模投入，造成产业的持续能力、规模水平不高。总体上产学研的合作机制不健全，相互之间的积极性不高，政府融合促进的力度不够。

4、中药复方自主创新研究的水平制约着**临床疗效**

中药复方的复杂性、综合性和中医学科基础的深入不足，使得中药复方的科研手段需要具有世界先进水平才能产生成果的突破，并在新学科确定的初期形成成果和学术的领先基础，并为新

学科的产业奠定科学基础。但是，尽管近年来以临床疗效为中心已成为各级课题研究的指导思想，仍然没有从学科的角度进行总体设计和全面手段提升，造成了科研项目的立项基础水平不高，反映到临床上体现为中医疗效不显著，值得推广的治疗药物匮乏。总体上中医药学可作为现代意义上的科学体系是刚刚确立，与西医药几百年现代学术研究基础相比差距巨大。

2 如何开展中药复方创新研究

中药复方是中医临床治疗手段，是目前得到国际医学体系对中医学科认定的核心基础，也是目前国际药学界发展的重要方向，正在成为国际医药自主知识产权争夺的热点和新领域。因此，大力发扬国内中医药研究现有的基础，大力扶持和推进中药复方的自主创新研究，并为实现新产业化创设和发展奠定基础。

1．中药复方创新研究的优势

目前，国内中药复方创新研究具有基础和先发优势；随着科学技术的进步与中医药科研队伍的不断壮大、科研水平、科研实力的提升，已经具有良好的科研资源优势；有实力的中药制药企业与科研院所、高等学校的合作，使中医药科研成果的不断向产业转化，提供了产业背景的优势；政府的高度重视与支持为中药复方创新研究提供了环境优势。

2．中药复方创新研究目的

按照现在新的学科分类，中医药已经确立为一个学科体系。因此，开展中药复方创新研究，开发具有广泛和深厚自主知识产权的科研成果，以此为基础培育新科学分支的产业体系。

3．中药复方创新研究的策略

中药复方是中药新药研究的重要源泉，更是中药现代化研究的重要内容。中药复方的现代化研究正以改进为主的格局向以创新为主的运作结构进行转变。现在是立足新学科，形成具有继承与发展并举、广泛的自主知识产权的成果与产业，实现跨越发展的重要机遇。

3．1 加强软环境建设，优化筛选古方剂

中医古代方药文献中存在的海量信息，借助代科学技术从海量信息中多角度、深层次地系统挖掘潜在的中医传统方药应用的规律，可以为当今中医临床和中药新药开发研究提供取之不尽、用之不竭的新素材。随着多学科在理论与技术上交叉渗透的趋势，新的计算机软件发展和从文本中获取知识的概念提出，运用计算机来挖掘历史上中医药文献中大量信息并进行优化成为可能。因此，建立基于计算机技术和古方剂文献海量信息相结合的现代数据化、智能化的优化数据管理系统，成为必要和可能，应该加快建立这样的数据中心平台。

3．2 中药复方研究要开展多层次的自主创新

（1）理论的创新研究　主要从方剂配伍理论的研究、方证相关理论的研究、中药方剂组分配伍理论等方面开展了自主创新的研究。

（2）科技创新研究　①方法创新：方剂君臣佐使配伍科学定位的量化方法；方剂配伍配比优化方法；中药组分筛选、配伍、配比优化方法；制剂工艺优化方法；中药方剂减毒增效方法。②手段创新：利用现代分子药理学、分子免疫学、分子生物学技术等现代医学手段开展方剂药效学、药理学研究。明确中药方剂的作用机制、作用部位、作用靶点，以阐述临床用药的科学性和

有效性。利用液—质联用、色—质联用技术等现代药学手段开展方剂化学、制剂方剂学研究。明确中药方剂有效组/成分以及基于制剂工艺差异的药效物质基础研究。

中药方剂有效组（成）分的系统研究是科学挖掘中药宝库的关键环节；中药方剂有效成分的系统研究也是发现创新药物的捷径。开展中药方剂有效成分的系统性研究，不仅带动中医药现代化发展和新药研制，还可建立现代化高效中药的方法学平台。当前改进中药方剂科研手段，增加成果科技含量，提高临床疗效，对中医药学的生存与发展十分重要。

（3）临床研究

临床疗效研究　主要有以证为核心的凸显中医特色的临床研究，此种研究针对“有证无病”的疾病模式，中医具有治疗优势；以证病结合的中西医结合模式的临床研究，则主要针对“有证有病”的疾病模式，宜采用中西医并用，疗效明显；以病为核心的西医治疗模式的临床研究，以治疗“有病无证”的疾病模式为宜，西医治疗效佳。

临床疗效评价指标体系的建立　辩证规范是中医临床疗效评价指标研究的基本前提；以评价指标的客观性和科学性为依据，合理取用证、量表、生存率、放化疗完成率、症状、体征、理化检测指标等中、西医检测指标。建立中医疗效评价指标和方法体系，客观评价中医临床疗效。

科学、规范地进行临床处方用药　符合中医药理论（中药配伍理论、方剂配伍理论）；符合药典要求。

3．产学研有机联合，开发现代中药复方，推进新型产业的创设和发展

现代科学分类中任何一个实用学科的分支都会产生新的产业群体。中医药学科列入现代科学学科分支，得到世界科学界的承认，既是对中药方剂学历史和科学性的认可，也是建立新的产业群的基础，是中药方剂研究界的机遇，更是中医药产业升级，进而建设新产业群的机遇。

充分发挥国内中医药研究基地和中药、医药科研和生产的传统优势，加快产学研有机结合，相互支持，全面推进新产业群的形成，现在是难得时机。

如何形成合力？需要政府牵头，从机制、体制、政策和衔接市场等各个方面同步推进，建立多层次、多方式、全方位的连接平台和节点。大体上应该包括：

一是，建立政府主导，社会团体主办，独立运行，各方参与的高层次科研资助基金。要以企业和市场需求为前提，以建立产业群为方向，统筹规划，不断提高，自身良性循环的基金体系。

二是，明确重点，突出特点，以实用开发为龙头，牵动科研、学术、技术和工艺的提高。特别是要培育在国家 973、杰出青年自然科学基金等重大项目的设立和组织实施。

三是，建立独立、开放、有序的科研成果转让市场，对购买科研成果并投入实现产业化的企业给与政策支持；鼓励科研成果做为无形资产在企业中的投入。

四是，政府对产学研专项资金必须要以科研成果的研发为投入的入口，杜绝科研基金的企业资产化倾向；鼓励通过产学研的结合，实现产学研各单位科研设备对科研成果研究的共用，探索建立高层次科研开发中心和分中心，避免科研设备的分散于利用率低的问题。

五是，在新学科发展的初期，对拥有自主知识产权的科研成果转化，提供专项技术改造资金和贴息补偿机制，加快成果转化速度。

对于中药方剂的自主创新研究，应该面向新产业群，以发现中药复方的作用机理为基础，以提高疗效为目标，以提升中药复方的整体质量为重点，借助现代科学技术手段来明确中药方剂的作用机制、作用部位、作用靶点，以阐述临床用药的科学性和有效性，明确中药方剂的有效组（成）分和有效组（成）分的药理作用及其作用机制和比例关系，从而加快中医药现代化进程。在中医药学科列入新的学科分类的初期，发挥自身优势，迅速形成成果，加快成果转化，为中药方剂新产业创设和发展奠定基础。

参考文献（略）

中医体质学与进化论范式

岑　澔

（上海中医药大学　上海 201103）

摘要　以进化论为思维范式，分析了中医体质学说和中医体质。阐明了中医体质学说的萌芽、成熟与繁荣，是时代的选择、历史的必然；体质学说中不同学术群落间的竞争是符合进化生态的；体质学说的进一步推广，重点在于标准化。并针对当前体质研究中潜伏的基因决定论倾向，阐明了除了年龄这一先天因素，生存环境、生活方式等后天因素在体质的形成中起决定性的作用；建议科研资源向流行病学调查倾斜，在扩大横断面调查样本量的同时，启动队列研究，并将队列研究作为重点中的重点；构建以各项后天影响因素为主要参数的体质模型，对管理保健有重大意义。

关键词　进化论；体质；中医体质；先天因素；后天因素

2009 年，于科学界有着非同寻常的意义，它是拉马克年，也是达尔文年，更是《物种起源》发表 150 周年。1809 年，拉马克的《动物学哲学》问世，为进化论的发展奠定了基础；同年，2 月 12 日，伟大的科学思想家达尔文呱呱坠地；1859 年 11 月 24 日，达尔文的《物种起源》正式发行。

不管进化论的发展经历了诸般曲折，也不必细究该理论现存的种种不足。单单就其核心思想而言，就足以拿来作为开启智慧的他山之石了。笔者在研究中医体质学说的同时，应用进化论作为思维范式，顿有拨云见日的感悟。

1．进化论范式与中医体质学说

中医体质学说作为中医理论体系的一部分，是一门通古创新的学说。它的形成和发展，不是孤立的、特殊的，而是和时代背景息息相关。按照进化论“生命环境均衡说”：进化大多具有方向性，而与生物相互关系着的环境，也同时有方向地变化。中医体质学说的萌芽、成熟和繁荣，也符合这一规律。

1．1 中医体质理论诞生的大时代背景

1956 年，毛泽东提出：“要以西方的近代科学来研究中国的传统医学的规律，发展中国的新医学”。随后的六、七十年代，神州大地掀起“西学中”的浪潮。漫论后人如何评说得失。客观上，东、西方医学思维，在那个时空发生了剧烈的碰撞；正如新的地质环境会繁衍开新的物种，新的理论环境要素，也会催生出新兴的理论。就当时的情形而言，一方面，“西学中”运动本身需要有成果出现，需要找出中、西医理论的结合点；另一方面，由于中医理论的庞大复杂，“西学中”学员们也需要一个简化了的，易于理解和掌握的理论模型。正是在那样的主、客观需求下，中医体质学说的诞生，可谓是生逢其时。

1．2 乾，元亨利贞——中医体质学说的萌芽

历史的发展趋势有其必然性，而历史事件的发生则是必然中的偶然。机会总是青睐有准备的人，一门融合了中西方医学精粹的学说的创始人，其本身必须同时具备中、西医学的学术背景。

1956 年，匡调元毕业于上海第一医学院，从事病理解剖学的教研。1960 年，学习中医；1965 年开始去农村巡回医疗，就诊人数逐渐增多，最多时半天诊病 107 人，不得不简化辨证，以望诊为主要手段；经过十多年的磨砺，终于顿悟“异病同证与同病异证是随患者的体质而转移的”；1977 年，在重庆老中医经验交流上宣谈了《病理体质学研究》一文，并发表于 1978 年的《成都中医学院学报》。为广大的医学工作者，展现出一片新的学术天地。

病理体质学说，将 311 种中医证型，简化归纳为正常质与 5 种病理体质，其命名均从望诊出发：晦涩质、腻滞质、燥红质、迟冷质、倦㿠质。

《病理体质学研究》一文，是匡调元临床经验的阶段性总结与升华；依赖其前期的病理学基础，和后期的中医学理论与实践，构建了体质学说的基本框架：囊括了体质的形成、体质的改变、体质与疾病和治疗等要素。这个框架即使就现在看，也是非常完备了的。

病理体质学说，成功实现了中、西医理论的结合，将复杂的中医理论，在实践层面进行了简化。因此，得到了广大医学工作者的认同。然而，仅仅是证的简化和归纳，并不能使其脱胎出传统中医理论体系，进而成为一门独立的学说。这种实际运用与理论创建上的脱节，说明中医体质学说还处于萌芽阶段。

1．3 红日初升，其道大光——中医体质学说的成熟

生物适应环境的变化而进化，这个“适应”与“进化”二者之间，有着量变到质变的差异。进化成功的物种，除了适应新的环境，还必须存在着新的基因结构。

一门学说，要脱离旧有的理论体系，独立出来，同样需要新的“理论核心”。

1982 年，王琦、盛增秀撰写的《中医体质学说》一书出版，标志着中医体质学说，作为一种新的理论，正式从中医传统理论独立出来。

该书在系统化整理和阐述体质分类理论的同时，形成以“因人制宜”诊疗原则为主导的理论核心，为“规范化诊疗”和“个体化诊疗”，找到了理论的结合点。其最大的意义在于，该理论核心在解决了长期困扰学术界的两大难题“西医个性化和中医规范化”的同时，将二者有机的结合起来。为中医体质学说的繁荣发展，奠定了基础。

从进化论角度，此时的中医体质学已经具备了与母体——传统中医理论不一样的“遗传基因”，可以开始拓展自有的学术群落了，

1．4 鸿渐于陆，其羽可用为仪——中医体质学说群落的竞争

随着种群的扩大，因为共享同一个生存环境，同一类物种、不同的群落间，将天然的出现生存竞争关系，以争夺有限的生存资源。

中医传统理论，是一个立体的多维生态圈，不同的分支学说，都有其独有的生存空间；而这些分支学说下的学术群落，面对的生存空间就显得狭小和单一了。随着中医体质学说的成熟，各种体质分类方法层出不穷，形成不同的学术群落。这些学术群落，在繁荣中医体质学说的同时，彼此间存在先天的生存竞争关系。

由于中医体质学说诞生伊始，就是以临床实践为导向的，纯学术探讨的味道就淡了很多。因此学术群落间的竞争就比较激烈。

匡调元在提出病理体质六分法之后，30 多年未有革新，将主要精力放在动物模型建立和实验研究上，同时致力于体质学说的大众化普及，出版了一系列体质食疗方面的书籍。

何裕民是众多体质研究者中，思维最活跃的一位。早在 1988 年，就发现已有体质分类体系存在的弊病，并前瞻性的提出：引入流行病学调查的方法，以期客观的区别体质差异。他由最初的何氏六分法，最后逐步演化为三层套叠的十六种体质亚型。何氏十六分法比较先进，只是太复杂了——虽然苹果电脑的技术比 PC 更先进，然而我们现在用的大多是 PC 机……

王琦最初提出 7 种体质分类：正常质、气虚质、阳虚质、阴虚质、痰湿质、湿热质、瘀血质。然后根据对人群实际体质情况的调研，增加了两种体质：气郁质、特禀质；并且，将正常质改为平和质，将非正常体质称为偏颇质，彻底弃用“病理体质”一词，以适应新时代健康管理的需求，拓宽了中医体质学的适用领域。

其他学术群落的介绍略。

生物要想在生存竞争中胜出，首先必须不断的自我修正以适应环境，固步自封便意味着淘汰；其次，必须简化摄食手段，在大自然中复杂的进食过程将带来生存危机；再次，扩大生存活动的范围，也意味着更强的生存竞争力。

王琦的研究目标明确，始终以“人”为研究对象；研究方法灵活，随时根据实际情况，修正思路，与时俱进。虽然就分类学而言，九分法不是最优秀的，然而，最合适的，就是最好的。

实际上，不管学术界如何争议，2007 年，王琦的体质九分法，被中华中医药学会认定为学会试行标准，在全国推广。

2．进化论范式与中医体质

中医体质，目前公认的内涵诠释是：体质是个体生命过程中，在先天遗传和后天获得的基础上表现出的形态结构、生理机能和心理状态方面综合的、相对稳定的特质。

那么，在体质的最终形成时，先天因素和后天因素，哪个起得作用更大？

这个问题的答案，将直接影响到当前中医体质研究的方法。

进化论会给出较为可靠的答案。

2．1 环境压力决定生物生长趋势

从化石可以知道，由于没有季节温差，石炭纪的地球生长着巨大参天的蕨类植物，而如今同样的蕨类，高不盈尺。

日本协和株式会社经理野泽重雄相信“如果排除阻碍生长的因素，就可以充分表现生命内在的发展力量。”他使用温室模拟石炭纪的温度湿度环境，无土栽培普通的西红柿，使之长成番茄巨树，结一万多个果实。

类似的番茄树，2003 年在国家“863”项目：可控环境农业数据采集与自动控制系统研究(2001AA247021)中意外重现。

在对上海市 7 岁前儿童，三十年（1975－2005）身高体重变化的回顾性研究中发现，初生和 1 月组，身高的变化无显著差异；其余各组均随时间增长呈显著性增长趋势，特别是 1995 到 1985 年间，增长趋势最显著，而 2005－1995 年间，增长速度反而减小。

初生和 1 月组的无差异，说明在基因水平上，人群体质未发生显著变化；而其余年龄组的显著增长，说明后天环境的因素起了决定性作用。结合改革开放数十年来的国人生活水平的变化：1985－1995 这一阶段，改革开放取得成功，群众普遍得以享受成果，生存压力较小，儿童获得较好的生长环境。

以上事实说明，无论是植物，还是动物，在适应环境变化时，均在非基因水平出现显著性变化。后天环境的影响因素起了决定性作用。

2．2 《黄帝内经》与进化论

《上古天真论》作为《黄帝内经》的卷首，可以被视为总纲。文中将年龄视为天数，时间的洪流无人可以阻挡，其对人体的影响被认为是决定性的。

《四气调神大论》作为第二篇，将顺应四时作为养生立命的纲要。

然而，地球的四时变化，并非亘古皆然：3 亿年前的石炭纪，终年高温，无季节差异，因此巨木没有年轮，参天而立。随着海西造山运动，大陆上升，温差变大，大部分植物灭绝。进入中生代，大陆缓慢下沉，再次形成热带性气候，到侏罗纪时，温差缩小到中生代极致，冷血动物既不担心食物的供应，又无冬眠之虞，体形巨大的恐龙称霸地球生物圈。进入新生代后，冬季再次出现，温差越来越大，恐龙灭绝，哺乳类开始繁荣。人类从此开始面对一个季节分明的生存环境。

夫天地者，万物之逆旅；光阴者，百代之过客。又云：天地不仁，以万物为刍狗。在天地和时间面前，再强大的生命存在都不得不俯首低头，任何基因形态都必须顺应环境才得以生存。

《黄帝内经》将“顺时应数”作为养生总纲，和进化论“适者生存”的原理不谋而合。人类的生活方式，均属于后天因素。如果人类能够“顺时应数”的生活，那么人类的体质变化将符合自然衰老的规律；如果，人类不能“顺时应数”，那么人类的体质状况将会加速恶化。

岑澔在北京市人口 15 岁以上的 2502 人流行病学调查中发现，不同年龄的人群体质分布存在显著性差异。然而，平和体质的分布，并不是想象中随着人体的衰老而逐步减少，而是分别在女性 25－34 岁组，男性 35－44 岁组，出现谷值。这也客观反应了当代生存环境的压力有多大，有时甚至超越了光阴对人类体质形成的影响。

因此，研究人群的生存环境，建立体质形成的环境参数，在体质学的研究方法上，应当放在首要的位置。

2．3 体质可调论与进化论

体质可调论是中医体质学说重要组成部分。

在体质可调的研究上，匡调元在实验领域走在了众人的前列。1995 年，他用五香粉和冰淇淋调整 Wistar 大鼠的寒热体质，取得了成功，验证了体质可调论。该实验说明：不必考虑基因表达，仅仅依靠普通的饮食，就可以改变生物的体质状态。

从进化论角度看，匡调元的这一实验有着非同一般的意义。因为，体质可调论，不仅仅是中医体质学说指导临床的支柱；更是从实验上证明了，在体质的形成过程中，后天因素起了决定性的作用。

进化论并非是基因决定论。实际上，它是研究个体在面对具体的环境压力时能作出什么样的战略决定。随着分子生物学的建立，人们发现基因作为遗传物质对于生物的性状有较大的决定性作用。达尔文进化论的非决定论思维，对于克服当代遗传决定论或基因决定论，具有特别重要的意义。

结语 从进化论范式看中医体质学说的发展方向

中医体质学说的形成、发展和繁荣，是东西方医学思潮的汇流，是时代的选择。

因此，更好的适应时代的需求，是中医体质学说发展的第一要素。新医改将“治未病”作为关键的抓手，为中医体质学说的推广提供了极为良好的客观环境。配合良好的客观环境，中医体质学说必须尽快的标准化，在学术界统一认识；这将成为一项重点。

在体质研究方法上，科研资源应当向流行病学调查倾斜，在扩大横断面调查样本量的同时，启动队列研究，并将队列研究作为重点中的重点，期待倾数代人的力量完成中华人群体质资源库。以各项后天影响因素为主要参数，构建体质形成模型。后天参数体质模型一旦建立，将在管理保健领域体现巨大的实践意义，将为非医疗手段维护人体健康，提供有效的工具。

参考文献（略）

异病同证理论探讨

高 博

（中国中医科学院 北京 100700）

摘要 论文深入探讨了中医学中“异病同证”的概念与形成基础，对中医学不同病相同证进行比较研究。指出，“异病同证”是在“以辨病为先，以辨证为主”的诊治原则下产生的，其形成与在精气理论基础上架构的整体观念有密切关系。并建构了异病同证的网状三维立体结构。

关键词 异病同证；异病同治；整体观念；三维结构

“异病同证”是指在不同的疾病过程中，出现了相同的病机类型或发展到了相同的病理阶段，即出现了相同的“证”。这时可以采用相同的治疗措施和方法，即是“异病同治”。同一个证见于多种疾病中，反映了中医学“以辨病为先，以辨证为主”的临床诊治特点，其形成与整体观念有着密切的关系。

1 异病同证

病是致病邪气作用于人体，人体正气与之抗争而引起的机体阴阳失调、脏腑组织损伤、生理机能失常或心理活动障碍的一个完整的生命过程。证则是疾病过程中某一阶段或某一类型的病理概括，既具有时相性特征又具有空间性特征，因而一种病可能有多种证，一种证也可能存在于多种疾病中。异病同证即是在不同疾病过程中，出现了相同的病机类型，或不同疾病发展到了相同的病机阶段。

症状和体征是病和证的基本要素，疾病和证候都由症状和体征构成。有内在联系的症状和体征组合在一起即构成证候，证候反映疾病某一阶段或某一类型的病变本质；各阶段或类型的证候贯串并叠合起来，便是疾病的全过程。病与证都是对疾病本质的认识，但病反映的是各类型的全过程，而证的重点在本类型的现阶段。病与证交叉共存，一种疾病由不同的证候组成，而同一证候又可见于不同的疾病过程中。这种交叉印证于临床实践中，不同患者各自表现出相同疾病的不同证候，或不同疾病的相同证候，前者即是同病异证，后者即是异病同证。

2 辨证与辨病

中医学在认识和处理疾病的过程中，既强调辨证论治，又讲究辨证与辨病相结合。目前中医临床通常的诊治原则为“以辨病为先，以辨证为主”的模式，中医学某一证往往与具体的病相联系，虽然辨证论治是中医学的研究思路和方法，但治疗时也随具体的病有相应的改变。“证”是由“病”而来，是疾病过程中某一阶段或某一类型的病变本质，没病不可能有证，因此要以辨病为先。但是多数疾病都有比较长的过程，在这个过程中每个阶段的病理变化不尽相同，又多呈现出不同的类型，很难确定划一的治疗方法，只能根据疾病发展过程中每一阶段的病理概括来确定治疗方针，也就是说，不是根据病，而是根据证来确定治疗方法，因此要以辨证为主。

运用辨病思维来确诊疾病，对某一病的病因、病变规律和转归预后有一个总体的认识，疾病的诊断确定后，就要根据“病”来采用特定的方法进行治疗；再运用辨证思维，根据该病当时的临床表现和检查结果来辨析该病目前处于病变的哪一阶段或是哪一类型，从而确立当时该病的“证候”，然后根据“证候”来确定治则治法和处方遣药。此即通常所说的“以辨病为先，以辨证为主”的临床诊治原则。

“异病同证”是不同疾病即“异病”的相同或近似的类型，或者是不同疾病在发展过程中，进入了相同或近似的发展阶段，因而出现了相同或近似的病理变化、机体反应性，出现了相同或近似的病机，即“同证”。以辨病为先确定其属于异病，而以辨证为主确定其属于同证。

不同的“病”中相似的“证”虽然有其相似、相通之处，但是，异病同证毕竟还是分属于两种不同的疾病，各自有着本疾病所特有的症状和体征和检查结果，其临床表现仍是存在着很大的差异，真正完全相同的“异病同证”是不存在的。而且，其存在是有时限性的，因为疾病是一个不断发展变化着的生命过程，在这一过程中，始终存在着损伤、障碍与修复、调节的矛盾斗争，只要疾病发生变化，无论深化或好转，异病同证的现象都会随之而消失。如肺痈初起时可见恶寒发热、咳嗽、呼吸不利、口干鼻燥、舌苔薄黄、脉浮数等症状，证属风热外袭卫表不和的风热表证，与感冒病风热证属于异病同证，都可采用相同的方剂银翘散治疗。但进入成痈期后即转为壮热、汗出烦躁、胸满作痛不能转侧、喉间腥味、咳吐黄绿浊痰、苔黄腻、脉滑数的热毒蕴肺证，与感冒病风热证已属于异病且异证了。

3 异病同证的理论渊源——整体观念

整体观念，是中医学关于人体自身的完整性及人与自然、社会环境的统一性的认识。整体观念认为，人体是一个由多层次结构构成的有机整体。构成人体的各个部分之间，各个脏腑形体官窍之间，结构上不可分割，功能上相互协调、相互为用，病理上相互影响。人生活在自然和社会环境中，人体的生理功能和病理变化，又受到自然环境、社会条件的影响。它是中国古代哲学同源异构及普遍联系思维方法在中医学中的具体表达，是“异病同证”的理论渊源，其形成以精气学说为基础。

人体的各个部分、各个脏腑组织器官，都是由禀受于父母的先天之精化生而成的，如《灵枢·经脉》篇中所述：“人始生先成精，精成而脑髓生，骨为干，脉为营，筋为刚，肉为墙，皮肤坚而毛发长……”。由此可见，精是人体生命的本原，是构成人体的最原始物质。因而人体的各脏腑组织器官之间也是同源异构体，存在着密切的不可分割的联系。物质基础产生生理功能，这决定了机体的整体生理功能及对刺激反应的趋同性，从而使各脏腑组织器官形成了生理功能方面的相似性。相似的生理状态导致相似的病理变化，使得它们通常对某些相同的疾病具有易感性或耐受性，并在一定程度上出现相同的发病倾向，发病后疾病的性质、发展趋向相似，容易出现相同或近似的病机，即不同病位的“病”，出现了相同的“证”。因此，同一患者非同时罹患不同疾病而常易发为相同的证，呈现出异病同证。人体的生成也是各人体质先天形成的过程，因此，同源异构体所导致的异病同证与体质学说有着密切联系。

人体之气通过三焦升降出入运行于人体各组成部分之间，也是人体各个组织器官相互联系的中介。人体之气负载传递生命信息，同时也成为了疾病传变的载体和途径。一处的病变信息传递至它处乃至全身，其感应引起了不同部位的疾病发生相同病理变化，出现相同病机，也就是相同的证。所以同一患者同时罹患不同疾病而可能发为相同的证，或先病诱发它病而出现相同的证。

人体通过气的中介作用，与自然、社会环境相统一。人体内的各种生理功能和病理变化，必然受到自然、社会环境变化的影响而出现相应的适应性变化。自然与社会环境的各种剧烈变化，必然对人体的生理功能和病理变化产生一定的影响。如气候剧变，社会动荡，或者是强烈持久的情志刺激，均易导致病邪的产生，侵犯人体而发病。

在四时气候的异常变化中，每一季节的气候异变都有其不同特点，这种特点通过气的中介作用感应传导于人体，成为特异的致病邪气，易发为一些特定的证候。如冬季人多感于寒邪，寒为阴邪，易伤阳气，因此冬季患者发病多出现阳虚证。地域环境的不同，对发病也有一定的影响。某些地方居民发病易趋向相同类型的证，这种现象与地域环境的差异密切相关。如《素问·异法方宜论》指出：“故东方之域，天地之所始生也，鱼盐之地，海滨傍水，其民食鱼而嗜咸，皆安其处，美其食，鱼者使人热中，盐者胜血，故其民皆黑色疏理，其病皆为痈疡，其治宜砭石，故砭石者，亦从东方来。”东方傍海而居之人易得痈疡，不同发病部位的痈疡可谓“异病”，但其病机皆为“热中”，即同为内热证，治疗时也可采用相同的治法——砭石，即“同治”。地域环境不同，人们患病后多发的证的类型也不一样。特定气候、地域所引发的异病同证多表现为证的类型趋同，体现了证对于疾病类型性本质的反映。

社会环境引起的异病同证也属于此类型。当今社会的高速发展，生活节奏加快，导致了所谓的紧张状态，即指人们在整个生活情景中因对有威胁性和不愉快因素的情绪反应和身体反应而生病。此类疾病统称为“紧张状态病”。 紧张状态是非特异性致病因素，可与许多疾病的发生有关，如心血管病、糖尿病、消化性溃疡、神经官能症等身心疾病都属于这一类疾病，但大多发为这些疾病中的肝气郁滞证或肝气亢逆证。这大概与其发病与紧张的情志状态有关，是由于相同病因致病而引起相同病机的异病同证。

4 异病同证的三维立体结构

李庆生等认为如果说“同病异证”是从疾病的纵向联系出发，区别病变全过程的根本矛盾在不同阶段的不同情况的“点”；那么“异病同证”就是多种相关因素对疾病的影响在一定的时间、阶段、条件下的综合，是疾病综合的横向联系的汇集“点”。因此中医临床诊断与治疗时，只有病证结合，才能从辨病的角度弄清病变纵向联系的前后过程及其基本矛盾，从辨证的角度辨清疾病在此时此阶段的主要矛盾，进而把握住病变整体的纵横联系。

但其实以二维结构解释“同病异证”尚可，但并不能很完整的解释“异病同证”。因为证是疾病过程中某一阶段或某一类型的病理概括，本身便具有时空二相性，反映疾病的阶段性本质表明了证候的时相性特征，反映疾病不同类型的本质则表明了证候的空间性特征。“异病同证”其实是二维的“证”在三维空间中的交会。

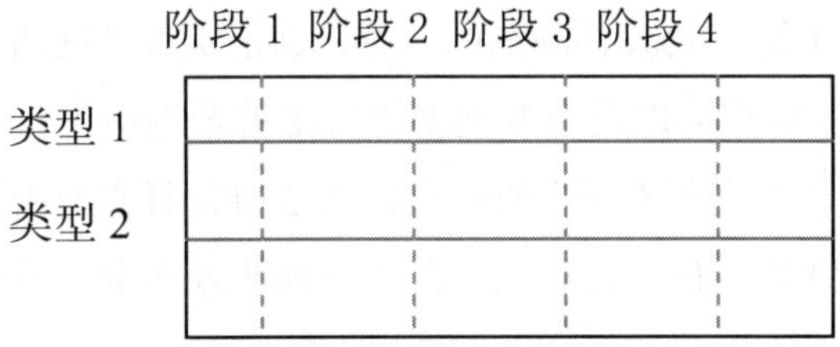

类型 阶段

“病”的二维结构图（同病异证）

如图所示，病是由不同阶段、不同类型为经纬组成的二维平面网格结构，图中实线代表“病”不同类型的发展趋势，虚线则代表“病”不同阶段的分型，将整个平面网格视为“病”的话，交叉点即为反应疾病阶段性或类型性本质的“证”。这幅图也就是“同病异证”的示意图，在同一个病中包含有不同的证。

“异病同证”的三维结构图

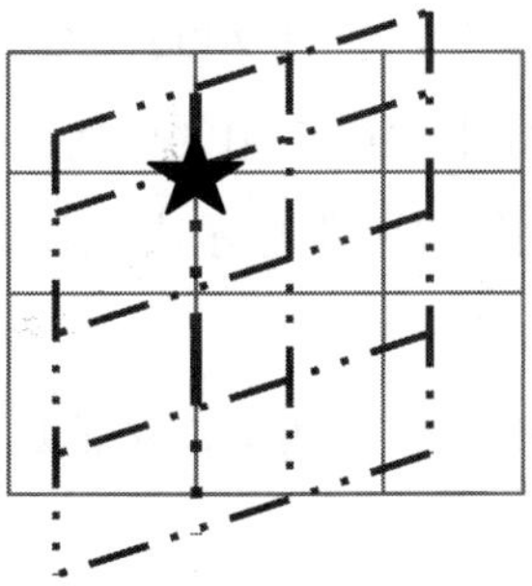

如图所示，实线平面网状结构代表病 A，虚线平面网状结构代表病 B，同种线条的交叉点即为不同病中的不同的证，有两个交叉点在五角星处重合，这个点就是不同“病”中相同的“证”，即为“异病同证”。“异病同证”现象是疾病发展中的一个暂时现象，

一旦疾病继续发展，离开了这个点（证），“异病同证”现象就会消失。这幅图表现的是两种疾病出现同证的现象，实际上在临床中经常出现多种疾病而同证的现象，其实质即是多个网状结构交会时交叉点的重合。

综上所述，“异病同证”是中医学辨证论治的重要理论组成部分，是中医证治的特色，其实质是不同疾病过程发展到了同一阶段或出现了同一类型，是病与证交叉存在的具体表现。它的形成与整体观念有着密切的联系，而整体观念的形成又以精气学说为基础。同一个证见于多种疾病中，反映了中医学辨证论治的特点，它是在“以辨病为先，以辨证为主”理论指导下产生的，其实质是不同疾病过程发展到了同一阶段或出现了同一类型，在三维病、证关系结构图中表现为多个网状结构中交叉点的重合。

“异病同证”并非完全相同，相同的是病机，不同的是具体疾病中的具体表现；完全相同的异病同证并不存在，因所处的病不同而存在各种差异，因此完全相同的异病同治也不存在，需要具体情况具体分析。正确掌握“异病同证”理论，对于指导临床诊断、治疗、用药，更好的发挥治疗作用，丰富临床手段等有着积极意义。

参考文献（略）

“良药苦口利于病”的思考

刘　峰　仝小林

（中国中医科学院广安门医院　北京 100053）

摘要　汤液口感不佳、使用和携带不方便、服用量较大等等均是“良药苦口”的重要组成部分，它严重限制了中医药的使用和发展。如何才能有效改善汤剂的口感，真正实现“良药不再苦口”，是中医发展中面临的重大课题。虽然添加矫味剂以及改变剂型等方法被普遍应用，但仍然无法满足中医的实际需求。保证临床疗效是实现“良药不苦”的前提，也是相关研究的指导原则。实现汤剂“良药不苦”的关键环节是汤剂煎煮规范化、自动化，它是汤剂煎煮质量一致性的保证。

关键词　煎煮法，煎煮质量，自动化，规范化

1　“良药苦口”是中医汤剂面临的重大课题

中医中药是中华民族灿烂文化的重要组成部分，自伊尹创制汤液至今，已有 2000 多年的历史，是我国在世界上最有影响力的学科领域之一。在传统中医理论指导下生产应用的中医中药，为人类的健康和发展做出了积极的贡献。中医中药在防病治病、康复保健方面都显示出独特的优势和魅力，业已受到国内外医药学界越来越广泛的关注和认可。

目前中药汤剂是中医临床用药的最主要形式之一，临床医生可以根据患者病情，辨证施治，

随症加减，调整处方，具有很好的灵活性，适用范围广泛，在中医药的应用和发展中起到举足轻重的作用。但是中药汤剂的口感较差，使用和携带不方便等等严重制约着中药汤剂的应用，长期以来，“良药苦口”一直是对中药汤剂特点的典型概括，它已成为限制中药汤剂发展的一个重大问题。总之，改善汤剂口感，实现“良药不再苦口”，对中医药的长远发展有重要意义。

2 “良药苦口”的关键因素

传统中药汤剂在使用中，更多的是按照传统煎煮要求，滤取煎出液直接饮用。作为中药汤剂核心的中药材，酸、苦、甘、辛、咸，五味杂陈，长期以来，人们一直以“良药苦口利于病”来粉饰中药汤剂的口感，但中药汤液的口感远非一个“苦”字所能概括。此外，传统中药汤剂用药量大，损耗多，煎煮方法繁琐，耗时费力，服用药液量大等等也是“良药苦口”的重要内容。“良药苦口”严重限制了临床上中药汤剂的应用。但是长期应用的临床疗效决定了口感如此不佳，并且存在诸多弊端的中药汤剂，直到今天，在中医临床用药中仍然占据极其重要的地位。

3 “良药不再苦口”的应对现状

“良药苦口”限制了中药汤剂的临床应用，比如导师仝小林教授在临床上的糖尿病有效方剂，以苦味、酸味药为主，对糖尿病患者疗效显著，但由于汤药的口感较差，患者长期服用很难坚持。如何才能有效改善传统中药汤剂煎出液的口感，实现“良药不再苦口”？是摆在我们面前的一个急需解决的问题。针对“良药苦口”，研究人员从诸多方面进行了尝试，概括起来主要有添加矫味剂和加工提取剂型等两个方面。

第一，添加矫味剂

使用矫味剂改善中药汤剂的口感，是最直接的方法。矫味剂的添加不会改变中药汤剂煎出液的有效成分，能够有效保持中药汤剂的疗效，在使用上具有一定的可行性，糖浆剂型的广泛使用就是很好的证明。但是中药材五味杂陈，中药汤剂在临床使用时多随症加减，调整处方，汤剂煎出液的口感亦会随着处方的改变而改变，矫味剂亦需要随之发生改变，所以，随着处方的不同，各类中药材用量的不同，必须生产出相对应的不同剂量、不同组合的矫味剂与之对应，才能把汤剂口感调整到最佳水平。故而，中药汤剂煎出液中矫味剂的添加仍然任重而道远。

第二，加工提取剂型

通过中药的提取来改善中药汤剂的口感，应用已经非常广泛。常见的中药提取剂型有口服给药剂型、经皮给药剂型、粘膜给药剂型、注射给药剂型等四大类。在改善中药汤剂口感方面，口服给药剂型中应用最广泛的是单味中药浓缩剂型。把单味中药加工成浓缩颗粒，根据临床医生的中药处方，把各单味药的浓缩颗粒根据剂量混合起来，以期望借此代替传统中药汤剂是中药浓缩研究的热点之一。

传统的经皮给药剂型有浴剂、洗剂、搽剂、酊剂、油剂、软膏剂、膏药、糊剂、熨剂等。高分子药用辅料的发展促进了现代经皮给药剂型的快速发展，各种涂膜剂、膜剂、凝胶剂、巴布剂、穴位贴敷剂、贴片剂的开发研究和应用，有力的拓展了中药外用药物的发展空间，体现了中医内病外治的治疗原则，为中药应用范围的扩大提供了技术保证。

粘膜给药是指药物与生物粘膜表面紧密接触，通过该处上皮细胞进入循环系统的给药方式。粘膜给药的部位可以是口腔、鼻腔、眼、阴道、直肠等处，剂型根据需要可以是片剂、膜剂、棒剂、粉剂、软膏等。粘膜给药既可产生局部作用，又可产生全身作用。粘膜给药除了具有可避免首过效应、血药浓度平稳、作用时间长、应用方便等经皮给药的特点外，由于粘膜不存在皮肤那样的角质化，且粘膜下毛细血管丰富，使粘膜给药还具有剂量小、生物利用度高及作用时间快等特点，是近年来研究较多的新剂型之一。

无论是经皮给药还是粘膜给药，其技术的适用范围都比较局限，目前相应技术的研究仍然处于初期阶段，只是在某些方面比较成熟；此外这些方法在药物利用效率和适用疾病方面亦受到很大限制，尚无法很好的在中药汤剂领域广泛应用。

中药注射剂是最近发展起来的一种中药新剂型，其制备更加注重提取分离方法的改进，以中药有效单体成分或有效部位为原料，提高注射剂中有效成分的含量。同时，广泛采用新技术，使中药注射剂达到缓释、控释、靶向制剂的要求，以切实保证药物的临床疗效。但由于技术条件的限制和对中药认知的不足，目前中药注射剂型只是在部分范围内得以应用。

综上所述，改善中药汤剂口感的研究目前仍然处于十分初期的阶段，研究集中在改变中药汤剂的形状方面，只是在某一局部领域的产物，尚未形成具有广泛适用性的和可重复性的有效方法，完美诠释中药汤剂的研究道路还很漫长。

4 “良药不苦”的前提是保证临床疗效

中医药之所以能够历经数千年而不衰，为中华民族的繁衍昌盛做出了巨大贡献，其关键在于卓著的临床疗效。临床疗效是中医药的生命力所在，是中医的生存之本。如果没有临床疗效的支撑，中医迟早要走向衰亡，被历史淘汰；也正因为临床疗效的客观存在，即便被一些人认为“不科学”，甚至被称之为“迷信”，中医仍然屹立不倒。

总之，临床疗效决定存在，存在决定中医药学的发展，只有把临床疗效这条底线作为中医临床科研和基础研究的出发点，中医药学才可能向追求最佳疗效发展，中医药学才可能真正创新。故而，实现在保证临床疗效前提下的“良药不再苦口”才对推动中药汤剂的应用有着积极的现实意义。

5 汤剂煎煮规范化是实现“良药不苦” 的关键环节

在汤剂应用时，影响临床疗效的因素主要有药材、药量、配伍、煎煮、剂型、服法等六个方面。而在实际操作过程中，中药处方是临床医生根据患者病情，辨证施治，随症加减，调整处方的结果，处方本身是一个个体化的处方，变化多端，不具有可重复性，但对于已经开出的处方来说药材和药量都是恒定不变的，服法也已经明确；药材的选择在《药典》中有明确的规定，从产地、种植、采收、加工、运输等各环节都有一定的规程，由相应医药企业来操控，药材质量和口感理论上讲也是相对固定的；而剂型在相关法规中有明确规定，汤剂不能更改剂型；故而，在现有条件下，汤剂依然中医临床使用中的最主要剂型。

汤剂煎煮影响临床疗效的关键因素在于“药量”。中医方药的“药量”一般主要指各生药的量或总量，与实际作用于靶器官的化学物质的量和患者实际服用量等均有一定偏差。产生这种偏差的原因很多，比如药材产地、药材采收、加工炮制、中药煎煮和给药途经等都是方药“药量”的重要影响因素；再加上中药复方所含化学成分极其复杂，每一个化学成分都有可能对“效”作出贡献，而这些“效”往往方向不一致，甚至相反。这就在一定程度上大大增加了方药“药量”的内涵。总的来说，方药的“药量”主要包括以下四个方面的内容：①处方中单味饮片的重量，即：饮片量；②处方中药物的总重量，即：整方量；③煎煮后的实际有效量，即：煎出量；④患者每次服用时的药量，即：服用量。自古有云“中医不传之秘在于药量”，此处的“药量”主要是指方药的“煎出量”和“服用量”，而不是单纯的“饮片量”。时至近代，药量这一问题，越来越受到专家和学者的关注。比如著名医家张锡纯在《医学衷中参西录》中就设专篇论及中药剂量问题。他主张“用药以胜病为主，不拘分量之多少”，并且在这方面具有丰富的临床经验。从古至今不乏有医家在治疗某些疾病时不拘常规药物剂量组方，在相对安全的前提下，取得了良好的临床效果。总之，方药的“药量”是影响临床疗效的关键因素之一，深入研究方药“药量”之间的相互关系，对指导临床合理用量，提高临床疗效有重要意义。

影响“药量”的因素很多，但实际操控过程中，绝大多数因素已经相对固定。比如，药材的选择在《药典》中有明确的规定，从药材产地、品种、采收、加工、鉴定、运输等各环节都有一定的规程，同时药材的炮制方法经历两千多年的摸索实践，药材炮制质量已经相对稳定，并形成了相应规范，这一过程由医药企业来操控，故而饮片量和整方量，理论上讲是相对不变的；服用方法的不同在一定程度上决定了患者实际服用量的大小，当煎煮等操作完成后，煎出液的质量已经稳定，服用量的大小可以有人的主观因素来有效控制。但汤剂煎煮确是一个融入了太多主观因素的过程，在饮片量和整方量都固定的前提下，煎出量仍然存在较大差异，即使同一人操作，煎煮质量的差异亦无法避免。因此，汤剂煎煮的规范化对“药量”的控制至关重要。

汤剂煎煮过程包括煎出液制备和煎出液浓缩两个阶段，在这一过程中，药材的浸泡、加水量、煎煮时间、煎煮次数、煎煮火候、煎出量、浓缩温度、浓缩时间等都对汤剂煎煮质量存在影响。从表面上看，汤剂传统煎煮就是在加水后，武火加热煮沸、文火缓慢煎熬的过程，操作者的主观因素在煎煮操作过程中占据主导地位；而这一切都给汤剂煎煮质量带来不确定性，对汤剂的应用和深入研究产生不利影响。因此要保证汤剂的临床疗效，就必须深入挖掘汤剂煎煮过程中诸多因素的内在关联，实现汤剂煎煮的规范化、自动化。

实现汤剂“良药不再苦口”是一项漫长而复杂的系统工程，它包括口感差、使用携带不方便、服用量大等诸多方面，不可能一蹴而就。但无论使用何种操作，其前提都是要保持临床疗效，也就是说，只有在保证临床疗效前提下的“良药不再苦口”研究才真正的具有推广价值。因此，深入挖掘汤剂煎煮的内涵，发现汤剂煎煮过程中诸多影响因素的内在关联，给汤剂煎煮中各参数的选择以科学依据，并以数字的形式规范化煎煮参数，从而在保证煎煮质量的均一稳定基础上，提高煎煮质量，缩小煎出量，减小患者汤液服用体积，进一步实现煎煮参数的协同量化，达到煎煮操作的自动化、智能化，才能在保证临床疗效的前提下，真正实现“良药不再苦口”。

参考文献（略）

“病证相符/不相符”与双黄连注射液 ADR/ADE 的文献研究

陈炯华[1,2]　王永炎[1]　谢雁鸣[3]　申春悌[4]　俞冲[5]　魏永越[6]

（1 中国中医科学院中医临床基础医学研究所　北京 100700）

（2 江苏省中医药研究院　南京 210028）

（4 南京中医药大学附属常州医院　常州 213003

（5 江苏省南通市第三人民医院　南通 22600）

（6 南京医科大学公共卫生学院　南京 210029）

摘 要 “病证相符”是正确使用中成药的关键，也是中药发挥疗效、避免中药不良反应/事件的基石，本文通过建立中药注射剂模型 ADR/ADE 文献数据库，调查中药 ADR/ADE 与病证相符/不相符资料，结果显示，中药注射液的临床使用失宜现象突出，也是其 ADR/ADE 的重要危险因素，提示严格掌握中成药说明书，把握“病证相符”原则，珍爱生命，防止不必要的“药害事件”。

关键词病证相符，不良反应/事件，中药注射剂，中成药

中成药的使用须按说明书适应症一栏中的“西医病名”及“中医证候”2 项全部符合，既要符合“病”又要符合“证”，“病证相符”是正确使用中成药的关键，为了解中药不良反应/事件（ADR/ADE）[1]与病证相符/不相符资料，我们选择双黄连注射剂为模型，通过查阅近 30 年医学文献，经筛选整理，获得双黄连注射剂 ADR/ADE 详细个案，以此建立病案文献数据库分析探讨如下：

1 基于 ADR/ADE 个案文献数据库的构建

1.1 检索条件及入选标准

1.1.1 检索条件

通过检索词“双黄连 and (注射液 or 注射剂 or 粉针剂 or 冻干粉) and (不良反应 or 不良事件 or 致 or 引起 or 出现)”，检索中国期刊数据库(CNKI) 、中文生物医学期刊数据库(CMCC) 、中文科技期刊数据库（VIP）1978 年～2009 年资料，检索上述 ADR/ADE 个案文献。

1.1.2 入选排除标准

为把握文献内容、质量及关键信息，考虑以下文献不予入选：①文献综述；②一稿多投或重复报道的个案文献；③患者性别、年龄、过敏史、诊断、不良反应出现时间、合并用药、剂量、滴速信息有 4 项以上严重缺失者。

基于上述标准，来自 152 种期刊共 360 份黄连注射剂 ADR/ADE 详细个案入选，其中以《现代中西医结合杂志》报道例数最多，共 20 例、《中国中药杂志》17 例、《药物不良反应杂志》14

例、《中国现代应用药学》12 例、《中国医院药学杂志》10 例；其余期刊均为 10 例以下。

表 1 双黄连注射液 ADR/ADE 个案杂志报道分布情况

排 名	杂志名称	频 数	构成比（%）
1	现代中西医结合杂志	20	5.68
2	中国中药杂志	17	4.83
3	药物不良反应杂志	14	3.98
4	中国现代应用药学	12	3.41
5	中国医院药学杂志	10	2.84
6	实用中医药杂志	9	2.56
7	西北药学杂志	8	2.27
8	青海医药杂志	7	1.99

1.2 数据整理

1.2.1 确定研究变量

具体字段信息结构见表 2

表 2 采集变量列表

信息类别	变量名称	变量描述
文献信息	文献来源	杂志名称；年份
中医辨证论治原则	中医证候信息	0 否；1 与说明书中医证候相符；2 与说明书中医证候不符
用药合理性问题	用药用法用量是否完全正确	0 正确；1 不正确（与说明书中医证候不符及/或与说明书西医病名不符，或用法有明显失宜）；2 信息不详无法判断
患者信息	性别	0 男；1 女
	年龄	单位：岁
	原发疾病	1 有，详述，0 无
	过敏史	0 无过敏史；1 有，详述食物药物过敏史
	合并疾病	0 无；1 有，详述
	合并用药	0 无；1 有，详述
	剂型	1 冻干粉；2 粉针剂；3 注射液
	剂量	单位：粉针剂（g）；注射液（ml）
	滴速	单位：滴/分钟
	配液类型	GS、NS、GNS、其它

注：双黄连注射剂说明书适应症：外感风热引起的发热、咽痛、咳嗽等。

1.2.2 数据采集

第一步：招募 2 名具有中医药背景的研究生，通读文献，在文献中标注需要采集的信息；第二步：中医药专家根据采集的患者信息及用药信息，对照原始文献，判断 ADR/ADE 类型、是否具有中医证候信息，及用法是否完全正确；第三步、招募两名录入员，经过培训后，采用 EpiData 软件进行双份录入。经逻辑核查后，导出为 SAS 文件进行统计分析。

2.3 统计方法

数值资料的描述采用 $\bar{X} \pm SD$，分类资料的描述采用率、构成比及次序；列联表的检验采用卡方检验，某种特定不良事件影响因素分析采用 logistic 回归。

2 统计分析结果

2.1 中医证候信息：360 例患者中，有 33 例 ADR/ADE 报道缺乏中医证候信息，仅 21 例病案含中医证候信息，其中 15 例符合说明书“外感风热”中医证候，7 例不相符。

2.2 用法是否完全正确：双黄连注射剂：根据 ADR/ADE 报道，360 例患者中，6 例完全与说明书相符（既符合现代病名又符合中医证候），267 例信息不详、无法判断，87 例为用药失宜。

表 2 双黄连注射剂用药失宜一览表

失宜类别	详细内容
用法失宜 1 ：“病”不符	原发性紫癜
	右肾结石
	右肾绞痛
	泌尿系感染
	右上肺癌伴肺门淋巴结转移
	散发性脑炎
	腮腺炎
	阴道炎
	发热待查，颈淋巴结炎
	胸水合并感染
	急性细菌性肠炎
	急性卡他性鼻炎且青霉素过敏
	内痔、混合痔
	腹泻
	支气管扩张，且非风热证候
	带状疱疹
	哮喘
	病毒性角膜炎，且外用
	慢性结肠炎
	结核性胸膜炎
	肠痈
	病毒性肠炎
用法失宜 2：“证”不符	寒饮内蕴
	外感风寒
用法失宜 3：剂量、滴速、用法	外用
	剂量过大
	滴速过快
用法失宜 4：违反用药禁忌，将双黄连注射剂直接加入其它药物中混合滴注	头孢拉定
	青霉素
	利巴韦林
	抗生素
	柴胡注射液
	头孢唑林钠
	氧氟沙星

失宜类别	详细内容
用法失宜 5：应慎用者未慎用，有过敏史或过敏体质者	青霉素过敏
	多种药物过敏
	青霉素与磺胺类药物过敏
	丁卡、病毒唑过敏
	林可霉素、磺胺类药过敏
	磺胺过敏
	先锋Ⅴ号过敏
	林可霉素过敏
	多种食物药物过敏
用法失宜 6：存在多种失宜	儿童合并肾病综合征
	儿童哮喘并且青霉素过敏
	老年 89 岁，有心梗病史
	内痔肛门术后感染，且有多种抗菌素过敏
	未辨证用药（描述为寒证咳嗽），又与青霉素混合注射

讨论

1 中成药 “病证相符”理念　中成药的“正确使用”，须按说明书适应症一栏中的“西医病名”及“中医证候”2 项全部符合，既要符合“病”又要符合“证”，方能称之“符合说明书适应症”，我们认为临床使用中药过程中，掌握“病证相符”是正确使用中成药的关键，也是中药发挥疗效、避免中药不良反应/事件的基石。不能只按西医病名用药，也不能只按中医证候来使用中成药。

2 中成药 “病证结合”模式　中药是通过其性味归经、功能主治、升降浮沉等特性，再可按君臣佐使加以配伍，达到祛除病证治疗目的，遵循中医辨证论治基本特点，这在传统中成药说明书的功能主治一栏中应加以说明。而现代诊断检测手段是现代科学技术运用于医学的成果，已推广遍及全世界各地，成为当代主流医学，在这种时代趋势下，中医药学也采取将中医证候与现代病名相结合的“双重诊断”贯彻落实，因此，中医药学“病证结合”的诊疗模式是现阶段的必由之路，在如此背景下，中成药说明书中不仅规定了适用的“中医证候”，同时也规定了适用的“现代病名”，也是在这样的管理形势下，须同时符合“现代病名”和“中医证候”方能使用，“病”符“证”不符或“证”符“病”不符均不可使用。

3 中成药“证符病不符”探疑　从中医药学的专业角度而言，“证”符“病”不符在一定程度上并不违反辨证论治原则，但由于中成药注册管理要求，包括现行新药临床试验指导原则中，也明确按“病”与“证”两个范畴进行设计与实施，因此，中成药上市后的使用不再像中药饮片那样，符合辨证论治基本观念即可，而是须严格按中成药说明书中的“病”与“证”使用。

因此，本研究显示，临床使用中药注射液失宜现象突出，尤其值得注意，临床使用中成药慎勿只认“病”不管“证”，只认“抗病毒抗感染”不管“病”与“证”，应当认真掌握适应症并仔细学习说明书中注意事项、用法用量、配伍禁忌等内容，加强用药期间观察，按注册说明书把握分寸，提高中成药的用药合理性，防止不必要的药害事件，珍爱生命、促进和谐。

参考文献（略）

二、实验研究

健脾通络法对慢性萎缩性胃炎癌前病变细胞凋亡和增殖的作用探析

白宇宁

（中国中医科学院广安门医院　北京100056）

摘要　有效干预阻断慢性萎缩性胃炎癌前病变（PLGC）是胃癌防治研究重点。细胞凋亡与增殖失衡是PLGC发展进程中的重要基础，中医健脾通络法对细胞凋亡与增殖平衡恢复有影响作用。文章认为“脾虚络阻”是PLGC的基本病机形式，细胞凋亡与增殖失衡是PLGC发病机制中的重要事件，介绍了健脾通络类方药对PLGC细胞凋亡与增殖的作用，就健脾通络法与PLGC细胞凋亡、增殖之间的内在联系提出了相关观点。

关键词　慢性萎缩性胃炎；癌前病变；脾虚络阻；健脾通络法；细胞凋亡和增殖

慢性萎缩性胃炎（CAG）及其癌前病变（PLGC）临床发病率高，在我国人群胃镜检出率为7.5%～13.8%。一般认为萎缩性胃炎每年的癌变率为0.5%～1%，它经过一个漫长的、多阶段、多基因的变异积累过程可发展成胃癌。胃癌癌前病变主要是指胃黏膜上皮异型增生和肠上皮化生。目前认为胃癌发生模式为“正常胃黏膜→慢性胃炎→萎缩性胃炎、肠上皮化生→不典型增生→胃癌”，因此如何有效干预阻断慢性萎缩性胃炎癌前病变，成为胃癌防治的研究重点。细胞凋亡与增殖在PLGC进程中起着重要的作用，研究证实健脾通络类方药对PLGC的细胞凋亡与增殖具有影响作用，故应用中医病机理论及实验研究来探讨其微观的分子细胞实质，对提高PLGC的临床辨治水平具有显著意义。

1　“脾虚络阻”是CAG及PLGC的基本病机形式

1.1 脾胃虚弱（损）是CAG及PLGC的病理基础

张仲景早有“四季脾旺不受邪”之说。脾胃是后天之本，气血化生之源，“内伤脾胃，百病由生。在本病发生、发展的漫长过程中，因饮食不节，情志失调，劳倦过度，外感邪气，损伤脾胃，脾胃受戕，运化不力，生化无权，气血俱虚，胃体失养。以上病因使防御因子减弱，胃粘膜屏障功能低下，易致邪毒幽门螺杆菌（HP）感染后在胃内定植，损伤胃膜，内伤脾胃，日久则脾胃虚损愈重。临床上大部分PLGC患者存在脾胃虚弱的症状和体征，并胃镜下可见粘膜苍白、变薄、血管影显露，病理固有腺体萎缩甚至消失等脾胃虚损、胃体失养、萎而不荣之象。无论从宏观辨证，还是微观辨证，都属脾胃虚弱（损）之候。脾胃虚弱又具体包括脾气虚弱和胃阴气虚。有人提出脾胃虚损的含义为：脾胃纳运功能低下，气血生化不足，进一步损伤脏腑，形成长期不能恢复的一种内伤性疾病。同时认为脾胃虚弱（损）是 CAG 癌前病变的病理基础。研究发现，PLGC 中脾气虚证有 P53 基因的较强表达，二者有一定的关系。脾虚证 PLGC 不但免疫功能下降，而且胃粘膜细胞代谢异常，PCNA、AgNOR 表达增高，增殖细胞凋亡指数下降，健脾后则可诱导 PLGC 细胞凋亡。有人对胃癌前状态、早期胃癌和进展期胃癌患者的主要脾虚症状进行半定量计分，结果脾虚与胃癌发生、发展各阶段病变之间呈等级正相关，表明脾虚是胃癌发生、发展的重要因素。有研究提示 CAG 大鼠模型胃黏膜细胞凋亡指数、Bcl-2、Fas 蛋白表达与 CAG 证候有一定的相关性，以脾虚组大鼠胃黏膜细胞凋亡指数最高和 Bcl-2、Fas 表达量最高。

1.2 胃络邪阻贯穿于 CAG 及 PLGC 病变过程中

胃为多气多血之腑，胃气以通为用，以降为和。CAG 及 PLGC，病邪犯胃，或病久正伤，气不通降，脾胃气机运行迟滞，结闭不通，势必造成营血运行失畅，诸邪瘀结于胃络。故《临证指南医案》指出：“盖胃者汇也，乃冲繁要道，为患最易，虚邪、贼邪之乘机窃发，其间消长不一，……初病在经，久痛入络，以经主气，络主血，……凡气既久阻，血亦应病，循行之脉络自痹。”《疡科心得集》认为：“癌瘤者，阴阳正气所结肿，乃五脏瘀血浊气痰滞而成。” 可见阻于胃络之邪是多种多样的，其涵盖意义较为广泛，主要包括有气滞、瘀血、痰、湿浊、火热、邪毒等等。

胃络瘀血是 CAG 及 PLGC 的常见证候。胃经多气多血和胃喜通降的生理特性是造成瘀血的病理基础。若胃气壅滞，肝郁犯胃，肝胃气滞，日久影响血行；或湿热内蕴，胃络易受损伤，离经之血不易尽祛，而致血瘀；脾胃气阴不足，或气虚无力推动血行，或阴虚脉道血行涩滞，或中阳不振，寒凝血滞，均可致胃络血瘀。故《脾胃论》曰：“脾胃不足皆为血病”。大凡气虚、气滞、气逆、阴虚、寒凝、热结、痰凝、湿阻、津亏液少等均可致血瘀。CAG 及 PLGC 单纯血瘀者少，往往表现为气滞血瘀证，或在血虚、阴虚、痰湿的基础上兼见瘀血。瘀血为病，气血运行不畅，经脉阻塞，积于胃腑，日久可渐渐形成有形之积，如肠上皮化生→不典型增生→胃癌（胃息肉）。有研究发现 CAG 存在血液粘滞性增高、血液速度减慢、红细胞聚集增加和血液粘稠度增大等血液流变性障碍。另研究发现，各型 CAG 胃粘膜均有炎性静脉充血（瘀血）， 并由此引起胃粘膜水肿、炎性渗出、糜烂、溃疡、出血、萎缩、增生等病变。胃粘膜不典型增生与肠化生在胃镜下呈粘膜表面凹凸不平、结节状过形成现象，是由于瘀血阻络、痰气壅结所致。就有关中医治疗慢性胃炎的文献报道统计显示，中医组方中活血化瘀药物使用率高达 50%～60%，而 CAG 则更高。有人使用活血化瘀药治疗 CAG，其萎缩与肠化、异型增生均有不同程度的逆转。

在 PLGC 的发展中，毒邪内蕴，损伤胃络，胃膜萎缩是病机关键。由于饮食不节，七情内伤，劳逸失调，年老体衰或禀赋不足等，而致脾胃虚损，气阴两亏，湿、热、痰、瘀、气相互蕴结，胶结壅滞缠绵不解，久而形成诸邪蕴积不去，在体内产生了毒邪或致毒因素，又因脾气不旺机体无力祛邪排毒，使毒邪日深，损伤胃络，正气愈损，最终导致胃膜血败肉变，异象化生恶变为胃癌。毒邪在产生的过程中既是疾病的病理产物，又是新的致病因素。所谓毒邪一是指有致毒性的病邪，二是指毒的本意，就是指能够作用于人体，影响其正常的生长发展和功能，而出现异常或失调。毒邪有内毒与外毒之分。幽门螺杆菌（HP）感染、黏膜层炎症细胞浸润、自身免疫性损伤等为其致病的内毒，胆汁反流、长期口服非甾体类药物、饮食因素和烟酒等长期刺激为其致病的外毒。HP 感染是 PLGC 一种重要的“毒邪”，其本身及其产生的多种致毒因素，对胃膜具有直接或间接的毒性损伤，而引起胃膜发生异型增生甚至癌变。脾胃虚弱是HP感染的病理基础，HP感染后引起的毒邪内蕴或气滞血瘀等为其主要病理改变。PLGC既有脾胃虚弱之本虚，又有毒邪内聚及气滞血瘀之标实，脾虚、血瘀、毒聚三者互相影响，互为因果，终致气血同病。另有人以浊毒立论，认为津液阴血耗伤为CAG发病之本，浊毒内壅，气滞络阻，胃失和降为其标，而浊、毒相关为害乃病机关键之所在。实验研究发现，以解毒祛邪为法组成的复方能预防和治疗大鼠CAG伴不典型增生，同时降低胃液PH值，降低胃内胆酸含量，使胃黏膜增高的乳酸脱氢酶（LDH）和琥珀酸脱氢酶（SDH）活性降至正常水平，还能降低病变大鼠胃黏膜癌胚抗原（CEA）的表达。

总之，慢性萎缩性胃炎癌前病变是一个由气及血入络的渐变过程，其基本病机为“脾虚络阻”，其证候因素主要涉及气虚、气滞、阴虚、火热、痰湿、血瘀、浊毒等方面。脾虚与络阻是CAG及PLGC标本虚实的两个方面，并有偏重不同。“脾胃虚弱”为发病基础；“脾虚络阻、虚实互结”是贯穿CAG及PLGC始终的基本病机特点；而“瘀毒内结，损伤胃络”是影响病变发展变化的关键病理因素。较多研究证实，健脾益气与活血化瘀两法合用治疗PLGC的临床疗效较好，进一步证明了CAG及PLGC属于“脾虚络阻、虚实互结”的病机认识。

2 细胞凋亡与增殖失衡是PLGC发病机制中的重要事件

正常组织需要维持细胞增殖与细胞凋亡的动态平衡。细胞凋亡失常，是肿瘤形成的重要病理基础之一，参与肿瘤的发生发展过程。细胞过度增殖和（或）细胞凋亡减少是胃癌发生的生物学基础，细胞凋亡与细胞增殖平衡失调在胃癌发生中可能具有重要意义。由于在外界不良因子的刺激下，攻击因子和保护因子的平衡失调，胃黏膜抵御能力下降，致使H+返流，胃蛋白酶对黏膜损害加重，胃黏膜下血液循环障碍，基因调控失衡，胃肠激素、细胞因子分泌及免疫功能紊乱等发生，从而导致细胞的增殖与凋亡关系不平衡，如细胞凋亡活跃、增殖减少，可导致胃黏膜萎缩，而细胞凋亡减少、细胞增殖活跃，增加了自发性DNA复制错误的可能，导致细胞变异，而形成了CAG黏膜萎缩、肠化、异型增生等病变。

近年来细胞凋亡在CAG及PLGC中的作用日益受到重视。有研究发现CAG胃黏膜细胞凋亡增加，并认为此种变化与黏膜萎缩、肠化乃至癌变都有密切关系。细胞凋亡失常在胃黏膜发生癌前变中起决定性作用，从而参与胃癌形成，并认为细胞凋亡是胃癌演化进程中的早期事件。细胞凋亡受抑在癌前病变的加重以及癌前病变发展为早期胃癌中起作用。细胞凋亡具有多条信号转导通路，主要包括外在途径（extrinsic pathway，死亡受体凋亡途径）、内在途径（intrinsic pathway，线粒体凋亡途径），以及非依赖caspase凋亡途径（non-caspase pathway）。并受多种基因及蛋白分子的调控，它们之间相互作用，形成一个非常复杂的调控网络，决定着细胞的生存与死亡。目前发现的细胞凋亡相关基因有3类：抑制细胞凋亡基因、促细胞凋亡基因和在细胞凋亡过程中协助基因。抑凋亡基因有Bcl-2、C-abl、Ras等；促凋亡基因有c-myc、p53、Bax、Fas、Rb、TGF-β等。其中细胞凋亡相关调控基因Bcl-2、Bax、Fas、Survivin等在CAG、肠上皮化生、异型增生及胃癌组织中均有不同程度的表达，它们是细胞凋亡的主要调控因子。细胞增殖与细胞凋亡呈负相关，与增殖密切相关的蛋白有细胞周期蛋白E（Cyclin E）、增殖细胞核抗原（PCNA）。

Bcl-2 蛋白家族是细胞中一组至关重要的凋亡蛋白。Bcl-2 是细胞凋亡的重要调控者，是公认的特异性抑制细胞凋亡的癌基因。Bcl-2 基因的过度表达并不影响细胞增生和加速细胞分裂，而是通过延长细胞寿命而导致异常细胞的积聚。阻止细胞凋亡发生的 Bcl-2 家族通常以二聚体的形式发挥作用，当 Bcl-2 形成同源二聚体或异源二聚体时，可促进细胞存活，抑制细胞死亡。重要的线粒体内膜蛋白的释放，大都是由 Bcl-2 家族蛋白调控的，从而提示线粒体是 Bcl-2 蛋白质家族参与细胞凋亡的主要场所，即 Bcl-2 蛋白质家族是在线粒体水平上（线粒体凋亡途径）调控凋亡因子释放的最主要的调节因子。Bax 是编码 Bcl-2 相关 X 蛋白的基因，Bax 蛋白与 Bcl-2 蛋白有 21%的同源性。Bax 是极重要的促细胞凋亡基因，当 Bax 形成同源或异源二聚体时促进细胞凋亡，并具有对抗 Bcl-2 蛋白抑制细胞凋亡的作用。

Fas（又称 CD95 或 Apol）属于 TNF 受体和 NGF 受体家族的成员，它在与其配体 FasL 结合后可以介导细胞凋亡，即通过死亡受体凋亡途径而具有诱导细胞凋亡的作用。Fas 一旦被激活，便通过位于胞质部分的一个死亡结构域（DD）与称为 FADD 的一种接合蛋白相结合，并由此产生一个所谓的诱导死亡的信号传导复合物（DISC），然后 DISC 与 caspase-8 结合并直接使之活化，引起下游的 caspase 被激活，从而介导凋亡。

Survivin 是凋亡蛋白抑制因子家族（IAPs）的一个新成员，可以通过有丝分裂促进细胞增生，抑制细胞凋亡。目前研究认为，Survivin 直接作用于 Caspase，主要抑制 Caspase3、Caspase7 的活性，阻断细胞的凋亡过程。Survivin 也可通过 p21 间接抑制 Caspase 活性，阻止细胞凋亡。另外 Survivin 可抑制 Bax 和 Fas 介导的凋亡。这些均表明，Survivin 作用于各个凋亡途径的汇集点，即直接抑制终末效应蛋白 Caspase3 和 Caspase7。近来又发现，Survivin 可能通过中间结合蛋白(SMAC)间接抑制 Caspase9 的活性。

细胞增殖是通过细胞周期来实现的，细胞周期调控异常与细胞癌变有密切相关性。CyclinE 是细胞周期 G1/S 期转移调控的一个正性调节因子，在细胞周期中呈周期性变化的是细胞周期调节蛋白含量。异常情况下 CyclinE 蛋白失去周期性表达，而在整个细胞周期中表达水平高，则可使细胞发生异常增殖，从而参与肿瘤的发生发展。研究发现 CyclinE 蛋白阳性表达率在正常胃黏膜—萎缩性胃炎伴肠上皮化生—萎缩性胃炎伴不典型增生—胃癌转化过程中，呈逐渐升高，说明 CyclinE 蛋白阳性表达可能是胃癌发生发展过程中的重要分子事件。PCNA 蛋白作为 DNA 聚合酶的辅助因子，是目前公认的细胞增殖标记物，能直接反映细胞增殖状态，其表达上调或下调提示细胞增殖水平的上升或下降。

3 健脾通络类方药对 CAG 及 PLGC 细胞凋亡与增殖的作用

在健脾通络类方药中，健脾主要是指益气健脾，具体包括有健脾和胃、益气养阴、温中益气等扶正之法；通络主要是指活血化瘀、行气活血、化痰祛瘀、清热祛湿、化浊解毒等祛邪通络之法。因 CAG 及 PLGC 病程变化漫长，病机演变虚实错杂，故其辨治绝非以一证一药可蔽之，而多以虚实清补并用，健脾与通络多法治之。健脾通络类方药对 CAG 及 PLGC 细胞凋亡与增殖的影响作用如下。

3.1 健脾通络类方药对细胞凋亡的影响作用

陈惠新等应用黄参方剂（由黄芪、人参、莪术、白术、大黄、七叶一枝花、茯苓、制半夏等组成）治疗 72 例 PLGC 患者 2 个月，检测治疗前后细胞凋亡指数和 Bcl-2 蛋白的表达，服药后细胞凋亡指数高于服药前（P<0.05），Bcl-2 治疗前后比较具有显著性差异（P<0.05），而维酶素对照组无显著性差异，说明健脾活血、解毒祛痰的黄参方剂可诱导 PLGC 细胞凋亡。张玉禄等应用活血化瘀法、理气活血法和益气活血法对大鼠 PLGC 模型进行干预，采用双标记流式细胞术检测癌前病变大鼠早期细胞凋亡，结果 12 周后自然恢复组大鼠早期凋亡率明显高于空白对照组（P<0. 01），各干预组早期细胞凋亡率均有降低，其中活血化瘀组、理气活血组与自然恢复组比较有显著性差异（P<0. 01 或 P<0. 05），益气活血组显示出降低早期细胞凋亡的趋势。说明益气活血法、活血化瘀法和理气活血法对 CAG 癌前病变大鼠早期细胞凋亡均有抑制作用。谢晶日等应用健脾益气、养阴活血的胃灵颗粒对 PLGC 大鼠模型干预，发现其可降低 Bcl-2 和 P53 的表达，增强 Bax 表达，促进胃粘膜细胞的修复和再生，诱导癌细胞凋亡。邓鑫等对健脾益气、活血祛瘀的胃宁颗粒（由黄芪、茯苓、莪术、枸杞组成）进行实验研究，提示胃宁颗粒可抑制 PLGC 大鼠端粒酶活性及细胞增殖，并促进癌前病变细胞凋亡。郭喜军等研究发现胃痞颗粒（由柴胡、黄芩、当归、白芍、蒲黄、五灵脂等组成）可抑制 PLGC 大鼠模型胃黏膜 Bcl-2、P53 基因蛋白表达，促进 Fas 基因蛋白表达，从而促进胃黏膜异型增生的上皮细胞凋亡。

3.2 健脾通络类方药对细胞增殖的影响作用

梅武轩等予益气化瘀中药（由太子参、石斛、三七、郁金、白花蛇舌草等组成）干预处理大鼠 PLGC 模型，用免疫组化法检测各组大鼠胃粘膜组织 CyclinE、PCNA 及 PKC 表达水平，结果各治疗组 CyclinE、PCNA 及 PKC 蛋白阳性率与自然恢复组比较差异有统计学意义（P<0.01 或 0.05）。认为益气化瘀中药可下调 CylinE、PCNA 及 PKC 的表达，而抑制细胞增殖。同时赵霞等使用健脾化瘀解毒复方胃痞消（由太子参、黄芪、白术、丹参、白花蛇舌草等组成）预防及治疗 CAG 大鼠脾虚模型，结果胃痞消预防组及高、中、低剂量治疗组与模型对照组比较，胃黏膜细胞增殖阳性数及 CyclinE 的表达明显降低（P<0.01），提示其防治 CAG 的作用机制与下调胃黏膜上皮细胞 CyclinE 的表达，从而下调细胞增殖有关。孟捷等使用消痞颗粒（由党参、炙百合、香橼皮、莪术、蒲公英、白花蛇舌草等组成）治疗大鼠 CAG 伴不典型增生模型，结果治疗组胃黏膜增殖细胞核抗原（PCNA）表达明显减弱（P<0.05），说明消痞颗粒对 CAG 大鼠胃黏膜活跃的增殖状态有明显抑制作用。吕志刚等应用益气健脾、理气消痞、化瘀解毒的胃安泰胶囊（由太子参、白术、莪术、茯苓、三七参、枳实、丹参等组成）治疗 PLGC 大鼠模型，胃安泰胶囊治疗组胃黏膜细胞核仁组成区嗜银蛋白（AgNORs）颗粒数明显减少，疗效优于维霉素对照组（P<0.01），说明该方能一定程度地抑制细胞的异常分化和增殖。

4 健脾通络法对 PLGC 细胞凋亡与增殖作用再分析

上述证据均表明，细胞增殖与凋亡及二者失衡是 PLGC 发展过程中的重要基础，中医健脾通络法对其有明确的影响作用。长期以来大量研究运用以健脾通络法为主的组方治疗 PLGC 取得了一定疗效，因此有理由相信，健脾通络法的治疗机制与 PLGC 的细胞凋亡、增殖之间存在着某种规律性或必然的联系，即细胞凋亡与增殖（失衡）可能是健脾通络方药治疗 PLGC 的分子细胞生物学机制之一。

鉴于以上认识，就健脾通络法与PLGC细胞凋亡、增殖之间内在联系，而进一步提出以下观点：

(1)健脾通络方药干预和阻断PLGC，有可能是通过相关的调节通路（内、外途径）及复杂的调控网络，而恢复胃黏膜细胞凋亡和增殖的动态平衡来实现的。

(2)CAG及PLGC“脾虚络阻”基本病机的实质与细胞凋亡和增殖有关，故细胞凋亡与增殖（失衡）可能是健脾通络法治疗PLGC的分子细胞机制。

(3)CAG及PLGC的主要证候及证候因素（正与邪、虚与实等方面）可能与胃黏膜细胞凋亡和增殖的程度及失衡具有相关性，而前者总与“脾虚络阻”基本病机密切相关。

(4)细胞增殖与凋亡的平衡实质上是阴阳在分子细胞水平上的平衡（细胞增殖属阳，细胞凋亡属阴）。细胞增殖与凋亡是阴阳学说对立统一的微观体现，二者一旦失衡，就会出现阴阳偏盛偏衰的病理。健脾通络法某种意义上是一种调节阴阳平衡的手段，在宏观上是扶正祛邪，在微观上是细胞增殖与凋亡恢复平衡。

(5)以健脾通络方药为载体，围绕“脾虚络阻”基本病机，对相关证候及主要证候因素从细胞凋亡及增殖的层面做深入研究，有利于深化对CAG及PLGC病机实质的认识，进一步完善并提高CAG及PLGC的辨治水平。

参考文献（略）

基于动物温度趋向行为学评价的寒热药性研究载体
——寒热体质病理模型的初步建立

周灿平　王伽伯　赵艳玲　夏新华　金城　张学儒

赵海平　永　申　肖小河

（1 解放军中药研究所·解放军第三〇二医院　北京100039）

（2 湖南中医药大学·药学院　长沙410208）

摘要　寒热药性是中药的首要药性，然而寒热药性的研究载体——动物模型却一直没有统一，基于此，本文尝试从动物行为学角度，采用冷热板示差法，建立一种寒热体质病理模型（饥寒疲劳模型、营养过剩模型）的复制方法，探讨不同寒热体质与小鼠温度趋向行为变化的相关性。拟选用体重18~20g雄性清洁级KM小鼠，采用控制饮食+游泳的方法复制小鼠饥寒疲劳模型，以每日饲足够高蛋白饲料的方法复制小鼠营养过剩模型。研究表明，饥寒疲劳模型动物表现出疲惫、毛发蓬乱无泽、体重增长停滞、体温偏低、饮水量下降、尾巴及四肢冰凉等“虚寒证”特点，宏观行为学则表现为在高温区(40℃)停留比例(Remaining Rate，RR)显著增加(P<0.05)，即“趋热性”增强，其内在表现为ATP酶、SDH、T-AOC和SOD活力、机体耗氧量、cAMP/cGMP比值

显著下降($P<0.05$)，MDA 活力和血浆 cGMP 含量显著增加($P<0.05$)，即机体能量代谢和抗氧化能力下降，营养过剩模型组表现则相反。上述结果提示：本文建立的基于动物温度趋向性的冷热板示差法，可以直观且客观的表征饥寒疲劳与营养过剩模型的寒热体质差异，机体相关生化酶活性改变引起的能量代谢和抗氧化能力的变化可能是内在机制之一。

关键词　体质病理模型；温度趋向性；饥寒疲劳模型；营养过剩模型；载体

中药四性理论（寒、热、温、凉）是中药最重要的基本理论之一，是中药区别于植物药，天然药物的突出标志，其中，寒热药性是中药的首要药性，是中药性味功能的高度抽象概括，然而寒热药性的研究载体——动物模型却一直没有统一，因此，在此基础上进行的研究难以客观准确的把握和评价中药寒热药性的差异。

中医学认为“阳盛则外热，阳虚则外寒”。以往研究表明，热证时机体物质代谢能力旺盛而寒证时低下。通过对中药的热力学分析，笔者认为，能量的转移和热变化均可使机体呈现寒、热的差异，外在则表现为对寒热环境趋向性（选择性）的行为学差别。为此，笔者拟从宏观动物行为学的角度，尝试建立饥寒疲劳和营养过剩两种不同寒热“体质”病理模型，在整体水平探讨不同寒热体质与小鼠温度趋向行为变化的相关性。并通过检测 ATP 酶、琥珀酸脱氢酶活力（SDH）、总抗氧化能力（T-AOC）等相关生化指标，验证模型是否复制成功。

1　材料与方法

1.1　实验动物

清洁级 KM 种小鼠，雄性，体重 18～20g，18 只，购于军事医学科学院，许可证号：SCKX-（军）2007004。

1.2　仪器及试剂

动物温度趋向性行为学智能监测系统由本单位自主设计(专利号 ZL200820004444.2)(北京中交仪器公司协助研发)。其原理为：首先由温控系统在温度控制板(冷热板)上生成若干个稳定温差的温度区域，然后将实验动物置于温度控制板上， 观测动物在不同温度区域的停留时间、活动频率、运动距离等， 而评估动物对指定温度的趋向性行为特征。停留时间、活动频率等参数通过视频信号实时处理技术获得， 即采用摄像头远程监测动物在各温区的动态活动情况，通过计算机人工智能技术对视频帧信号进行实时处理. 判定动物在每一帧图像的平面投影坐标(X，Y)，将各帧坐标数据连接起来即为动物的时间运动轨迹 Y_t=f[X_t]， 经计算机统计该轨迹在各温度区间的时长和频度，即得到动物在不同温度区域的停留时间、活动频率等指标. 本文采用的仪器配备了六通道监测系统,即可同时监测 6 只动物的运动情况,从而提高实验数据的重复性和可比性. 视频识别软件参考了文献算法，数据分析软件采用 Visual Basic 6.0 语言编制。

Cary50 Bio 紫外分光光度计(Varian Australia PTY LTD)，白洋 B320 型低速离心机（北京瑞泰行科技发展有限公司）。ATP 酶试剂盒、SDH 试剂盒、SOD 试剂盒、考马斯亮兰蛋白测定盒、T-AOC 测试盒购于南京建成生物工程研究所，批号均为 20081011。其它试剂均为分析纯。

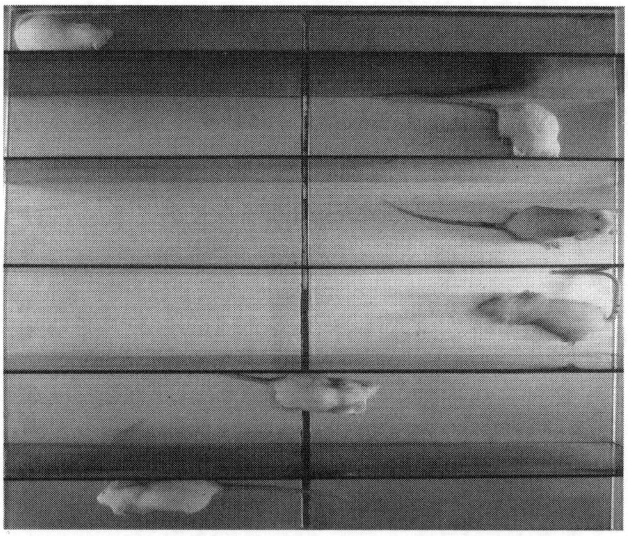

Hot **Cold plate**

Fig 1 The cold/hot plate and the six-channel trajectories of mice

1.3 方法

1.3.1 分组及给药

预养期间，使小鼠学习记忆冷热板不同温区的位置。给药前测定小鼠肛温 3 次，淘汰体温差异较大者，按体重等级随机分 3 组，即正常组(Normal group)、饥寒疲劳组(Weak model， WM)、营养过剩组(Strong model，SM)，正常组给同体积生理盐水，连续灌胃 7 天。

1.3.2 饥寒疲劳、营养过剩动物模型的复制

饥寒疲劳组模型控制饮食+游泳，即每日正常饲水，给予 0.1g 普通饲料/克体重/天（饲料组成：粗蛋白 19.2%、粗脂肪 4.1%、粗纤维 2.5%、水分 9.5%、粗灰分 6.6%、总钙 1.2%磷 0.87%），每日测试前一小时让其游泳，至自然至耐力极限 (四肢划动无力，身体竖立，整个头部浸入水中超过 10 秒)。水温 20℃，水深 20cm。营养过剩模型：每日正常饮水，同时饲喂足够高蛋白饲料（饲料组成：粗蛋白 24.9%、粗脂肪 4.2%、粗纤维 2.3%、水分 8.4%、粗灰分 6.6%、总钙 1.2%、磷 0.86%），动物饲料均购于军事医学科学院，批号 20080912。

1.3.3 检测指标

①体重(Body Weight)、体温（肛温， Rectal temperature）、饮水量(Water intake)、②大脑（Cerebrum）、脾脏(Spleen)、肝脏(Liver)、肾脏(Kidney)、睾丸(Testis)、脏器指数(Organ index)，按公式：脏器指数=脏器重(g)/体重(g)×100%，计算脏器指数。③小鼠高温区停留比例测定④血浆(EDTA 抗凝)环磷酸腺苷(cAMP)和环磷酸鸟苷(cGMP)含量测定⑤能量代谢指标：耗氧量、ATP 酶、琥珀酸脱氢酶（SDH）⑥抗氧化指标：总抗氧化能力（T-AOC）、超氧化物歧化酶（SOD）、丙二醛（MDA）

体重、体温、饮水量于整个实验过程中观察，实验结束后，禁食不禁水 24 h 后，摘眼球取血检测各项血液指标，颈椎脱臼处死动物，取脏器测其脏器湿重，计算脏器指数。

1.3.4 指标测定方法：

小鼠冷热板温度趋向性测定　实验室温度 20±2℃，自动温控系统底板温度设置：低温板（Cold plate）25℃，高温板（Hot plate）40℃。每次给药 1h 后，将小鼠依次放入冷热板上各通

道内，通过摄像头远程监测其冷热板寒热温区趋向活动，检测 30min，并对活动轨迹进行全程记录，并经数据处理软件量化后可自动输出动物各温区停留时间、活动频率、跨区次数等参数。

体重、体温和饮水量均以组为单位，体重每天上午 9：00 测 3 次，取平均值；体温为肛温，每天上午 10：00 测小鼠肛温 3 次，记录均值；饮水量是给予量减去隔天剩余量，均值为该段时间内本组饮水量。血浆 cAMP，cGMP 由北京普尔伟业生物技术有限公司测定；能量代谢、抗氧化指标均按试剂盒要求测定。

1.4　各数据以$\bar{X}$±SD 表示，采用 spss13.0 统计软件进行单因素方差分析和 t 检验，显著性概率水平 α=0.05。

2　结果

2.1 小鼠一般体征状况

饥寒疲劳组动物表现出体重增长缓慢，几乎停滞，体温偏低、饮水量显著减少，皮毛枯槁易脱落，喜热聚集成团、四肢和尾巴冰凉，解剖观察动物肝脏、脾脏、肾脏，可见明显缩小，与正常动物有明显区别，出现典型的“虚寒证”特点。营养过剩组动物体重增长较正常组快，饮水量增加，毛色光亮等，肝脏、脾脏明显大于正常动物，具有一定的“热证”特点。两模型组大脑和睾丸变化不明显。

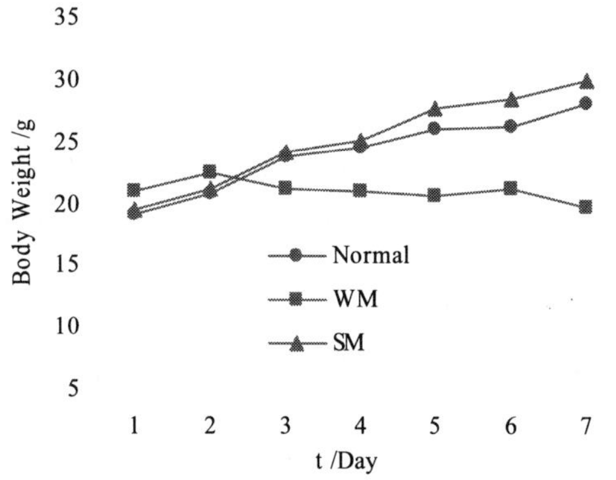

Fig 2 The body weight-time cruve

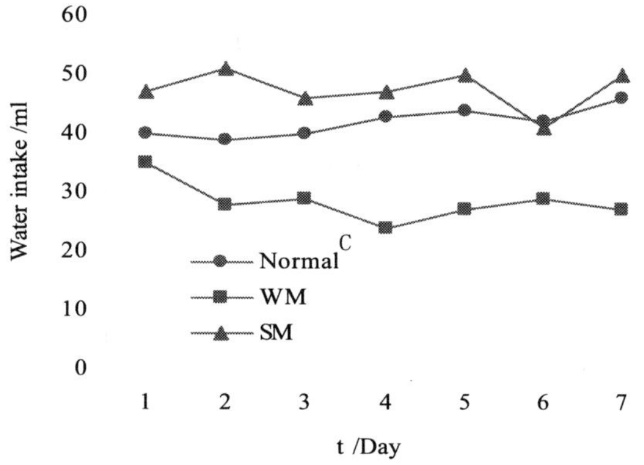

Fig 3 The water intake-time cruve

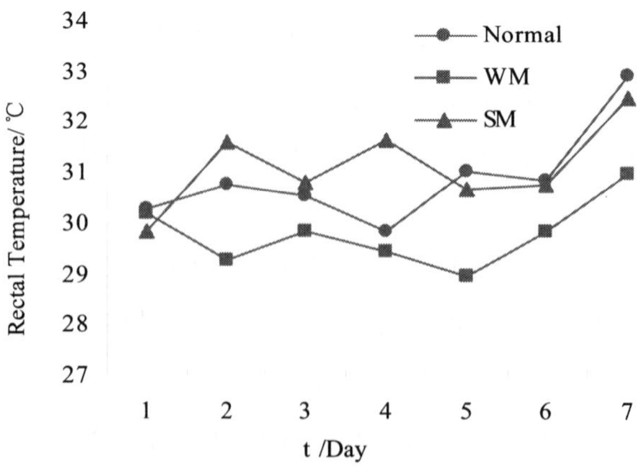

Fig 4 The rectal temperature-time cruve

Table 1　The Organ indexes of mice（$\bar{X}$±SD）

Groups	Liver index/%	Spleen index//%	Kidney index//%	Cerebrum index//%	Testis index//%
Normal	0.25±0.02	0.02±0.00	0.06±0.01	0.05±0.01	0.03±0.01
WM	0.15±0.01*	0.01±0.00*	0.03±0.01*	0.04±0.01	0.02±0.00
SM	0.28±0.03*	0.03±0.00*	0.07±0.01	0.05±0.01	0.03±0.00

$^{*}P<0.05$，significance of differences compared with the Normal group

2.2 小鼠温度趋向性变化趋势　与正常组比较，饥寒疲劳组小鼠在高温区停留比例(Remaining Ratio，RR)明显增高（$P<0.05$），表现为趋热性，与其“虚寒证”特点相合；而营养过剩组小鼠在高温区停留比例显著减少（$P<0.05$），表现为趋寒性，与其“热证”特点一致。具体分析如下：饥寒疲劳组小鼠随着造模时间的延长，高温区停留比例增加，仅第 3、4 天与正常组无差异，其他各时间节点均显著高于正常组，营养过剩组仅第 4、第 5 天高于正常组，其他时间点高温区停留比例均显著下降，同时，饥寒疲劳组小鼠高温区停留比例仅第 4 天与营养过剩组无差异，其他时间点高温区停留比例均显著增加。与正常组比较，重复造模三次，饥寒疲劳组小鼠连续 7 天高温区停留比例均增加，即“趋热性”增强，而营养过剩组小鼠降低，即“趋热性”下降，三者高温趋向性顺序为：饥寒疲劳组>正常组>营养过剩组。

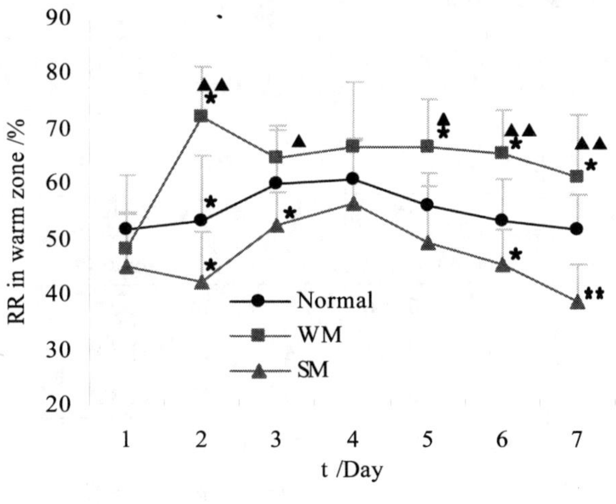

Fig 4 Dynamic changing-tendence of temperature tropism of mice.

$^{*}P<0.05$, $^{**}P<0.01$, significance of differences compared with the Normal group

$^{▲}P<0.05$, $^{▲▲}P<0.01$, significance of differences compared to the Strong Model

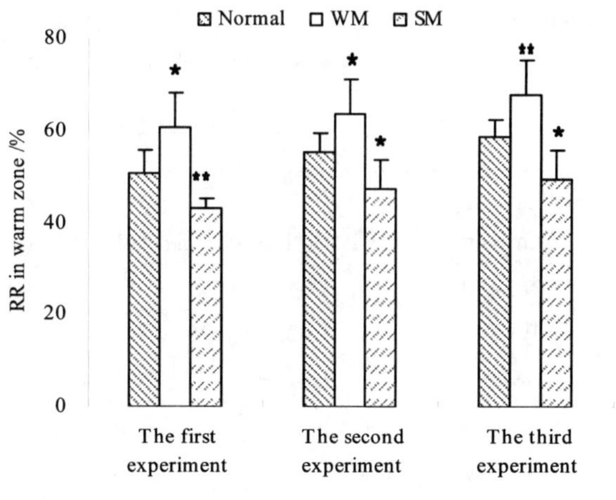

Fig 5 Means of RR in warm zone for seven days in three experiments

$^{*}P<0.05$, $^{**}P<0.01$, significance of differences compared with the Normal group

2.3 血浆 CAMP、CGMP 变化　结果显示，与正常组比较，饥寒疲劳组小鼠血浆 cAMP、cGMP 含量增加，但 cAMP/cGMP 比值显著下降（$P<0.05$），而营养过剩组小鼠血浆 cAMP、cGMP 含

量下降，但 cAMP/cGMP 比值显著上升（$P<0.05$）。

Table 2 The contents of blood plasma on CAMP， CGMP and CAMP/CGMP of mice（$\bar{X}\pm S$）

Groups	CAMP（pmol/ml）	CGMP（pmol/ml)	CAMP/CGMP
Normal	0.34±0.02	0.22±0.03	1.63±0.15
WM	3.01±0.27*	2.69±0.42**	1.18±0.17**
SM	0.40±0.16	0.13±0.04**	3.08±1.09*

*$P<0.05$， **$P<0.01$， significance of differences compared with the Normal group

2.4 能量指标变化(耗氧量、ATP、SDH)

2.4.1 小鼠耗氧量测定　以 6min 内消耗氧气体积（ml）为指标，饥寒疲劳组耗氧量为 1.70±0.67ml，显著低于正常组（3.74±0.75ml，$P<0.05$），营养过剩组耗氧量为 4.61±0.43ml，显著高于正常组（$P<0.05$），以消耗 2.5ml 氧气所须时间（min）为指标，饥寒疲劳组耗时 7.96±0.94min，显著高于正常组（4.83±0.44min，$P<0.01$），营养过剩组耗时 3.56±0.31min，显著高于正常组（$P<0.01$），两指标表达的耗氧量结果基本一致，并互为补充，但是后者更灵敏。

2.4.2 小鼠 ATP 酶活力测定　同组动物间 A TP 酶活力变化趋势一致。与正常组比较，饥寒疲劳组小鼠肝组织、Na^+-K^+-ATP 酶、Ca^{2+}-ATP 酶活力显著下降（$P<0.05$），Mg^{2+}-ATP 酶变化不明显。营养过剩组小鼠 Na^+-K^+-ATP 酶、Mg^{2+}-ATP 酶活性显著增强（$P<0.05$），Ca^{2+}-ATP 酶变化不明显。

2.4.3 琥珀酸脱氢酶（SDH）活力测定　与正常组比较，饥寒疲劳组小鼠肝组织 SDH 活力显著下降（$P<0.05$），营养过剩组小鼠 SDH 活力显著显著增强（$P<0.05$）。

Table 3 The activities of liver tissue on Na^+-K^+- ATPase， Ca^{2+}- ATPase，

Mg^{2+}- ATPase and SDH of mice（$\bar{X}\pm S$）

Groups	Na+-K+-ATPase 活性(μmol·mg-1·h-1)	Ca2+-ATPase 活性 (μmol·mg-1·h-1)	Mg2+-ATPase 活性 (μmol·mg-1·h-1)	SDH 活力（U/mgprot）
Normal	1.246±0.154	0.831± 0.063	0.493±0.028	14.92±3.74
WM	1.021±0.012*	0.568±0.147*	0.459±0.058	10.31±2.59*
SM	1.543±0.131*	0.815±0.102	0.670±0.034*	17.25±4.30*

*$P<0.05$， significance of differences compared with the Normal group

2.5 氧化与抗氧化指标变化　与正常组比较，饥寒疲劳组小鼠 T-AOC 、SOD 活力显著降低，同时 MDA 含量显著增加，即机体抗氧化能力降低；营养过剩组小鼠 T-AOC 、SOD 活力显著增加，同时 MDA 含量显著下降，即机体抗氧化能力增强。

Table 4 The contents of liver tissue on T-AOC， SOD， MDA of mice（$\bar{X}\pm S$）

Groups	T-AOC（U/mgprot）	SOD（U/mgprot）	MDA（U/mgprot）
Normal	0.487±0.052	87.50±12.85	3.55±1.31
WM	0.154±0.053**	76.64±9.04*	8.40±1.80*
SM	0.713±0.065*	136.43±17.08**	2.85±0.87*

*$P<0.05$， **$P<0.01$， significance of differences compared with the Normal group

3 讨论

寒热药性是中药的首要药性，“寒者热之，热者寒之”是中医的首要治则。然而，寒热药性的研究载体却一直没有统一，尽管相关文献已报道了“虚寒证”“热证”等在能量代谢、血液流变、自由基、免疫方面的研究，如热证大鼠模型肝细胞、线粒体能量代谢器官的变化，心肌缺血家兔血浆 cAMP、cGMP 含量变化，心气虚小鼠 SOD 活力降低，免疫功能下调等。但此类研究多是对模型的某个侧面（生理功能、病理变化等）进行探讨，缺乏严密的实验设计和验证，选取的评价指标也未能表达寒热体质的整体内涵，因此，难以客观表征不同寒热药物干预后药性的变化规律。

通过对热力学的分析，笔者认为生命体系本身就是一个复杂的热力学系统，从整体和宏观角度刻画生命体系能量的转移和热变化符合中医药学整体观、系统观、动态观和平衡观的研究思维和方式，而任何能量的转移和热变化均可使机体呈现寒、热的差异，从而表现为对寒热环境的趋向性（选择性）的差别。为此，我们拟从动物宏观行为学角度，以不同温区停留时间比例为量化指标，探讨饥寒疲劳、营养过剩动物对温度环境趋向行为变化的内在规律，尝试建立中药寒热药性的研究载体：体质病理模型。

《灵枢·五味篇》所谓“谷不入半日则气衰，一日则气少矣”，《素问·举痛论》言“劳则喘息汗出，外内皆越，故气耗矣”，现代研究证实：限食能加快机体脂肪动员及糖原甚至机体组织蛋白质消耗，对机体的能量代谢具有较明显的影响。因此，我们采用控制饮食+游泳方法促使动物在疲劳、饥饿的干预下，使其“精气夺则虚”达到“虚寒”的状态。而采用饲喂高蛋白饲料的方法，使其“体格强盛”，达到“热证”状态。并通过检测内在的 ATP 酶、CAMP/CGMP、T-AOC 等能量代谢、血液学和抗氧化指标，验证模型是否复制成功。

研究表明，饥寒疲劳动物出现疲惫、毛发蓬乱无泽、体重增长停滞、体温降低、饮水量下降、尾巴及四肢冰凉淤青等“虚寒证”特点，宏观行为学则表现为在高温区(40℃)停留比例(Remaining Rate，RR)显著增加($P<0.05$)，即“趋热性”增强，其内在表现为 ATP 酶、SDH、T-AOC、SOD 活力、机体耗氧量显著下降($P<0.05$)，即机体能量代谢和抗氧化能力下降，同时，血液相关指标结果显示，饥寒疲劳组小鼠 cAMP/cGMP 比值较正常组显著下降（$P<0.01$），与现代关于“虚证”可致免疫功能低下、环核苷酸代谢紊乱等相符；而营养过剩组变化则基本相反。这些进一步验证了饥寒疲劳和营养过剩小鼠的“寒证”和“热证”特点。

由此可见，本文所复制的饥寒疲劳和营养过剩模型动物的温度趋向性及机体能量代谢、抗氧化能力均发生明显变化，饥寒疲劳动物代谢减弱，产热减少，动物“趋热性”增强，“趋寒性”减弱，营养过剩动物则产热增多，动物“趋寒性”增强，“趋热性”减弱。提示，饥寒疲劳与营养过剩模型可看作是最简单的寒热体质病理模型，其温度趋向性的变化可在一定程度上用于表征寒热体质的差异，为客观表征中药寒热药性提供了新的研究载体。

参考文献（略）

基于功能蛋白质组学技术筛选心肌缺血血瘀证小型猪血浆差异蛋白质群

刘　蕾

（北京中医药大学基础医学院　北京100029）

摘要　**目的** 本研究利用基于荧光差异凝胶电泳（DIGE）技术的差异蛋白质组学的方法筛选心肌缺血血瘀证小型猪血浆差异表达的蛋白，以期发现心肌缺血血瘀证特征性的差异蛋白质或蛋白质群。**方法** 对模型动物施行冠脉 Ameroid 环缩术，通过对模型动物的动态观察，综合评价，明确术后 4 周动物表现为冠心病(心肌缺血)血瘀证稳定的时间点。4 周时前腔静脉取血，枸橼酸钠抗凝并加入蛋白酶抑制剂，血样处理后进行荧光差异双向凝胶电泳（2D-DIGE），运用 Decyder 软件分析得到差异蛋白点，进行 MALDI-TOF/TOF 分析，获取蛋白样品的肽质量指纹图。**结果** 共筛选出 31 个差异表达蛋白质点，其中 17 个蛋白质点在 4 周模型组中下调，14 个蛋白点上调。对其中 15 个蛋白点采用质谱技术成功鉴定。白蛋白、血红素蛋白、烟酸受体在 4 周模型组中低表达，CH4 and secrete domain of Swine IgM、mutated immunoglobulin heavy chain、肌球蛋白、磷脂酶 C、白细胞抗原相关酪蛋白磷酸酶相关蛋白、磷酸核糖焦磷酸相关蛋白-1、Ig gamma 4 chain constant region 在 4 周模型组中高表达。**结论** 初步发现白蛋白、碱性磷酸酶、肌球蛋白、白细胞抗原相关酪蛋白磷酸酶相关蛋白、磷酸核糖焦磷酸合成酶相关蛋白 1、血红素蛋白、烟酸受体、CH4 and secrete domain of Swine IgM、mutated immunoglobulin heavy chain、磷脂酶 C 可能与心肌缺血血瘀证相关，有待于进一步的验证及机制研究。

关键词　心肌缺血；血瘀证；蛋白质组学；荧光差异凝胶电泳

证候研究是中医药现代化研究的热点和难点，由于蛋白质组学与中医证候本身均有系统性、阶段性、空间性及时间性的特点，将蛋白组学引入证候生物学基础研究，为证候研究提供新的思路和方法。本实验基于前期实验中通过冠脉环缩术制备成功的小型猪慢性心肌缺血模型，并通过动态观察明确在术后 4 周时为稳定的血瘀证表现的时间窗。在此基础上，利用荧光差异双向凝胶电泳技术（2D-DIGE）分析血浆样品，以期找寻到与心肌缺血血瘀证形成相关的分子生物学基础。

1 材料

1.1 动物

中国农业大学育种健康中华小型猪，体质量（25±4）kg，月龄 6-10 个月，雌雄不限。

1.2 仪器及试剂

Ettan IPGphorⅡ等电聚焦系统、Ettan DALT six 垂直电泳系统、EDI 扫描仪、Umax2100L 平板式扫描仪及 Imagemaster 6.0 软件均为 GE 医疗集团产品。5810 低温离心机。Effendorf 公司生产。

CyDye 染料、固相 pH 梯度干胶条(pH=3～10NL，18cm)，固相 pH 梯度缓冲液(IPG buffer，pH=3～10NL)，矿物油、丙烯酰胺(Acrylamide)，甲叉丙烯酰胺(N-N-methylene bisaerylamide)，四甲基乙二胺(TEMED)、三羟甲基氨基甲烷(Tris)，过硫酸铵(APs)，十二烷基磺酸钠(SDS)，CHAPS，甘氨酸(Glycine)，尿素(Urea)，DMF，二硫苏糖醇 (DTI)，低熔点琼脂糖，购自 GE 医疗集团，考马斯亮蓝(Coomassie brilliant blue)G．250 及溴酚蓝(bromophenol blue)为 Amerseo 公司产品；其他常用试剂为国产分析纯，实验用水为 Millipore 纯水。

2 方法

2．1 分组、模型制备及评价

中华实验小型猪 6 只，随机分为假手术组和模型组，每组各 3 只。模型组施行冠脉 Ameroid 环缩术：在无菌条件下，左第三肋间开胸切开心包，充分暴露手术野，于左冠状动脉前降支第一间隔起始部远端钝性分离前降支约 4～6mm，置放 Ameroid 缩窄环，缝合心包，关胸。假手术组动物除不放置 Ameroid 缩窄环外，其余处理同模型组。前期工作中，通过对模型动物的动态观察，参考 1986 年中国中西医结合学会活血化瘀专业委员会制订的血瘀证诊断标准进行诊断，明确术后 4 周动物表现为稳定的冠心病(心肌缺血)血瘀证的时间点，并在术后 4～8 周血瘀证表现呈稳定状态。

2.2 样品采集

分别在小型猪术前、术后 4 周，前腔静脉采血 5ml，用枸橼酸钠（1：9）抗凝的真空采血管，混匀后立即加入蛋白酶抑制剂。4℃，3500r/min。离心 25 分钟，取上清分装后-80℃冰箱保存。

2.3 样品处理及蛋白定量

在实验前将样品进行 Clean-Up 处理。基本原理是采用独特的沉淀剂和辅助沉淀剂，定量沉淀样本蛋白质，并将干扰物质留在溶液中。蛋白经离心处理后，冲洗沉淀物以去除非蛋白污染物，然后再次离心，所得到的物质在溶于样品缓冲液内。将 Clean-Up 处理后的血浆样品采用 2D-Quant 蛋白定量试剂盒，通过铜沉淀的方法进行蛋白定量。

2.4 样品标记及 2D 电泳

根据通用电气医疗集团（GE Healthcare， USA）提供的 CyDye DIGE 最小标记实验指南进行实验设计（表 1），配置 400pmol/μl 的 CyDye 染料工作液，以备标记样品。加入 1 μl 荧光染料工作溶液至含有 50μg 蛋白的样品中。内标用所有样品混合物，蛋白含量在 50μg，用 Cy2 标记。4℃下标记 30min 后加入 1 μl 浓度为 10mM 的赖氨酸中止标记反应，充分混合后冰浴，避光 10min。后用 IPG（Immobilized pH gradients）胶条(pH=3～10NL，18cm)进行第一向等点聚焦电泳（IEF），然后用 Ettan DALT 系统进行第二向十二烷基硫酸钠-聚丙烯酰胺凝胶电泳（SDS-PAGE）。

表 1 不同荧光染料标记实验设计

Table 1 Experiment design of different fluorescent dye labeling

凝胶	Cy2	Cy3	Cy5
1	内标	模型 1	假手术 2
2	内标	假手术 1	模型 3
3	内标	模型 2	假手术 3

2.6 图像采集分析

凝胶通过 EDI（GE Healthcare，USA）扫描，胶图用 Imagemaster 6.0 及 DeCyder^{IM} 6.5(GE Healthcare，USA)软件进行分析。对每一张胶图上的所有蛋白点扫描进行胶内分析（DIA），然后对不同胶上的同一个蛋白点与内标匹配，进行胶间分析(BVA)，然后对不同胶上的同一个蛋白点与内标匹配，进行胶间分析，对匹配后的每个蛋白点的相对量比较后(Cy3/Cy2 或 Cy5/Cy2)确定差异蛋白，模型组与假手术组之间差异蛋白采用 t 检验进行定量比较（$P<0.05$）。

2.7 质谱分析

用 1.3mg 样品重新进行普通双向凝胶电泳，建立制备胶，考马斯亮蓝染色，与 DIGE 胶图匹配后手动切割制备胶上相应差异蛋白质点，进行胶内蛋白质酶解后，将从蛋白质差异点抽提所得的肽段通过 Bruker Ultraflex 质谱仪进行 MALDI-TOF/TOF 分析，获取蛋白样品的肽质量指纹图，最后应用 Mascot 软件在哺乳动物蛋白质公共数据库(NCBI、 SWISS-PROT)中搜寻，获得蛋白质的相关信息(此部分工作由北京华大蛋白质组研发中心完成)。

3 结果

3.1 DIGE 胶图分析

运用 EDI，分别对 Cy2、Cy3、Cy5 进行扫描，得到不同颜色的扫描图（图 1 A、B、C），每块胶的估计分辨蛋白点数为 2000 个。与内标匹配后共获得 31 个差异蛋白点，其中 17 个在模型组中发生下调，14 个在模型组中上调（图 2）。图 3 显示了部分上调下调蛋白的曲线图。由于 DIGE 的上样量较小而且染料可能影响质谱检测结果，因此，用 1.3mg 样品重新建立制备胶，与 DIGE 胶图匹配后共找到 23 个蛋白质点，并从中选出制备胶与 DIGE 胶匹配度好、差异显著的 15 个蛋白质点（225、143、184、123、463、124、232、729、656、517、717、641、727、433、129）对其进行后续的质谱鉴定。DIGE 胶图中的蛋白点 84、490、499、212、490、513、509 未能在考马斯亮蓝染色的制备胶上找到匹配点。

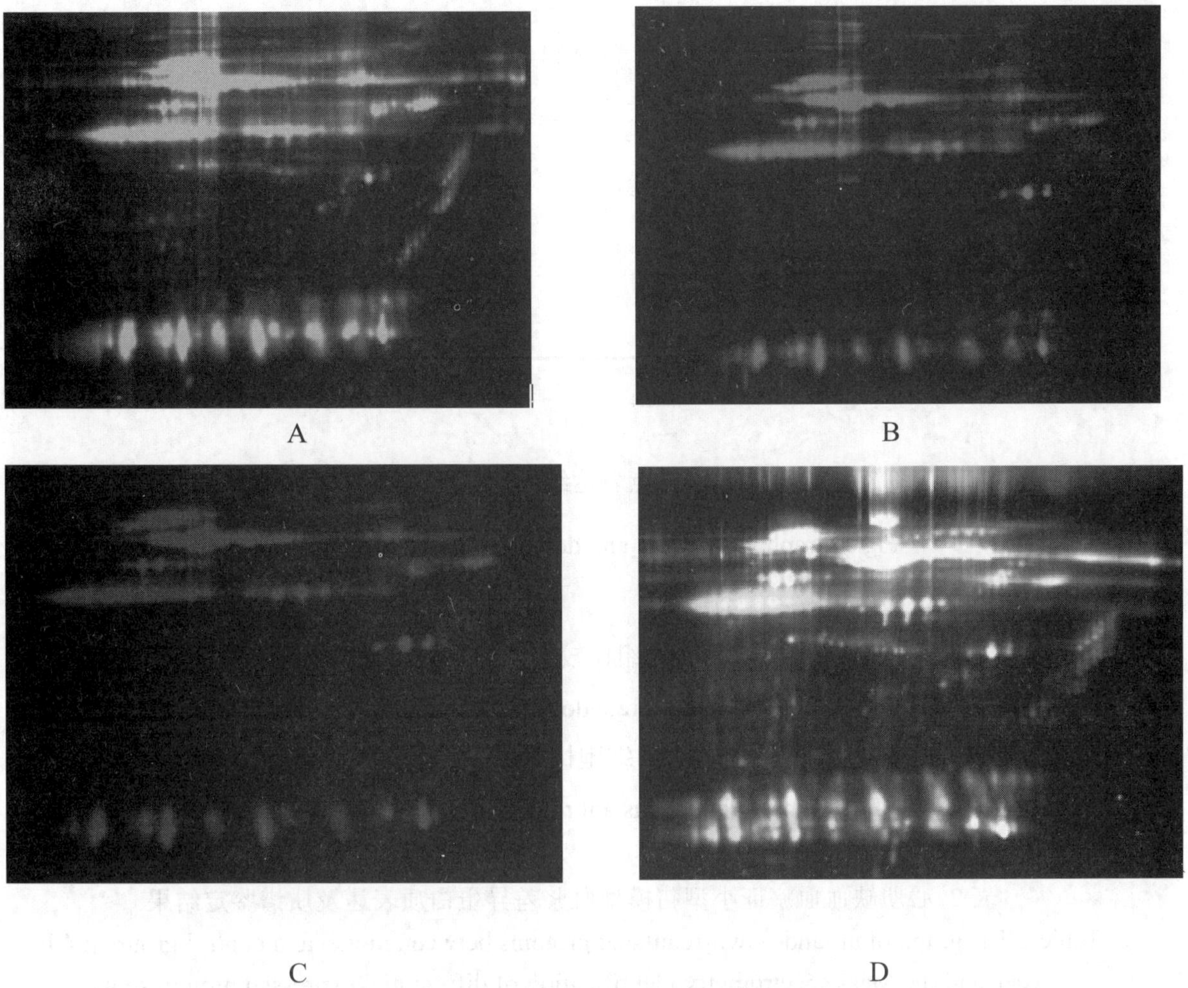

图 1 不同荧光染色双向凝胶图

注：A：Cy2 扫描图；　B：Cy3 扫描图；　C：Cy5 扫描图；　D：DIGE 胶图。

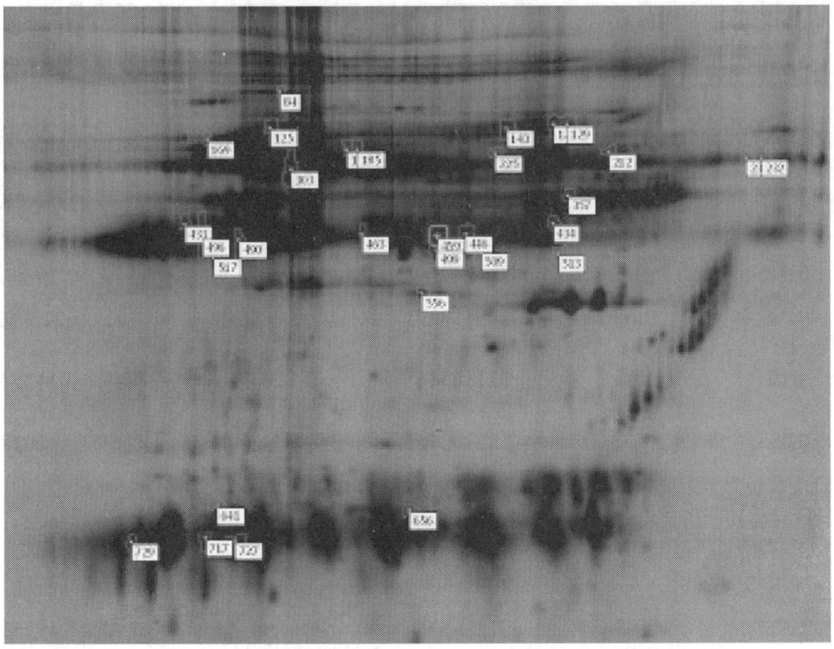

图 2　双向凝胶电泳图及差异表达蛋白位点图

Fig. 2 A representative 2-DE map and the ID of the up-and-down-regulated proteins

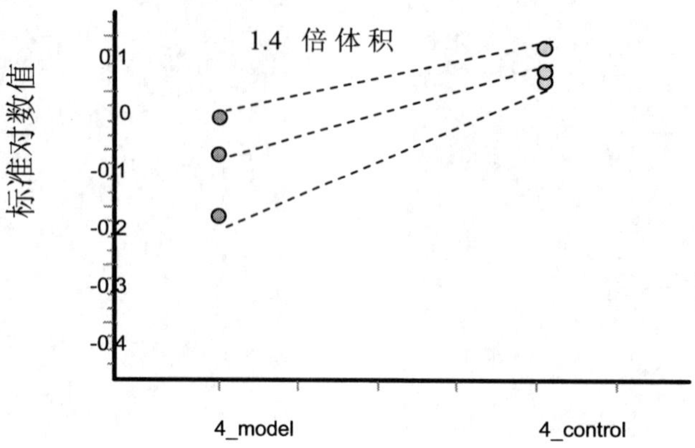

图 3： 部分差异蛋白点表达线图 (以蛋白点 517 为例)。

Fig.3 Graph view of up-and down-regulated proteins spots

3.2 质谱结果分析

质谱结果显示(表 2)，四周模型组与对照组比较下调的蛋白点有 3 个：白蛋白、血红素蛋白、烟酸受体；上调的蛋白点有 7 个：CH4 and secrete domain of Swine IgM、 mutated immunogloblolin heavy chain、肌球蛋白重链、碱性磷酸酶、白细胞抗原相关酪蛋白磷酸酶相关蛋白、磷酸核糖焦磷酸合成酶相关蛋白 1、Ig gamma 4 chain constant region。

表 2 心肌缺血血瘀证小型猪模型血浆差异蛋白质表达及质谱鉴定结果

Table 2 The graph of up-and-down-regulated proteins between model and control group in 4th week and the Mass spectrometry identification of differential expressed protein spots

编号	T-test	Av. Ratio	NCBI 检索 ID	蛋白质名称 Protein name	蛋白质分子量（Da）	理论等电点
232	0.0022	-1.59	gi|833798	白蛋白	71362	5.92
184	0.048	-2.18	gi|47522736	血红素结合蛋白	52071	6.59
717	0.0055	2.76	gi|123261912	磷酸核糖基焦磷酸酯合成酶相关蛋白	19641	9.54
517	0.012	1.4	gi|37194653	白细胞抗原相关酪氨酸磷酸酶	65205	7.03
656	0.016	2.13	gi|124244098	碱性磷酸酶	19686	5.80
729	0.021	2.68	gi|109113271	肌球蛋白重链	223903	5.64
433	0.03	1.45	gi|2136516	Ig gamma 4 chain constant region	31354	8.68
641	0.033	-1.83	gi|122703752	烟酸受体	42028	9.19
463	0.049	1.71	gi|161511667	mutated immunoglobulin heavy chain	28431	8.57
143	0.02	2.03	gi|1236646	ch4 and secrete domains of swine IgM	49952	5.74

4 讨论

血浆蛋白的组成十分复杂，随着蛋白质组学研究的发展，目前把血浆中的所有统称为血浆蛋白。其中高丰度、大分子量和易于检测的蛋白如白蛋白、免疫球蛋白多用于临床诊断。而低丰度蛋白如心肌球蛋白、PSA 等肿瘤相关蛋白通常在细胞内发挥作用，但当细胞死亡或损伤后被释放到血浆中，它们对认识疾病演变过程，分离疾病特征标志和药物靶标具有重要意义。

白蛋白是人体血液中含量最丰富的蛋白质，具有许多重要的生理功能，能和许多化学物质以不同方式结合，并携带这些物质通过血液在体内进行转运、运输、分配和代谢。各种疾病通过不同的方式影响 Albumin 的含量和构象，如许多急慢性疾病都可引起血浆白蛋白浓度降低；心肌缺血发作时，部分 Albumin 的 N-末端受损或被铜占据，可以作为急性心肌缺血的一种生化标志物。在本项目组前期的临床研究中，也发现白蛋白在冠心病血瘀证患者与健康人之间存在非常显著的差别，是冠心病血瘀证很重要的但又易被忽视的一种差异表达蛋白，可能反映冠心病血瘀证的某些生物学特征。

血红素蛋白是一大类含有原卟啉Ⅸ(血红素，heme)作为辅基的金属蛋白，在生命体系中执行着重要的生物功能，如氧载体功能、电子传递功能、生物催化功能以及生物传感功能，在生命体中承担着重要的生理功能。

肌球蛋白是心肌粗肌丝的主要成分，具有 2 个生物学作用：一是具有 ATP 酶活性，能裂解 ATP 酶，释放化学能；二是具有与肌动蛋白结合的能力。心肌缺血、ATP 减少，钙泵不能使心肌胞浆内钙离子有效清除，部分钙离子仍然与肌钙蛋白处于结合状态；正常心室收缩时，肌动球蛋白与 ATP 结合后，肌动蛋白即与肌球蛋白分离，从而导致心室舒张，ATP 不足使肌动-肌球蛋白复合体不能解离（仍处于结合状态），心肌在收缩后不能充分松弛，而仍然处于一定程度的收缩状态，结果心脏的充盈受到影响。足够的冠脉灌流量是促进心室舒张的有利因素，当冠脉灌流不足时，使心室舒张受限。心肌缺血时心肌发生水肿、坏死及纤维化，使心肌顺应性降低，心脏舒张受限。在本项目组前期对冠心病的蛋白质组学研究中，也发现肌球蛋白较健康人表达升高，很可能是心肌损伤的特异性标志物。在该小型猪心肌缺血血瘀证模型中，发现此蛋白变化趋势与临床患者相同，更加说明了模型在这方面能够很好地模拟临床心肌缺血的病理机制。

文献报道，碱性磷酸酶在心肌损伤中发生上调。烟酸是结构最简单、理化性质最稳定的一种维生素，是人体和动物中不可缺少的营养成分。它参与组织 的氧化还原过程，具有促进细胞新陈代谢和扩张血管的功能，能促进人体和动物的生长发育。烟酸作为最早应用于临床的调脂药物，能降低血浆甘油三酯、总胆固醇和低密度脂蛋白胆固醇，同时升高高密度脂蛋白胆固醇，明显降低脂蛋白(a)的血浆浓度，显著增加心肌梗死后患者的生存率。本研究中烟酸受体下调，烟酸活性降低。磷酸核糖焦磷酸合成酶的活性增高可以促进核酸和嘌呤碱的合成，尿酸的生成合成增多。冠心病患者中，高尿酸血症的发生明显增高。高尿酸血症是预测心血管病死和其他原因死亡的、独立的，明确的危险因素。 Ppfibp1 是蛋白酪氨酸磷酸酶结合蛋白，其活性是参与跨膜受体蛋白酪氨酸性磷酸酶信号转导。目前文献报道该蛋白与癌症的发生及转移有关。与心肌缺血的发生发展关系报道甚少，有待进一步研究。

综上所述，本研究采用 2D-DIGE 和 MALDI-TOF/TOF- MS 技术对心肌缺血血瘀证小型猪模型四周血浆进行差异蛋白质组学研究，建立了相应的双向电泳、质谱 鉴定和生物信息学分析技术路线，初步发现了白蛋白、血红素蛋白、烟酸受体、CH4 and secrete domain of Swine IgM、mutated immunoglobulin heavy chain、肌球蛋白、磷脂酶 C、白细胞抗原相关酪蛋白磷酸酶相关蛋白、磷酸核糖焦磷酸相关蛋白-1、Ig gamma 4 chain constant region 在心肌缺血血瘀证小型猪模型血浆中存在差异表达。由于目前的研究仅仅是蛋白质组学初筛阶段，还需利用其他生物学方法如 Western-blot 或 ELISA 进行验证，并进一步探索其与心绞痛发病机制的具体关系，以期能为心肌缺血血瘀证生物学基础研究提供新的思路和方法。

参考文献(略)

缺血性卒中二级预防研究中动物模型的选择应用与思考

吕光耀　蔡业峰　王立新　张军　黄　燕

（广东省中医院神经一科　广州510120）

（广州中医药大学博士后流动站　广州510405）

（新疆医科大学中医学院　乌鲁木齐830054）

摘要　动物模型是医学研究中的重要工具，缺血性卒中作为危害极大极具研究价值的常见病、多发病，其二级预防研究却缺乏合适的动物模型。在分析了卒中的几种危险因素及相应的动物模型后，提出以 STR 作为缺血性卒中二级预防动物模型的大鼠。

关键词　缺血性卒中；二级预防；动物模型；STR（Spontaneous Thrombogenic Rats）

医学研究常常依靠动物模型作为实验和临床假说的试验基础。动物模型是医学实验中按特定设计用动物模拟人体的一种模型。一般用于毒理、药理、病理、生理甚至心理的实验研究。利用动物模型来研究人类疾病，可以克服平时一些不易见到，而且不便于在病人身上进行实验的各种人类疾病的研究，对于研究人类各种疾病的发生、发展规律和防治疾病疗效的机理等是极为重要的手段和工具。实验动物的科学性要求动物实验结果的可靠性和可重复性。这就要求实验动物具有均质的遗传因素；伦理性则要求尽可能减轻动物在实验过程中的痛苦，惟有如此，才有可能能获得科学的实验结果。

1.缺血性卒中的研究意义及其二级预防动物模型建立的重要性

《中国脑血管病防治指南》指出：“二级预防的主要目的是为了预防或降低再次发生卒中的危险，减轻残疾程度。针对发生过一次或多次脑血管意外的患者，治疗可通过寻找意外事件发生的原因逆性病因，纠正所有可干预的危险因素，事件发生的原因逆性病因，纠正所有可干预的危险因素，在中青年患者中显得尤为重要。” 根据指南，卒中的二级预防主要有以下三个措施：寻找和祛除危险因素（包括降血压；控制血糖；调血脂；改变生活方式）；合理使用抗栓药物；卒中健康宣教等等。近十年来，循证医学的证据已证明，抗血小板聚集治疗是有效预防脑梗死复发的基石，同时积极干预高血压、糖尿病、高胆固醇血症、脑血管狭窄等缺血中风危险因素，也可显著降低中风的复发率和病死率。

但应该注意到，缺血卒中的二级预防是一个复杂的系统工程，其卒中复发的最根本病理机制—动脉粥样硬化，是多种卒中危险因素长期共同作用的结果，因此，针对单一因素的治疗措施往不能有效预防卒中复发。现在对缺血卒中的基础研究主要是研究各种脑缺血损伤后动物模型的病理生理变化机制及药物的影响，尚未有真正临床意义上的缺血卒中二级预防动物模型。

由于目前缺少合适的缺血性卒中二级预防的动物模型，如果能够建立起与缺血性卒中临床病理机制相同的动物模型，将可以避免在人身上进行实验所带来的风险，有助于更全面地认识缺血性卒中复发的病理机制，加快缺血性卒中二级预防的基础研究进度。利用缺血性卒中二级预防的动物模型，可以先在动物身上检验二级预防的效果，然后再应用于人体，加快新药研发的速度；同时使用动物进行二级预防的实验，可以缩短医学临床试验的周期，早日获得一些新药的药效学数据。使用合适的缺血性卒中二级预防动物模型也可加快缺血性卒中的临床研究，间接减少国家和社会及家庭的经济负担。

2.与卒中相关的几种高危因素的典型动物模型

回顾造成卒中的几大危险因素：有高血压、心脏病、糖尿病、高脂血症等，而对应这几大因素均有相应的模型动物，一般而言，针对卒中的动物模型研究均是针对上述几个方面的某一个因素进行干预研究，如：

SHR: 系源于东京远交系的 Wistar 大鼠，为获得自发性高血压动物模型，10 周龄以后动脉收缩压雄鼠为：200-350mmHg，雌鼠为 180-200mmHg。自发性高血压症大鼠的病态表现与人类原发性高血压的表现极为相似，高血压的发病率接近 100%，可进行高血压的发病机制、预防、治疗和诊断以及新药筛选等研究。

ALR：为动脉脂肪沉着易发症大鼠(Arteriolipidosis prone rats)，该鼠出自 SHR，为自发性高血压同时伴有动脉脂肪沉积的大鼠，本品种经高脂饲料喂养会在短时间内发生高脂血症，比较适合动脉粥样硬化的研究。这种大鼠比单纯对 SD 或 WISTAR 大鼠喂以高脂饲料，所花时间要短，而且实验效果要好，只是成本高了些，国内也很难买到实验动物。

NAR：系自血压正常的大鼠中分离出 ALR，在此基础上再加以反复杂交选择培养而成的正常血压性动脉硬化症大鼠，系血压正常易发脂肪沉着的个体，其脂肪沉着是动脉粥样硬化的初始阶段，也被用于动脉粥样硬化症的研究。

至于原发性糖尿病大鼠则有多种类型：有小鼠、大鼠，也有沙鼠和仓鼠及犬培养而成的。根据实际需要，还有经过药物处理的由各种动物制作的实验性糖尿病动物模型。因为种类较多就不详细介绍。

SHRSP: 系从 SHR 中用亲代死于或不死于脑出血和脑栓塞的仔鼠分别进行选择性交配而培育成功的易脑出血和脑栓塞的自发性高血压大鼠（Strke-prone SHR)，该鼠出生后迅速发生严重

高血压，80天后90%以上出现脑出血和脑栓塞，以脑出血为主，在传代中会发生轻微变异，据国内某些实验室的专家介绍，国内的SHRSP大鼠一般发生脑出血的比例在80%，达不到90%。Fredriksson研究发现卒中易发型性高血压大鼠(SHRSP)血压＞28.0kPa时，可发生广泛的血脑屏障破坏；血浆成分渗出，形成水肿液积聚于大脑皮层下的白质内，并压迫神经组织使之变性，在小腔隙的形成方面起着一定作用。本品种被广泛应用于脑卒中和高血压性脑卒中的发病机制以及诊断和治疗上。

STR：全名为血栓易发症大鼠(Spontaneous thrombogenic rats)，系出自SHR的大鼠，很小就自发形成高血压，但血压升高缓慢，同时伴有自发性血栓，病理学上可见脑内小动脉坏死现象，最终全部结局为卒中，其发病比例脑出血与脑梗死为1:33。STR系自然发生血栓症的唯一动物模型，可用于脑血栓症的病因学和抗栓药物的研制上。

双肾双夹型肾血管性高血压大鼠（*RHR*）：在肾动脉狭窄术约一个半月后60%多可以出现脑卒中（含死亡者），解剖后发现其脑内可见细小动脉呈增生性改变，而致管壁增厚，管腔变窄，甚至见有微血栓形成而完全闭塞，局部少量细小动脉闭塞而引起小灶性脑梗塞。本模型的制作仍嫌麻烦，技术要求高，而且死亡率高，且脑梗死比例只占40%，脑梗死与脑出血混合者占35%左右，在缺血性卒中研究中仍属于不能满足需要的动物模型。

3.缺血性卒中二级预防相关动物模型的提出与意义

上述几种模型均涵盖了缺血性卒中二级预防中可干预的某一个方面或者是提供了其模型动物，基本属于卒中单一因素相关动物的模型，可用于卒中的一级预防研究，不能用于卒中二级预防的研究。

有鉴于此，我们设计在血栓易发症大鼠（STR）模型的基础上，给予高脂饮食和糖尿病大鼠造模的干预，同时打乱其饮食生活规律，进行人为干预，因STR大鼠最终将有97.06%的比例发生脑梗塞，其发病系自然发生，且其发病年龄接近人类，遗传方面的诱因包括高血压、血栓形成等，加持人为干预因素高脂饮食和糖尿诱发，生活不节制，已经比较近似的模拟了人类卒中发生的病因。造成卒中复合因素的相关动物模型，在其发病后继续喂养一段时间，然后给予相应的药物干预，进行二级预防研究。（具体模型制作将另行撰文阐述）在当前没有特定缺血性卒中大鼠模型的情况下，本文所述以STR大鼠为基础加以改进，模拟缺血性卒中发生的主要几种高危因子，造成缺血性卒中大鼠的模型。在此基础上加以药物干预，进行缺血性卒中二级预防研究，当是目前最为可行的一种动物模型，能够为缺血性卒中二级预防的临床与基础研究提供借鉴，从使缺血性卒中的基础研究从病理、发病机制到复发的预防、治疗以及新药筛选等多方面进行研究。

目前，我们正在进行国家科技部十一五支撑计划重大项目“缺血中风综合防治方案和疗效评价的示范研究”的研究工作。采用大规模的随机对照和前瞻性队列研究方法，在缺血中风二级预防西医治疗方案基础上，加用中药灯盏生脉胶囊治疗，在12个月的治疗随访期间，明确致死性/非致死性卒中、心血管事件及外周动脉事件的发生情况，残障的改善情况，提供可推广的中医药二级预防方案。本文所述的工作内容将是对本课题在基础研究方面给予的强有力支持。

中医动物模型的研究应用分为两类：一种是应用特定的中药针对特定的人造的证的动物模型

进行干预研究；另一种是用中药针对特定的西医的动物模型进行干预。上述两种思路实际上是中医辨证论治和辨病论治在动物模型研究中的不同应用。也可看做是中医和现代医学应用中药在动物模型研究中的不同思路的应用。

在现代医学“病”的前提下的中医“证”的动物模型体内的病理变化是复杂的，如何进行复杂病理情况下的方药治疗反证以区别各种病理因素，是一个十分复杂的命题，还要经过大量深入细致的研究。实际上，病和证的复杂关系在中医动物模型研究中的矛盾始终存在，我们不应当因为这一矛盾的存在而放弃应用中药对特定的动物模型进行干预的研究，这种研究进行到一定深度时是可以进一步细化进行相应病的有关证型的动物模型研究。

医学研究的进步是一日千里，日新月异，本文所述的缺血性卒中的动物模型在目前的二级预防研究中当是较为可取的一种模型。相信在未来随着医学科学研究的进步，更加符合缺血性卒中二级预防研究的动物模型必将会出现。我们的工作仍然属于探索性的工作，在具体模型的制作中还将进一步完善各项步骤，使造模更标准化，可重复性更强，推进缺血性卒中的临床与基础研究。合理应用现代医学技术研究中医“病”、“证”的动物模型，促进中医药的现代化研究进程，为中医药快步走向世界打下坚实的基础。

参考文献（略）

加减大黄、虫丸干预 RF/6A 细胞参与血管生成的实验研究

罗旭昇　吴星伟　顾　青

（上海交通大学附属第一人民医院眼科 上海200080）

摘要　**目的**　探讨加减大黄䗪虫丸干预猴脉络膜-视网膜内皮细胞（RF/6A）参与血管生成的作用及初步机理。　**方法**　MTS 比色法观察加减大黄䗪虫丸对血管内皮生长因子（VEGF）诱导的RF/6A 细胞增殖的影响；Transwell 小室检测加减大黄䗪虫丸对RF/6A 细胞移行的影响；Matrigel 实验检测加减大黄䗪虫丸对 RF/6A 细胞管腔形成的影响；Western Blot 和实时定量逆转录聚合酶链反应（RT-PCR）的方法，分别检测加减大黄䗪虫丸对 RF/6A 细胞表达 VEGF、基质金属蛋白酶 2（MMP-2）蛋白和 mRNA 的影响。　**结果**　MTS 比色法显示，0.2 g/ml 浓度的加减大黄䗪虫丸对 VEGF 诱导的 RF/6A 细胞增殖具有抑制作用；Transwell 小室实验显示，加减大黄䗪虫丸浓度为 0、12.5、25 和 50 mg/ml 时 RF/6A 细胞移行数分别为 73.333±4.51、61.333±4.04、28.667±6.66 和 17.667±4.16；Matrigel 实验显示加减大黄䗪虫丸浓度为 0、12.5、25 和 50 mg/ml 时 RF/6A 细胞内皮管腔形成数分别为 20.333±0.58、13.333±1.53、11.000±1.00 和 1.333±0.58；100 和 200 mg/ml 浓度的加减大黄䗪虫丸具有抑制RF/6A 细胞 VEGF、MMP-2 蛋白和 mRNA 表达的作用，400 mg/ml 浓度的加减大黄䗪虫丸具有抑制 RF/6A 细胞 MMP-2 蛋白和 VEGF mRNA 表达的作用。　**结论**　加减大黄䗪虫丸可能通过抑制 RF/6A 细胞增殖、移行以及管腔形成的途径抑制其参与新生血管生成，其机理可能与抑制 RF/6A 细胞 VEGF、MMP-2 的表达有关。

关键词　加减大黄䗪虫丸；猴脉络膜-视网膜内皮细胞(RF/6A)；增殖；移行；管腔形成；血管生成；脉络膜新生血管（CNV）；血管内皮生长因子（VEGF）；基质金属蛋白酶 2（MMP-2）

脉络膜新生血管（choroidal noevascularization，CNV）可见于湿性年龄相关性黄斑变性（age-related macular degeneration，AMD）等多种眼部疾病。CNV 常累及黄斑，引起反复出血、渗出、瘢痕形成，导致视功能严重受损。CNV 形成机制复杂，其发生发展过程中有多种细胞因子及信号转导通路参与调控，目前以玻璃体腔注射抗血管内皮生长因子（vascular endothelial growth factor，VEGF）药物和光动力疗法（PDT）为代表的最新药物和治疗技术虽然有一定的效果，但是仍不能从根本上阻止 CNV 的发生发展，并可能复发和产生多种并发症，而且这些方法和药物普遍十分昂，极大地限制了在我国广大患者中的普及应用。因此，亟待寻找治疗 CNV 安全有效、价廉易行的新方法和药物。

我们根据《金匮要略》大黄䗪虫丸治疗干血虚劳的论述和 CNV 的现代医学检查所见，认为 CNV 所致眼底出血即干血虚劳“内有干血”和“两目黯黑”在眼底镜下的表现，提出了 CNV 形成病机为“眼内干血为标，全身虚劳为本”的中医理论假说，并结合眼科特点组成方剂加减大黄䗪虫丸，用于治疗以 AMD 为主的 CNV 性疾病，取得了较好的疗效，通过促进出血、渗出吸收，减轻水肿与膜的形成而达到了明显改善视功能的目的。本实验观察了加减大黄䗪虫丸对体外培养的猴脉络膜-视网膜内皮细胞（RF/6A）增殖、移行以及管腔形成和 VEGF、基质金属蛋白酶 2（matrix metalloproteinase 2，MMP-2）表达的影响，以期明确了解加减大黄䗪虫丸干预 RF/6A 细胞血管生成的作用并探讨初步机理，为其临床应用于湿性 AMD 等 CNV 性疾病提供一定的实验依据。

1　材料和方法

1.1　材料

RF/6A，猴脉络膜-视网膜(内皮)细胞（中国科学院细胞库），购于中国科学院上海生科院细胞资源中心。

中药复方加减大黄䗪虫丸（在经方大黄䗪虫丸基础上加减）：总药量 63g，加适量（6 倍）双蒸水淹没浸泡 60 分钟，煮沸 30 分钟，过滤取上清；滤渣再加适量（4 倍）双蒸水煮沸 20 分钟，过滤取上清，合并两次滤液，混匀，过滤，再经 95%乙醇沉淀，取上清液。减压回收乙醇，浓缩至质量浓度为 1g 生药/ml 的水煎液。3000rpm 离心取上清液，经微孔滤膜（0.22μm）过滤除菌，置-30℃冰箱保存。实验时以 RPMI 1640 培养液稀释到所需浓度。生药材除虻虫、蛴螬、地鳖虫由上海蔡同德堂中药制药厂朱进儿先生馈赠外，其余均购自我院中药房。

重组人 VEGF（**V7259**），Sigma 公司，PBS 溶解为 10ng/μl；硫酸鱼精蛋白（P4020），Sigma 公司，PBS 溶解为 1mg/ml。均分装置-30℃冰箱保存备用。

新型四氮唑类化合物 MTS（G3580），Promega 公司，购自上海盛兆生物科技有限公司；Transwell 小室（3422），Corning-Coastar 公司，购自上海吉泰生物科技有限公司；Matrigel（354234），BD 公司，购于基因科技有限公司（上海）。

兔抗人 VEGF165 亲和纯化多克隆抗体（AB1442），Millipore（CHEMICON）；兔抗 MMP-2

的（铰链区）多克隆抗体（AB809），Millipore（CHEMICON）。均购自上海明睿生物技术有限公司。

细胞及组织总蛋白抽提试剂盒（KC-415），上海康成生物工程有限公司；BCA蛋白质定量试剂盒（AR0146），武汉博士德生物工程有限公司；低温离心机，上海安亭科学医学仪器厂；酶标仪，Thermo公司；SYBR Green I RT- PCR Master Mix，TOYOBO公司；RT-kit（逆转录反应试剂盒），Fermentas公司；SuperScript II 逆转录酶，Invitrogen 公司；DU600-紫外分光光度计，Beckman公司；实时荧光定量PCR仪，ABI Prism 7300，Applied Biosystems。

1.2 MTS检测细胞增殖

取对数生长期RF/6A细胞，计数后以含10%小牛血清的RPMI 1640培养液稀释为 8×10^4/ml，接种于96孔培养板，每孔加入细胞悬液100μl，37℃、5% CO_2 条件下培养24h，吸去上清，PBS清洗2次，换无血清培养液孵育24小时，去上清，各组每孔分别加入不同条件的无血清培养液100μl。每组各设6孔，培养24h；每孔加入MTS 20μl，37℃避光培养3h，选择490nm波长，在酶联免疫检测仪上测定各孔光吸收值。实验重复3次。

1.3 Transwell小室检测细胞移行

预先加RPMI 1640培养基到培养孔和Transwell小室内，37℃、5% CO_2 温箱中孵育一整夜，吸掉培养基后加含10%小牛血清的RPMI 1640培养基600μl到培养板培养孔中，置Transwell小室于培养孔中，再接种RF/6A细胞于上室，每孔细胞数 4×10^5 个（浓度 4×10^6/ml）。每孔上室含不同条件的无血清培养液100μl。37℃、5% CO_2 孵化培养24小时。取出小室，用干棉签将小室内液体吸去，再用蒸馏水浸湿的棉签轻轻擦去小室内聚碳酯膜上表面的细胞。4%多聚甲醛固定小室20min，PBS洗三次。小心将聚碳酯膜自上室基底用刀片切割下来，置载玻片上。苏木素染色1 min。然后将其置于盛有自来水的烧杯中，反复漂洗几次，将多余苏木素洗去。二甲苯透明2 - 3 min，中性树脂封片。附着于聚碳酯膜下表面的细胞在显微镜下随机取5个视野照相，所得照片应用IPP 6.0图像分析软件对Transwell移行细胞进行计数，取平均值。每组3个复孔，重复实验3次。

1.4 Matrigel检测内皮管腔形成

从-30℃冰箱中取出保存的Matrigel置4℃冰箱融解整夜使之成为液态。微量移液枪头和96孔板在冰上预冷。在96孔培养板的每个孔内缓慢加入100μl Matrigel，小心摇动使之均匀分布于孔的各个部位并避免气泡。所有操作均在冰上进行。然后将培养板放入含5% CO_2、37℃细胞孵育箱中30min-1h。采集RF/6A细胞，用含20%小牛血清RPMI 1640培养液稀释细胞至 1.6×10^6/ml，各孔均加入细胞混悬液50μl，即每孔均加入 8×10^4 个细胞，每孔再加入不同条件的无血清培养液50μl。再将培养板放入5% CO_2、37℃细胞孵育箱中孵育，3、6、12、24小时相差显微镜下观察，随机取5个不同视野照相，对形成的完整管道计数，取平均值。每组设3个复孔，重复实验3次。

1.5 Western Blot方法

RF/6A细胞 10^{6-7}/ml密度接种于培养皿，每皿加入含10%小牛血清的RPMI-1640培养液4ml，培养贴壁，换用无血清培养液培养4h。换用含VEGF 10ng/ml以及不同浓度药物的无血清培养液作用24h。每组设4个平行皿。PBS漂洗细胞2次，加入含蛋白酶抑制剂的总蛋白抽提试剂，轻摇 5 分钟；转移到离心管中，冰浴下摇动 15 分钟；裂解液 12000 ×g 离心 15 分钟，取上清液。按 BCA 蛋白质定量试剂盒说明操作，测定样品蛋白浓度。SDS-PAGE 电泳，将准备好的样品液和生物素标记的蛋白分子量标准分别上样，标准加进第一个孔中，电泳分离蛋白。蛋白质转移到 PVDF 膜，按 Bio-Rad 蛋白转移装置说明组装滤纸凝胶纤维素夹层，200mA 恒流条件下，4°C 转移 2h。膜在 5% BSA 溶液中室温孵育 1 小时以封闭膜上的非特异结合。封闭过的膜加入一抗 4℃过夜，抗原抗体结合。加入 HRP 标记的二抗以结合一抗，室温孵育膜 1 小时。化学发光法检测，膜与化学发光底物孵育，经 X 胶片曝光显影。图片扫描保存为电脑文件，并用 ImageJ 分析软件将图片上每个特异条带灰度值数字化。数据分析：目的蛋白的灰度值除以内参 β-actin 的灰度值以校正误差，所得结果代表目的蛋白相对含量。

1.6　实时荧光定量 RT-PCR 方法

RF/6A 细胞 10^{6-7}/ml 密度接种于 6 孔培养板，每孔加入含 10％小牛血清的 RPMI 1640 培养液 2ml，培养贴壁，换用无血清培养液培养 4h。换用含 VEGF 10ng/ml 以及不同浓度药物的无血清培养液作用 24h。每组设 4 个平行孔。用 Trizol 试剂（Invitrogen 公司）提取细胞总 RNA。RNA 含量通过紫外分光光度计测定 A_{260} 获得，同时测定 A_{260}/A_{280} 比值。1%甲醛变性凝胶电泳鉴定 RNA 质量。逆转录操作按 SuperscriptⅡ（Invitrogen 公司）提供操作说明书进行，所得 cDNA -20℃保存。VEGF 上游引物 5' TTACCTGCGACTGAGAAA 3'，下游引物 5' GAGTGGCAGTGAGGTTTT 3'，产物长度 145bp；MMP-2 上游引物 5' GTGGATGATGCCTTTGCT 3'，下游引物 5' TCCGTCCTTACCGTCAAA 3'，产物长度 150bp；管家基因 β-actin 上游引物 5' TATGACTTAGTTGCGTTACACC 3'，下游引物 5' CCTTCACCGTTCCAGTTT 3'，产物长度 155bp。引物由上海生工生物工程有限公司合成。

SYBR Green I 实时 PCR 总反应体系为 20μl：2×QuantiTect SYBR Green I RT- PCR Master Mix 10μl；上游引物（10μmol/L）、下游引物（10μmol/L）各 1μl，终浓度为 0.15mol/μL；QuantiTect RT Mix 0.2μl；模板 1μl；无 DNAase 水 6.8μl。PCR 反应条件为：50℃ 20min（×1），95℃ 10min（×1），94℃ 15s →59℃ 20s →72℃ 30s（×45）测定吸光值，即在每个循环结束后测定吸光值。循环结束后进行产物的熔解曲线测定。每个样品的目的基因相对于 β-actin 的表达水平根据 $2^{-\triangle Ct}$ 计算，△Ct=Ct（待测基因）-Ct（β-actin）。实验药物组的目的基因相对于对照组的表达水平采用 $2^{-\triangle\triangle Ct}$ 分析相对含量：对照组设为 1，分别将药物组与对照组作比较，得倍数 $N=2^{-\triangle\triangle Ct}$，其中△△Ct=△Ct（药物组）-△Ct（对照组）。

1.7　统计学分析

计量资料多组比较，采用单因素方差分析（one-way analysis of variance，One-Way ANOVA），用 Dunnett 检验将所有的处理组均数分别与指定的对照组均数进行比较。$P<0.05$ 为有统计学意义。使用 SPSS 14.0 软件统计分析。

2　结果

2.1　加减大黄䗪虫丸对 VEGF 诱导 RF/6A 细胞增殖的影响

MTS 法实验显示，同 2 组即 VEGF 诱导的 RF/6A 细胞增殖组比较，3 组即鱼精蛋白阳性对照组和 5 组即 0.2g/ml 浓度的加减大黄䗪虫丸组 OD 值显著减少，具有统计学意义（P<0.05），而更低（0.1g/ml）和更高浓度（0.4g/ml）的加减大黄䗪虫丸组 OD 值则无明显变化（P>0.05，见表 1）。表明 0.2g/ml 浓度的加减大黄䗪虫丸对 VEGF 诱导的 RF/6A 细胞增殖具有抑制作用。

表 1：加减大黄□虫丸对 VEGF 诱导 RF/6A 细胞增殖的影响

组别	药物及其浓度		OD（$\bar{x}$±S）	n
1	—	—	1.819±0.10★	8
2	VEGF	10ng/ml	2.102±0.06	8
3	VEGF 鱼精蛋白	10ng/ml 200μg/ml	1.380±0.04★	8
4	VEGF 加减大黄□虫丸	10ng/ml 0.1g/ml	2.030±0.13	8
5	VEGF 加减大黄□虫丸	10ng/ml 0.2g/ml	1.386±0.01★	8
6	VEGF 加减大黄□虫丸	10ng/ml 0.4g/ml	2.071±0.11	8

注：★与 2 组比较，P<0.05。

2.2 加减大黄䗪虫丸对 RF/6A 细胞移行的影响

Transwell 小室实验显示，同 1 组即对照组比较，12.5 mg/ml 的加减大黄䗪虫丸组 RF/6A 细胞移行数减少，具有统计学显著意义（P<0.05），25 mg/ml 和 50 mg/ml 浓度的加减大黄䗪虫丸组 RF/6A 细胞移行数减少，具有统计学极显著意义（P<0.01，见表 2、图 1）。表明 12.5 mg/ml、25 mg/ml 和 50 mg/ml 浓度的加减大黄䗪虫丸对 RF/6A 细胞移行具有抑制作用，且随浓度增大，抑制作用增强。

表 2：加减大黄䗪虫丸对 RF/6A 细胞移行数的影响

组别	药物浓度		cells（$\bar{x}$±S）	n
1	—	—	73.333±4.51	3
2	加减大黄□虫丸	12.5 mg/ml	61.333±4.04★	3
3	加减大黄□虫丸	25 mg/ml	28.667±6.66★★	3
4	加减大黄□虫丸	50 mg/ml	17.667±4.16★★	3

注：★与 1 组比较，（P<0.05）；★★与 1 组比较，（P<0.01）

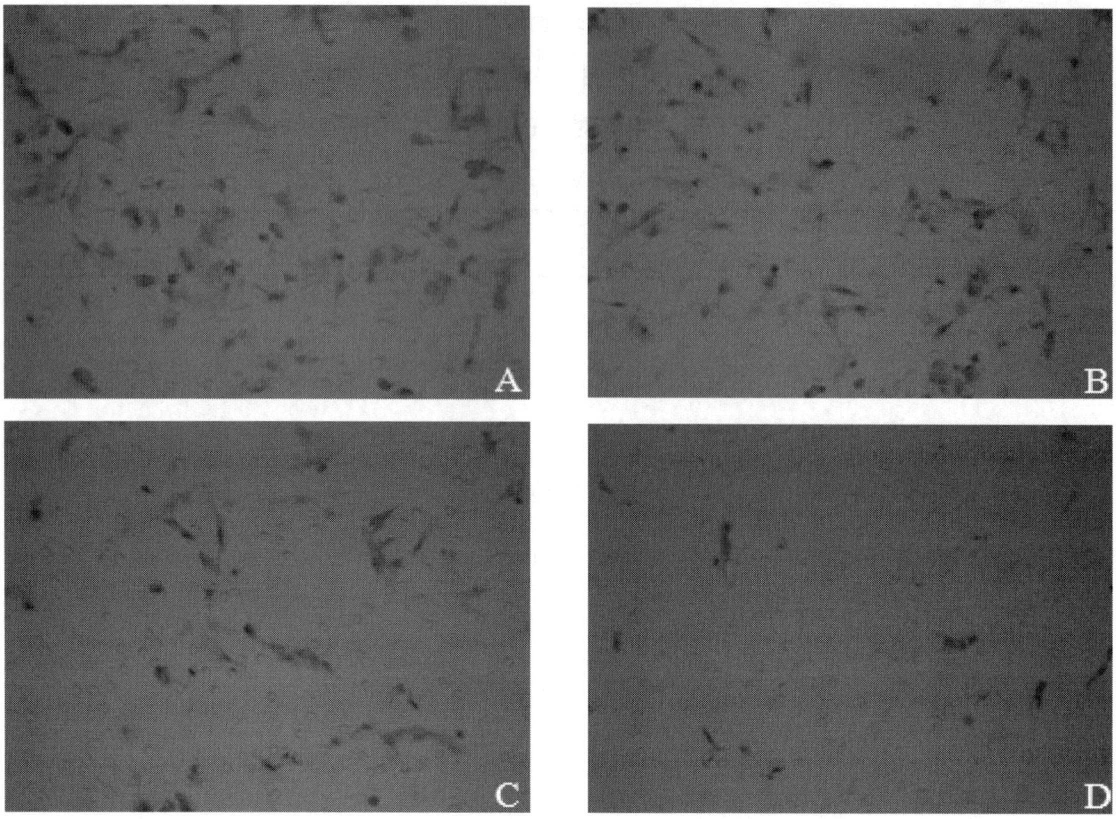

图 1：加减大黄䗪虫丸对 RF/6A 细胞移行的影响（×200）

A：加减大黄□虫丸 0 mg/ml；B：加减大黄□虫丸 12.5 mg/ml；

C：加减大黄□虫丸 25 mg/ml；D：加减大黄□虫丸 50 mg/ml。

2.3　加减大黄䗪虫丸对 RF/6A 细胞管腔形成的影响

Matrigel 实验显示，细胞孵育 3 小时 1 组即对照组便可见管腔形成，12 小时管腔形成最为明显，此后变化不大，故取 12 小时照片观察，同 1 组比较，2-4 组即 12.5、25 和 50 mg/ml 浓度的加减大黄䗪虫丸组 RF/6A 细胞管腔形成数减少，具有统计学极显著意义（P<0.01，见表 3、图 2）。表明 12.5、25 和 50 mg/ml 浓度的加减大黄䗪虫丸对 RF/6A 细胞内皮管腔形成具有抑制作用，且随浓度增大，抑制作用增强。

表 3：加减大黄䗪虫丸对 RF/6A 细胞内皮管腔形成数的影响

组别	药物浓度		tubes（$\bar{x}$±S）	n
1	—	—	20.333±0.58	3
2	加减大黄□虫丸	12.5 mg/ml	13.333±1.53★★	3
3	加减大黄□虫丸	25 mg/ml	11.000±1.00★★	3
4	加减大黄□虫丸	50 mg/ml	1.333±0.58★★	3

注：★★与 1 组比较，（P<0.01）

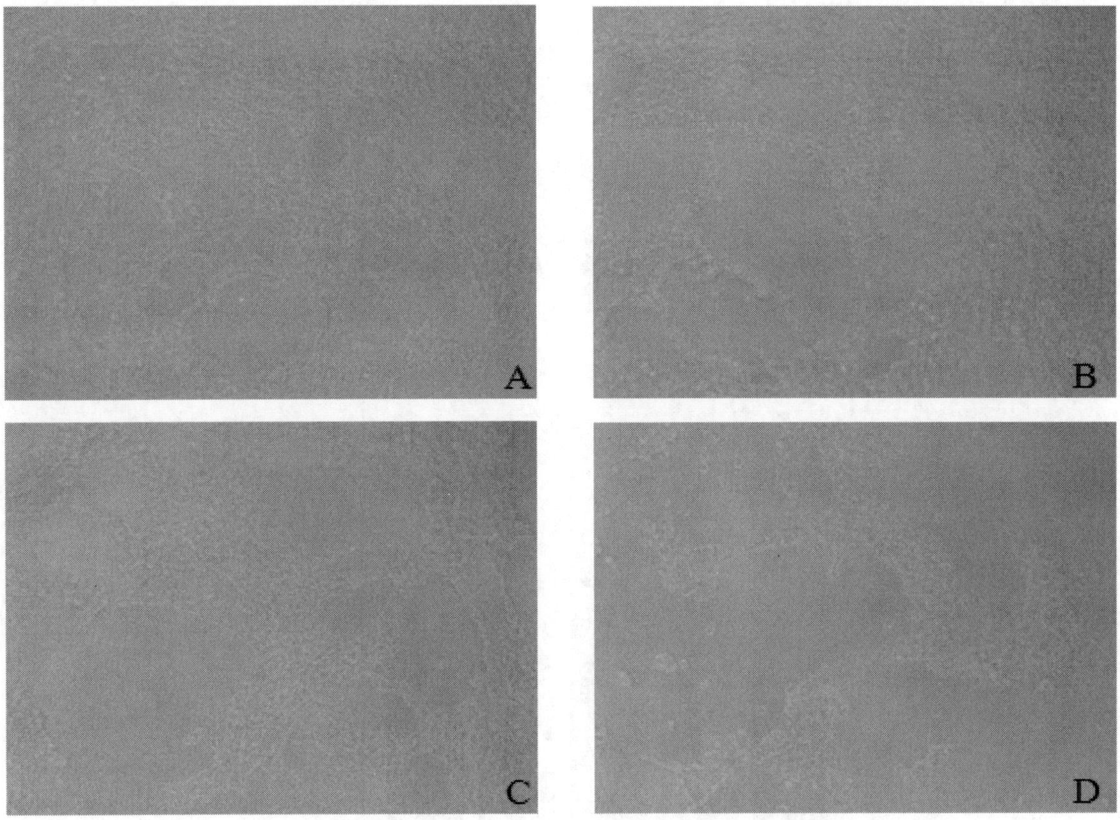

图 2：加减大黄䗪虫丸对 RF/6A 细胞内皮管腔形成的影响（相差显微镜，×100）

A：加减大黄□虫丸 0 mg/ml；B：加减大黄□虫丸 12.5 mg/ml；

C：加减大黄□虫丸 25 mg/ml；D：加减大黄□虫丸 50 mg/ml。

2.4 VEGF 和 MMP-2 蛋白质的表达

Western Blot 实验显示，同 1 组即空白对照组比较，3-5 组即 100 mg/ml、200 mg/ml、400 mg/ml 浓度的加减大黄䗪虫丸组和 2 组即硫酸鱼精蛋白（200μg/ml）组 VEGF 和 MMP-2 蛋白表达量减少，除 400mg/ml 浓度的加减大黄䗪虫丸组 VEGF 蛋白表达减少无统计学意义外，其余均具有统计学极显著意义（P<0.01，见图 3）。表明相应浓度的加减大黄䗪虫丸对 VEGF 作用的 RF/6A 细胞 VEGF 和 MMP-2 蛋白表达具有抑制作用。

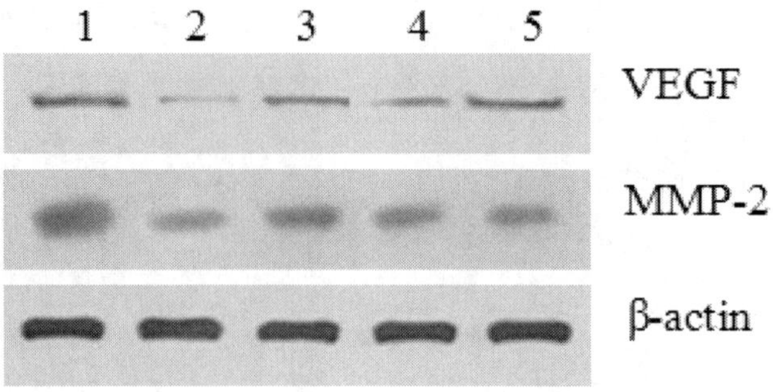

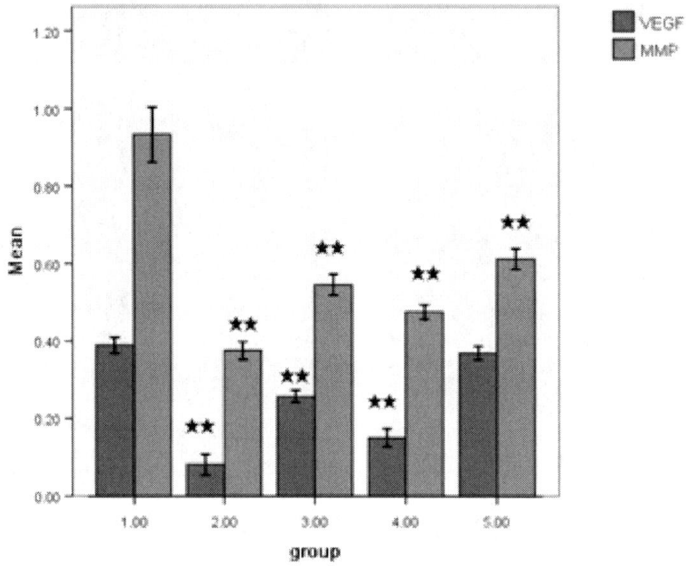

图 3　各组 VEGF 和 MMP-2 蛋白的表达（1 组即空白对照组，2 组即鱼精蛋白组，3-5 组分别为100、200 和 400mg/ml 浓度的加减大黄□虫丸组。★★与 1 组比较，P<0.01）

2.5　VEGF 和 MMP-2 mRNA 的表达

2.5.1　RNA 的质量鉴定

紫外分光光度仪检测：A_{260}/ A_{280} 比值均为 1.8-2.0，提示 RNA 纯度合格，RNA 实际浓度为 0.2-1.2μg/μl。1%甲醛变性凝胶电泳鉴定 18s 与 28s 条带清晰可见，说明 RNA 完整性较好，无明显降解。（图 4）

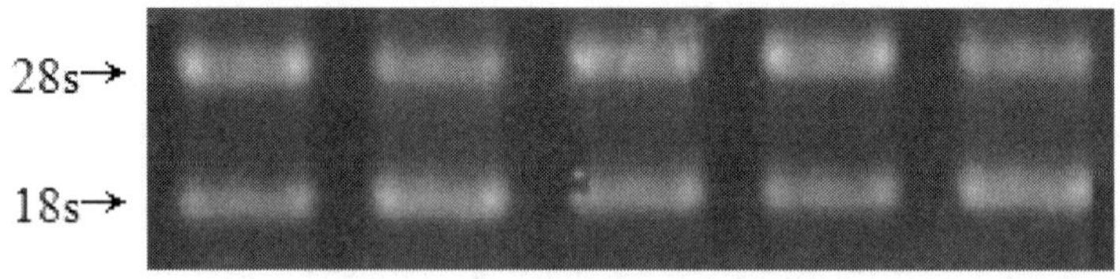

图 4　RNA 变性电泳图谱

2.5.2　PCR 扩增产物的特异性

熔解曲线出现明显特异性主峰，表明非特异扩增产物及引物二聚体少，出现明显非特异性峰形的结果剔除。（图 5）

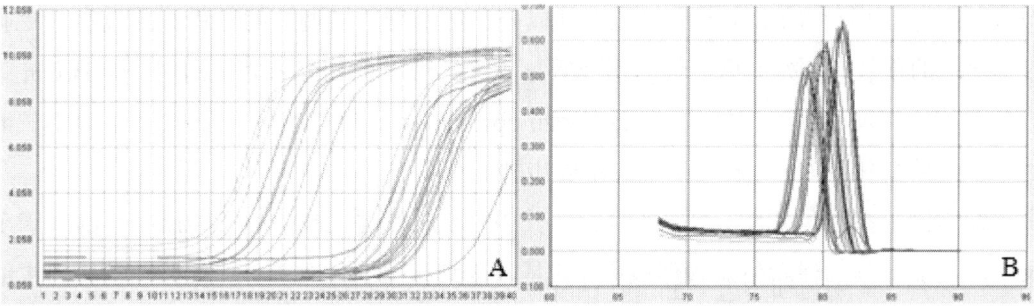

图 5　实时荧光定量 PCR 的扩增曲线 A 和熔解曲线 B

（三个波峰分别代表 MMP-2、VEGF 和 β-actin）

2.5.3　RT-PCR 实验结果

实时荧光定量 RT-PCR 实验显示，同 1 组即空白对照组比较，3-5 组即分别为 100mg/ml、200mg/ml 和 400mg/ml 浓度的加减大黄䗪虫丸组和 2 组即硫酸鱼精蛋白（200μg/ml）对照组 VEGF 和 MMP-2 mRNA 表达量减少，除 400mg/ml 浓度的加减大黄䗪虫丸组 MMP-2 mRNA 表达减少无统计学意义外，其余均具有统计学显著意义（P<0.05，见图 6）。表明相应浓度的加减大黄䗪虫丸对 VEGF 作用的 RF/6A 细胞 VEGF 和 MMP-2 mRNA 表达具有抑制作用。

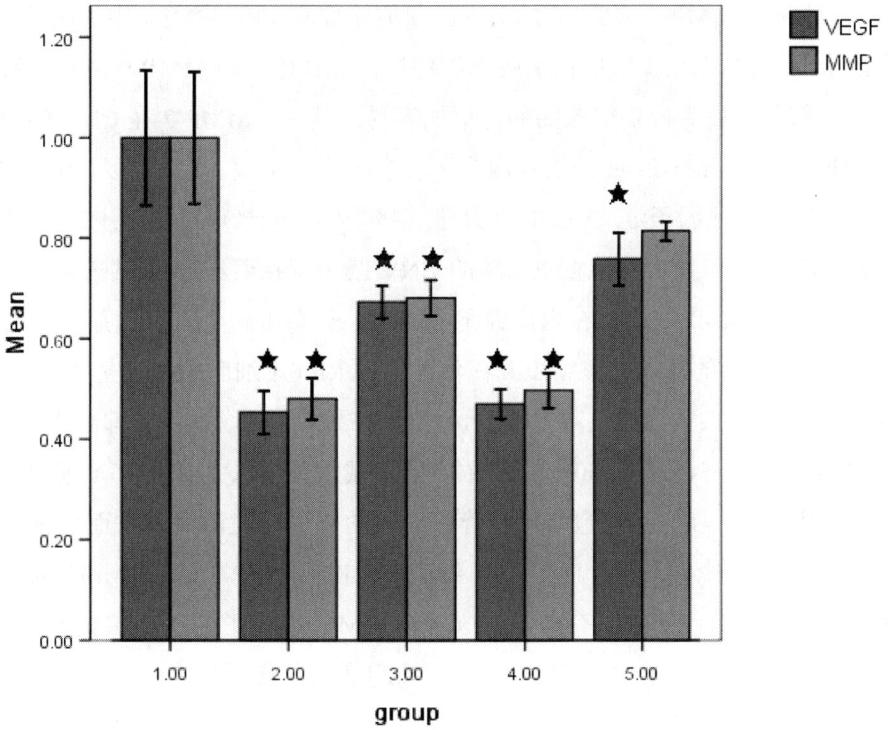

图 6　各组 VEGF 和 MMP-2 mRNA 表达（1 组即空白对照组，2 组即鱼精蛋白组，3-5 组分别为 100、200 和 400mg/ml 浓度的加减大黄□虫丸组。★与 1 组比较，P<0.05）

3　讨论

血管生成是一系列复杂的生物学过程，首先血管扩张、血管通透性增加、周围基质降解，接着内皮细胞活化、移行、增殖、出芽生长并形成管腔，最后新生血管成熟、重塑构成血管网。

CNV 形成是一个有复杂的形态学变化，多种成分参与，受严格调控的过程。它包括基底膜的降解、内皮细胞的移行与增殖、微血管的形成等。尽管其形成机制尚未完全阐明，但 Bruch 膜的损伤或成分变化、基质金属蛋白酶（matrix metalloproteinases，MMPs）的活化、血管生长因子与抑制因子表达的变化是 CNV 发生早期的重要步骤。

多种细胞因子参与了 CNV 生成的调控，其中，VEGF 是 CNV 相关的最主要细胞因子，是目前发现的功能最强的促新生血管形成因子，是内皮细胞的有丝分裂原，选择性刺激内皮细胞增生、移行，并诱导内皮细胞抗凋亡蛋白的表达，亦可引起血管通透性增加，从而诱导体内新生血管的生成。因此，VEGF 是调节血管发生的基本因子，在血管生理、病理性生长的调节中起独特作用。VEGF 的缓慢增高，可刺激脉络膜血管内皮细胞增殖，突破 Bruch 膜和视网膜色素上皮（RPE）的屏障，最终发展成为 CNV。VEGF 过表达已被认为是 AMD 等 CNV 相关性疾病病理过程的一个重要因素，因此针对 VEGF 的治疗如 Lucentis、Avastin、VEGF-trap，小干扰 RNA 技术等已成为目前 CNV 防治研究的一个热点。

而由 MMPs/TIMP（tissue inhibitor of metalloproteinases，金属蛋白酶组织抑制剂）系统平衡失调所引起的基底膜和细胞外成分的降解也是 CNV 形成的关键。MMPs 是参与降解基底膜和细胞外基质的最重要的蛋白酶，几乎可以降解细胞外基质的所有成分，在促进血管新生的过程中起到关键性作用，目前对 MMPs 与 CNV 的关系的研究主要集中在 MMPs 中的明胶酶 MMP-2 和 MMP-9 两个因子上，其原因在于它们作用底物的特异性。MMP-2 和 MMP-9 主要降解 IV 型胶原，而 IV 型胶原的降解使得血管内皮细胞的移行更加容易。其中，MMP-2 在 CNV 的发病机理中起着重要作用。RPE 细胞是 MMPs 在外层视网膜环境中的重要来源，培养的人 RPE 细胞静止状态下分泌 MMP-2，肿瘤坏死因子-α、VEGF 和纤维连接蛋白的刺激可以引起 RPE 细胞 MMP-2 分泌增加，促进 CNV 形成。研究发现在 AMD 的 CNV 膜中存在着 MMPs 的表达，在 AMD 眼黄斑中心凹下血管膜中，MMP-2 主要在内皮细胞中表达，分布于新生血管出芽增生的位置。

本研究应用不同浓度的加减大黄䗪虫丸在体外干预 RF/6A 细胞的血管生成，从 MTS 法实验可知 0.2 g/ml 浓度的加减大黄䗪虫丸对 VEGF 诱导的 RF/6A 细胞增殖具有抑制作用。从 Transwell 和 Matrigel 实验可知，12.5、25 和 50 mg/ml 浓度的加减大黄䗪虫丸对 RF/6A 细胞移行和内皮管腔形成均具有抑制作用，且抑制细胞移行和管腔形成的作用均随浓度增大而增强；100 和 200 mg/ml 浓度的加减大黄䗪虫丸具有抑制 RF/6A 细胞 VEGF、MMP-2 蛋白和 mRNA 表达的作用，400 mg/ml 浓度的加减大黄䗪虫丸具有抑制 RF/6A 细胞 MMP-2 蛋白和 VEGF mRNA 表达的作用。

因此，加减大黄䗪虫丸可能通过抑制 RF/6A 细胞增殖、移行和管腔形成的三种途径而抑制 RF/6A 细胞参与新生血管形成，其机理可能与抑制 RF/6A 细胞 VEGF、MMP-2 蛋白和 mRNA 表达的作用相关。大黄䗪虫丸临床观察和实验研究均有抗肿瘤作用，在鸡胚绒毛尿囊膜（chorioallantoic membrane，CAM）的实验中还具有抑制血管生成的作用，在我们的前期实验中加减大黄䗪虫丸也具有抑制鸡胚 CAM 血管生成的作用。由于 CNV 组织类似于肿瘤组织，都富含新生血管。本研究为加减大黄䗪虫丸应用于 CNV 类疾病的临床治疗提供了初步的体外实验依据。但是加减大黄䗪虫丸抑制 RF/6A 细胞增殖和 VEGF、MMP-2 表达的作用与浓度相关的复杂性，有待进一步研究。而且由于加减大黄䗪虫丸成分的多样性，其作用途径是多环节，作用部位是多靶点，其详细作用机制不会仅仅局限于抑制 VEGF、MMP-2 表达，其他方面的机理也有待进一步研究。

参考文献(略)

动脉粥样硬化中医痰浊血瘀证候的现代生物学基础研究

贾连群　杨关林

（辽宁中医药大学中西医结合博士后流动站　沈阳100032）

摘要　动脉粥样硬化(atherosclerosis，AS)是导致中风和冠心病最重要的原因，中医认为痰浊血瘀是AS发生发展的主要致病因素，已从生物化学、分子生物学、免疫学等诸多方面对痰浊血瘀证形成机制进行综合的研究，尤其是基因组学、蛋白质组学以及代谢组学技术的引入，有力推动了AS中医痰浊血瘀理论基础研究的进程。

关键词　动脉粥样硬化；痰浊；血瘀；分子生物学

动脉粥样硬化(atherosclerosis，AS)是导致中风和冠心病最重要的原因，随着生活水平提高、膳食结构改变、人口老龄化程度的进一步加重，AS发病率呈现上升趋势，成为威胁人类健康的杀手，是当前医学研究的焦点内容之一。AS以粥样斑块的形成、动脉内膜增生为其特征性的病理改变，主要累及主动脉、冠状动脉和脑动脉等大型及中型的肌弹力型动脉。斑块部位的动脉壁增厚、变硬，可导致心、脑等重要脏器的缺血；粥样斑块的破裂诱发血栓的形成，可导致急性心肌梗死、脑梗塞等严重血管性事件的发生。

祖国医学虽然没有“动脉硬化”这一病名，但根据受累部位的不同以及所出现的各种症状，散在于“头痛”、“眩晕”、“痴呆”、“健忘”、“中风”、“真心痛”、“脉痹”、“胸痹”、“脱疽”等各篇中。究其发病机理，则由多种病因 (年老体衰，肾精亏损；饮食失调，脾失健运；情怀失畅，气血郁闭；先天禀赋不足，脉络虚弱等) 所致脏腑功能失调，气、血、津液运行、代谢发生障碍，产生痰、瘀等内生之邪，痹阻血脉，胶结凝聚，形成粥样斑块。本病病机有虚实两端：实者为痰浊、血瘀，其中以血瘀痰阻为其根本；虚者为心、肝、脾、肾亏虚，且以脾气亏虚为主。近年来，诸学者运用现代生物化学与分子生物学技术手段，围绕AS中医痰浊血瘀证候机理进行了大量的研究，笔者现对此进行整理分析，请同道斧正。

1. 动脉粥样硬化中医痰浊证候的生物学基础

痰浊属于继发性致病因素，痰浊是人体脏腑气血功能异常、津液代谢障碍所形成的病理产物。痰的形成与五脏三焦等脏腑有关，各脏腑气化功能失常、水液代谢障碍，均可产生痰。AS密切相关的“痰”主要指祖国医学所说的“无形之痰”。在脏腑中，以肺脾肾之虚及肝之郁与痰最为密切。“脾为生痰之源”。脾主运化水湿，位于中焦，是气机升降之枢纽。脾气虚弱，易受厚味饮食所伤，受忧思、湿邪、劳倦所损。脾伤则失健运，不能转输津液，津液不化而成痰浊。

现代医学研究表明血脂增高和代谢异常与中医学之痰浊密切相关。痰为水饮之厚浊者，当水液中浊脂增加聚而成痰。痰浊粘滞于血脉之内，留而不去，凝聚成块的过程也可以认为是AS的发生过程。孙建芝等 对120例痰浊证患者血脂水平的研究显示，血清总胆固醇(TC)、甘油三酯(TG)、低密度脂蛋白胆固醇(LDL-C)含量均明显高于非痰浊证组和正常人组，并指出此3项指标的改变可作为痰证微观辨证的指标，即高血脂为血中之痰浊。熊尚全等对96例冠心病患者的研究表明，痰证组血清载脂蛋白 A-1 (ApoA-1)含量下降，载脂蛋白 B100(apoB100)含量及ApoB100/ApoA-1值升高。苏庆民等检测痰湿和非痰湿型体质受试者的血脂等指标，结果表明前者的TC、TG和极低密度脂蛋白(VLDL)水平高于后者，而高密度脂蛋白胆固醇（HDL-C）低于后者，提示痰浊证患者存在脂质代谢紊乱；同时发现痰浊型体质患者 Na^{+}-K^{+}-ATP酶活性显著低于非痰浊型体质者，提示痰浊型患者能量转化水平偏低，体内能量利用减少。第五永长认为痰浊多反映现代医学的高脂血症和高凝状态。沈礼勇等研究了冠心病痰浊型与血清载脂蛋白、脂蛋白组分的关系，结果表明痰浊型冠心病与脂代谢紊乱密切相关。以上研究均说明脂代谢紊乱是产生中医痰浊的重要生物学基础。

脂质代谢紊乱与AS关系密切，大量流行病学调查和实验研究结果显示，TC、TG、LDL-C均是导致AS及冠心病发生的独立危险因素；而HDL-C可以通过参与胆固醇逆向转运发挥抗AS和冠心病的作用。胆固醇逆向转运的初始步骤是外周细胞内游离胆固醇和磷脂经ATP结合盒转运子A1 (ABCA1)转运至细胞外，与贫脂或无脂的apoA-1结合，组装成新生圆盘形的前β-HDL。新生HDL不断接受周围细胞移出的游离胆固醇，在HDL分子内胆固醇经卵磷脂胆固醇酰基转移酶(LCAT)酯化为胆固醇酯(CE)。CE转移到HDL颗粒内部后，逐渐形成成熟球形HDL。CE在胆固醇酯转运蛋白(CETP)的作用下，从HDL转运至LDL、极低密度脂蛋白(VLDL)和中间密度脂蛋白(IDL)，通过低密度脂蛋白受体（LDL-R）进入肝脏代谢，与此同时，VLDL、IDL、LDL中的TG也转移到HDL中。HDL内剩余的CE则被肝细胞表面存在的HDL受体-B类Ⅰ型清道夫受体(SR-BⅠ)选择性摄取，在肝脏内代谢后经胆汁排出体外。胆固醇逆向转运促进外周组织和巨噬细胞等细胞内胆固醇的清除，降低血浆胆固醇水平，有利于延缓AS的发生和发展。

从痰证论治AS是具有中医特色的一种方法，笔者认为更多结合脂质代谢紊乱，尤其是HDL-C的胆固醇逆向转运作用，从细胞和分子水平对痰浊型AS的发病机理进行更深入的研究，将有助于揭示AS痰浊证候的微观生物学基础。

2. 动脉粥样硬化中医血瘀证候的生物学基础

血瘀证通常是指因气虚、气滞、寒凝、血热、痰阻和外伤等原因，导致血行不畅、壅阻血脉或出血未能及时消散而引起的病证。瘀血日久可化毒，毒又可致瘀。毒壅气机，血脉凝滞，脉络为血液运行的通道，毒邪损伤血络，血行涩滞成瘀。瘀毒之邪留脉络(形成动脉硬化斑块)，阻碍气血的运行，使脏腑的功能或结构严重受损。中医学描述血瘀证为“血凝而不行”，“血泣则不通”，“凝血蕴里而不散”等，都说明血在脉中不能“如水之流”而发生瘀滞的状态。“血行失度”或“血脉不通”皆是产生AS血瘀证候根本原因。现代研究表明，血液流变学异常、血小板活化及血管内皮损伤是 AS 血瘀证候的重要生物学表现。

血管内皮细胞不仅是血液和血管平滑肌的屏障，而且是高度活跃的代谢库，它能合成多种血管活性物质，调节血管的舒缩功能与血液的流动性。内皮细胞损伤是血管病变的始动因素，作为反映血管内皮细胞损伤特异性标志之一的内皮素(ET)，是迄今发现的作用最强、维持最久的缩血管物质。ET、NO 及二者的平衡，血栓素(TXA_2)、前列腺素(PGI_2)及二者间的平衡(TXA_2/ PGI_2)，组织型纤溶酶原激活剂(t-PA)、组织型纤溶酶原激活剂抑制物(PAI)及二者的比值等是目前最常用的观察指标。王春喜对 98 例血瘀证患者体内 NO 及 ET 水平进行检测，结果显示患者血浆 NO 水平及 NO/ET 比值均明显减低，提示血管内皮细胞内分泌功能异常可能是血瘀证发病的病理基础之一。廖欣等研究发现，过氧化脂质是血管内皮损伤的重要因素，活血化瘀中药能显著降低高脂血症状态下血浆及红细胞膜中丙二醛(MDA)的含量，保护一氧化氮合酶 NOS 活性，维持血浆 6-keto-$PGF_1\alpha$ 的正常水平及 TXA_2/ PGI_2 之平衡。翁维良测定 259 例冠心病血瘀证患者血液流变学指标，结果显示，全血比粘度、血浆比粘度、红细胞压积、血小板聚集性和纤维蛋白原均明显升高，血沉加快，体外血栓的长度、干重、湿重均显著高于健康人。

各种致病因素常导致炎症细胞的激活和渗出，炎症细胞(如中性粒细胞、单核-吞噬细胞)和血管内皮细胞的激活可产生和释放大量的氧自由基，刺激单核-吞噬细胞产生和分泌大量的细胞因子，在炎症病理和纤维化发生发展中起重要作用。这可揭示血瘀证的部分病理生理机制。研究证实在 AS 从早期内皮被修饰的脂质活化到最终的斑块破裂都有炎性反应的参与。目前认为 AS 发生时诸多细胞炎症因子的表达与核因子-κB （NF-κB）信号转导通路的开放有关。该信号通路传导过程可简单概括为：果蝇样受体 4（TLR4）→胚胎蛋白 MyD88→IL-I 受体相关激酶(IRAK)→肿瘤坏死因子受体相关因子 6 (TRAF6) →NF-κB 诱导的激酶（NIK）→NF-κB 抑制物激酶（IKK）→NF-κB 抑制物(IκB)→NF-κB 转录因子的转位，进而在转录水平上激活细胞因子、趋化因子、黏附因子、急性相蛋白等。感染导致各种细胞炎症因子的释放会导致内皮细胞受损，进而产生一系列病理和生理的过程最终导致 AS 的发生和发展。

笔者认为既然 NF-κB 信号通路活化与 AS 发生和发展密切相关，以该信号通路为切入点，深入探讨 AS 血瘀证候的分子生物学基础将对揭示 AS 机制提供有意义的线索。

3.动脉粥样硬化中医痰浊血瘀证候与组学技术

中医证候的本质研究，就是要用现代医学理论揭示出中医证理论中蕴藏的科学内涵、阐明中医诊断和治疗各种证及其相关疾病的分子机理，使国内外医学界能够理解中医证理论的分子生物学机理。中医理论认为，疾病的发生主要是机体整体功能的失调，证候是疾病在发生发展过程中某一阶段的病理变化实质的概括，是机体内因和环境外因综合作用的机体反应状态，随着病程的发展而发生相应的变化，可见证候有着明显的整体性。近年来随着人类基因组计划的进行，生命科学领域中新的生物学技术不断出现，后基因组时代出现的“组学技术”，即基因组学、蛋白质组学及代谢组学技术均以高通量、大规模实验方法和计算机统计分析为特征，同时还具有“整体性研究”和“多靶点研究”的特点，这为从整体的角度，全面探讨 AS 痰浊血瘀的分子生物学机理提供了可能。

赵慧辉等利用二维凝胶电泳和质谱分析技术，探讨了 12 例冠心病不稳定性心绞痛血瘀证患者和 12 例正常对照者血浆蛋白差异表达情况，结果发现，急性时相反应负相蛋白、载脂蛋白、凝血相关蛋白差异表达，提示冠心病不稳定性心绞痛血瘀证可能与炎症反应、脂代谢紊乱以及凝血功能异常相关。宋剑南等运用蛋白质组学技术，分析了高脂血症及 AS 不同痰瘀证候患者血浆特异性蛋白质群与脏腑功能之间的相关性，结果发现高脂血症及 AS 不同痰瘀证候可能的血浆标志蛋白与不同的脏腑功能之间存在不同的关联组合，如区分高脂血症及 AS 病人中医痰证与血瘀证可能的 4 种标志蛋白质中，白蛋白和肾上腺髓质素结合蛋白前体与心气虚、肾气虚均有关，结合珠蛋白前体只与肾气虚有关，并通过肾上腺髓质素结合蛋白前体与心气虚相关。刘卫红等采用代谢组学技术（核磁共振波谱仪检测并进行主成分分析方法），探讨痰瘀证候的动态演变、时相特点和由痰致瘀在代谢方面的变化，取得了有意义的结果，如发现高脂血症前期以脂质代谢紊乱为特点，随着病程进展，参与血液凝固过程的乙酰糖蛋白的出现，同时酮体及乳酸的升高。代谢组学等系统生物学技术手段为高脂血症及AS痰瘀证候物质基础研究提供了崭新而可靠的技术平台，人们可能从代谢组学分析中找出痰瘀演变过程特异的标志性代谢产物，以阐释中医痰瘀证候的生物学本质。

近年来，对 AS 痰浊血瘀证候研究取得了很大进展，各位学者从生物化学、分子生物学、免疫学等诸多方面对痰浊血瘀证形成机制进行综合的研究，尤其是基因组学、蛋白质组学和代谢组学技术的引入，有力推动了中医痰浊血瘀理论研究的进程。笔者认为，AS 痰浊血瘀证候基础的研究应该在结合临床的基础上，尽可能保留痰浊血瘀证的中医特色、遵循中医自身特点，更充分地运用组学技术方法，从基因、蛋白和小分子代谢物水平及进行深入研究，以丰富和发展中医基础理论并为中医临床治疗学提供客观的分子生物学依据。

参考文献(略)

熵聚堆法所拟方剂对 NASH 疗效及作用机理的实验报告

姬爱冬[1]，李　立[2]

（1广州中医药大学　510006；　2北京中医药大学博士　100029）

摘要　**目的:** 验证熵聚堆法所拟方剂对非酒精性脂肪性肝炎(NASH)的疗效及作用机理，以明确其可行性.**方法:**对近 10 年文献中治疗 NASH 的方剂进行熵聚堆方法处理，确立熵聚堆系列方；将 SD 大鼠分为正常组、熵聚堆 1 号方、2 号方、1＋2 号方组、模型组、易善复组，用高脂饲料进行 NASH 造模，并用熵聚堆系列方及易善复治疗 10 周，最后检测各组肝组织脂质代谢相关因子、线粒体 DNA 修复酶，以及肝功能、血脂、病理等指标，并进行统计.**结果:** 熵聚堆系列方组 PPARα、PGC－1α 含量均高于模型组（21.17±0.68，22.48±1.27，25.13±1.17 vs 6.52±0.31；26.42±6.70，24.46±3.62，26.29±0.62 vs 8.44±1.06 均 P <0.01），SREBP-1c、SCAP 含量均低于模型组（16.05±0.67，15.09±0.68，15.42±0.71vs20.27±1.36；15.40±0.99，15.63±

0.92，14.46±0.91vs28.36±1.33 均 P <0.01），熵聚堆系列方组线粒体 DNA 修复酶含量高于正常组（28.77±2.17，28.41±2.14，35.34±2.35vs13.73±1.06；28.54±2.29，28.21±0.92，35.25±2.33vs13.80±0.98；28.90±2.25，28.45±2.17，35.46±2.52vs13.44±0.84 均 P<0.01），熵聚堆系列方可以降低肝脏酶谱，降低血脂，减少肝脂比（5.71±0.71，5.59±0.67，8.89±1.15vs 模型组 36.22±3.8 均 P<0.01），改善肝脏病理损害.**结论：**熵聚堆系列方对 NASH 具有良好的治疗效果，可以干预脂质代谢相关因子从而调节脂质代谢，可以提高线粒体 DNA 修复酶促进受损肝细胞自身修复，可以减轻脂肪在肝脏的沉积，因此熵聚堆法创立方剂具有可行性.

关键词　熵聚堆；非酒精性脂肪性肝炎；脂质代谢相关因子；线粒体 DNA 修复酶；实验报告课题来源：第 44 批中国博士后基金资助项目：20080440338

引言

非酒精性脂肪性肝炎(nonalcoholic steatohepatitis，NASH)是由非酒精性单纯性脂肪肝向非酒精性脂肪性肝硬化转化的中间环节，中医药治疗 NASH 具有很大的优势，但个体经验的拟方方法效率低下.我们采用复杂系统熵聚堆方法总结群体经验创立熵聚堆系列方剂组，对 NASH 大鼠进行治疗，观察其对脂质代谢相关因子：配体激活的核受体超家族转录因子（PPARα）、过氧化物酶体增殖物激活受体γ辅助活化因子 1α（PGC—1α）、固醇调节元件结合蛋白 1C 亚型（SREBP-1c）、固醇调节元件结合蛋白裂解激活蛋白（SCAP）以及线粒体 DNA 修复酶（以 8－氧鸟嘌呤 DNA 糖基化酶、胸腺嘧啶乙二醇 DNA 糖基化酶、3－甲基腺嘌呤 DNA 糖基化酶为代表）的调控作用，并观察了其对肝功能、血脂及病理的影响，发现具有良好的治疗效果.现报道如下：

1　材料和方法

1.1　材料

（1）动物及实验室

SD 大鼠，雌、雄各半，体重 170-190g ，购自北京中医药大学动物实验中心，合格证号：SCXR 11-00-0002。实验室：中国中医研究院基础理论研究所 SPF 级动物实验室，东直门医院内科重点实验室，北京中医药大学科技发展中心实验室.

（2）仪器及试剂：美国 ABI 7000 Thermal cycle PCR 仪，美国 MD1600 全自动生化分析仪，ZD-420 电热恒温水浴箱，78HW－1 恒温加热磁力搅拌器，美国 Beckman GS-15R 台式高速冷冻离心机，德国莱卡公司 UCT 型超薄切片机，Grid cell counter 图像分析软件.PPARα、PGC－1α、SREBP-1c、SCAP 试剂盒、8－氧鸟嘌呤 DNA 糖基化酶、胸腺嘧啶乙二醇 DNA 糖基化酶、3－甲基腺嘌呤 DNA 糖基化酶试剂盒及肝功能、血脂测定试剂盒由广州达辉生物技术有限公司提供.

1.2　方法：

（1）方剂创立：

原理及计算公式：

复杂系统熵聚堆法是先进的数学方法。统计学方法分两种：一是 Unsupervised learning　Self-organized ，比如 聚类分析；二是 Supervised learning，比如 logistic 回归。我们采用了非监督方法对方剂中药组成进行研究，并总结大量个体的经验，形成一个总体的概括。

方剂的研究从监督学习转到非监督学习是一大进步，方剂中药组成的数据特点是类型数据，无，轻，中，重 用 0 1 2 3 表示， 用 0 2 4 6 表示也行，用 A B C D 表示也行，中药数据的分布不好估计，肯定不是高斯分布。故我们采用了复杂系统熵聚堆方法，其特点是：（1）非监督方法；（2）基于互信息刻画类型变量之间的相关；（3）不但能实现聚类，还可以实现一个元素在不同的类里面出现。一个模式必须满足三个条件才是堆：（1）模式中的症状个数大于 2；（2）模式中的任意两个症状必须强相关；（3）不存在任何一个元素 C，加入到堆中，使得（2）成立。即堆的元素个数最大。而方剂中的中药满足这一条件，因此具备研究的可行性。

对于一个复杂系统，可以表示为矢量

$$s=(X_1,X_2,\cdots,X_i,\cdots,X_p)^T \tag{1}$$

其中，$X_i=(X_{i_a})(i=1,2,\cdots,p,a=1,2,\cdots,q)$是描述系统特征的变量。令$C_i(i=1,2,\cdots,p)$为$X_i$分类的集合，$C_i$的第 a 个元素$C_{i_a}=a$，则有$C_i=\{1,2,\cdots,a,\cdots k\},k\le q$，并令$n_a\left(\sum_{a=1}^{k}n_a=q\right)$为事件 Xi 属于$C_i$第 a 类的数量，则变量 Xi 的熵定义为

$$H(X_i)=-\sum_{a=1}^{k}n_a/q\log n_a/q \tag{2}$$

Xi 和 Xj 的联合熵定义为

$$H(X_i,X_j)=-\sum_a\sum_b n_{ab}/q\log n_{ab}/q \tag{3}$$

其中n_{ab}表示事件X_i属于C_i的第a类同时 Xj 属于 Cj 的第 b 类的数量。

式(2)、(3)可分别表示成

$$H(X_i)=\log q-\frac{1}{q}\sum_{a=1}^{k}n_a\log n_a \tag{2'}$$

$$H(X_i,X_j)=\log q-\frac{1}{q}\sum_a\sum_b n_{ab}\log n_{ab} \tag{3'}$$

有了上述熵的定义，下面给出基于互信息的关联度的定义。

定义 1. 假设$X_i\cap X_j=\phi$，则称熵

$$\mu(X_i,X_j)=H(X_i)+H(X_j)-H(X_i,X_j) \tag{4}$$

为 Xi 和X_j之间的关联度。

定义 2. 假设$X_i\cap X_j=\phi$，则称

$$\mu(X_i,X_j)=\frac{H(X_i)+H(X_j)-H(X_i,X_j)}{H(X_j)} \tag{5}$$

为 Xi 和 X_j 之间的关联度系数。

通过计算方剂中中药之间关联度系数，作为中药之间的关联性度量。但方剂中中药的相关有两种情况：同时出现和不出现（正相关）；不能同时出现（负相关）。由于关联度系数只能是非负值，无法区分变量间正相关与负相关的差别，所以必须改进关联度系数以使得正相关和负相关能够分开。

从基于 Shannon 熵的关联度 $\mu(X_i,X_j)=H(X_i)+H(X_j)-H(X_i,X_j)$ 的定义可以看出，两负相关的中药，同时出现的概率为 0，我们重新定义改进的关联度系数为，如果两个中药同时为阳性的频率，记作 $Po(i,j)$，大于某个数值 δ，那么就保持原来的定义式不变，如果小于 δ，则分子增加惩罚项 $H(X_i,X_j)$，将关联度系数定义式改为：

$$\mu^{'}(X_i,X_j)=\frac{H(X_i)+H(X_j)-2H(X_i,X_j)}{H(X_j)}$$

于是，改进的动态关联度系数就可以写成：

$$\Delta\mu^{'}(X_i,X_j)=\begin{cases}\dfrac{H(X_i)+H(X_j)-H(X_i,X_j)}{H(X_j)} & Po(i,j)\ge\delta\\[2ex] \dfrac{H(X_i)+H(X_j)-2H(X_i,X_j)}{H(X_j)} & Po(i,j)<\delta\end{cases}$$

这样，两个负相关的症状之间的关联度系数就变小了，甚至可能变负。

复杂系统熵聚堆法其优点是：它是刻画复杂系统相关性的一种很好很重要的方法，而且它不需要数据的一致性；它客观地反映了数据的情况，聚出来的堆内元素的相关都特别大；算法收敛速度快，对于处理大量的数据有优势；可以把中药分在不同的堆里，这符合中医理论，而且要特别关注这些药物的特点和属性。因此我们采用复杂系统熵聚堆法组合中药来创立方剂。

我们查阅了电子期刊检索系统（CNKI、万方数据库、维普数据库等），共检索出 10 年内治疗 NASH 的方剂 132 首，对其中的 98 味中药频数进行了统计，然后用复杂系统熵聚堆数学方法对中药关联度进行聚堆，确立了 39 组中药组合，根据关联度大小最终确立熵聚堆 1 号方（生何首乌、黄精、生黄芪，关联度 0.2337，0.22977，0.12266）、熵聚堆 2 号方(荷叶、生山楂、决明子，关联度 0.14299，0.13359，0.07711)、熵聚堆 1＋2 号方(生何首乌、黄精、生黄芪、荷叶、生山楂、决明子生何首乌、黄精、生黄芪、荷叶、生山楂、决明子以 6：6：3：2：4：4 比例熬制煎剂，以 0.5%羧甲基纤维素纳溶液配制成所需浓度混悬液，灌胃使用。

（2）高脂饲料配方如下：

88％普通饲料＋10％猪油＋2％胆固醇。先将猪油加热后将胆固醇溶解放入称好的普通饲饲料中充分拌匀.

（3）分组、造模及给药方法：

SD大鼠120只，雌、雄各半，随机分成6组，除正常组喂普通饲料外，其余各组喂饲高脂饲料造模，自由饮水，连续10周。造模成功后按照下边方法灌胃，连续10周：模型组：给予0.9%生理盐水2ml/d灌胃；正常组：给予生理盐水2ml/d灌胃；熵聚堆1号方组：给予熵聚堆1号方12.5g/（kg·d）灌胃；熵聚堆2号方组：给予熵聚堆2号方8.33g/（kg·d）灌胃；熵聚堆1+2号方组：给予熵聚堆1+2号方20.83g/（kg·d）灌胃；易善复（多烯磷脂酰胆碱）对照组：给予易善复13.3g/（kg·d）灌胃。灌胃治疗10周后，腹主动脉取血及取肝脏组织测定各项指标。

（4）脂质代谢相关因子及线粒体修复酶的测定方法：取肝脏组织，匀浆，按照试剂盒要求采用SYBR Green 荧光染料定量PCR法测定脂质代谢相关因子（PPARα、PGC－1α、SREBP-1c、SCAP）的含量及线粒体DNA修复酶（8－氧鸟嘌呤DNA糖基化酶、胸腺嘧啶乙二醇DNA糖基化酶、3－甲基腺嘌呤DNA糖基化酶）的含量。

（5）肝功能、血脂测定方法：腹主动脉取血，按照试剂盒要求使用美国MD1600全自动生化分析仪测定肝功能：谷草转氨酶（AST）、谷丙转氨酶（ALT）、谷氨酰转移酶（GGT）、碱性磷酸酶（ALP），及血脂系列：甘油三酯（TG）、总胆固醇（TC）、高密度脂蛋白（HDL）、低密度脂蛋白（LDL）。

（6）病理分析及肝脂比测定：取肝脏组织甲醛固定，石蜡包埋切片，HE染色，用Grid cell counter图像分析软件测定肝脂比（脂肪颗粒所占肝脏图像面积的百分比）.

（7）统计学分析：计量资料以平均数±标准差（mean±SD）表示，采用单因素方差分析，应用SPSS11.0 For window软件处理数据。

结果

2.1 各组脂质代谢相关因子的含量：见表1、表2、表3

表1 各组PPARα、PGC－1α的水平（拷贝数/μg总RNA，$\bar{x}$+s）

组别	PPARα	PGC－1α
模型组	6.52±0.31 a c	8.44±1.06 a c
正常组	30.71±3.09 b c	29.65±2.36 b c
熵聚堆1号方治疗组	21.17±0.68 a b c	26.42±6.70 b a c
熵聚堆2号方治疗组	22.48±1.27 a b c	24.46±3.62 b c
熵聚堆1+2号方组	25.13±1.17 a b c	26.29±0.62 b a c
易善复组	13.33±2.38 a b	14.68±0.31 b a

a *P*<0.01vs 正常组；b *P*<0.01vs 模型组； c *P*<0.01vs 易善复组.

表 2 SREBP-1c、SCAP 的水平（拷贝数/μg 总 RNA，$\bar{x}$+s）

组别	SREBP-1c	SCAP
模型组	20.27±1.36 $^{a\,c}$	28.36±1.33 $^{a\,c}$
正常组	7.62±0.79 $^{b\,c}$	8.84±0.81 $^{b\,c}$
熵聚堆 1 号方治疗组	16.05±0.67 $^{a\,b\,c}$	15.40±0.99 $^{a\,b\,c}$
熵聚堆 2 号方治疗组	15.09±0.68 $^{a\,b\,c}$	15.63±0.92 $^{a\,b\,c}$
熵聚堆 1+2 号方组	15.42±0.71 $^{a\,b\,c}$	14.46±0.91 $^{a\,b}$
易善复组	13.04±0.82 $^{a\,b}$	13.17±1.02 $^{a\,b}$

^{a} P <0.01vs 正常组；^{b} P <0.01vs 模型组；^{c} P <0.01vs 易善复组.

表 3 线粒体 DNA 修复酶的水平（拷贝数/μg 总 RNA，$\bar{x}$+s）

组别	8—氧鸟嘌呤 DNA 糖基化酶	胸腺嘧啶乙二醇 DNA 糖基化酶	3—甲基腺嘌呤 DNA 糖基化酶
模型组	21.40±0.49 $^{a\,c}$	21.35±0.49 $^{a\,c}$	21.43±0.48 $^{a\,c}$
正常组	13.73±1.06 ^{b}	13.80±0.98 $^{b\,c}$	13.44±0.84 ^{b}
熵聚堆 1 号方治疗组	28.77±2.17 $^{a\,b\,c}$	28.54±2.29 $^{a\,b\,c}$	28.90±2.25 $^{a\,b\,c}$
熵聚堆 2 号方治疗组	28.41±2.14 $^{a\,b\,c}$	28.21±0.92 $^{a\,b\,c}$	28.45±2.17 $^{a\,b\,c}$
熵聚堆 1+2 号方组	35.34±2.35 $^{a\,b\,c}$	35.25±2.33 $^{a\,b\,c}$	35.46±2.52 $^{a\,b\,c}$
易善复组	15.42±0.42 ^{b}	15.94±1.48 $^{a\,b}$	15.40±0.42 ^{b}

^{a} P <0.01vs 正常组；^{b} P <0.01vs 模型组；^{c} P <0.01vs 易善复组.

2.2 肝功能变化及各组血脂含量：见表 4、表 5

表 4 各组肝功能变化（nmol./L）

组别	AST	ALT	GGT	ALP
模型组	74.25.±6.13 $^{a\,c}$	66.00±6.14 $^{a\,c}$	2.02±0.63 $^{a\,c}$	163.62±7.24 $^{a\,c}$
正常组	33.75±4.65 ^{b}	28.25±7.02 ^{b}	0.65±0.06 ^{b}	107.75±7.91 ^{b}
熵聚堆 1 号方治疗组	45.87±7.14 $^{a\,b\,c}$	34.75±6.08 ^{b}	1.33±0.71 a b c	108.25±8.53 ^{b}
熵聚堆 2 号方治疗组	44.50±6.52 $^{a\,b}$	34.00±6.02 ^{b}	0.95±0.07 $^{a\,b\,c}$	107.62±7.50 ^{b}
熵聚堆 1+2 号方组	38.87±6.17 ^{b}	32.87±6.15 ^{b}	0.87±0.06a $^{b\,c}$	108.25±6.36 ^{b}
易善复组	36.62±6.47 ^{b}	27.62±6.09 ^{b}	0.67±0.05 ^{b}	106.25±5.23 ^{b}

^{a} P <0.01vs 正常组；^{b} P <0.01vs 模型组；^{c} P <0.01vs 易善复组.

表 5 各组血脂含量（mmol./L）

组别	TG	TC	HDL	LDL
模型组	4.56±0.79 $^{a\,c}$	7.14±0.43 a c	1.47±0.67 $^{a\,c}$	0.59±0.63 $^{a\,c}$
正常组	0.58±0.05 $^{b\,c}$	1.26±0.47 $^{b\,c}$	4.46±0.06 $^{b\,c}$	3.67±0.65 $^{b\,c}$
熵聚堆 1 号方治疗组	2.74±0.79 $^{a\,b\,c}$	2.42±0.69 a b c	3.56±0.82 $^{a\,b\,c}$	2.25±0.65 $^{a\,b\,c}$
熵聚堆 2 号方治疗组	1.55±0.64 $^{a\,b\,c}$	2.55±0.70 a b c	3.83±0.77# $^{b\,c}$	1.24±0.73# $^{b\,c}$
熵聚堆 1+2 号方组	1.43±0.05# $^{b\,c}$	2.14±0.49# $^{b\,c}$	3.86±0.73# $^{b\,c}$	1.04±0.91# $^{b\,c}$
易善复组	1.15±0.77# ^{b}	1.52±0.66# ^{b}	4.33±0.74# ^{b}	0.77±0.56#

a P <0.01vs 正常组；b P <0.01vs 模型组； c P <0.01vs 易善复组.

2．3 肝脏病理(肝脂比)：见表 6

表6 各组肝脂比

组别	肝脂比（%）
模型组	36.22±3.8 [ac]
正常组	0.00±0.00 [bc]
熵聚堆1号方治疗组	5.71±0.71 [bc]
熵聚堆2号方治疗组	5.59±0.67 [bc]
熵聚堆1+2号方组	8.89±1.15 [abc]
易善复组	24.80±4.90 [ab]

a P<0.01vs 正常组；b P<0.01vs 模型组； c P<0.01vs 易善复组.

讨论

西医治疗 NASH 以降脂保肝为主，中药治疗 NASH 具有良好的效果，本课题首次将复杂系统熵聚堆方法引入了方剂的创立中，以群体经验为研究对象来拟方，不再是被动继承独立个体的经验，而是主动全面、准确、系统地获取临床研究的群体经验信息，必然会具备高效率的特点，即短期内集中了大量医务工作者的群体经验，具有广泛的时间外延，地域外延和病源广泛性特点。我们对近 10 年文献报道的方剂进行中药的复杂系统熵聚堆数学处理，得到最新的、真实可靠、具有可信度的药物组合，然后根据动物实验来对其疗效进行验证，对其机理进行探索，这是对中医方剂拟方原则的一项创新和探索.

在机理上，脂质代谢紊乱导致肝细胞内脂质过度蓄积是形成 NASH 的先决条件，脂质代谢相关因子具有重要作用：SREBP 是调控肝细胞内脂质蓄积的重要因子，尤其是 SREBP-1c 能控制脂肪细胞的分化和脂肪在细胞内的异位积聚作用，其不仅调节 TG 的合成量而且调节 TG 在肝细胞内的贮存量，肝脏 SREBP-1c 过表达在 NASH 的脂质代谢紊乱中起着关键作用。SCAP 具有感觉胆固醇的水平和通过调控 SREBPs 的水解反应而导致细胞内固醇的过量合成，参与了肝细胞的脂代谢及脂肪变性，引发 NASH。PPARα 活化能抑制与炎症反应有关的基因转录，抑制肝脏局部炎症反应，PGC—1α 可作用于 PPARs，发挥强大的转录活性，二者对控制 NASH 的发生发展是有益的.线粒体 DNA 自我修复并保持基因组的完整性对于 NASH 受损肝细胞的康复十分重要，而 8－氧鸟嘌呤 DNA 糖基化酶、胸腺嘧啶乙二醇 DNA 糖基化酶、3－甲基腺嘌呤 DNA 糖基化酶就是线粒体 DNA 修复酶中具有代表性的 DNA 糖基化酶，可以促进受损肝细胞的自我修复。对其研究可以探索中药治疗 NASH 的环节和机理。

本实验证明：熵聚堆 1 号方、熵聚堆 2 号方和熵聚堆 1+2 号方治疗 NASH 的过程中，可以显著提高 PPARα、PGC－1α 含量，显著降低 SREBP-1c、 SCAP 含量，可以显著提高线粒体 DNA 修复酶的含量，可以显著降低血脂及改善肝功能，可以减轻肝内脂肪堆积，其提高 PPARα、PGC-1α，提高线粒体 DNA 修复酶，及改善肝脏脂肪堆积的病理方面优于易善复，在降低 SREBP-1c、SCAP 含量、降低血脂及改善肝功能方面逊与易善复。本实验证明了复杂系统熵聚堆方法创立新的方剂对 NASH 具有较好的治疗效果，其拟方方法是可行的，为今后的进一步研究提供了可靠的实验基础。

参考文献（略）

实验性大鼠肝癌发生过程中 AKT/PI3K 信号通路的表达及健脾解毒法的调节作用

张 斌 李 琦 殷佩浩 赵成根 李先茜 高 虹 孙 珏 范忠泽*

（上海中医药大学附属普陀医院中医肿瘤科 上海200062）

摘要 **目的:** 探讨中药复方健脾解毒方对二乙基亚硝胺(diethylnitrosamine，DEN)诱导的大鼠肝癌的预防作用及其调控 AKT/PI3K 信号通路的机制。**方法:** 雄性 Wistar 大鼠，随机分为正常组(n=25)、模型组(n=40)及中药预防组（n=40）。除正常组外，其他组在 1～12W 饮用含 DEN 80mg $\cdot L^{-1}$ 的饮水（8mg·kg $^{-1}$·d^{-1})以诱癌，中药组同时给予含生药 1.75g / ml 的健脾解毒方灌胃(10mL / kg)，正常组给予 10ml / kg 生理盐水灌胃，1 次 / d，共 12 周。于 4、8、12、16 周时相点，各组随机取 5 只大鼠处死取肝，20 周时剩余大鼠全部处死取肝，观察肝脏外观，计算病死率和腹水生成率，肝组织进行 HE 染色，应用 RT-PCR 半定量检测肝组织 AKT、PI3K 及 p70s6k mRNA 的表达，Western blot 法检测肝组织 p-AKT 的表达。**结果:** 在 20W 实验结束时，正常大鼠无死亡，而模型大鼠死亡率为 42.5%(17/40), 预防组死亡率为 17.5%（7/40），16W～20W 时模型组腹水发生率为 87.5%(7/8)，预防组为 44.4%(8/18)，预防组与模型组有差异性（ $P<0.05$）。正常组没有肿瘤形成，模型组和预防组在 16W 后成瘤率均为 100%。同时，16W 时模型组肝癌Ⅲ级发生率为 100%（5/5），而预防组Ⅰ、Ⅱ、Ⅲ级肝癌发生率分别为 40%（2/5）、40%(2/5)及 20%（1/5），两组比较有差异（$P<0.05$）。RT-PCR 结果显示，模型组肝组织 AKT 在 12W 和 20W 时上调明显，PI3K 除第 8W 外均显著上调，而 p70s6k 在每周表达下调，同时，与模型组比较，预防组可阶段性下调 AKT/PI3K 及上调 p70s6k 的表达。Western blot 显示，模型组与预防组的 p-AKT 有显著上调，尤其在 8～12W 最为明显，而预防组的上调幅度显著低于模型组。**结论:** AKT/PI3K 信号通路与肝癌的发生密切相关，健脾解毒方有预防 DEN 诱导大鼠肝癌的作用，其机制可能部分与中药下调 AKT/PI3K 及上调 p70s6k 的表达有关，仍需做进一步深入研究。

关键词 健脾解毒方；原发性肝癌；二乙基亚硝胺；大鼠；预防；AKT/PI3K

原发性肝癌(hepatocellular carcinoma，HCC)是人类最常见、最严重的恶性肿瘤之一，世界范围内每年约有 1 百万人死于 HCC，目前对其还没有理想的治疗方法， 因而加强肝癌的预防就显得尤为重要，其中中医药预防肿瘤的作用受到越来越多人的重视。健脾解毒方为我院范忠泽教授的经验方，既往的研究发现该方具有提高免疫、改善脏器功能及抗消化道肿瘤等多种疗效，对许多肝病，尤其肝癌临床诊疗中也发现有较好的防治效果，但是对其机制还不清楚。在肿瘤发生、发展过程中，生物信号分子的转导起了非常重要的作用，其中蛋白激酶 / 磷酸肌醇-3-激酶(AKT/PI3K)信号通路在细胞代谢、细胞周期调控及血管生成等方面发挥重要作用，参与调控肿瘤的发生发展、转移及耐药等，与肝癌发病也密切相关。为此，本实验采用二乙基亚硝胺诱发大鼠肝癌模型，动态观察 AKT/PI3K 在诱癌不同时期的表达规律，旨在研究其在调控肝癌发病中的作用，同时研究健脾解毒方对其干预后的影响。

1 材料与方法

1.1 药品 二乙基亚硝胺，0.95 g / ml，纯度 99.9% ，美国 Sigma 公司产品。Trizol RNA 提取试剂，Invitrogen 公司；RT-PCR 试剂，Promega 公司；健脾解毒方由生黄芪、白术、猪苓、八月札、石见穿、野葡萄藤、薏苡仁等组成，经水煎、浓缩及醇沉制成，制成含生药 1.75g / ml 浓度的中药制剂，高压灭菌，4℃存放备用，由上海中医药大学附属普陀医院制剂室制成。

1.2 实验动物 雄性 Wistar 大鼠 105 只，清洁级，体重 100±10g，动物合格证号：SCXP(沪)2008-0016，购自上海西普尔-必凯实验动物有限公司，所有大鼠分笼饲养于上海中医药大学附属普陀医院实验动物房。

1.3 方法

1.3.1 大鼠肝癌模型制备及分组 所有大鼠分笼饲养，每笼 5～6 只，适应性饲养 1 周后，全部大鼠分为正常组(n=25)、模型组(n=40)及中药预防组（n=40)：模型组和预防组饮用含 DEN 80mg $\cdot L^{-1}$ 的饮水，维持 DEN 摄入量每天每千克体重约 8mg (8mg $\cdot$ kg^{-1} $\cdot$ d^{-1})以诱癌，并以普通灭菌水补足不足水量，连续 12 周后改为自由饮水；中药组在饮用 DEN 水的同时每日给予含生药 1.75g / ml 的中药汤剂灌胃(10mL / kg)，1 次 / d，连续 12W，正常组每日给予 10ml / kg 生理盐水灌胃，1 次 / d，共 12 周。于 4、8、12、16 周时相点，各组随机取 5 只大鼠处死取肝，20 周时剩余大鼠全部处死取肝，大体观察暴露肝脏，记录肝脏的形态、颜色、质地，记录一般情况及表面癌结节数。

1.3.2 肝组织病理学观察 取肝脏标本，4%多聚甲醛缓冲液固定 24 h，常规石蜡包埋，切片，HE 染色，光学显微镜下观察。

1.3.3 RT-PCR 半定量检测肝组织 AKT、PI3K、p70s6k mRNA 的表达 取标本组织 100 mg 匀浆后加入 Trizol 试剂提取总 RNA。以紫外分光光度计测定 RNA 浓度和纯度，其吸光度 A_{260nm}/A_{280nm} 在 1.8～2.0。逆转录总反应体系为 20ul，放入 PCR 仪 25℃10 分钟 40℃60 分钟，85℃5 分钟结束。然后取逆转录后的 cDNA 1 ul 在 50ul PCR 体系中扩增。PCR 所用引物由 ShineGene 公司合成（见表 1）。反应条件为 94℃ 4 分钟；94℃20 秒 60℃30 秒 72℃30 秒循环 35 次，72℃检测信号，采用 Kodak 2.0 软件对 PCR 产物琼脂糖凝胶电泳进行扫描分析及数据处理，以 AKT、PI3K、p70s6k 同内参 β-actin 值反映各基因 mRNA 的表达水平。重复 3 次，取均值。

表1 RT-PCR引物序列和产物大小

Table 1 Prime sequence of RT-PCR and their product length

基因	引物		长度（bp）
	上游	下游	
AKT	5'-CCAAGCAGAGGCTCGGTG-3'	5'-CCCAGGCTGTCATATCGGTC-3'	215
PI3K	5'-ACCTCCCTGATTGGCTACGA-3'	5'-GAGACCTTGATGGTTTGACTGG-3'	245
p70s6k	5'- TGTAGACCCTCCCTTCAGACC-3'	5'- AGCCCTCTTTGATGCTGTCC -3'	185
β-actin	5'-CCCATCTATGAGGGTTACGC-3'	5'-TTTAATGTCACGCACGATTTC-3'	150

1.3.4Western blot 法检测肝组织 p-AKT 表达 组织称重切块，加入蛋白质抽提试剂至组织完全裂解。以 BCA 蛋白定量方法测定蛋白浓度，SDS-PAGE 电泳方法分离样品，将蛋白质转移至硝酸纤维素膜孵育以封闭膜上的非特异结合，封闭过的膜加入一级抗体磷酸化 AKT 抗体，使抗原抗体结合。TBST 洗膜后加入辣根过氧化物酶(HRP)标记的二级抗小鼠抗体(康成生物)以结合一级

抗体，加人 HRP 标记的抗生物素抗体以结合分子量标准。将膜置于 KCⅢ化学发光试剂盒(康成生物)反应液中室温孵育，X 线胶片曝光，以 GAPDH 为内参照，用软件分析图片上每个特异条带的灰度值。实验重复 3 次。

1.3.5 数据处理 所有数据采用 SPSS 11.0 软件统计分析，计量资料以平均数±标准差（means ±sd）表示，采用单因素方差分析，两组间均数比较采用 t 检验，P<0.05 为差异有统计学意义。

2 结果

2.1 大鼠一般情况及成瘤率 正常组大鼠生长状态良好，体重增加显著，皮毛光滑，二便如常；模型组活动少，精神萎靡，胡须下垂，喜睡少动，体重增加减少，皮毛欠光滑，尿色黄，有腹泻；中药预防组一般状态明显好于模型组。在 20W 实验结束时，正常大鼠无死亡，而模型大鼠病死率为 42.5%(17/40), 预防组病死率为 17.5%（7/40），经解剖发现，正常大鼠无腹水，模型组和预防组在 16W～20W 时部分出现腹水，去除病死部分，经 16W、20W 解剖后统计，模型组腹水发生率为 87.5%(7/8)，预防组为 44.4%(8/18)，预防组与模型组的病死率和腹水发生率均有差异性（*P*<0.05）。正常组没有发现肿瘤形成，模型组和预防组大鼠早期肝脏表面变粗糙，质地较柔软，边缘锐薄，切面呈斑剥状，诱癌至 12W 后肝脏表面和实质内出现大小不等的结节，直径<lcm，质地变硬，16W 后结节变硬，个别直径>3cm，有结节型、巨块型和弥漫型，模型组和预防组在 16W 后成瘤率均为 100%。

2.2 病理组织学检查 16W 时各组肝病理情况进行比较，其中正常组：肝小叶结构正常，无界面性炎症及纤维化；肝条索排列规整，以中央静脉为中心呈放射状排列，肝细胞无变性、坏死。模型组：肝细胞异型性增生明显，大部分增生肝细胞出现核异质变，细胞核仁普遍增大，细胞成倍增大，染色质粗糙，出现癌变细胞，同时呈典型的柱状及腺管样癌巢结构，且周围组织肝细胞异型性明显，伴癌细胞浸润，并可见不同程度的脂肪变性，部分区域有出血、坏死及静脉癌栓，周围的肝组织内尚可见微小癌卫星灶。癌周组织细胞水肿、嗜酸性变、脂肪变性，并有肝细胞增生灶、增生结节及非典型增生结节，呈典型的肝硬化表现。预防组：虽然大鼠肝脏可见癌结节，但与模型组比较，肝细胞变性坏死减轻（见图 1）。根据 Edmondson 分级法，模型组Ⅲ级发生率为 100%（5/5），而预防组Ⅰ、Ⅱ、Ⅲ级发生率分别为 40%（2/5）、40%(2/5)及 20%（1/5），两组比较有差异（*P*<0.05）。

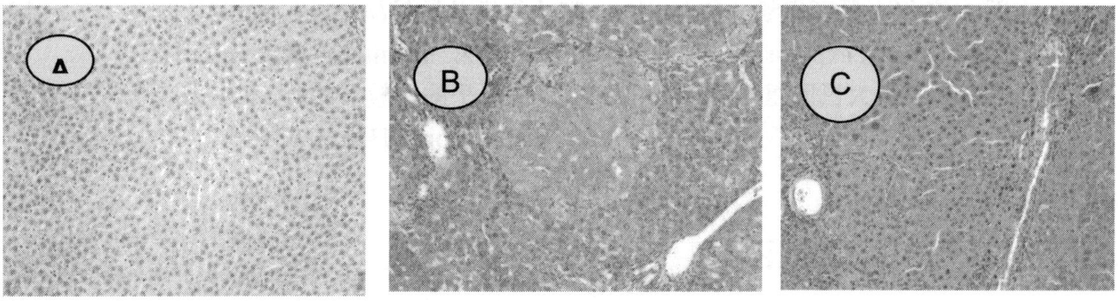

图 1 各组大鼠 16W 时肝组织病理改变（HE，×100）

Fig 1 Each group pathological change of liver tissue in 16th week (HE，×100)

A: Normal control group; B: model group; C: prevention group

2.3 肝组织 AKT、PI3K 及 p70s6k m RNA 的半定量表达 采用半定量 RT-PCR 的方法分析各组不同时间 AKT、PI3K 及 p70s6k 基因表达。结果显示：（1）模型组第 12W 和 20W 的 AKT 表达较正常组有显著上调（其中 12W 为 $P<0.01$，20W 为 $P<0.05$），而其它各周上调不明显；同时，与模型组比较，12W 和 20W 时预防组 AKT 表达显著下降（$P<0.01$，见表 2、图 2）；（2）模型组除第 8W 外 PI3K 较正常组均显著上调（$P<0.01$）；与模型组比较，预防组在第 4W、12W、20W 的 PI3K 表达下降，两组有显著差异（$P<0.01$，见表 3、图 3）；（3）模型组各周的 p70s6k 的表达与正常组比较均显著下调（其中 12W 的差异性在 $P<0.05$，其余各周均 $P<0.01$）；与模型组比较，预防组在 4W、8W、16W 时表达有提高，两组比较差异有统计学意义（$P<0.01$，见表 4、图 4）。

表 2 各组大鼠肝组织 AKT mRNA 表达水平的比较(AKT/β-actin)

Table2 AKT mRNA expression of each group(AKT/β-actin)

组别	大鼠数（只）	4W	8W	12W	16W	20W
正常组	3	0.136±0.009▲▲	0.141±0.010▲▲	0.143±0.015▲▲	0.143±0.005▲	0.131±0.007▲
模型组	3	0.072±0.015	0.043±0.002	0.270±0.041	0.114±0.005	0.184±0.038
预防组	3	0.109±0.022▲	0.065±0.010▲	0.174±0.028▲▲	0.105±0.017	0.087±0.010▲▲

▲▲ $P<0.01$，▲$P<0.05$,与模型组比较;

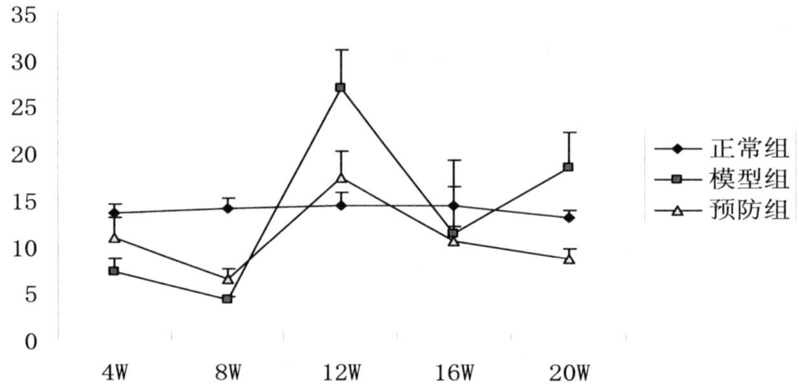

图 2 各组大鼠肝组织 AKT mRNA 表达水平的比较(AKT/β-actin×100)

Fig 2 AKT mRNA expression of each group in different time(AKT/β-actin×100)

表 3 各组大鼠肝组织 PI3K mRNA 表达水平的比较（PI3K/β-actin）

Table3 PI3K mRNA expression of each group(PI3K /β-actin)

组别	大鼠数（只）	4W	8W	12W	16W	20W
正常组	3	0.149±0.008▲▲	0.152±0.005▲▲	0.147±0.011▲▲	0.153±0.005▲▲	0.152±0.006▲▲
模型组	3	0.213±0.022	0.058±0.018	0.722±0.124	0.245±0.009	0.289±0.030
预防组	3	0.096±0.001▲▲	0.239±0.024▲▲	0.195±0.032▲▲	0.263±0.032	0.085±0.009▲▲

▲ ▲ $P<0.01$，▲$P<0.05$,与模型组比较;

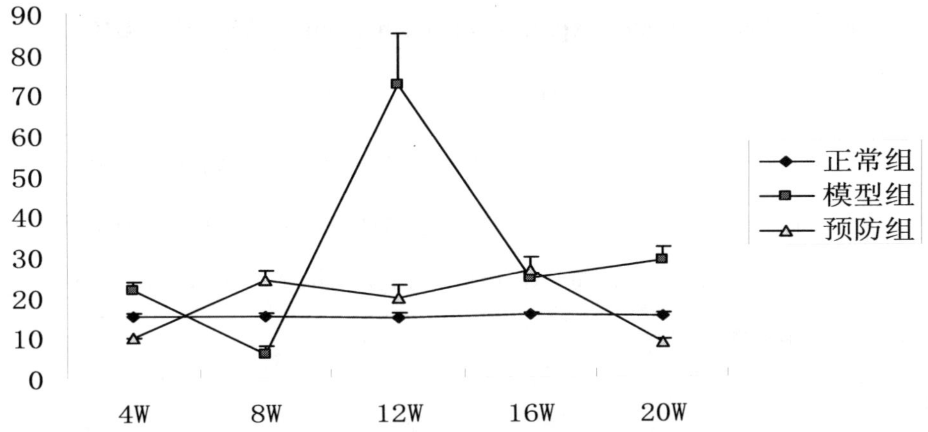

图 3 各组大鼠肝组织 PI3K mRNA 表达水平的比较（PI3K/ β -actin×100）
Fig 3 PI3K mRNA expression of each group in different time(PI3K /β-actin×100）

表 4 各组大鼠肝组织 p70s6k mRNA 表达水平的比较（p70s6k/ β -actin）
Table4 p70s6k mRNA expression of each group(p70s6k/β-actin）

组别	大鼠数（只）	4W	8W	12W	16W	20W
正常组	3	0.339±0.012▲▲	0.335±0.003▲▲	0.333±0.005▲	0.319±0.025▲▲	0.316±0.019▲▲
模型组	3	0.152±0.027	0.074±0.028	0.265±0.050	0.160±0.010	0.242±0.018
预防组	3	0.279±0.030▲▲	0.354±0.086▲▲	0.193±0.010▲	0.452±0.071▲▲	0.215±0.014

▲▲ $P<0.01$，▲$P<0.05$,与模型组比较;

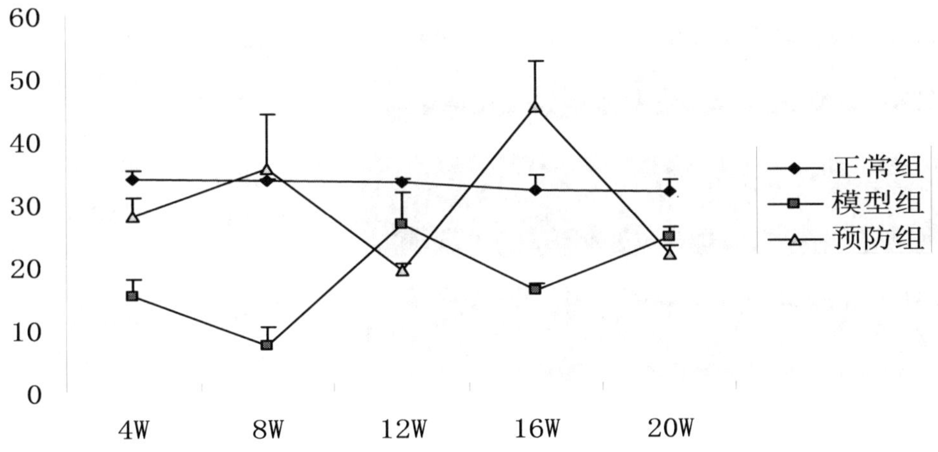

图 4 p70s6k mRNA 的表达情况（p70s6k/ β -actin×100）
Fig 4 p70s6k mRNA expression of each group in different time(p70s6k /β-actin×100）

2.4 各组 p-AKT 蛋白表达 Western blot 显示，模型组与正常组比较 p-AKT 蛋白表达有显著上调（其中 20W 时 $P<0.05$，其余各周 $P<0.01$），预防组与模型组比较 p-AKT 蛋白表达有显著下降（其中 4W、8W、16W 的 $P<0.01$，其余 $P<0.05$，见表 5、图 5~6 ）。

表 5 各组大鼠肝组织 AKT 蛋白表达水平的比较（p-AKT/GAPDH）

Table5 p-AKT protein expression of each group(p-AKT/GAPDH）

组别	大鼠数（只）	4W	8W	12W	16W	20W
正常组	3	0.157±0.014▲▲	0.152±0.015▲▲	0.154±0.021▲▲	0.158±0.013▲▲	0.157±0.015▲
模型组	3	0.259±0.020	0.620±0.027	0.567±0.068	0.301±0.031	0.270±0.058
预防组	3	0.159±0.039▲▲	0.419±0.026▲▲	0.457±0.054▲	0.182±0.022▲▲	0.161±0.021▲

▲▲ $P<0.01$，▲$P<0.05$,与模型组比较;

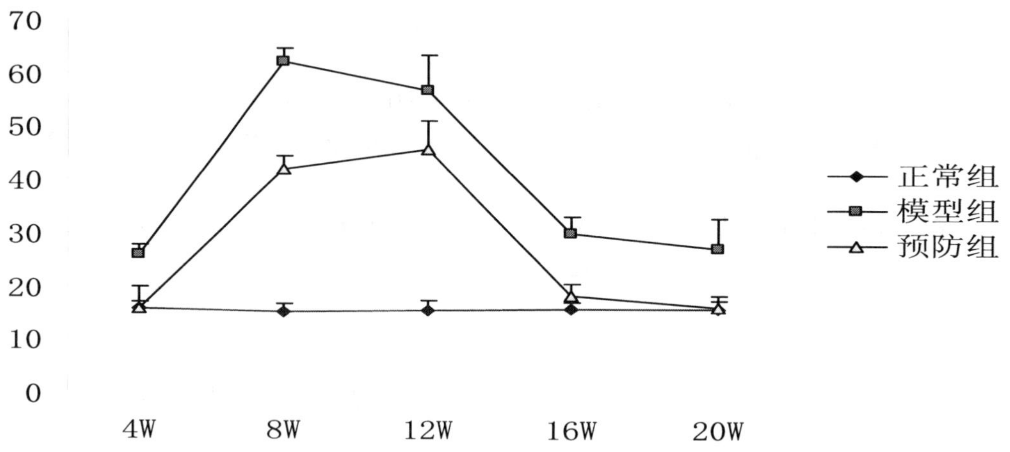

图 5 各组 AKT 蛋白表达情况（p-AKT/GAPDH×100）

Fig 5 p-AKT protein expression of each group in different time(p-AKT/GAPDH×100)

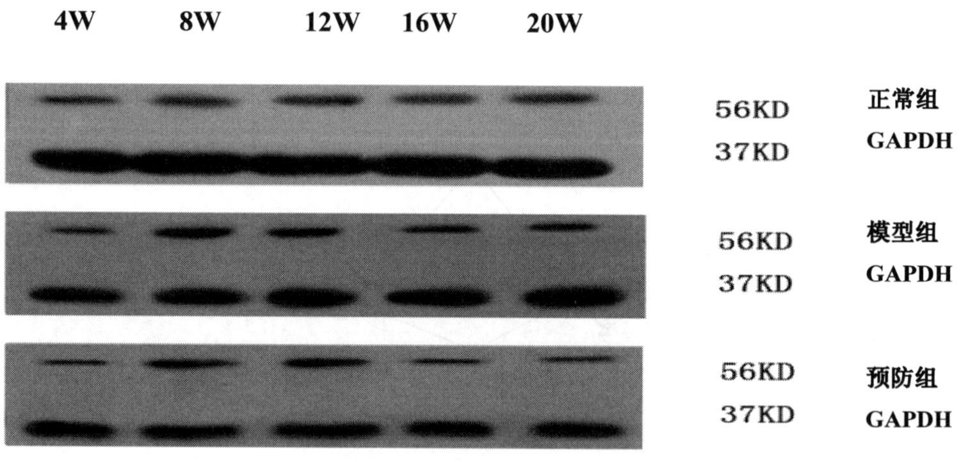

图 6 各组不同时期 p-AKT 蛋白表达情况

Fig 6 p-AKT protein expression of each group in different time

讨 论

中医中药治疗肿瘤在我国有悠久的历史,具有独特的机制与效应,在肝癌的治疗中具有重要的地位，其中中药复方是根据中医理、法、方、药的理论组方并经过实践确定下来的有效方剂，是中医治疗肿瘤的主要手段之一。健脾解毒方是根据中医学整体观念和辨证论治的原则，将清热解毒、祛瘀散结、健脾理气等治法有机结合起来，选用植物性中药组方，由生黄芪、白术、猪苓、八月札、石见穿、野葡萄藤、薏苡仁等组成，具有健脾理气、化湿解毒的作用，由著名中医肿瘤专家范忠泽教授组方，他认为肝癌的发生、发展与六淫外侵、七情失调、饮食所伤、素体不足等多种因素有关，出现痰、瘀、毒等病理产物，并可涉及肝、肾等多个脏腑功能失调，但脾胃的病变，始终是一个关键的因素，肝癌的形成大多由于脾气不足，运化不能，湿浊内蕴或肾气亏损，气化失司，湿浊内聚。湿浊蕴结体内，日久郁而化热，湿热蕴结下注，浸淫肠道导致肠道气血运行不畅，湿热瘀滞凝结而成肿块。本研究结果发现，健脾解毒方预防组的病死率为 17.5%，16W 后腹水发生率为44.4%，而模型组病死率为42.5%，腹水发生率为87.5%，两者有差异性（ $P<0.05$），同时，16W 时模型组肝癌Ⅲ级发生率为 100%（5/5），而预防组Ⅰ、Ⅱ、Ⅲ级肝癌发生率分别为 40%（2/5）、40%(2/5)及 20%（1/5），两组比较有差异（$P<0.05$）。上述结果表明健脾解毒方可以有效预防肝癌的发生和发展。

磷酸肌醇-3-激酶（phosphatidylinosit0l-3 kinase，PI3K）是一类特异的催化磷脂酰肌醇脂物质的激酶，是磷脂激酶家族中的一个重要成员，具有脂类激酶活性和蛋白激酶活性，是许多生命活动中关键的信号分子，PI3K 的 p85 调节亚单位是许多细胞质和受体酪氨酸激酶的磷脂蛋白底物，能特异性地催化磷脂酰肌醇(PI)环上 3 位羟基磷酸化，生成相应的肌醇脂物质，与胞浆内含有血小板-白细胞激酶底物同源结构域区的信号分子结合后发挥活性调节作用。细胞外生长信号通过 PI3K 作用产生 PIP3(磷脂酰肌醇 3，4，5 三磷酸)，作为第二信使结合并激活多种细胞内的靶蛋白，形成一个信号级联复合物，最终调节细胞的增殖、分化、存活和迁移等，与肿瘤细胞的迁移、粘附、肿瘤血管生成以及细胞外基质的降解等相关。

丝氨酸／苏氨酸蛋白激酶(serine／threonine kinase，Akt)是 PI3K 的主要下游靶目标，被激活后成为磷酸激酶活性的 p-AKT，对含有丝氨酸/苏氨酸残基底物磷酸化而发挥广泛生物学效应，这些下游靶点在肝癌分化和生长调控中起关键作用。AKT 的激活受到双重调控：(1)AKT 需要转位到细胞膜上去；(2)AKT 在 PI3K、PDK1(phosphoinositide dependent kinase-1)、ILK(integrin linked kinase)的作用下发生 2 个位点的磷酸化(p-AKT)，一个是催化结构域的 Thr308 位点，一个是调节结构域的 Ser473 位点，只有 2 个位点的磷酸化才能使 AKT 充分活化，而后者的磷酸化以前者为基础，激活的 AKT 可磷酸化它的下游分子。当细胞因子激活 PI3K 后，AKT 通过 PH 结构域区与胞浆膜上的肌醇脂结合，并在酶的催化下激活，活化的 AKT 由细胞膜释放到胞浆内继续传递生物学信号，发挥相应的生物学功能，从而启动一系列与细胞生长、增殖和凋亡、细胞运动和侵袭、细胞周期调控、端粒酶活性、血管生成、抵抗化疗和放疗等相关的程序，进而参与癌变的发生发展。PI3K/AKT 信号转导通路广泛存在于细胞中，是参与调节细胞生长、增殖、分化的重要信号传导通路，在肿瘤恶性增殖、血管新生和侵袭转移中起着重要作用。肝癌发病与 PI3K／AKT 信号传导通路也密切相关。Taniai 等对雄性 F344 兔制造肝癌模型的 PTEN/ AKT/ TGFβ信号途径开展了研究，发现肝癌发生后肝组织中 PTEN 表达下调，而 AKT 表达上调，认为 AKT 的磷酸化与肝癌发病密切相关。Li 等研究后认为，肝癌血管生成与 AKT/mTOR/p70s6k 信号通路的激活有关，可以作为抗肝癌治疗的重要靶点。Cui 等对接种 HuH7 细胞的裸鼠采用水飞蓟宾（silibinin）进行治疗，发现该药有抑制肝癌细胞增殖的作用，进一步对其机制进行研究后发现，与下调 Ki-67、AKT 的表达有关。Lai 等研究发现阿霉素可以显著抑制 Huh7 和 Hep3B 细胞的增殖，并促进肝癌细胞的凋亡，其疗效与下调 Erk 和 Akt 的磷酸化有关，认为这些药物可以用于肝癌的治疗。Lau 等研究发现，阻断肝癌细胞 Akt/HIF-1α/PDGF-BB 信号途径后可以显著提高 HCC 化疗敏感性。上述研究结果表明，AKT/PI3K 在肝癌中表达上调，与肝癌病情密切相关，可作为肝癌病情判断的参考。本课题研究结果发现，模型组 AKT 在第 12W 和第 20W 较正常组有显著上调，而 PI3K 除第 8W 外各周均有显著上调，给中药预防后 AKT 在 12W 和 20W 表达下降，PI3K 在第 4W、12W 及 20W 时表达下降。进一步研究发现，模型组各周的 p70s6k 的表达与正常组比较均显著下调，给中药预防后在 4W、8W、16W 时表达有显著提高；Western blot 结果发现，模型组与正常组比较 p-AKT 蛋白表达有显著上调，预防组与模型组比较 p-AKT 蛋白表达有显著下降。上述结果表明：（1）DEN 诱导大鼠肝癌形成过程中，AKT 和 PI3K 的上调仅仅是阶段性的，其中 PI3K 在第 4W 就出现了上调的情况，是否 PI3K 有早期诊断肝癌的价值还需要进一步深入研究；（2）p70s6k 在肝癌形成的每个阶段均有下调，因而如在早期检测 p70s6k 的表达可能有助于肝癌的早期诊断；（3）中药预防后仅在病程 4W～16W 有阶段性的下调表达 AKT 和 PI3K 作用，而到肝癌形成晚期该作用不明显；（4）中药预防后可以使 p70s6k 的表达 4W、8W、16W 的表达提高，是否中药延缓肝癌的形成作用与诱导 p70s6k 的表达有关，还需要进一步深入研究；（5）Western blot 结果表明，模型组磷酸化 AKT 蛋白表达较正常组显著增加，而中药预防后可以显著下降其表达，表明磷酸化 AKT 蛋白表达参与了肝癌的形成，中药预防肝癌作用可能部分通过抑制 AKT 的磷酸化有关。

本研究从 AKT/PI3K 信号通路探索了 DEN 诱导大鼠肝癌的机制及中药的预防作用，初步表明，DEN 诱导大鼠肝癌的发生与 AKT/PI3K/p70s6k 信号表达调控有关，表现为阶段性的 AKT、PI3K 上调及 p70s6k 下调，可能是肝癌发病的重要机制之一。同时采用健脾解毒方预防后可以显著延缓大鼠肝癌的发生和发展，降低了病死率和腹水形成，其预防效果可能部分与中药下调 AKT/PI3K 及上调 p70s6k 的表达有关，但本研究还仅仅是初步的，对其机制还需做进一步深入细致的探索和研究。

参考文献（略）

平糖方药物血清急性抑制软脂酸刺激的 INS-1β 细胞胰岛素分泌

张海啸[1,2] 杨叔禹[1] 曹洪欣[2] 鞠大宏[2]

（1福建医科大学附属厦门市第一医院 厦门市糖尿病研究所　厦门 361003）

（2 中国中医科学院　北京 100700）

摘要 **目的** 观察平糖方药物血清对高浓度软脂酸刺激下的 INS-1β 细胞胰岛素分泌的影响。**方法** 以大鼠胰岛β细胞株 INS-1 细胞为模型，以平糖方药物血清作为刺激因素，通过 MTT 方法，测定 INS-1 细胞的生长和增殖能力；在 0.5mmol/L PA 的条件下，分别观察平糖方药物血清对 INS-1

细胞胰岛素分泌和 ATP 合成的影响，胰岛素分泌采用 RIA 方法检测，ATP 采用荧光素酶方法检测。**结果** 平糖方药物血清对 INS-1β细胞的生长增殖有一定的抑制趋势，其中高剂量组与细胞对照组相比出现了明显的降低($P<0.05$)。PA 作用于细胞 24h 可以导致胰岛素分泌增加($P<0.001$)、ATP 合成升高($P<0.05$)，平糖方药物血清可使 PA 促进的胰岛素分泌降低(其中高、中剂量组同 PA 组比较 $P<0.05$)、ATP 合成降低(中剂量组同 PA 组比较 $P<0.05$)；而作用于细胞 72 小时可以导致胰岛素分泌减少($P<0.05$)、ATP 合成降低($P<0.05$)，平糖方药物血清对 PA 引起的 ATP 降低没有明显的改善。**结论** 平糖方药物血清急性抑制 PA 促进的胰岛素分泌和 ATP 合成。平糖方药物血清可能通过抑制 ATP 合成而急性抑制 PA 促进的胰岛素分泌。

关键词　平糖方药物血清；胰岛素分泌；ATP 合成；软脂酸

2 型糖尿病患者常伴有脂质代谢紊乱，而脂质代谢异常可参与 2 型糖尿病的发生和发展。代谢过程中产生的游离脂肪酸(free fatty acids， FFAs)在 T2DM 的发生及发展中所起的重要作用已经被大量研究证实：FFA 能增强基础状态和葡萄糖刺激后的胰岛素分泌量（GSIS），并且是胰岛β细胞刺激－分泌耦联的必须物质；但是长期的高浓度的 FFAs 可导致胰岛β细胞分泌功能降低，β细胞凋亡增加，降低血浆中 FFAs 浓度能改善胰岛素分泌。

平糖方是杨叔禹教授根据多年临床经验总结的经验方，我们前期的临床研究发现平糖方具有改善糖耐量异常人群的血脂结构和血糖、胰岛素水平的作用，动物实验表明平糖方能改善肥胖大鼠的胰岛素抵抗。本研究进一步从体外细胞的角度观察平糖方药物血清对软脂酸（Palmitic acid，PA）诱导下 INS-1β细胞分泌功能的影响。

1 材料和方法

1.1 材料

细胞：大鼠 INS-1 胰岛β细胞株由中日友好医院李光伟教授惠赠。

动物：雄性 SD 大鼠 20 只，动物平均体重 252.7±11.3g，由北京维通利华实验动物中心提供，动物合格证号：SCXK(京)2002-0003。

药物：平糖方提取物，由中日友好医院制剂科协助制备，原料药购于北京同仁堂药店，经醇提 2 次、水提 2 次，合并提取液，减压干燥，每 100g 生药制备药粉 20.23g。

试剂：软脂酸，sigma 公司；胎牛血清 FBS，Gibco；PRMI-1640 培养基，Hyclone；活性氧(ROS)检测试剂盒，Beyotime；BCA 蛋白检测试剂盒，vigorous BJ；(ATP 分析试剂盒，Beyotime China)；胰岛素 RIA 试剂盒：美国 Linco 公司。

1.2 细胞培养

INS-1 细胞常规用含 10％FBS 的 PRMI-1640 培养基（包含青霉素 100u/mL， 链霉素 100μg/mL，10 mM HEPES，2mM 谷氨酰胺，1 mM 丙酮酸钠，50 uM β-巯基乙醇）培养。将处于对数生长期的 INS-1 细胞用 0.25%的胰酶消化成单细胞悬液，按一定浓度接种于细胞培养皿或多孔培养板内，于 37℃、5%CO_2 培养箱中培养。

1.3 药物血清制备

实验动物常规条件饲养，适应性喂养3天后开始灌胃给药，连续给药7天，每天一次。于第7天给药后1h腹主动脉无菌采血，制备含药血清。平糖方的药物剂量按照人鼠剂量换算公式计算，取正常成人临床常用剂量为中剂量，低、高剂量分别为中剂量的1/5、5倍，则低、中、高剂量设置为0.28、1.4、7 g/kg，平糖方低、中、高剂量组分别表示为PTL、PTM和PTH。

1.4　MTT法测定细胞增殖能力

将消化成单细胞悬液的INS-1细胞以每孔5×10^4个细胞接种于96孔板，于37℃、5% CO_2培养箱中培养24h；将20%药物血清加入INS-1细胞作用24或48小时，弃去培养液，分别终止培养，PBS冲洗3遍；每孔加入1g/L的MTT溶液100μl，37℃、5% CO_2培养箱孵育4小时，弃去MTT液，PBS冲洗3遍；每孔加入150μl的DMSO，室温下作用10分钟；酶标仪490 nm处测OD值。

1.5　INS-1细胞的胰岛素分泌检测

细胞按10^5/孔浓度分入24孔板，培养24h后加入不同的药物血清及PA；于37℃、5% CO_2培养箱培养24h及72h；检测前用不含葡萄糖的KRBB液清洗细胞3次；加入含5.6mM葡萄糖的KRBB液500uL于37℃、5% CO2培养箱孵育1小时；吸取上清，于4℃ 1000rpm离心5min，以去除细胞，上清液用于测定胰岛素含量；24孔板内的细胞用PBS清洗3次；加入RIPA蛋白裂解液200uL，室温放置10min；移细胞裂解液于1.5mL的离心管中，4℃ 12000rpm离心10min；取一部分上清用于胰岛素含量测定，一部分用于蛋白测定以校正细胞数。胰岛素检测采用RIA试剂盒。

1.6 细胞内ATP合成测定

INS-1细胞按10^5/ ml 密度接种于24孔细胞培养板上，培养24h；加入0.25mM PA及药物血清继续培养24h、72h；用碳酸氢盐缓冲液(120 mM NaCl， 4·8 mM KCl， 2·5 mM CaCl2， 1·2 mM MgCl2，1 mM Na2HPO4， 24 mM NaHCO3 and 1 mg/ml BSA)洗细胞两次，然后加入碳酸氢盐缓冲液孵育4h，在检测前加入5.6 mM葡萄糖作用1h。细胞用ATP裂解试剂裂解，细胞内ATP应用荧光素酶方法检测。采用Top-Count实验室自动化工作站及配套测定板进行发光测定（Promega公司）。

1.7 数据处理

采用SPSS11.0统计软件进行实验数据处理，参数用均数±标准差($\bar{x}\pm s$)表示，组间比较用q检验，*P*<0.05为有显著性差异。

2 结果

2.1 平糖方对INS-1β细胞生长增殖的影响

我们通过药物血清方法观察平糖方对INS-1细胞生长增殖的影响。我们观测到平糖方药物血清作用于INS-1细胞，在本剂量范围内对INS-1细胞的生长和增殖有一定的抑制作用，尤其PT高剂量组，无论24h还是72h，同大鼠血清对照组相比，出现了统计学意义上的抑制（*P*<0.05)，见Table 1。

Table 1 平糖方药物血清对细胞生长增殖的影响

药物血清	吸光度值	吸光度值
	24h	72h
RS	0.513±0.028	0.623±0.035
PTL	0.483±0.037	0.571±0.030*
PTM	0.481±0.038	0.587±0.037
PTH	0.460±0.027*	0.580±0.024*

注：各平糖方药物血清组同大鼠对照血清组相比，*P<0. 05

2.2 平糖方对 PA 诱导的 INS-1 β 细胞胰岛素分泌的影响

在本研究中，我们观察到药物血清作用于 INS-1 细胞，在 0.5mmol/mL PA 刺激的条件下，作用 24h 可刺激胰岛素分泌(同大鼠空白血清组相比，$P<0.001$)，而 72h 抑制胰岛素分泌(同大鼠空白血清组相比，$P<0.05$)。我们观察到药物血清作用于 INS-1 细胞，在 PA 刺激 24h 的条件下，中、大剂量组同 PA 对照组比较均可引起统计学差异的减少（$P<0.05$）。但是对 PA 作用 72h 引起的胰岛素分泌变化影响不大，各平糖方作用组同 PA 组比较没有出现明显的统计学差异。见 Table 2。

Table 2 平糖方药物血清对胰岛素分泌的影响（IU/ng ）

Group	24H	72H
RS control	2.193±0.296	2.900±0.315
RS+PA	3.879±0.123##	1.896±0.245#
PTL+PA	3.358±0.376#	1.968±0.151#
PTM+PA	2.528±0.354*	2.492±0.198
PTH+PA	2.294±0.256*	2.073±0.148#

注：同大鼠血清对照组相比， #P<0.05， ##P<0.001 ；同 PA 组比较，* P<0.05， **P<0.001。

2.3 平糖方对 PA 作用下 INS-1 β 细胞 ATP 合成的影响

在本研究中，我们观察到 0.5mmol 的 PA 作用于 INS-1 细胞 24h 可促进 ATP 的合成，同大鼠血清对照组比较 $P<0.05$；72h 可抑制 ATP 的合成，同大鼠血清对照组比较 $P<0.05$。药物血清作用于 PA 刺激的 INS-1 β 细胞 24h 有抑制 ATP 合成的趋势，其中，中剂量组同 PA 组比较有统计学意义上的降低（$P<0.05$），见 Table 3。

Table 3 平糖方药物血清对 ATP 合成的影响 (nmol/mg)

Group	24h	72h
RS control	19.58±2.26	19.06±3.15
RS+PA	25.98±3.30#	15.91±1.19#
PTL+PA	23.24±1.71#	16.73±1.90
PTM+PA	21.41±2.27*	17.42±1.79
PTH+PA	22.49±4.39	17.44±2.06

注：同大鼠血清对照组相比， #P<0.05， ##P<0.001 ；同 PA 组比较，* P<0.05， **P<0.001。

3 讨论

β细胞脂毒性损伤近几年方得以关注。McGarry 教授在 2002 年就提出可将 2 型糖尿病称作“糖脂病”，也就是将脂毒性在糖尿病发病中的作用提到与糖毒性同样重要的地位。代谢过程中产生的游离脂肪酸(free fatty acids，FFAs)是联系肥胖、糖尿病的重要环节，肥胖患者脂肪分解、合成代谢旺盛，导致血液 FFAs 浓度升高。而血 FFAs 水平的增高，只要超过脂肪组织的存储能力，就可抑制由胰岛素刺激所致周围组织对葡萄糖的摄取，造成外周胰岛素抵抗，有遗传易感性的个体更容易发展为 2 型糖尿病。FFAs 能增强基础状态和葡萄糖刺激后的胰岛素分泌量(GSIS)，并且是胰岛β细胞刺激一分泌耦联的必须物质。但是，长期的高浓度的 FFAs 可导致胰岛β细胞分泌功能降低，β细胞凋亡增加，降低血浆中 FFAs 浓度能改善胰岛素分泌。在本研究中，我们针对 INS-1 细胞的脂毒性实验也证实，PA 短期刺激可促进 INS-1β细胞胰岛素分泌，而长期高浓度的 PA 可诱导 INS-1 细胞胰岛素分泌减少。

平糖方是杨叔禹教授根据临床经验，本方由《金匮要略》泽泻汤化裁而来，泽泻、白术健脾渗湿、升清降浊，以除体内痰湿壅滞，加大黄以泻浊毒、除壅热，山楂消积、导滞、化瘀，诸药合而具健脾渗湿，化浊通瘀的功效。本课题组前期的临床研究发现，脾失健运、痰浊瘀阻型糖尿病和肥胖患者应用平糖方能收到很好的疗效。平糖方对代谢综合征人群的干预研究，得出初步结论：在饮食运动治疗的基础上，应用平糖方可改善脂代谢、改善胰岛素抵抗、保护β细胞功能。那么，平糖方通过何种机制而发挥作用的呢？在本研究中，我们观察到平糖方药物血清作用于 INS-1 细胞，在 0.5mmol/mL PA 刺激的条件下，作用 24h 时可抑制胰岛素分泌，同对照组比较有统计学差异；对 PA 作用 72h 引起的胰岛素分泌降低有一定的升高，但没有出现统计学差异。这说明平糖方药物血清对高浓度游离脂肪酸作用下的 INS-1β细胞的分泌功能有双向调节的作用，并且对急性刺激下的胰岛素分泌增高有较好的抑制作用。

在胰腺β细胞的分泌囊泡中，ATP 与胰岛素共存并随胰岛素一起释放到细胞外，胞内 ATP 对胰岛素分泌起着重要的调控作用.当胞外葡萄糖浓度增加时，细胞胞浆中的葡萄糖浓度升高，通过糖代谢增加胞内 ATP 浓度，并使 ATP/ADP 比率升高，导致 ATP 敏感的钾通道(KATP)关闭，从而引起β细胞去极化和电压依赖性的钙离子通道开放，Ca^{2+}通过钙离子通道流入胞内，最终触发胰岛素分泌。胰腺组织接受交感和副交感神经末稍的双重支配。在胰腺β细胞的分泌囊泡中，ATP 与胰岛素共存并随胰岛素一起释放到细胞外，反馈性调节自身的胰岛素分泌和邻近细胞的分泌活动，显示出其对胰岛素分泌调节的自分泌和旁分泌调节作用。有证据显示，在大鼠β细胞和人的胰岛，ATP 通过作用于 P2 受体促进胰岛素分泌，在第二时相 K-ATP 通道非依赖性的胰岛素分泌过程中，与胰岛素共释放的 ATP 起着正反馈调节作用。也有研究认为，ATP 与胰岛素一同释放，通过在胰岛内部或胰岛之间的扩散，使β细胞产生同步的 Ca^{2+}振荡。

在本实验条件下，高浓度的 PA 作用于β细胞 24h 会引起 ATP 合成增多，在 72h 时则会导致 ATP 合成减少，这说明在高浓度游离脂肪酸的作用下，ATP 合成伴随胰岛素分泌呈同步趋势，中剂量平糖方药物血清刺激组能部分逆转 PA 导致的 ATP 合成增多，这说明平糖方有可能通过影响 ATP 的合成而发挥对胰岛素分泌的调控。

总之，在本研究中，我们发现平糖方药物血清急性抑制 PA 促进的胰岛素分泌和 ATP 合成。平糖方药物血清可能通过抑制 ATP 合成而急性抑制 PA 促进的胰岛素分泌。

参考文献(略)

延胡索乙素对放射性血管内皮细胞损伤的保护作用研究

俞　静　朴炳奎　花宝金

（中国中医研究院广安门医院肿瘤科　北京100043）

摘要　**目的**　探讨延胡索乙素对放射治疗所致内皮细胞损伤的保护作用及机制。**方法**　以延胡索乙素预先处理人血管内皮细胞株 EA.hy926，之后，预处理后的部分细胞接受 12Gy γ 射线照射，建立放射性细胞损伤模型。分别通过光镜及电镜观察细胞形态及超微结构改变，流式细胞仪检测细胞凋亡率。检测细胞照射前后乳酸脱氢酶（LDH）、丙二醛（MDA）的含量变化，荧光素探针 DCFH-DA 负载细胞，流式细胞仪检测细胞内活性氧(ROS)生成；Western Blotting 法检测细胞色素 C 蛋白表达；酶标仪检测 Caspase-3 的活性变化。**结果**　细胞经照射后，细胞形态及超微结构改变均显示典型的凋亡改变，而延胡索乙素预处理组的细胞凋亡改变明显轻于其它实验组。单纯照射组血管内皮细胞脂质氧化损伤指标乳酸脱氢酶（LDH）、丙二醛（MDA）明显升高，而低中高剂量的延胡索乙素＋R 处理组的细胞 LDH、MDA 则明显降低，组间比较差异显著（$P<0.01$）。THP＋R 组细胞内的 ROS 含量及 Caspase-3 的活性，细胞色素 C 蛋白表达均显著低于单纯照射组（$P<0.05$）。**结论**　延胡索乙素可能通过抑制放射诱导 ROS 生成，抑制细胞色素 C 蛋白、Caspase-3 激酶凋亡级联反应，抑制细胞内脂质氧化损伤等作用，防治放射所致的内皮细胞激活及损伤，这可能为预防或减轻放射治疗所致的肺损伤提供一些新思路。

关键词　放射治疗；血管内皮细胞；延胡索乙素；损伤

放射性肺损伤是影响肺癌、乳腺癌及霍奇金淋巴瘤等接受胸部放射治疗疾病疗效的重要限制性因素。肺组织对放射非常敏感，其损伤程度与放疗剂量密切相关，放射不仅能造成肺泡上皮细胞、肺泡间质细胞损伤，还能损伤血管内皮细胞，其中后者被认为是放射治疗中最早发生功能改变及损伤的细胞。血管内皮细胞经照射后可发生凋亡、坏死脱落从而造成血管内膜连续性中断，致血管通透性增高，最终造成肺组织水肿、肺泡内纤维蛋白沉积及放射性肺纤维化进展。因此，有研究表明，减轻血管内皮细胞的损伤可望成为一种防治肺损伤的有效策略之一。

延胡索乙素(dl-tetrahydropalmatine，dl-THP)是从中药延胡索中提取的一种生物碱，有减轻缺血组织再灌注损伤及化学性肝损伤等作用。但延胡索乙素对放射性肺损伤的影响尚未见文献报道，本研究通过探讨延胡索乙素对放射性血管内皮细胞损伤的防治效应及作用机制，冀为其防治放射性肺损伤提供理论依据。

1.材料和方法

1.1 材料：人脐静脉内皮细胞 EA.hy926 由中国协和医科大学药物研究所朱海波教授惠赠。1640 细胞培养基（Gibco BRL），胎牛血清（FBS）（杭州四季青生物材料有限公司）；四甲基偶氮唑盐(methyl-thiazol-tetrazolium，MTT)、双氢-乙酰乙酸二氯荧光黄(2'-7’-dichlorodihydrofluorescein diaeetate，DCFH-DA)(Sigma，美国)；磷脂酰丝氨酸结合蛋白 V/碘化丙锭(Annexin

V-FITC/Propidium iodide，AnnexinV.FITC/PI)联合染色法凋亡试剂盒(BD Pharmingen，美国)；延胡索乙素（中国药品生物检定所）；哺乳动物蛋白抽提试剂盒、BCA 蛋白浓度检测试剂盒（Pierce）。LDH、MDA 测定试剂盒(南京建成生物工程研究所)。Caspase-3 试剂盒购自 Calbiochem 公司。

2 方法

1.2.1 细胞培养：EA.hy926 置于含 10%FBS 的 1640 培养基中，37℃、5%CO2 饱和湿度条件下传代培养，选用对数生长期细胞进行实验。1.2.2 实验分组：根据 EA.hy926 细胞是否接受照射作如下分组： EA.hy926 未经照射：分为 PBS 组、dl-THP 各浓度组。细胞以适当浓度接种于培养板中，24h 后待细胞完全贴壁，然后分别加入 PBS，5μg/ml、25μg/ml、125μg/ml dl-THP 处理 1h，待用。

1.2.2.1 预处理的 EA.hy926 细胞接受照射：分为 PBS＋R 组、5μg/ml dl-THP＋R 组、25μg/ml dl-THP＋R 组和 125μg/ml dl-THP＋R 组。细胞经 dl-THP 处理 1h 后，室温下用 Co60 直线加速器射线垂直照射，剂量率为 1.35 Gy/min，照射时贴壁细胞表面加 1.5cm 组织等效填充物，源皮距 SSD 为 100cm，射野为 10cm×10cm。将处于对数生长期的细胞以 12Gy 照射，照射完毕立即把细胞置 37℃恒温培养箱中继续培养 24h 待用。

1.2.3 细胞的形态学观察 将上述各组细胞逐日于相差显微镜下作光镜观察，观察细胞每日形态、数量变化；细胞超微结构改变以透射电镜观察。

各组 EAhy926 细胞经照射处理 24h 后，收集细胞用 2%戊二醛 PBS 固定(4℃)，1%锇酸固定、乙醇逐级脱水，4%醋酸双氧铀快染过夜。体积分数为 85% 、90%、100%的乙醇逐级脱水，环氧丙烷置换，环氧树脂梯度渗透，618 环氧树脂包埋（37℃）。LKBV 型超薄切片机切片。枸橼酸铅电子染色。PHILIP(荷兰菲利浦公司)CM－120 透射电镜观察、摄片。

1.2.4 流式细胞仪检测细胞凋亡:将处理后的细胞用胰酶消化，吹打脱落， 1500r/min 离心 5min，弃上清;各样本中加 1×buffer 100μL 混匀， 然后加入 FITC 标记的 Annexin V 和碘化丙啶(propidine iodide， PI)各 5μL 后，上流式细胞仪检测。数据分析采用 CELLQuest 软件(Becton Dickinson 公司)

1.2.5 细胞内活性氧(ROS) 测定：二氯荧光素(DCFH)在过氧化物酶存在下，被 H2O2 或者 HO^{-2} 氧化形成具有荧光的 DCF，可以有效地应用于 ROS 定量分析。收集并吹打细胞，调整细胞数 1×10^6 个，PBS 洗涤后加入终浓度为 10μmol/L 的 DCFH-DA，37℃下避光孵育 30 min，再用 PBS 洗涤 2 次，吹打均匀，过滤为单个细胞，应用流式细胞仪分别检测各组的荧光强度(激发波长为 485nm，发射波长为 530nm) ，以荧光强度反映细胞内 ROS 含量。

1.2.6 细胞总超氧化物歧化酶（LDH）活性、丙二醛（MDA）含量测定

EAhy926 细胞终止培养后，离心制备培养上清；PBS 液洗涤细胞 3 次，采用冷冻裂解法制备细胞裂解液。培养上清和细胞裂解液中 LDH、MDA 测定按试剂盒操作步骤进行。

1.2.7 血管内皮细胞内 Caspase-3 活性的检测

人 EA.hy926 细胞按实验设计培养于 25cm^2 培养瓶中，每组设 3 个平行瓶，待细胞长到 70%-80%融合，以不加血清的培养液培养 24h 后换成含 10%小牛血清的培养液培养 12h，以

dl-THP 和照射处理，24h 后收集细胞，按测定 caspase-3 活性试剂盒(Calbiochem)的操作说明裂解细胞，提取蛋白质。即经过处理后的血管内皮细胞，用试剂盒提供的细胞裂解缓冲液提取细胞内的蛋白质，BCA 法测定蛋白含量，把相同蛋白量加到 96 孔培养板上，每组设 3 个平行孔，然后按照要求加入相应的反应底物，Bio-Tek Instruments 酶标仪在波长 405nm 测光密度(A_{405})。

1.2.8 细胞色素 C 的表达检测:

采用 Western blotting 检测。收集细胞按试剂盒要求提取蛋白，分别取 25-50μg 的等量蛋白样品，12%的 SDS-聚丙烯酰胺进行凝胶电泳，转膜采用 PVDF 膜；5%脱脂牛奶封闭 2h，TBST 洗膜，一抗 4℃过夜。其中抗细胞色素 C 抗体为 1∶100(Calbiochem)，抗β-actin 抗体为 1∶2000 (Santa Cruz)，TBST 洗膜后，辣根过氧化物酶(HRP)标记的二抗室温孵育 2h，采用 ECL 化学发光法显影。

1.2.9 统计学方法　采用 SPSS 11. 0 软件进行统计分析，ANOVA 检验(Newman-Keuls 检验)进行显著性检验，$P<0.05$ 被认为具有统计学意义。

2.结果

2.1 观察照射后血管内皮细胞形态学变化

细胞经药物及照射处理前后，在倒置显微镜下每日观察细胞形态。光镜下可见射组及各加药组细胞无论在细胞大小还是形态学方面均表现良好的均质性，呈单层卵石样生长，细胞质较为丰富，dl-THP 组可见细胞微肿胀，其余无明显改变。细胞经照射处理后可见未加药组（单纯照射组）部分细胞胞体变小、变圆，呈悬浮状态，部分细胞胞核体积增大、形态变得不规则，细胞均质性丧失，可见细胞破碎、坏死，细胞内颗粒多，细胞呈团簇状，轮廓不清。而以 dl-THP 预处理的照射组可见部分细胞体积增大，细胞形态由鹅卵石样转化为梭性，胞浆伸展，形态变圆的细胞较单纯照射组明显减少（见图 1）。

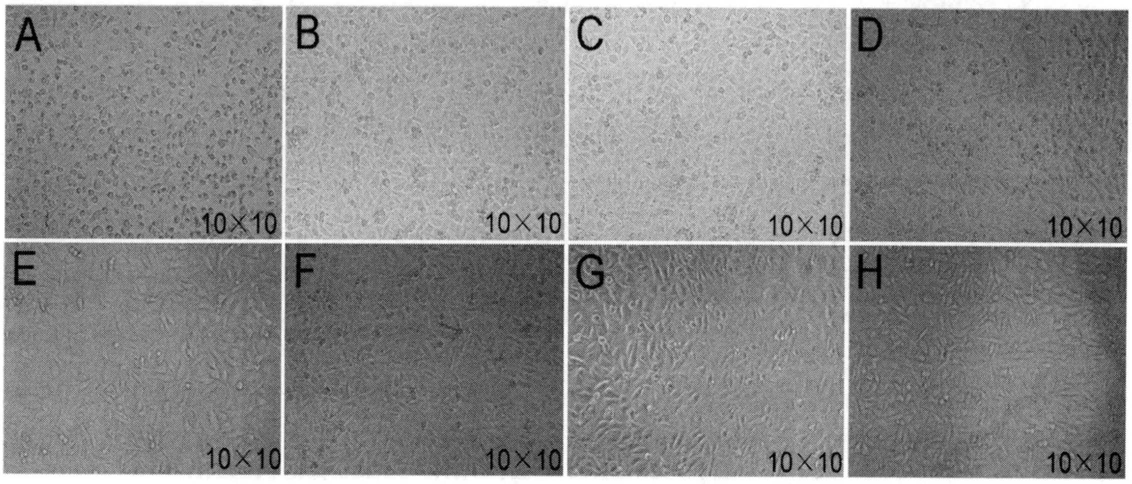

图 1：血管内皮细胞光镜下形态变化（10×10）

A:R;B:5ug/ml+R;C:25ug/ml+R;D:125ug/ml+R;E:Control;F:5ug/ml;G:25ug/ml;H:125ug/ml

电镜下观察，在以 THP＋照射处理组中，可见细胞核呈椭圆形，偏于细胞一侧，核分裂相多见，细胞连接结构清楚，无分离现象，其内线粒体呈瘦长型，基质深，嵴丰富。当细胞经照射处理后可见单纯照射组，细胞变成不规则形、体积缩小，部分细胞内出现大量脂质空泡，胞质浓缩，细胞染色质固缩浓集，呈典型的凋亡特征；线粒体肿胀变圆，基质密度不均，嵴结构破坏乃至消失，粗面内质网扩张，脱颗粒，核亦呈锯齿状等（见图 2）。

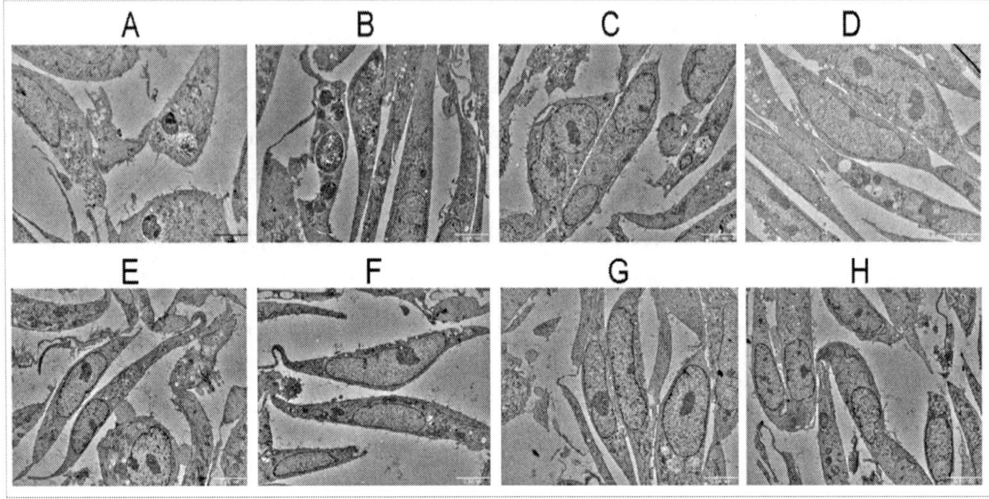

图 2：血管内皮细胞电镜下形态变化（×4200）

A:R;B:5ug/ml+R;C:25ug/ml+R;D:125ug/ml+R;E:Control;F:5ug/ml;G:25ug/ml;H:125ug/ml

2.1 流式检测血管内皮细胞的凋亡变化

流式结果显示，各组细胞经照射后，均会发生不同程度的凋亡，而 PBS + R 组 EA. hy926 细胞的凋亡率最高（75.35±7.55)%，THP（125μg/ml）+R 组 EA.hy926 细胞的凋亡率最低(32.05±4.15)% P<0.01) (图 3-4)。表明 THP 能够明显减轻照射所致的 EA.hy926 细胞的凋亡。

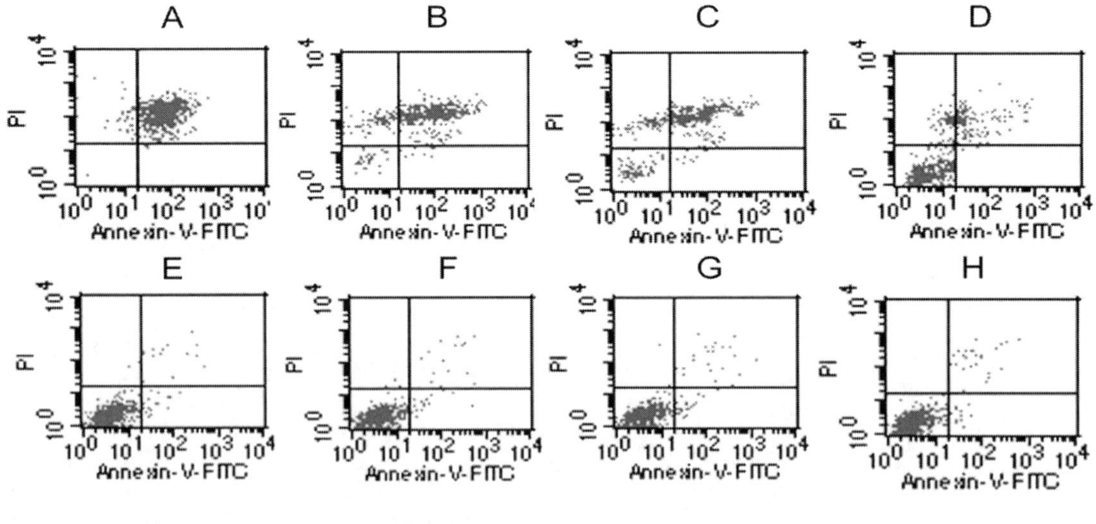

图 3：血管内皮细胞凋亡检测结果（流式细胞仪检测）

A:R;B:5ug/ml+R;C:25ug/ml+R;D:125ug/ml+R;E:Control;F:5ug/ml;G:25ug/ml;H:125ug/ml

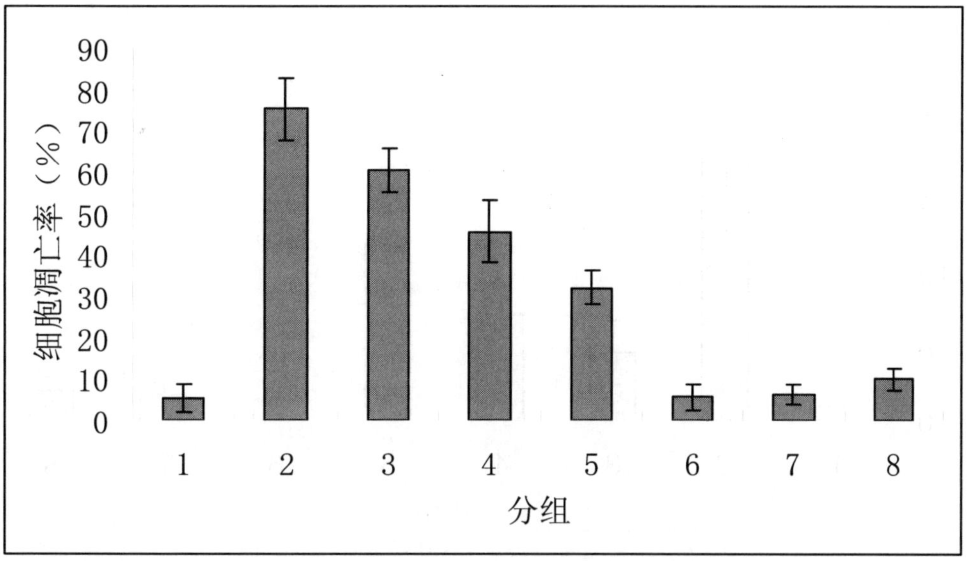

图 4：血管内皮细胞凋亡检测结果

1: Control ;2:R;3:5ug/ml +R;4:25ug/ml+R;5:125ug/ml+R;6:5ug/ml;7:25ug/ml;8:125ug/ml;

2.3 血管内皮细胞内 ROS 的变化

脂溶性 DCFH-DA 进入细胞后，被酯酶水解成 DCFH，不发荧光的 DCFH 再被细胞内的 ROS 氧化成发荧光的 DCF，用流式细胞仪检测 DCF 的荧光强度显示出细胞内的 ROS 水平。EA.hy926 细胞经照射后 24h，可见细胞内的 ROS 活性较未照射细胞组明显增加（P<0.01），THP 各浓度+R 组与 PBS+R 组相比，ROS 含量较低，且随着 THP 浓度增大 ROS 含量逐渐降低，组间比较差异显著 (P<0.05)，见图 5-6。

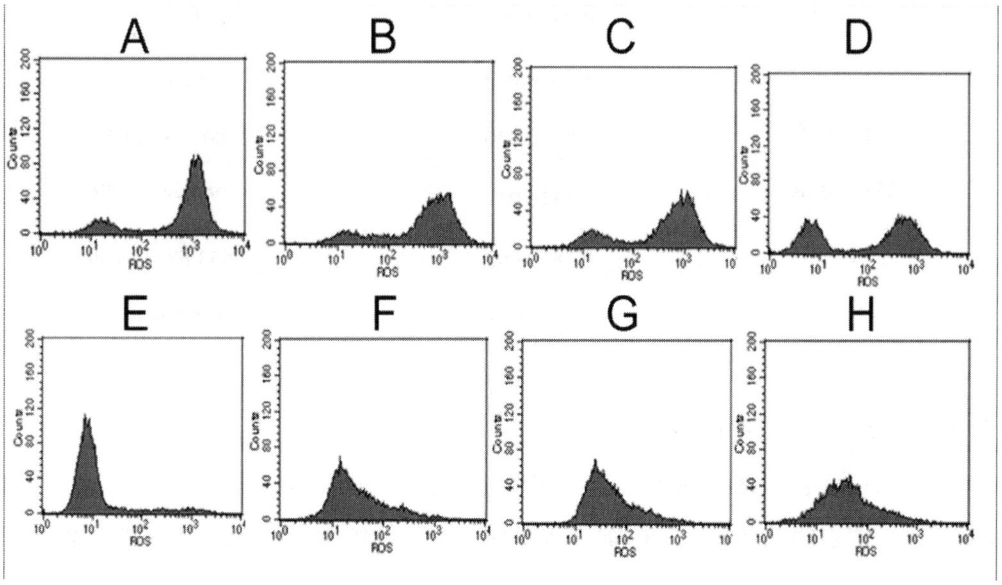

图 5：血管内皮细胞活性氧检测结果（流式细胞仪检测）

A:R;B:5ug/ml+R;C:25ug/ml+R;D:125ug/ml+R;E:Control;F:5ug/ml;G:25ug/ml;H:125ug/ml

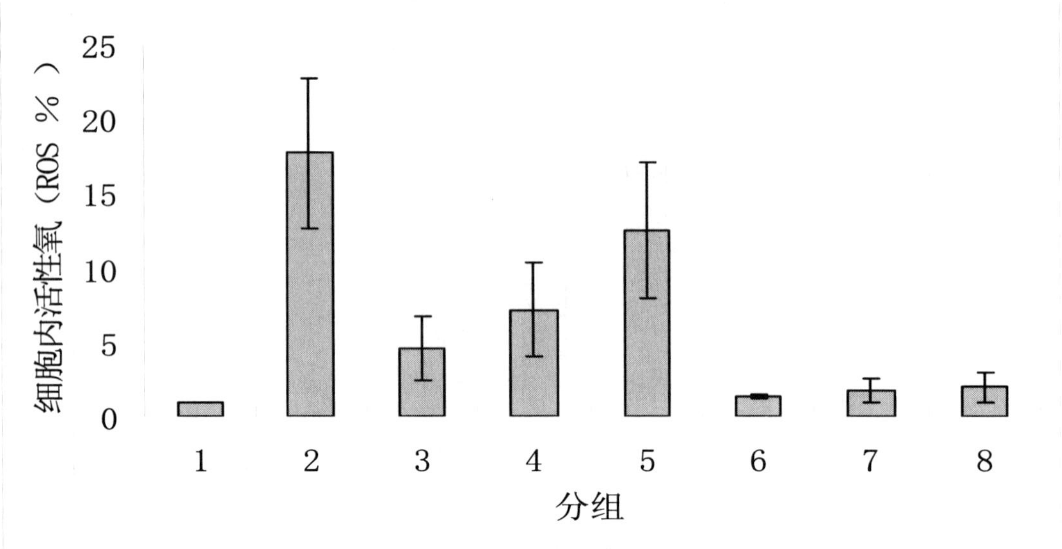

图 6：血管内皮细胞活性氧检测结果

1:Control;2:R;3:5ug/ml+R;4:25ug/ml+R;5:125ug/ml+R;6:5ug/ml;7:25ug/ml;8:125ug/ml;

2.4 血管内皮细胞内 LDH、MDA 检测结果

EA.hy926 细胞经照射处理后，与未经任何因素处理组相比，LDH、MDA 活性明显提高(P<0.05)；THP+照射组与单纯照射组相比，LDH、MDA 活性显著下降(P<0.01)(见表 1)。THP 各浓度亚组均可提高细胞活力，组间 LDH 活性及 MDA 差异有统计学意义(P<0.05)。

表 1：血管内皮细胞 MDA、LDH 检测结果

组别	MDA（nmol/ml）	LDH（U/L）
control	0.04±0.007	221.29±53.87
R	1.20±0.039	927.34±113.65
5ug/ml+R	0.83±0.026	801.38±93.35
25ug/ml+R	0.53±0.017	685.38±75.39
125ug/ml+R	0.18±0.092	553.68±120.59
125ug/ml	0.056±0.009	385.29±28.73

2.5 血管内皮细胞内 Caspase-3 活性变化

与空白对照组相比，EA.hy926 细胞经照射处理后，Caspase-3 活性明显提高(P<0.05)，而经 THP 预处理联合照射组的 EA.hy926 细胞较单纯照射组的细胞 Caspase-3 活性明显降低(P<0.05)见图 7。

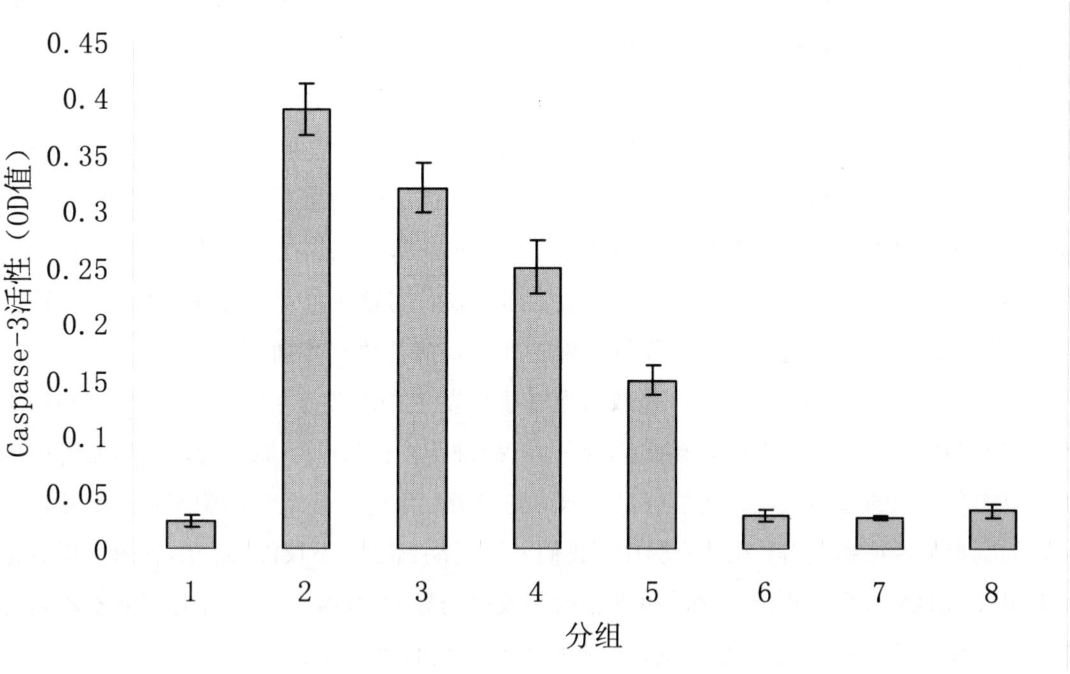

图 7：血管内皮细胞 Caspase-3 检测结果（酶标仪检测）

1:Control;2:R;3:5ug/ml+R;4:25ug/ml+R;5:125ug/ml+R;6:5ug/ml;7:25ug/ml;8:125ug/ml;

2.5 血管内皮细胞内细胞色素 C 的表达变化

Western blotting 检测发现，各组 EA.hy926 细胞的胞浆蛋白中均有细胞色素 C 的表达。与单纯照射组相比，THP 各浓度＋R 组的细胞色素 C 表达均较低，其中 THP（125μg/ml）+R 组细胞色素 C 的表达最低(P<0.05) (图 6)。这与流式细胞仪检测各组细胞凋亡的结果一致。

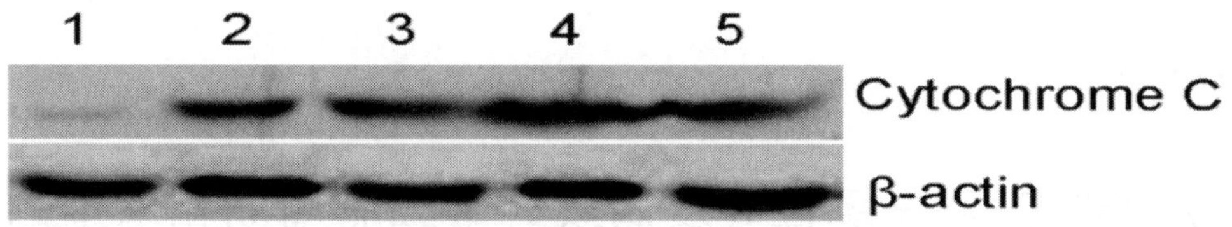

1: control；2：125ug/ml+R；3：2. 25ug/ml+R；4: 5ug/ml+R；5: R

3.讨论

血管内皮细胞是放射性肺损伤最重要的靶细胞之一，是放射性肺损伤发生的病理基础之一。肺毛细血管内皮细胞对照射非常敏感，血管内皮细胞及由之组成的毛细血管内膜的改变在放射损伤中发生最早，对于病变的演进尤为重要。内皮细胞经照射后，早期即可发生凋亡脱落，使得毛细血管内膜失去完整性和连续性，继而导致微血管管壁通透性增加，血浆蛋白向肺泡腔及肺泡间隔内渗出，肺充血、肺泡水肿及肺泡内巨噬细胞浸润等。此外，内皮细胞损伤后发生功能障碍，也能进一步促进肺纤维化的发生。因此，有效防止或减轻由放射所致的肺血管内皮细胞损伤，可能为临床防治放射性肺损伤提供新的治疗靶点。

延胡索乙素(dl-tetrahydropalmatine，dl-THP)是从中药延胡索中提取的一种生物碱，它具有安全低毒、无成瘾性等优点。因而，作为一种非麻醉性镇痛药，它被广泛应用于临床。目前，延胡索乙素已被证实的临床药理作用有镇痛、镇静解痉、抗心律失常、止咳等，动物实验表明它还有抗脂质氧化、保护缺血组织再灌注损伤及化学性肝损伤等作用。在本实验中，我们以不同浓度的延胡索乙素进行干预，结果发现延胡索乙素能抑制放射诱导的血管内皮细胞凋亡，且这种作用具有浓度依赖性，而其通过何种途径发挥其保护作用，尚待进一步研究。

射线产生的氧自由基（ROS）是放射性肺损伤发生的重要分子病理学基础，ROS 不仅能破坏细胞的 DNA 结构，直接损伤靶细胞，还能打破细胞内的氧化还原平衡，破坏血管内皮细胞功能、增加血管壁的通透性，趋化单核、巨噬细胞等炎症细胞，使组织细胞脂质过氧化，进一步始动并加剧炎症反应程度等。在本室验中，我们发现延胡索乙素不仅能减少细胞内脂质氧化损伤指标 LDH、MDA 水平，更能显著减少细胞内经放射诱导的 ROS 生成，说明延胡索乙素可能通过清除或减少细胞内 ROS 的产生，减轻细胞的氧化损伤程度及凋亡等。

线粒体在射线等刺激因素诱导的细胞凋亡过程中起着枢纽作用，而线粒体膜电位的下降被认为是细胞凋亡级联反应过程中最早发生的事件，它发生在细胞核凋亡特征出现之前。线粒体膜电位下降一旦进入不可逆过程，则引起线粒体膨胀及外膜的破裂，促凋亡因子如细胞色素 C 从线粒体释放至胞质，导致 Caspase-3 激活凋亡级联反应，诱导细胞凋亡。本实验中我们检测了 Caspase-3 蛋白活性变化及细胞色素 C 蛋白表达，结果发现延胡索乙素能抑制放射导致的 Caspase-3 蛋白活性增高、细胞色素 C 释放等凋亡级联反应，从而抑制细胞经线粒体途径发生凋亡。

综上所述，血管内皮细胞的损伤是放射性肺损伤发生的基础环节，本实验研究从拮抗细胞凋亡、抗氧化损伤角度，证实延胡索乙素对放射诱导的内皮细胞损伤有保护作用，从而为防治放射性肺损伤提供新的治疗思路。

参考文献(略)

温阳化浊通络方对系统性硬皮病成纤维细胞周期和增殖的影响

卞 华

（中国中医科学院 北京100700）

摘要 目的 运用血清药理学方法，探讨温阳化浊通络方对系统性硬皮病（SSc）皮肤成纤维细胞周期和增殖的影响。方法 通过 SSc 患者制备强的松、青霉胺及温阳化浊通络方含药血清，分别加入皮肤成纤维细胞培养体系中。培养 48 小时后，四甲基偶氮唑蓝（MTT）法和流式细胞仪分别测定细胞增值和细胞周期。结果 与对照组相比，不同浓度的西医组、中医组、中西医结合组含药血清均能明显抑制正常人和 SSc 皮损成纤维细胞的增殖（$P<0.05$ 或 $P<0.01$）。与西医组相比，20%中西医结合组血清抑制作用更加明显（$P<0.01$）。不同浓度的中医组血清能显著提

高 SSc 皮损成纤维细胞的 G_0-G_1 期细胞比例（$P<0.01$），降低 S 期细胞和 G_2-M 期细胞比例（$P<0.05$ 或 $P<0.01$）。结论 温阳化浊通络方通过抑制 SSc 皮损成纤维细胞进入细胞分裂周期，对其增殖具有明显抑制作用。同时，温阳化浊通络方对体外培养的正常皮肤和 SSc 皮损成纤维细胞的干预作用不具有选择性。

关键词 系统性硬皮病；温阳化浊通络方；成纤维细胞；增殖；细胞周期

系统性硬皮病（systemic sclerosis,SSc）是一种以皮肤增厚和纤维化为主要临床特征、可影响内脏的风湿病。成纤维细胞是参与 SSc 纤维化、硬化的主要细胞。在前期研究的基础上，我们观察了温阳化浊通络方含药血清对 SSc 患者皮肤成纤维细胞增值和细胞周期的影响，以期进一步探讨温阳化浊通络方治疗 SSc 的作用机制。

1 材料

1.1 试剂 DMEM 培养基、胰酶、RNaseA 酶、PI：美国 sigma 公司；MTT：上海华美生物工程公司；小牛血清：杭州四季青生物工程公司产品。

1.2 药品 温阳化浊通络方：由黄芪、桂枝、仙灵脾、丹参、桃仁、全蝎等组成，南阳理工学院附属第一医院制剂室提供，并制成煎剂。青霉胺片：上海信誉制药有限公司生产（批号：50602）。强的松片：浙江仙居制药厂生产（批号：040306）。

1.3 主要仪器 IX70 型倒置显微镜（日本 OLYMPUS 公司）；Facsalibar 型流式细胞仪（美国 Becton Dickinson 公司）；MR4100 型酶联免疫分析仪（美国 Dynatech 公司产品）。

2 方法

2.1 含药血清的制备 以南阳理工学院附属第一医院、南阳理工学院附属第二医院 2006 年 9 月~2007 年 2 月门诊患者为观察对象，选择符合美国风湿病协会（ARA）1980 年制定的 SSc 诊断标准，并且符合中医辨证属“阳气亏虚，浊邪阻络证”。排除其他风湿病及合并心血管、肺、肾、脑、造血系统等严重原发性疾病、精神病患者。根据随机数字表，10 例 SSc 患者随机分成三组：西医组（4 例），中医组（3 例），中西医结合组（3 例）。另取 3 例初诊未治疗 SSc 患者作对照组。13 例患者中，男性 2 例，女性 11 例，年龄 22~57 岁，平均年龄 37.25 岁。病程最长者 26 个月，最短者为 2 周。西医组口服青霉胺，每次 0.125g，每日 1 次；同时口服强的松 20mg，每日 1 次。中医组给予温阳化浊通络煎剂，每日一剂，分早晚 2 次服用。中西医结合组既服西药又服中药，药物用法同前。对照组在治疗前先予空腹抽取上肢静脉血，经 2000r/min 离心 10~15min，分离血清，0.22μm 微孔滤膜过滤除菌，-20℃保存备用。西医组、中医组、中西医结合组经治疗 1 个月后，亦空腹抽取上肢静脉血，处理同上。

2.2 细胞培养 在局麻无菌条件下，分别切取一例 32 岁肢端型 SSc 患者上臂外侧活动性硬化皮损组织和 1 例 28 岁女性整形外科患者上臂外侧正常皮肤组织，修剪去皮下组织后，将皮肤剪成 $1mm^3$ 以下碎块，按文献方法分别进行 SSc 皮肤和正常皮肤成纤维细胞原代培养并传代增值，实验选用第 3~6 代细胞，多余细胞液氮中冻存备用。

2.3 MTT比色法测定细胞增殖　将处于对数生长期正常皮肤和SSc皮肤成纤维细胞分别接种于96孔培养板，每孔含 4×10^3 个细胞。24小时待细胞贴壁后，吸出上清夜，换入100μl无血清DMEM培养基，继续培养24小时使细胞同步化。然后分别加入不同体积的对照组血清和处理组含药血清，使终浓度分别为5%、10%、20%。每组设6个复孔。培养结束前4小时，每孔加入10μlMTT溶液（5mg/ml）。吸弃上清液，每孔加入二甲基亚砜（DMSO）150μl，室温，避光，振荡10min。在酶联免疫分析仪490nm处读取A值。

2.4　SSc皮肤成纤维细胞生长周期的测定　将处于对数生长期的SSc患者皮肤成纤维细胞接种于6孔培养板，每孔含 2×10^5 个细胞。24小时待细胞贴壁后，加入无血清培养基。24小时后，加入对照组和中医组血清，每组设3个复孔。置5%CO2、37℃培养箱中孵育48小时后，弃去上清液，消化、离心收集细胞，用75%乙醇固定12小时。加入PBS液离心2次，并调至细胞浓度 10^6 个/ml。取细胞悬液加入RNaseA酶进行消化15分钟后，加入PI进行染色。30分钟后，每个样品取 10^4 个细胞用流式细胞仪进行检测。

2.5　统计学方法　数据以均数±标准差（$\bar{x}\pm s$）表示，应用SPSS13.0统计软件进行方差分析。

3 结果

3.1 温阳化浊通络方对SSc皮肤成纤维细胞生长抑制作用的形态学观察　在倒置显微镜下观察成纤维细胞生长情况，发现对照组成纤维细胞数目较多，体积大，大多数呈梭形，细胞趋向一致，部分细胞呈不规则形且具有2个以上核仁；各含药血清组的硬皮病皮肤成纤维细胞数目减少，体积相对缩小，不规则形、多核仁细胞减少，核仁缩小，纤维丝变短。

3.2 温阳化浊通络方对SSc皮肤成纤维细胞增殖的影响　与相同浓度的对照组相比，5%、10%、20%中医组、西医组和中西医结合组均明显抑制SSc皮肤成纤维细胞增殖($P<0.05$ 或 $P<0.01$)。同时与西医组比较，20%中西医结合组血清对SSc皮肤成纤维细胞增殖的抑制作用更明显($P<0.01$)。见表1。

表1　不同浓度含药血清对SSc皮肤成纤维细胞增殖的影响（A值，$\bar{x}\pm s$）

组　别	孔数	5%	10%	20%
对照组	6	0.154±0.008	0.185±0.019	0.248±0.008
西医组	6	0.129±0.011**	0.136±0.010**	0.197±0.014**
中医组	6	0.140±0.012*	0.161±0.012*	0.204±0.017**
中西医结合组	6	0.121±0.015**	0.143±0.015**	0.157±0.008**▲▲

注：与对照组相比，*$P<0.05$，**$P<0.01$；与西医组相比，▲▲$P<0.01$。

2.3　温阳化浊通络方对正常皮肤成纤维细胞增殖的影响　三种不同浓度的西医组、中医组和中西医结合组含药血清均明显抑制正常人皮肤成纤维细胞增殖，与相同浓度的对照组相比差异具有显著性（$P<0.01$）。同时，20%中西医结合组对正常人皮肤成纤维细胞增殖的抑制作用明显优于西医组（$P<0.01$）。见表2。

表 2　不同浓度含药血清对正常人皮肤成纤维细胞增殖的影响（A 值，$\bar{x}\pm s$）

组　别	孔数	5%	10%	20%
对照组	6	0.227±0.017	0.238±0.022	0.272±0.012
西医组	6	0.205±0.010**	0.204±0.011**	0.250±0.011**
中医组	6	0.200±0.014**	0.209±0.018**	0.235±0.016**
中西医结合组	6	0.173±0.009**	0.197±0.009**	0.206±0.010**▲▲

注：与对照组相比，**$P<0.01$；与西医组相比，▲▲$P<0.01$。

2.4　温阳化浊通络方对 SSc 患者皮肤成纤维细胞生长周期的影响　与相同浓度对照组相比,不同浓度的中医组血清能显著提高 SSc 皮肤成纤维细胞的 G_0-G_1 期细胞比例（$P<0.01$），降低 S 期细胞和 G_2-M 期细胞比例（$P<0.05$ 或 $P<0.01$）。见表 3。

表 3 温阳化浊通络方含药血清对 SSc 患者皮肤成纤维细胞生长周期的影响($\bar{x}\pm s$)

分　组	孔数	G_0-G_1（%）	S（%）	G_2-M（%）
对照组				
5%	3	85.94±0.28	7.40±0.46	6.06±0.34
10%	3	86.19±0.87	7.51±0.20	6.29±0.68
20%	3	86.45±0.47	6.98±0.63	6.59±0.97
中医组				
5%	3	90.89±0.71**	6.06±0.35*	3.01±0.71*
10%	3	91.78±0.48**	5.20±0.77*	3.55±0.67**
20%	3	92.78±0.65**	4.19±1.24**	3.04±0.74*

注：与相同浓度对照组相比，*$P<0.05$，**$P<0.01$。

3　讨论

结缔组织代谢异常——细胞外基质的过度沉积，是 SSc 发病机理中的一个重要环节。成纤维细胞是合成胶原蛋白等细胞外基质的主要细胞，与 SSc 发病密切相关。已知影响 SSc 患者皮肤成纤维细胞胶原合成的因素很多，其中 SSc 患者皮肤成纤维细胞异常增殖导致细胞群体数量的变化，是该细胞胶原合成变化的主要因素之一。因此，探讨温阳化浊通络方对 SSc 皮肤成纤维细胞增殖和细胞周期的作用，对进一步证实该方疗效的确切性和阐明其作用机理具有重要意义。

本研究表明，西医组、中医组、中西医结合组均能显著抑制 SSc 患者皮肤成纤维细胞的增殖。同时，温阳化浊通络方含药血清对体外正常皮肤成纤维细胞也具有抑制作用，与对 SSc 皮肤成纤维细胞的抑制强度无明显差异，说明温阳化浊通络方不是选择性地作用于 SSc 患者皮肤成纤维细胞。

值得注意的是，本实验结果并未显示出明显的药物量效关系，即随者药物浓度的提高，对成纤维细胞的抑制率并未相应提高。我们认为，可能是随着含药血清添加量的增加，血清中某些成分（如营养物质、转化生长因子-β、血小板衍化生长因子等）的量也增多，进而促进或刺激了成纤维细胞的增殖，拮抗了药物对成纤维细胞增殖的抑制作用。

研究发现，细胞周期可以在不同点停下来，这些停顿点称为“控制点”。细胞周期中存在两个控制点：一个在 G_1 与 S 交界处，另一个在 G_2 与 M 期交界处。一旦细胞通过了控制点，药物等将不能阻止细胞进入和通过 S 期或 M 期。本实验研究结果显示，温阳化浊通络方含药血清显著增加了 SSc 患者皮肤成纤维细胞的 G_0-G_1 期细胞比例，减少了 S 期、G_2-M 期细胞比例，说明该含药血清阻止了细胞由 G_1 期进入 S 期，推测它们对细胞周期的同一控制点起作用，结果抑制了 SSc 患者皮肤成纤维细胞的增殖。

综上所述，温阳化浊通络方能够抑制 SSc 患者皮肤成纤维细胞进入细胞分裂周期，进而抑制其增殖，降低细胞外基质的合成，这可能是温阳化浊通络方治疗 SSc 的主要作用机制之一。

参考文献(略)

活血解毒中药配伍含药血清对 ox-LDL 诱导的内皮细胞炎症因子表达的影响

蒋跃绒　缪宇　陈可冀　殷惠军

（中国中医科学院西苑医院心血管中心　北京　100091）

摘要　**目的:** 观察活血中药芎芍胶囊与解毒中药黄连胶囊配伍大鼠含药血清对氧化低密度脂蛋白(ox-LDL)诱导的人脐静脉内皮细胞(HUVEC)炎症因子表达的影响。**方法:** 大鼠 32 只，随机分为 4 组：空白对照组、阳性对照（辛伐他汀）组、活血（芎芍胶囊）和活血解毒（芎芍胶囊+黄连胶囊）组，各药物组按其临床等效剂量的 10 倍进行灌胃，空白组予等体积蒸馏水作对照，1 次/日，连续 7 日，末次给药后 1h，采血制备含药血清。以 ox-LDL 为刺激物，造成 HUVEC 细胞损伤模型。采用 ELISA 法测定 HUVEC 培养上清液中 IL-6、TNF-α 水平，硫代巴比妥酸法测定细胞丙二醛（MDA）含量，流式细胞仪测定内皮细胞表面 ICAM-1、E-selectin 表达。**结果:** 与空白对照组相比，ox-LDL 刺激 24 小时后 HUVEC 细胞培养上清液 IL-6、TNF-α 水平及细胞内 MDA 含量明显升高（$P<0.01$），细胞表面黏附分子 ICAM-1、E-selectin 表达增高（$P<0.01$）；活血中药含药血清组、活血解毒中药含药血清组及他汀组均可降低 ox-LDL 诱导的 HUVEC 上清液 IL-6、TNF-α 水平及细胞表面黏附分子水平（$P<0.01$，$P<0.05$），活血解毒中药含药血清组较活血中药含药血清组炎症因子有进一步降低的趋势，但差异无统计学意义。**结论:** 活血解毒中药配伍含药血清对 ox-LDL 损伤的血管内皮细胞炎症反应有一定的抑制作用。

关键词　活血解毒；含药血清；内皮细胞；ox-LDL；炎症

动脉粥样硬化（atherosclerosis，AS）是一种慢性炎症损伤性疾病。大量研究表明，氧化低密度脂蛋白胆固醇(oxidized low density lipoprotein，ox-LDL) 在 AS 的病理过程中起着重要作用，它可激活血管内皮细胞 ，引起血管内皮细胞表达多种粘附分子和细胞因子。近年来，有些学者从“瘀毒”病因学的角度认识 AS，并研究发现活血解毒中药在消减和稳定 AS 斑块方面优于单纯的活血化瘀中药[1-2]，但其具体作用机制尚不清楚。为此，本研究利用 ox-LDL 为刺激物诱导的内皮细胞损伤模型，从组织损伤和炎症反应相关因子的表达和释放方面观察内皮细胞损伤后病理生理改变，比较活血和活血解毒中药作用环节和靶点的差异，从细胞损伤及炎症反应的角度阐释“瘀毒”病因的相互联系。

材料与方法

1 材料

1.1 实验动物

大鼠 32 只，体重 200±20g，SPF 级，由北京维通利华实验动物技术公司提供。

1.2 药物与试剂

芎芍胶囊：每粒 0.25g，药物标示物含量：芍药苷≥28mg/粒，阿魏酸≥3.5mg 总酚酸≥34mg 由大连物化所提供，批号：070929，2 粒，每日 3 次。黄连胶囊：每粒 0.25g，由湖北香连药业有限责任公司出品，批号：070502，国药准字：Z19983042。2 粒，每日 3 次。

DMEM 培养基（高糖型）、优级胎牛血清购自 Hyclone 公司，表皮细胞生长因子、胰酶、胶原酶Ⅰ、L-谷氨酰胺、明胶、HEPES、 EDTA、丙酮酸钠均为 Sigma 产品，青霉素、链霉素、肝素、胰岛素（短效、针剂）等均为国产分析纯。OX-LDL 购自中国医学科学院基础医学研究所生化室，经琼脂糖凝胶电泳显示为单一蛋白带。人白介素 6（IL-6）、肿瘤坏死因子-α（TNF-α）酶联免疫分析试剂盒均为 R&D 公司进口分装产品；丙二醛（MDA）测定试剂盒购自南京建成生物工程研究所；健康产妇脐带取自北京海淀区妇幼保健医院。CD54-FITC 抗体(mouse IgG1κ，Clone 84H10)及同型对照、CD62E-PE 抗体(mouse IgG1，Clone 68-5H11) 及同型对照购自 BD-Pharmingen 公司。

1.3 实验仪器

流式细胞仪，型号：EPICS Elite，美国 Beckman Coulter 公司生产；全自动酶标仪，型号：Wellscan MK3，芬兰 Labsystems Dragon 公司生产。

2 方法

2.1 含药血清的制备

取正常大鼠 32 只，每组 8 只，随机分为 4 组：空白对照组、活血（芎芍胶囊）组、活血解毒（芎芍胶囊+黄连胶囊）组和阳性对照（辛伐他汀）组，各药物组按其临床等效剂量的 10 倍进行灌胃，空白组予等体积蒸馏水作对照。连续给药 7 d，每日给药 1 次，末次给药后 1 h，无菌条件下，经腹主动脉取血，4 ℃静置 1h，3000r/min 离心 15min，分离含药血清。将同组大鼠含药血清混匀，56 ℃水浴 30min 灭活血清，微孔滤膜过滤除菌，冻存管分装，-70 ℃保存备用。

2.2 人脐静脉内皮细胞的分离、培养与鉴定

参照 Jaffe 的方法略加改进。无菌条件下收集健康产妇正常分娩的新生儿脐带，胶原酶消化法收集细胞，5%CO_2、37℃条件下用含 20%胎牛血清、10ng/ml EGF，40uU/ml 胰岛素，40U/ml

肝素，2mM 谷氨酰胺，50U/ml 青霉素，50ug/ml 链霉素，11.0mg 丙酮酸钠的全 DMEM 培养基培养。实验用 3 代细胞。采用倒置相差显微镜形态学观察及Ⅷ因子免疫组化鉴定。

2.3 实验分组：

确定诱导剂量后，相同处理因素的细胞随机分为 5 组：空白对照组、OX-LDL 对照组、活血含药血清组、活血解毒含药血清组和阳性药物（辛伐他汀）对照组。各用药组均于加入刺激物的同时添加 10%相应的含药血清，空白对照组、模型组加入等量的正常大鼠血清。置培养箱孵育 24 小时。

2.4 细胞上清液 IL –6、TNF-α 水平测定：

离心法取培养液，采用 ELISA 法检测。

2.5 细胞上清液 sICAM 水平测定：

离心法取培养液，采用 ELISA 法检测。

2.6 细胞丙二醛（MDA）含量测定：用 PBS 洗 3 次后每孔加入 0.5mL 细胞裂解液，待细胞充分裂解后，参照丙二醛检测试剂盒说明书测定细胞丙二醛含量。取-20℃冻融细胞裂解液，按照 NOS 试剂盒说明书进行胞内 NOS 酶活力测定；按照试剂盒说明书进行胞内 SOD 酶活力测定；按照 MDA 试剂盒说明书测定细胞 MDA 含量；细胞蛋白质定量采用 Lowry 法。

2.7 流式细胞仪检测内皮细胞表面 ICAM-1、E-selectin 表达

2.7.1 实验分组

将 VEC 按 10^8/L 接种于 30 mm 培养皿内，长至汇合状态时，按下列分组进行处理：① 阴性对照组（control）；② ox-LDL 模型对照组(终浓度 100ug/mL)组；③活血中药含药血清组；④活血解毒中药含药血清组；⑤辛伐他汀对照组。置培养箱孵育 24 小时。

2.7.2 样品处理及测定方法

胰酶消化，收集细胞，PBS 洗涤，制备单细胞悬液，细胞浓度为 1×10^6/mL，每份标本分为 2 管，其中第一管加入相应单抗 CD54-FITC 和 CD62E-PE，第二管加入相应同型对照 mouse IgG_1-FITC 和 mouse IgG_1-PE，充分混匀，室温避光孵育 30 min。PBS 洗涤细胞 1 次，去掉上清液，流式细胞仪多色分析法上机测定，采取 FS/SS 设门方法，确定细胞群，应用 EXPO32 软件分析细胞阳性表达百分比。

2.8 统计方法

所得数据以均数±标准差（$\overline{X}\pm S$）表示，采用 SPSS for windows 13.0 统计软件包进行统计学处理。计量资料多组间比较采用单因素方差分析，多组间两两比较采用 LSD 检验。

结 果

1 对细胞上清液 IL -6、TNF-α 水平的影响

从表 1 可以看出，与空白对照组相比，ox-LDL 刺激组 HUVEC 上清液 IL-6、TNF-α 水平明显升高（P<0.01）；活血中药含药血清组、活血解毒中药含药血清组及他汀组均可降低 ox-LDL 诱导的 HUVEC 上清液 IL-6、TNF-α 水平（P<0.01）；活血解毒组较活血组有进一步降低的趋势，但差异无统计学意义。

表 1　对 ox-LDL 诱导的 HUVEC 细胞培养上清液 IL -6、TNF-α 水平的影响

组别	*N*	**IL-6** ***(pg/ml)***	**TNF-α** ***(pg/ml)***
空白对照组	8	63.38±19.70△△	82.70±27.14△△
ox-LDL 对照组	8	128.18±14.01**	168.83±18.68**
活血组	8	93.06±28.93△△**	121.13±38.63△△**
活血解毒组	8	89.80±9.71△△	116.67±12.89△△*
他汀对照组	8	88.48±24.97△△	115.67±33.77△△*

注：*P<0.05，　** P<0.01，　与空白对照组比较；　△P<0.05，　△△P<0.01，　与 ox-LDL 组比较。

2 对细胞裂解液 MDA 水平的影响

从表 2 可以看出，与空白对照组相比，ox-LDL 刺激组 HUVEC MDA 含量明显升高（P<0.01）；活血中药含药血清组及他汀组均可降低 ox-LDL 诱导的 HUVEC MDA 含量（P<0.01，P<0.05），活血解毒组与 ox-LDL 组比较差异无统计意义。

表 2 对 ox-LDL 诱导的 HUVEC 细胞裂解液 MDA 水平的影响

组别	*N*	**MDA**（*nmol/mg*）
空白对照组	8	21.16±6.84△△
OX-LDL 对照组	8	35.05±4.89**
活血组	8	28.19±8.02△*
活血解毒组	8	30.50±3.48**
他汀对照组	8	24.39±8.89△△

注：*P<0. 05，　** P<0. 01，　与空白对照组比较；　△P<0. 05，　△△P<0. 01，　与 OX-LDL 组比较。

3 对 ox-LDL 刺激的内皮细胞表面 ICAM-1 阳性表达率的影响

从表 3 可以看出，与空白对照组相比，ox-LDL 刺激组 HUVEC 表面细胞间黏附分子 ICAM-1(CD54)表达明显升高（*P*<0.01）；活血中药含药血清组、活血解毒中药含药血清组及他汀组均可降低 ox-LDL 诱导的 HUVEC 表面 CD54 分子表达（*P*<0.05），活血解毒组较活血组有进一步降低的趋势，但差异无统计学意义。

表 3 对 ox-LDL 刺激的 HUVEC 表面 CD54 阳性率的影响

组别	N	CD54 阳性率(%)
空白对照组	3	56.27±20.43
OX-LDL 对照组	3	96.13±1.34**
活血组	3	79.00±8.88△*
活血解毒组	3	76.37±10.30△
他汀对照组	3	74.73±10.31△

注：*P<0.05，　** P<0.01，　与空白对照组比较；　△P<0.05，　△△P<0.01，　与 OX-LDL 组比较。

4 对 ox-LDL 刺激的内皮细胞表面 E-selectin 阳性表达率的影响

从表 4 可以看出，与空白对照组相比，ox-LDL 刺激 24 小时后 HUVEC 表面 E-selectin（CD62E）表达明显升高（*P*<0.01）；活血中药含药血清组、活血解毒中药含药血清组及他汀组

均可降低 ox-LDL 诱导的 HUVEC 表面 CD62E 表达（*P*<0.05），活血解毒组较活血组有进一步降低的趋势，但差异无统计学意义。

表 4 对 ox-LDL 刺激的 HUVEC 表面 CD62E 阳性率的影响

组别	N	CD62E 阳性率(%)
空白对照组	3	18.7±13.66△△
OX-LDL 对照组	3	43.97±12.33**
活血组	3	25.73±9.37△
活血解毒组	3	21.93±3.12△
他汀对照组	3	25.93±4.79△

注：*P<0.05， ** P<0.01， 与空白对照组比较； △P<0.05， △△P<0.01， 与 OX-LDL 组比较。

讨论

动脉粥样硬化是以血管炎症反应为主的慢性血管性疾病，发病原因涉及许多因素，血脂代谢异常导致的高脂血症以及脂质氧化是动脉粥样硬化发生发展过程中起关键作用的致病原因。其中 ox-LDL 对促使动脉粥样硬化炎症反应已被很多研究所证实。Ox-LDL 对血管内皮损伤可以通过多种途径 ，其中包括促进炎症因子和黏附分子产生。

单核细胞粘附在血管内皮细胞是动脉粥样硬化发生的始动环节，粘附分子可以促进单核细胞粘附于血管内皮细胞，这些粘附分子包括 ICAM-1（intercellular adhesion molecule-1，细胞间黏附分子，即 CD54）、VCAM-1、E-seletin 等。ICAM-1 是一个在内皮细胞组成型表达的粘附分子，在白细胞向内皮募集过程中起中心作用。ICAM-1 可介导不同类型的白细胞向内皮细胞的粘附和溢出。CD62E，即 E 选择素（E-selectin），是属于选择素家族的功能性细胞膜黏附分子，仅局限于血管内皮细胞表达，它是炎症过程中最初出现的粘附分子。粘附分子介导的白细胞粘附增加促进斑块的不稳定性，削弱斑块的纤维帽，最终促进斑块破裂、血栓形成，临床表现为不稳定型心绞痛和心肌梗死。

近年来，有学者认为动脉粥样硬化斑块破裂、血栓闭塞引发的组织损伤坏死、炎症瀑布反应、氧化脂质沉积、钙超载、细胞凋亡等病理损害，与中医“毒”邪起病急骤、传变迅速、直中脏腑、腐肌伤肉的特点多有相似之处。将“瘀”、“毒”两种病因结合以来，可望更全面地诠释心脑血管血栓性疾病的中医临床发病特点和病因病机。大量小样本临床观察表明，清热解毒方药在防治不稳定性心绞痛、脑卒中方面具有较为可靠的临床疗效；采用不同活血化瘀中药干预 ApoE 基因缺陷小鼠 AS 不稳定斑快形成，证明活血解毒中药消减和稳定 AS 斑块的作用明显优于单纯的活血化瘀中药 ，从实验角度说明了“毒”邪在动脉血栓性疾病发病中的作用。

芎芍胶囊是由中药川芎、赤芍的有效组分川芎总酚和赤芍总苷配伍而成，既往研究显示具有抗动脉粥样硬化作用。本研究以 ox-LDL 刺激的人脐静脉内皮损伤为模型，比较活血中药（芎芍胶囊）含药血清及活血解毒中药（芎芍胶囊与黄连胶囊配伍）含药血清对 ox-LDL 刺激的人脐静脉内皮损伤的作用。结果显示，与空白对照组相比，OX-LDL 刺激 24 小时后 HUVEC 细胞培养上清液 IL-6、TNF-α 水平及细胞内 MDA 含量明显升高（P<0.01），细胞表面黏附分子 ICAM-1、E-selectin 表达增高（P<0.01）；活血中药含药血清组、活血解毒中药含药血清组及他汀组均可降

低OX-LDL诱导的HUVEC上清液IL-6、TNF-α水平及细胞表面黏附分子水平（$P<0.01$，$P<0.05$），活血解毒中药含药血清组较活血中药含药血清组炎症因子有进一步降低的趋势，但差异无统计学意义。说明活血解毒中药配伍含药血清对氧化低密度脂蛋白损伤的血管内皮细胞炎症反应有一定的抑制作用，其具体机制尚待进一步研究。

参考文献(略)

高效液相色谱-电喷雾质谱法鉴定心悦胶囊的皂苷类成分

杨　琳　缪　宇　殷惠军　史大卓　陈可冀

(中国中医科学院西苑医院　北京100091)

摘要：目的 采用LC-MS法研究心悦胶囊中的主要皂苷类成分，以期建立心悦胶囊成分的快速、高效鉴别方法。方法 通过与空白比较、MS^2谱图解析及与标准品和文献对照，对心悦胶囊中的主要皂苷类成分进行分析鉴别研究。结果 从LC-MS总离子流和提取离子流谱图中发现16个皂苷成分，初步鉴定了其中的13个化合物。结论 本试验中所建立的LC-MS法适用于心悦胶囊中的皂苷类成分的快速、高效分析和鉴定。

1. 引言

心悦胶囊是一种以西洋参茎叶总皂苷(Panax Quinquefolius Saponin，PQS)为主要组成的中药制剂，具有益气养阴、和血之功效，临床主要用于冠心病、心肌梗死、高血压及高血脂等心血管疾病的治疗。现代药理学研究表明，西洋参茎叶总皂苷能够明显改善AMI大鼠缺血心肌的能量代谢，促进梗死及缺血区血管新生，改善心肌微循环，降低血清中游离脂肪酸(FFA)和丙二醛(MDA)的含量，降低急性心肌缺血大鼠血清中乳酸脱氢酶(LDH)、磷酸肌酸激酶(CK)、谷草转氨酶(AST)，保护超氧化物歧化酶(SOD)的活性，对心肌缺血性损伤具有保护作用。此外，西洋参茎叶总皂苷还具有抗心律失常、抗氧化、调血脂及促智等多方面的作用。以西洋参茎叶总皂苷为主要成分的心悦胶囊可改善患者心绞痛症状，调节脂质代谢紊乱，尤其可提高高密度脂蛋白水平，降低血液粘稠度，增强红细胞中过氧化物歧化酶的活性，降低过氧化脂质含量，对气阴两虚的冠心病心绞痛患者具有较好的治疗作用。

目前的研究从整体动物、分子药理水平及临床疗效方面展示了心悦胶囊作为冠心病心绞痛治疗用药的广阔前景，但对该药的成分及体内药效物质基础研究略显匮乏，限制了该药作用机制的深入探讨。心悦胶囊的主要药效组分——西洋参茎叶总皂苷多为人参皂苷类化合物，对这类成分的分析和鉴定目前多采用HPLC-DAD、HPLC-ELSD和LC-MS等方法，其中LC-MS集液相的高效分离和质谱高灵敏度、定性专属性强的特点，在该领域尤为多用。本研究拟建立LC-MS色谱分析方法对心悦胶囊中的主要皂苷类成分进行快速、准确的分析和鉴定，为该药物的体内研究奠定基础，目前尚未见这方面的报道。

2. 实验部分

2.1 仪器和材料

Finnigan SpectraSystem P4000 (美国 Thermo)；Waters symmetry® C_{18}色谱柱(2.1×100mm，3.5μm)；LCQ classic 离子阱型液质联用仪(美国 Thermo-Finnigan 公司)；Millipore。

甲醇、乙腈为色谱纯试剂(美国 Fisher 公司)；水为实验室自制超纯水(18.2MΩ)。心悦胶囊由吉林益盛药业股份有限公司提供；标准品人参皂苷 Rg1、Re 和拟人参皂苷 F11 购自国家生物制品检定所。

2.2 样品制备

取心悦胶囊 3 粒，去壳取内容物混匀。精密称取内容物 0.3g(相当于一粒胶囊内容物)，加甲醇 30ml，密封，浸泡 15min，超声提取 30min，滤过，收集滤液。精密吸取滤液 1ml，置 10ml 容量瓶中，加甲醇至刻度，摇匀，作为供试品溶液。

取不含西洋参茎叶总皂苷的空白心悦胶囊 3 粒，内容物混匀后，精密称取 0.3g，同法制得空白对照品溶液。

2.3 色谱与质谱条件

液相色谱条件：色谱柱：Waters symmetry® C_{18}色谱柱(2.1×100mm，3.5μm)；流动相：A：乙腈，B：25%乙腈/水，梯度洗脱程序：0~3min，0~10%A；3~18min，10~13%A；18~22min，13~21%A；22~30min，21~30%A；30~40 min，30~85%A；40~45 min，85%A。流速：0.2ml/min；柱温：室温；进样量：10μl。

质谱条件：ESI 源，负离子检测模式。扫描范围：m/z 300~2000。离子阱条件：喷雾电压：4.0kV；壳气(N_2)：60psi；辅助气(He)：10psi；金属毛细管温度：260℃；毛细管电压：-10；透镜电压：-15V。

3. 结果与讨论

3.1 样品的 LC-MS 分析

取“2.2 样品制备”项下的空白对照品及供试品，按照上述液相和质谱条件分别进行 LC-MS 分析，心悦胶囊供试品的总离子流色谱图及提取离子流色谱图中出现了保留时间(t_R)为 4.2、9.3、10.5、11.5、12.1、13.9、17.3、26.6、27.7、28.8、32.9、33.7、38.4 和 38.8min 的 14 个主要色谱峰，依次标示为 1~14，空白对照品溶液中无干扰。总离子流和提取离子流色谱图见 figure 1。

电喷雾技术是一种软电离质谱技术，一般仅生成准分子离子。在本试验的 LC-MS 负离子检测模式下，化合物均以$[M-H]^-$形式存在，上述 1~14 峰分别给出了 *m/z* 945、799、799、1107、783、783、1077、945、915、765、765、783、783 和 765 的准分子离子，确定化合物的分子量分别为 946、800、800、1108、784、784、1078、946、916、766、766、784、784 和 766。

3.2 样品的 LC-MS/MS 分析

为了进一步确证各化合物，对各准分子离子进行了 MS/MS 分析。结果见 Table 1。

Table 1. The MS/MS spectra data of compound 1 to 14 in ESI negative ion monitoring mode

No.	peak	$[M-H]^-$ (*m/z*)	fragment ions (*m/z*)
1	ginsenoside Re	945	799$[M-Rha-H]^-$、783$[M-Glc-H]^-$、765$[M-Glc-H_2O-H]^-$、637$[M-Rha-Glc-H]^-$、619$[M-Rha-Glc-H_2O-H]^-$、475$[M-Rha-2Glc-H]^-$
2	pseudoginsenoside F11	799	653$[M-Rha-H]^-$、635$[M-Rha-H_2O-H]^-$、491$[M-Rha -Glc-H]^-$
3	G-Rb1	1107	945$[M-Glc-H]^-$、783$[M-2Glc-H]^-$、621$[M-3Glc-H]^-$、459$[M-4Glc-H]^-$
4	G-Rg2	783	637$[M-Rha-H]^-$、619$[M-Rha-H_2O-H]^-$、475$[M-Rha -Glc-H]^-$
5	G-Rg2 isomen	783	637$[M-Rha-H]^-$、619$[M-Rha-H_2O-H]^-$、475$[M-Rha -Glc-H]^-$
6	G-F2	783	621$[M-Glc-H]^-$、459$[M-2Glc-H]^-$
7	G-Rc\Rb2\Rb3	1077	945$[M-132-H]^-$、915$[M-Glc-H]^-$、783$[M-132-Glc-H]^-$、765$[M-132-Glc-H_2O-H]^-$、621$[M-132-2Glc-H]^-$、459$[M-132-3Glc-H]^-$
8	G-Rc\Rb2\Rb3	1077	945$[M-Xyl-H]^-$ or $[M-Ara-H]^-$、915$[M-Glc-H]^-$、783$[M-132-Glc-H]^-$、765$[M-132-Glc-H_2O-H]^-$、621$[M-132-2Glc-H]^-$、459$[M-132-3Glc-H]^-$
9	G-Rd	945	783$[M-Glc-H]^-$、621$[M-2Glc-H]^-$、459$[M-3Glc-H]^-$
10	Gypenoside IX	915	783$[M-Xyl-H]^-$、621$[M-Xyl-Glc-H]^-$、459$[M-Xyl-2Glc-H]^-$
16	未知	765	619$[M-Rha-H]^-$、601$[M-Rha-H_2O-H]^-$
11	G-Rg6	765	619$[M-Rha-H]^-$、601$[M-Rha-H_2O-H]^-$、457$[M-Rha -Glc-H]^-$
12	20(R)-Rg3	783	621$[M-Glc-H]^-$、459$[M-2Glc-H]^-$
13	20(S)-Rg3	783	621$[M-Glc-H]^-$、459$[M-2Glc-H]^-$
14	未知	765	603$[M-Glc-H]^-$
15	未知	765	603$[M-Glc-H]^-$

实验结果显示，保留时间为 4.2min，准分子离子为 *m/z* 945 的峰 1，MS/MS 谱图给出 *m/z* 799、783、765、637、619、475 的碎片离子。*m/z* 799 是母离子 *m/z* 945 失去一个鼠李糖基产生的碎片离子，*m/z* 783 为 *m/z* 945 失去一个葡萄糖基得到的碎片离子，*m/z* 765 为 *m/z* 945 失去一个葡萄糖基后再失去一个水得到的碎片离子，*m/z* 637 为 *m/z* 945 失去一个鼠李糖后再失去一个葡萄糖产生的碎片离子，*m/z* 619 对应于 *m/z* 945 失去一个鼠李糖基和一个葡萄糖基后再脱去一个水产生的碎片离子，*m/z* 475 对应于 *m/z* 945 失去一个鼠李糖基和 2 个葡萄糖基后生成的碎片离子，*m/z* 475 碎片离子的产生说明该人参皂苷为原人参三醇型皂苷。综合上述分析，谱峰 1 代表分子量为 946、含有一个末端鼠李糖和 2 个葡萄糖的原人参三醇型皂苷，与标准品质谱图(见 Figure 2-1)比较，确定该化合物为人参皂苷 Re (ginsenoside Re)。

保留时间为 9.3min，准分子离子为 *m/z* 799 的峰 2，MS/MS 谱图给出 *m/z* 653、635、491 的碎片离子，分别对应于$[M-Rha-H]^-$、$[M-Rha-H_2O-H]^-$、$[M-Rha-Glc-H]^-$说明化合物结构中含有一个鼠李糖和一个葡萄糖，而 *m/z* 491 碎片的生成说明该化合物为奥克悌隆型皂苷，经与对照品质谱图(见 Figure 2-2)及文献比较，确定该化合物为拟人参皂苷 F11(pseudogisenoside F11)。

保留时间为 10.5min，准分子离子为 *m/z* 1107 的峰 3，MS/MS 谱图给出 *m/z* 945[M-Glc-H]$^-$、783[M-2Glc-H]$^-$、621[M-3Glc-H]$^-$、459[M-4Glc-H]$^-$的碎片离子，说明化合物结构中含有 4 个葡萄糖，而 *m/z* 459 碎片的产生说明该化合物为原人参二醇型皂苷，经与对照品及文献比较，确定该化合物为人参皂苷 Rb1 (ginsenoside Rb1)。

保留时间为 11.5 min 和 12.1min，准分子离子均为 *m/z* 783 的峰 4 和 5，互为同分异构体，它们的 MS/MS 谱图均给出 *m/z* 637[M-Rha-H]$^-$、619[M-Rha-H_2O-H]$^-$、475[M-Rha -Glc-H]$^-$，说明化合物均为含有一个鼠李糖和一个葡萄糖的原人参三醇型皂苷。经与文献[11, 13]比较，推测这两个化合物分别为 G-Rg2 和 G-Rg2 的异构体。

保留时间为 13.9min，准分子离子为 *m/z* 783 的峰 6，MS/MS 谱图给出 *m/z* 621[M-Glc-H]$^-$、459[M-2Glc-H]$^-$，说明化合物为含有 2 个葡萄糖的原人参二醇型皂苷。经与文献比较，推测该化合物为人参皂苷 F2 (ginsenoside F2)。

保留时间为 13.2 和 13.9、准分子离子均为 *m/z* 1077 的峰 7 和 8，互为同分异构体，它们的 MS/MS 谱图均给出 *m/z* 945[M-132-H]、915[M-Glc-H]、783[M-132-Glc-H]、765[M-132-Glc-H_2O-H]、621[M-132-2Glc-H]$^-$、459[M-132-3Glc-H]$^-$，说明化合物结构中均含有一个五碳糖和 3 个葡萄糖，而 *m/z* 459 碎片离子的产生，说明这两个化合物均为原人参三醇型皂苷。经与文献[9, 10]比较，推测这两个化合物分别为 G-Rb2 或 G-Rb3。

保留时间为 17.3min，准分子离子为 *m/z* 945 的峰 9，MS/MS 谱图给出 *m/z* 783[M-Glc-H]$^-$、621[M-2Glc-H]$^-$、459[M-3Glc-H]$^-$，说明化合物为含有 3 个葡萄糖的原人参二醇型皂苷。经与文献比较，推测该化合物为 G-Rd (ginsenoside Rd)。

保留时间为 26.6min，准分子离子为 *m/z* 915 的峰 10，MS/MS 谱图给出 *m/z* 783[M-Xyl-H]$^-$、621[M-Xyl-Glc-H]$^-$、459[M-Xyl-2Glc-H]$^-$，说明化合物为含有 1 个木糖和 2 个葡萄糖的原人参二醇型皂苷。经与文献比较，推测该化合物为 Gypenoside IX。

保留时间为 28.8min，准分子离子为 *m/z* 765 的峰 11，MS/MS 谱图给出 *m/z* 619[M-Rha-H]$^-$、601[M-Rha-H_2O-H]$^-$、457[M-Rha -Glc-H]$^-$，说明化合物的结构中含有一个鼠李糖和一个葡萄糖，*m/z* 457 碎片离子的产生，说明该化合物的母核比原人参二醇多 1 个部饱和度，综合目前关于西洋参中化学成分研究结果[11,15]，推测该化合物为 G-Rg6 (ginsenoside Rg6)。

保留时间为 32.9 min 和 33.7min，准分子离子均为 *m/z* 783 的峰 12 和 13，互为同分异构体，它们的 MS/MS 谱图均给出 *m/z* 621[M-Glc-H]$^-$、459[M-2Glc-H]$^-$，说明化合物均为含有 2 个葡萄糖的原人参二醇型皂苷。经与文献[9,11,12]比较，推测这两个化合物分别为 20(R)-G-Rg3 和 20(S)-G-Rg3。

保留时间为 38.4min 和 38.8min、准分子离子均为 *m/z* 765 的峰 14 和 15，互为同分异构体，它们的 MS/MS 谱图均给出 *m/z* 603[M-Glc-H]$^-$碎片离子，说明化合物结构中均含有一个葡萄糖，该化合物的结构有待于进一步的确定。

3.3 讨论

本文采用 LC-MS 联用技术分析了中成药心悦胶囊中主要的皂苷类成分，通过与标准品或文献比较，初步确定了 G-Re、pseudoginsenoside F11、G-Rb1、G-Rd 等 11 个皂苷化合物，还有 3 个化合物结构未知。目前进一步的确证试验正在进行中。

由实验结果可以看出，心悦胶囊中的皂苷类成分以原人参二醇型皂苷 G-Rd、Rb2、Rb3、Rg3 和奥克悌隆型皂苷 pseudoginsenoside F11 为主，而人参和西洋参中的代表性成分 G-Rb1 和 G-Rg1 在胶囊中的含量较少，其中 G-Rg1 因含量低未能给出理想的 LC-MS 及 MS/MS 谱图。

本研究初步建立了心悦胶囊中主要皂苷类成分的 LC-MS 分析方法，明确了胶囊中的主要皂苷类的结构，为心悦胶囊的体内代谢及物质基础研究奠定了基础。

参考文献(略)

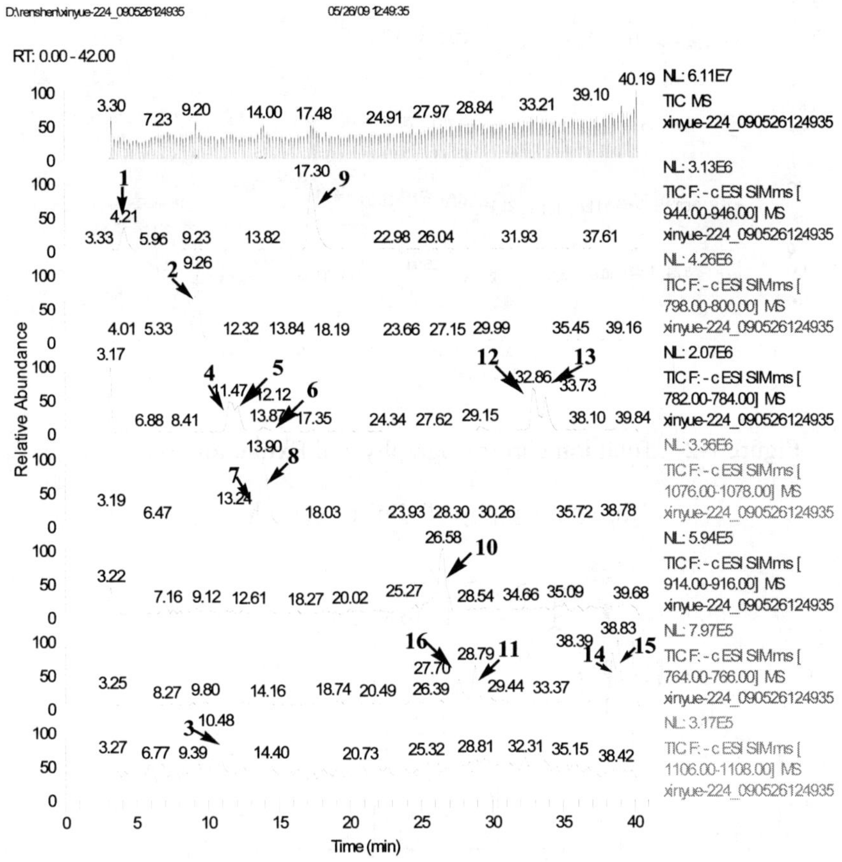

Figure 1-1　Total ion chromatography and Extraction ion chromatography of XinYue capsule

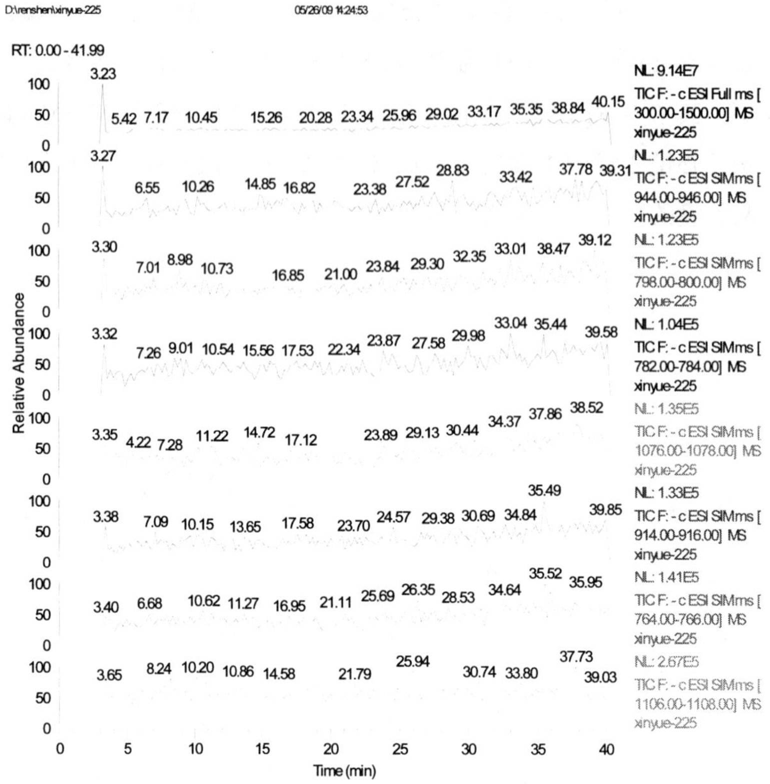

Figure 1-2 Total ion chromatography and Extraction ion chromatography of XinYue capsule

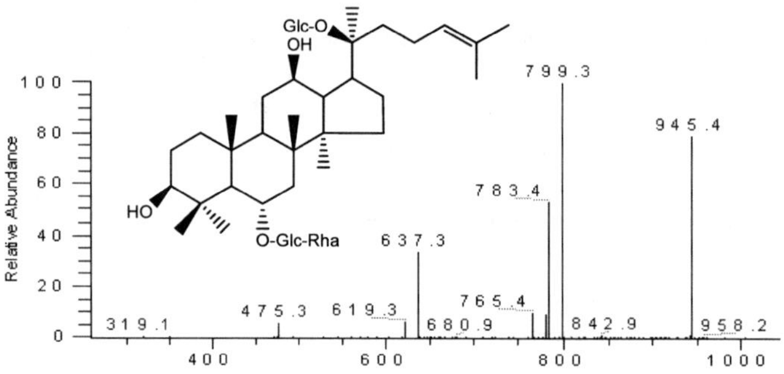

Figure 2-1 MS^2 spectral of ginsenoside Re

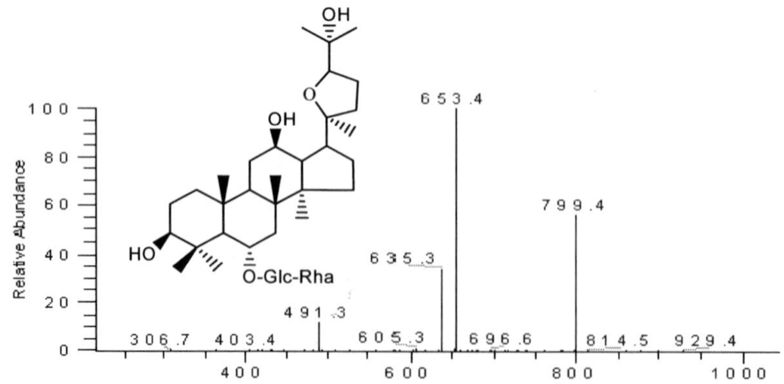

Figure 2-2 MS^2 spectral of pseudoginsenoside F11

基于“损其心者，调其营卫”理论探讨桂枝汤对心肌缺血大鼠的治疗作用及其机制

陈彦静　鞠大宏

（中国中医科学院　北京 100053）

摘要　**目的：**探讨桂枝汤对心肌缺血大鼠的治疗作用及其机理。**方法：**从冠心病的易患因素高脂血症着手，建立大鼠模型。对血脂、血管活性物质、炎性因子、血液流变学、血液动力学以及心肌组织病理学等指标进行观察和分析。**结果：**桂枝汤使高血脂大鼠血脂代谢指标明显改善，升高血浆 SOD、NO 含量、降低 MDA 含量，升高血浆 6-keto-PG-F1a 含量、降低 TXB2 和 TXB_2/6-Keto-PGF1a，降低大鼠血浆中 SES 和 CRP 含量，改善微循环及心功能，减轻心肌缺血变受损心肌。**结论：**桂枝汤通过调节脂代谢紊乱、抗炎、抗氧化、阻抑黏附因子激活及调节血管及内皮活性物质等环节发挥作用，改善心肌供血进而达到治疗缺血性心血管病的作用。

关键词　冠心病（胸痹）；心肌缺血；桂枝汤；高血脂；营卫

《伤寒论》桂枝汤类方显示了“损其心者，调其荣卫”的典范意义。尽管历代医家以桂枝汤类方治疗心系病证取得了很大成就。现代实验研究也证明桂枝汤有广泛的药理作用，其治疗心系病证的现代技术实验研究有待深入开展。

1 材料

1.1 实验动物　健康雄性 SD 大鼠 60 只，体重 250～270g，由北京大学医学部实验动物科学部提供，许可证编号：SCXK（京）2006-008。

1.2 药品　高脂饲料由 10%猪油、2%胆固醇、0.5%胆酸钠、0.2%丙基硫氧嘧啶、0.1%钙片和 87.2%普通饲料配制成。桂枝汤：桂枝、白芍、甘草、生姜、大枣，所有药材均购自北京同仁堂药店。按原方比例 10∶10∶7∶10∶10 配齐。血脂测定试剂盒、6-酮-前列腺素 $F1_{\alpha}$（6-Keto $PGF1_{\alpha}$）、和血栓素 B_2 （TXB_2）、放射免疫分析药盒、超氧化物歧化酶测试盒（SOD）、丙二醛（MDA）测试盒、一氧化氮（NO）试剂盒、E-选(SES 择素和 C-反应蛋白(CRP)测试盒均为国产。

2 方法

2.1 动物模型建立

动物适应喂养 1 周后眶内采血检测血脂，正常者用于实验。AS 模型：高脂饲料喂养 12W 期间按 70 万 IU/kg 的总剂量肌肉注射给予 VD_3，于第 1 周、第 4 周、第 8 周初分次注射。MI 模型：末次给药前 72 小时，除空白组外，于灌胃给药 30min 后，各组动物腹腔注射垂体后叶素 30ukg，空白组给予等容量的生理盐水，连续 3 次，每间隔 24 小时，诱发冠状动脉痉挛，形成心肌缺血

模型。

2.2 实验分组

随机分为空白对照组，模型对照组，辛伐他汀 5.0mg/kg · d 西药治疗组，桂枝汤 10g 低剂量治疗组，桂枝汤 20g 高剂量治疗组。

2.3 各组给药及方法

于实验第 12 周末禁食断尾取血，检查各组大鼠血清总胆固醇含量，高脂饲料喂养各组大鼠与空白对照组比较，有明显差异，开始灌胃给药，10ml/kg 灌胃给药，1 次/日，连续 6 周。正常组给予相应量的生理盐水灌胃。

2.4 冠心病模型的评价

根据血脂的测定结果、心电图缺血改变以及主动脉和心肌组织病理形态学的改变，判断实验性冠心病心肌缺血大鼠模型是否复制成功。

阳性标准：①ST 段水平向下或向上偏移＞0.1mv；②T 波高耸超过同导联 R 波的 1/2；③T 波高耸伴 ST 段移位。具备以上条件之一者即可判断为缺血阳性。

2.5 观察指标及方法

2.5.1 血流动力学、左室功能参数测定

治疗第 6 周末，采用多导生理记录仪测量平均动脉压（MAP），左室收缩压（LVSP）、左室舒张末压（LVEDP）、左室内压最大上升速率（+dp/dtmax）和下降速率（-dp/dtmax）。

2.5.2 血脂各项指标的测定

对 6 周、12 周、18 周三个时间点血清标本严格按试剂盒说明书操作，测定总胆固醇（TC）、甘油三酯（TG）、高密度胆固醇（HDL），计算低密度脂蛋白-胆固醇（LDL-c）水平。

2.5.3 血清生化指标检测

NO、SOD 活性、MDA 含量严格按试剂盒说明测定；采用酶联免疫吸附法检测 SES、免疫比浊法检测 CRP；放射免疫法测定 TXB_2，6-keto-$PGF1_a$ 含量。

2.5.4 血液流变学测定

取血放入肝素抗凝，采用锥板法检测各组大鼠全血黏度（低、中、高切）、血浆黏度、红细胞压积、红细胞聚集指数、红细胞变形指数等血液流变学指标。

2.5.4 病理形态学观察

取血后，摘取心脏，彻底清除其周围的结缔组织，冰盐水冲洗。心脏和动脉一半留做组织匀浆，一半随机取材，同时留取肝脏组织，以 4%多聚甲醛或 2.5%戊二醛固定，分别进行 HE 及铅-醋酸铀染色。

2.6 统计学方法

实验结果以均数±标准差（$\bar{x}$ ±s）表示，数据处理采用 SPSS11.5 统计软件。采用单因素方差分析，以 $P<0.05$ 为统计学上差异显著。

3 结果

3.1 各组大鼠心功能的改变

与对照组比较，模型组 LVSP、±dp/dtmax 均明显降低，而 LVEDP 则明显增加，表明模型

组大鼠左心室收缩和舒张功能均明显受损；阳性对照辛伐他汀组和桂枝汤高、低浓度组与模型组相比，LVSP、±dp/dtmax 显著回升、LVEDP 下降，具有显著性差异。（表 1）

表 1　各组大鼠心功能的变化

	n	LVSP	LVEDP（mmHg）	$+dp/dt_{max}$（$mmHg\cdot s^{-1}$）	$-dp/dt_{max}$（$mmHg\cdot s^{-1}$）
对照组	7	120.23±8.67	4.03±0.82	5208±382	4258±336
模型组	9	85.75±6.67**	8.01±1.37**	3116±298**	3492±363**
辛伐他汀组	8	102.29±7.67##	5.77±2.78★★	4345±338★★	3688±318★★
桂枝汤低剂量组	9	99.74±6.75#	6.33±1.01##	4267±298#	3587±376##
桂枝汤高剂量组	8	108.79±8.89##	4.83±0.77##	5068±327##	4033±317##

与正常组比较，**P<0.01；与模型组比较，#P<0.05，##P<0.01

3.2 各组大鼠血清中 TC、TG、LDL-C、HDL-C 浓度的变化

模型组与对照组相比血清 TC、TG、LDL-C 浓度明显升高，HDL-C 浓度明显降低；阳性对照辛伐他汀组和模型组相比，血清 TC、TG、LDL-C 浓度明显降低，HDL-C 浓度升高；与模型组比较，桂枝汤高、低剂量组均有显著降脂作用，且桂枝汤高剂量组降脂作用强于他汀组。（表 2）。

表 2　各组大鼠血清中 TC、TG、LDL-C、HDL-C 浓度的变化（mmol/L）

	n	TC	TG	HDL-C	LDL-C
正常组	8	1.52±0.24	1.01±0.14	0.81±0.12	0.47±0.05
模型组	10	2.66±0.25**	1.55±0.15**	0.54±0.09**	1.41±0.19**
辛伐他汀组	10	2.18±0.28##	0.87±0.16##	0.69±0.08#	0.99±0.12##
桂枝汤组低剂量组	10	2.45±0.21#	0.79±0.09##	0.67±0.07#	1.18±0.17#
桂枝汤组高剂量组	10	2.16±0.11##	0.58±0.07##	0.76±0.13##	0.92±0.11##

与正常组比较，**P<0.01；与模型组比较，#P<0.05，##P<0.01

3.3 各组大鼠血流变学的改变

3.3.1 各组大鼠全血黏度的变化

模型组在高、中、低切变率下的全血黏度显著高于正常组；阳性对照辛伐他汀组和桂枝汤低、高浓度组与模型组比较高、中、低切变率下的全血黏度均明显降低。（表 3）

表 3　各组大鼠全血黏度的变化

	全血黏度（300 1/s）	全血黏度（115 1/s）	全血黏度（1.00 1/s）
正常组	2.71±0.13	3.30±0.31	6.41±0.63
模型组	3.95±0.10**	4.57±0.20**	13.36±0.94**
辛伐他汀组	3.22±0.30##	3.60±0.25#	10.82±0.85#
桂枝汤组低剂量组	3.40±0.23#	3.64±0.41#	11.30±0.85
桂枝汤组高剂量组	2.42±0.32##	2.82±0.42##	8.25±1.14##

与正常组比较，**P<0.01；与模型组比较，#P<0.05，##P<0.01

3.3.2 各组大鼠血液红细胞变形指数和血浆黏度的变化

模型组血浆黏度和相对黏度明显高于对照组；阳性对照辛伐他汀组和桂枝汤低、高浓度组与模型组比较，血浆黏度和相对黏度明显降低；各组间红细胞变形指数无明显变化。（表 4）

表 4　各组大鼠血液红细胞变形指数和血浆黏度的变化

	红细胞变形指数	血浆黏度	相对黏度
正常组	0.96±0.01	0.88±0.09	2.96±0.32
模型组	1.47±0.11**	2.19±0.15**	4.33±0.18**
辛伐他汀组	1.06±0.05##	1.20±0.11##	2.87±0.24##
桂枝汤低剂量组	1.26±0.10#	1.27±0.09##	3.06±0.35##
桂枝汤高剂量组	1.11±0.08##	1.04±0.15##	2.34±0.32##

与正常组比较，**P<0.01；与模型组比较，##P<0.01

3.4 NO、SOD 及 MDA 含量的变化

模型组与对照组相比血浆 SOD、NO 含量明显降低，MDA 明显升高；阳性对照辛伐他汀组和模型组相比血浆 SOD、NO 含量明显升高，MDA 明显降低，且桂枝汤高浓度组作用强于阳性对照组。（表 5）

表 5　各组大鼠血浆中 SOD 和 NO 的变化

	SOD（U/ml）	NO（μmol/L）	MDA（nmol/L）
正常组	363.21±26.89	299.28±42.18	12.01±1.42
模型组	291.52±27.26**	134.65±27.49**	13.27±1.48*
辛伐他汀组	342.67±16.39#	241.38±26.89##	10.92±0.99#
桂枝汤组低剂量组	330.86±18.82#	219.45±29.38##	11.68±1.10#
桂枝汤组高剂量组	353.74±16.22##	269.49±30.98##	11.24±1.25#

与正常组比较，**P<0.01；与模型组比较，#P<0.05，##P<0.01

3.5 各组大鼠血浆中 SES 和 CRP 的变化

模型组与对照组相比血浆 CRP、SES 明显升高；辛伐他汀组和桂枝汤治疗组与模型组相比血浆 CRP、SES 明显降低。（表 6）

表 6　各组大鼠心肌组织中 CRP 和 SES 的变化

	SES (ng/L)	CRP (mg/L)
对照组	55.38±3.26	2.32±0.63
模型组	71.73±2.36**	6.97±0.72**
辛伐他汀组	60.03±2.17##	3.81±0.59##
桂枝汤低剂量组	65.67±2.36##	4.10±0.35#
桂枝汤高剂量组	59.25±2.62##	3.93±0.62##

与正常组比较，**P<0.01；与模型组比较，#P<0.05，##P<0.01

3.6 各组大鼠血浆 TXB2、6-keto-PGF1α 含量的变化

模型组与对照组相比血浆 6-keto-PGF1α 含量明显降低，TXB_2 和 TXB_2/6-Keto-PGF1α 明显升高；阳性对照辛伐他汀组和桂枝汤高、低浓度组与模型组相比血浆 6-keto-PGF1α 含量明显升高，TXB_2 和 TXB_2/6-Keto-PGF1α 明显降低。（表 7）

表 7　各组大鼠血浆中 6-Keto-PGF1α 和 TXB_2 的变化（pg/ml）

	6-Keto-PGF1α	TXB2	TXB2/6-Keto-PGF1α
正常组	860.19±9.02	2091±38	2.42±0.01
模型组	597.06±33.24**	2692±57**	4.51±0.22**
辛伐他汀组	808.69±21.19##	2420±55##	2.99±0.11##
桂枝汤组低剂量组	799.16±28.58##	2514±38##	3.14±0.09##
桂枝汤组高剂量组	671.99±71.51#	2246±101##	3.38±0.65#

注：与正常组比较，**$P<0.01$；与模型组比较，#$P<0.05$，##$P<0.01$

3.7 病理形态学观察

3.7.1 光镜观察结果

模型组大鼠心肌组织可见心肌纤维断裂，部分心肌纤维变化呈波浪形，排列紊乱，肌纤维间距增宽，可见轻度水肿，肌间质内可见炎细胞及脂肪细胞浸润。各治疗组心肌病变均明显减轻，其中辛伐他汀组和桂枝汤高剂量组改善最明显，心肌纤维分布基本正常，仅见肌纤维间轻度充血；桂枝汤低剂量组仍可见部分心肌纤维萎缩，心肌间质毛细血管扩张充血。

3.7.2 电镜观察结果

模型组大鼠心肌细胞内线粒体大小悬殊，排列不规则，出现肿胀、畸形，线粒体嵴变形、模糊甚至断裂消失，呈空泡变性及髓样变性。闰盘模糊不清，心肌间质有水肿、渗出、出血。

各治疗组中心肌细胞缺血损伤均减轻，其中辛伐他汀组和桂枝汤高剂量组减轻明显，肌原纤维排列基本规则，但仍见线粒体肿胀、畸形，嵴变形等轻微改变。

4 讨论

本实验将 AS 和 MI 两种冠心病最基本的病理改变同时体现在同一动物模型上，更能接近临床冠心病病理及病理生理学改变。

脂质代谢紊乱是冠心病的重要病理基础。在本实验研究中，大鼠的脂肪代谢指标也得到改替，TG、LDL 等生化指标明显降低，而 HDL 得到明显的升高，说明脂肪代谢紊乱得到了一定的调整，对于消除和减少冠心病心肌缺血的易患因素产生了一定的作用。

中医虽无高脂血症的病名，但是在《内经》中就明确提出了“膏”、“脂”的概念。脂膏的生成与转化无不与脾的运化功能有关，膏脂转运输布亦不利，滞留营中，形成高脂血症，故脾虚是高脂血症发病的病理生理基础，桂枝汤调营卫、健脾胃，实现治疗胸痹的效果。

研究表明，内皮细胞损伤和内皮功能紊乱参与了 AS 形成过程，因此，保护内皮细胞既是预防 AS 形成，也是预防粥样斑块破裂的关键之一。本实验结果提示，桂枝汤能有效改善高脂血症引起的 NO 不足，通过提高 NO，可清除体内过多自由基，防止脂质过氧化，及减少单核细胞在

内皮下黏附等作用，有效预防 AS 性疾病的发生。

另外，桂枝汤治疗组血浆 NO、TXA_2、6-Keto-PGF1α 及 TXA_2/6-Keto-PGF1α 虽有改变，但明显轻于模型组，证明桂枝汤能延缓高胆固醇饮食引起的血浆内皮素增加及一氧化氮下降，维持 TXA_2/6-Keto-PGF1α，具有保护血管内皮细胞功能及抑制动脉粥样硬化形成的作用。

冠心病（CHD）是一个炎症性疾病过程，可溶性 E-选择素（SES）、C-反应蛋白（CRP）是炎症反应的标志物。桂枝汤治疗组 SES、CRP 水平显著下降，LDL 水平同步下降，NO 水平明显回升，提示通过桂枝汤的调脂干预，能够阻止血管粥样病变的炎症反应，改善血管内皮细胞功能，阻止脂质过氧化损伤，打断了急性冠脉事件发生的启动环节，从而达到减少 ACS 事件发生的目的。

现代研究表明，脂质代谢紊乱是“痰浊”的物质基础之一，血液流变学异常是“痰瘀痹阻”客观指征之一。桂枝汤可显著改善高脂血症引起的血流变异常，其作用机制可能与桂枝汤降低 TC、TG，使血浆下降，进而降低红细胞压积、红细胞聚集有关，最终达到降低血液黏度的作用效果。血液流变学指标的改善，使心脏负荷减小，心输出量增加，器官如心脏供血得以改善，从而达到防治心肌缺血、缺氧的目的。

桂枝汤是《伤寒论》的代表方之一，桂枝汤由桂枝、杭芍、甘草、生姜、大枣五味药物组成。方中桂枝辛温助阳以实卫，芍药酸甘敛阴以助营，二者一阴一阳、一表一里，调和营卫之不谐，使“卫气在外而内交于荣，荣血在内而外交于卫”。另一方面，我们考虑，桂枝汤调营卫、健脾胃，实现治疗胸痹的效果。

总之，桂枝汤可以改善心肌缺血大鼠心功能，效果显著、确切。桂枝汤通过调营卫之法，在调节脂代谢紊乱、抗炎、抗氧化、阻抑黏附因子激活及调节血管及内皮活性物质等环节发挥作用，实现防止和减缓 As 和血栓发生，改善心肌供血进而达到治疗缺血性心血管病的作用。

参考文献（略）

补肾中药对肾虚骨质疏松症大鼠脑组织中 Smurf2、BMP6 的 mRNA 和蛋白表达影响研究

尚德阳

(辽宁中医药大学　沈阳 110032)

摘要　**目的：** 通过研究摘除卵巢致肾虚骨质疏松症大鼠脑组织中 Smurf2、BMP6 的 mRNA 和蛋白的表达，来探讨肾虚骨质疏松症的病理机制。**方法：** 摘除雌性大鼠双侧卵巢的方法复制肾虚骨质疏松症模型，采用具有补肾壮骨益精作用的补肾中药(高、低剂量)对实验大鼠治疗 12 周，以骨疏康颗粒剂、盖天力片作为阳性对照组，正常大鼠、假手术组作为标准对照组，模型大鼠作为空白对照组。用 RT-PCR 法、Western 法检测肾虚骨质疏松症大鼠脑组织中 Smurf2、BMP6

的 mRNA 和蛋白表达。**结果：** RT-PCR 及 Western 方法检测，正常大鼠脑组织中存在 Smurf2、BMP6 的 mRNA 和蛋白表达；与正常组、假手术组比较，模型组 Smurf2、BMP6 mRNA 和蛋白的表达水平在脑组织中明显升高。用药 12 周后，与模型组比较，各用药组均可明显下调 Smurf2、BMP6 mRNA 和蛋白在脑组织中的表达水平。**结论：** ①正常大鼠脑组织中 Smurf2、BMP6 可以在基因、蛋白水平表达；②骨质疏松症的发生，可能与脑组织中 Smurf2、BMP6 的 mRNA 和蛋白表达的异常变化相关；③补肾中药通过调控脑组织中 Smurf2、BMP6 的 mRNA 和蛋白表达，对于骨质疏松症有一定的防治作用。

关键词 骨质疏松症；肾虚；Smad 泛素调节因子 2；骨形态发生蛋白-6

骨质疏松症(OP) 是以骨量减少，骨组织微细结构破坏为特征，继而导致骨脆性增加和骨折危险性增高的一种全身性骨骼疾病。随着我国步入老龄化社会,骨质疏松症的患病率及其并发症发生率也不断提高,骨质疏松症已成为老年人常见的疾病之一。

导致骨质疏松症的原因有多种,主要与年龄、内分泌紊乱、钙平衡失调以及免疫、营养、遗传等因素有关,其主要发病机制与骨代谢失调有关。TGF-β/Smads 通路是调节骨代谢重要的机制之一。而 TGF-β/Smads 通路本身又受到多种因素的调节，其中泛素蛋白酶体复合通路（UPP）对 Smads 蛋白降解机制的调节，就是其中重要的影响因素之一。本研究从泛素蛋白酶体复合通路（UPP）调节机制入手,选用泛素-连接酶 E3 中 Smad 泛素调节因子 2(Smad ubiquitination regulatory factor 2，Smurf2)和骨形态发生蛋白-6（Bone Morphogenetic Protein-6，BMP6）的 mRNA 和蛋白表达作为观察指标,来研究肾虚骨质疏松症的病理机制。

1 材料与方法

1.1 实验动物与分组

实验选用清洁级 Wistar 大鼠 169 只（雌性，体重 250±50g，4-5 月龄，未曾交配），由中国医学科学院实验动物中心提供（北京市实验动物质量合格证明号：SCSK（京）2005-0013）。在造模前先随机分出为正常组(1)、假手术组（2）；术后 7 d 将卵巢切除组存活者按体重随机分为 6 组(每组 18 只左右)，即：模型组（3）、补肾中药低剂量组（4）、补肾中药高剂量组（5）、补中益气汤比较组（6）、盖天力阳性对照组（7）、骨疏康阳性对照组（8）。

1.2 主要试剂

TRIzol（加拿大 Bio Basic Inc.）、TaKaRa RNA PCR Kit (AMV) Ver.3.0 试剂盒（TaKaRa 大连宝生物公司）、DNA Marker DL2000 (TaKaRa 公司)、Smurf2 引物（由 TaKaRa 大连宝生物公司合成）、BMP6 引物（由 TaKaRa 大连宝生物公司合成）、硝酸纤维素膜（Immobilon-NC Transter Membranes MILLPORE）、兔抗 Smurf2 一抗（北京中山生物公司）、兔抗 BMP6 一抗（北京中山生物公司）、辣根过氧化物酶标记山羊抗兔 IgG（北京中山生物公司）、碱性磷酸酶（ALP）偶联的羊抗兔抗体（北京中山生物公司）、丙烯酰胺(Acrylamide)（ Biomol 公司）、化学发光试剂（Santa Cruz）。

1.3 主要仪器设备

高速冷冻离心机（Sigma 3C15K 美国）、多功能电泳仪（北京六一仪器厂）、Chemi Imager 5500型电泳成像分析仪（美国，ALPHA）、垂直板电泳装置(美国 BIO-RAD， Mini-Protein III)、Heidolph DIAX90 型匀浆机（德国，Heidolph)、）Biometra PCR 扩增仪（德国）、UV300 核酸蛋白分析仪（英国，PYE-UNICAM / SPECTRONIC）、DYY-40B 型转印电泳槽（北京，北京六一仪器厂）、DYC-31D 型水平电泳槽（北京，北京六一仪器厂）、722 型分光光度计（上海，上海精密科学仪器有限公司）。

1.4 实验方法

1.4.1 给药方法：术后 7 d 开始给药，上述 4、5、6、7 和 8 组每只大鼠每日用药量按成人公斤体重(g/kg) 等效剂量的 6.3 倍计算。第 4 组用药量为 1.3125g·kg^{-1}·d^{-1} ,第 5 组用药量为 2.1g·kg^{-1}·d^{-1},第 6 组用药量为 1.333 g·kg^{-1}·d^{-1}

第 7 组用药量为 0.04725g·kg^{-1}·d^{-1},第 8 组用药量为 2.1 g·kg^{-1}·d^{-1}。上述各用药组 1 次/d，各组给药容积为 0.875ml/100g 体重；正常组、假手术组、模型空白组,每天自由饮食。5 组实验动物均每天上午给药, 连续给药 12 周。存活动物在最后一次给药后 24 h ,处死并采集以下标本进行检测与分析。

1.4.2 大鼠下丘脑组织 Smurf2、BMP6 mRNA 表达的 RT-PCR 检测步骤:

标本的制备: 将大鼠头部毛发消毒，用剪子将头部皮肤沿中线剪开，露出头骨，沿中线将头盖骨剪开，并暴露脑组织。将脑组织翻转，暴露下丘脑，用眼科剪将下丘脑组织剪下，将一半下丘脑组织放入已装有 1ml TRIzol 的 EP 管内，做好标记，放入-70℃冰箱保存备用。

按照 TRIZOL 试剂说明书采取一步法提取下丘脑组织中总 RNA。计算样品总 RNA 浓度,完成下丘脑组织中总 RNA 的制备； 根据大鼠 Smurf2、BMP6 cDNA 序列, 使用 Premier 5.0 设计合成了扩增 Smurf2、BMP6 cDNA 片段的特异性引物(以 GAPDH 基因作为 PCR 的内参照),进行引物序列设计； 再依据逆转录反应体系及条件以及 PCR 反应体系及条件,进行 RT-PCR 试验:各组 PCR 产物取 10μl 加 2μl 6×上样缓冲液进行琼脂糖凝胶电泳,琼脂糖浓度为 1.5 %。EB(溴化乙啶)染色, 在紫外凝胶成像系统上照相。电泳结果采用 FlourChem V 2.0 凝胶成像分析软件（America）分析，记录每条 DNA 扩增带的灰度值，比较分析结果。为消除系统误差及定量误差,各组 Smurf2、BMP6 的表达水平以相对表达量即以 Smurf2/Gapdh、 BMP6/Gapdh 的密度比值来表示。

1.4.3 大鼠下丘脑组织中 Smurf2、BMP6 蛋白表达的 Western blotting 检测步骤:

标本的制备：将大鼠头部毛发消毒，用剪子将头部皮肤沿中线剪开，露出头骨，沿中线将头盖骨剪开，并暴露脑组织。将脑组织翻转，暴露下丘脑，用眼科剪将下丘脑组织剪下，将一半下丘脑组织放入高压灭菌的 EP 管内，做好标记，放入-70℃冰箱保存备用。

首先进行总蛋白的提取:取大鼠下丘脑组织 200 mg，将组织块在液氮中碾成粉末，加入已预冷的组织裂解液 1ml，在冰浴中用匀浆机匀浆 2 min，14000g，4℃离心 1h,取上清 4℃存放备用。再进行蛋白定量、SDS-PAGE 电泳、蛋白质的电转印及膜的封闭,最后是蛋白质印迹和化学发光显色。

附：引物序列设计

根据大鼠 Smurf2、BMP6 cDNA 序列，使用 Premier 5.0 设计合成了扩增 Smurf2、BMP6cDNA

片段的特异性引物。以 GAPDH 基因作为 PCR 的内参照。Smurf2：上游 5-GGGAACGCCCAACAAGAC-3，下游 5-ATTGCGGATCTCCCACCC-3，扩增的基因片段长度为 468bp；BMP6：上游 5-TCCTCTATCGGCGGCTCA-3，下游 5-CACCCTCGGGAATCTGG-3，扩增的基因片段长度为 537bp；GAPDH：上游 5-CAGGCGTGTCATCGTCA-3，下游 5-CTTGGCTGCTGCTTTCA-3。扩增的基因片段长度为 457bp。

1.5 统计学处理

计量数据采用 Spss15.0 软件处理，用 ONE-Way ANOVA 对 RT-PCR 和 Western Blot 结果进行方差分析和 Pearson 相关分析，数据以均数±标准差（$\bar{x}\pm s$）表示。

2 结果

2.1 RT－PCR 检测大鼠下丘脑组织中 Smurf2 mRNA 的表达结果与分析

PCR 产物经琼脂糖电泳后，可分别于 468bp（Smurf2）、457bp（GAPDH）见到条带（图 1），与设计引物相符。半定量 RT－PCR 显示（图 2）：与正常组、假手术组比较，模空组 Smurf2 mRNA 的表达水平明显升高，P<0.01；补肾高、低剂量组、补脾组、盖天力组、骨疏康组用药 12 周后，与模空组比较，各组的表达水平显著下调，P<0.01。其中补脾组、补肾低剂量组下调水平高于其他用药组。

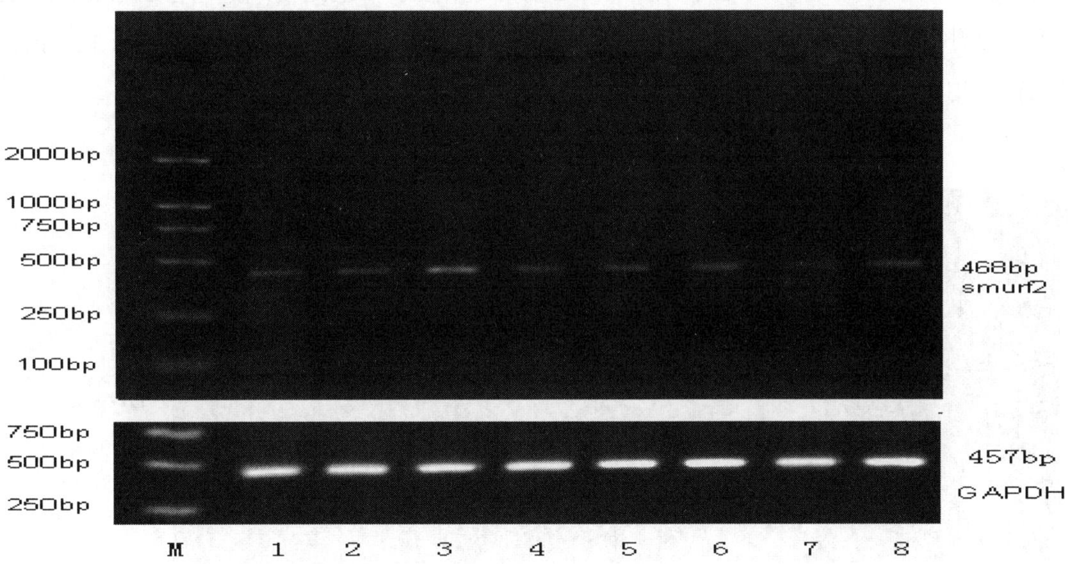

M-Marker 1-正常组 2-假手术组 3-模型组 4-低剂量组 5-高剂量组 6-补脾组 7-盖天力组 8-骨疏康组

图 1 大鼠下丘脑组织中 Smurf2 mRNA RT－PCR 及 GAPDH 扩增产物琼脂糖凝胶电泳图

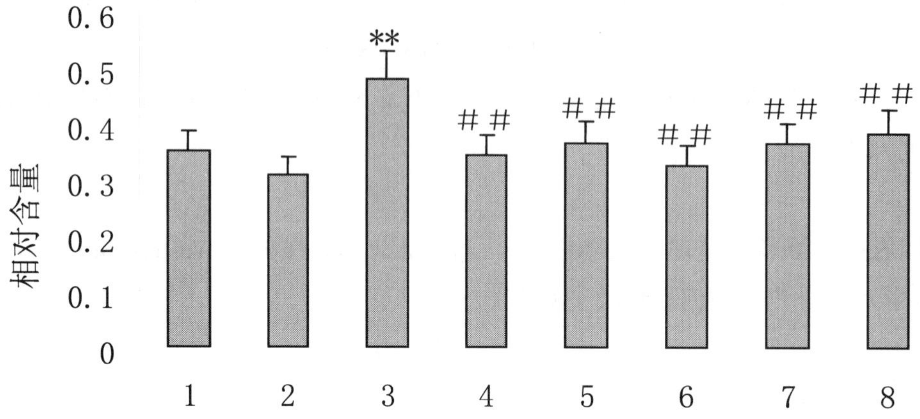

1-正常组 2-假手术组 3-模型组 4-低剂量组 5-高剂量组 6-补脾组 7-盖天力组 8-骨疏康组

注：**表示与正常组比较，p<0.01； ##表示与模空组比较，p<0.01

图 2 大鼠下丘脑组织中 Smurf2 mRNA/GAPDH 灰度值比较

2.2 RT－PCR 检测大鼠下丘脑组织中 BMP6 mRNA 的表达结果与分析

PCR 产物经经琼脂糖电泳后，可分别于 537bp（BMP6）、457bp（GAPDH）见到条带（图 3），与设计引物相符。半定量 RT－PCR 显示（图 4）：与正常组、假手术组比较，模空组 BMP6 mRNA 的表达水平明显升高，P<0.01；补肾高、低剂量组、补脾组、盖天力组、骨疏康组用药 12 周后，与模空组比较，均可明显下调 BMP6 mRNA 的表达水平，P<0.01。

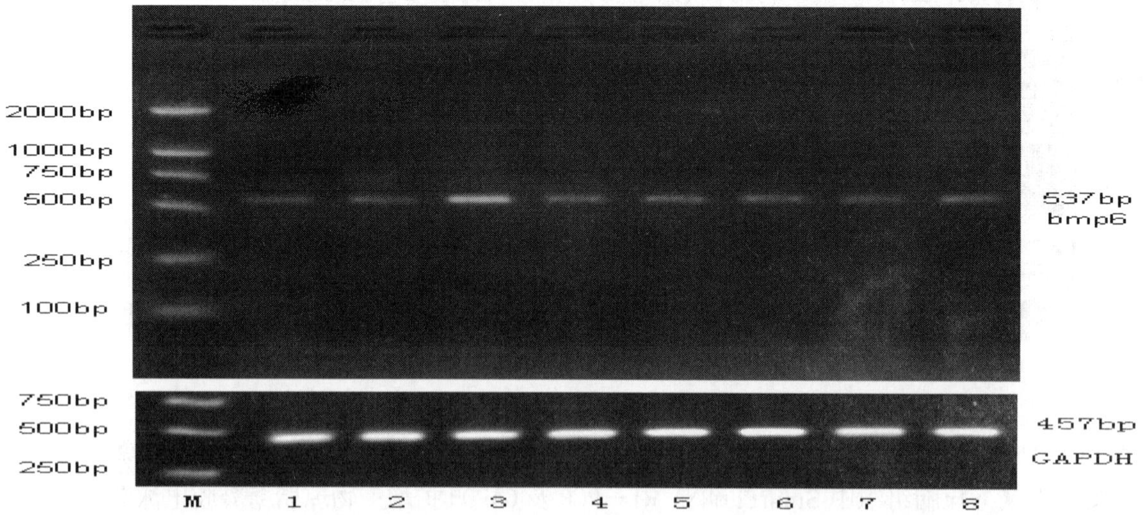

M-Marker 1-正常组 2-假手术组 3-模型组 4-低剂量组 5-高剂量组 6-补脾组 7-盖天力组 8-骨疏康组

图 3 大鼠下丘脑组织中 BMP6 mRNA RT－PCR 及 GAPDH 扩增产物琼脂糖凝胶电泳图

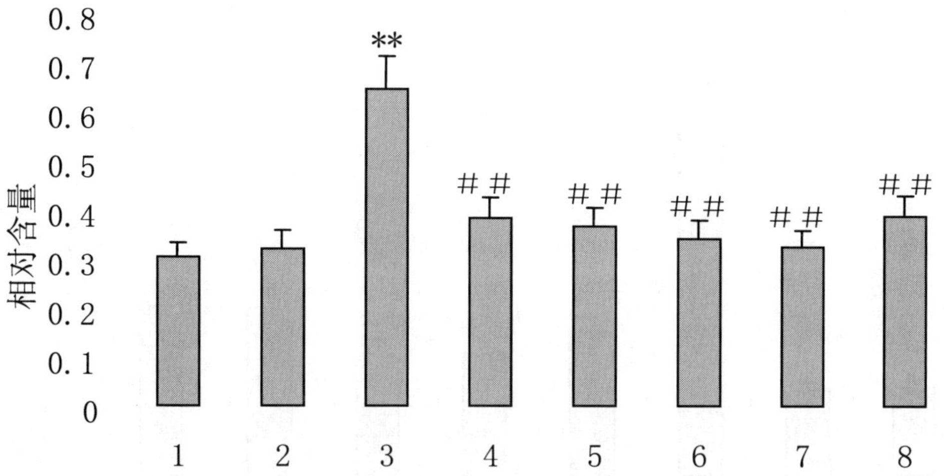

1-正常组 2-假手术组 3-模型组 4-低剂量组 5-高剂量组 6-补脾组 7-盖天力组 8-骨疏康组

注：**表示与正常组比较，p<0.01；##表示与模空组比较，p<0.01

图 4 大鼠下丘脑组织中 **BMP6** mRNA/GAPDH 灰度值比较

2.3 Western 印迹杂交检测下丘脑组织中 Smurf2 的蛋白表达

Western 印迹杂交结果显示大鼠下丘脑组织中可检测到 Smurf2 的蛋白表达（图 5），Western blot 结果分析显示（图 6）：与正常组、假手术组比较，模空组的蛋白表达明显升高 P<0.01。补肾高、低剂量组、补脾组、盖天力组、骨疏康组用药 12 周后，与模空组比较，各用药组蛋白表达水平明显下调，P<0.01。其中补脾组与补肾高剂量组下调幅度大于其他各用药组，P<0.01。

1-正常组 2-假手术组 3-模型组 4-低剂量组 5-高剂量组 6-补脾组 7-盖天力组 8-骨疏康组

图 5 大鼠下丘脑组织 Smurf 2 Western blot 结果

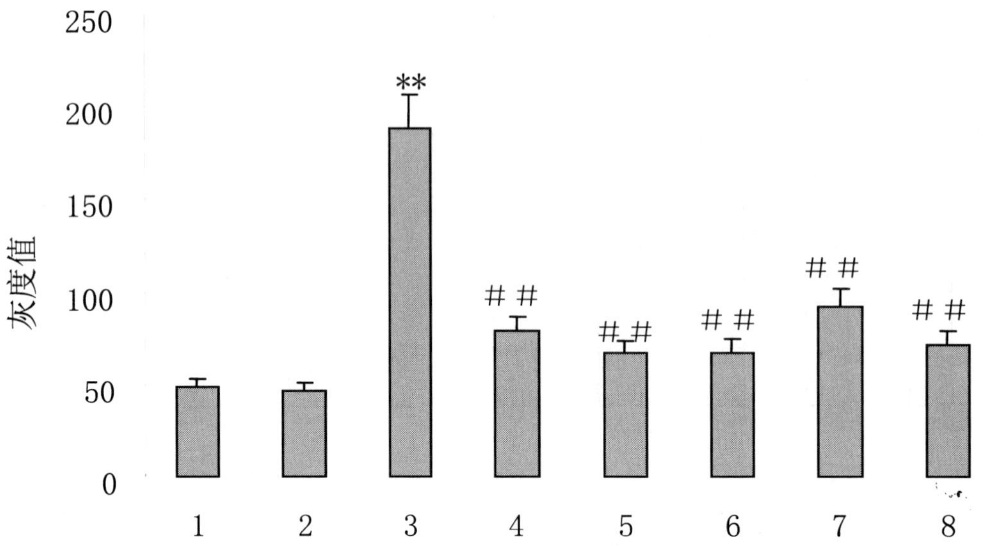

1-正常组 2-假手术组 3-模空组 4-低剂量组 5-高剂量组 6-补脾组 7-盖天力组 8-骨疏康组

注：**表示与正常组比较，p<0.01； ##表示与模空组比较，p<0.01

图 6 大鼠下丘脑组织 Smurf2 蛋白表达结果的比较

2.4 Western 印迹杂交检测下丘脑组织中 BMP6 的蛋白表达

Western 印迹杂交结果显示大鼠下丘脑组织中可检测到BMP6 的蛋白表达（图 7），Western blot 结果分析显示（图 8）：与正常组、假手术组比较，模空组的蛋白表达明显升高，P<0.01。补肾高、低剂量组，补脾组、盖天力组、骨疏康组用药 12 周后，与模空组比较，各用药组的蛋白表达水平明显下调 P<0.01，其中骨疏康组下调幅度大于其他各用药组，P<0.01。

1-正常组 2-假手术组 3-模型组 4-低剂量组 5-高剂量组 6-补脾组 7-盖天力组 8-骨疏康组

图 7 大鼠下丘脑组织 BMP6 Western blot 结果

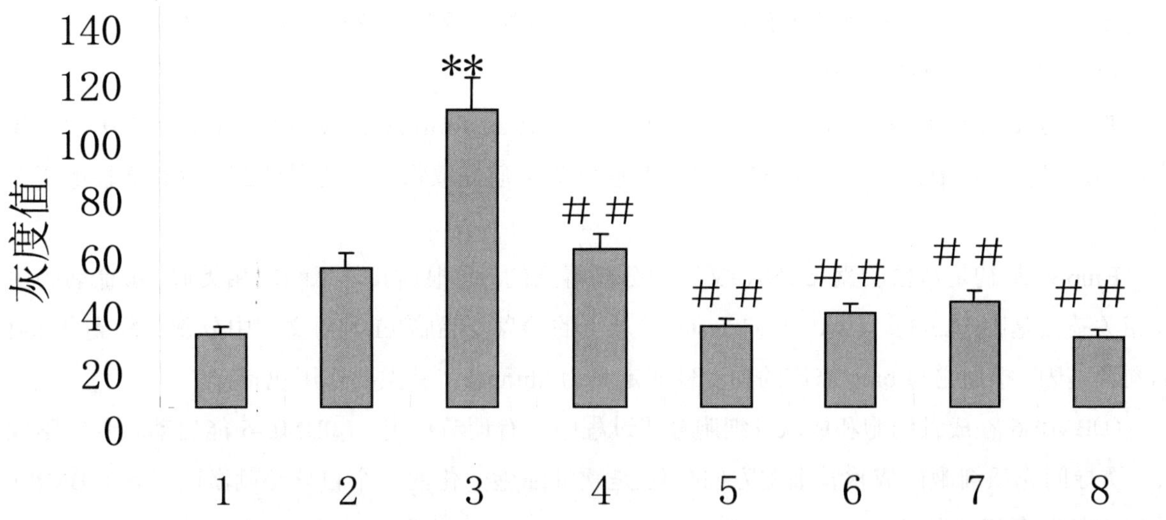

1-正常组 2-假手术组 3-模空组 4-低剂量组 5-高剂量组 6-补脾组 7-盖天力组 8-骨疏康组

注：**表示与正常组比较，p<0.01； ##表示与模空组比较，p<0.01

图 8 大鼠下丘脑组织 BMP6 蛋白表达结果的比较

结果表明：

正常大鼠下丘脑组织中存在 Smurf2、BMP6 mRNA 和蛋白的表达。模型组大鼠下丘脑组织中的 Smurf2、BMP6 mRNA 和蛋白表达水平有明显的上升。用药 12 周后，与模空组相比较，各用药组均可显著下调下丘脑组织中 Smurf2、BMP6 mRNA 和蛋白的表达水平。

结论：①正常大鼠骨组织中 Smurf2、BMP6 可以在基因、蛋白水平表达；②骨质疏松症的发生，可能与骨组织中 Smurf2、BMP6 的 mRNA 和蛋白表达的异常变化相关；③补肾中药通过调控骨组织中 Smurf2、BMP6 的 mRNA 和蛋白表达，对于骨质疏松症有一定的防治作用。

3 讨论

3.1 泛素-蛋白水解酶复合体通路（UPP）

泛素-蛋白水解酶复合体通路是 ATP 依赖性的特异降解胞内短命调控蛋白的主要途径，是一个调节蛋白质降解与功能的重要系统。其主要构成要素包括：泛素-蛋白水解酶复合体通路是由泛素(ubiquitin, Ub) 、泛素活化酶(ubiquitin-activating enzyme, E1) 、泛素结合酶(ubiquitin-conjugating enzymes, E2s) 、泛素-蛋白连接酶(ubiquitin-protein ligases, E3s) 、26S 蛋白酶体和泛素再循环酶（ubiquitin recycling enzymes）等。其中 E1(泛素激活酶)、E2(泛素结合酶)、E3(泛素-蛋白连接酶)统称为泛素连接酶，其主要作用是将泛素连接到靶蛋白。

Smad 泛素调节因子 2(Smad ubiquitination regulatory factor 2，Smurf2)，是 E3 泛素连接酶 HECT 家族的成员，由 Lin 等和 Zhang 等所分离鉴定出来的。其结构特点为：羧基端有一个 HECT

结构域，中间有两个 WW 结构域。

UPP 对蛋白质稳定性的调控过程主要是对靶蛋白的降解，其表现为二个过程：（1）靶蛋白的泛素化修饰；（2）26S 蛋白水解酶复合体识别并降解多聚泛素化标记的靶蛋白。

3.2 骨形态发生蛋白-6(BMP6)

骨形态发生蛋白（BMPs）属于转化生长因子-β(transforming growth factor-β，TGF-β)超家族的成员，是 U rist 等人在 1965 年首先从脱钙骨基质提取物中分离得到的一种有活性的蛋白质。

Bmp-6 最初是从鼠胎盘 cDNA 文库中分离得到的，并根据其与爪蟾属相类似，被命名为生长相关苍白基因(Vgr-1)。1990 年 Celeste 等从人的胎盘及胎脑 cDNA 文库中分别克隆到 Vgr-1 的同源基因，根据它与 bmp 家族的同源性而定名为 hbmp-6。其主要作用包括：

①BMP-6 在成骨细胞和成软骨细胞分化过程中具有调节作用。②BMP-6 能启动软骨细胞成熟，诱导间充质细胞向成软骨细胞方向分化,是软骨细胞分化的一个自分泌刺激因子。③BMP-6 能促进骨发育和骨形成。

3.3 Smurf2 对 BMPs 信号传导的调控

Smurf2 蛋白介导降解的底物是 Smad2/3。有研究表明 Smurf2 在软骨细胞中的主要靶点可能是 TGF-β/Smad2 信号通路，Smurf2 可显著阻断 TGF-β信号通路的转导。Smad2 的蛋白酶体降解是通过激活 TGF-β信号通路并引发 Smad2 蛋白磷酸化来实现的。有报道表明，Smurf2 可与 Smad7 相互作用并介导 TGF-βI 型受体的降解。

本实验结果表明，下丘脑组织中 Smurf2、BMP6 基因、蛋白表达，与正常组比较，模型组明显升高。 其机理在于：BMPs 家族中除 BMP1 外均属于 TGF-β超家族成员，且有一定的同源性。人体内几乎所有细胞均可产生 TGF-β，它对细胞的生长，分化及多种生理、病理过程起重要的作用。同样 BMP6 也广泛分布体内各种细胞中，在骨组织中能促进成骨细胞和成软骨细胞分化，促进骨发育和骨形成。而 Smurf2 是广泛分布体内各种细胞中的重要蛋白降解酶，对各种蛋白因子进行降解与调控，同样也降解与调控 BMP6，其作用方式主要是与相关 Smads 信号因子结合，而调控 BMP6 的降解。在本实验中，下丘脑组织中的 Smurf2、BMP6 基因、蛋白表达具有相同的上升作用趋势，其原因在于摘除卵巢后，体内雌激素分泌明显下降，可能导致下丘脑组织中 BMP6、Smurf2 负反馈效应增加，故表达增强，虽然有相关报道，Smurf2 对 BMP 具有抑制作用，但在此种情况下，实验表达的结果并没有呈现相反趋势，可能与雌激素减少相关。

当给予壮骨补肾益精的中药后，下丘脑组织中的 Smurf2、BMP6 基因、蛋白表达趋势，均有不同程度的下降。从而说明，壮骨补肾益精的中药具有改善 Smurf2、BMP6 基因、蛋白表达趋势的作用。

当然，Smurf2 作为蛋白降解机制中的重要因素，其调节 BMP6 的机理还不十分明确，而机体又是一个复杂的体系，对骨代谢调节的各种因子相互关系又十分复杂，Smurf2 对 BMP6 等骨代谢相关因子的调节还需要进一步研究。

参考文献(略)

补肾化痰活血法对再生障碍性贫血小鼠骨髓 CD34^{+}和细胞因子表达的影响

刘宝山 顾民华 范国平 郑 丹 张晶晶 王 虹 王少峡 戴锡孟

（1. 天津中医药大学第一附属医院 天津 300193；2. 天津中医药大学）

摘要 目的：观察和比较补肾化痰活血中药对再生障碍性贫血小鼠骨髓造血生长因子 SCF mRNA、GM-CSF mRNA 表达和骨髓 CD34^{+}的影响。方法：建立再障小鼠模型，各组小鼠分别胃饲生理盐水、补肾化痰活血中药、康力龙和再障生血片，连续喂养 14 天后，采集骨髓进行单个核细胞培养，应用流式细胞术检测骨髓 CD34^{+}抗原水平；应用 RT-PCR 方法检测 SCF mRNA、GM-CSF mRNA 表达水平。结果：①模型组骨髓 CD34^{+}抗原检测结果显著低于正常对照组，治疗后各组小鼠骨髓 CD34^{+}抗原水平明显提高，差异有显著性。②模型组骨髓造血生长因子 SCF mRNA、GM-CSF mRNA 表达水平均低于正常对照组，治疗后各组小鼠骨髓造血生长因子表达水平均明显提高，差异均有显著性。结论：补肾化痰活血方可能通过增强再障小鼠骨髓造血生长因子 GM-CSF mRNA、SCF mRNA 表达水平，刺激造血细胞分化成熟，达到调控骨髓造血的目的。

关键词 再生障碍性贫血；CD34^{+}抗原；造血生长因子；补肾化痰活血法

造血微环境对于骨髓干细胞的增殖和分化起着重要调控作用，骨髓基质细胞是构成骨髓微环境的重要组成部分，基质为造血细胞提供一个定居、增殖、分化和发育的微环境。骨髓基质细胞一方面通过与造血细胞密切接触而发挥近距离调节，另一方面通过分泌细胞因子，从正负两方面来调控造血以维持机体造血的动态平衡。故我们应用补肾化痰活血方治疗再生障碍性贫血小鼠，观察其对骨髓 CD34^{+}抗原和基质细胞分泌的细胞因子影响，报道如下。

1 材料与方法

1.1 实验动物

近交系 ICR 小鼠，雌雄各半，6～8 周龄，体重 20g±0.3g(以上动物均购自天津市中国医学科学院放射研究所，经检疫合格，合格号 070622430)。

1.2 实验用药

中药选取标准中药饮片(统一购于江阴天江药业有限公司，生产批号 0609328)：补肾药物（熟地 30g、何首乌 30g、菟丝子 15g、补骨脂 15g）；化痰散结药用（海浮石 15g、山慈姑 30g、五倍子 15g、枳实 10g）；活血化瘀药用（丹参 30g、当归 15g、赤芍 10g、三七 5g）；补肾化痰活血方（上三组药物相合）；补肾活血方（补肾药物合活血药物）；化痰活血方（后两组药物相合），常规煎制，配成 100％浓度，药液含生药量 1g/ml，水浴浓缩，质量控制，4℃度冰箱保存备用。

1.3 主要试剂和仪器

PE 标记抗小鼠单克隆抗体 CD34 及阴性对照均购自美国 Biolegend 公司。RT-PCR 试剂盒（宝生物工程有限公司）。Trizol Reagent（Invitrogen 公司）。RPMI 1640 培养基购自 GIBCO 公司。环磷酰氨（CY）(上海华联制药厂有限公司生产，批号 990406)。氯霉素(CH)（上海生工有限公司，CB0118-109)。康力龙 （广西南宁制药厂生产，批号 301001），再障生血片（辽源誉隆亚东药业有限责任公司，批号 060607）。流式细胞仪为美国 BECKMAN 公司。PCR 扩增仪（HYBAID，UK）。Kodak440 凝胶成像分析系统（英国）等。

1.4 方法

1.4.1 再障模型的建立

参照施新猷报道方法，ICR 小鼠经 ^{60}Coγ 射线（3Gy，剂量率 0.6，照射时间 5Min，距离 4 米）全身照射后，于第 4、5、6 天腹腔注射环磷酰氨(CY)50mg/kg 和氯霉素(CH)62.5mg/kg，正常对照组行假照射（铅砖屏蔽），于第 4、5、6 天腹腔注射等体积生理盐水，以外周血象、骨髓象验证成模。

1.4.2 分组与处理

选取健康 ICR 小鼠 100 只，适应性喂养 7 天，按数字表法随机选出 10 只设为正常对照组，其余随机分为 6 组，每组 15 只，分别为：①正常对照组：未做任何处理，每次胃饲 0.9%生理盐水 0.2ml，每日 1 次；②模型组：成模后即胃饲生理盐水 0.2ml，每日 1 次；③化痰活血组：成模后胃饲中药煎液 16.9g/kg/d（按照“动物体表面积比率换算等效剂量法”计算给药量，陈奇《中药药理研究方法学》），每日 1 次；④补肾活血组：成模后即胃饲中药煎液 19.5g/kg/d，每日 1 次；⑤补肾化痰活血组：成模后即胃饲中药煎液 28.6g/kg/d，每日 1 次；⑥再障生血片组：成模后胃饲中药 0.07g/kg/d，每日 1 次；⑦康力龙组：成模后胃饲康力龙混悬液，0.78mg/kg/d，每日 1 次。模型评价成功后，各组连续灌服 14 天，第 15 日定为取材时间。

1.4.3 血常规和骨髓象检测

分别于造模前、造模后第 1 天与治疗后第 15 天眼内眦取血，采用全自动血细胞分析仪检测血常规；取胸骨骨髓涂片，瑞姬氏染色后，显微镜下进行骨髓细胞分类。

1.4.4 骨髓单个核细胞 (BMMNC)分离培养

治疗后第 15 天，断颈处死小鼠，无菌条件下取股骨，用 5ml 注射器吸取 RPMI1640 培养液，反复冲洗骨髓腔，将骨髓细胞收集在灭菌离心管内，使骨髓细胞充分分散，制成悬液。将充分混匀的细胞悬液以 1：1 比例加在淋巴细胞分离液的表面上，离心(2000rpm，10min)，分离出单个核细胞层，加入 PBS 2ml，反复吹打，离心，去上清，洗两次。用 3ml1640 培养液(青霉素 0.0737g/L、链霉素 0.1717g/L，碳酸氢钠 2 g/L，10%胎牛血清)悬浮沉淀细胞，制成悬液计数，经台盼蓝鉴定细胞活性在 95%以上，移入培养瓶中，置于 37℃、5%CO_2 饱和湿度培养箱内培养 24 小时。将培养后细胞吸取移入离心管中，离心（1000rpm，10 分钟），吸去培养上清，收集 BMMNC。

1.4.5 骨髓 $CD34^+$抗原检测

取上述制备好的骨髓单个核细胞悬液，将细胞浓度调至 1×10^6/ ml，每次取细胞悬液 100μl，加入到 PE 标记的 CD34 单抗 1μg 中，振荡几秒后，4℃，避光孵育 30min，PBS 缓冲液洗涤 2 次，离心（1000rpm，5min），弃上清，补足 0.5mlPBS 上流式细胞仪检测、分析。设立阴性对照。

1.4.6 GM-CSF、SCF mRNA 表达水平的检测

按照 RNA 提取试剂盒的步骤进行操作，提取总 RNA，应用 RT-PCR 技术检测 GM-CSF、SCF mRNA 的表达水平。

1.4.7 统计学方法

采用 SPSS11.5 统计软件分析，用单因素方差分析方法进行多组间比较，两组间比较采用 LSD 方法。结果均用 $\bar{x} \pm s$ 表示。

2 结果

2.1 各组小鼠外周血血象比较

造模前各组血常规指标检测差异无显著性（$P>0.05$）。模型组与正常对照组比较差异有显著性（$P<0.01$），提示造模成功。观察中药 3 组组间及与阳性药物对照组比较，差异有显著性（$P<0.01$，$P<0.05$），并且以补肾化痰活血组疗效最好。（见表 1）

表 1　各组小鼠外周血血象比较（$\bar{x} \pm s$）

组　别	n	WBC（$\times 10^9$/L）	HgB（g/L）	PLT（$\times 10^9$/L）
正常对照组	10	11.1 ± 0.44	165.33 ± 7.47	663.78 ± 9.17
模型组	7	2.20 ± 0.10△△	57.22 ± 3.47△△	59.89 ± 2.93△△
化痰活血组	8	4.13 ± 0.15△△▲▲※※	102.32 ± 8.00△△▲▲※※	163.44 ± 6.71△△▲▲※※
补肾活血组	9	5.57 ± 0.24△△▲▲※	125.11 ± 5.34△△▲▲※	185.26 ± 2.15△△▲▲※
补肾化痰活血组	12	7.91 ± 0.15△△▲▲	146.25 ± 6.27△△▲▲	221.15 ± 4.25△△▲▲
再障生血片组	10	5.77 ± 0.45△△▲▲※	127.08 ± 4.25△△▲▲※	190.35 ± 5.36△△▲▲※
康力龙组	11	4.98 ± 0.16△△▲▲※	89.06 ± 3.24△△▲▲※※	132.58 ± 3.25△△▲▲※※

注：与正常对照组比较△ $P<0.05$，△△ $P<0.01$；与模型组比▲ $P<0.05$，▲▲ $P<0.01$；补肾化痰活血组与治疗组间比较※ $P<0.05$，※※ $P<0.01$

2.2 骨髓象检测结果

正常对照组骨髓增生活跃，骨髓小粒造血细胞丰富。模型组骨髓增生减低，骨髓小粒非造血细胞较多。治疗后各组骨髓增生比较活跃，骨髓小粒造血细胞不同程度恢复，补肾化痰活血组优于补肾活血组及化痰活血组，和中西药对照（再障生血片组、康力龙组）相当。

2.3 各组小鼠骨髓 $CD34^+$抗原检测结果

模型组与正常对照组比较差异有显著性（$P<0.01$），各治疗组与模型组比较，$CD34^+$抗原均有不同程度的恢复，尚未达到正常水平（$P<0.01$）。观察中药 3 组组间及与阳性药物对照组比较具有差异性（$P<0.01$，$P<0.05$），补肾化痰活血组疗效优于拆方两组及阳性药物对照组。（见表 2）

表 2　各组小鼠骨髓 $CD34^+$抗原比较（$\bar{x} \pm s$）

组　别	n	CD^{34+}（%）
正常对照组	10	8.68±2.57
模型组	7	1.05±0.49△△
化痰活血组	8	2.55±0.53△△▲▲※※
补肾活血组	9	2.70±0.52△△▲▲※※
补肾化痰活血组	12	3.38±0.70△△▲▲
再障生血片组	10	3.01±0.57△△▲▲※
康力龙组	11	2.68±0.35△△▲▲※※

注：与正常对照组比较△ $P<0.05$，△△ $P<0.01$；与模型组比▲ $P<0.05$，▲▲ $P<0.01$；补肾化痰活血组与治疗组间比较※ $P<0.05$，※※ $P<0.01$

2.4 GM-CSF、SCF mRNA 表达水平检测结果

模型组 SCF、GM-CSF mRNA 表达下调，与正常对照组比较具有统计学差异($P<0.01$)；中药治疗组间比较差异有显著性($P<0.01$，$P<0.05$)，补肾化痰活血组优于补肾活血组及化瘀活血组；补肾化痰活血组 SCF mRNA 表达与阳性药物对照组比较差异显著($P<0.05$)、GM-CSF mRNA 表达与再障生血片组比较差异显著($P<0.01$)，与康力龙组比较差异显著($P<0.05$)。（见表 3）

表 3 各组小鼠骨髓 SCF、GM-CSF mRNA 半定量（$\bar{x}\pm s$）

组　别	n	SCF	GM-CSF
正常对照组	6	1.25±0.036	1.19±0.021
模型组	6	0.415±0.031$^{\Delta\Delta}$	0.31±0.028$^{\Delta\Delta}$
化痰活血组	6	0.75±0.049$^{\Delta\Delta▲▲※※}$	0.48±0.041$^{\Delta\Delta▲▲※※}$
补肾活血组	6	0.94±0.038$^{\Delta\Delta▲▲※}$	0.80±0.018$^{\Delta\Delta▲▲※※}$
补肾化痰活血组	6	1.03±0.024$^{\Delta▲▲}$	1.05±0.033$^{\Delta▲▲}$
再障生血片组	6	0.96±0.058$^{\Delta▲▲※}$	0.92±0.028$^{\Delta▲▲※※}$
康力龙组	6	0.88±0.043$^{\Delta\Delta▲▲※}$	0.87±0.021$^{\Delta\Delta▲▲※}$

注：与正常对照组比较 $^{\Delta}P<0.05$，$^{\Delta\Delta}P<0.01$；与模型组比$^{▲}P<0.05$，$^{▲▲}P<0.01$；补肾化痰活血组与治疗组间比较$^{※}P<0.05$，$^{※※}P<0.01$

3 讨论

我们认为慢性再障病机本于证虚，标于痰瘀，是补肾化痰活血法形成的理论依据。再障之病邪入髓，且虚实夹杂，用药不能峻猛，我们临床治疗再障亦采用标本兼治，在补肾同时辅以化痰散结中药与活血化瘀中药，组成补肾化痰活血方，其药物组成为熟地黄、何首乌、菟丝子、补骨脂、山慈姑、枳实、丹参、当归、三七等。方中熟地黄、何首乌侧重于滋阴补肾养血，菟丝子、补骨脂侧重于补肾阳益气。二者相合，共奏滋阴壮阳，补肾填精之功。正如张景岳所谓“善补阳者，必于阴中求阳，则阳得阴助而生化无穷；善补阴者，必于阳中求阴，则阴得阳升而泉源不竭”。在补肾同时，选用能化老痰、顽痰的山慈姑、枳实等，活血化瘀药选用丹参、当归、三七等，以达到化痰、祛瘀生新、补血生血作用。

现代药理研究表明熟地黄能刺激骨髓，升高红细胞、血红蛋白和血小板，促进血虚实验动物模型骨髓造血细胞增殖，且具有增强免疫作用；何首乌有促进造血细胞增殖、提高内分泌系统功能；补骨脂有增强免疫、升高白细胞、止血功能；菟丝子能明显提高集落刺激因子的表达，并有抗衰老、免疫调节作用丹参有抗脂质过氧化和清除自由基作用，能改善甲皱微循环。当归多糖能增加骨髓有核细胞数量，提高骨髓造血细胞总量，并刺激造血干/祖细胞集落形成，加快血细胞的分化与成熟，促进血虚动物外周血细胞数量恢复正常。三七能缩短凝血时间，从而达到止血目的，并具有促进造血祖细胞增殖及诱导分化的类生长因子或协同生长因子效应。

骨髓基质细胞分泌细胞因子异常，必然影响骨髓造血调控过程。粒细胞-巨噬细胞集落刺激因子（GM-CSF）主要由体内激活的 T 细胞、巨噬细胞、内皮细胞、成纤维细胞等产生，能刺激粒系造血祖细胞向粒细胞、巨噬细胞增殖分化，并逐渐成熟为具有吞噬功能的细胞。干细胞因子（SCF）是基质细胞产生的一种酸性糖蛋白，以可溶性和膜结合两种形式存在，通过与其受体 c-kit

结合，对早期造血细胞增殖分化有重要作用。它所作用的靶细胞是极早期的、具有多向分化潜能的造血干细胞，如 CD34+、Lin+等，促使这类细胞由静止的、休眠状态进入细胞周期或加快细胞周期进程。本研究结果提示：①模型组小鼠骨髓造血生长因子 GM-CSF mRNA、SCF mRNA 呈低表达状态，与正常对照组比较有统计学差异(P<0.01)；经补肾化痰活血方治疗后，GM-CSF mRNA、SCF mRNA 表达水平显著提高（P<0.05）。②模型组骨髓 CD34+抗原检测结果显著低于正常对照组(P<0.01)，治疗后各组小鼠骨髓 CD34+抗原水平显著提高(P<0.05)。提示本方可能直接作用于骨髓 CD34+造血干细胞，刺激造血细胞分化、增殖，改善骨髓造血状态；也可能是通过增强再障小鼠骨髓造血生长因子 GM-CSF mRNA、SCF mRNA 表达水平，起到调控骨髓造血过程，刺激 CD34+造血干细胞分化成熟，达到调控骨髓造血的目的，其具体作用机制仍有待进一步深入研究。经本方治疗后，再障小鼠骨髓增生活跃，骨髓小粒造血细胞不同程度恢复，外周血象相应得到改善。以方测证，提示痰瘀在再障的病理过程中起着重要作用，也提示本方对再障骨髓微环境损伤有较好疗效。

参考文献(略)

中医骨折三期治疗对骨生长因子 BMPS 表达影响的实验研究

潘贵超　温建民　鞠大宏　王辉奇

（中国中医科学院　北京100091 ）

摘要　**目的** 研究中医骨折三期治疗对 BMPS 在骨折愈合过程中表达的影响。**方法** 于 SD 大鼠双胫骨上 1/3 段前部的中点造成 2 ㎜×1.5 ㎜的缺损。168 只雄性 SD 大鼠随机取 6 只作为正常对照组，其余于术后随机平均分为模型对照组（模型组）、三期治疗组（三期组）和一期治疗组（一期组）。三期组分早、中、晚期分别应用加减肢伤一方、二方与三方治疗，一期组应用前三方的综合方治疗，正常对照组和模型组给予相应量的生理盐水。每组于不同的时间点分别各处死 6 只，取材，常规组织学检查，免疫组化法检测标本中的 BMPS，应用计算机图象分析系统进行定量分析。**结果**（1）缺损区内血肿细胞、炎性细胞、间充质细胞、成骨细胞、新形成的骨细胞 BMPS 表达呈强阳性，成熟骨细胞阴性或微弱阳性。（2）中药治疗组 BMPS 表达平均阳性细胞数和阳性细胞的平均光密度（MOD）值显著高于模型组($P<0.05$)， BMPS 表达高峰期出现时间明显早于模型组， 高峰期持续时间明显长于模型组。（3）三期组 BMPS 表达平均阳性细胞数和 MOD 值高于一期组， BMPS 表达高峰期出现时间比一期组提前 80%，高峰期持续时间比一期组延长约 57%，峰值水平高于一期组。**结论** 中药治疗能显著促进骨折愈合过程中 BMPS 的表达，三期治疗明显强于一期治疗，从此说明对骨折进行分期辨证治疗是非常必要的。

关键词　中药；骨折；治疗，分期； 骨形态发生蛋白 ； 免疫组织化学

骨折三期治疗是中医药治疗骨折的指导原则，但是对其作用及其机制缺乏研究，甚至有学者

对其作用提出疑义，认为没有分期治疗的必要性。这样使骨折三期治疗中医药治疗骨折的这一指导原则的地位面临严峻挑战，严重地制约着中医骨伤科学的发展。随着分子生物学的发展，已阐明骨折愈合主要受局部骨生长因子的调控，其中 BMPS 是关键的骨生长因子之一，对骨折愈合具有重要的调节作用。为从分子生物学水平探讨中医骨折三期治疗的作用及其机制，本实验对骨折三期治疗与一期治疗（把骨折愈合的全过程作为一期进行治疗）对骨折愈合过程中骨折局部 BMPS 表达的影响进行研究。

1 材料与方法

1.1 实验动物

SD 大鼠，北京市实验动物中心提供，SPF 级。雄性，健康，体重 270 ±20 克。动物实验室：中国中医科学院动物室，二级。 实验用中药 :同仁堂医药公司崇文门分公司提供。

1.2 主要仪器

手术器械：上海医疗器械厂生产。石蜡切片机：Reichert-Jung Histocut 820-Ⅱ，West-Germany。生物组织自动脱水机：TS-12F，中国湖北省孝感市。光学显微镜:Olimpus Vanox 型，Olimpus Com . Japan。彩色图象分析仪：Mis-2000SP，Microimage Analysis System ，USA 3Y-international Co. LTD. 连接装有 Polaroid MDC Nikon 的显微镜。图象分析软件：Pixelpro， Ver.4.0.

1.3 主要试剂

多聚甲醛：北京市化学试剂公司，批号：990106，Q/H82—0006—94。 EDTA-Na_2：北京市化学试剂公司，批号：960923，GB1401—78 。S-P 免疫组化染色试剂盒：北京中山生物技术有限公司提供，S-P 9001，批号：30577916。兔 bFGF 多克隆抗体：Santa Cruz Biotechnology，Inc，北京中山生物技术有限公司提供，批号：D0203。

1.4 建立骨折模型

于造模前 48 小时双下肢常规脱毛。以 0.3%戊巴比妥钠 30mg/kg 体重，腹腔注射麻醉。在无菌手术下施术， 双下肢常规消毒，于胫骨上段前正中，沿胫骨前嵴切口，长约 1.5cm。依次切开皮肤和皮下组织，显露胫骨，于上 1/3 段中点，横行切开骨膜，造成宽 2mm、深 1.5mm 骨质缺损，生理盐水冲洗切口，逐层缝合。对骨折不作固定，自由活动，自由进食，自由摄水。

1.5 随机分组

将 168 只 SD 大鼠应用随机数字表随机的方法随机取 6 只作为正常对照组，其余造模后平均分为三期治疗组、一期治疗组与模型对照组，每组再按随机数字表随机的方法平均分为 9 个小组，每小组 6 只。动物分笼喂养，标准饲料。

1.6 干预方法

1.6.1 基本方剂组成 本实验三期治疗组所用方剂是基于高等中医药院校统编教材《中医正骨学》中的肢伤一方、二方及三方，各经加减而成:加减肢伤一方：当归 12 克、赤芍 12 克、桃仁 10 克、红花 6 克、黄柏 10 克、防风 10 克、乳香 5 克、生地黄 12 克、生甘草 6 克等；加减肢伤二方：当归 12 克、赤芍 12 克、续断 12 克、威灵仙 12 克、生意仁 30 克、桑寄生 30 克、骨碎补 12 克、五加皮 12 克等；加减肢伤三方：当归 12 克、赤芍 12 克、续断 12 克、威灵仙 12 克、骨碎补 12

克、川木瓜 12 克、生黄芪 15 克、熟地黄 15 克、煅自然铜 10 克（先煎）、土鳖 10 克等。一期治疗组所用方剂是加减肢伤一方、二方与三方的综合方：红花 10 克、当归 12 克、赤芍 12 克、续断 12 克、骨碎补 12 克、煅自然铜（先煎）10 克、生黄芪 15 克、熟地黄 15 克、炙甘草 6 克等。

1.6.2 给药方法　按传统方法制成水煎剂，含生药 1.5g/ml。经预实验观察最佳用药剂量为 2 倍等效剂量，以此为实验用药剂量。根据动物体重和体表面积确定给药量，分早晚 2 次，灌胃。所有实验动物均于造模 12 小时后给药或生理盐水。

1.6.3 SD 大鼠骨折分期　根据骨折愈合分期方法与 SD 大鼠骨折局部组织学变化，将骨折愈合过程分为三期：早期，即血肿机化演进期，骨折后 1-3 天；中期，即原始骨痂形成期，骨折后 4-14 天；后期，即改造塑形期，骨折后 15 天以后。

1.6.4 三期治疗组　根据“中医骨折三期治疗”原则，分 3 期治疗：早期：活血化瘀、行气止疼，选用加减肢伤一方；中期：接骨续筋、舒筋活络，选用加减肢伤二方；后期：补益肝肾、强筋壮骨，选用加减肢伤三方。

1.6.5 一期治疗组　将骨折的早期、中期与后期合并为一期，活血化瘀、行气止疼、接骨续筋、补益肝肾、强筋壮骨，选用加减肢伤一方、二方与三方的综合方治疗。

1.6.6 模型对照组　给予和实验组等量的生理盐水，灌胃，每日 2 次。

1.7 标本处理

分别于造模后 1、3、5、7、9、12、15、18、21 及 28 天，以断髓法每组各处死 1 小组大鼠，取出胫骨，用质量分数为 40g/L 的多聚甲醛 4° C 下固定 24 小时，再经质量分数为 125g/L EDTA-Na_2 4° C 下彻底脱钙（一般 9-14 天，每 4 天换一次脱钙液），以骨折为中心取长 10mm 的骨段，系列脱水、透明、浸蜡、石蜡包埋。纵行切片，厚 6μm。切片以 HE 染色和以 BMPS 免疫组化染色进行组织学和免疫组织化学检测。

1.8　BMPS 免疫组织化学检测

1.8.1 免疫组织化学染色(S-P 法) ⑴石蜡切片常规脱蜡至水。⑵滴加 3％H_2O_2,37℃,孵育 15min,以消除内源性过氧化物酶的活性。⑶蒸馏水洗涤 3 次,每次 5 min。⑷　PBS 洗涤 3 次,每次 3 min。⑸滴加正常羊血清 ，37℃，孵育 15 min，以封闭非特异性染色。⑹滴加一抗（兔抗鼠 BMPS 多克隆抗体工作浓度为 1：30），37℃，孵育 120 min。⑺PBS 洗涤 3 次，每次 3 min。⑻滴加生物素标记羊抗兔 IgG，37℃，孵育 15 min。⑼PBS 洗涤 3 次，每次 3 min。⑽滴加辣根酶标记链霉卵白素（S-A/HRP），37℃，孵育 15 min。⑾PBS 洗涤 3 次，每次 3 min。⑿滴加显色剂 DAB-H_2O_2 液，显色 15 min。⒀蒸馏水洗涤，终止显色反应。⒁常规梯度脱水、透明、加拿大中性树脂封片。⒂ 同时用 1 组织标本，以 PBS 代替一抗，作为阴性对照。

1.8.2 结果判断　细胞浆被染成棕黄色为 BMPS 表达阳性，未显棕色者为阴性。在一般观察中，根据颜色的深浅将 BMPS 表达阳性分为 4 级：微阳性（＋）、弱阳性（＋＋）、中度阳性（＋＋＋）、强阳性（＋＋＋＋）。根据阳性细胞 MOD 值分级：微阳性（MOD≤0.10）、弱阳性（0.10＜MOD≤0.20）、中度阳性（0.20＜MOD≤0.30）、强阳性（0.30＜MOD）。阴性对照结果为未显棕色。

1.9 图像分析

1.9.1 图像选取位置的确定　于骨折间隙内，分别于两骨折断端平齐原骨皮质的内、外缘，各取 1 视野，然后于骨折间隙的中心向两侧骨折断端方向各取 1 视野，共 6 个视野。

1.9.2 图像采集条件　显微镜的物镜固定为×40，光栅孔径为 0.25，光源电压为 9mV，暴光时间为 0.16s，色温为 5500K，敏感度为 M，分辨率为 1600×1200。

1.9.3 图像分析　采用 3Y 图像分析仪进行图像分析，BMPS 表达阳性细胞记数与相应 MOD 测定。阳性细胞的确定条件：①染色成棕黄色；②细胞核比较清晰；③形状比较规则；④轮廓比较清楚。完全具备上述条件方确定为阳性表达细胞。图象周边压线的细胞不记数。细胞面积的范围：100～1e+009 ；BMPS 表达 MOD 值的范围：-1e+009～1e+009。以每个切片 6 个视野的阳性细胞数之和代表该切片的阳性细胞数，6 个视野的总 MOD 之和为该切片阳性细胞 MOD 值。

1.10 数据处理

BMPS 表达阳性细胞数与 MOD 值数据以 $x \pm s$ 表示，以 Kruskal-Wallis test 方法进行检验，$\alpha = 0.05$。

2 结果

2.1 正常对照组 BMPS 表达的定位与定量　正常对照组个别的骨细胞 BMPS 表达＋～＋＋，MOD 值 0.66 OD，阳性细胞数 4.36 个·视野$^{-1}$。

2.2 骨折愈合过程中 BMPS 表达定位的变化　在骨折愈合过程中不同的时段，BMPS 表达定位也随之发生相应的改变。骨折后 1-5 天缺损区内血肿细胞和炎性细胞 BMPS 染色阳性，以后间充质细胞、成骨细胞与新形成的骨细胞 BMPS 表达＋＋＋＋，随着时间的推移，编织骨逐渐向板层骨转变，骨细胞 BMPS 表达的程度显著减弱，阳性细胞数也相应显著减少，当编织骨转化成板层骨时只有个别的骨细胞＋～＋＋。

2.3 三期、二期、一期治疗组与模型对照组骨折局部骨折愈合过程中 BMPS 表达定量　骨折后各组各时间点 BMPS 表达阳性细胞平均光密度值见表 1。三期治疗组、一期治疗组各时间点 BMPS 表达 MOD 值的平均值均显著高于模型对照组：三期治疗组显著高于一期治疗组，P 值＜0.05；一期治疗组明显高于模型对照组，P 值＜0.05 三期治疗组显著高于一期治疗组和模型对照组，每组以各时间点 BMPS 表达阳性细胞数和 MOD 的平均值为基础，阳性细胞数和 MOD 值高于此基础的各时间点组成 BMPS 表达高峰期，该期内最高阳性细胞数和 MOD 值称为 BMPS 表达峰值。三期治疗组 BMPS 表达峰值水平显著高于一期治疗组和模型对照组，P 值＜0.05，一期治疗组和模型对照组无明显差别，而 BMPS 表达峰值水平出现时间三期治疗组明显迟于一期治疗组和模型对照组。

其中三期治疗组高峰期出现时间比一期治疗组提前 4 天，提前了 80%，高峰期持续时间比一期治疗组延长 4 天，延长了约 57%，BMPS 表达阳性细胞记数的变化趋势与 MOD 值的变化的趋势基本一致，见表 2。

表 1 模型对照、一期治疗、二期治疗及三期治疗组各时间点 BMPS 表达 MOD 值（OD，$x \pm s$ ，n=6）

Table 1 MOD value of BMPS expression in model control group，in one-phase treatment group，in two--phase treatment group，and in three-phase treatment group in different time points after operation （OD，$x \pm s$ ，n=6）.

组　别	骨折后时间点（d）									平均值
	1	3	5	7	9	12	15	21	28	
模型对照组	0.88±0.32	1.80±0.46	0.98±0.25	1.04±0.23	0.76±0.10	4.36±0.71	4.10±0.91	0.75±0.18	1.54±0.64	1.80
一期治疗组	1.57±0.32	1.22±0.46	2.83±1.73	1.60±0.28	3.72±1.16	2.61±0.95	2.60±0.91	1.24±0.18	1.12±0.34	2.06
三期治疗组	4.64±0.32	2.68±0.75	6.65±1.76	5.37±1.91	6.95±0.10	5.96±0.71	7.30±0.75	2.49±0.45	2.00±0.28	4.89

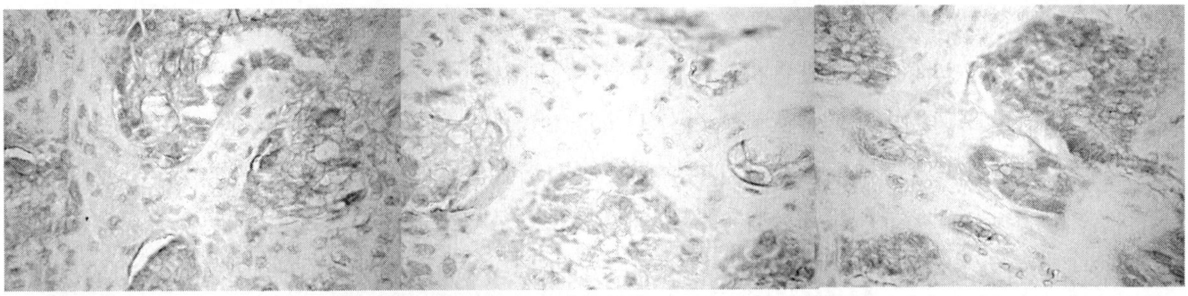

图 1 骨折后 15d，三期治疗组缺损区网织骨痂中成骨细胞 BMPS 表达呈强阳性（＋＋＋＋）（S-P 法×400）

图 2 骨折后 15，一期治疗组缺损区网织骨痂中成骨细胞 BMPS 表达呈中度阳性（＋＋＋）（S-P 法×400）

图 3 骨折后 15，模型对照组缺损区网织骨痂中成骨细胞 BMPS 表达呈弱阳性（＋＋）（S-P 法×400）

Fig.1 On 15th day after operation，osteoblasts in reticular callus in defect area showed strongly positive expression of BMPS in the three-treatment group (++++)(S-Pmethod×400).**Fig.2** On 15th day after operation .there was mediumly positive expression of BMPS in osteoblasts in reticular callus in defect area in the one-treatment group (+++)(S-Pmethod×400).**Fig.3** On 15th day after operation ，BMPS expression of osteoblasts in reticular callus in defect area showed weakly positive in the model control group (++)(S-Pmethod×400).

表 2 模型对照组、一期治疗组、三期治疗组各时间点的 BMPS 表达阳性细胞数（$x \pm s$， n=6）

Table 2 Positive cell number of BMPS expression in model control group，in one-phase treatment group ，in two--phase treatment group，and in three-phase treatment group in different time points after operation（$x \pm s$，n=6）.

组　别	骨折后时间点（d）									平均值
	1	3	5	7	9	12	15	21	28	
模型对照组	3.83±1.40	5.83±1.26	3.33±0.79	3.78±0.68	2.78 ±0.27	19.97±3.03	20.47±5.43	3.81±0.71	6.42±2.44	7.80
一期治疗组	6.22±1.01	4.61±1.24	10.11±5.97	7.44±1.16	19.06±5.99	14.39±4.81	13.14±2.19	6.97±1.54	6.03±1.29	9.77
三期治疗组	17.03±6.33	10.00±2.39	24.08±5.81	26.97±7.48	46.67±6.64	41.47±2.51	39.31±3.73	14.39±2.24	10.58±1.10	25.61

3 讨论

3.1 中医骨折三期治疗原则的提出及其意义

中医治疗骨折已有数千年的历史。隋唐时期，蔺道人提出了根据不同时期的症状表现，采取七个步骤，分别应用不同的方药以治疗不同阶段不同性质的损伤，此被称为“蔺氏七步内治伤损法”，开创了中医骨折分期治疗的先河。元末危亦林提出创伤治疗的 3 大法则：活血化瘀、养血舒筋和培元补肾，极大地推动了中医骨折辨证治疗的发展，成为中医药治疗骨折的一个重要里程碑。二十世纪六十年代，骨伤学家根据骨折愈合过程中病理组织学发展变化规律及其临床表现与中医基本理论，将骨折愈合过程具体分为三期：早期、中期与后期，提出中医骨折三期辨证治疗：

早期：以破为主，活血化瘀，行气止疼；中期，以活为主，接骨续筋，舒筋活络；后期：以补为主，补益肝肾，强骨壮筋。三期治疗理论的提出是辨证施治这一祖国医学治疗疾病理论核心的具体体现，统一了骨伤界对骨折治疗的认识，规范了骨折临床治疗方案，极大地推动了中医骨伤科学的发展，成为中医骨折治疗的指导原则。

3.2 对中医骨折三期治则的不同观点

骨折三期治则疗效已为临床实践所证实，但是对其作用及其机制的研究极少，且仅局限于临床疗效的初步观察。部分学者在临床工作中，将骨折的中期与后期合并为一期治疗，取得了一定的效果，从而提出中医骨折两阶段治疗的观点。有学者在临床与实验研究中将骨折的治疗不给予分期，也取得了一定的效果。又有学者将用于骨折中期与后期接骨续筋及补益肝肾类的中药用于骨折的早期，发现也能有效促进骨折局部骨生长因子基因的表达，加速骨折的愈合，从而对中医骨折的三期治疗原则提出疑问，认为没有分期辨证治疗的必要。所以，目前中医骨折的治疗分期方法存在严重分歧，出现三期治疗、二期治疗及一期治疗的混乱局面，这样使骨折三期治疗的地位面临严峻的挑战，严重地制约着骨伤科学的发展。但是目前的研究多为临床疗效的观察，而且均是与空白对照组之间的比较，所以只能说明二期治疗及一期治疗也具有促进骨折愈合的作用，并不能说明二期治疗及一期治疗优于三期治疗。对中医骨折三期治疗作用及机制系统的实验研究，尚为空白。

3.3 骨折三期治疗对骨生长因子 BMPS 表达的影响

局部骨生长因子对骨折修复起着关键的调节作用，决定着骨折修复的速度与质量。中医药治疗骨折分子生物学方面的研究也取得了可喜的进展，初步显示中药对胶原基因、BMPS 、IGF-1 及 TGF-β_1的表达具有重要的调节作用。BMPS 是 Urist 于 1965 年对脱钙骨基质的成骨研究中发现的一种具有异位诱导成骨作用的小分子量酸性糖蛋白，目前已成功分离出 40 多种 BMPS，在所有的骨生长因子中，BMPS 因其独特而高效的诱导成骨活性被受关注。其骨折愈合整个过程中均有表达，说明 BMPS 参与骨折愈合过程的调节，并发挥着重要的作用。观察三期治疗对骨折愈合过程中局部 BMPS 表达的影响，结果发现：在骨折后各时间点 BMPS 表达的 MOD 值方面，骨折后 1-7 天，三期治疗组有高于一期治疗组、和模型对照组的趋势，骨折后 9 天，三期治疗组显著高于其它各组，一期治疗组明显高于模型对照组；骨折后 12-21 天，三期治疗组显著高于一期治疗组和模型对照组，各时间点 MOD 值的平均值显示：二期治疗组显著高于一期治疗组，一期治疗组有高于模型对照组的趋势。此显示三期治疗能有效地增加骨折愈合过程中 BMPS 的表达，特别是骨痂形成期作用更加明显；在 3 种分期治疗方法中，三期治疗能明显地增加骨折愈合过程中 BMPS 的表达，而一期治疗组也可能增加 BMPS 的表达，但是相对来说作用不明显。

在 BMPS 表达高峰期方面，三期治疗组的 BMPS 表达高峰期出现时间显著早于模型对照组，高峰期持续时间显著长于模型对照组，其中三期治疗组高峰期出现时间比一期治疗组提前 4 天，提前了 80%，高峰期持续时间比一期治疗组延长 4 天，延长了约 57%，在 BMPS 表达峰值水平方面，三期治疗组显著高于一期治疗组和模型对照组，而一期治疗组和模型对照组无明显差别。此提示三期治疗显著地提高 BMPS 表达峰值水平，但是没能加快能 BMPS 表达高峰期出现，一期治疗能加快能 BMPS 表达高峰期出现，却不能有效地提高 BMPS 表达峰值水平，而三期治疗既能显著地提高 BMPS 表达峰值水平，同时又能加速 BMPS 表达高峰期出现，都强于一期治疗和模型对照组，特别是加速能 BMPS 表达方面更为显著。骨折后各组各时间点 BMPS 表达阳性细胞记数的变化趋势与 MOD 值的变化的趋势基本一致。

所以，此实验充分说明三期治疗能有效地促进骨折愈合过程中 BMPS 的表达，显著地提高 BMPS 表达峰值水平。在促进骨折愈合过程中 BMPS 的表达方面，分期治疗作用强于不分期治疗，三期治疗明显优于一期治疗。

3.4 骨折三期治疗对骨折愈合的作用及其机制

在所有的骨生长因子中，BMPS 因其独特而高效的诱导成骨活性被受关注。其骨折愈合整个过程中均有表达，说明 BMPS 参与骨折愈合过程的调节，并发挥着重要的作用。此实验充分说明三期治疗能有效地促进骨折愈合过程中 BMPS 的表达，显著地提高 BMPS 表达峰值水平。在促进骨折愈合过程中 BMPS 的表达方面，分期治疗作用强于不分期治疗，三期治疗明显优于一期治疗。骨折三期治疗与一期治疗的区别在于三期治疗根据骨折愈合的不同时期存在的不同病理证候而采取不同的治则，而一期治疗则将骨折愈合的整个过程作为一期，将骨折治疗的三大法则“活血化瘀、接骨续筋、补益肝肾”融为一体，整个疗程用药，一成不变，贯穿于骨折治疗的全过程。更具合理性，从此说明了中医分期治疗骨折的合理性和必要性。

参考文献(略)

前路腰椎椎间融合术即刻、疲劳稳定性的试验研究

张继东

（天津医院脊柱外科　天津300211）

摘要　**目的：**评价应用 PEEK cage 的前路腰椎椎间融合的即刻、疲劳生物力学稳定性。**方法：**采用 6 具人类尸体腰椎标本，均来源于男性，X 线平片检查排除腰椎疾患和明显退行性改变，双能 X 线骨密度检查证实所有标本骨密度均处于正常范围。截取 L_4-S_2 节段腰椎，用自凝型聚甲基丙烯酸甲酯将标本两端固定在夹具内。沿腰椎轴线加载 500N 的预负荷后，分别在生物力学试验机上检测以下 3 种状态的各向活动稳定性（前屈、后伸、侧弯）：完整腰椎标本，L5/S1 椎间盘切除、PEEK cage 植入，L5/S1cage 辅以后路椎弓根螺钉系统固定。分别进行即刻稳定性和 1 万次疲劳后稳定性检测。**结果：**L5/S1 椎间单纯 cage 植入后前屈、后伸、左侧屈方向活动范围较完整腰椎标本分别减少 76.9%、66.6%、81.1%；辅以后路椎弓根螺钉系统固定后，前屈、后伸、左侧屈方向活动范围较单纯 cage 植入状态分别减少 93.9%、90%、86.6%。经过 1 万次前屈－后伸疲劳负荷后，未见 cage 或椎弓根螺钉系统松动、移位。**结论：**单纯应用 PEEKcage 的前路腰椎椎间融合术即刻、疲劳稳定性均优于完整腰椎标本。辅以后路椎弓根螺钉系统固定后融合节段稳定性得到显著增强。

关键词　生物力学；稳定性；前路腰椎椎间融合术

1933 年 Burns 等首先应用前路腰椎椎体间融合术（anterior lumbar interbody fusion　ALIF）治疗腰椎滑脱症。1948 年 Lane 等将 ALIF 技术用于治疗腰椎间盘退变性疾病。与腰椎后路融合术相比，ALIF 技术具有诸多优势：(1）可完全切除病变椎间盘、直视下准备终板、放置较大 Cage、增大植骨面积、植骨位于椎体间压应力轴线，符合 Wolff 定律，融合率高；(2）在生物力学上有利于恢复脊柱前凸、保留完好的后侧结构、增强脊柱稳定性；(3）不破坏腰椎后部椎板、肌肉结构，保护腰椎后方张力带结构完整性。(4）不干扰椎管内神经结构，减少出血，避免术后神经粘连等并发症。(5）术后康复快，患者可早期下床活动，提高生活质量；因此 ALIF 技术越来越多的受到关注，在世界范围内广泛开展。

cage 在前路腰椎椎间融合的过程中起重要作用，在融合之前，cage 承担绝大部分压缩应力，而融合完成后应力才从 cage 逐渐转移到整个椎间融合体。因此在融合之前 cage 必须提供足够的机械强度维持椎间高度，保持稳定以利界面骨性长入。但过高强度（弹性模量）的 cage 会在椎间形成应力遮挡，将应力集中在 cage 与骨性终板的界面，导致终板破坏，cage 下沉乃至假关节形成。因此理想的 cage 材料应有和人体骨骼相似弹性模量。聚醚醚酮（Poly-ether-ether-ketone PEEK）是最近开发出来用于椎间融合的材料，其弹性模量介于人体松质骨和皮质骨之间，生物相容性好，抗磨损性强，磨损碎屑不产生炎性吸收反应，目前认为是最佳椎间融合材料。关于 PEEK 材料 Cage 的研究很少见报道，其临床、基础研究仍有待进一步深入。

本研究采用人体标本，分别测试完整腰椎标本、单纯 ALIF、ALIF 辅以椎弓根螺钉系统固定三种状态下腰椎的即刻、疲劳稳定性。

1 材料与方法

1.1 材料

PEEK 前路 cage（Intromed 公司　德国）及配套手术器械

Tenor 椎弓根钉（Sofamor Danek 公司　美国）及配套手术器械

人腰椎 6 副（由腰 3－骶 2）

生物力学试验机（MTS 858 Mini BionixII　美国 MTS 公司）

克氏针，直径 1.5mm（常州市康辉医疗器械有限公司）

双能 X 线骨密度测量仪（LUNAR DPX-L X-ray Bone Densitometer）

牙托粉：自凝型聚甲基丙烯酸甲酯（天津齿科材料厂）

1.2 骨密度检测

6 副腰椎经骨密度测量后，均在正常范围内。

1.3 腰椎前路 Cage 融合模型的制备

1.3.1 夹具的制做　由于生物力学机上下夹具为正方形，测量夹具的内径，采用铝合金制成内径为 12×12cm 正方形包埋槽，外径与生物力学机的正方形夹具内径相吻合，通过四枚镙丝钉相连接。

1.3.2 标本包埋方法　为加强牙托粉固定标本的强度，分别于腰 4 贴近上终板处、骶 1 椎体贴近下终板处各交叉穿过 2 枚粗克氏针，克氏针剪断到适当长度以适应包埋槽的大小。先包埋骶骨侧，将骶骨置于槽内，使脊柱处于垂直中立位，牙托粉固相与液相混合后，倒入槽内，双手扶好标本，调整位置，使其处于包埋槽中心垂直中立位。待牙托粉固化后，开始包埋头侧。这时骶侧包埋槽不可取下，将头尾侧颠倒，骶侧向上，头侧向下置入另一个包埋槽中，将头尾侧包埋槽侧面分别与两块侧板用螺钉相连，以保证上下两个包埋槽保持平行，垂直方向投影在同一位置。将牙托粉固相与液相混合后倒入包埋槽中，固化后即可将包埋槽取下。此时，观察标本头尾侧包埋块，均为 12×12cm 大小的正方形，相互平行，垂直方向投影在同一位置，利于生物力学测试。

1.3.3 腰椎前路 Cage 融合模型的制备　用尖刀沿椎板边缘切开 L5/S1 椎间盘前侧纤维环，用刮匙刮除椎间盘，保留后侧纤维环和后纵韧带，刮除上、下软骨终板，显露骨性终板，用试模测量椎间隙，选择合适大小和角度的 Cage 植入椎间隙。

1.3.4 腰椎前后联合、前路椎间 Cage 融合、后路 Tenor 椎弓根钉固定模型的制备　前路将 Cage 植入椎间隙后，后路选择 L_5 椎体上关节突外侧垂线与横突连线的交点和 S_1 椎体上关节突外下角做为入钉点，先用手钻钻入形成骨道，用探针探查骨道四壁无破损，用丝锥攻丝，最后拧入外径 6.5mm、长 45mm 的椎弓根钉，选择合适长度的固定棒，根据腰骶段生理弯曲预弯后，与椎弓根钉相连接。

1.4 分组

（1）对照组：6 副标本包埋后进行力学测试，做为空白对照；（2）单纯 Cage 组：6 副标本测试完毕后，按上述腰椎前路 Cage 融合模型制备方法制做模型；（3）Cage+椎弓根钉组：单纯 Cage 组测试完成后，按上述方法制备成前后联合 Cage+椎弓根钉固定的模型。

1.5 椎体间相对运动度的测量方法

在腰 4、腰 5、骶 1 椎体的正侧和侧面分别粘贴 4 个标志点，标志点为直径 0.5mm 大小的正圆形。标本固定在生物力学机上后，于标本的正面和侧面分别放置两部高分辨率的 CCD 进行图像采集，注意 CCD 的高度与标本相一致，镜头分别与标本的正侧和侧面相平行。施加测试条件之前，正面和侧面采集一幅照片，施加测试条件之后，正面和侧面再分别采集一幅图象，随后将测试条件撤除，标本回归初始位置。如此过程重复，在施加不同的测试条件之前、之后分别于标本的正面和侧面进行图像采集，每幅图像做记录，便于进行图像分析数据处理。将所获各幅图像输入计算机，用图像分析软件进行分析。

1.6 生物力学测试

1.6.1 生物力学机与标本的连接　实验标本与生物力学机的连接后，先用特制夹具将标本远端与生物力学机底座相连，拧紧夹具的四个小螺钉与标本固定。随后将压头下降，使标本近端恰好进入上端夹具中，完全进入后，拧紧夹具的四个小螺钉与标本固定。这时将轴向位移、轴向压力、扭矩、扭转角度调零。

1.6.2 前屈后伸实验　设定轴向预加载 500N，为保护标本或内固定不受损伤以便于进行下一步实验，设定扭矩达到 20Nm 或扭转角度达到 8°时停止测试力的施加，扭转速度 1°/min。先施加前屈力使标本前屈，在前屈之前进行图像采集，当扭矩达到 20Nm 或屈曲角度达到 8°时停止，再次进行图像采集，随后标本回复原位。接着施加后伸力，使标本后伸测试，在后伸前进行图像采集，当后伸方法同前屈测试，后伸扭矩达到 20Nm 或后伸角度达到 8°时停止，再次进行图像采集，随后标本回复原位。

1.6.3 侧屈实验　考虑到标本左右侧屈是对称的，所以仅进行左侧屈的测试，测试方法与前屈测试相同。设定轴向预加载 500N，施加左侧屈力使标本左侧屈，侧屈之前进行图像采集，当侧扭矩达到 20Nm 或侧屈角度达到 8°时停止，再次进行图像采集，随后标本回复原位。

1.6.4 疲劳稳定性的测试　将标本与生物力学机相连，处于前屈后伸测试位置，进行前屈后伸疲劳稳定性测试。测试条件为前屈 4 度和后伸 4 度，屈伸频率为 2Hz，疲劳次数为 10 万次。疲劳前图像采集，记录 Cage 与椎体之间的相对位置，疲劳后再次图像采集，记录 Cage 与椎体之间的相对位置，比较疲劳前和后 Cage 的位置是否有变化。

1.7 统计学分析

数据采用 SPSS 软件包（10.0 版）进行处理，各组椎体间的相对活动度采用单因素方差分析 ONE-WAY ANOVA 进行比较。

2 结果

L5/S1 椎间单纯 cage 植入后前屈、后伸、左侧屈方向活动范围较完整腰椎标本分别减少 76.9%、66.6%、81.1%；辅以后路椎弓根螺钉系统固定后，前屈、后伸、左侧屈方向活动范围较单纯 cage 植入状态分别减少 93.9%、90%、86.6%。

不同状态下 L5/S1 相对活动度比较

相对活动度	n	前屈■	后伸▲	左侧屈◆
空白组	6	3.600±0.303	4.817±0.343	3.803±0.276
L5/S1 单纯 cage	6	0.833±0.258	1.610±0.190	0.717±0.204
L5/S1Cage＋Tenor	6	0.217±0.117	0.483±0.147	0.506±0.126

■各组差异有统计学意义，F＝339.139，*P*=0.000;▲各组差异有统计学意义，F＝519.667，*P*=0.000;◆各组差异有统计学意义，F＝458.8404，P=0.000;

不同状态下 L4/5 相对活动度比较

相对活动度	N	前屈■	后伸▲	左侧屈◆
空白组	6	4.16±0.33	4.02±0.30	3.48±0.34
L5/S1 单纯 cage	6	5.82±0.36	5.38±0.30	4.96±0.29
L5/S1Cage＋Tenor	6	4.82±0.26	5.76±0.31	3.98±0.29

■各组差异有统计学意义，F=41. 182，P=0. 000;▲各组差异有统计学意义，F＝54. 785，*P*=0. 000;◆各组差异有统计学意义，F＝35. 841，P=0. 000;

经过 1 万次的屈伸疲劳后，cage 与腰 5 和骶 1 椎体的相对位移均为 0，说明辅以椎弓根螺钉固定后腰椎稳定性很好。

3 讨论

3.1 实验模型的选择

目前用于研究腰椎生物力学的实验模型类型有：人类尸体标本，动物标本，有限元模型等。总的来说，各种类型的实验模型各有优缺点：研究人体腰椎前路融合的稳定性的首选模型理所当然是人类尸体标本，从以往的生物力学实验可以看到，由于动物脊柱与人体脊柱之间在解剖学特征(如小关节面的方向、生理曲度等)和生物力学行为(如脊柱的节段稳定性、生理负荷等)方面存在巨大的差异，用人体脊柱标本进行实验中脊柱节段的 ROM 在除前屈以外的所有方向上均明显大于用动物脊柱进行的生物力学实验中的结果。另外作为研究对象的椎间融合器、辅助内固定物等均是针对人体腰椎设计的，其在人体内和动物体内承受的应力特点是不同的。

由于人体标本来源有限，许多体外生物力学试验采用动物脊柱标本模型，标本来源包括山羊、绵羊、小牛、猪、家兔等。6-8 周龄的小牛椎体的骨密度、体积以及椎弓根形态与人类椎体比较相似，可比性最强。遗憾的是 6-8 周的牛体重尚未达到屠宰的要求，许多试验中都是选用 5-7 个月龄的标本替代。另外，动物标本的骨质量、退变程度比较容易统一控制，在比较性生物力学测试中动物标本可能较人体标本更有优势。然而由于动物标本采集是往往处于未发育成熟期，椎体终板下存在未愈合骨骺，有研究表明未愈合骨骺对椎间融合稳定性测试影响较大。其他替代人体标本的模型也偶有报道，如 Kotani 等用木头和聚乙烯模拟腰椎标本测试内固定物的静态和疲劳力学特征。

有限元模型是研究脊柱生物力学的常用方法，根据真实标本的力学特征用计算机模拟出三维虚拟模型。首先可以通过有限元模型分别观察不同影响因素对前路腰椎融合的整体应力的影响，操作性强，大大减轻了真实标本反复试验的繁琐。其次有限元模型能够完全杜绝由于人体或动物标本之间的偏倚因素，可比性更强。但是有限元模型毕竟是模拟人体标本虚拟而成的，其真实性和准确性难免受到软件人为操作的影响，可能对其临床意义产生置疑。

由于脊柱功能单位由椎间盘和双侧关节突关节组成的“三关节功能复合体”组成，椎间植入 cage 后，关节突关节仍对融合节段的稳定性起重要的作用，而人类和动物行走模式不同，关节突关节的结构也有明显的差异，为了更真实的模拟 cage 在患者体内的生物力学环境，本研究采用人体标本为研究对象。

3.2 相邻椎体骨质量对 ALIF 稳定性的影响

ALIF 的稳定性取决于相邻椎体骨质量、不同 Cage 材料、设计、植入方式等诸多因素，Oxland 等在总结大量相关文献的基础上提出腰椎前路植入 cage 的即刻稳定性主要受相邻椎体骨质量影响。而 Polikeit 等用三维有限元模拟 L2/3 前路椎间 cage 融合，观察最大应力和相邻结构的负荷传导，同时评价骨质量、cage 材料、脊柱应力等因素对结果的影响，结果表明 cage 材料和脊柱应力改变对结果产生的影响远远小于相邻椎体终板下松质骨的质量。相邻椎体骨密度与前路椎间 cage 的抗拔出力、界面骨长入正相关。另外椎体的纵向压缩稳定性和骨密度密切相关，纵向压缩稳定性的降低将直接导致椎间 cage 下沉。本研究中建立实验模型前用 X 光平片排除标本脊柱疾患和明显的退行性改变，并用双能 X 线骨密度仪检测相邻椎体骨密度，各标本的骨密度均在正常值范围内。避免了不同的骨质量对 ALIF 稳定性的影响。

3.3 应用 PEEK cage 的 ALIF 稳定性

ALIF 术后椎间获得即刻稳定性是根据"撑开一压缩" 原理，cage 植入相邻椎体间，撑开椎间隙，由于纤维环的非线形材料行为特征，纤维环被牵开、紧张，对椎间 Cage 产生压缩力，同时起到稳定 cage 的作用。Hasegawa 等用金属螺纹 cage 在猪脊柱标本上验证"撑开一压缩"原理。结果表明，椎间植入螺纹 cage 后，随着椎间隙的增宽脊柱功能单位的刚度增加 2.5-6.5 倍，逐渐切除前方、侧方纤维环使得脊柱功能单位的刚度逐渐下降，但是前方及侧方所有纤维环均切除后的刚度仍大于植入 cage 之前的原始状态，说明纤维环和脊柱后方附件结构均对椎间融合稳定性有重要作用。许多用人体标本测试 ALIF 稳定性的试验均表明前路椎间植入 cage 后能够增加除了后伸动作以外的其他各方向稳定性。分析 ALIF 术后后伸稳定性较差的原因：①撑开椎间隙导致关节突关节分离，有研究表明关节突关节能够提供腰椎后伸稳定性。②前路植入 cage 时必须切除前方纤维环及前纵韧带，二者均是腰椎后伸的稳定结构。Panjabi 将椎间融合的过程比喻为界面骨长入和 cage 下沉移位的赛跑 。因此 ALIF 手术最终融合率不仅受即刻稳定性的影响，还和椎间融合过程中诸多因素有关，如：cage 表面的设计、弹性模量、生物相容性、磨损碎屑炎性反应等。早期 ALIF 手术椎间植入患者自体 2 或 3 面皮质骨髂骨，由于髂骨形态不规则，支撑强度差，早期研究结果示 ALIF 的融合率仅为 30-40%，因此未能推广。直到上个世纪九十年代，钛合金圆柱形螺纹椎间融合器（BAK cage）的出现，大大提高了椎间融合率（78-96%）。由于螺纹 cage 设计的初衷是用螺纹固定上下椎体终板，增加即刻稳定性。但是金属螺纹破坏骨性终板的完整性，加之钛合金的弹性模量远远高于皮质骨，长期随访结果表明，金属螺纹 cage 向终板内下沉、移位、甚至突入椎管时有发生。保留终板完整性、接触面积更大的钛合金 cage（SynCage）开始用于临床，但仍未解决材料弹性模量过高的问题。而且由于金属不透 X 线，术后评估椎间融合非常困难。碳纤维 Cage 的弹性模量较钛合金低，而且透 X 线，不影响术后观察椎间融合，有研究表明由于碳纤维的磨损碎屑促进界面骨吸收，导致假关节形成，融合失败。聚醚醚酮（Poly-ether-ether-ketone PEEK）是最近开发出来用于椎间融合的材料，其弹性模量介于人体松质骨和皮质骨之间，生物相容性好，抗磨损性强，磨损碎屑不产生炎性吸收反应，目前认为是最佳椎间融合材料。此前绝大多数关于 ALIF 稳定性的研究均以金属 cage 为对象，认为 cage 融合面积和植骨面积应当尽量扩大以利融合，另外 cage 粗糙的表面设计也有利于增加即刻稳定性。截至目前很少见关于 PEEK 材料 cage 生物力学稳定性的研究报道，PEEK cage 的弹性模量远低于金属，在预防 cage 下沉、维持远期稳定性方面有很大优势。但是 PEEK cage 在表明设计和性质方面和金属 cage 有明显的差别，能否提供椎间融合所需的即刻稳定性尚需试验来证实。本研究结果表明，采用单纯 PEEK cage 的前路椎间融合模型的各向活动稳定性均较完整腰椎模型增强。虽然本研究并未比较 PEEK cage 和金属 cage 在 ALIF 中的即刻稳定性，达到椎间融合究竟需要多少即刻稳定性仍不得而知，因为有研究表明骨折的愈合需要一定程度的微动，绝对的稳定会造成骨折端应力遮挡，导致骨吸收，并不利于骨折愈合。因此在椎间骨性融合的过程中也未必需要绝对的稳定性，椎间 cage 至少应该提供高于相邻椎间的即刻稳定性，从这个角度讲，PEEK cage 在 Stand alone ALIF 稳定性中的作用是可靠的。

3.4 预负荷（preload）对腰椎前路融合稳定性的影响

"撑开一压缩"原理中 cage 承受的压缩力主要来自于两个方面：1 纤维环撑开绷紧；2 日常活动时腰椎周围肌肉收缩力。在离体生物力学测试中这种测试前施加的轴向应力称为预负荷

（preload）。显然生物力学检测必须要把预负荷因素考虑进去才能更符合临床实际。有研究表明人体直立时腰椎承受压力为 440N；而躯干前倾 30°站立时承受压力为 1400N。施加预负荷较小（小于 100N）的一些试验得出了和未加载预负荷者相同的结论。Patwardhan 等模拟人体平卧至站立行走时的应力，加载 0-1200N 预负荷，测试腰 5/骶 1 椎间 cage 植入后的稳定性，结果表明，有无预负荷情况下 cage 植入后屈曲稳定性均增强，预负荷 200-1200N 时腰椎后伸稳定性得到增强，而且预负荷 800N、1200N 时腰椎后伸稳定性分别增强 42%、48%。分析增加预负荷改善腰椎椎间融合各向稳定性的原因：1 轴向预负荷使得被撑开的关节突关节重新接触，抵抗腰椎后伸活动；2 轴向加压使得 cage 和终板之间的缝隙减小，界面紧密接触。本研究加载预负荷 500N，模拟人体直立时腰椎承受的应力，结果表明包括后伸活动在内的腰椎各向稳定性均比完整腰椎增强。实验结果和之前加载预负荷的研究吻合，说明 ALIF 术后患者早期站立行走对增加椎间稳定性是有利的，因为本研究中为保护标本或内固定不受损伤以便于进行下一步实验，设定扭矩达到 20Nm 或扭转角度达到 4° 时停止测试力的施加，属于一种限制性的腰椎活动，和临床上腰围保护下腰椎活动相似，而术后早期过度的腰椎活动应该是对椎间融合不利的，因此强调 ALIF 术后早期佩戴腰围下地活动，避免过度腰椎活动。

3.5 辅助内固定对腰椎前路融合稳定性的影响

前路腰椎融合术的辅助固定包括后路椎弓根钉系统固定、经关节突关节螺钉固定、前路钢板固定、前路门形钉固定等不同形式。总的来说这些辅助固定增加了前路融合椎间的稳定性，但不是所有应力状态下的稳定性都能得到增加。Brian 等用人体标本比较椎弓根钉系统、腰椎前路钢板、关节突关节螺钉三种辅助固定方式对 ALIF 稳定性的影响，ALIF 术后腰椎前屈后伸活动范围从初始状态的平均 9.9°降低到 7.7°，辅以腰椎前路钢板固定后前屈后伸活动度进一步降低至 3.0°，椎弓根钉固定后降低至 1.5°，关节突关节螺钉固定后降低至 0.9°。以上三种固定方式均较单纯 ALIF 明显降低腰椎的前屈后伸中性区（NZ）、旋转的活动度（ROM）和 NZ。椎弓根钉和关节突关节螺钉固定均能降低侧弯方向的 ROM 和 NZ；而腰椎前路钢板则不能。Knop 等采用 Harms 一cage 比较未固定的原始状态、ALIF 和 PLIF 的稳定性，前屈活动时 ALIF 的 ROM 和 NZ 均大于 PLIF 和原始状态；后伸活动时 PLIF 的 ROM 大于 ALIF，而 ALIF 又大于原始状态；ALIF 的 NZ 大于其他两组。侧弯活动时 ALIF 的 NZ 最大，ALIF 和 PLIF 的 ROM 相同；旋转活动时 ALIF 和 PLIF 的稳定性均较原始状态差。所有的离体腰椎生物力学试验都有一个不可避免的缺陷：只能测试腰椎的即刻稳定性，对临床上腰椎融合过程中经历的骨长入、活动疲劳等因素无法评估。Ferrara 等曾证实用 6Nm 的负荷经过 180，000 次疲劳试验后，并不影响椎弓根钉或关节突关节螺钉的固定刚度。本研究中辅以椎弓根螺钉系统固定后，固定节段的各向稳定性均较单纯 cage 植入状态明显增强，而且经 1 万次疲劳负荷后椎弓根螺钉和 cage 未见明显松动迹象。虽然辅以椎弓根螺钉系统固定后融合节段稳定性增强，但毕竟需要增加一个腰椎后路手术，对患者创伤增大，出血多，手术时间延长，并且增加经济负担。而达到腰椎间临床融合究竟需要多少即刻稳定性，绝对的即刻稳定是否必要等问题仍有待进一步研究来探索。另外本研究结果表明，在 L5/S1 椎间单纯植入 cage 后和辅以后路椎弓根螺钉系统固定后，椎间融合相邻节段即 L4/5 节段的活动度较完整腰椎状态明显增加，提示临床上融合相邻节段加速退变现象的原因是相邻节段代偿活动所致。

参考文献(略)

B7-CD28/CTLA4 共刺激途径在再生障碍性贫血免疫治疗中的作用

刘宝山　高丽娜

（天津中医药大学第一附属医院　天津300193）

摘要　T 细胞需要两组信号刺激才能充分活化，一组由 MHC 抗原肽和 TCR 结合后提供；另一组由抗原递呈细胞提供的协同刺激信号。T 细胞上的 CD28/ CTLA4 与抗原递呈细胞上的 B7 分子[B7-1(CD80)，B7-2(CD86)]是目前发现的最为重要的协同刺激分子，它们在自身免疫病患者 T 细胞及抗原递呈细胞上有异常表达，且参与致病过程。这些分子及其同系物与受体结合后，在 T 细胞免疫应答的不同阶段中起着重要的调节作用，涉及整个免疫系统中细胞免疫和体液免疫正向负向调节的诸多方面。正确理解这些通路将为自身免疫性疾病的治疗提供新的前景。

关键词　B7-CD28/CTLA4；共刺激信号；再生障碍性贫血

再生障碍性贫血（简称再障、AA）是一组由化学物质、生物因素、放射线或不明原因引起的骨髓造血功能衰竭，以造血干细胞损伤、骨髓脂肪化、外周血全血细胞减少为特征的疾病。

再障发病机制极为复杂，存在“种子”、“土壤”、“虫害”三种学说，即造血干细胞损伤、骨髓微环境异常、免疫功能紊乱。近年来随着免疫学、细胞生物学及分子生物学的迅速发展，人们对再障的发病机制有了更进一步的认识，认为免疫异常是一个绝对不可忽视的因素，证据表明细胞免疫功能紊乱参与了造血功能衰竭的病理过程，再生障碍性贫血是 T 淋巴细胞介导的自身免疫性疾病 。国内外学者认为再障的主要病理机制是 T 细胞介导的免疫异常，造成造血干细胞大量凋亡、引起的造血组织损伤。第 46 界美国血液学年会明确提出 AA 是自身免疫性疾病。免疫异常表现在 T 淋巴细胞功能亢进 。

T 淋巴细胞是细胞免疫反应中的主要效应细胞，细胞免疫应答的中心环节是 T 细胞对抗原的识别和有效激活，即 T 细胞激活的的双信号机制，其中 TCR 与 MHC-Ag 复合物的结合为第一信号；递呈细胞(APC)提供的协同刺激信号为第二信号，近年来相继发现多种协同刺激受体表达于 T 细胞表面，根据氨基酸序列的同源性，可将已发现的协同刺激受体分为二类。第一类称为 CD28 家族，包括 CD28、细胞毒性 T 淋巴细胞相关抗原(Cytotoxic T lymphocyte2associatedantigen，CTLA) -4，可诱导协同刺激分子(Induciblecostimulatory molecule， ICOS) 、程序性死亡蛋白 1(Programmed death p rotein21， PD-1) 。第二类称为肿瘤坏死因子(TNF)受体家族，包括 CD40、OX40、4-1BB、CD30、CD37 等。位于 T 细胞上的 CD28 /CT-LA4与APC上的B7 分子[B7-1(CD80)，B7-2(CD86)]是起主要作用的协同刺激分子，本文就B7-CD28 /CTLA-4在再生障碍性贫血免疫治疗中的作用作一综述。

1 协同刺激分子 B7-CD28/ CTLA4 的生物学特性

1.1 B7 分子的生物学特性

B7 分子家族属于免疫球蛋白超家族成员，以单体形式表达于 APC 表面，B7-1 为 I 型跨膜蛋白，B7-2 含有氨基酸残基，B7-1 和 B7-2 可在巨噬细胞、树突状细胞、角化细胞和一些已活化的 T 细胞上表达。静止状态的单核细胞和 B 细胞可表达 CD86 ，不表达 CD80，活化后则可表达 CD80。CD80、CD86 受体系统有两个成员，即 CD28 和 CTLA4。B7-1 和 B7-2 是研究得最广泛的 T 细胞协同刺激分子，二者分别结合于两个受体: 激发性的 CD28 和抑制性的 CTLA4，B7 分子只有与 CD28 或 CTLA4 连接才能产生协同刺激效应。

1.2 CD28/ CTLA4 的结构和生物学特性

CD28 和 CTLA-4 都是免疫球蛋白超家族的糖蛋白， 是 T 细胞表面重要的协同刺激分子受体，都能与 APC 表面的 B7-1 (CD80)、B7-2 (CD86) 相结合，但两者在发挥的作用和表达方式上各不相同。

CD28 是一种 44KD I 型的糖蛋白受体，它是由二硫键连结的同源二聚体，表达于人类大多数 T 细胞上，表达量相对稳定，与 B7 分子结合为 T 细胞活化提供正性刺激信号，增强 T 细胞分泌细胞分子的功能，促进 IL-2、IL-4、IL-5、TNF-α 及 GM-CSF 等细胞因子的分泌，调节 Th1/Th2 细胞的分化和增殖能力，T 细胞大量增殖。而 CTLA-4 是 I 型贯通性糖蛋白，是 CD28 的同源分子，与 CD28 有相同的配体，是以二硫键结合形成同型二聚体在静止的 T 细胞上几乎测不到，当 T 细胞被激活 2～ 3 天后 CTLA-4 被诱导表达。CTLA4 也与 B7 分子结合，而且比 CD28 分子具有更高的亲和力，能够竞争性地与 APC 表面的 B7 分子结合，有研究报道 CTLA4-/-小鼠出生后 3～ 4 周内死于大量淋巴组织增生和重要组织器官损伤，提示 CTLA4 为负性刺激分子，在机体免疫调节中发挥重要作用。

CD28和CTLA4是一对具有正负调节功能的重要共刺激分子，其可能的机理为: APC表达较少的B7 分子，尽管CTLA4 在初始激活的T细胞表达量低，因其与B7有高亲和力，故可阻止T细胞反应的开始；在激活的B细胞、树突状细胞等APC表达高水平 B7 分子时，B7/ CD28 信号传递途径占优势，T 细胞被激活，分泌 IL-2 等细胞因子并增殖、分化为效应细胞，大量激活 T 细胞。激活的 T 细胞大量分泌 CTLA4 和 CD28 ，CTLA-4 和 CD28 竞争性结合 B7 分子，抑制 T 细胞从 G1 期进入 S 期，抑制IL-2 转录因子的活性，继而下调或终止T细胞的反应 。

2 B7-CD28/ CTLA - 4 与免疫调节

B7-CD28 在免疫维持和下调中起非常重要的作用。CD28 能调节并维持适量的、有功能的 T 细胞存活，保证特异的免疫应答；同时通过细胞因子的平衡和激活 CTLA4 ，维持免疫的平衡和稳定。

2.1 B7-CD28 与 T 细胞凋亡

在研究 B7-CD28 与 TCR 信号对 T 细胞存活及凋亡的影响时发现，CD28 能调节众所周知的 Fas/FasL 介导的激活 T 细胞的凋亡途径。双信号刺激时，Fas 和 bcl - Xl 的表达都迅速上调，且 bcl-Xl 与 bal 形成二聚体，阻断 Fas/ FasL 介导的凋亡；而激活 T 细胞的最终凋亡与 bcl-Xl 表达下调有关。仅有 CD28-B7 信号时， T 细胞仅 Fas 表达迅速上调， Fas 单抗交联可致 T 细胞迅速凋亡。另外，CD28 还诱导 Fas 或 TNF 受体介导的凋亡相关的鞘磷脂水解和神经酰胺积累。这可能是机体清除非特异反应的一种机制。总之，在 T 细胞的激活过程中，CD28 信号与 TCR 信号协同，上调凋亡抗性机制，参与特异性 T 细胞的激活与增殖，保证免疫反应的特异性起始、扩大和持续；另一方面，还通过凋亡清除非特异性激活 T 细胞，进一步保证反应的特异性。

2.2 参与 T 细胞生长因子的平衡调节

B7 可刺激 T 细胞合成 IL-2、IL-4、GM-CSF、IFN-ɣ HE 和 TNF 等细胞因子，其中 IL-2、IL-4 等能促进激活的 T 细胞的增殖， IFN-ɣ 则拮抗这种作用。实验表明，外周血中 IFN-ɣ 作用需要其受体β链的介导，而特异性激活的 T 细胞通过选择性、不可逆的下调该受体链的表达，使之丧失对 IFN-ɣ 的反应能力，保证特异性激活 T 细胞的增殖 。

2.3 CD80、CD86 与 CTLA-4 结合后的免疫学效应

CTLA-4 与 CD80、CD86 有高度亲和力，并在体内外均抑制 CD80/CD86 依赖的免疫反应。CTLA-4 可抑制 T 细胞增殖，提高抗原特异性的凋亡，并抑制 Th1 和 Th2 细胞因子的产生。但也有人认为 CTLA-4 可引起 Th1 反应，抑制 Th2 因子的产生，而这种效应又可被 CD28 所抑制 。Carreno 等认为可用阴性信号和竞争性拮抗 CD28 作用两个机制来抑制 T 细胞活性。他们同时发现对于表达了 CTLA-4 的 T 细胞群，当不用 B7 协同刺激时，抑制 IL-2 的产生需要 CTLA-4 胞质区，而使用 B7 协同刺激时，CTLA-4 抑制 IL-2 产生则不需要 CTLA-4 胞质区，而是直接与细胞表面 CTLA-4 水平呈比例。

3 B7-CD28/CTLA4 在再生障碍性贫血患者中的表达

CD28 是持续表达于 T 淋巴细胞表面最重要的共刺激分子之一，能够通过与抗原呈递细胞表面的配体 B7 分子结合增强 T 细胞的增殖，促进细胞因子的分泌，是 T 淋巴细胞活化最基本的共刺激信号。而当 T 淋巴细胞活化后，可诱导表达另一共刺激分子 CTLA4，通过与 B7 分子结合发挥负性调节作用，抑制 T 淋巴细胞的免疫应答。实验表明，AA 时外周血 CD28 水平增高而 CTLA4 表达降低。因而推测 CD28 表达增加， T 淋巴细胞过度激活，而 CTLA4 未及时发挥负性调节作用可能是 AA 时 T 细胞功能异常的重要原因之一 。正常人外周血中 95% 以上 $CD4^+$ T 细胞和 50%$CD8^+$ T 细胞表达 CD28 分子。邓颖等用流式细胞术对 AA 患者及正常对照外周血 $CD8^+$ T 细胞表面分子 CD28 的检测发现:AA 患者 $CD28^+$ ，$CD8^+$ $CD28^+$ 细胞明显高于正常对照组($P < 0.05$)。据此认为外周血中共同刺激分子 CD28 高表达在 AA 患者的免疫病理机制中起重要作用， 其在 AA 患者体内的大量出现也表明 AA 患者体内有大量淋巴细胞处于激活状态。

CD28 / B7 对所启动的第二信号可增强 IL- 2 基因转录，激活特异性 T 细胞，CD28 启动的胞内信号还可促进细胞存活蛋白 Bcl-XL 表达，从而保护 T 细胞免于凋亡。以前研究发现再障患者 T 细胞 CD28 表达上调、CD 8^+、$CD28^+$表达水平比对照组明显升高，CD28 分子的异常表达程度与疾病转归也相关。SAA 患者与正常组相比，DC 表面的 CD80、CD86、CD40 表达较增

加，CD86 更为明显，外周血 CD80$^+$、CD86$^+$细胞比例明显增高， 而 B 淋巴 CD86 表达明显增高，说明 SAA 患者 T 细胞活化所需的 B7-2 途径处于高度激活状态。[18]

CD152（细胞毒 T 细胞抗原 4，CTLA- 4）与 CD28 的作用相反， 与 B7 结合后发出抑制信号，把 T 细胞的应答强度限制在一定范围，有效制约特异性 T 细胞克隆过度增殖。国内有研究证明用 CD152 融合蛋白可以抑制再障患者淋巴细胞异常的免疫活性，诱导 T 淋巴细胞的免疫耐受。这从另一侧面说明再障患者存在 CTLA 4 数量或功能存在异常。

4 结语

“种子”、“土壤”、“虫害”学说是复杂的再障发病机制一定层面上的反映,它也适合肿瘤细胞的发生发展及其他细胞的再生过程,是一种普遍适用的疾病发生、发展规律。随着人们对再障整体中“种子、土壤、虫害”三个要素的进一步深入研究,认识到“虫害”因素才是致病的关键,同时也有了应对“虫害”的治疗方法,并意识到再障患者出现“虫害”的根本原因在于机体的本身- 即自身免疫反应亢进,是一种自身免疫病。而 AA 患者骨髓中淋巴细胞活化第二信号增加是 T 淋巴细胞异常活化及骨髓造血功能衰竭的重要原因，共刺激分子对再障 T 淋巴细胞活化、增殖、凋亡及细胞因子产生的影响，在再障发病及发展中起重要作用，如何阻断 B7-CD28/CTLA4 共刺激通路，影响 T 细胞的活化与应答，从而诱致 T 细胞无能，发挥免疫抑制作用是治疗再障的关键。

参考文献(略)

复方丹参片对阿尔茨海默病大鼠脑内 β-APP 蛋白表达的影响

覃仁安，黄竹英

(广州白云山和记黄埔中药有限公司现代中药研究院 广州 510515)

摘要 **目的：**观察复方丹参片对阿尔茨海默病大鼠脑组织β-APP 表达的影响。**方法：**以 D-半乳糖致亚急性衰老合并 Meynert 核损毁作为 AD 大鼠模型，用免疫组织化学方法研究大鼠脑内β-APP 蛋白的表达。**结果：**复方丹参片能明显降低大鼠大脑皮层及海马中β-APP 蛋白的表达。**结论：**复方丹参片能明显减少 AD 大鼠脑组织β-APP 蛋白的表达，可能是其减少β-AP 沉积，改善 AD 大鼠学习记忆的作用机制之一。

关键词 复方丹参片；阿尔茨海默病；β-淀粉样前体蛋白

老年期痴呆主要包括阿尔茨海默病(Alzheimer's disease, AD)和血管性痴呆(Vascular dementia,VD)。阿尔茨海默病(AD)，又名老年性痴呆，是一种多源性因素引起的原发性大脑神经退行性病变，已成为严重危害老年人健康和影响其生活质量的主要疾病之一，我国 AD 的发病率已高达 5%-8% ，因此，老年性痴呆的防治已是当务之急。

复方丹参片由丹参、三七、冰片三味中药组成，君、臣、佐使，组方独到，主治冠心病、心绞痛，属名优中成药。近年来，随着人们研究和认识的深入，发现复方丹参片在防治脑血管疾管方面有新的用途[1]，我们在前期的研究中，发现广州和记黄埔中药有限公司生产的复方丹参片对实验性 AD 大鼠的空间认知障碍有明显的改善作用，并能降低 AD 大鼠脑内兴奋性氨基酸 Glu 的含量[2-3]，减少脑组织β-AP 的生成。本课题进一步研究复方丹参片对实验性 AD 大鼠脑内β-APP 含量的影响，探讨复方丹参片防治 AD 的作用的可能机制。

材料和方法

一、材料与仪器

1　动物与分组：SD 大鼠，体重 300-380g,雌雄各半，SPF 级，由第一军医大学实验动物中心提供，动物合格证号：粤检证字第 2002A040 号。随机分为 5 组:①手术对照组;②模型对照组;③石杉碱甲组;④复方丹参片小剂量组（相当于生药 0.315g/kg，为成人剂量的 3.5 倍);⑤复方丹参片大剂量组（相当于生药 0.630g /kg，为成人剂量的 7.0 倍)。

2　药品及试剂：石杉碱甲片，上海医科大学红旗制药厂，批号：020603；复方丹参片，广州和记黄埔中药有限公司（原广州白云山中药厂生产），批号：030435，每克膏粉相当于生药 2g（表中数据以生药 g/kg 表示），经含量测定，内含丹参酮ⅡA 为 0.44mg/片，丹酚酸 B 为 7.24mg/片,实验前粉碎,过 100 目筛，溶于新鲜蒸馏水中，配成浓度为 6.3%的水溶液贮存于 4^0C 冰箱中备用；D-半乳糖，AMRSCO 公司分装；鹅膏蕈氨酸（Ibotenic acid，IBO）,Sigma 公司产品；兔抗β-APP 抗体、二抗及 SP 药盒购自武汉博士德生物工程有限公司.

3　实验仪器：大鼠立体定位仪，SN-2 型，日本产；牙科钻车，307-6 型，上海医用分析仪器厂；PYX　型隔水式电热恒温培养箱；HZ-22s 水浴恒温振荡器　太仓市科教器材厂；倒置显微镜 重庆光学仪器厂；CX41　OLYMPUS 图像分析系统　日本 OLYMPUS 公司。

二、实验方法

1 造模及给药　取 SD 大鼠，预留 8 只作为手术对照组，其余大鼠腹腔注射 D-半乳糖 $48mg.kg^{-1}.d^{-1}$，连续 6 周，第 7 周开始将大鼠麻醉后固定在立体定位仪上，头顶皮肤作正中竖切口，暴露顶骨，在两侧冠状缝后钻出小孔。定位坐标：前囱后 0.9mm，中线外侧 2.6mm，深 7.5mm，每侧用微量注射器分别注入药液 1μl（内含 IBO 5μg/μl），速度 0.2μl/min，留针 10min，手术对照组按同样操作，予以等量生理盐水。术后缝合皮肤，3 天内 im 青霉素抗感染[4]。将术后存活的 30 只动物随机分为 4 组，加上预留的 8 只动物，实验共分为 5 组，各组连续灌胃 2 个月。实验结束后，各组动物同期断头处死，取右半大脑，用 4%多聚甲醛液固定，脱水，常规石蜡冠状切片。

2. 切片制作　(1)切片脱蜡至水；(2)3%H_2O_2 水溶液处理，室温避光 30min；(3)D.C 洗,2min×1 次；(4)高压抗原修复；(5)0.01M PBS 洗,5min×3 次；(6)1：10 正常羊血清封闭，37^0C 孵育 20min；(7)滴加兔抗 β-APP（1：100），37^0C 孵育 20min 后，4^0C 过夜；(8)PBS 洗，5min×3 次；(9)滴加适当比例稀释(1:200)的生物素标记二抗 37° C 孵育 30 分钟；PBS 洗，5min×3 次;(10)滴加适当比

例(1:200)稀释的辣根酶标记链霉卵白素（PBS 稀释），37° C 孵育 30 分钟，PBS 洗，5min×3 次；(11)DAB 显色，每张切片均显色 5 分钟。自来水充分冲洗，苏木素复染，脱水，透明，中性树胶封片。

另做阴性对照片一张，用 PBS 代替 β-APP 抗体，其它步骤与 SP 法程序相同，每张切片观察 5 个视野（×200），采用盲法，统计皮质区和海马区阳性细胞数，分别取平均值。将视场摄入计算机图像分析系统，保存。

三、统计学方法

用 SPSS10.0 统计软件包处理，多组比较采用方差分析，方差齐性用 LSD 或 Tukey 等多重比较方法，方差不齐用 Tamhane's T2 多重比较方法。

结 果

一、对老年性痴呆大鼠脑内 β-APP 表达的影响　β-APP 免疫阳性神经元主要布于大脑皮层、海马等部位，神经元多呈类园形、椭园形、梭形等，细胞大小不一。阳性产物主要表达于细胞浆内。免疫阴性对照片背景无色，细胞核为兰色；手术对照组大鼠脑内部分细胞浆呈浅染色(棕色)，模型对照组大鼠脑内部分细胞浆染色较深，阳性细胞表达明显多于手术对照组（P<0.05），复方丹参片大、小剂量组大鼠脑内部分细胞浆也呈浅染色(棕色)，但阳性细胞表达数明显少于模型对照组。结果见表 1 及附图 1-6。

表 1. 复方丹参片对老年性痴呆大鼠脑内 β-APP 表达影响（$\bar{x}\pm s$）

组 别	n	皮层阳性细胞数（个）	海马阳性细胞数（个）
手术对照组	8	4.0±2.4*	14.4±4.3*
模型组	9	9.5±4.3	19.9±5.9
石杉碱甲	7	6.2±3.6	15.9±6.7
复方丹参片小	7	5.1±2.0*	14.3±4.6*
复方丹参片大	7	3.9±2.7**	12.1±4.9*

讨 论

AD 的确切病因仍不清楚，淀粉样蛋白的增加已被广泛接受为中枢性病因过程，所有致 AD 的已知突变都是导致 β 淀粉样蛋白（β-AP）的大量产生。正常情况下，神经细胞释放低水平的 β-AP，β-AP 来源于 β-淀粉样蛋白前体蛋白（β-APP），是一 4kDa 的肽。β-APP 在神经系统内广泛表达，有调节细胞粘附及非神经元细胞增生的作用。有研究发现在 AD 患者大脑新皮质区、海马结构及其他相关脑区内有大量淀粉样蛋白沉积，同时出现 β-APP 免疫阳性神经元数量的增加。实验研究也表明 β-APP 的过度表达能引起神经元病变，动物脑内出现淀粉样物质沉积和认知损害[5]。

目前世界上治疗 AD 的药物主要集中在胆碱酯酶抑制剂研究开发上，由于 AD 是一种原发性脑神经退行性病变，发病原因错综复杂，因此单纯用胆碱酯酶抑制剂治疗，其远期疗效并不显著。中药复方含多味中药及多种成份，可作用于多系统、多环节、多靶点，在防治 AD 方面独具特色。

复方丹参片由丹参、三七和冰片组成，具活血化瘀、理气止痛、开窍补虚等作用。方中丹参主要含有脂溶性的丹参酮类成份和水溶性的丹参素、丹酚酸两大类成份。现代研究表明，丹参酮对海马内注射ß-淀粉样肽后大鼠学习记忆障碍有明显的改善作用，能明显保护AD样大鼠脑内胆碱能系统，调节一氧化氮合酶的表达[6]，还有较好的抗氧化、抗炎活性；总丹酚酸尚有抗脑缺血和抑制谷氨酸释放的作用[7]。三七的主要成分为三萜皂甙，是与人参皂甙类似的一类成分，三七总皂甙对实验性脑缺血有明显的保护作用[8]，也有抗炎、抗氧化作用，属钙拮抗剂；冰片在该方中为佐使药，具有开窍醒神等功效。现代研究表明，冰片有改善血脑屏障通透性的作用[9]，从而能提高脑部的药浓，增强药物的神经药理作用。我们已证实复方丹参片能明显改善AD大鼠学习记忆障碍，并能降低AD大鼠脑内兴奋性氨基酸Glu的含量[2]，减少脑组织β-AP的生成，本研究又发现该方能减少AD大鼠脑组织内β-APP蛋白表达，我们推测可能与以下两个方面有关：（1）君药丹参中所含丹参酮具有雌激素样作用[10]，丹参酮的雌激素样生物活性可能参与β-APP合成、代谢的调节，从而对AD模型大鼠学习记忆障碍有改善作用；（2）有研究表明β-APP对神经系统损伤有高度敏感性，神经元的损伤会导致β-APP免疫反应活性和增加，复方丹参片可能有保护部分神经元免于IBO损伤或降低IBO对神经元的毒性的作用，从而在一定程度上降低β-APP的免疫反应活性，发挥抗AD的作用。

AD的发病较为复杂，目前有关AD的模型也较多，各有其特点。以往认为IBO损毁中枢胆碱能神经元对动物行为和脑生化的影响与人类AD病理改变相似，不足之处是未见β-APP过度表达和β-AP沉积形成等[4]。我们通过研究结果证实，在正常衰老大鼠大脑内已有β-AP的产生和β-APP表达，结合D-半乳糖诱导，IBO进一步损毁Meynert基底核，大鼠脑内β-AP的生成和β-APP表达明显增多，并伴有明显的空间认识障碍，我们认为该模型有较好的重现性。是否有老年斑的生产和神经纤维缠结等病理学特征，尚待进一步研究。

参考文献（略）

益气活血中药对肾间质纤维化大鼠TGF-β、Smad2和Smad3表达的影响

刘咏梅[1] 刘文军[1] 刘丽[2] 刘瑞华[1] 吴志奎[1] 陈玉英[1]

1.中国中医科学院广安门医院（北京 100053）；2.首都医科大学 （北京 100069）

摘要 **目的** 探讨益气活血中药对肾间质纤维化大鼠TGF-β、Smad2和Smad3表达的影响。[方法] Wistar雄性大鼠随机分为假手术组、模型组、西药对照、中药大剂量组、中药中剂量组和中药小剂量组，以大鼠单侧输尿管结扎术建立肾间质纤维化动物模型，Masson染色观察肾组织，观察病理组织变化；real－time PCR检测肾组织TGF-β、Smad2和Smad3分子的mRNA表达；

western blot 检测肾组织 TGF-β、Smad2 和 Smad3 蛋白表达。[结果] 模型组大鼠肾组织 TGF-β、Smad2 和 Smad3 mRNA 和蛋白表达较假手术组均明显升高（$P<0.05$）；而益气活血中药可以明显抑制模型大鼠肾组织 TGF-β、Smad2 和 Smad3 基因和蛋白表达，差异有统计学意义($P<0.05$)。[结论] 益气活血中药可能是通过抑制 TGF-β/Smad 信号通路中 TGF-β、Smad2 和 Smad3 等成分表达起到治疗作用。

关键词　益气活血；肾间质纤维化；TGF-β；Smad2；Smad3

肾间质纤维化表现为肾小管萎缩和消失，肾间质淋巴和单核细胞浸润及纤维组织增生。许多证据显示转化生长因子-β(TGF-β)是肾脏纤维化发生、发展中的关键因子，Smad 蛋白是目前所知的惟一 TGF-β 受体的胞内激酶底物，介导了 TGF-β 的胞内信号转导。以 Smad 信号通路为靶目标阻断这一过程可能会提供一种新的治疗肾纤维化的手段。由黄芪、当归、川芎、赤芍、丹参等中药组成的益气活血方剂，可以益气活血、健脾利水，保护肾功能。本文以大鼠单侧输尿管结扎术建立肾间质纤维化动物模型，观察益气活血法对肾间质纤维化大鼠肾脏 TGF-β/Smad 通路中 TGF-β，Smad2 和 Smad3 成分表达的影响，探讨益气活血法在抗肾间质纤维化中的作用机制。

1 材料与方法

1 材料

1.1 动物

清洁级健康 Wistar 雄性大鼠 30 只，体质量 180～200g，由中国医学科学院实验动物中心(许可证号：SCXK-京-2005—0013)提供。采用随机数字法将大鼠分为 6 组：模型组、中药大剂量组、中药中剂量组、中药小剂量组、西药蒙诺组、假手术组，每组 6 只。在中国中医科学院广安门医院医学实验动物室按照 SPF 级饲养，自由进食和饮水。适应性饲养 1 周。实验过程中对动物处置符合动物伦理学要求。

1.2 实验药物：福辛普利钠（商品名：蒙诺，批号：0607088 购于上海罗氏有限公司）；益气活血法中药提取液(生黄芪 15g ，当归 10g ，赤白芍 10g ，丹参 30 g ，黄芩 10g ，车前草 15g ，牛膝 15g 等)经水提醇沉得 4.4kg / L 生药提取液， 由我院制剂室提供， 批号：20001028。

1.3 试剂：

Trizol 试剂，Invitrogen 公司（批号：1401908）；Fermentas K1622 RT 逆转录试剂盒购自 MBI 公司（批号：00016296）；SYBR Green PCR Master Mix 试剂购自美国应用生物公司（批号：0609247）；Smad-2、Smad-3、TGF-β 及 β-actin 引物序列由北京赛百盛基因技术有限公司合成，引物序列见表 1。Smad-2、Smad-3、TGF-β 及 β-actin 羊抗兔单克隆抗体均为 Santa Cruz 产品，批号分别为 H0214、H1805、H0105 和 10207；Bradford 蛋白浓度测定试剂购自北京天根生化科技有限公司，批号：PA102；苯甲基磺酰氟（phenylmethanesulfonyl fluoride，PMSF）、过硫酸铵（ammonium persulphate，APS）为美国 Amersco 公司产品，批号分别为 7626 和 0172；甲叉双丙稀酰胺、四甲基乙二胺（TEMED）、十二烷基硫酸钠（sodium dodecyl sulfate，SDS）为美国 Sigma 公司产品，批号分别为 034H1130、013K0003 和 49H0881；三氨基甲烷（Tris）、丙烯酰氨、

甘氨酸购自美国 Novon 公司，批号分别为 1582943、1259344 和 1346281；其它试剂为国产分析纯。

1.4 主要仪器

PRISM 5700 型荧光定量 PCR 仪，美国应用生物公司；DU-600 紫外分光光度计，BECKMAN 公司；高速冷冻离心机，BECKMAN 公司；全自动凝胶电泳图象分析系统，Amersham phemacia biotech 公司；QM5001I 型倒置相差显微镜，德国 Leica 公司；BB16 型 CO_2 培养箱，美国 Heraeus 公司； Mini-ROTEAN3 电泳系统与 Mini Trans-Blot 转移系统，美国 Bio-Rad 公司；TS-1 型脱色摇床，江苏海门其林贝尔仪器制造有限公司。

2 方法

2.1 模型制作和分组给药

对模型组和治疗各组大鼠行单侧输尿管梗阻致肾小管间质纤维化模型手术：用 2%无巴比妥钠 40mg/kg 腹腔注射麻醉，麻醉生效后将大鼠固定、去毛备皮，打开腹腔找到左侧输尿管，结扎后缝合切口，关闭腹腔。假手术组：打开大鼠腹腔后分离左侧输尿管，并不结扎即关闭腹腔。其中中药大剂量组、中药中剂量组、中药小剂量组、西药蒙诺组，于手术前 2d 给予灌胃给药，1 次/d，连续 4 周。大剂量组 0.072mL/(kg•d)，中剂量组 0.036mL/(kg•d)，小剂量组 0.018mL/(kg•d)(分别为人服用量的 20，10，5 倍)，将以上各组药物均用生理盐水补充至 2 mL，西药蒙诺组 10 mL/(kg•d)（相当于人剂量的 20 倍）放入 2mL 生理盐水溶化，模型组及假手术组用同体积的生理盐水灌胃。各组分别于术后 28d 乙醚麻醉后处死大鼠 5 只，左侧肾脏行原位灌流祛除血细胞，切除约 100mg 肾组织加入 1mL Trizol 试剂，另取 100mg 肾组织均于-80℃保存；肾组织行甲醛固定。

2.2 观察指标和检测方法

2.2.1 肾组织病理检查 于造模后第 72 天以 2％戊巴比妥钠 0.2 mL/100g 体重麻醉大鼠，取肾组织 1/4 固定于 10％中性福尔马林缓冲液中，经常规脱水、包埋、切片及六胺银染色后，光学显微镜采集肾皮质图像。

2.2.2 real-time PCR 检测肾组织 TGFβ，Smad2，Smad3 成分 mRNA 的表达: 按照 Trizol 试剂说明书提取肾组织总 RNA，紫外分光光度计测 A_{280}、A_{260}，定量并检测其纯度，提取的总 RNA 进行 1.2%琼脂糖凝胶电泳鉴定；使用 MMLV 第一链 cDNA 合成试剂盒（MBI Fermentas ＃K1622）将 RNA 逆转录为 cDNA；real-time PCR 反应体系： cDNA 1 μL，上游引物(0.05 $\mu g \cdot \mu L^{-1}$) 1 μL，下游引物(0.05$\mu g \cdot \mu L^{-1}$) 1 μL，2×SYBR green PCR mix 10 μL，加 DEPC 水至 20 μL。反应条件：94 ℃预变性 3 min；94 ℃变性 30 s，58 ℃退火 30 s， 72 ℃延伸 45 s，共 40 个循环；72 ℃后延伸 8 min。1.2%琼脂糖凝胶电泳观察扩增结果。

2.2.3 肾组织 TGF-β、Smad2 和 Smad3 蛋白表达的分析 采用 Western 印迹分析法。提取大鼠肾组织总蛋白质，用 Bradford 比色法测定蛋白质浓度。取等量蛋白经 15％十二烷基硫酸钠-聚丙烯酰胺凝胶电泳(SDS—PAGE)后转移至 PVDF 膜上，用含 10％脱脂奶粉的 TBS 室温封闭 1 h，然后加入一抗工作液(1：2000 稀释)，室温平缓摇动 1h，4℃过夜； TBST 室温洗膜 10min，共 2 次；加入相应的辣根过氧化物酶标记的二抗工作液(1：2000，TTBS 稀释)，室温平缓摇动孵育

1h；TBST 室温洗膜 10min，共 2 次；ECL 各取 0.5 mL 混合后显色 1 min，置入暗匣中拿到暗房，显影 1～5 min，定影 1 min，冲洗，晾干。采用图像分析系统扫描确定 X 光片上的杂交条带的光密度值。

2.3 统计学方法计量资料用 $\bar{x}\pm S$ 表示，采用 SPSS 11．0 软件进行单因素方差分析。

3.结果

3.1 各组大鼠肾组织病理检查结果比较(图 1-3)

各组大鼠肾脏病理变化大体观察：可见假手术组肾脏大小形态正常，颜色暗红；模型组肾脏肿大，颜色变浅，肾实质萎缩，肾脏质地变硬，肾盂扩张，呈囊状，内含褐色混浊尿液。

Masson 染色观察：假手术组肾小管上皮细胞排列整齐，小管间质无炎性细胞浸润和纤维组织增生，胶原染色主要位于小管基底膜、肾小囊、肾小球系膜及血管周围，肾小管周围间质染色较少；模型组肾小管上皮细胞萎缩，大部分肾小管管腔扩张，大量炎性细胞浸润，胶原成分显著增加，间质纤维组织增生，肾小球数目减少。中药大、中、小剂量组、西药组较模型组肾间质炎性细胞浸润、纤维组织增生、肾小管扩张情况减轻，胶原成分减少 (图 1-3)。

3.2 各组大鼠肾组织 TGF-β、Smad2、Smad3 分子 mRNA 表达比较（表 2，图 4）

根据双标准曲线法，以目的基因与 β-actin 基因的 RNA 水平（起始拷贝数）比值作为目的基因 RNA 的相对表达量。real-time PCR 结果表明，模型组大鼠肾组织 TGF-β、Smad2 和 Smad3 基因表达较假手术组明显升高（P<0．05）；而益气活血中药可以明显抑制模型大鼠肾组织 TGF-β、Smad2 和 Smad3 基因表达。

3.3 各组大鼠肾组织各指标蛋白质表达比较(图 5)　Western 印迹结果表明，造模 3 周模型组大鼠肾皮质 TGF-β、Smad2、Smad3 蛋白表达较假手术组升高，差异有统计学意义(P<0.05)。益气活血中药大剂量组能明显抑制肾组织 TGF—β、Smad2、 Smad3 蛋白表达，治疗组和模型组比较差异有统计学意义(P<0.05)。

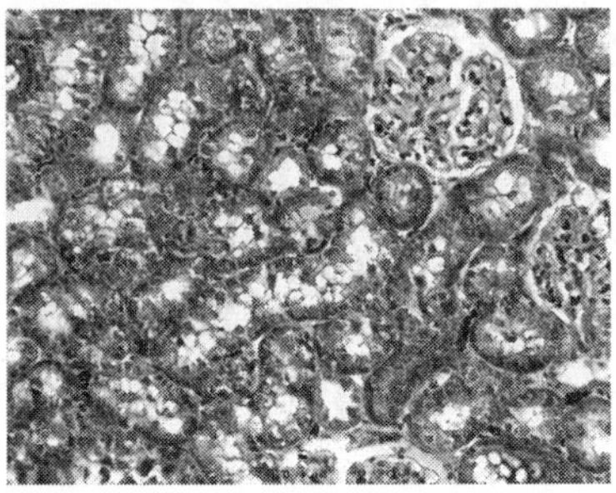

图 1 假手术组 Masson 染色 ×200
肾小管上皮细胞排列整齐, 小管间质无纤维组织增生和炎性细胞

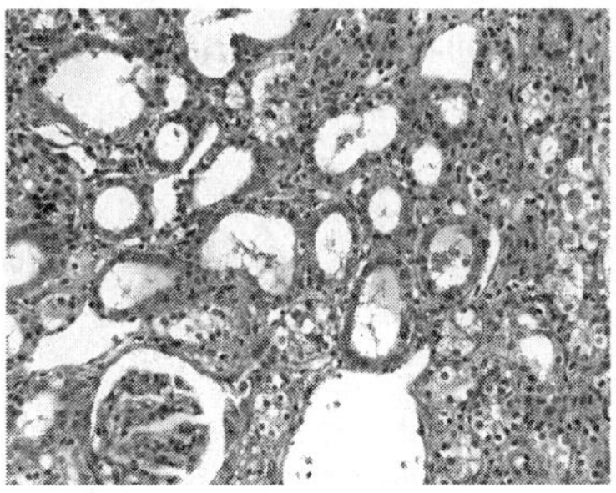

图 2 模型组 Masson 染色 ×200
肾小管扩张，炎细胞浸润，肾间质纤维化

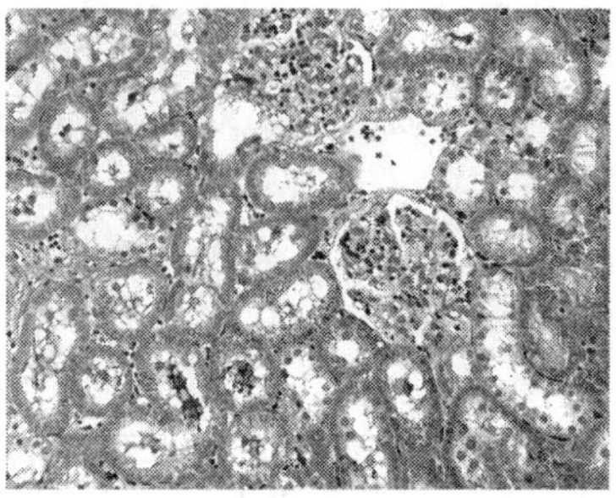

图 3 中药大剂量组 Masson 染色 ×200
肾间质炎性细胞浸润、纤维组织增生、肾小管扩张程度明显减轻

表1 real-time PCR引物序列

基因	Accession No.		引物序列	扩增产物长度（bp）
β-actin	M10277	sence	5’ gagaccttcaacaccccagcc 3’	211
		antisence	5’ aatgtcacgcacgatttccc 3’	
TGF-β	NM_021578	sence	5’ caacaattcctggcgttacc 3’	200
		antisence	5’ tgggactgatcccattgatt 3’	
Smad2	NM_019191	sence	5’ agtcaaaacccagagcgaaa 3’	166
		antisence	5’ ttatgcccaacgagacatca 3’	
Smad3	NM_013095	sence	5’ tgggatgtcacagtccaaaa 3’	221
		antisence	5’ gaagaagcggttctcaccag 3’	

表2 各组大鼠肾组织TGF-β、Smad2、Smad3 mRNA相对表达结果

	n	TGF-β	Smad2	Smad3
正常组	6	5.16±0.72	7.9±1.71	6.76±0.97
模型组	6	8.35±3.01#	15.69±7.38#	8.81±0.98##
中药大剂量组	6	3.54±1.34**	9.85±4.29	4.18±1.12**
中药中剂量组	6	3.02±0.47**	7.4±0.93*	5.82±1.73**
中药小剂量组	6	4.03±1.48*	7.33±2.55*	2.62±1.01**
西药组	6	5.05±2.05	15.89±6.55	5.51±1.03**

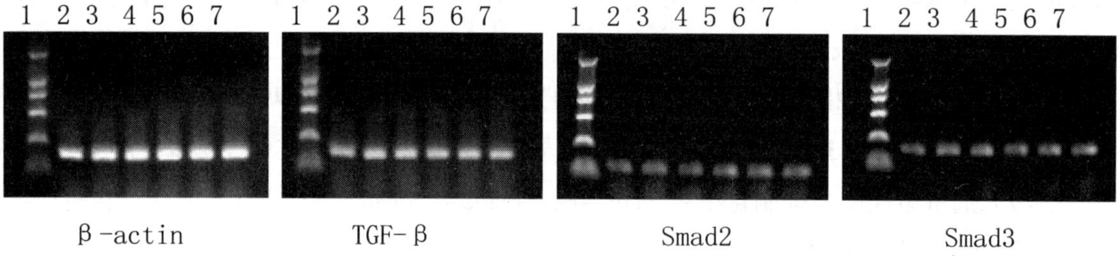

图4 TGF-β、Smad2、Smad3和β-actin real－time PCR扩增产物1.2%琼脂糖凝胶电泳分析

1.DNA DL2000 Maker 2.正常组 3.模型组 4. 中药大剂量组5. 中药中剂量组 6.中药小剂量组 7.西药组

表 3 各组大鼠肾组织 TGF-β、Smad-2，Smad-3 western blot 检测结果

Protein	正常组	模型组	中药大剂量组	中药中剂量组	中药小剂量组	西药组
TGF-β	0.67±0.083	1.83±0.342**	0.94±0.107##	1.34±0.305	1.47±0.231	0.72±0.103##
Smad-2	0.163±0.031	1.200±0.325**	0.418±0.115##	0.703±0.201#	0.915±0.178	0.272±0.086##
Smad-3	0.414±0.091	0.709±0.180**	0.472±0.094#	0.581±0.124	0.673±0.146	0.535±0.108

**p<0.01，与正常组比较；#p<0.05，##p<0.01，与模型组比较

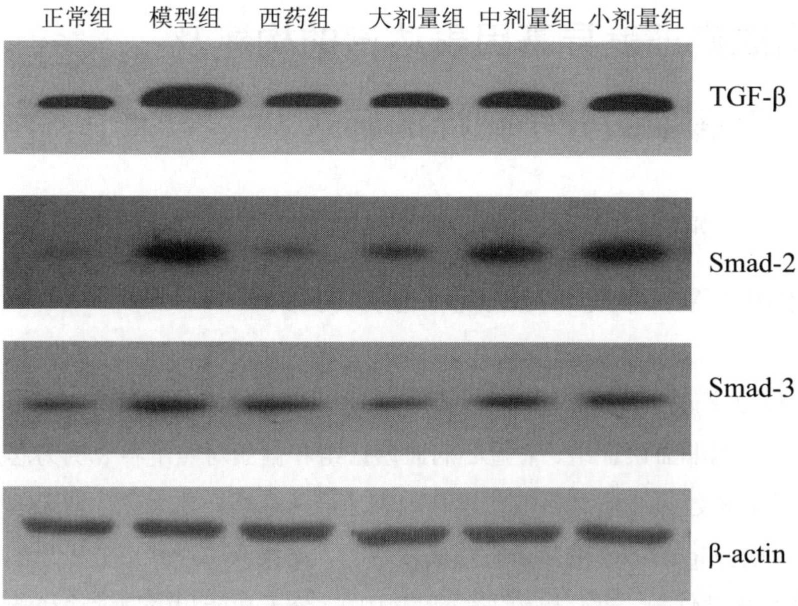

图 5　TGF-β、Smad-2、Smad-3 蛋白各组相对表达结果

4.讨论

TGF-β 表达的上调是肾间质纤维化的特征之一，它在肾小管间质纤维化发展的过程中起重要作用。已有的研究表明，TGF-β 是肾脏疾病中小球硬化及间质纤维化发生的中枢趋动因子，TGF-β 在使基质蛋白合成增加的同时又阻断了其降解。在肾脏疤痕形成过程中，TGF-β 的持续活化造成了 ECM 的不断沉积与组织损伤，实验证明抑制 TGF-β 的生物活性，能够减轻 ECM 的沉积及纤维化的进程。本实验显示，单侧输尿管梗阻模型组 TGF-β 蛋白及mRNA 均较假手术组明显升高，经益气活血中药治疗后，TGF-β 蛋白及mRNA 的表达均较模型组显著降低。表明益气活血中药能够通过抑制 TGF-β 的表达延缓单侧输尿管梗阻大鼠模型肾间质纤维化的进展。

Smad 信号通路是 TGF-β 致肾间质纤维化的一条十分重要的信号通路，其基本过程为:TGF-β 信号转导首先由 TGF-β 配体结合到细胞表面的 TβRⅡ，再激活 TβRI 的丝氨酸/苏氨酸激酶区从而活化 TβRI，形成异源三聚体，TβRI 再磷酸化而激活 Smad2、3 蛋白，激活的 Smad2，3 蛋白才能与 Smad4 形成活性的转录复合物进入核内，从而将信号从胞质转导到细胞核，并和其他的核协同或抑制因子结合，调节目的基因的转录。Smad 蛋白是目前所知的唯—TGF-βR 胞内激酶的底物，参与 TGF-β 家族信号从受体的细胞内转导。Smad2、3 是受体调节性 Smads（R—Smads），为 TGF-βR 复合物的下游信号分子。TGF-β 在细胞膜上与其受体结合后，能引起 Smad2/3 的磷酸化，磷酸化的 Smad2 和 Smad3(p-Smad2/3)与 Smad4 形成复合物，转移至核内，激活其致纤维化靶基因的表达，加速纤维化的进展。Smad2/3 蛋白表达的多少即意味着 Smad 信号转导通路激活的程度。我们的研究显示，单侧输尿管梗阻模型组大鼠与假手术组相比，模型组大鼠肾组织 TGF-β、Smad2 和 Smad3 的表达明显增加，同时伴有严重的肾间质纤维化。用益气活血中药干预后，TGF-β、Smad2 和 Smad3 的表达则明显降低。进一步表明 TGF-β/Smad 信号通路是导致肾小管间质纤维化的关键通路，肾纤维化受 Smad2 和 Smad3 正向调节。益气活血中药可能是通过调节 TGF-β / Smad 信号通路起到治疗作用。

参考文献（略）

冠心病血瘀证差异基因表达谱的构建及疾病相关分子靶标的筛选

马晓娟　殷惠军　史大卓　陈可冀

(中国中医科学院西苑医院　北京100091)

摘要　**目的：**构建冠心病血瘀证患者差异基因表达谱，并进一步筛选疾病相关分子靶标。**方法：**筛选冠心病血瘀证组、冠心病非血瘀证组、非冠心病血瘀证组和健康对照组各8例为芯片实验的研究对象。通过芯片杂交，构建冠心病血瘀证差异基因表达谱，对差异基因进行基因本体和生物学通路分析，并进一步通过Signal-Net网络分析筛选靶基因。**结果：**芯片结果分析显示，炎症免疫相关基因具有比例和显著性优势。冠心病相关差异基因中，分子功能和生物学途径涉及炎症免疫反应的有14个(13.1%)，而血瘀证相关差异基因中有5个(10.4%)；通路显著性分析发现，冠心病、血瘀证相关涉及炎症免疫反应的有意义通路分别是4 个(26.7%)和5个(50%)。通过两种分析方法初步筛选出了冠心病血瘀证相关靶基因：蛋白激酶C,β1、白介素8、免疫球蛋白IgG结晶片段受体IIIa。**结论：**从核酸水平揭示了冠心病血瘀证与炎症免疫反应的相关性。

关键词 冠心病；血瘀证；差异基因表达谱；靶基因

冠心病是由遗传因素和环境因素共同作用的复杂疾病，其已知相关基因的多态性研究和差异基因表达谱研究，是近年来疾病基因组学的一个热点研究领域。血瘀证作为冠心病最常见的证候类型，亦可见于多种疾病，是一种综合性病理状态，形成机制非常复杂，虽然形成过程不尽相同，但却存在着共同的病理特点。血瘀证是近年来中医学和中西医结合研究中较为活跃的领域，大量病证结合研究表明，血瘀证在血液流变学、血小板功能、血管内皮损伤、微循环障碍、炎症反应、免疫调节等方面与疾病的发生发展密切相关。疾病的诊断治疗已经进入基因信息时代，疾病基因组学是国际医学界的重要热点研究方向，而基因芯片技术正是顺应这一科学发展要求的产物。本研究以基因芯片技术为主要研究手段，筛选冠心病血瘀证相关差异基因，并运用实时荧光定量逆转录聚合酶链反应法对目标基因进行鉴定，同时利用 Signal-Net 方法构建基因间的信号转导网络，从而定位整个网络的核心上游调控基因，以探讨冠心病血瘀证发生发展相关的关键性调控基因。

材料与方法

1 芯片实验

本实验选用Affymetrix公司的 Human Genome U133 Plus 2.0 芯片，该芯片一共有54614个探针组，分析47000个转录本和变异体，其中包括了可能的38500个已知基因；并在正式基因芯片杂交实验前选用affymetrix芯片系列中的质控芯片Test3，进行检测。

1.1 临床资料

所有病例均来源于北京西苑医院门诊及住院病人(2006 年 3 月-2007 年 4 月)，分为冠心病血瘀证组、冠心病非血瘀证、非冠心病血瘀证组。冠心病入选标准参照世界卫生组织临床命名标准化联合专题组报告《缺血性心脏病的命名及诊断》；血瘀证入选标准参考中国中西医结合学会活血化瘀专业委员会制定的血瘀证诊断标准，并由三名中医师盲法确诊，诊断一致者即纳入。正常对照组为本研究室人员及本院职工查体者。每组均为 8 例。以上入选对象，均为无血缘关系汉族人，年龄在 35－75 岁之间，告知实验内容及目的并签署知情同意书。该研究符合赫尔辛基宣言，不违背医学伦理道德。

1.2 探针制备及芯片杂交

每例受试者采血 2ml，用淋巴细胞分离液法分离白细胞，按 Trizol（TRIzol Reagent, Invitrogen Life Technologies, P/N 15596-018）一步法抽提总 RNA，采用 NucleoSpin® RNA Clean-up（MN,740.948.10）试剂盒进行过柱纯化，GeneChip IVT Labeling Kit 进行生物素标记，凝胶电泳和紫外分光光度计进行定性和定量检测，并进一步将探针片断化。片断后的探针先与质控芯片 Test3 进行杂交，确认探针质量可靠后再与 U133 Plus 2.0 芯片进行杂交，在杂交炉（Affymetrix Hybridization Oven 640）中 45℃杂交 16 h，然后于 Affymetrix Fluidics Station 450 工作站中洗脱、染色，再用 Affymetrix GeneChip Scanner 3000 进行探针阵列扫描。

1.3 数据处理和生物信息学分析

芯片扫描后，用 Affymetrix genechip operating software version 1.4 进行信号值提取、归一化处理及芯片间比较分析，根据 ratio 值筛选冠心病血瘀证相关差异基因。通过 http://www.gosurfer.org 网站进行基因本体论(Gene Ontology, GO)分析，找到每一个差异基因的分子功能、生物学途径和细胞组件，结合疾病病理生理过程和文献研究，筛选冠心病血瘀证相关的目标基因。通过 http://www.biorag. org 网站找到差异基因所在通路，并利用超几何分布统计学方法分析通路结果，通过 P 值（$P<0.05$）来判断 pathway 显著性，筛选有意义的目标通路。

2 Signal-Net 网络的构建

①数据筛选：筛选实验组和对照组芯片中标识为 P 的基因入选网络构建。②构建基因间的信号转导网络 Signal-Net：在全 KEGG-Pathway 数据库的范围内筛选每个基因的上游和下游基因，并根据相互属性关系构建基因间邻接矩阵，通过入选基因的关系权重构建网络。③网络结构分析：使用网络拓扑技术筛选疾病相关的关键调控基因。

3 实时荧光定量 RT-PCR 鉴定

基于芯片结果，结合疾病病理生理过程和文献研究，进一步回归临床，筛选冠心病血瘀证相关的 6 个目标基因，并用实时荧光定量逆转录聚合酶链反应(reverse transcription polymerase chain reaction, RT-PCR)法对目标基因进行验证，以排除基因芯片实验的假阳性。

4 统计学分析

采用 SPSS 分析软件进行统计分析，计数资料用卡方检验或秩和检验，计量资料用单因素方差分析或 t 检验，P 值<0.05 被认为具有统计学意义。

结　果

1 芯片实验

1.1 一般临床资料

入选对象中，年龄、性别、冠心病相关家族史经统计学分析，各组之间无显著性差异(P >0.05)；冠心病血瘀证组和非冠心病血瘀证组两组间血瘀证积分比较无显著性差异(P >0.05)；冠心病血瘀证组、冠心病非血瘀证组和非冠心病血瘀证组患者高血压病史、高脂血症病史、糖尿病病史等方面基本相似，具有可比性(P >0.05)。见表 1。

表 1 各组临床资料比较

特　性	冠心病血瘀证组 (n=8)	非冠心病血瘀证组（n=8）	冠心病非血瘀证组（n=8）	正常对照组 (n=8)	*P* 值
年龄	55.75±7.29	59.00±7.25	59.00±9.35	52.25±11.16	0.40
性别（男/女）	7/1	7/1	7/1	7/1	1.00
相关家族史 %	75.00	37.50	50.00	37.50	0.41
血瘀证积分	26.63±5.24	22.88±6.58	--	--	0.23
高血压病史 %	62.50	75.00	37.50	--	0.32
高血脂病史 %	37.50	50.00	50.00	--	0.85
糖尿病史%	12.50	12.50	25.00	--	0.75

1.2 芯片质控及扫描结果

RNA 样品电泳条带清晰，28S 比 18S rRNA 条带亮度接近 2：1，紫外分光光度计检测 rRNA 260 和 280 nm 波长的吸光度(absorbance, A)，A_{260}/A_{280}=1.8~2.1，质量符合表达谱芯片实验要求。Test3 芯片与探针杂交扫描结果显示，芯片正中“＋”清晰可见，外围连线清楚，明暗交替规律，进一步通过信号分析发现管家基因均表达，说明 RNA 样品质量可靠。U133 Plus 2.0 芯片与探针杂交扫描结果显示，芯片中上部清晰呈现阵列的名称“GeneChip HG-U133 Plus 2”，平均背景值与噪音值均在正常范围，管家基因 β-actin 和磷酸甘油醛脱氢酶（glyceraldehyde phosphate dehydrogenase, GAPDH）3’端与 5’端信号比值符合标准，芯片质控良好。

1.3 芯片结果分析

通过差异基因筛选，与冠心病相关的差异基因共有 107 个，其中上调 48 个，下调 59 个；与血瘀证相关的差异基因共有 48 个，其中上调 26 个，下调 22 个。冠心病血瘀证相关差异基因涉及炎症免疫、细胞周期、信号转导、凋亡、细胞黏附、细胞活动、细胞结构、发育、应激反应、转录调控、转运、代谢等多个方面，通过 GO 和 pathway 分析发现炎症免疫相关基因具有比例和显著性优势。冠心病相关的 107 个差异基因中分子功能和生物学途径涉及炎症免疫反应的有 14 个，占 13.1%；血瘀证相关的 48 个差异基因中分子功能和生物学途径与炎症免疫反应相关的有 5 个，占 10.4%(表 2-3)。

pathway 显著性分析发现，冠心病相关有意义通路共 15 个，其中有 4 个涉及炎症和免疫反应。血瘀证相关有意义通路共 10 个，其中有 5 个涉及炎症和免疫反应(表 4-5)。

表 2 冠心病相关涉及炎症免疫的差异基因

基因号	基因名称	Fold change 1	Fold change2
AF043337	interleukin 8	6.25	2.46
NM_000570	Fc fragment of IgG, low affinity IIIa, receptor (CD16a)	2.35	3.64
BC020691	pre-B-cell colony enhancing factor 1	3.3	2.44
X00452	major histocompatibility complex, class II,DQ alpha 1	4.34	3
AA994334	B-cell CLL/lymphoma 10	2.46	2.35
AF400602	C-type lectin domain family 7, member A	2.46	2.29
NM_012445	spondin 2, extracellular matrix protein	-4.24	-2.13
AW007751	T cell receptor alpha locus	-3.27	-2.08
NM_000647	chemokine (C-C motif) receptor 2	-2.15	-2.34
BF110792	Tumor protein D52	-2.27	-2.03
AI092511	Dipeptidyl-peptidase 4	-2.52	-2.37
AU145682	Early B-cell factor	-2.32	-2.54
NM_002261	killer cell lectin-like receptor subfamily C,member 3	-4.04	-2.5
AF211977	leukocyte receptor cluster member 10	-2.74	-2.62

注：fold change 值为实验样品与对照样品的基因转录产物表达比值

表 3 血瘀证相关涉及炎症免疫的差异基因

基因号	基因名称	Fold change 1	Fold change2
M16276	major histocompatibility complex, class II	2.5	2.19
AF043337	interleukin 8	2.46	2.52
AW007751	T cell receptor alpha locus	-2.08	-2.67
NM_002261	killer cell lectin-like receptor subfamily C	-2.5	-2.6
W68403	integrin, beta 2	-2.55	-2.29

表 4 冠心病涉及炎症免疫反应的有意义通路

通路名称	鉴别基因数	差异基因数	*P* 值
B cell receptor signaling	63	12	*P*<0.001
natural killer cell mediated cytotoxicity	131	18	*P*<0.001
T cell receptor signaling	93	13	*P*<0.05
Fc epsilon RI signaling	75	10	*P*<0.05

表 5 血瘀证涉及炎症免疫反应的有意义通路

通路名称	鉴别基因数	差异基因数	*P* 值
Natural killer cell mediated cytotoxicity	131	12	*P*<0.001
B cell receptor signaling	63	8	*P*<0.001
Antigen processing and presentation	87	9	*P*<0.001
T cell receptor signaling	93	7	*P*<0.05
Cell adhesion molecules	131	8	*P*<0.05

2 目标基因鉴定

冠心病血瘀证相关的目标基因，共为 6 个目标基因：PRKCB1(蛋白激酶 C, β 1)、IL-8(白介素 8)、HLA-DQB1(主要组织相溶性复合体 II β 1)、FCGR3A(免疫球蛋白 IgG 结晶片段受体 IIIa)、FOLR3(叶酸受体 γ 3)、PTGDS(前列腺素 D2 合成酶)。对目标基因进行不同组间的验证。PCR 结果显示：6 个目标基因的差异倍数与基因芯片检测结果不完全相同，但变化方向均一致(图 1)，证明基因芯片结果准确可靠。

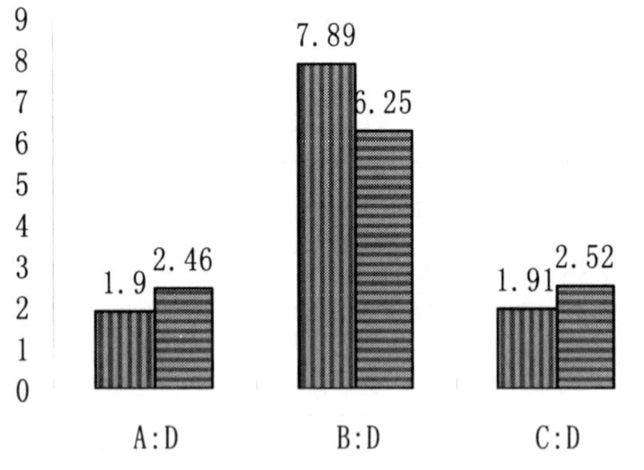

IL8

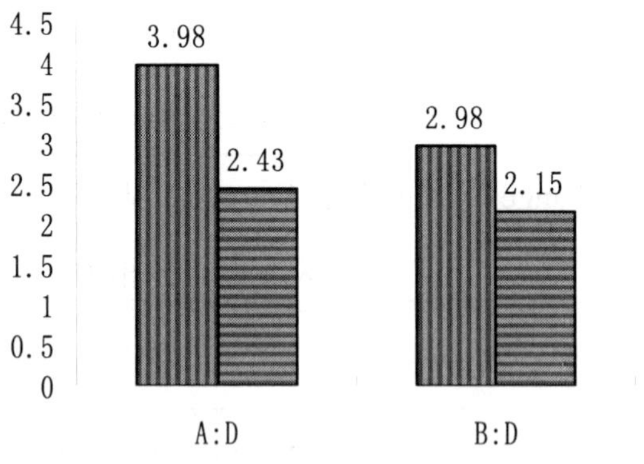

PRKCB1

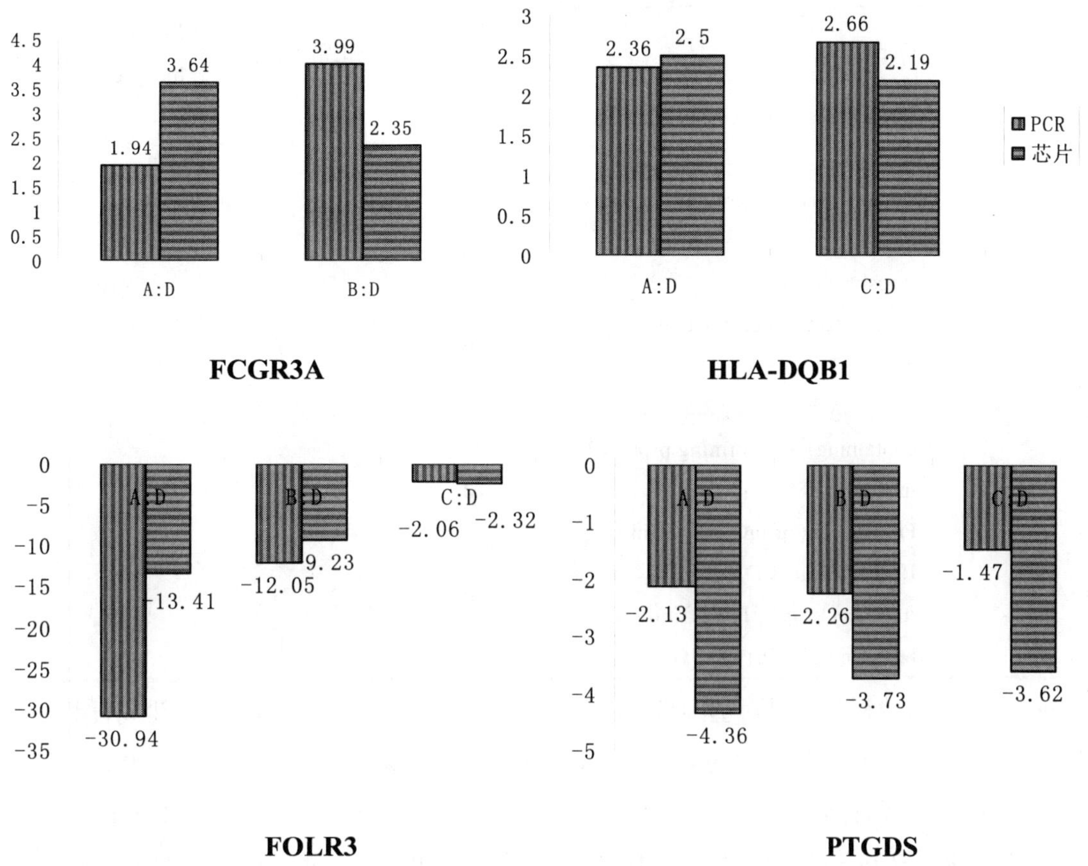

图 1 基因芯片检测结果与实时荧光定量 RT-PCR 验证结果的比较

A、B、C、D 分别为冠心病血瘀证组，冠心病非血瘀证组、非冠心病血瘀证组和健康对照组。

3 Signal-Net 网络的构建及分析

构建疾病与正常组的 Signal-Net 网络，通过对两个网络的比较得到相同的基因，而根据这部分相同基因的调控地位的变化，筛选疾病相关的关键调控基因。将所筛选的结果根据基因的下游基因数量（Outdegree）和上游基因数量（Indegree）进行排序见表 6、表 7。

表 6 Outdegree 排序的关键调控基因

gene symbol	Gene Title	疾病 Outdegree	正常 Outdegree	疾病-正常 Outdegree
PRKCB1	Protein kinase C, beta 1	6	15	-9
PRKCA	protein kinase C, alpha	5	14	-9
FYN	FYN oncogene related to SRC, FGR, YES	1	8	-7
PRKCD	protein kinase C, delta	3	9	-6
GRB2	growth factor receptor-bound protein 2	2	7	-5
ACTG1	actin, gamma 1	7	4	3

表 7 Indegree 排序的关键调控基因

gene symbol	Gene Title	疾病 Indegree	正常 Indegree	疾病-正常 Indegree
JAK1	Janus kinase 1 (a protein tyrosine kinase)	31	15	16
JAK2	Janus kinase 2 (a protein tyrosine kinase)	31	15	16
TYK2	tyrosine kinase 2	31	15	16
GRB2	growth factor receptor-bound protein 2	6	17	-11
SHC1	SHC (Src homology 2 domain containing) transforming protein 1	5	16	-11
IL8	interleukin 8	0	3	-3
FCGR3A	Fc fragment of IgG, low affinity IIIa, receptor (CD16a) /// Fc fragment of IgG, low affinity IIIb, receptor (CD16b)	0	2	-2

Signal-Net 网络分析是通过对基因调控能力进行定量化分析，筛选影响疾病生物性状的关键性调控基因，而芯片筛选差异基因的 GO 和 pathway 分析是相对于正常对照在疾病状态表达量发生改变的关键基因，两种分析结果存在交叉部分：PRKCB1(蛋白激酶 C, β 1)、IL-8(白介素 8)、FCGR3A(免疫球蛋白 IgG 结晶片段受体 IIIa)，这三个基因也是下一步功能研究的主要靶标。

讨　论

冠心病是目前心血管病致残和死亡的主要原因，也是近年来国际心血管病研究领域的热点，世界冠心病的发病率呈逐年上升趋势。血瘀证是冠心病最常见的证型之一。瘀血作为一种病因和病理产物有其发生和存在的物质基础，血瘀证可见于多种疾病，是一种综合性病理状态，形成机理非常复杂，虽然形成过程不尽相同，但却存在着共同的病理特点。本研究从核酸水平揭示了冠心病血瘀证与炎症免疫反应的相关性。传统认为冠心病的主要病理机制为冠状动脉粥样硬化和冠脉痉挛，但是近年来，在冠心病的发病过程中尤其是在急性冠脉综合征中，炎症作为一种促进因素越来越得到重视。急性冠脉综合征的某些病人，其冠状动脉狭窄的程度往往只是轻度至中度，而并非是严重的狭窄，严重临床事件的发生是由于病变斑块由非活动状态转为活动状态而造成的，炎症反应在此过程中起了关键性作用。炎症反应不仅促进了 AS 发生，而且参与了不稳定性斑块形成、斑块破裂、继发冠状动脉痉挛及血栓形成等病理过程，激活的炎性细胞在冠心病的发生发展中起着重要作用。研究发现，不稳定斑块内存在异常炎症反应，斑块内的泡沫细胞、巨噬细胞、淋巴细胞和肥大细胞等炎症细胞聚集，其后分泌的致炎因子加速了动脉粥样硬化的过程，并最终通过影响冠状动脉舒张功能，促进炎症细胞与局部趋化浸润，加速粥样硬化斑块病灶细胞外基质的分解及局部的氧化应激等机制，导致不稳定性斑块的破裂。大量研究表明炎症和血瘀证在病理、病机及治疗方面存在密切的关系。不同疾病过程中，发挥着致病作用的炎性因子一定程度上参与了血瘀证的发生发展；而活血化瘀法在炎症性疾病的治疗中也发挥着重要的作用；以及炎性因子介导的“炎症”型“血瘀证”动物模型都从不同侧面体现了血瘀证与炎症的密切相关性。

本研究通过对差异基因的 GO 和 pathway 分析，以及 Signal-Net 网络的分析，初步筛选了与冠心病血瘀证发生相关的分子靶标。IL-8 主要由单核吞噬细胞、中性粒细胞和血管内皮细胞合成，是一种具有内源性白细胞趋化性和活化性作用的碱基-肝素结合性蛋白质，IL-8 受体由七个跨膜单位组成，IL-8 与受体结合，再与鸟核苷酸结合蛋白形成复合物传递信息。IL-8 属于 CXC 亚家族，对中性粒细胞和嗜碱性粒细胞具有趋化作用，可诱导中性粒细胞脱颗粒及释放溶酶体酶，诱导嗜碱性粒细胞释放组胺，参与免疫、代谢和炎症急性期反应的调节。研究表明，IL-8 不仅具有中性粒细胞的活化和趋化作用，而且介导了 T 淋巴细胞的定向迁移，而中性粒细胞和 T 淋巴细胞在炎症和动脉粥样硬化形成过程中都发挥着重要的作用。在动脉粥样硬化过程中，IL-8 除了具有血管新生活性外，还可能具有内皮细胞和平滑肌细胞的趋化和促有丝分裂的作用，与冠状动脉粥样硬化的形成具有一定相关性。反复发生的内皮弥漫性急性炎症可能是血栓形成的刺激因子，同时激活粥样斑块中巨噬细胞分泌蛋白自溶酶，加速了斑块的纤维帽的破裂。IL-8 具有调控巨噬细胞和金属蛋白酶的作用，这可能促进了免疫系统的激活和血栓的形成。IL-8 参与了冠心病的发病过程，并加重动脉粥样斑块的不稳定性。

蛋白激酶 C(protein kinase C, PKC)是一类 Ca^{2+}、磷脂依赖性的蛋白激酶，又称为 C 蛋白，是丝氨酸/苏氨酸蛋白激酶，广泛存在于动物、微生物等有机体内，并分布在几乎所有的组织和器官中，在跨膜信号传递过程中起着重要的作用。静息状态下 PKC 均以无活性的形式存在于胞浆中，在外界刺激作用下，PKC 移位到细胞膜而被激活。PKC 的激活被认为是 Ca^{2+}和磷脂依赖性的，尤其是应激状态的各种产物在 PKC 的激活及其生理机能中有着至关重要的作用。PKC 存在于心脏中所有的细胞内，包括肌细胞、纤维母细胞、内皮细胞、平滑肌细胞和神经元，其作为激素和生长因子信号传递途径中的一个重要的蛋白激酶，是肥大信号传递的共同通路之一，在心肌肥厚反应的发生发展中发挥重要作用。近年 PKC 与心脏的相关性研究除了心肌肥厚以外，多集中在缺血损伤、增强心肌收缩力等方面。研究表明冠心病患者血小板胞浆 PKC 活性降低，而膜上 PKC 活性增加，从而对膜的结构产生影响，通过对膜上骨架蛋白进行磷酸化，使膜结构趋于松散，血小板膜受损，引起 ADP 释放，从而血小板黏附、聚集功能大为增加。

Fc 受体γ链的存在增强 Fc 受体与免疫球蛋白的亲和力，在免疫应答过程中，Fc 受体与免疫复合物结合后，通过γ链中的免疫受体酪氨酸的活化基因序列向细胞内传递活化信号，介导多种免疫反应。人类 Fcγ受体(Fcγ receptor, FcγR)有三个亚群：FcγRⅠ、FcγRⅡ和 FcγRⅢ。FcγRⅠ(CD64)主要在单核细胞和巨噬细胞上表达，与单体 IgG 有较高的亲和力；后两类均是低亲和力的受体，FcγRⅡ(CD32)族成员表达于大多数白细胞和血小板上，FcγRⅢ(CD16)主要表达在自然杀伤细胞和巨噬细胞上。FcγR 可作为炎症、过敏和细胞吞噬的触发分子。在动脉粥样硬化发生和发展过程中，巨噬细胞捕获、吞噬脂质而转型成为泡沫细胞是动脉壁局部炎症和免疫的始动和关键步骤。研究表明，ox-LDL 免疫复合体与巨噬细胞和免疫效应细胞表面的 FcγR 结合，触发巨噬细胞摄取 ox-LDL 免疫复合体，形成泡沫细胞并释放炎症细胞因子，从而促进动脉粥样硬化的形成。而免疫球蛋白治疗显著抑制动脉粥样硬化形成，其机制与抑制 FcγR 介导的炎症作用有关。

本项研究通过对冠心病血瘀证、冠心病非血瘀证、非冠心病血瘀证和正常对照者基因表达谱的分析，构建了冠心病血瘀证差异基因表达谱，为建立血瘀证基因诊断奠定了基础；并进一步通过数据挖掘，从核酸水平揭示了冠心病血瘀证发生发展与炎症免疫反应的相关性，并初步筛选了冠心病血瘀证发生发展相关的分分子靶标，为血瘀证证候实质研究作了有益的探索。我们在总结血瘀证发生的基因组学特征的同时，尚需进一步进行蛋白质组学的平行研究，同时对所筛选的分子靶标进行大量的验证和功能分析，以求为证候实质研究提供完整的分子生物学证据。

参考文献(略)

回春偏瘫方对缺血再灌注大鼠脑内生长相关蛋白-43(GAP-43)、突触素P38(SYN)表达的影响

刘　骏

(中国中医科学院临床基础医学研究所博士后　北京 100700)

摘要　目的：探讨回春偏瘫方对缺血再灌注大鼠神经轴突再生和突触重建的作用。方法：以大脑中动脉阻塞(MCAO)再灌注大鼠模型为实验对象,利用免疫组织化学方法,分别以大鼠脑组织神经生长相关蛋白-43(Growth Associated Protein-43,GAP-43)、突触素 P38 (Synaptophysin,SYN)为指标，观察回春偏瘫方对缺血再灌注大鼠神经轴突再生和突触重建的影响。结果：回春偏瘫方可增强 GAP-43 、SYN 的表达，尤其以中、高剂量组增强最明显。结论：回春偏瘫方可促进缺血性卒中后神经轴突的再生,诱导神经突触结构重建,有利于神经功能的恢复。

关键词　回春偏瘫方　缺血性脑卒中　GAP-43　突触素 P38

脑卒中好发于中、老年人，具有发病率高、死亡率高、致残率高、并发症多等特点，因而古居四大难证(风、劳、蛊、隔)之首，为中西医重点研究的疾病之一，严重威胁人类健康。而据国内研究资料报道，在所有尚存活的患者当中(含已治愈者)，缺血性脑卒中占中风的 80%，近年来随着诊疗水平的不断提高,该病病死率有所下降，但致残率高居不下，给家庭、社会带来沉重负担，因此缺血性脑卒中始终是基础和临床医学研究的重要课题。本实验设计者张英强副教授通过多年临床观察发现，补肾强肝活血法可扶助正气，有利于患者的运动功能的恢复，能有效改善中风后抑郁和痴呆的症状，提出采用补肾强肝法活血法治疗,并自拟“回春偏瘫方”在临床中取得肯定的疗效。本实验研究建立大脑中动脉梗阻（MACO）再灌注大鼠模型，观察回春偏瘫方对脑内生长相关蛋白-43(GAP-43)、突触素 P38(SYN)表达的影响，探讨该方对缺血再灌注脑损伤后神经细胞轴突再生和突触重建的关系，以进一步揭示回春偏瘫方促进缺血性卒中神经功能恢复的作用机制。

1. **材料及方法**

1.1 实验动物

由成都中医药大学实验动物中心提供，普通级健康SD大鼠，体重280±20g，雌雄各半，共48只。

1.2 实验药品

(1) 回春偏瘫方中药试剂（由龟板胶10g，熟地15g，三七粉10g，山茱萸15g，川牛膝15g，川芎15g，杜仲15g，鸡血藤30g，菟丝子20g等10味药组成，四川中药材公司提供合格药材，经成都中医药大学附属医院药剂加工厂煎煮、回收挥发性成分、浓缩，制成每lml含生药4g的药液）

(2)尼莫地平片，郑州瑞康制药有限公司提供，国药准字H41022175，规格20mg/片。按1mg/ml配制成水溶液。

(3)戊巴比妥钠盐（沃凯），国药集团化学试剂有限公司提供，批号：68020183；临用前用生理盐水配成0.3%溶液；

1.3 实验试剂

SABC免疫组化染色试剂盒、小鼠抗大鼠SYN单克隆抗体、兔抗大鼠GAP-43多克隆抗体均有武汉博士德生物工程有限公司提供；DAB显色试剂盒由南京建成生物工程研究所提供

1.4 实验仪器

止血钳、组织剪、眼科剪、动脉钳、手术剪、缝合针、缝合线、医用手套、大鼠手术台；日产OLMPUS 生物显微镜(BX-51TF)，石蜡切片机，MicROM组织切片机HM 315均由成都中医药大学中西医结合基础实验室提供

1.5 实验方法

1.5.1 造模及分组给药

除假手术组外，其余大鼠用0.3%戊巴比妥钠按1ml/100 g体重的剂量腹腔注射麻醉，取颈部正中切口，用血管钳将皮肤及皮下组织向外侧牵开，找到左侧颈总动脉(Common Carotid Artery,CCA)，沿此间隙继续向上分离，找到 CCA 分叉，分离颈内动脉(Internal Carotid Artery,ICA)、颈外动脉(External Carotid Artery,ECA)，用3-0手术丝线结扎ECA近端及CCA距分叉2cm处，并用动脉夹夹闭距CCA起始端5mm处暂时阻断血流。经CCA下方穿一提拉线，在CCA距分叉lcm处剪一0.3mm的小口，用肝素钠涂抹后处理鱼线从CCA切口处插入，经CCA分叉处缓慢进入ICA起始段，轻轻结扎CCA提拉线，松开动脉夹，向ICA缓慢推进插线。当进线18-20mm时，轻推鱼线感觉有阻力，此时已达到大脑中动脉开口处，阻断了大脑中动脉血流。然后将CCA连同鱼线一起结扎，缝合切口后外留鱼线0.5cm，放到单笼中，2小时后拔出插线，并结扎CCA提拉线，局部消毒，缝合皮肤切口。

SD大鼠常常在再灌注术后约1-2个小时左右完全苏醒。在大鼠清醒后用改良Berdson评分分级法分别观察其神经和行为学变化。凡评分≥2 分者说明造模成功纳入本实验。假手术组未建立MCAO，仅作颈部手术切口、钝性分离颈前肌、游历暴露颈总、颈外、颈内动脉。

造模成功后随机分为假手术组6只，模型组、回春偏瘫方高剂量组(回高组)各9只，回春偏

瘫方中、低剂量（回中组/回低组）、西药尼莫地平组(西药组)各 8 只，造模结束后，连续给药 2 周(14 天)，治疗组给予回春偏瘫方煎液(按体重计算给药剂量)，回高组给予 32g\kg\d，回中组给予 16g\kg\d，回低组给予 8g\kg\d，西药对照组给予尼莫地平生理盐水溶液(10mg\kg\d)，假手术组及模型组按同样方法予以等容量生理盐水灌胃。

1.5.2 脑组织取材及免疫组化染色

实验用药 14 天结束后，将大鼠腹腔注射 0.3％戊巴比妥钠(1ml/100 g 体重)麻醉后，从升主动脉插管注入 4%多聚甲醛（4℃，PH7.4)进行内固定；内固定后，开颅取脑，取材范围为前囟前 1 mm 至前囟后 2 mm,标本经脱水、透明、浸腊、包埋,连续行超薄冠状切片(片厚 10μm),ABC 法染色,按照试剂盒说明进行 GAP-43 和 SYN 的免疫组化染色测定。

1.5.3 图像处理分析

免疫反应产物的标记强度用 D(吸收度)表示。应用显微图像分析系统测定纹状体背外侧梗死周围区 D 值,同时测定同一张切片上胼胝体 D 值作为背景。梗死周围区 GAP-43/SYN 的 D 值减去背景 D 值得到矫正 D 值(D′ 值),即 GAP-43/SYN 免疫反应产物的实际吸收度。用 D′ 值进行比较和分析,以避免染色过程中非特异性染色所造成的误差。每例标本被检区各测 3 张切片,取其均值,各组 GAP-43/SYN 的 D′ 值进行分析和比较。

1.6 统计学方法

所有数据均以均数±标准差($\bar{x}\pm s$)表示，用 SPSS 15.0 统计软件进行数据分析，各组间比较采用单因素因素方差分析 post hoc 检验，以 P＜0.05 作为有显著性差异。

2.结果

2.1 死亡分析

到实验结束，模型组死亡 2 只，分别死于术后 4 天和术后 8 天，死亡原因同实验一。回春偏瘫方高剂量组死亡 2 只，1 只为灌药不慎死亡，一只在用药后第 6 天死亡，死亡原因也系胃部肿瘤破溃死亡。药物中剂量组因喂药不慎死亡 1 只。假手术组，尼莫地平组及药物低剂量组未见动物死亡。

2.2 结果

见表 1、附图 1 及附图 2

表 1 回春偏瘫方对 MCAO 大鼠脑内 GAP-43、SYN 表达的影响 ($\bar{x}\pm s$)

组别	样本量	GAP-43阳性信号密度	SYN阳性信号密度
假手术组	6	0.088±0.021	0.104±0.028
模型组	7	0.365±0.045▲▲	0.109±0.028
西药组	8	0.644±0.042★★	0.148±0.033★▲▲
回高组	7	0.645±0.058★★	0.137±0.017★▲▲
回中组	7	0.658±0.047★★	0.151±0.024★▲▲
回低组	8	0.480±0.046★★▼▼	0.127±0.027▲▲

注 :与 假手术组比较，▲▲P<0.01；与模型组比较，★P＜0.05，★★P＜0.01；与尼莫地平组比较，▼▼P＜0.01

实验显示：

GAP-43：①假手术组 GAP-43 表达很弱,与其余五组有显著差异($P<0.01$)。②模型组 D′ 值明显高于假手术组($P<0.01$),但梗死中心区未见 GAP-43 表达；③尼莫地平组和回春偏瘫方各剂量组治疗后显示，GAP-43 的表达明显增强，与模型组有极显著差异（$P<0.01$）；④与尼莫地平组比较：回春偏瘫方低剂量组的 GAP-43 表达明显低于尼莫地平组 ($P<0.01$)，回春偏瘫中、高剂量组与尼莫地平组关于 GAP-43 的表达无明显差异(P＞0.05)。

SYN：①假手术组大鼠双侧皮质均有 SYN 表达，免疫反应产物颗粒小，胞浆、突触内有分布弥散的棕黄色颗粒；②模型组梗死灶周围区突触素 SYN 免疫活性与假手术组比较无明显差异性($P>0.05$)；③ 回春偏瘫低剂量组与模型组组比较，差异无显著性($P>0.05$)；④回春偏瘫中、高剂量组和尼莫地平组梗死灶周围区突触素 SYN 免疫表达，与模型组比较差异具有显著性($P<0.05$)，但各治疗组之间无显著差异。

3.讨论

生长相关蛋白-43（growth-associated protein-43，GAP-43）是神经元特异性磷蛋白，在神经系统发育和损伤再生等事件中，常能监测到 GAP-43 在 mRNA 和蛋白水平表达上调，对神经元生长、发育和轴突再生起明显促进作用。国际上将 GAP-43 作为神经生长发育和损伤修复等神经可塑性研究的首选分子探针，是神经元轴突再生的分子标志。Stroemer 等 发现大鼠脑缺血损伤区周围的皮质中 GAP-43 表达上调，且存在一定的时空分布特点，其表达与运动功能的恢复时间存在相关性。而突触素 p38 是突触前囊泡特有的与突触结构和功能密切相关的钙结合糖蛋白，它的密度和分布可间接反应体内突触的数量和分布情况，是突触重构和神经可塑性的重要标志之一。既往研究证实脑缺血早期，缺血灶周围皮质、海马神经毡内突触结构明显破坏，突触数目减少。因此，GAP-43 是代表神经轴突生长和再生的特异性指标，SYN 作为突触囊泡的结构成分，是反映突触活性和突触重建的分子标志物。从 GAP-43 和 SYN 的表达可观察回春偏瘫方对大鼠模型神经可塑性变化的影响。本实验研究发现：模型组梗死灶中心区由于脑缺血导致的神经元死亡，未见 GAP-43 表达；梗死区周围区则由于血流的低灌注，神经元功能代谢低下，蛋白合成代谢营养不足，故 GAP-43 表达未见反应性增强，其阳性信号密度值与假手术组比较无显著性差异。突触素 P38 阳性信号强度模型组与假手术组差异也无显著性

回春偏瘫方是成都中医药大学张英强副教授在借鉴前人经验的基础上，结合自己多年来对缺血性中风病病机治法的深刻认识和丰富的临床经验，并汲取中药现代研究成果，针对缺血性中风病肝肾亏虚，瘀血阻络的病机特点，而拟定的具有补肾强肝活血作用、用于治疗缺血性中风病的验方。方中龟板胶、三七为君药，龟板胶长于滋补肝肾之精，三七长于补益肝肾之气血，又可活血祛瘀，两者合用共凑滋补肾强肝、填益真阴、活血化瘀之功。熟地黄补血生精、滋肾养肝，山茱萸酸涩微温、补肝肾，益精气，川牛膝活血通经、补肝肾，强筋骨，三者共为臣药，助龟板胶、三七以达滋补肝肾活血之功。杜仲、菟丝子性温稍稍佐之，一取阳中求阴之旨，以助君臣药滋补肝肾，二取其温性来防止滋阴药过于滋腻，三能借其温性令药气开通经络，使气血宣行而无壅滞。枸杞子本品药性平和，用于肾精不足有平补阴阳之功，用其佐助君臣药补肾强肝，强筋健骨。川

芎散滞气而破瘀血，借其辛香温散之性，针对缺血性中风起到活血化瘀，开窍通络的效果，同时其性偏升散，有引药上行之功。鸡血藤既能行血散瘀，舒筋活络，又兼有补血养血之功。诸药合用，共奏滋补肝肾，补益精血活血之功，以图治中风病之根本。本实验研究显示回春偏瘫方治疗后，可明显上调 GAP-43 和 SYN 的表达水平，高度提示在补肾强肝活血法指导下所成的经验方回春偏瘫方可以有效调节神经元的功能代谢，诱导缺血性卒中后神经轴突再生和突触重构，有利于神经元的再生，从而促进神经功能的恢复。

附图1 回春偏瘫方对缺血再灌注大鼠GAP-43表达的影响

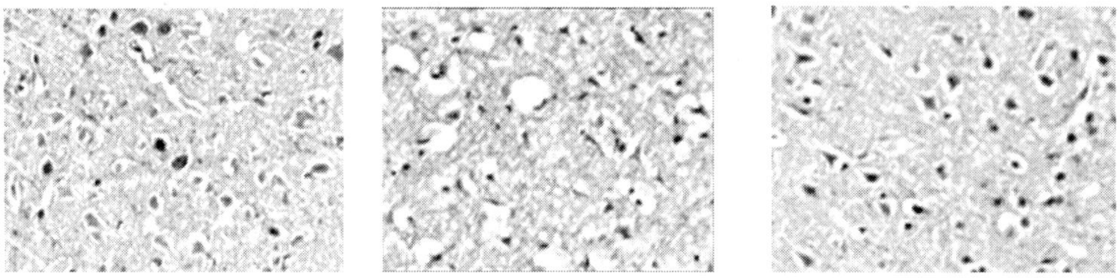

假手术组　　模型组　　西药组

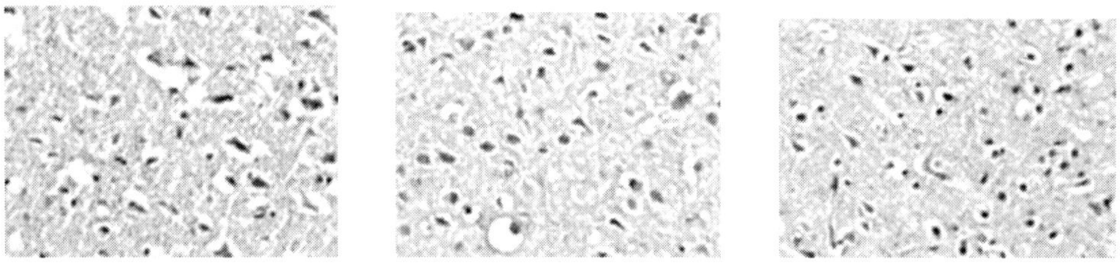

回高组　　回中组　　回低组

附图2 回春偏瘫方对缺血再灌注大鼠SYN表达的影响

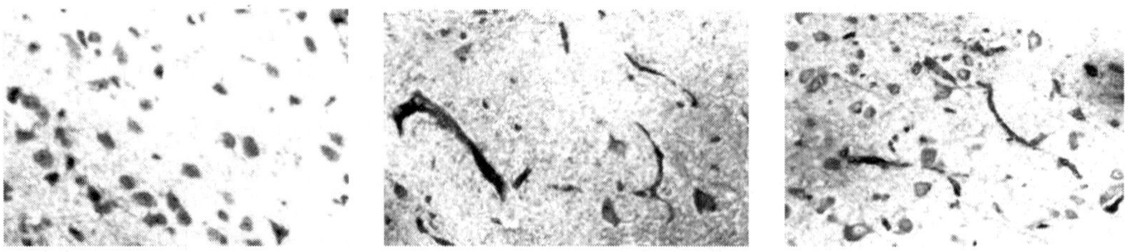

假手术组　　模型组　　西药组

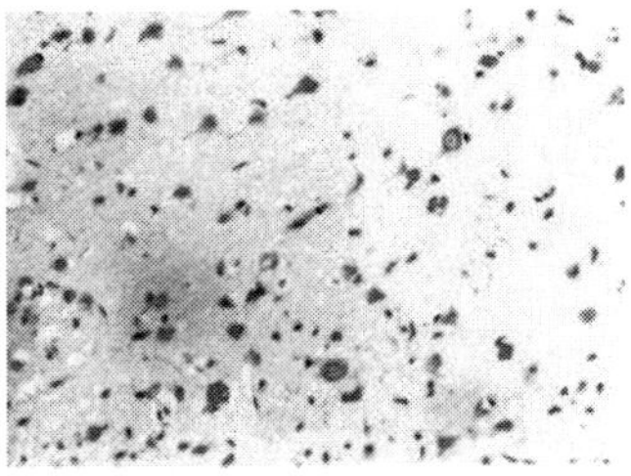

回高组

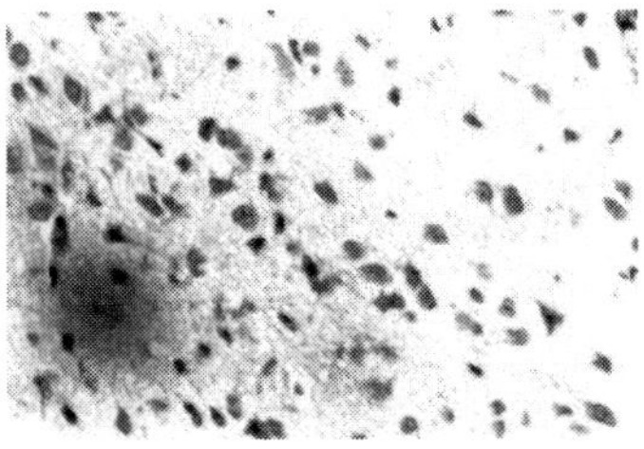

回中组

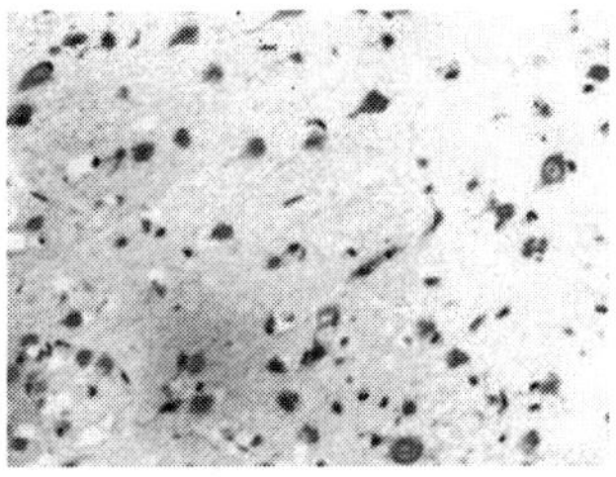

回低组

参考文献(略)

风湿清对Ⅱ型胶原诱发类风湿关节炎大鼠 IL-4、γ-IFN 及趋化因子的调节

曹 炜 姜 泉 吴振宇 张 云 吴广均 莫 捷

(中国中医科学院广安门中医院 北京100053)

摘要 **目的** 了解风湿清对类风湿关节炎大鼠血清及滑膜细胞培养上清液中白细胞介素 4(IL-4)、γ 干扰素(γ-IFN)、巨噬细胞趋化因子 1α(MIP-1α)、Ⅱ型胶原抗体(CⅡ抗体)的调节作用,探讨清热活血法治疗类风湿关节炎的作用机理。方法 CⅡ加弗氏完全佐剂诱发类风湿关节炎大鼠动物模型,ELISA 方法检测大鼠血清及滑膜细胞培养上清液中 CⅡ抗体、IL-4、γ-IFN、MIP-1α 的含量。结果 与正常组比较,模型组血清 CⅡ抗体含量均明显升高($P<0.001$),模型 14 天、28 天组血清和滑膜细胞培养上清液 IL-4 含量下降,γ-IFN、MIP-1α 含量升高,差异有统计学意义($P<0.05$ 或 $P<0.01$);与模型组同期比较,风湿清 14 天组血清和滑膜细胞培养上清液 IL-4 含量升高、γ-IFN 含量降低、滑膜细胞培养上清液 MIP-1α 含量下降($P<0.05$ 或 $P<0.01$);风湿清 28 天组血清和滑膜细胞培养上清液 MIP-1α 含量均下降($P<0.05$)。结论 风湿清能明显上调类风湿关节炎大鼠血清及滑膜局部 IL-4 含量、对血清及滑膜局部 γ-IFN 有下调趋势,能明显下调全身和局部滑膜细胞 MIP-1α 的高表达,从而维持 Thl/Th2 细胞平衡,抑制滑膜局部的细胞及体液免疫反应,减轻患者的慢性关节滑膜炎及血管炎病变。

关键词 风湿清;类风湿关节炎;白细胞介素-4;γ-干扰素;趋化因子

类风湿关节炎(rheumatoid arthritis, RA)是以关节滑膜慢性炎症为主要表现的自身免疫性疾病,易造成骨质破坏、关节畸形,严重影响患者的劳动能力。在前期临床实践中发现,活动期 RA 患者多表现为湿热阻络证,笔者据此研制出治疗 RA(尤其是湿热证)的有效制剂——风湿清,用于清热利湿、活血通络,能明显地改善患者关节肿痛症状,并调节免疫紊乱状态。本实验从基础研究方面,探讨风湿清对 CIA 大鼠外周血和局部滑膜细胞分泌白细胞介素-4(IL-4)、γ-干扰素(γ-IFN)等细胞因子及趋化因子 MIP-1α 的影响,阐明风湿清缓解类风湿关节炎活动期病情的内在免疫调控机制，现报告如下：

材料与方法

1　动物及分组　Wsitar 大鼠 50 只，清洁级，雌雄各半，体重（160±20）g，解放军军事医学科学院提供。随机分为 5 组：正常组、模型 14 天组、模型 28 天组、风湿清 14 天组、风湿清 28 天组，每组 10 只。

2　药物　风湿清（组成：苍术，黄柏，丹参，赤芍，土茯苓，萆薢等。配制方法：中火煮沸后文火煎 20 分钟取头汁，再加水，中火煮沸后文火煎 20 分钟取二汁。水煎剂混合后浓缩至每 mL 含 1g 生药。）

3　试剂及仪器　CⅡ（Collagen from chicken sternal cartilage TypeⅡ）：美国 Sigma 公司产品，批号：096k4097；弗氏完全佐剂：美国 Sigma 公司产品；IL-4 、γ-IFN、MIP-1α　96 孔 ELISA 试剂盒：美国 R&D 公司产品。酶标仪（型号：DENLEY DRAGON Wellscan MK 2，Thermo 公司，产地：芬兰）；分析软件： Ascent software for Multiskan。

4　方法

4.1　抗原注射液制备　电子称称取 CⅡ25mg，放入试管，用 0.1mol/L 醋酸逐渐加入并搅拌，直到体积满 5mL。加入弗氏完全佐剂 7.5mL，碾磨 0.5h。　制成 CⅡ终浓度为 2mg/mL 的抗原注射液。

4.2 造模　除正常组外其余各组均于第 1 天右足掌皮下注射 100μL（含 CⅡ200μg）抗原注射液进行初次免疫、第 7 天尾根部注射 100μL 加强免疫；正常组不做任何处理。

4.3　给药方法　风湿清按生药量 24g/kg 给药。用药组每组于造模后第 1 天开始风湿清煎剂灌胃，每天 1 次，模型组和正常组喂等体积的水。第 14 天各活杀 5 只大鼠取血和滑膜组织备测。其余动物继续原法给药至第 28 天全部活杀取血和滑膜组织备测。

4.4 取血方法　各组最后 1 次灌胃后开始禁食，第 2 天取血，采用股动脉放血法取血并处死，血液静置 2h 后，3000r/min 离心 10min，取上清，置于-80℃冰箱保存备用。

4.5　滑膜细胞的原代培养　无菌操作取各组大鼠膝关节滑膜组织，用 D-Hanks 洗涤 3 次以去除血细胞，仔细剔除脂肪组织后，获得较纯的白色滑膜组织块。剪成 1mm×1mm×1mm 大小后，0.6%的Ⅱ型胶原酶消化 3h 后，离心收集未贴壁的细胞，经 0.25%的胰蛋白酶消化 5min，离心弃上清，将细胞重悬于含 15%胎牛血清的 DMEM 培养液中，置 37℃5% $C0_2$ 条件下培养 48h，离心收集上清液，-80℃冰箱保存备用。

4.6　检测 CⅡ抗体、IL-4 、γ-IFN、MIP-1α 项目采用 ELISA 方法，具体操作参照说明书。

4.7　统计学方法：用 SPSS12.0 分析软件，各组间均数比较用单因素方差分析，$P<0.05$ 为有统计学意义。

结　果

1 各组大鼠血清 CⅡ抗体含量比较（表 1）　与正常组比较，模型组及风湿清组血清 CⅡ抗体含量均显著升高，差异有统计学意义（P<0.001）。

表 1 各组大鼠血清 CⅡ抗体含量比较（$\bar{x}\pm s$）

组别	n	血清 CⅡ抗体（OD）
正常	10	0.39±0.05
模型 14 天	10	0.69±0.05*
模型 28 天	10	0.72±0.03*
风湿清 14 天	10	0.70±0.14*
风湿清 28 天	10	0.74±0.06*

注：与正常组比较，*$P<0.001$。

2 各组大鼠血清及滑膜细胞培养液 IL-4 含量比较（表 2） 与正常组比较，模型 14 天、28 天组血清 IL-4 含量明显降低，差异有统计学意义（$P<0.01$）；模型 14 天组滑膜细胞培养上清液 IL-4 含量显著下降，差异有统计学意义（$P<0.05$）。与模型组同期比较，风湿清 14 天组血清和滑膜细胞培养上清液 IL-4 含量均明显升高，差异有统计学意义（$P<0.05$，$P<0.01$）；风湿清 28 天组血清 IL-4 含量有升高趋势，但差异无统计学意义（$P>0.05$）。

表 2 各组大鼠血清及滑膜细胞培养液 IL-4 含量比较（ng/L，$\bar{x}\pm s$）

组别	n	血清	滑膜细胞培养液
正常	10	467.7±26.2	372.3±43.1
模型 14 天	10	422.6±10.6**	235.2±29.2*
模型 28 天	10	409.6±19.5**	349.8±24.2
风湿清 14 天	10	448.7±16.3△	367.5±13.9△△
风湿清 28 天	10	412.7±26.6	352.6±6.8

注：与正常组比较，*$P<0.05$，**$P<0.01$；与模型组同期比较，△$P<0.05$，△△$P<0.01$。

3 各组大鼠血清及滑膜细胞培养液 γ-IFN 含量比较（表 3） 与正常组比较，模型 14 天组、28 天组血清 γ-IFN 含量均明显升高，差异有统计学意义（$P<0.01$）；模型 14 天组滑膜细胞培养上清液 γ-IFN 的含量明显升高，差异有统计学意义（$P<0.05$）。与模型组同期比较，风湿清各组血清及滑膜细胞培养上清液 γ-IFN 的含量均有下降趋势，但差异无统计学意义（$P>0.05$）。

表 3 各组大鼠血清及滑膜细胞培养液 γ-IFN 含量比较（ng/L，$\bar{x}\pm s$）

组别	n	血清	滑膜细胞培养液
正常	10	245.3± 31.2	235.3±4.07
模型 14 天	10	312.17± 40.4**	254.5±12.2*
模型 28 天	10	309.9±36.5**	248.4±12.1
风湿清 14 天	10	291.2± 29.7	249.1±19.1
风湿清 28 天	10	293.8± 39.2	241.4±15.1

注：与正常组比较，*$P<0.05$，**$P<0.01$。

4 各组大鼠血清及滑膜细胞培养液 MIP-1α 含量比较（表 4） 与正常组比较，模型 14 天、28 天组血清和滑膜细胞培养上清液 MIP-1α 含量均明显升高，差异有统计学意义（$P<0.05$，$P<0.01$）。与模型组同期比较，风湿清 14 天组滑膜细胞培养上清液 MIP-1α 含量显著下降，差异有统计学意义（$P<0.05$）；风湿清 28 天组血清和滑膜细胞培养上清液 MIP-1α 含量均显著下降，差异有统计学意义（$P<0.05$）。

表 4 各组大鼠血清及滑膜细胞培养液 MIP-1α 含量比较（ng/L，$\bar{x}\pm s$）

组别	n	血清	滑膜细胞培养液
正常	10	16.8± 4.4	21.3±6.6
模型 14 天	10	23.9± 9.0*	34.2±7.6*
模型 28 天	10	32.1± 6.6**	38.6±1.2*
风湿清 14 天	10	19.7± 10.6	23.1±10.4$^{\triangle}$
风湿清 28 天	10	23.4± 6.2$^{\triangle}$	30.4±7.3$^{\triangle}$

注：与正常组比较，$^{*}P<0.05$，$^{**}P<0.01$；与模型组同期比较，$^{\triangle}P<0.05$。

讨 论

类风湿关节炎（RA）的主要病机普遍认为风寒湿邪入侵机体，郁久化热，或热毒之邪直接侵犯人体，流注于关节，湿热瘀血痹阻，导致气血壅滞不通，发为痹病。因此活动期 RA 的病机关键为湿热痹阻、瘀血阻络，清热活血法为其治疗大法。我们在临床中应用清热活血中药（即风湿清）同时配合甲氨喋呤（MTX）等慢作用药治疗一部分难治性 RA，起到增效减毒作用，疗效较显著，患者的依从性亦更佳；而停用中药后临床疗效不理想，病情易出现反复。为此我们进行了相应的实验，以探讨风湿清对“炎症调控轴”——Th1/Th2 细胞因子网络平衡的干预作用。

Th 细胞分为 Th1 和 Th2 两个亚群，Th1 细胞主要分泌 IL-2、IFN-γ 和 TNF-α 等细胞因子，此类因子多起到致炎作用，Th2 细胞主要分泌 IL-4、IL-10 和 IL-13 等，这些因子则有抗炎作用。细胞因子网络和细胞因子失衡在自身免疫性疾病中发挥着重要作用，在 RA 的病程中，细胞因子对炎症的调控有重要地位。本实验数据显示造模后 14 天到 28 天血清和滑膜细胞培养上清液中 IL-4 的含量均明显下降，血清 γ-IFN 的含量则明显升高；风湿清 14 天对血清及滑膜细胞培养上清液中 IL-4 的含量均有明显上调作用，同时对血清及滑膜细胞培养上清液 γ-IFN 的含量也有下调趋势。

趋化因子（MIP-1α、MIP-1β、IL-8、MCP-1）等是一类可诱导的分泌型细胞因子，高水平的 MIP-1α 能募集包括活化的效应 T 细胞在内的炎症细胞进入 RA 炎症病变部位，并能促进 Th1 细胞的分化增殖，促进炎症进展。本结果显示造模后血清和滑膜细胞培养上清液中 MIP-1α 的含量明显升高，其中模型 28 天组 较模型 14 天组血清含量升高更加显著；风湿清对全身和局部滑膜细胞 MIP-1α 的高表达均有下调作用，用药 28 天较 14 天效果更加显著，对局部滑膜细胞的调节较全身更加明显。进一步证实在 RA 中，趋化因子对炎性细胞在关节局部的浸润发挥极其重要的作用，风湿清改善关节局部红肿热痛可能与降低局部高水平 MIP-1α、减轻患者的慢性关节滑膜炎及血管炎病变有关。

参考文献（略）

麻黄汤和麻杏石甘汤寒热药性的差异及其与小鼠温度趋向性外学的相关性

张学儒　王伽伯　赵艳玲　周灿平　刘塔斯　赵海平　任永申

(解放军中药研究所　解放军第三〇二医院　北京 100039)

(湖南中医药大学 药学院　长沙 410208)

摘要　**目的**　从动物行为学的角度，探讨麻黄汤、麻杏石甘汤对体虚、体盛模型小鼠温度趋向行为的干预作用与其寒热药性的内在联系，尝试建立两方寒热药性差异的客观评价方法。**方法**　通过冷热板示差法考察麻黄汤和麻杏石甘汤对模型小鼠温度趋向行为学的干预作用，分别采用定磷法和黄嘌呤氧化酶法检测小鼠肝组织 ATP 酶、超氧化物歧化酶（SOD）、琥珀酸脱氢酶（SDH）的活性以及丙二醛（MDA）的含量。**结果**　与正常组比较，体虚模型组表现出体重增长停滞、倦怠、饮水量下降、尾巴及四肢冰凉等“虚寒证”特点，且对高温区的趋向性显著增强（$P<0.05$），肝组织 ATP、SOD、 SDH 酶活性下降（$P<0.05$），MDA 含量增加（$P<0.05$）；体盛模型组表现相反。模型组经药物干预后，麻黄汤可下调体虚小鼠的高温趋向性（$P<0.05$），缓解动物的“虚寒”症状，体现出辛温解表的特点，肝组织 ATP、SDH、SOD 酶活性增加（$P<0.05$）；而麻杏石甘汤可上调体盛小鼠的高温趋向性（$P<0.05$），缓解动物的“热证”症状，体现出其辛凉解表的特点，肝组织 ATP、SDH、SOD 酶活性降低（$P<0.05$）。**结论**　本文所建立的冷热板示差法可直观且客观地表征麻黄汤和麻杏石甘汤复方寒热药性的差异，模型动物经药物干预后的环境温度趋向性改变可能是中药寒热药性的外在表达方式之一，且与机体能量代谢具有正相关性。

关键词　寒热药性；温度趋向性；动物行为学；麻黄汤；麻杏石甘汤

麻黄汤和麻杏石甘汤同源自汉代张仲景的《伤寒论》，均为解表要方。两方组成相近，药性却相反，是寒热药性的经典配伍：麻黄汤由麻黄、桂枝、杏仁、甘草 4 味中药组成，性偏温热而辛温解表；麻杏石甘汤在麻黄汤的基础上去桂枝加石膏，麻黄、杏仁减量而成，性偏寒凉而辛凉解表。二方仅一味药之变而致全方寒热药性迥异，这种改变是否客观存在？如果确实存在，如何用直观的方法加以表征？

文献对麻黄汤和麻杏石甘汤的研究，多关注于两方药效的差异以及配伍组成对其成分含量的变化。专门从寒热药性的角度研究的有樊冬丽，但是该研究在微生物水平，可以反映差异，但与寒热药性还不是直接相关。为此，本文尝试从动物整体行为学的角度，通过比较两方对小鼠温度趋向性干预作用的差异，及与反映机体能量变化的生化指标进行相关分析，研究两方寒热药性差异与动物温度趋向性改变间的相关性。

1.材料与方法

1.1 实验用药

麻黄、桂枝、杏仁、甘草、石膏药材购自北京同仁堂药店，经解放军302医院肖小河研究员鉴定均符合2005版药典规定。

药液制备：按传统配方取全方各味药材，即麻黄汤(麻黄9 g、桂枝6 g、杏仁6 g、甘草3 g)、麻杏石甘汤（麻黄6g、杏仁9g、炙甘草6g、生石膏24g），分别煎煮三次，第1次煎煮加10倍量水，浸泡30min，第2、3次煎煮加8倍量水，每次煎煮1h，分别合并滤液，浓缩至2∶1 (即1ml药液含原生药2g)，4℃冰箱中保存备用。

1.2 实验动物

清洁级KM种小鼠，雄性，三周龄，体重13～15g，购于中国人民解放军军事医学科学院实验动物中心，许可证号SCXK-（军）2007-004。

1.3 仪器及试剂

动物温度趋向行为学智能监测系统由本单位自行研制设计，北京中交仪器公司组装(专利号：ZL2008200004444.2)。其原理为：由自动温控系统生成若干个不同温度区域，上面装有用不透明的硬塑料板分成的六个通道，将实验小鼠分别置于其中，动物可自由跑动停留于任意温区，同时又相互不影响。通过温控板上方的视频检测系统对小鼠的活动情况进行全程跟踪，记录小鼠在不同温度区域的停留时间、活动频率、运动距离并转化为量化的数据。视频识别软件参考了文献算法，数据分析软件采用Visual Basic 6.0语言编制。（如图1）

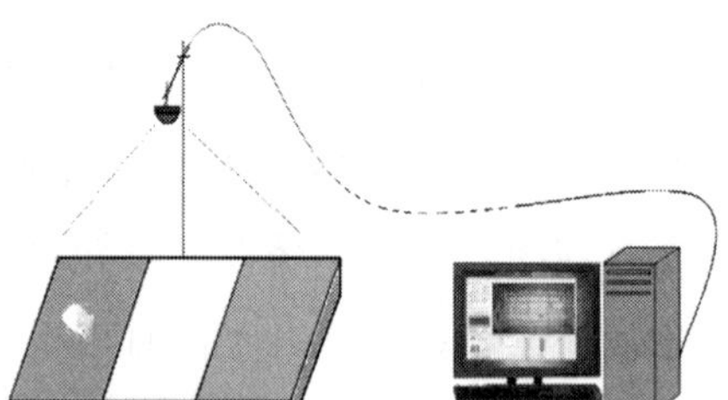

图1 动物温度趋向性行为学智能监测系统示意图

Cary50 Bio紫外分光光度仪（Varian Australia PTY LTD），ATP酶试剂盒（20081113）、考马斯亮兰蛋白测定盒（20081113）、超氧化物歧化酶试剂盒（20081113）、琥珀酸脱氢酶试剂盒（20081113）、丙二醛试剂盒（20081113）均购于南京建成生物工程研究所。其它试剂均为分析纯。

1.4 方法

1.4.1 分组及给药

预养期间，使小鼠学习记忆冷热板（温度控制板）不同温区的位置。给药前剔除体温差异较大者，随机分为 7 组，即正常组、体虚组，体盛组，体虚+麻黄汤组，体虚+麻杏石甘汤组，体盛+麻黄汤组，体盛+麻杏石甘汤组。麻黄汤和麻杏石甘汤均灌胃给药（1 次/d，连续 7d），剂量分别为 40.8 和 76.8 g 生药/kg。正常组给同体积生理盐水。

1.4.2 体虚，体盛动物模型的复制

体虚模型采用控制饮食+游泳的方法复制，即每日正常饲水，给予 1g 饲料/10g 体重/d，每日测试前一小时让其游泳，至自然沉降，水温 20±5℃，水深 10cm；体盛模型通过饲喂高蛋白饲料复制，每日正常饮水。

1.4.3 小鼠冷热板温度趋向性测定

实验室温度：20±2℃。自动温控系统底板温度设置：低温板 25℃，高温板 40℃。给药 1h 后，将小鼠依次放入冷热板上各通道内，通过摄像头远程监测其冷热板寒热温区趋向活动，并对活动轨迹进行全程记录。

1.4.4 耗氧量测定

将小鼠置密闭容器中，容器底部放置钠石灰 10g，用以吸收小鼠呼吸所产生的 CO_2，顶端胶塞开口通橡胶管连接一刻度移液管，下端置入水中并保持垂直，所有接口用凡士林密封。记录小鼠呼吸 2.5ml 氧气所需时间，及 6min 内消耗氧气体积。

1.4.5 小鼠肝组织肝组织 ATP 酶、超氧化物歧化酶（SDH）、琥珀酸脱氢酶（SOD）活性以及丙二醛（MDA）含量的测定

颈椎脱臼处死动物，迅速取出肝脏，放入预冷至 4℃生理盐水中，洗去表面血迹，滤纸吸掉表面水分，称取肝组织制备匀浆，按试剂盒说明书操作。

1.4.6 统计学处理

各数据以 $\overline{X}$±SD 表示，均采用 spss13.0 选单因素方差分析及 t 检验进行分析，显著性水平 $\alpha=0.05$。

2.结果

2.1 一般情况

模型动物一般情况与之前研究结果类同：体虚组体重显著下降，皮毛枯槁，喜聚集成团，精神萎靡，饮水量减少，游泳时间缩短，四肢和尾巴冰凉等典型“虚寒”证特点，体盛组体重和饮水量均显著增加，喜动等典型“热证”特点。模型动物分别给予两个复方干预后，动物的体重与模型动物相比变化不显著。

2.2 复方对小鼠冷热板温度趋向性的影响

模型动物对温度的趋向性与前期研究结果一致。给药后同一体质模型灌服麻黄汤和麻杏石甘汤以后，小鼠对高温的趋向性变化表现出一定的差异。

(1)与体虚模型组比较，体虚+麻黄汤组给药三天后小鼠对低温的趋向性逐渐增强（$P<0.05$）；而体虚+麻杏石甘汤组从第四天开始小鼠即对高温的趋向性显著增加（$P<0.05$）；（2）与体盛模

型组比较，体虚+麻黄汤、体虚+麻杏石甘汤均使小鼠对高温的趋向性下降（$P<0.05$），不同的是从第四天开始，麻杏石甘汤使体盛小鼠对低温的趋向性更为明显。（如图 2.、3.）

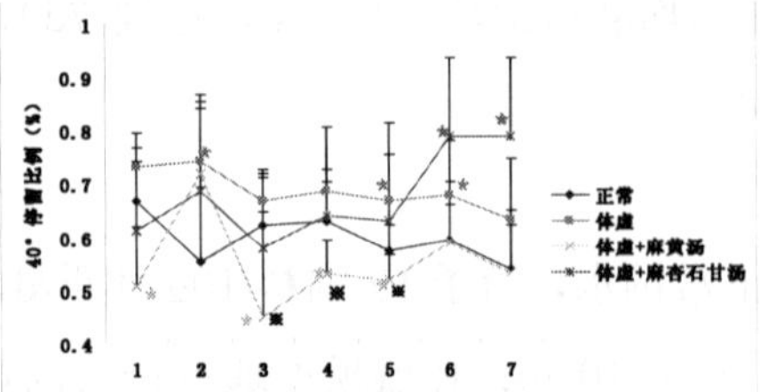

图2. 体虚组连续七天40° 停留比例折线图
★与正常比较P<0.05，※与体虚组比较P<0.05

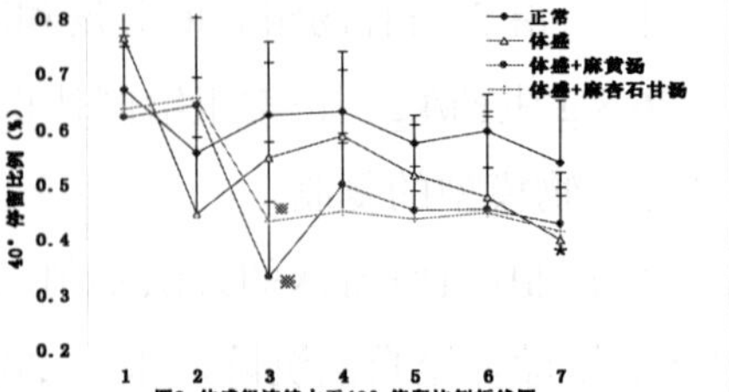

图3. 体盛组连续七天40° 停留比例折线图
★与正常比较P<0.05，※与体盛组比较P<0.05

2.3 小鼠耗氧量的变化

与正常组比较，6min 内消耗氧气体积，体虚组显著下降（$P<0.05$），体盛组有所增加；与体虚模型组比较，体虚+麻黄汤组小鼠耗氧量增加，而体虚+麻杏石甘汤组耗氧量降低；与体盛模型组比较，给药后耗氧量均下降，但麻杏石甘汤下降的程度更为明显。消耗 2.5ml 氧气所须时间指标的变化趋势与 6min 内消耗氧气体积相反，表达的耗氧量结果基本一致。（如图 4、图 5）.

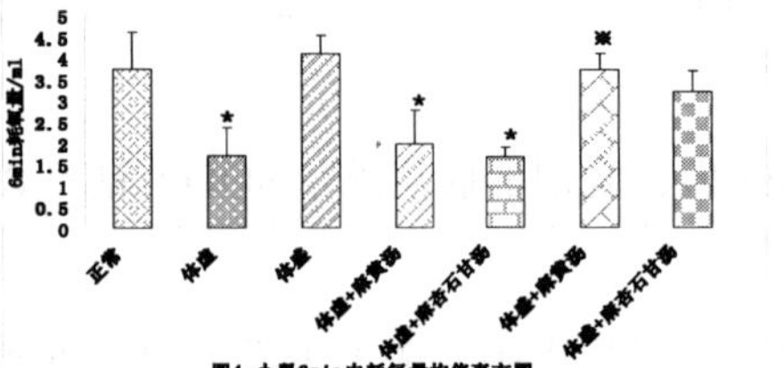

图4. 小鼠6min内耗氧量均值直方图
★与正常比较P<0.05，※与体盛组比较P<0.05

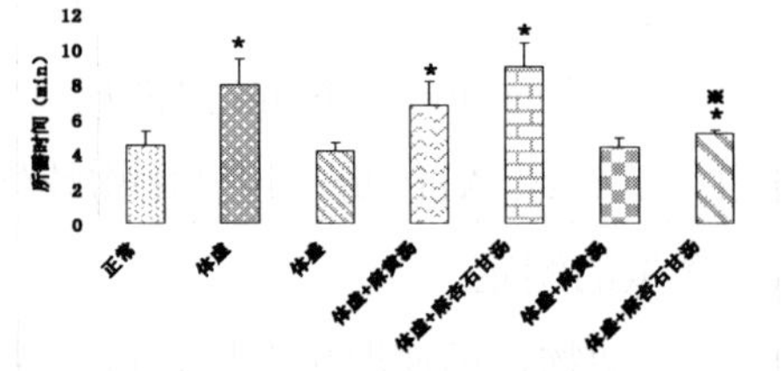

图5. 消耗2.5ml氧所需时间直方图
★与正常比较P<0.05，※与体盛组比较P<0.05

2.4 小鼠肝组织 $Na^{+}K^{+}$-ATP、Mg^{++}-ATP、Ca^{++}-ATP 酶活性的变化

分别对小鼠肝组织 $Na^{+}K^{+}$-ATP、Mg^{++}-ATP、Ca^{++}-ATP 酶活性进行了测定，发现三者的变化趋势基本一致。与正常组比较，体虚组小鼠的 ATP 酶活性显著下降($P<0.05$)，体盛组小鼠的 ATP 酶活性明显增加（$P<0.05$）；与模型组比较，给药后小鼠肝组织 ATP 酶活性均明显增加，其中麻黄汤比麻杏石甘汤增加的更为明显。（如图 6）.

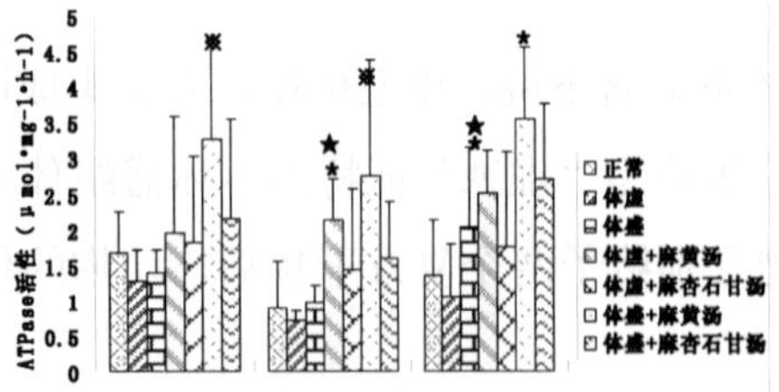

图6. ATP-ase活性直方图
★与正常比较P<0.05，★与体虚组比较P<0.05，
※与体盛组比较P<0.05

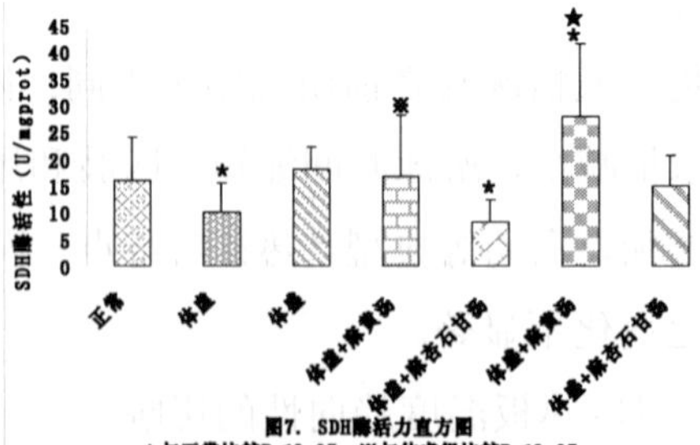

图7. SDH酶活力直方图
★与正常比较P<0.05，※与体虚组比较P<0.05，
★与体盛组比较P<0.05

2.5 小鼠肝组织 SDH 酶活性的变化

与正常组比较，体虚组小鼠的 SDH 酶活性明显下降（$P<0.05$），体盛组小鼠显著增强（$P<0.05$）。与体虚模型组比较，体虚+麻黄汤组小鼠 SDH 酶活性明显增加（$P<0.05$），体虚+麻杏

石甘汤组显著下降（$P<0.05$）；体盛模型组给药后的变化趋势与体虚组一致。（如图 7）.

2.6 小鼠肝组织 SOD 酶活性与 MDA 含量的变化

与正常组比较，体虚组小鼠的 SOD 酶活性呈下降趋势，体盛组小鼠的 SOD 酶活性增加。给药后与体虚组比较，体虚+麻黄汤组明显增加（$P<0.05$），体虚+麻杏石甘汤组则下降；与体盛组比较，SOD 酶活性均下降，其中麻黄汤使其下降的更为明显。MDA 含量的变化趋势与 SOD 相反，不同之处在于，给药后除体盛模型给服麻杏石甘汤后 MDA 含量较空白下降外，其余 MDA 含量均明显增加。（如图 8、图 9）

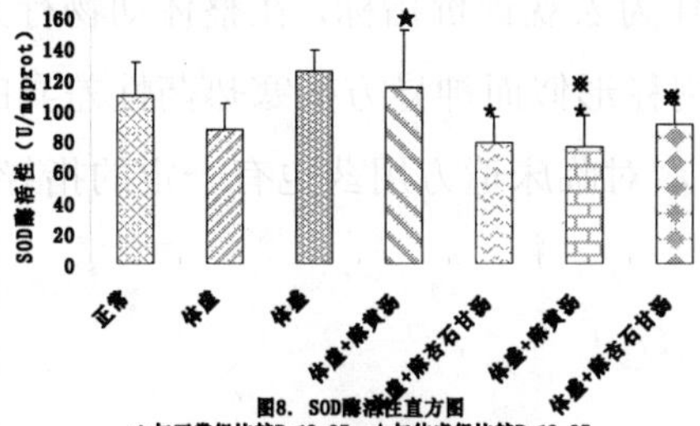

图8. SOD酶活性直方图
*与正常组比较P<0.05，★与体虚组比较P<0.05
※与体盛组比较P<0.05

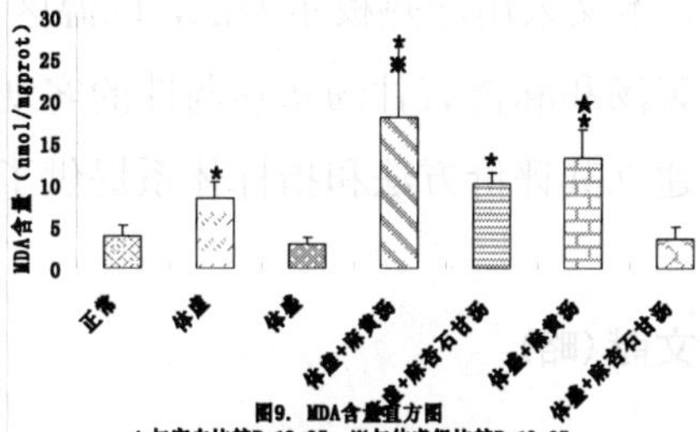

图9. MDA含量直方图
*与空白比较P<0.05，※与体虚组比较P<0.05
★与体盛组比较P<0.05

3.讨论

本课题组前期的实验过程中已采用冷热板示差法对大黄、附子、干姜、石膏、红参和西洋参，以及黄连的不同炮制品之间药性的差异进行了动物整体行为学水平的初步研究，结果显示附子、干姜、红参等热性药均可使小鼠对高温（40℃）的趋向性减小；而大黄、石膏、西洋参等凉性药则使小鼠对高温（40℃）的趋向性增加，同时黄连的不同炮制品对温度的趋向性也表现出一定的差异：即对高温的趋向性胆黄连≈生黄连>姜黄连。提示寒热药性差异与动物的温度趋向行为有一定相关性。体虚和体盛动物模型在一定程度上体现了“寒证”和“热证”的特点，与正常动物相比，体虚/体盛模型可以更好地反映出药物寒热药性的差异。

在此基础上，本研究继续采用冷热板示差法，以小鼠在高温区停留时间比率为指标，通过考察麻黄汤和麻杏石甘汤对体虚、体盛不同小鼠模型温度趋向性的调节作用对两方的寒热药性进行了客观表征。研究发现，体虚、体盛模型动物的表现与前期的研究结果一致，有明显的温度趋向性。在上述简单的寒热体质模型上给药后，麻黄汤可下调体虚小鼠高温趋向性（$P<0.05$），反应出其“辛温”的特点，亦体现了“方之即成能使药各全其性”，对于体盛小鼠麻黄汤没能改变其对低温的趋向性，可能与药症不对应有关；麻杏石甘汤能上调体虚小鼠的高温趋向性（$P<0.05$），反应出其“辛凉”的特点，亦体现了“方之即成能使药各失其性”，也可认为大剂量的寒性药石膏掩盖了用量较小麻黄等药的温热之性。对于体盛模型，在第六天后才出现对高温趋向性增加的趋势，可能与剂量较小或服药时间太短有关。

结果提示：麻黄汤可使体虚、体盛小鼠的趋热性均减小，表现出其性温热的特点，亦反应出“方之即成则使药各全其性”；麻杏石甘汤增加了体虚小鼠的趋热性，加剧了其“虚寒”症状，表现出凉性特点。上述结果亦与中医“寒者热之，热者寒之”的治则相吻合。

机体的表现状态是各种生命系统生理和病理因素相互作用的综合结果，生物体的新陈代谢就是机体内进行的一系列化学反应的总和。通过对可能与动物温度趋向性改变相关的能量代谢及氧化与抗氧化平衡的指标的进一步分析，发现体虚动物的肝组织 ATP、SDH、SOD 酶活性均下降，MDA 含量却增加，表现为机体能量代谢减弱、调节能力下降，与传统对“虚寒”的认识相吻合；体盛动物则反之。给药后，麻黄汤能使小鼠肝组织 ATP、SDH、SOD 酶活性均表现出增强的趋势，这可能与方中麻黄等热性药能增加机体能量代谢相关。麻杏石甘汤与之相反，这与樊冬丽等从微量量热法角度的研究结果一致；MDA 的含量除体盛组给服麻杏石甘汤后与正常组相当外，其余均显著增加（$P<0.05$），可能与方证不对应有关。也再次体现了方证对应是制方的灵魂。

综上，本文采用冷热板示差法，以温区停留比例作为宏观评价指标，在整体动物行为学水平验证了麻黄汤和麻杏石甘汤寒热药性的客观存在，为阐释形似而神异方剂寒热药性差异的客观真实性以及建立其评价方法和指标体系提供了实验依据，对临床遣方用药也有一定的指导意义。

参考文献（略）

清开灵注射液对 Beagle 犬类过敏反应的实验研究

王志国　王丹巧　吴兆恩　李连达

（中国中医科学院医学实验中心　北京 100700）

摘要　目的：研究 5 种不同来源的清开灵注射液及其各组分和辅料静脉注射的致敏性。方法：一次静脉恒速注射清开灵注射液及其各组成成分和辅料，观察给药后 Beagle 犬的行为学变化，检测血中组胺、IgE、IgG、IgM、ECP 和 IL-4 的含量变化。结果：根据行为异常评分和组胺、IgE、IgG、IgM、ECP 和 IL-4 等含量变化，综合判断为类过敏反应阳性者有 C、D、E 药厂生产的清开灵注射液及黄芩苷和胆酸。结论：C、D、E 药厂生产的清开灵注射液可引起类过敏反应，而黄芩苷和胆酸可能是引起类过敏反应的有关物质。

关键词　清开灵注射液；组成成分；类过敏反应；Beagle 犬；

中药注射剂具有生物利用度高、起效快、作用强等特点，能较好地发挥中药治疗急重病症的作用，更因其具有作用广泛、疗效突出、使用方便等优点而深受广大医患的欢迎。但随着中药注射剂迅速发展及广泛应用，有关其不良反应(ADR)的报告亦相继增多，已引起了广泛的重视，也引发了人们对中药注射剂安全性问题的疑虑和临床用药的信任危机。据有关资料统计，中药注射剂不良反应占中药不良反应的 75%以上，而类过敏反应是中药注射剂主要 ADR 之一，起病急，可在注射 5min 内出现，来势凶猛，有的病人来不及抢救即已死亡，具有病情危急的特点，近年来临床报告呈增多趋势。

本研究以中药复方注射剂——清开灵注射液为研究对象，通过研究其不良反应的物质基础，为提高清开灵注射液的质量及安全性提供理论及实验依据。

1 实验药品与试剂

1.1 实验药物

清开灵注射液分别由A、B、C、D、E药厂提供，批号依次为：812001A，080602 4，08092211，080717，080704。

板蓝根提取液（批号：08123151；总氮含量：0.2mg/ml），栀子提取液（批号：09010153；栀子苷含量：0.34mg/ml），金银花提取液（批号：08123153；金银花提物：5mg/ml），水牛角珍珠母混合提取液（批号：09010152；含氮量：2.1mg/ml），黄芩苷提取液（批号：08123152；黄芩苷含量：3.7mg/ml），胆酸提取液（批号：08123151；胆酸含量：1.95mg/ml），猪去氧胆酸提取液（批号：08123153；猪去氧胆酸含量：1.84mg/ml），甘油、硫代硫酸钠、EDTA-2Na混合液（批号：08102354；甘油含量：9.41mg/ml；硫代硫酸钠含量：0.65mg/ml；EDTA-2Na 含量：0.65mg/ml），均由C药厂提供。

吐温-80：药用级，批号：OE61206A，德国Welding公司生产，使用时配成1%浓度。

生理盐水（NS）：批号，0708203，北京双鹤药业股份有限公司生产。

1.2 主要试剂

犬组胺ELISA试剂盒96T（批号：12120811），犬IgE ELISA试剂盒96T（批号：21040921），犬IgG ELISA试剂盒96T（批号：18090811），犬IgM ELISA试剂盒96T（批号：10020904），犬ECP ELISA试剂盒96T（批号：14030902），犬IL-4 ELISA试剂盒96T（批号：10020903），均由Rapid Bio Lab. Calabasas California USA公司生产，北京SUNBIO公司提供。

2 实验动物及仪器

2.1 实验动物

Beagle犬，体重14±0.5 kg，雄雌兼用，由军事医学科学院动物实验中心提供。实验动物许可证：SCXK（军）2007－0004。实验环境室温度20～24℃，相对湿度为48～58%。

2.2 主要仪器

电脑微量注射泵，型号，ANGEL AJ-5803，上海安洁电子设备有限公司生产。

全自动酶标仪，型号，BIO-RAD Model 550，美国伯乐公司生产。

3 实验方法

3.1 实验分组

第一批实验，将Beagle犬按体重随机分为7组：吐温-80组、生理盐水组、清开灵注射液A

组、B组、C组、D组和E组；第二批实验，将Beagle犬按体重随机分为10组：吐温-80组、生理盐水组、黄芩苷组、金银花提取物组、板蓝根提取物组、栀子提取物组、水解液（珍珠母和水牛角）组、胆酸组、猪去氧胆酸组和辅料组。每组3只犬。

3.2 实验过程

各组Beagle犬前肢静脉以5ml/min的速度恒速注射相应药液，给药体积均为6.67ml/kg（相当于临床成人用药的等效剂量），前肢静脉注射。连续观察给药前、后各组犬的行为学变化，并根据症状的轻重按表1评分；给药前及后药后抽取4ml静脉血，3000rpm，10min，离心血浆以检测组胺、IgE、IgG、IgM、ECP和IL-4水平。根据异常行为评分及组胺升高判定致敏性。

表1　犬行为异常评级标准

反应强度	反 应 症 状
0	无异常反应
1	烦躁不安，皮肤潮红，喷嚏、搔鼻，部分动物单次出现或3min内消失
2	全部动物出现上述症状三次以上，烦躁不安持续时间超过3min
3	部分动物或全部动物出现皮肤潮红、红斑、眼内巩膜充血
4	部分动物或全部动物出现流涎、恶心、呕吐、唇耳眼水肿、动物极度不安
5	部分动物或全部动物出现痉挛、抽搐、大小便失禁、精神萎靡不振、无力、休克、死亡

表2　类过敏反应判定标准

异常行为分值	组胺升高（%）	判定结果
＜1	0～30	阴性
1～2	31～50	可疑
2～3	51～100	阳性
＞3	＞100	强阳性

3.4 统计学方法

数据用 $\bar{x}\pm S$ 表示，各组之间的比较采用单因素方差分析方法，$P<0.05$ 为有统计学意义。

4 结果

4.1 清开灵注射液5个药厂产品的类过敏实验结果

给药后，吐温-80组的动物均出现严重行为异常。根据表2行为异常判定标准，吐温-80组和清开灵注射液D组、E组达到类过敏反应强阳性或阳性，其他各组可疑阳性。根据组胺含量变化判定标准，吐温-80组和清开灵注射液C组是阳性；各组的IgE、IgG、IL-4、ECP无规律性变化，结果见表3。

表 3　5 种清开灵注射液行为变化和血浆中组胺、IgE 含量等指标比较　　$\overline{X}\pm s$，n=3

组别	行为学评分（平均分）	升高百分率/%						判定结果
		组胺	IgE	IgG	IgM	ECP	Il-4	
吐温 80	4±1.41	89.1±28.28	59.7±34.58	132.6±44.39	10.2±26.22	24.07±48.21	224.4±109.43	强阳性
生理盐水	0.0±0.0*	10.4±17.69	9.1±13.70	19.1±20.62*	0.8±19.46	36.64±30.95	11.1±27.37*	阴性
QKL-A	1±0.82	12.6±84.2	2.7±22.20	12.6±25.67*	-6.8±23.45	-28.15±16.79	-16.5±25.83*	阴性
QKL-B	1±0.82	6.2±81.45*	-10.5±32.34	-4.0±11.06*	-8.9±3.24	32.14±65.66	-1.1±10.25*	阴性
QKL-C	1±0.82	97.1±145.15	17.9±45.37	23.1±11.26*	44.1±36.76	34.75±29.14	50.6±51.89*	阳性
QKL-D	2±1.63	2.1±18.48	29.5±25.89	12.9±23.28*	-37.9±36.54	16.72±26.59	30.5±79.06*	阳性
QKL-E	1.67±1.70	-11.0±22.46*	15.2±19.54	3.6±2.06*	9.5±63.74	62.38±56.98	35.9±22.06*	阳性

注：与生理盐水比较：＊ p＜0. 01。

4.2 清开灵注射液各组成成分类过敏实验结果

给药后，吐温-80 组的动物出现明显行为异常，黄芩苷组及胆酸组有可疑行为变化。其他各组无明显行为学异常。根据表 2 行为异常判定标准，吐温-80 组和黄芩苷组达到类过敏反应强阳性及阳性，胆酸组为可疑阳性。根据表 2 各项指标的的判定标准，只有吐温-80 组的组胺含量变化判定是阳性；各组的 IgE、IgG、IL-4、IgM、ECP 含量无规律性变化，结果见表 4。

表 4 清开灵注射液各组分行为变化和血浆中组胺、IgE 含量等指标比较　　$\overline{X}\pm s$，n=3

组别	行为学评分（平均分）	升高百分率/%						判定结果
		组胺	IgE	IgG	IgM	ECP	Il-4	
吐温 80	4.33±0.47#	62.40±47.83	25.8±8.13#	66.60±31.99	32.2±50.72	41.0±12.78	54.9±29.31	强阳
生理盐水	0.0±0.0	-18.0±28.55	-13.9±17.99	-3.6±27.61	11.9±14.73	16.0±39.25	19.5±57.99	阴性
黄芩苷	2.67±0.94	-27.90±34.04	-24.7±24.60	-14.7±32.76	13.8±21.85	-4.9±12.85	-12.5±19.81	阳性
双花提取物	0.33±0.47#	3.3±47.51	-4.5±25.38	-23.2±25.41	12.8±7.91	-17.9±22.85	-19.1±26.18	阴性
板蓝根提取物	0.0±0.0	-7.2±6.32	-5.8±3.29	25.5±59.90	0.9±15.64	-4.4±11.49	0.8±8.61	阴性
栀子提取物	0.67±0.94	-27.5±6.09	-23.0±7.57	-9.9±6.08	10.4±14.11	12.3±79.46	13.1±90.34	阴性
水解液	0.67±0.94	-13.2±30.49	-5.1±21.31	-24.8±8.26	-1.0±1.02	-36.82±8.97	-36.4±25.34	阴性
胆酸	1.33±0.94#	13.1±78.73	3.9±69.98	-10.0±13.89	4.5±19.55	-20.4±11.42	-26.4±8.92	可疑
猪去氧胆酸	0.0±0.0	-22.4±26.67	-19.9±26.32	29.3±103.52	19.24±202.13	-20.5±24.83	-18.3±28.43	阴性
辅料	0.0±0.0	-20.3±21.27	-19.6±21.53	-7.1±30.24	1.4±12.12	-20.4±21.39	-27.3±21.13	阴性

注：与生理盐水比较：#P＜0. 01。

5 讨论

中药注射剂引起的严重不良反应包括 I 型超敏反应及类过敏反应，后者约占 77%。类过敏反应与肥大细胞脱颗粒释放组胺有关，无需 IgE 介导，首次接触药物即可出现潮红、头痛、水肿、低血压以及休克等过敏样反应症状；I 型超敏反应须 IgE 介导，首次接触抗原时产生抗原特异性 IgE 并使机体致敏，当机体再次接触同一抗原时，激活肥大细胞引发生物活性介质释放，产生过敏反应。

中药注射剂发生类过敏反应，一是通过非免疫机制的直接刺激肥大细胞或嗜碱性粒细胞释放生物活性介质，二是通过免疫机制激活补体系统或其他通路引起该细胞生物活性介质释放发生。非免疫机制可能与肥大细胞表面的在细胞内信号传导通路中起信号转换器的作用的 GTP 结合蛋白（G 蛋白）有关。产生类过敏反应的药物与 G 蛋白直接作用后，可激活与 G 蛋白相连的磷脂酶 C，后者通过一系列的信号转导通路使细胞内钙离子浓度升高，最终刺激肥大细胞脱颗粒。嗜酸粒细胞阳离子蛋白(ECP)是嗜酸粒细胞（EOS）在炎症过程中活化后脱颗粒而释放的一种毒性蛋白质，ECP 能反映机体被致敏后 EOS 在炎症过程中活化程度和脱颗粒而释放组织胺等炎症介质的能力。

根据实验结果，吐温 80 对 Beagle 犬可以引起典型的类过敏反应，即行为异常及组胺升高，但 IgE、IgG、IgM、ECP 和 IL-4 等指标无明显的规律性变化，说明类过敏反应以组胺释放为主，而不是由 IgE、IgG、IgM、ECP 和 IL-4 等诱导所致。IgE 作为中药注射剂类过敏反应辅助判定指标，有一定参考作用，而 IgG、IgM、ECP 和 IL-4 等在类过敏试验中变化均不够规律，在类过敏反应研究中的作用有待研究。本课题组曾通过小鼠、BN 大鼠、豚鼠及 Beagle 犬实验研究，证实类过敏反应以 Beagle 犬为敏感实验动物，以行为异常和组胺含量升高为主要判定指标，IgE 可作为辅助指标，其他指标变化不够规律，不宜作为判定标准。D、E 两个药厂生产的清开灵注射液行为异常达到阳性标准， C、D、E 三个药厂生产的清开灵注射液行为异常未达到阳性指标，说明不同药厂生产的清开灵注射液质量不同，其类过敏反应也不相同。清开灵注射液各组分中仅发现黄芩苷、胆酸有明显的行为异常，但组胺升高不明显，IgE、IgG、IgM、ECP 和 IL-4 等其他免疫物质也没有明显变化，因而黄芩苷、胆酸所引起的类过敏反应还需进一步研究证明。

清开灵注射液产生 ADR 的主要原因一方面是不合理用药：过敏体质、剂量过大、滴速过快、混合用药及超适应症用药，特别是清开灵注射液与其他药物混合注射。另一方面是药物本身的问题：国内有多家制药企业生产清开灵注射液，有的企业的产品质量较好，未发生 ADR；有的企业的产品质量差，可引起 ADR，Beagle 犬类过敏反应试验显示为阳性或疑似阳性，说明个药厂生产的清开灵注射液致敏性不尽相同，应进一步研究，提高清开灵注射液的安全性、有效性及质量标准，确保用药者的安全。

参考文献(略)

解毒活血配伍方对载脂蛋白 E 基因敲除小鼠血清 MCP-1 的影响

张京春　陈可冀　张文高

（中国中医科学院西苑医院　北京100091）

摘要　**目的：**观察解毒活血配伍方药对载脂蛋白 E 基因敲除[apolipoprotein E gene knock-out，ApoE(-/-) mice]小鼠血清 MCP-1 的影响。**方法：**13 周龄 110 只 ApoE(-/-)小鼠分为高脂饲料组（98 只，给予高脂饲料），普通饲料组（12 只，给予普通饲料），同时设 13 周龄 C57 BL/6J 小鼠作为正常对照组（12 只，给予普通饲料）。19 周后随机抽取高脂饲料 ApoE(-/-)小鼠 2 只确认易损斑块形成后，剩余 96 只随机分为 8 组（模型组、解毒组、活血组、解毒活血配伍高、中、低剂量组、洛伐他汀组和血脂康组），每组 12 只。造模成功后给予药物干预，每天解毒组给予虎杖提取物 26.6mg/kg；活血组给予芎芍胶囊 110mg/kg；配伍高剂量组给予虎杖提取物 53.2mg/kg，芎芍胶囊 220mg/kg；配伍中剂量组给予虎杖提取物 26.6mg/kg，芎芍胶囊 110mg/kg；配伍低剂量组给予虎杖提取物 13.3mg/kg，芎芍胶囊 55mg/kg；洛伐他汀组给予洛伐他汀 3.3mg/kg；血脂康组给予血脂康 0.2g/kg；以上药物根据剂量蒸馏水溶解，混匀后灌胃，每次 0.4mL。模型组、普饲组、C57BL/6J 小鼠对照组均灌服生理盐水 0.4mL。用药 17 周后，下腔静脉取血，全自动酶标仪检测血清 MCP-1 浓度。**结果：**高脂饲料模型组、普通饲料模型组血清 MCP-1 水平与正常对照组比较有显著性差异（$P<0.05$）；除血脂康组外，其他各治疗组血清 MCP-1 水平均显著下降，与模型组比较有统计学意义（$P<0.05$，$P<0.01$）。**结论：**解毒活血配伍方药可降低 ApoE(-/-)小鼠血清 MCP-1 水平。

关键词　解毒活血；载脂蛋白 E 基因敲除小鼠；单核细胞趋化因子 1；动脉粥样硬化；易损斑块动脉粥样硬化（atherosclerosis, AS）稳定斑块向易损斑块（以往多称为不稳定斑块）的转变与心血管疾病事件密切相关。如何稳定易损斑块成为现代心血管疾病防治研究的热点。Ross 教授曾明确提出“AS 是一种炎症性疾病” 。许多研究也证实炎症反应贯穿 AS 及易损斑块破裂后引发的急性冠脉综合征的全过程 。载脂蛋白 E 基因敲除［ApoE(-/-)］小鼠为目前国际上公认的研究 AS 及其易损斑块发病机理和干预措施较理想的动物模型。本研究以 ApoE(-/-)小鼠动物为易损斑块模型，观察解毒活血配伍方药对该模型单核细胞趋化因子 1（Monocyte chemotactic protein 1，MCP-1）的影响，以期为抗 AS、稳定易损斑块的中医药治则提供较为客观的实验数据。

材料与方法

1. 动物　13 周龄 ApoE(-/-)小鼠 110 只，雌雄各半，体重(20±2)g，由北京大学医学院动物科技部提供；13 周龄正常 C57 BL/6J 小鼠 12 只，雌雄各半，体重(20±2)g，由北京协和医科大学动物中心提供作为正常对照组。

2.　药物　虎杖提取物（含 50%虎杖苷），购自西安冠宇生物技术有限公司（批号：20040907）；

芎芍胶囊(川芎及赤芍有效部位川芎总酚和赤芍甙组成，二者比例为 11：14)由北京国际生物制品研究所提供（批号：20041006）；洛伐他汀由北京万生药业有限责任公司生产（批号：20030451）；血脂康（每粒 0.3g）由北京北大维信生物科技有限公司生产（批号：20040817）。

3. 试剂及仪器　单核细胞趋化因子 1（Monocyte chemotactic protein 1，MCP-1）ELISA 试剂盒由美国 RapidBio Lab 公司生产，批号：06120401；购于尚柏生物医学技术（北京）有限公司。全自动酶标仪，型号：Wellscan MK3，芬兰 Labsystems Dragon 公司生产。

4. 方法

4.1 造模及分组　13 周龄 110 只 ApoE(-/-)小鼠分为高脂饲料组（98 只，给予高脂饲料，含 0.15%胆固醇、21%脂肪及 78.85%基础饲料），普通饲料组（12 只，给予普通饲料），同时设 13 周龄 C57 BL/6J 小鼠作为正常对照组（12 只，给予普通饲料）。19 周后随机抽取高脂饲料 ApoE(-/-)小鼠 2 只，取主动脉经 HE 染色光镜观察，确认易损斑块形成后（见图 1），剩余 96 只随机分为 8 组：模型组、解毒组、活血组、解毒活血配伍高、中、低剂量组（简称配伍高、中、低剂量组）、洛伐他汀组和血脂康组，每组 12 只。

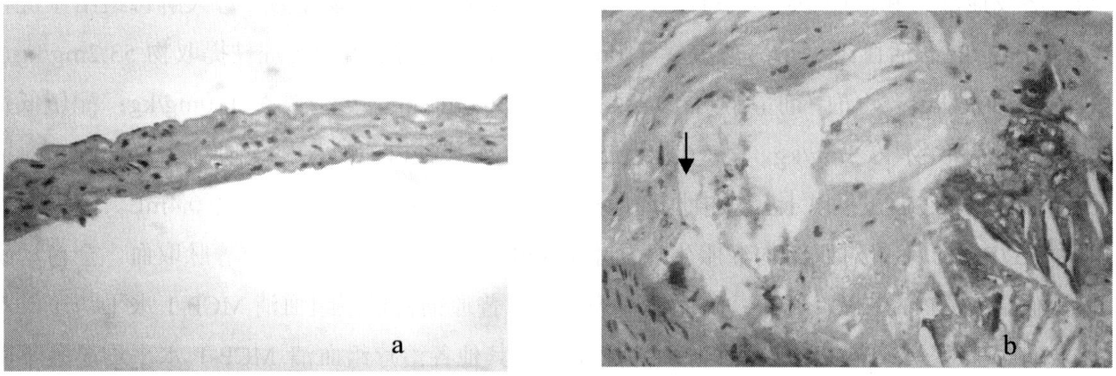

注：a 为正常对照组，主动脉壁，厚薄均匀，内膜、中膜及外膜未见异常，无 AS 病灶；b 为模型组，主动脉壁，AS 各期病变均可见，但多为粥样硬化期（Ⅳ期）病变，动脉管壁厚薄不均，内膜明显增厚，可见由大量泡沫细胞形成的脂纹脂斑期病变（箭头所示）；n=2

图 1 光镜下 ApoE(-/-)小鼠主动脉易损斑块形成病理图片（HE 染色，10×40）

4.2 给药方法　造模成功后开始药物干预，解毒组每天给予虎杖提取物 26.6mg/kg（为人每天用量 2.66mg/kg 的 10 倍）；活血组每天给予芎芍胶囊 110mg/kg（为人每天用量 11mg/kg 的 10 倍）；配伍高剂量组每天给予虎杖提取物 53.2mg/kg，芎芍胶囊 220mg/kg（均为人每天用量 20 倍）；配伍中剂量组每天给予虎杖提取物 26.6mg/kg，芎芍胶囊 110mg/kg（均为人每天用量 10 倍）；配伍低剂量组每天给予虎杖提取物 13.3mg/kg，芎芍胶囊 55mg/kg（均为人每天用量 5 倍）；洛伐他汀组每天给予洛伐他汀 3.3mg/kg（为人每天用量 0.33mg/kg 的 10 倍）；血脂康组给予血脂康 0.2g/kg（为人每天用量 0.02g/kg 的 10 倍）；以上药物根据剂量蒸馏水溶解，混匀后灌胃，每次 0.4mL。模型组、普饲组、C57 BL/6J 小鼠对照组 12 只均灌服生理盐水 0.4mL/d。以上 10 组动物均喂饲 SPF 级普通饲料和 pH 2.8～3.0 的酸化水，连续灌胃 17 周，麻醉后下腔静脉取血，离心，分离血清，Wellscan MK3 全自动酶标仪检测血清 MCP-1 浓度。

4.3　单核细胞趋化因子 1 检测　严格按照试剂盒（由北京尚柏生物医学技术有限公司提供）说明进行操作，结果判定　MCP-1（μg/L）=标准曲线上查出的浓度×100 表示。

5.　统计学方法　所有计量资料以 $\bar{x}\pm s$ 表示，SPSS 13.0 软件对各组数据进行方差分析，以 $P<$

0.05 为差异有统计学意义。

结　　果

各组小鼠 MCP-1 水平比较见表 1。

表 1　各组小鼠 MCP-1 水平比较（$\bar{x}\pm s$）

组别	n	MCP-1（pg/mL）
正常对照组	8	59.28±7.79
高脂饲料模型组	10	85.47±16.97☆☆
普通饲料模型组	9	77.94±19.32☆
洛伐他汀组	8	46.45±12.7**
血脂康组	8	75.78±24.13
解毒组	8	49.5±19.39**
活血组	8	58.53±26.55*
解毒活血配伍低剂量组	11	46.65±12.38**
解毒活血配伍中剂量组	8	55.58±19.03*
解毒活血配伍高剂量组	9	52.14±8.94**

注：高脂饲料模型组、普通饲料模型组与正常对照组比较，☆$P<0.05$，☆☆$P<0.01$；各用药组与高脂饲料模型组比较，*$P<0.05$，**$P<0.01$

表 1 所示，高脂饲料模型组、普通饲料模型组血清 MCP-1 水平显著高于正常对照组；除血脂康组外，其他各治疗组血清 MCP-1 水平较高脂饲料模型组显著降低。

以上结果提示，在不给药的情况下，ApoE(-/-)小鼠血清 MCP-1 水平较相同遗传背景 C57 小鼠显著升高，而同时给予洛伐他汀、虎杖提取物、芎芍胶囊及不同剂量的解毒活血配伍进行干预治疗，均能降低高脂饲料喂养的 ApoE(-/-)小鼠血清 MCP-1 水平，且各治疗组疗效相当。

讨　　论

现代医学研究，炎性反应是引发 AS 易损斑块破裂进而出现血小板聚集和血栓形成的系列病理演变过程。.中医学认为血脉艰涩，瘀滞日久，则为“败血”、“污血”，邪为之甚，蕴久生热酿毒，“毒邪最易腐筋伤脉”，这与 AS 易损斑块溃烂、糜烂，炎症细胞浸润、出血等系列炎症反应存在有一定的可通约性或相关性。我们在传统以瘀血辨治本病的基础上考虑到毒的致病因素，提出“毒、瘀致易损斑块”的新观点，认为易损斑块及其作为病理基础的 ACS 采用解毒活血方药干预切合病机关键。

虎杖苷（又称白藜芦醇苷、白藜芦醇甙或虎杖甙）是近年来研究较多的一类植物抗毒素，其心血管保护作用也逐渐成为研究热点。研究显示，虎杖苷能够通过调节血脂、抗炎、抑制血小板聚集、保护血管内皮、抑制内皮细胞和血管平滑肌细胞增殖等方面发挥抗 AS 的作用。芎芍胶囊(川芎、赤芍有效部位)为治疗 AS 和冠心病的有效药物，在国家九五、十五攻关课题及国家自然基金课题的支持下，课题组开展了从基础到临床多方面的研究，证明该方在抑制血小板活化、血栓形成、平滑肌细胞增生、胶原沉积及预防冠状动脉扩张后再狭窄等方面作用肯定，有较为可靠的预防和治疗 AS 的作用。本研究选择有研究基础的活血化瘀中药和解毒中药配伍，观察与 AS 易损斑块密切相关的 MCP-1 水平变化，以期为寻求稳定 AS 易损斑块的有效中医治则治法提供科学依据。

本研究所采用的解毒活血方案以虎杖为君，方中虎杖微苦，微寒，归肝、肺经，善清热解毒、活血散瘀、祛湿泻浊，为方中君药；赤芍、川芎为臣，川芎性味辛温，为《本草纲目》中所称之“血中气药”，归肝胆二经，功善活血化瘀，通达气血，且肝主筋膜，可直达病所，故用为臣使药；赤芍苦而微寒，归肝经，色赤入血，既可活血化瘀，又可清热，药入血分以清血分瘀热；虎杖与赤芍、川芎三味同具活血，故君臣相合，活血散血作用更强；虎杖与赤芍药性偏凉均可清热，二者相合则清解血脉瘀毒湿浊之功更著；诸药相合，功效协同，共奏调和血脉，清散血脉瘀毒之功。

MCP-1 属于趋化细胞因子家族中的 B 家族（即 C-C 亚家族）成员之一，为低分子量（8－10kd）的细胞因子，可由成纤维细胞、SMC、人血管内皮细胞等多种细胞分泌。 MCP-1 在白细胞的活化和趋化及通过影响 Ca2+内流而使趋化性降低进而保证白细胞的准确定位方面起着非常重要的作用。近年来 MCP-1 在动脉硬化及炎症的形成过程中的作用机制日益受到重视，有研究表明 MCP-1 介导的单核细胞向内皮迁移在动脉硬化形成早期起着关键作用。单核细胞迁移到内皮后变为巨噬细胞和泡沫细胞（脂质积聚），通过分泌金属蛋白酶增加血管壁的不稳定性，通过表达组织因子而使动脉血栓发生。研究证实 IL-1B 和 TNF-A 均能显著增强内皮细胞 MCP-1mRNA 和蛋白的表达，提示它们通过诱导内皮细胞产生 MCP-1，吸引单核细胞迁入动脉内膜而参与 As 的发生和发展。

有学者应用酶联免疫吸附法分别检测 AMI 及稳定型心绞痛患者血清 MCP-1 水平，结果显示 AMI 患者血清 MCP-1 水平明显增高，血白细胞计数较稳定型心绞痛明显增加，反映患者中存在活跃的炎症反应，而炎症是斑块不稳定的重要因素，推测 MCP-1 是显示斑块不稳定性的重要标志之一。De Lemos 等的研究亦表明，在 AMI 患者中， MCP-1 水平的升高与传统致危险因素与病死率的增加等并发症相关，是独立的基本变量，因此在 As 多个阶段中发挥重要的作用，MCP-1 可作为观察预后的指标，有必要进一步研究并作为有效治疗的靶目标。Egashira 研究发现，MCP-1 介导的血管炎症反应可能在 ACS 的发病中起到了重要作用。α1-肾上腺素受体拮抗剂多沙唑嗪可通过抑制 MMP-9 的活性或提高 TIMP 的活性，阻断 MCP-1 介导的人外周血单核细胞的迁移而抗 As 的形成。

本研究所选择的血清学指标 MCP-1 在 As 多个阶段中发挥重要的作用。MCP-1 的趋化功能使得单核细胞迁移到内皮后变为巨噬细胞和泡沫细胞（脂质积聚），通过分泌金属蛋白酶增加血管壁的不稳定性，与动脉硬化及炎症的形成及斑块不稳定性密切相关。MCP-1 水平的明显增高，越来越被更多的研究证实可以作为斑块不稳定的重要标志。所以，对 MCP-1 水平的监测在易损斑块的研究中具有非常重要的意义。

本研究结果显示，在不给药的情况下，ApoE(-/-)小鼠血清 MCP-1 水平较相同遗传背景 C57 小鼠显著升高，而同时给予洛伐他汀、虎杖提取物、芎芍胶囊及不同剂量的解毒活血配伍进行干预治疗，均能降低高脂饲料喂养的 ApoE(-/-)小鼠血清 MCP-1 水平，且各治疗组疗效相当。结果表明，解毒、活血及解毒活血配伍都可能通过降低 MCP-1 水平，发挥抗炎、抗 As 和稳定易损斑块的作用。从抗炎机制方面，反映了中医药解毒活血治则在抗 AS 和稳定易损斑块方面的优势，反映了解毒与活血配伍在 AS 和稳定易损斑块方面潜在的疗效优势。

参考文献(略)

三、临床研究

自拟宣肺定喘汤治疗支气管哮喘54例临床观察

孙岸弢　孙劲晖

（中国中医科学院　北京100700）

摘要　**目的：**探讨自拟宣肺定喘汤对支气管哮喘的治疗作用。**方法：**将86例支气管哮喘患者随机分为2组。治疗组54例，予自拟宣肺定喘汤；对照组32例，予以内科常规治疗，观察两组的临床疗效及肺功能相关指标改善情况。**结果：**治疗组和对照组总有效率分别为94.4%和87.5%；两组肺功能、外周血嗜酸性粒细胞计数等相关指标等均有改善，两组疗效比较差异有显著性（$P<0.05$）。治疗过程中未见明显不良反应。**结论：**自拟宣肺定喘汤可以改善支气管哮喘患者临床症状和肺功能等指标，疗效确切。

关键词：中药；支气管哮喘；宣肺定喘汤

支气管哮喘是一种特发性、反复性呼吸困难疾病，是以嗜酸性粒细胞浸润和气道高反应性为主要特征的气道慢性炎症。我们近年来采用自拟宣肺定喘汤治疗支气管哮喘，取得满意效果。现报告如下。

1 资料与方法

1.1 一般资料

86例支气管哮喘患者均来自2005年10月~2007年10月本院所收治的门诊及住院病人。按随机的原则，将病例分为两组，其中治疗组54例，对照组32例。治疗组54例患者中，男性32例，女性22例；年龄17~75岁；轻度12例，中度28例，重度14例；病程1～33年。对照组32例患者中，男性23例、女性9例；年龄16~73岁；轻度6例，中度19例，重度7例；病程1~32年。两组患者治疗前在年龄、病程、症状、体征、肺功能等一般病情程度方面经统计学处理均无显著差异($P>0.05$)，提示患者具有较好的可比性。

1.2　病例选择标准

西医诊断标准：　依据2002年中华医学会呼吸病学会哮喘学组制定的《支气管哮喘防治指南》。中医诊断标准:根据国家中医药管理局1994年发布的《中医病症诊断疗效标准》，排除其他疾病所致哮喘。

病例排除标准：(1)哮喘持续状态危重者；(2)可造成气喘或呼吸困难的其他疾病者；(3)年龄在18岁以下或65岁以上，妊娠或哺乳期妇女；(4)合并有心、肝、肾和造血系统等严重原发性疾病和精神病者；(5)凡不符合纳入标准、未按标准用药治疗、无法判断疗效和资料不全影响疗效和安全性判断者。

1.3　治疗方法

两组均给予 β_2 受体兴奋剂(舒喘灵气雾剂)雾化吸入；茶碱缓释片 0．2g 口服，每日 2 次；合并感染给予抗感染治疗，气喘严重者予以吸氧。治疗组加用自拟宣肺定喘汤：

药物组成：五倍子 15g，射干 10g，五味子 10g，细辛 3g，杏仁 10g，桔梗 10g，地龙 10g，丹皮 12g，浙贝母 10g，百部 10g，半夏 10g，栝楼 15g，紫菀 10g，款冬 10g，白前 10g，甘草 10g。

随症加减：偏热者加葶苈子 10g 桑白皮 10g，热甚者加栀子 10g，黄芩 10g，偏寒者加白芥子 10g，喘甚者加麻黄 10g。

煎服方法：每日一付，水煎，两煎共 400 毫升，分两次口服，连服 7 天为一个疗程。治疗 2 个疗程后评价疗效。

1.4　观察指标

中医临床症候疗效评估肺功能:疗前与疗后各查一次(FEV_1，占预计值%、FEV_2，FEV_1/FVC 预计值，PEF 占预计值%)。

1.5　疗效标准

参照《支气管哮喘防治指南》制定。

临床控制：哮喘症状完全缓解，即使偶有轻度发作不需用药即可缓解，PEF 增值 35％以上或达到预计值 80％~100％，PEF 变异率<20％。

显效：哮喘发作明显减轻，PEF 增值 25％以上或达到预计值 60％以上，PEF 变异率>20％，需用皮质激素或支气管扩张剂，但只需既往用药量的 l/3。

好转：哮喘症状有所减轻，PEF 增值 15％—20％，仍需用皮质激素或支气管扩张剂，用药剂量不少于原来的 1／2。

无效：哮喘症状和 PEF 测定值无改善或反而加重。

1.6　统计学处理

计量资料以(x±s)表示，采用 t 检验和 Ridit 分析。

2　结果

2.1　两组疗效比较

治疗组有效率明显优于对照组($P<0.05$)。见表 1。

表 1　两组临床疗效比较

组　别	n	临床控制	显效	有效	无效	有效率(%)
治疗组	54	24（44.4）	14（25.9）	13(24.1)	3(5.6)	94.4
对照组	32	11（34.4）	9（28.1）	8(25)	4(12.5)	87.5

注:两组比较，有显著差异(P<0.05)。

2.2　两组肺功能评估

两组 FEV_1 占预计值%、FEV_1/FVC 占预计值%、PEF 占预计值%治疗前无显著性差异，治疗后有显著性差异。见表 2。

表 2 两组肺功能比较 $\bar{x} \pm s$

组 别	n	检测时间	FEV_1 占预计值%	FEV_1/FVC 预计值%	PEF 预计值%
治疗组	54	治疗前	64±20	65±11	67±23
		治疗后	73±24	66±13	74±13
对照组	32	治疗前	65±22	61±12	68±12
		治疗后	74±25	63±17	75±13

注:两组治疗前比较肺功能无显著性差异($P>0.05$)，治疗后两组有显著性差异($P<0.01$)。

2.3 两组外周血嗜酸性粒细胞计数

两组治疗前外周血嗜酸性粒细胞计数无显著性差异，治疗后两组都有降低，但治疗组明显有显著性差异。见表 3。

表 3 两组治疗前后外周血嗜酸性粒细胞计数比较

组 别	n	治疗前($\times 10^9$/L)	治疗后($\times 10^9$/L)
治疗组	54	0.55±0.16	0.31±0.15
对照组	32	0.53±0.17	0.33±0.16

注: 两组治疗前外周血嗜酸性粒细胞计数无显著性差异($P > 0.05$) 。治疗后有显著性差异($P < 0.05$) 。

3 体会

支气管哮喘属中医哮证范畴，其主要发病机制为脏腑阴阳失调，人体津液不归正化，肺不能布散津液，脾不能输化水精，肾不能蒸化水液，凝结而成痰，因各种诱因如气候、饮食、情志、劳累诱发，痰阻气闭，痰鸣气喘，搏击有声，发为哮病。《临症指南医案・喘》中有“在肺为实，在肾为虚”之论，即指肺肾两脏功能失调是本病的主要因素。

近些年来各地特别注重补肾之法治疗支气管哮喘，但笔者认为，中医治疗哮喘应遵循辨证施治，标本兼固的治疗原则。急性发作期治疗应以肺为先，以宣肺定喘作为基本大法，改善症状。缓解期以肺肾为中心而进行调整。在此基础上，佐以清热、化痰、利湿、行气诸法，以达扶正固本，补足正气，减少发作，巩固疗效的目的。

笔者在学习前人治疗经验的基础上自拟治疗支气管哮喘的处方宣肺定喘汤，方中五倍子敛肺止咳，射干清热解毒，祛痰利咽，对呼吸道病毒有抑制作用，细辛、五味子一开一合以利肺气的升降，杏仁，降肺气止咳平喘，桔梗开宣肺气，祛痰排脓，地龙清热止咳，降气平喘，现代研究，具有显著的舒张支气管的作用，并能对抗组织胺及毛果芸香碱引起的支气管收缩，丹皮清热凉血，活血散淤，有较强的抗炎抗过敏，解毒及抗菌作用。川贝化痰止咳，百部润肺止咳用于新久咳嗽。半夏化痰降逆，栝楼清肺润肺化痰，紫苑、款冬温肺止咳化痰，白前祛痰降气止咳平喘。甘草补脾益气，润肺止咳。现代研究具有皮质激素样的抗炎作用。诸药合用目的在于宣肺祛痰，止哮平喘，修复炎性病灶，消除气道高敏状态。

通过临床实践证明，治疗组的疗效明显优于对照组（$P<0.05$），通过临床观察还发现临床见证往往寒热虚实相互交织，或虚中夹实，或寒热夹杂，或阴阳两虚。故应根据症状随症加减。在临床观察中，观察到哮喘和过敏性鼻炎常在同一患者身上发生，鼻窦炎、慢性扁桃体炎和扁桃体肥大等突发细菌感染，亦可诱发哮喘。焦虑、失望困扰，恐惧和性格缺陷使免疫功能下降，对外界敏感性增强，易诱发和加重哮喘，形成恶性循环，使哮喘反复发作，或形成哮喘持续状态。支气管哮喘的发病与气候变化有密切的关系，不同的季节哮喘的发病率有较大的差异，哮喘症状发作多在气温骤变时，如每年的四五月份和九十月份，气温变化幅度较大，哮喘的发病人数也明显增加，掌握这些规律有助于临床中正确的诊断和治疗。

总之，笔者自拟宣肺定喘汤可以改善支气管哮喘患者临床症状和肺功能等指标，疗效确切，值得在临床推广使用。

参考文献（略）

以“治未病”理论论治慢性乙型肝炎

吕文良

（中国中医科学院广安门医院　北京 100053）

慢性乙型肝炎是一个严重的公共卫生问题，全球 60 亿人口中，约 1 / 2 人口生活在 HBV 高流行区，约 20 亿人证明有 HBV 感染，3～4 亿人为 HBV 慢性感染，其中 25%～40%最终将死于肝硬化和肝癌。世界卫生组织报告，全球前 10 位疾病死因中，乙肝占第 7 位，每年因乙肝死亡约 75 万例，可见其危害之严重。

国务院副总理吴仪同志在 2007 年全国中医药工作会议上提出，要思考中医“治未病”问题，并建议把“治未病”作为一个课题来研究，因此如何在慢性乙型肝炎的治疗中贯彻“治未病”思想是一项重要的研究课题。目前尚无彻底清除乙肝病毒的药物，所以就现有医疗水平而言，乙肝还是不能彻底治愈的。在 HBV 感染过程中，疫苗已经很好地解决了“未病先防”的问题，而对于慢性乙型肝炎患者来讲，“既病防变”是治疗过程中急需解决的关键问题。乙型肝炎的治疗不仅是抗病毒这一个环节，还包括保护肝细胞、清除黄疸、改善各种临床症状，延缓肝纤维化或肝硬化、预防肝炎后肝细胞恶性变等，正如肝癌专家杨秉辉教授所提，对乙肝的治疗，防癌比盲目转阴更重要。可见，在慢性乙型肝炎治疗中，延缓肝纤维化及肝硬化的进展、预防肝癌即是贯彻了治未病“既病防变”的思想。

1 稳定病情，防止肝纤维化及肝硬化

慢性乙型肝炎患者慢性炎症的过程中必然伴随着肝纤维化的发生，如何稳定病情，减缓肝纤维化的进展，防止肝硬化的发生是临床需要解决的重要问题。

1.1 辨证论治，稳定病情

慢性乙型肝炎患者慢性炎症的过程必然伴随着肝纤维化的发生，而针对患者的临床实际情况，选用中医辨证论治治疗不失为一较佳方法。辨证论治是中医独特的临床思维方法，它高度重视了治疗中的特殊性，但在慢性乙型肝炎的临床治疗中，还应遵循疾病自身的发展规律，汲取现代医学科学的、先进的方法，在传统中医学理论的指导下，在临床流行病学调研的基础上探寻和揭示慢性乙型肝炎的证候规律，并以此证候规律为临床依据，形成新的辨证规范，进而在临床上应用对慢性乙型肝炎有明确疗效的药物，用新形成的辨证规范方法指导临床，针对该病存在的证候拟方，组成一个个依据证候模块而确定的短小、精悍、经济实用的临床使用方剂模块，有的放矢、积极主动地针对每一位患者。由于是运用传统中医学理论，且总结了几千年来中国历代医家治疗肝病的经验，并结合了现代临床流行病学的基础，因此采用辨证论治治疗慢性乙型肝炎在逆转肝纤维化、抗 HBV、减轻炎症、保护肝细胞、保肝降酶、退黄降黄、改善蛋白代谢、改善临床症状及调整免疫功能等方面体现出了较大优势和潜力，在稳定病情方面取得了比较满意的疗效。

1.2 先安未受邪之地

“务必先安未受邪之地”的防治原则，是主张早治防变，提示人们在疾病的初期阶段，应力求做到早期诊断、早期治疗，以防止疾病的传变，这是治未病的思想体现。很多慢性乙型肝炎患者临床症状轻微或缺如，病变在肝，尚未影响他脏，但在临床治疗中，一定要考虑且兼顾与肝脏相关的脏腑，因脏腑与脏腑之间，生理上存在着相互资生，相互制约的生克制化关系；病理上存在着相互影响，相互传变的乘侮亢害关系。一脏有病，可依据自身规律而影响他脏，因此，在治疗时，应依据这种规律，先治或先安未病脏腑，以阻断疾病的传变途径，防止疾病的蔓延，使疾病向着痊愈的方向发展，这是仲景治未病的关键思想之一。由于“五脏相通，移皆有次，五脏有病，则各传其所胜”（《素问·玉机真藏论篇》），且“肝为五脏之贼”，肝脏之病可影响人体的其它脏腑，因此应根据疾病传变规律，实施预见性治疗，以控制其病理传变，如《难经·七十七难》：“所谓治未病者，见肝之病，则知肝当传之于脾，故先实其脾气，无令得受肝之邪，故曰治未病焉。”肝之与脾，关系甚密。它们相互促进，相互影响，如影随形。因肝属木，脾属土，土者，木所克也。木之克土，所以疏土；土为木克，所以涵木，生克相依。因此，对慢性乙型肝炎患者来讲，先安未病脏腑，“治肝当先实脾”具有重要的临床意义，提示我们在治疗肝病时要随时密切注意到脾胃功能的正常与否，病变性质与程度，认识即将出现的异常，而及时加强调整之。临床上治疗肝病，应始终注意抓着脾胃不放，在辨证论治的基础上，可选用固护脾胃的药物。

1.3 运用中医络病理论，积极治疗肝纤维化，防止肝硬化

络病理论为中医的传统理论，络脉具有渗灌血气、互渗津血等独特的生理功能，是经脉中气血营养脏腑组织的桥梁和枢纽，也是气血精微化生交换之所在。因此，络脉具有两个特点，一是在经脉之末端，为脉络细小之部位；二是渗灌气血，完成物质之交换。从现代研究来看，肝纤维化的基本病理改变在窦周隙，为血管的终末分支，从部位上属中医络脉范畴，而肝纤维化、肝硬

化的临床表现又与络病的典型表现相同，故可按络病理论进行辨治。我们结合中医络脉理论及对肝纤维化的认识，提出乙肝肝纤维化的病机关键是“毒损肝络”，认为“慢性肝病－肝纤维化－肝硬化是一动态变化的过程，体现了气滞、入络、血瘀的病机，肝纤维化发生则与肝之络脉病变密切相关，而肝纤维化的病理变化—肝窦毛细血管化可能是肝络损伤的关键环节及重要的生物学基础之一”，肝纤维化过程即是病络的过程，临床应重视用中医络病理论指导对肝纤维化、肝硬化病因、病机的分析，指导诊断和治疗、判断预后。临证时应采用辛温通络、辛润通络、虫类药通络、化痰祛瘀通络、养络等方法，并可理气、和血、柔肝、逐瘀、化痰、除湿、清热、解毒、散寒、扶正等一法或多法并用，并在此理论指导下研制出了治疗肝纤维化的有效中药制剂 — 芪术颗粒。芪术颗粒由黄芪、丹参、柴胡、茵陈等组成，具有益气健脾、化瘀通络、利湿解毒之功效，用于肝纤维化治疗取得了较好的临床疗效，从而可以稳定病情，预防或延缓肝硬化的发生。并通过国家“九五”、“十五”等项目的大量的实验研究验证了芪术颗粒抗肝纤维化的作用及相关机制，从现代医学证实了其抗肝纤维化的疗效。

2 综合防治，防止肝癌的发生

由于乙型肝炎病毒持续感染是肝癌发生的催化剂，因此，在慢性乙型肝炎及乙肝后肝硬化的患者中，应重视预防肝癌的发生，这亦是治未病“既病防变”的思想体现。对于慢乙肝及肝硬化患者中肝癌的高危人群，定期监测及适时的抗病毒治疗是及早发现及降低肝癌发生的有效手段，在中医临证治疗时，应注意全面综合的调理。

2.1 调整免疫，增强患者的体质，降低肝癌的发生率

HBV 感染人体后，机体的免疫反应决定着乙肝的发生、发展与转归。目前公认的是，宿主对HBV各种抗原的完全或不完全的免疫耐受是造成HBV感染慢性化的主要原因，因而打破HBV感染后的免疫耐受状态，调整紊乱的免疫系统将是治疗乙型肝炎的关键所在。遗憾的是，迄今尚未明确 HBV 免疫耐受确切的发生在哪一个应答环节或关键步骤上，且疾病慢性化过程中宿主与病毒间的关系也错综复杂。因此对慢性乙肝的治疗也应该本着多层面、多靶点的治疗思路，从调节整体免疫功能的角度入手。由于中药更重视机体的整体功能状态的综合变化，将不同的环节作为整体的不同侧面，通过多种中药的有机配伍，实现其整体的综合调节，可明显改善临床症状，提高患者生活质量，降低肝癌的发生率。大量研究表明，中药不仅能直接对抗病毒，而且可以通过调整机体内部细胞免疫和体液免疫，间接起到综合调整的作用，使紊乱的机体状态逐渐趋于正常。传统中药在调节机体免疫方面有着特殊的优势，且副作用相对较小。可以从抗病毒及增加机体的免疫能力两方面降低肝癌的发病率。临床研究对调整免疫功能疗效肯定的单味中药有：①能增强巨噬细胞功能的有：白花蛇舌草、女贞子、金银花、鸡血藤、山豆根等；②能增强 B 细胞功能、提高免疫球蛋白的有：菟丝子、黄精、锁阳、仙茅等；③能增强 T 细胞功能的有：黄芪、人参、党参、白术、灵芝、桑寄生等；④ 能清除免疫复台物的有：生地黄、大黄、桃仁、红花、益母草、丹参、赤芍等；⑤能活血化瘀、增强免疫功能的有：丹参、鸡血藤、桃仁、红花、郁金、葛根等；⑥能抑制乙肝病毒、增强人体免疫功能的有：大黄、柴胡、黄芩、黄柏、黄连、连翘、贯仲、佩兰、厚朴、 丹参、郁金、赤芍、虎杖、茯苓、五味子、茵陈、白花蛇舌草等。临证时

以中医的辨证论治并结合中药免疫调节的现代研究，来调整慢性乙型肝炎患者的免疫功能，从而控制乙肝病毒的复制，改善肝功能，防止进一步纤维化，并控制和治疗一部分癌前病变。

2.2 辨证论治加防癌中药，降低 AFP 低持阳性者转癌率

甲胎蛋白低含量持续阳性(AFP 低持阳)患者是肝癌的高危人群。一般认为，积极治疗 AFP 持续阳性患者可降低肝癌的发生率。临证时根据患者的临床症状，采用辨证论治的方法，并结合常用的抗癌、防癌中药，可降低 AFP 低持阳患者的转癌率。现代研究发现，椿皮、石菖蒲、甘草、土鳖虫、王不留行、大黄、蚤休、艾叶、半夏、蜈蚣、虎杖、苦参有较强的抗突变作用，冬虫夏草、白术、黄芪、穿山甲、绿萼梅、北沙参、天门冬、生南星、鹤虱、生牡蛎有一定的抗突变作用。甘草有抗移码型和抗置换型基因突变作用，椿皮、土鳖虫、王不留行、大黄、蚤休、蜈蚣有抗移码型基因突变作用，石菖蒲、艾叶、半夏和虎杖有抗置换型基因突变作用。丹参中提取的丹参酮有抗肝癌作用，可抑制肿瘤细胞 DNA 合成，刺五加中的皂甙对肝癌细胞 DNA 合成亦有抑制作用。

由于目前的医疗发展状况还难以彻底治愈乙肝，因此“既病防变”思想在慢性乙型肝炎患者的治疗中具有重要的现实及临床意义，在慢性乙型肝炎的临床治疗中，要贯彻“既病防变”的治未病思想，在抗病毒、保肝、改善临床症状的治疗的同时，防止乙肝后肝硬化及肝癌的发生。

参考文献（略）

基于结构化住院病历采集系统的 2 型糖尿病冠心病用药规律研究#

倪　青　姜兆顺

（中国中医科学院广安门医院内分泌科　北京 100053）

（中国人民解放军济南军区总医院内分泌科　济南 250031）

本研究通过对应用结构化糖尿病住院病历临床信息采集系统采集的 T2DM 患者的用药数据挖掘，旨在发掘探讨治疗糖尿病冠心病的用药规律，指导临床治疗糖尿病冠心病时的遣方用药，验证结构化糖尿病临床信息采集系统在治疗用药方面数据挖掘的可靠性。

研究方法

1　结构化糖尿病住院病历临床信息采集系统

根据电子病历原理，采用 Power Builder 与 Visual Basic 语言设计完成，基于 C/S 体系结构，我们和国内某软件公司合作，对包含有中医与西医基本内容的糖尿病病历进行了结构化处理，研发出高度结构化的糖尿病临床信息采集系统。本软件参照 2003 年国家中医药管理局颁发的病历书写规范、通过对若干糖尿病病历研究分析，抽提出中医糖尿病病历的共性与特性。并按照临床

应用后提出的新需求，进一步升级为2.0版结构化糖尿病临床信息采集系统。本系统包含有以下多个数据表：入院登记、住院病历、舌脉诊、中医处方、病程记录、医嘱录入、检验及特殊检查、诊断记录、出院处理、评分量表等等。还有用以支撑以上数据表的国际疾病分类编码 ICD-10、中药及中成药字典、中医方剂字典、西药字典等多个字典，根据临床实际需求情况，可以及时对字典进行修整维护。临床应用表明，能够满足2型糖尿病的中医与西医信息的采集与存储，为未来对海量数据进行挖掘奠定了基础。

2　病例纳入病例条件

从采集的71例T2DM冠心病病例中调出符合下列条件者纳入本研究：①用过中药汤药治疗者。②出院时，临床效果判断为好转或痊愈者。

3　诊断标准

3.1 西医糖尿病诊断标准：　按照1999年世界卫生组织(WHO)推荐的2型糖尿病诊断标准。① 有2型糖尿病的症状，任何时间的静脉血浆葡萄糖浓度≥11.1mmol/L；② 空腹静脉血浆葡萄糖浓度≥7.0mmol/L；③ OGTT 服75g葡萄糖后2h静脉血浆葡萄糖浓度≥11.1mmol/L。符合其中一条即诊断。

3.2 中医消渴病诊断标准：符合中医内科学6版教材消渴病诊断定义。

4　消渴病证候判断规则

参照如下标准：⑴为国家标准条目，⑵为三型辨证条目，⑶为中国中医药学会消渴病专业委员会一暂行标准，并参考卫生部中药新药临床研究指导原则。从所有病例的常见症状中，归纳2型糖尿病证型的判断规则，经计算机进行判别分析，确定2型糖尿病的证型。

5　病例排除标准

①1型2型糖尿病患者；②有2型糖尿病严重急性并发症，如酮症酸中毒昏迷等急性并发症患者；③继发性2型糖尿病患者；④妊娠糖尿病患者。

6　纳入本研究病例标准

①符合诊断标准及排除标准；②数据采集完整且无噪音数据。

数据挖掘方法

采用频数分析统计单味药的应用频次，采用SAS8.2软件进行关联规则分析，分别分析二味、三味、四味药物间的配伍关系与出现频次。

结果

1　T2DM并冠心病组的常用中药

T2DM并冠心病组的常用中药，见表1

表 1　T2DM 并冠心病组中药用药情况（前 30 味）

药物	频次	%	药物	频次	%
茯苓	175	52.08	白芍	70	20.83
丹参	136	40.48	当归	66	19.64
生黄芪	135	40.18	黄连	65	19.35
白术	135	40.19	川芎	63	18.75
麦冬	127	37.8	知母	60	17.86
太子参	115	34.23	苍术	59	17.56
生地	111	33.04	枳实	57	16.96
五味子	99	29.46	玄参	56	16.67
牛膝	99	29.46	甘草	54	16.07
瓜蒌	94	27.98	柴胡	53	15.77
陈皮	91	27.08	薏苡仁	52	15.48
赤芍	83	24.7	车前子	47	13.99
泽泻	82	24.4	天花粉	43	12.8
半夏	78	23.21	薤白	40	11.9
砂仁	76	22.62	檀香	40	11.9

T2DM 并冠心病组的常用中药前 15 味是：茯苓、丹参、生黄芪、白术、麦冬、太子参、生地、五味子、牛膝、瓜蒌、陈皮、赤芍、泽泻、半夏、砂仁。

按照符合经方中 2/3 以上药物统计，常用经方有：六君子汤、生脉散、丹参饮、补中益气汤、四物汤、消渴方、瓜蒌薤白半夏汤、二陈汤、增液汤、四妙散。

2　T2DM 并冠心病组常用中药配伍关联情况

T2DM 并冠心病组常用中药配伍关联情况，二项药物关联定义 SUP>20%、CON>50%、LI>1，三项药物关联定义 SUP>10%、CON>60%、LI>1。结果见表 2，表 3。

表 2　T2DM 并冠心病组二项药物关联表

CON(%)	SUP(%)	LI	COU	对药
74.81	30.06	1.4364	101	白术→茯苓
57.78	23.21	1.1093	78	生黄芪→茯苓
84.62	22.93	1.6246	77	陈皮→茯苓
76.77	22.62	2.0315	76	五味子→麦冬
89.02	21.73	1.7093	73	泽泻→茯苓
63.481	21.77	1.6794	73	太子参→麦冬
54.07	21.73	1.3359	73	生黄芪→丹参
53.33	21.43	1.3274	72	生黄芪→白术
55.91	21.13	1.3812	71	麦冬→丹参
62.16	20.54	1.5471	69	生地→生黄芪

从 T2DM 并冠心病组二项药物关联表中，看出 T2DM 并冠心病组中常用的前三项对药是白术→茯苓、生黄芪→茯苓、陈皮→茯苓，体现了健脾燥湿化痰治法，其后一项五味子→麦冬，体现了养阴治法。

表 3　T2DM 并冠心病组三项、四项药物关联表

CON(%)	SUP(%)	LI	COU	三、四味药关联
92.19	17.56	2.439	59	五味子+太子参→麦冬
77.78	16.67	1.4933	56	生黄芪+白术→茯苓
94.64	15.77	1.8171	53	陈皮+白术→茯苓
90.91	14.88	1.7455	50	泽泻+白术→茯苓
73.78	13.39	1.9517	45	太子参+丹参→麦冬
89.59	12.8	1.72	43	泽泻+生黄芪→茯苓
67.75	12.5	1.3006	42	太子参+生黄芪→茯苓
80.77	12.5	2.0103	42	生地+丹参→生黄芪
93.19	12.20	2.4653	41	玄参+生地→麦冬
73.22	12.20	1.8088	41	五味子+生黄芪→丹参
23.53	9.52	2.4706	32	丹参→檀香+砂仁
94.87	11.01	2.51	37	五味子+太子参+丹参→麦冬
97.22	10.47	1.8667	35	泽泻+生黄芪+白术→茯苓

从 T2DM 并冠心病组三项、四项药物关联表看出，常出现的三味药组合是生脉散，四君子汤也常出现，四味药中常出现的是生脉散加丹参，结合丹参→檀香+砂仁配伍应用 9.52%。

综合单味药和药物关联表分析，发现本组用药规律：常以生脉散合丹参饮加减、六君子汤加减、并常用黄芪、生地。发挥益气养阴、活血行气、健脾燥湿化痰功效。

讨　论

本研究发现，糖尿病并冠心病组常用的前 15 味药是：茯苓、丹参、生黄芪、白术、麦冬、太子参、生地、五味子、牛膝、瓜蒌、陈皮、赤芍、泽泻、半夏、砂仁。按符合经方中 2/3 以上药物则归为经方加减统计，常用经方有：六君子汤、生脉散、丹参饮、补中益气汤、四物汤、消渴方、瓜蒌薤白半夏汤、二陈汤、四妙散。从 T2DM 并冠心病组三项、四项药物关联表看出，常出现的三味药组合是生脉散、四君子汤，四味药中常出现的是生脉散加丹参，而丹参→檀香+砂仁配伍应用频率 9.52%。说明生脉散合丹参饮加减。

综合 T2DM 并冠心病组单味药和药物关联表分析，发现本组用药规律：常以生脉散合丹参饮加减、六君子汤加减、并常用黄芪、生地，发挥益气养阴、活血行气、健脾燥湿化痰功效。其中，生脉散发挥益气养阴，敛阴止汗功效，本方是治疗气阴两虚证的常用方剂。丹参饮发挥活血祛瘀，行气止痛功效，主治血瘀气滞，心胃诸痛。六君子汤发挥益气健脾功效，主治脾胃气虚证。共奏益气养阴、活血止痛、健脾燥湿化痰的功效。

参考文献（略）

815例不稳定型心绞痛证候要素的Logistic回归分析

何庆勇　姚魁武　王　阶

（中国中医科学院广安门医院　北京 100053）

摘要　目的：探讨不稳定型心绞痛(unstable　angina，UA)常见证候要素与症状体征的相关性。方法：多中心收集815例经冠脉造影证实的UA患者，在基于专家经验辨证的基础上，提取常见证候要素，并运用二分类Logistic回归分析研究常见证候要素和症状体征之间的相关性。结果：获取常见证候要素血瘀、气滞、痰浊、热蕴、气虚、阴虚、阳虚，经过对各证候要素回归模型分析，发现常见证候要素与症状体征的对应关系，如：胸痛、胁胀、皮下瘀血、眼周色黯、舌紫暗、舌瘀斑瘀点对判断证候要素“血瘀”具有诊断意义。畏寒肢冷、腰膝酸软、小便清长对判断证候要素“阳虚”具有诊断意义。这与传统中医临床认识基本相吻合。结论：通过临床调查研究，初步分析了UA常见证候要素与症状体征之间的对应关系，为建立证候要素诊断标准提供了一定依据。

关键词　不稳定型心绞痛；证候要素；Logistic回归分析

不稳定型心绞痛(unstable　angina，UA)是常见的急性冠脉综合征之一，易发展为急性心肌梗塞或猝死。目前中医界一般将稳定型心绞痛(stable angina，SA)和UA一起进行研究，然而两者在发病机制、临床特点、治疗措施和预后转归上均存在着明显的不同，应该分开研究。目前关于UA中医证候规律的研究较少，且缺乏统一认识。因此，对UA证候规律的研究具有重要现实意义。王永炎院士指出证候是一个高度非线性的复杂巨系统，应从证候要素的角度进行研究。本研究对815例UA患者的专家经验辨证结果进行了证候要素提取，并运用二分类Logistic回归分析方法，探讨常见证候要素与症状体征的关系，为建立证候要素诊断标准提供依据。

1 资料

1.1 一般资料

于2005年6月－2006年8月，在首都医科大学附属安贞医院心内科和抢救中心、北京中医药大学东方医院心内科、河南中医学院第一附属医院心内科、中国中医科学院西苑医院心内科五个中心共收集815例均经冠状动脉造影证实的UA患者。其中男性598人，占73.37%，女性217人，占总数26.63%，平均年龄61.53±10.66岁；平均病程3.80±5.23年，合并高血压病者390人，占总人数47.85%，平均病程11.48±9.63年；合并糖尿病205人，占总人数25.15%，平均病程7.55±6.26年，合并血脂紊乱者123人，占总人数15.09%，平均4.69±5.71年。冠脉病变：单支病变239例，占29.33%，双支病变230例，占28.22%，多支病变346例，占42.45%。

1.2 诊断标准

（1）诊断标准参照美国心脏病学会（ACC）/美国心脏协会（AHA）2002年的诊断标准制定。（2）冠脉造影诊断冠心病标准：所有入选病例经冠脉造影证实为1支或冠脉主干直径狭窄≥70%，或冠脉左主干直径狭窄≥50%；冠脉造影上显示为1支或以上冠脉主干直径狭窄≥50

%，但≤70%，则应有造影时冠状动脉痉挛或有急性 Q 波心肌梗死病史。

1.3 纳入和排除标准

纳入标准：①符合上述诊断标准；②患者同意接受调查，并签署知情同意书；③年龄在 35－75 岁之间。排除标准：①急性心肌梗死；②合并严重充血性心力衰竭、重度心律失常(快速房颤、房扑、阵发性室速等)、重度肺功能不全等急性疾病者；③未控制的高血压（一周内静息偶测血压≥140/90mmHg)；④糖尿病未达到一般控制标准者。

2 方法

2.1 研究方法

以文献研究、专家咨询为基础，制定好临床流行病学调查表。对入院 24h 病人的病史和症状体征进行分析，如病史（包括现病史、既往史、家族史等)，听诊、实验室检查、心电图等，对冠心病作初步诊断，然后对其四诊信息进行采集。行冠脉造影后，非冠心病患者剔除。

2.2 质量控制及样本量估算

采用统一诊断标准、统一临床流行病学调查表，并对参与临床流行病学调查的临床医生进行了系统培训，完成了一致性检验（症状一致率≥0.75)。我们通过前期课题组的文献研究和专家调研，采集了与 UA 中医证候密切相关的 75 个症状及体征变量。样本量计算按多因素分析的一般规则，样本量至少为所有变量数目的 5-10 倍。故至少应有 375－750 个病例，故收集了 815 例 UA 患者。

2.3 专家经验辨证规范化和证候要素的提取

对专家经验辨证的证候名称在相同证候名称合并的基础上，参考《中华人民共和国行业标准·中医病证分类代码》及邓铁涛第五版《中医诊断学》教材进行规范，并参考“973 计划”课题组对证候要素的初步研究结果。其中专家辨证结果需 2 名具有副主任医师同时提供，当 2 位专家意见不统一时听取第 3 位副主任医师的意见。

2.3 数据资料的收集处理及统计分析

所有数据采用双人双机独立进行数据录入，用 ACCESS 建立数据库，并对录入的数据进行一致性检验，核对修改至 2 个数据库完全一致。导入 SPSS13.0 软件进行统计分析。以常见证候要素为因变量（否=0，是=1)，以临床调查获取的 UA 常见症状体征为自变量，进行二分类 Logistic 回归分析。选入方程内变量的方法为基于偏最大似然估计的前进法（Forward：LR)，变量进行模型的检验水准为 0.05，剔除水准为 0.10。所有数据由非试验专业人员统一进行录入，并统计处理。

3 结果

3.1 证候要素分布情况

对专家辨证结果进行规范化后，提取 UA 的常见证候要素（出现百分比＞5%)：血瘀、气滞、痰浊、热蕴、气虚、阴虚、阳虚。

3.2 常见证候要素的 Logistic 回归分析

分别以常见证候要素血瘀、气滞、痰浊、热蕴、气虚、阴虚、阳虚为因变量，以症状体征变量为自变量，进行二分类 Logistic 回归分析。参考相关文献方法，按照 $P<0.05$ 和 OR＞1 选择各证候要素 Logistic 回归模型中对其具有诊断意义的症状体征变量，结果见表 1。

表 1 常见证候要素的 Logistic 回归分析

Table1 Logistic regression analysis on the common syndrome factors

dependent variable	independent variable	B	S.E.	Wald X^2	P	OR	95% CI
blood stasis	chest pain	1.081	.464	5.425	.020	2.947	1.187～7.317
	threatening inflation	.886	.318	7.786	.005	2.426	1.302～4.521
	subcutaneous ecchymosis	.731	.357	4.200	.040	2.078	1.032～4.181
	dark eye	.626	.290	4.647	.031	1.870	1.058～3.304
	dark and purple tongue	.750	.083	81.433	.000	2.116	1.798～2.490
	tongue with ecchymosis and blood spots	1.635	.403	16.456	.000	5.129	2.328～11.302
	Constant	-6.508	1.276	26.022	.000	.001	
qi stagnation	depreesson	1.291	.319	16.386	.000	3.637	1.947～6.797
	Constant	1.133	1.349	.705	.401	3.104	
phlegm	dzziness	.511	.128	16.033	.000	1.666	1.298～2.140
	fat	.385	.101	14.599	.000	1.470	1.206～1.791
	a lot of Sputum	.823	.262	9.893	.002	2.277	1.363～3.801
dependent variable	independent variable	B	S.E.	Wald X^2	P	OR	95% CI
	thirsty but not want to drink	.837	.365	5.258	.022	2.309	1.129～4.721
	feel bitter	.573	.236	5.917	.015	1.774	1.118～2.815
	pale face	.876	.331	7.008	.008	2.401	1.255～4.593
	dark eye	.788	.238	10.911	.001	2.198	1.378～3.508
	Slip pulse	1.560	.746	4.376	.036	4.761	1.103～20.545
	constant	-7.924	1.170	45.849	.000	.000	
intrinsic hot	constipation	1.286	.435	8.747	.003	3.617	1.543～8.480
	feel sweet	6.662	1.609	17.142	.000	781.825	33.385～18308.929
	red eye	5.172	1.557	11.039	.001	176.253	8.339～3725.235
	small voice	3.481	.940	13.709	.000	32.500	5.147～205.208
	Constant	23.377	5228.864	.000	.996	1E+010	
qi deficiency	Shortness of breath	.247	.114	4.717	.030	1.281	1.024～1.601
	weak burnout	.924	.138	45.041	.000	2.520	1.924～3.301
	Sweating during the day	.637	.129	24.429	.000	1.891	1.469～2.435
	pale lips and nail	1.118	.423	6.972	.008	3.059	1.334～7.014
	dark palatal mucosa	1.686	.386	19.057	.000	5.396	2.532～11.502
	abdominal pain after push	2.511	1.094	5.267	.022	12.314	1.443～105.101
	white tongue	.179	.074	5.814	.016	1.196	1.034～1.383
	constant	-6.324	1.423	19.739	.000	.002	
ying deficiency	chest pain	.250	.102	5.945	.015	1.284	1.050～1.569
	Sweating during sleep	.692	.129	28.673	.000	1.997	1.550～2.573
	feel fever Center for the soles of feet and hands	.588	.132	19.780	.000	1.801	1.390～2.334
	dry eyes	.501	.131	14.635	.000	1.650	1.276～2.132
	dry mouth	.553	.126	19.330	.000	1.739	1.359～2.226
	Constant	-3.320	.527	39.634	.000	.036	
yang deficiency	cold chills at extremities	1.835	.169	117.322	.000	6.267	4.496～8.735
	weakness in the waist and knee	.670	.181	13.662	.000	1.954	1.370～2.786
	clear and long urine	1.008	.467	4.653	.031	2.740	1.096～6.845
	constant	-3.528	1.210	8.497	.004	.029	

Note：B：partial regression coefficient；SE：Standard error；Wald X^2 ：Wald X^2 statistic；P：probability；OR：odds ratio；95%CI：95% confidence interval.

3 讨论

二分类 Logistic 回归属于非线性的概率型回归模型，它是研究二分类结果与影响因素间关系的一种多变量统计方法。近年来，Logistic 回归模型广泛应用于医学研究的各个领域，如流行病学、病因学的队列研究、病例对照研究、临床诊断的判别模型，治疗效果评价。同时，二分类 Logistic 回归在中医证候学研究中越来越受重视，例如笔者曾将其应用于血瘀证的量化诊断研究。本研究以多中心收集的 815 例经冠脉造影证实的 UA 患者的流行病学资料为基础，通过运用二分类 Logistic 回归分析，初步提出了对判断 UA 常见证候要素具有诊断意义的症状体征组合。

通过对 815 例经冠脉造影证实的 UA 患者的常见证候要素的 Logistic 回归分析发现，在各模型下，对常见证候要素具有判断意义的症状体征与传统中医临床认识基本上是吻合的。如胸痛、盗汗、五心烦热、两目干涩、口干对判断证候要素“阴虚”具有意义。畏寒肢冷、腰膝酸软、小便清长对判断证候要素“阳虚”具有诊断意义。但少数症状体征在某些回归模型中对常见证候要素的判断意义上存在一定的争议，如“胁胀”对判断证候要素“血瘀”具有诊断意义，造成这种原因很可能是患者的病情比较复杂，同一个患者往往同时兼夹多个证候要素，如证候要素“血瘀”往往和证候要素“气滞”同时在同一个患者身上出现，所以模型错误的将证候要素“气滞”的症状体征“胁胀”纳入到证候要素“血瘀”的诊断指标之内。

本研究为中医证候要素诊断标准的建立提供了一定的思路与方法，如可以用回归模型中的 OR 值作为症状体征权重，也可以用 OR 值作为筛选主要、次要症状的根据，如凡 OR 值≥3（强关联）的症状体征列入主要症状体征，3＞OR 值≥1（中关联）的症状体征列入次要症状，OR 值＜1（弱关联）的症状体征删除。如证候要素“阳虚”的诊断标准为：主症：畏寒肢冷（6 分）、次症：腰膝酸软（2 分）、小便清长（3 分）。然而本研究只是采用一种方法进行 UA 中医证候要素的研究，难免有所不全面，今后会在此临床流行病学资料的基础上，综合利用多种数理统计方法（如判别分析、熵的关联度等）并结合专家咨询的结果，建立证候要素诊断标准。（致谢：感谢首都医科大学附属安贞医院的马长生教授、李军博士，北京中医药大学东方医院的林谦教授、农一兵博士，河南中医学院第一附属医院的朱明军教授、王永霞博士帮助收集病例）

参考文献（略）

降脂红曲微粉治疗血脂异常合并颈动脉粥样硬化的临床研究：随机对照试验

刘龙涛

（中国中医科学院西苑医院　北京　100091）

摘 要　**目的：**观察降脂红曲微粉对血脂异常合并颈动脉粥样硬化患者的临床疗效，并评价其安全性。**方法：**按纳入病例标准选择 2005 年 4 月~2006 年 4 月济南机床二厂社区血脂异常合并颈动脉粥样硬化患者 62 例，按随机数字表法随机分为治疗组 21 例、中药对照组 20 例和西药对照组 21 例。治疗组给予降脂红曲微粉胶囊口服，每次 1 粒，每日 2 次；中药对照组给予血脂康胶囊口服，每次 2 粒，每日 2 次；西药对照组给予洛伐他汀片口服，每次 1 片，每日 1 次。各组患者均连续治疗 6 个月，治疗期间避免服用影响血脂代谢的其他药物。观察各组患者治疗前后中医证候，血清总胆固醇（TC）、甘油三酯（TG）、低密度脂蛋白（LDL-C）和高密度脂蛋白（HDL-C）水平、颈动脉内膜-中膜厚度（IMT）和斑块 Crouse 积分的变化，并观察其安全性指标。**结果：**入组 62 例，治疗组和西药对照组各有 1 例患者出组，可评价疗效病例 60 例。治疗 6 个月后，各组临床症状均显著改善，治疗组显效率显著优于西药对照组（$P<0.05$）；各组血清 TC、TG、LDL-C 水平显著降低（$P<0.05$ 或 $P<0.01$），组间比较无统计学意义（$P<0.05$），各组血清 HDL-C 水平变化无统计学意义（$P>0.05$）；各组颈动脉 IMT 与斑块积分显著减小（$P<0.05$，$P<0.01$），组间比较无统计学意义；治疗期间西药对照组 1 例患者因转氨酶升高退出试验，其他两组均未出现严重的与药物相关不良反应。**结论：**降脂红曲微粉具有良好的调脂、抗动脉粥样硬化作用，与血脂康和洛伐他汀疗效相当，且安全性高，值得进一步研究。

关键词　血脂异常；颈动脉粥样硬化；降脂红曲；微粉中药；随机对照试验

血脂异常和动脉粥样硬化（AS）是多种心脑血管病发生和发展的重要危险因素，随着生活水平的提高和生活方式的变化，其相关疾病的发病率呈逐年上升的趋势，调脂、抗 AS 中西药物的研究也越来越受到重视。本研究采用随机对照试验设计，观察降脂红曲微粉（降脂红曲经超微粉碎）对血脂异常合并颈动脉粥样硬化患者临床症状、血脂水平、颈动脉粥样硬化的影响，并评价其安全性，以期为该药的进一步临床推广应用提供依据。

1 资料与方法

1.1 临床资料

1.1.1 研究对象　选择 2005 年 4 月-2006 年 4 月济南机床二厂社区血脂异常合并颈动脉粥样硬化患者 62 例。其中男 23 例，女 39 例，患者年龄 50~70 岁，平均年龄（58.6±5.38）岁。

1.1.2 诊断标准　血脂异常的诊断按照 1997 年中华心血管病杂志编辑委员会血脂异常防治对策专题组《血脂异常防治建议》标准。即在正常饮食情况下，检测禁食 12~14 小时后的血脂水平，凡血清总胆固醇（TC）≥5.72mmol/L（220mg/dl）或血清甘油三酯（TG）≥1.70mmol/L（150mg/dl）或低密度脂蛋白胆固醇（LDL-C）≥3.64mmol/L（140mg/dl）或高密度脂蛋白胆固醇（HDL-C）≤0.91mmol/L（35mg/dl）者。

1.1.3 纳入标准　（1）符合血脂异常诊断标准，同时经颈动脉超声检查显示颈总动脉内膜-中膜厚度（IMT）≥1.0mm 者；（2）年龄＞20 岁，≤70 岁者；（3）能坚持长期服药者；（4）同意参加本临床研究，并签署知情同意书者。

1.1.4 排除标准　（1）半年内曾患急性心肌梗塞、脑血管意外、严重创伤或重大手术后患者；（2）因肾病综合征、甲状腺功能减退、痛风、急性或慢性肝胆疾病等所致的血脂异常；（3）由药物（如吩噻类、β-受体阻滞剂，肾上腺皮质类固醇及某些避孕药等）引起的血脂异常；（4）合并肝、肾及造血系统等严重原发性疾病，精神病患者；（5）妊娠或哺乳期妇女，过敏体质及对试验药物过敏者。（6）超声显示斑块导致颈动脉管腔狭窄≥90%，严重影响颈动脉血流者。

1.2 研究方法

1.2.1 随机分组　共纳入受试者 62 例，按随机数字表法随机分为治疗组 21 例、中药对照组 20 例和西药对照组各 21 例。

1.2.2 治疗方法　治疗组给予降脂红曲微粉胶囊口服（每次 1 粒，每日 2 次），所用红曲粉购自河北涿州生物技术有限公司，批号 20041010，经济南倍力粉体技术有限责任公司 BFM-6 型贝利微粉机超微粉碎，胶囊填充，每粒胶囊含降脂红曲微粉 175mg；中药对照组给予血脂康胶囊口服（每次 2 粒，每日 2 次），北大维信生物科技有限公司出品并提供，300mg/粒，生产批号：20041133；西药对照组给予洛伐他汀片口服（每次 1 片，每日 1 次），北京万生药业有限责任公司出品，20mg/片，生产批号：20050406。各组患者均连续治疗 6 个月，治疗期间避免服用影响血脂代谢的其他药物。

1.3 观察指标及疗效评定

1.3.1 中医证候疗效　参照 2002 年《中药新药临床研究指导原则》分为显效、有效和无效，将加重并入无效，以显效和有效地总例数计算总有效率。显效：临床症状、体征明显改善，证候积分减少≥70%；有效：临床症状、体征均有好转，证候积分减少≥30%，＜70%；无效：临床症状、体征无明显改善，甚或加重，症状积分减少＜30%。

1.3.2 血脂检测　治疗前后均采用美国 BECKMAN CX9 全自动生化分析仪，以酶法测定血清 TC、TG，直接法测定 HDL-C，由公式计算出 LDL-C 水平（LDL-C=TC-HDL-C-TG/2.2）。

1.3.3 颈动脉超声检查　所有病例于治疗前后进行颈动脉超声检查。采用百胜公司 DU6 彩色多普勒超声诊断仪，10MHz 双深度脉冲探头，由同一超声专业医师（该医师对患者的分组及治疗方案完全不知情）进行检查操作。患者取头后仰卧位，检查一侧颈动脉时头偏向对侧约 45°，分别检查左右颈动脉。探头沿颈动脉走向，自下向上作连续纵、横切面扫查，依次做纵切和横切面检查双侧颈总动脉、颈动脉分叉处、颈内动脉和颈外动脉。IMT 检测方法：在左心室舒张末期（即同步心电图显示 R 波时）冻结标准部位的图像，分别测 3 个心动周期管腔内膜界面与中层外膜界面之间的距离，3 次检验值的平均值即为该侧的 IMT，以双侧颈总动脉 IMT 的平均值进行统计分析。

1.3.4 安全性评价　在治疗过程中，密切观察患者出现的不良反应；治疗前后进行血、尿常规，心电图及肝肾功能检查。

1.3.5 统计学方法　计数资料采用 X^2 检验；计量资料用均数±标准差（$\bar{x}$±s）表示，采用 t、F 检验，$P<0.05$ 认为差异有显著性；安全性评价采用描述性统计。所有统计分析均使用 SPSS 11.0 统计软件完成，α=0.05 为检验水准，双侧检验。

2 结果

2.1 基线资料　各组共有 60 例患者完成试验，治疗组 1 例因违背治疗方案予以剔除，西药对照组 1 例因发生转氨酶升高（ALT 92U/L）予以剔除。随机试验流程图见图 1。三组性别、年龄、职业以及主要合并疾病比较，差异均无统计学意义，组间分布均衡（$P>0.05$）。

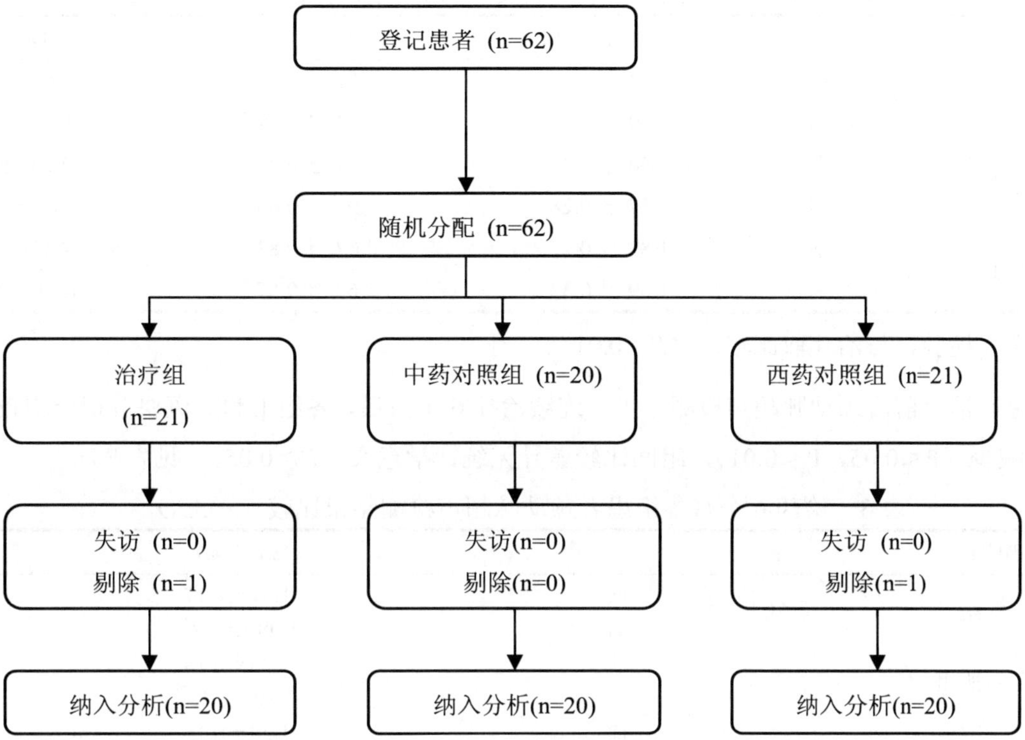

图 1　随机试验流程图

2.2 中医证候疗效　治疗组显效 16 例（80%），有效 2 例（15%），总有效率 90%（18/20）；中药对照组显效 12 例（60%），有效 6 例（30%），总有效率 90%（18/20）；西药对照组显效 6 例（30%），有效 7 例（35%），总有效率 65%（13/20）。治疗组显效率显著高于西药对照组，差异有统计学意义（$P<0.05$）。

2.3 血脂水平变化

2.3.1 血清 TC、TG 水平变化

给药 6 个月后，各组治疗后血清 TC、TG 水平与治疗前相比均显著降低，差异有统计学意义（$P<0.01$）。见表 1。

表 1　给药 6 个月各组 TC、TG 变化比较（$\bar{x}\pm s$）

组别	n		TC（mmol/L）	TG（mmol/L）
治疗组	20	前	6.31 ±1.19	2.45 ±0.86
		后	5.23 ±0.94**	2.04 ±1.12**
中药对照组	20	前	6.18 ±0.85	2.15 ±0.88
		后	4.88 ±0.71**	1.72 ±0.79**
西药对照组	20	前	6.74 ±0.87	2.46 ±1.72
		后	5.26 ±0.81**	1.96 ±0.94**

注：经 t 检验，与治疗前比较，$^{**}P<0.01$

2.3.2 血清 HDL-C、LDL-C 水平及 LDL/HDL 变化　各组治疗后，血清 LDL-C 水平及 LDL/HDL

与治疗前相比均显著降低，差异有统计学意义（$P<0.01$）；HDL 未见显著变化（$P>0.05$）；组间比较差异均无统计学意义（$P>0.05$）。见表 2。

表 2　给药 6 个月各组 HDL-C、LDL-C 与 LDL/HDL 变化比较（$\bar{x}\pm s$）

组别	n		HDL-C（mmol/L）	LDL-C（mmol/L）	LDL/HDL
治疗组	20	前	1.74 ±0.35	3.21 ±1.08	1.98 ±0.29
		后	1.79 ±0.23	2.69 ±0.52**	1.53 ±0.26**
中药对照组	20	前	1.60 ±0.39	3.94 ±0.74	2.64 ±0.94
		后	1.57 ±0.28	2.91 ±0.63**	1.79 ±0.19**
西药对照组	20	前	1.87 ±0.27	4.07 ±0.83	2.13 ±0.33
		后	1.69 ±0.32	2.62 ±0.57**	1.69 ±0.23**

注：经 t 检验，与治疗前比较，**$P<0.01$

2.4 各组患者治疗前后颈动脉超声检测结果　连续治疗 6 个月后，各组 IMT、斑块总积分均较治疗前显著减少（P＜0.05，P＜0.01），组间比较差异无统计学意义（$P>0.05$）。见表 3。

表 3　给药 6 个月各组患者颈动脉超声检测结果比较（$\bar{x}\pm s$）

组别	n		IMT（mm）
治疗组	20	前	1.31±0.17
		后	1.08±0.12**
中药对照组	20	前	1.25±0.14
		后	1.10±0.13*
西药对照组	20	前	1.28±0.15
		后	1.07±0.08**

注：经 t 检验，与治疗前比较，*$P<0.05$，**$P<0.01$

2.5 安全性评价　洛伐他汀组有 1 例患者出现乏力伴转氨酶升高（ALT 92U/L），停药后症状消失且 ALT 恢复正常。降脂红曲微粉组和血脂康组未出现此类不良反应，且治疗前后血、尿常规、肝肾功能和心电图无明显异常波动。

3 讨 论

血脂异常，是指脂肪代谢或运转异常，表现为低密度脂蛋白、甘油三酯、总胆固醇的升高或（和）高密度脂蛋白的下降。血脂异常与动脉粥样硬化的发生和发展有着密切的关系，而动脉粥样硬化是引起冠心病、脑卒中、肾动脉硬化及周围动脉硬化等疾病的主要原因。红曲是一种传统中药，为红曲霉与粳米为原料经发酵制成，有“活血化瘀止痛，健脾和胃消食”之效，在我国有悠久的药用和食用的历史。降脂红曲是红曲的，也称为功能性红曲或特制红曲，因其含有酸式结构的洛伐他汀为降脂红曲的特有成分，它不需体内任何转换过程而直接发挥调脂作用，故又较他汀类西药安全，被誉为“中药他汀”或“天然他汀”之称。药理及临床试验显示，降脂红曲不但有降血脂作用，还有一定的降血压、降血糖、抑菌、增强免疫力、抗疲劳等作用。本研究所选西药对照药洛伐他汀(Lovastatin)是第一个上市应用的他汀类降血脂药物，能选择性抑制体内胆固醇合成限速酶羟甲基戊二酰辅酶 A(HMG-CoA)还原酶，使总胆固醇的合成减少，低密度脂蛋白胆固醇合成减少，对 AS 和冠心病有确切的预防作用。由于其需要消耗人体产生的羟基酯酶，增加肝、肾负担，因而具有一定的肝肾毒副作用。中药对照药血脂康胶囊主要成分即为降脂红曲（常规粉碎），是我国第一个以西药（洛伐他汀）为质量控制标准的中成药，临床应用广泛。

中药超微粉碎技术又称为细胞级微粉技术，是近年来兴起的一项中药粉体加工高新技术。已有不少关于该技术制取微粉中药的加工工艺、物性、成分、溶出度、利用度、吸收、药物动力学、药效学、毒理学等方面研究报道，结果提示微粉中药对提高中药有效成分溶出度，节省中药资源，以及提高药效，都具有十分重要的意义。本研究结果显示，给药6个月后，治疗组血清TC、TG、LDL-C水平及LDL/HDL比值与治疗前相比均显著降低，组间比较，无显著性差异。本研究所用降脂红曲微粉剂量为其常规用量的1/2，亦远远低于血脂康胶囊中降脂红曲的每日用量，表明降脂红曲经超微粉碎后，用药剂量较常规用量显著减少，与血脂康胶囊或洛伐他汀片比较临床降脂疗效相当。

血脂异常及周围AS患者自觉症状较多且分布不均，多缺乏特异性的症状和体征，而且往往症状与病情严重程度呈现不一致性。他汀类药物降脂疗效迅速且肯定，但不良反应较多，如肌病、肝损害等，导致此类药物对患者症状改善不明显。本研究显示，治疗组对血脂异常及伴有颈动脉粥样硬化患者的主要症状均有较好的缓解作用，且治疗组显效率显著优于西药对照组（$P<0.05$）。本研究表明降脂红曲经超微粉碎，可以更加适合机体吸收，提高生物利用度及其治疗效果，从症状疗效角度体现了降脂红曲微粉相对于西药洛伐他汀的优越性，以及超微粉碎的价值。

颈动脉超声检测，作为一种无创、经济的手段，有良好的重复性，已成为临床上观察全身动脉粥样硬化发生发展的一个重要“窗口”。高分辨率超声技术可以直接测量外周动脉管壁的内膜－中层厚度（intima media thickness，IMT），对评价早期AS，客观地估计以AS为病理基础的心脑血管疾病的发病危险性及治疗效果有独特的价值。本研究显示，连续治疗6个月后，降脂红曲微粉组患者IMT显著降低（$P<0.05$，$P<0.01$），组间比较差异无统计学意义（$P>0.05$）。表明降脂红曲微粉具有较好的防治颈动脉粥样硬化的作用，疗效与血脂康或洛伐他汀组相当。

患者在6个月的治疗过程中，降脂红曲微粉组均未出现明显的不良反应，且治疗前后血、尿常规、肝肾功能和心电图无明显异常波动，提示降脂红曲微粉安全性高，适于长期服用。综合本研究结果，应用降脂红曲微粉治疗血脂异常合并颈动脉粥样硬化，疗效肯定，与血脂康或洛伐他汀疗效相当，同时用药剂量显著减少，大大节省了中药资源，且安全性高，值得进一步研究。下一步我们将通过多中心、大样本、随机、双盲的临床设计，通过较长研究周期的观察，深入探讨降脂红曲微粉的远期疗效及其作用机理，为该药的临床推广提供依据。

参考文献（略）

慢性肾衰竭维持性血液透析患者瘀血舌与血清 hs-CRP 相关性的研究

张　昱　刘　刚　周群清　王洪霞　翁维良

（中国中医科学院西苑医院　北京 100091）

摘要　目的：观察慢性肾衰竭维持性血液透析患者瘀血舌与血清超敏 C-反应蛋白（hs-CRP）相关性。方法：选择慢性肾衰竭维持性血液透析患者 60 例，在自然光线下肉眼观察每位患者的舌象并照相，依据舌象分为瘀血舌组 31 例和非瘀血舌组 29 例。两组患者在性别、年龄、透析时间、透前 Scr、Bun、Hb、Alb、KT/V、URR、合并冠心病及糖尿病病例数均无统计学差异，具有可比性。运用计算机软件“中医舌诊专家系统”对舌质颜色进行 R（红色分量）、G（绿色分量）、B（蓝色分量）的定量测定。血清 hs-CRP 测定采用免疫透射比浊法，运用全自动生化分析仪进行测定。结果：瘀血舌组的 R 值小于非瘀血舌组，两者比较有统计学差异，P＜0.01；G 值两组数据无统计学差异；瘀血舌组的 B 值均数大于非瘀血舌象组，但无统计学差异。通过 Logistic 逐步回归分析，舌质的瘀暗程度与 R 值呈负相关，P＜0.01，与 B 值呈正相关，P＜0.05，舌质的瘀暗程度与血清 hs-CRP 呈正相关，P＜0.01，瘀血舌组的血清 hs-CRP 明显高于非瘀血舌组，二者有显著性差异，P＜0.01。结论：维持性血液透析患者瘀血舌与血清 hs-CRP 水平呈正相关关系，瘀血舌可能预示血清 hs-CRP 水平升高，预测未来心血管事件发生的风险较大。

关键词　慢性肾衰竭；维持性血液透析；超敏 C 反应蛋白 ；瘀血舌

心血管疾病是维持性血液透析（Maintained Hemodialysis，MHD）患者最常见、最严重的并发症，其发生率是正常人群的 10～20 倍，同时也是最主要的死亡原因，占 50%以上。其心血管病变的主要表现为动脉粥样硬化造成的缺血性心脏病，以及心肌病变导致的左心室功能和结构异常，进而危及生命。中医学认为血脉瘀阻是心血管疾病的基本病理基础，而瘀血舌象是血脉瘀阻的主要表现之一。因此，本文旨在探讨维持性血液透析患者瘀血舌象与心血管危险因素之间的相关性，从而通过观察舌象可以初步判断心血管并发症发生的可能性，进而及早进行干预，以降低透析的死亡率。

1　研究材料

1.1 病例来源

选取慢性肾衰尿毒症维持性血液透析患者 60 例，分别来自中国中医科学院西苑医院透析中心和京煤集团总医院透析中心，所有病例均符合纳入标准和排除标准，其中男性 32 例，女性 28 例，年龄 30-80 岁，平均年龄 59.8±10.9 岁。透析时间 34-4520 天，平均时间 959.75±982.85 天。慢性肾功能衰竭尿毒症的原发病包括糖尿病肾病 21 例，慢性肾小球肾炎 12 例，高血压肾损害 7

例，慢性肾盂肾炎 2 例，药物性肾损害 2 例，干燥综合征肾损害 1 例，ANCA 小血管炎肾损害 1 例，梗阻性肾病 1 例，痛风性肾病 1 例，原因不明 12 例。所有患者均采用碳酸氢盐透析液，聚砜膜 F6 透析器，血液透析每周 2-3 次，每次透析 4-4.5h，血流量 250-300ml/min，透析液流量 500ml/min，透析膜面积为 $1.3m^2$，均采用体外肝素个体化抗凝。

1.2 病例分组

在自然光线下肉眼观察患者舌象，依据舌象分为瘀血舌象组 31 例，男性 16 例，女性 15 例，平均年龄 60.6±10.7 岁，透析时间 1104.65±1147.92 天，透前血肌酐 924.27±322.64μmol/L，尿素氮 57.56±21.45mg/dl，血红蛋白 110.23±16.40g/L，白蛋白 39.88±2.16g/L，尿素清除指数 Kt/V 1.46±0.29，尿素下降速率 URR 69.52±7.13% ，冠心病病史 12 例，糖尿病病史 9 例，脑梗塞病史 1 例；非瘀血舌象组 29 例，男性 16 例，女性 13 例，平均年龄 58.9±11.4 岁，透析时间 804.86±758.65 天，透前血肌酐 819.37±237.22μmol/L，尿素氮 54.12±18.33mg/dl，血红蛋白 117.07±9.98g/L，白蛋白 39.49±3.43g/L，尿素清除指数 Kt/V 1.44±0.29，尿素下降速率 URR 68.65±7.24%，冠心病病史 6 例，糖尿病病史 12 例，无脑梗塞病史病例。两组患者在性别、年龄、透析时间、透前 Scr、Bun、Hb、Alb、KT/V、URR、合并冠心病及糖尿病病例数均无统计学差异，$P>0.05$，无统计学差异，具有可比性。

1.3 诊断标准

1.3.1 中医舌象判别标准（1988 年 10 月在北京召开的“血瘀证国际会议”提出的参考标准）：瘀血舌为舌紫暗或有瘀斑瘀点；非瘀血舌为非紫暗舌且无瘀斑瘀点。

1.3.2 西医诊断标准（人民卫生出版社叶任高内科学第 6 版）：肾小球滤过率（GFR）降至正常的 10%以下，血肌酐＞707μmol/L。

1.4 纳入和排除标准

1.4.1 纳入标准：符合慢性肾功能衰竭尿毒症诊断标准并进行血液透析大于等于 30 天者；配合医务工作者完成病史采集，舌象拍摄及相关实验室检查者。

1.4.2 排除标准：合并严重其它系统疾病如神志昏迷、插管等不能进行伸舌观察照相者；已有严重的心脑血管系统的疾病；有急慢性感染、恶性肿瘤、活动性出血、自身免疫性疾病活动期等；近 3 个月内无输血史、外伤史及手术史；合并严重贫血的患者（HGB＜6g/dl）；接受血液透析小于 30 者；年龄小于 20 岁或大于 80 岁；依从性差，未能配合医务人员完成相关检查者；先天性瘀点瘀斑舌；病历资料不全，影响统计者。

2 研究方法

2.1 舌象拍照及处理

2.1.1 舌象拍照：病人采用仰卧位，面对光亮处，自然地将舌伸出口外，舌体放松，舌面展平，舌尖略向下，尽量张口，以充分暴露舌体。由专人负责照相，照相机采用索尼 DSC-Wl 数码相机，镜头以约 10° 的俯角对准舌体，近距离（40cm）微距摄像。照前须清水漱口 3 次，并排除“染苔”等影响舌象识别的因素。

2.1.2 舌象处理：运用“中医舌诊专家系统”（由中国中医科学院西苑医院、清华大学医学工程系与北京普利生公司研制）对舌质的颜色进行红色 R 值、绿色 G 值、蓝色 B 值的定量测定。将舌象图片导入该系统，进行舌体及舌苔的分割，然后系统自动分析出舌质颜色的 R.G.B 值。

2.2 观察项目

2.2.1 一般资料：包括年龄、性别、干体重、开始透析时间、原发病、并发症、每次透析时间、每周透析次数、透析方法、超滤量、透后体重等。

2.2.2 实验室检查：包括 hs-CRP、、血肌酐（Scr）、尿素氮（Bun）和血常规。并计算尿素清除指数（Kt/V）、尿素下降速率（URR）。尿素清除指数（Kt/V）计算公式为：$Kt/V=-In(R-0.008\times t)+(4-3.5\times R)\times UF/W$，公式中 In 为自然对数，R 为透析后尿素氮（BUN）/透析前尿素氮值，t 为透析治疗时间（h），UF 为超滤量（L），W 为透析后体重（kg）。尿素下降速率（URR）计算公式为：URR（%）=1－R，公式中 R 同上。

2.2.3 标本检测方法：所有患者均于舌象拍照当日晨起空腹安静状态下，透析开始前抽取非动-静脉内瘘侧前臂静脉血，置于 2%EDTA-Na_2 抗凝管内，混匀，30min 内离心分离血浆，置于-20℃备检。hs-CRP 测定采用免疫透射比浊法，正常值＜6mg/L，运用日本日立-7600 全自动生化分析仪和九强试剂进行测定。

2.3 数据处理及统计学方法

采用 SPSS15.0 软件进行数据统计。计量资料以均数±标准差（$\bar{x}\pm S$）表示，符合正态分布和方差齐性采用两组独立样本 t 检验，不符合正态和方差齐性，则采用两组独立样本非参数检验；计数资料采用 X^2 检验。相关分析采用双变量相关分析，正态分布资料采用 Pearson 积差相关系数，非正态分布资料采用 Spearman 和 Kendall 相关系数。回归分析采用二分类资料的 Logistic 回归分析。检验水准α取 0.05，采用双侧检验。

3 结果

3.1 瘀血舌象组和非瘀血舌象组舌质 R.G.B 值的比较

如表 1 所示，通过“中医舌诊专家系统”对瘀血舌象组和非瘀血舌象组的舌质 R.G.B 值进行定量得出，R 值瘀血舌象组小于非瘀血舌象组，两者比较有统计学差异，P＜0.01；G 值两组数据相当，无统计学差异，P＞0.05；B 值瘀血舌象组均数大于非瘀血舌象组，无统计学差异，P＞0.05。如表 2 所示，通过 Logistic 逐步回归分析，舌象的瘀暗程度与 R 值呈负相关，P＜0.01，与 B 值呈正相关，P＜0.05，即舌象的瘀暗程度越重，则 R 值越小，B 值越大，提示红色分量 R 值和蓝色分量 B 值与舌质的瘀暗程度具有相关性。

表 1 瘀血舌象组与非瘀血舌象组舌质 R.G.B 值比较（$\bar{x}\pm S$）

分组	n	R	G	B
瘀血舌象组	31	138.48±16.69*	106.10±11.83	108.71±12.54
非瘀血舌象组	29	155.93±16.66	106.34±15.27	103.83±16.88

注：与非瘀血舌象组比较，*P＜0.01

表 2 瘀血舌象相关因素 Logistic 逐步回归分析

入选变量	回归系数	标准误	WaldX^2	P 值
R	-0.163	0.053	9.523	0.002
B	0.116	0.045	6.708	0.010

3.2 瘀血舌象与血清 hs-CRP 的相关性

如表 3 所示，瘀血舌象组 hs-CRP 水平高于非瘀血舌象组，且有明显统计学差异，P＜0.01。如表 5 所示，舌象瘀暗程度与 hs-CRP 水平呈正相关，P＜0.01，即舌象的瘀暗程度越重，则 hs-CRP 水平越高。上述结果提示瘀血舌象与 hs-CRP 具有相关性，瘀血舌象组更易发生心血管并发症。

表 3　瘀血舌象组与非瘀血舌象组 hs-CRP 比较（$\bar{x}\pm S$）

分组	n	hs-CRP（mg/L）
瘀血舌象组	n=31	13.17±16.02*
非瘀血舌象组	n=29	3.84±4.53

注：与非瘀血舌象组比较，*P＜0.01

表 4 瘀血舌象相关因素 Logistic 逐步回归分析

入选变量	回归系数 r	标准误	WaldX^2	P 值
Hs-CRP	0.410	0.147	7.809	0.005

4　讨论

翁维良等对血瘀证舌象的研究发现，血瘀证淡紫舌、暗红、紫红、青紫舌比例显著高于非血瘀证组，运用“中医舌诊专家系统”对两组舌质 R.G.B 值定量得出血瘀证组 R 值低于非血瘀组，B 值高于非血瘀组，并具有统计学意义。本研究也得出瘀血舌组 R 值低于非瘀血舌象组，有明显统计学差异，*P*＜0.01，B 值高于非瘀血舌组，但无统计学意义，*P*＞0.05，可能与病例数较少有关。通过 Logistic 逐步回归分析，舌质的瘀暗程度与 R 值呈负相关，*P*＜0.01，与 B 值呈正相关，*P*＜0.05，与翁氏的结果一致，进一步验证了瘀血舌 R.G.B 值定量的规律，从而为临床瘀血舌提供了的初步的定量诊断方法。

C 反应蛋白（CRP）是动脉粥样硬化形成疾病的介导和标志物。CRP 在动脉粥样硬化中的可能作用包括:激活补体系统，增加分子间的黏附作用，增强吞噬细胞对低密度脂蛋白的吞噬作用，增强纤溶酶原激活抑制物的表达和活性等。Hashimoto 等研究发现，在颈动脉粥样硬化的早期，hs-CRP 是颈动脉粥样硬化活动性的标志物。1996 年以来，欧美国家共开展 10 项前瞻性研究，认为 hs-CRP 不仅可以用来评价未来 6～10 年出现心血管疾病发作的危险性，而且还是首次发生心血管疾病危险性非常有效的指标。国外已将 hs-CRP 作为心血管疾病相对独立的一个新的筛选指标。目前一般认为，用于心血管疾病危险性评估时，hs-CRP<1.0mg/L 为低危险性；1.0～3.0mg/L

为中度危险性，>3.0mg/L 为高度危险性，Hs-CRP 浓度越高，心血管疾病的危害性就越大。本研究表明，瘀血舌组的 hs-CRP 水平明显高于非瘀血舌组，提示在维持性血透的患者中有瘀血舌者未来发生心血管疾病的风险性可能会高于非瘀血舌者。

综上所述，瘀血舌与心血管疾病联系密切，血透患者瘀血舌组 hs-CRP 明显升高，而 hs-CRP 是动脉粥样硬化及慢性肾衰维持性血透患者心血管并发症的重要危险因素之一，所以，瘀血舌可以作为一种慢性肾衰竭维持性血液透析患者并发心血管疾病潜在危险的粗略的、外在的判定指标。

参考文献（略）

动脉粥样硬化性肾动脉狭窄证候初探

饶向荣　张楠楠　李深　李雪霞 刘畅　王丽　韩东彦　占永立 戴希文

（中国中医科学院广安门医院肾内科　北京 100053）

摘要　**目的：**通过对动脉粥样硬化性肾动脉狭窄（ARAS）患者中医证候调查，探讨 ARAS 患者证候分布特点其与临床指标之间的关系。**方法：**采用横断面调查，对符合纳入标准的 60 例 ARAS 患者进行中医虚损和邪实证候评分；所有病例采集人口学、病史及各种临床资料，包括：一般资料、血压、生化指标、超声、肾小球滤过率等临床指标；分析各项临床指标与虚损证和邪实证积分之间的关系。资料相关分析采用 Spearman Correlation，组间比较采用秩和检验，$P<0.05$ 认为具有显著差异。**结果：**1.ARAS 患者虚损证以脾肾气虚最为多见，邪实则为多湿多瘀；2.ARAS 患者虚损证积分与邪实证积分之间呈正相关关系；3.病变累及单侧肾动脉与双侧者中医证候方面无明显差异。**结论：**ARAS 患者其病机特点为本虚标实，多见脾肾气虚，挟湿挟瘀证。

关键词　动脉粥样硬化肾动脉狭窄；脾肾气虚；血瘀证；湿热证

国外研究表明动脉粥样硬化肾动脉狭窄（ARAS）引起的终末期肾脏病（ESRD）占透析患者的 16.5%。ARAS 严重威胁着人类健康，它反应了全身动脉粥样硬化病变的广泛性和严重性，但 ARAS 的治疗尚没有统一方案，介入治疗亦缺乏确切的有效证据，因此，积极开展中医和中西医结合治疗 ARAS 可能有重要的现实意义。但目前 ARAS 的中医研究尚处于初步阶段，故对 ARAS 的中医病因病机、辨证分型进行研究，以给予针对性的中医药治疗非常重要。

一、资料及方法

1．病例的纳入和排除：全部病例为中国中医科学院广安门医院肾内科 2006 年 8 月至 2008 年 12 月门诊或住院患者。所收集病例均有 ARAS 的临床线索，包括：50 岁以上新发现的高血压和/或以前稳定的高血压突然恶化；常为难治性高血压，对 ACEI 或 ARB 敏感，用药后血压骤降或出现急性肾功能恶化；尿常规变化轻微；肾功能缓慢进行性减退，早期有肾小管损害在先；肾脏渐进缩小，两肾不对称(长径相差 1.5 厘米)，腹部或腰部血管杂音； 发复发作肺水肿和充血性心力衰竭；伴发其它血管疾病，有全身动脉粥样硬化表现。临床资料完整，经计算机数字肾血管造影（DSA，为诊断 ARAS 金标准）或磁共振肾动脉显像（MRA）显示肾动脉单侧或双侧、开口处或主干狭窄，并经患者知情同意。除外①不愿意参加本研究者；②肌纤维营养不良和大动脉炎引起的肾动脉狭窄患者。

2．研究内容与方法：采用横断面调查，对所有纳入病例进行中医虚损证和邪实证评分，评分标准为根据患者相应的症状无、轻、中、重分别计 0、1、2、3 分。采集人口学、病史及各种临床资料，包括：性别、年龄、身高、体重、血压、个人嗜好、既往史、24h 尿蛋白定量（Upro）、尿酸（UA）、血浆白蛋白（ALB）、血肌酐（Scr）、血甘油三酯（TG）、血胆固醇（CHO）、高密度脂蛋白（HDL）、低密度脂蛋白（LDL）、双肾超声、颈动脉超声、下肢动脉超声、肾小球滤过率。参考 2002 年通过的《慢性原发性肾小球疾病中医辨证分型试行方案》进行辨证分型：虚损证：脾肾气虚证、脾肾阳虚证、气阴两虚证、肝肾阴虚证及阴阳两虚证；邪实证：湿浊证、湿热证、血瘀证、水气证及风动证。

为提高观测一致性措施，参加观察收集临床资料的人员均有较高的专业知识和技能，并相对固定；诊断及中医辨证的确定和治疗后疗效的评定，至少应由一名副主任医师和一主治医师共同做出。

3.统计学方法：应用 SPSS11.5 软件包建立数据库并进行统计学处理。横断面研究采用分类资料的统计描述，包括频率指标、构成比检验；计量资料用（X±S）表示；计量资料组间比较采用秩和检验或卡方检验；等级资料间的相关分析采用 Spearman 相关分析。

二、结果

1．一般情况：本研究共收集 ARAS 病例 60 例，其中 6 例为 DSA 诊断，54 例为 MRA 诊断。其中男患者 27 例（45.00%），女患者 33 例（55.00%）。平均 63.72±12.43 岁，患者年龄最小 23 岁，最大 80 岁，中位数为 68 岁。

2.肾动脉狭窄情况：肾动脉狭窄的总条数：73 条；肾动脉闭塞的总条数：9 条。其中单侧肾动脉狭窄患者 32 例；单侧肾动脉闭塞患者 6 例；双侧肾动脉狭窄患者 19 例；一侧狭窄一侧闭塞者 3 例。

3.ARAS 患者中医证候特点

3.1ARAS 患者常见中医临床症状与舌相、脉相

对 60 例 ARAS 患者临床症状调查的发现，出现频次较高（出现几率≥45%）的六项症状依次为：倦怠乏力、水肿、夜尿清长、气短懒言、食少纳呆、头晕。舌脉研究发现，淡暗舌出现频次最高（32），其次为暗红舌（16）；舌苔以白腻苔出现频次最多（19），其次为黄腻（18）；脉象以弦滑脉出现频次最多（25），其次为沉弦脉（12）。

3.3 ARAS 患者虚损证、邪实证出现情况及其关系

表 1 ARAS 患者虚损证出现频次、出现比率及积分状况

虚损证	例	出现比率（%）	积分状况
脾肾气虚	34	56.67%	6.58±3.79
气阴两虚	10	16.67%	3.45±2.04
肝肾阴虚	8	13.33%	2.30±2.08
脾肾阳虚	5	8.33%	6.18±3.52
阴阳两虚	1	1.67%	2.28±1.97
无虚损证	2	3.33%	

表 1 提示虚损证中脾肾气虚证出现频次最高，其次为气阴两虚证。

表 2 ARAS 患者邪实证出现频次、构成比情况

邪实证	例	出现比率（%）	积分状况
血瘀证	53	88.33%	2.52±1.57
湿热证	44	73.33%	1.87±1.52
湿浊证	38	63.33%	1.57±1.64
水气证	33	55.00%	1.10±1.00
风动证	4	6.67%	0.08±0.33

表 2 提示邪实证中血瘀证出现频次最高，其次为湿热证。

表 3　ARAS 患者虚损证型与邪实证型的相关性研究

	湿浊证 相关系数	湿热证 相关系数	血瘀证 相关系数	水气证 相关系数	风动证 相关系数
脾肾气虚	0.728**	0.621**	0.245	0.568**	-0.052
脾肾阳虚	0.666**	0.539**	0.419**	0.278*	-0.129
气阴两虚	0.206	0.373**	0.370**	0.102	-0.105
肝肾阴虚	-0.150	0.087	0.097	-0.258*	0.109
阴阳两虚	0.002	0.187	0.302*	0.011	0.015

注：** P<0.01 * P<0.05

表 3 提示，湿浊证与脾肾气虚及脾肾阳虚证呈正相关；湿热证与脾肾气虚、脾肾阳虚及气阴两虚证呈正相关；血瘀证与脾肾阳虚、气阴两虚及阴阳两虚呈正相关；水气证与脾肾气虚及脾肾阳虚呈正相关；未发现风动证与虚损证的相关性。

将虚损证各项积分相加（虚损证总积分）与邪实证各项积分相加（邪实证总积分）后进行相关分析，显示虚损证积分与邪实证积分之间呈正相关，其 Pearson 相关系数为 0.989，P=0.000<0.001。提示虚损证与邪实证相兼出现，且虚损越明显则邪实越明显。

3.4 两侧肾动脉受累情况与临床指标及中医证候的关系

按患者肾动脉狭窄病变受累的情况分为单侧病变和双侧病变两组，对两组间各项临床化验指标及中医证候积分进行比较，结果见表 4：

表 4 肾动脉狭窄病变累及单侧与双侧各项情况比较

临床指标	单侧病变 n=38	双侧病变 n=22	t 值	P 值
Scr（umol/L）	176.74±95.28	284.52±227.04	2.06	0.05
BUN（mmol/L）	9.68±6.37	14.88±6.16	2.67	0.01*
尿蛋白排泄量（mg/24h）	1078.15±1066.25	960.19±825.33	0.41	0.68
UA（umol/L）	377.17±111.36	416.47±136.72	1.02	0.31
TG（mmol/L）	1.77±1.00	1.67±0.82	0.35	0.73
CHO（mmol/L）	4.99±1.19	4.92±1.09	0.20	0.84
LDL（mmol/L）	3.06±0.89	3.06±0.83	0.04	0.99
虚损证总积分	19.63±9.63	19.27±11.75	0.13	0.90
邪实证总积分	7.32±4.25	5.77±3.69	1.42	0.16

表 4 示，与单侧肾动脉受累相比，双侧肾动脉病变者的 BUN 较高（$P<0.05$）Scr 亦有升高的趋势（$P=0.05$），提示双侧病变者肾脏滤过功能更差。但脂代谢及中医证候积分方面两者无显著差异（$P>0.05$），提示病变累及单侧还是双侧与中医证候可能无相关关系。经 Pearson 相关分析，患者虚损证、邪实证的总积分与 Scr、BUN、UA、CHO、TG、LDL 均无相关关系（$P>0.05$）。

讨 论

本研究通过对 60 例 ARAS 患者的中医证候调查中发现，大多数患者呈现虚实夹杂，虚损证中以脾肾气虚证为最常见，出现频次高达 56.67%；邪实证中血瘀证出现频次最高，其次为湿热、湿浊证（出现率均超过 60%），该结果与多年来我科对慢性肾脏病诊治的临床经验相符合；此外，本研究结果也与其他学者对冠心病患者基本病机为“脾肾气虚，多湿多瘀”的研究结论相一致，两者同为动脉粥样硬化性疾病，提示益气活血、利湿泻浊为治则可能是此类动脉粥样硬化性疾病的基本治则。

对病变累及单侧与双侧者两组的证候积分比较未发现明显差异，证候积分与患者的临床生化检查指标间亦未发现相关关系，但肾动脉病变程度与肾功能之间有关，即病变累及双侧者肾功能更差，提示我们 ARAS 患者的中医证型与程度（证候积分）可能并不受其肾动脉病变程度的影响，中医药治疗干预应从中医辨证结论出发而不必过多理化检查的结果所左右。

本研究在经过中医证候要素的相关分析发现 ARAS 患者虚损证积分与邪实证积分之间可能存在正相关关系，这一结果正切中“邪正盛衰”这一中医基本病机。实邪以“湿、瘀”为主，湿邪的产生主要责之于肺脾肾三脏，其中脾主运化水液，为水液代谢的枢纽，肾主水液，气化作用贯穿于水液代谢始终，且脾肾为先后天关系，两者相制相助，脾肾气虚，水液代谢失司，则湿邪内生，故曰：“其本在脾，其制在肾”。脾肾失调，体内寒化则变为水湿，湿浊；热化则变为湿热。本研究的 ARAS 患者多为老年人，其血瘀证的产生无外乎多由于年老气血虚衰，气虚无力推动血液，加之脉道欠滑利，血液淤滞形成瘀血。虚损证与邪实证之间的相关性提示 ARAS 的中医病机特点为本虚标实，在本病的发生发展过程中，邪正盛衰影响着病势的发展和转归。

本研究病例数较少，其调查结论有一定局限性，掌握 ARAS 的辨证分型规律、还需要更大样本、更系统的临床研究观察，以及通过前瞻设计中医药干预试验结果来印证。

参考文献（略）

中医药对以血尿为主要表现的IgA肾病的远期预后的影响

于大君　聂莉芳　余仁欢　林秀彬

（中国中医科学院西苑医院肾病科　北京 100091）

摘要 2001~2004 年由我单位牵头完成了国家“十五”科技攻关课题“IgA 肾病中医证治规律研究”，对以血尿为主要表现的中医属气阴两虚证的220例IgA肾病患者进行了多中心前瞻性随机对照临床试验。为了进一步明确益气养阴等中药对IgA肾病远期预后的影响，我们对当时在我中心完成临床研究的40例IgA肾病患者进行了随访。我们首先制定了随访表，然后主要以电话和信函的方式进行随访。结果：31例患者完成了随访，平均随访时间65.65±4.42月。结果：尿检查正常者8例（25.81%），其中1例出现血压增高；单纯尿红细胞增多者5例（16.13%）；血尿伴蛋白尿者16例(51.62%)；肾功能异常者2例（6.45%）。同时我们按照当时入组治疗前尿检查情况，分析了这31例患者的随访资料，结果为：①单纯血尿的8例患者中，尿检查正常6例，单纯少量红细胞尿（尿红细胞≤5/高倍视野）1例，少量尿蛋白（0.15~0.5g/d ）1例。②蛋白尿定量0.15~ 0.5g/d的9例患者中，尿检查正常者2例，单纯尿红细胞增加4例，尿蛋白增加2例（1例尿蛋白1~ 2g/d，另1例感冒时尿蛋白0.15~ 0.5g/d)，1例肾功能损害。③尿蛋白定量0.5~ 1g/d的7例患者中，单纯尿红细胞增加1例，尿蛋白0.15~ 0.5g/d者2例，0.5~ 1g/d者3例，1~ 2g/d者1例。④尿蛋白定量1 ~ 2g/d的7例患者中，0.15-0.5g/d者1例，0.5 ~ 1g/d者2例，1 ~ 2g/d者2例，2-3 g/d者1例，肾功能损害者1例。结论：中医药对IgA肾病的远期预后有一定影响，对这部分人群应加强动态管理，及时判断病情进展，并调整中西医治疗方案。

关键词　IgA 肾病；　随访；远期疗效

IgA肾病是以血尿为主要表现的常见的原发性肾小球疾病，我国肾活检资料显示IgA肾病占原发性肾小球疾病的45.26%，且有上升趋势，约15%~40%的IgA肾病患者在10年后会进展至终末期肾脏病（End Stage Renal Disease，ESRD）。IgA肾病已经成为引起ESRD的常见病因之一。

2001~2004年由我单位牵头完成了国家“十五”科技攻关课题“IgA肾病中医证治规律研究”，对以血尿为主要表现的中医属气阴两虚证的220例IgA肾病患者进行了多中心前瞻性随机对照临床试验，研究结果表明益气养阴中药对IgA肾病的临床症状、血尿和蛋白尿有一定疗效，且无不良反应。

为了进一步明确益气养阴等中药对IgA肾病远期预后的影响，我们对当时在我中心完成临床研究的40例IgA肾病患者进行了随访。

我们首先制定了随访表，内容包括人口学特征、实验室指标、所用的中西医药物、工作和生活情况等。随访主要以电话和信函的方式。随访者为肾脏内科医生。

随访结果：当时完成临床观察的40例有效病例，在本次随访过程中，9例失访，其余31例患者完成了随访。平均随访时间 65.65±4.42 月。

31患者中，男13例，女18例，平均年龄32.23±8.63岁，当时治疗前肾功能均在正常范围，尿检情况为：单纯血尿者8例，其中尿红细胞满视野/高倍视野(HPF)者1例，尿红细胞20~40个/ HPF者2例，5~10个/HPF者5例；血尿伴蛋白尿者23例，其中尿蛋白1~2.0g/d者7例，0.5~1g/d者7例，0.15~0.5 g/d者9例；伴高血压者4例，均服用肾素血管紧张素转换酶抑制剂(ACEI)。肾活检轻度系膜增生性15例，中度系膜增生性1例，局灶增生性3例，局灶增生硬化性9例，局灶坏死性1例，Lee氏Ⅲ级者1例，Lee氏Ⅳ级者1例。

表1 31例IgA肾病患者治疗前临床资料表

临床资料	单纯血尿（%）	血尿伴蛋白尿（%） 24小时尿蛋白定量(g/d)			合并高血压	肾功能正常
		0.15~ 0.5	0.5 ~ 1	1~2.0		
患者例数	8	9	7	7	4	31
合计	8(25.81)		23（74.19）		4	31

1、治疗到随访间期的患者情况

治疗到随访的全过程中患者的治疗情况：坚持或间断服中药（包括中药汤剂和中成药）者22例，服ACEI或血管紧张素转换受体拮抗剂（ARB）类药物者6例，未服任何药物3例。3例患者工作较轻微，其余均正常工作。

2、随访结果：

（1）尿检查正常者8例（25.81%），其中1例出现血压增高（肾脏病理改变为轻度系膜增生性）。肾脏病理改变为轻度系膜增生者7例，局灶增生硬化性1例。

（2）单纯尿红细胞增多者5例(16.13%)，尿红细胞约10个/HPF，肾脏病理改变为轻度系膜增生者3例，局灶增生1例，局灶增生硬化者1例。

（3）血尿伴蛋白尿者16例(51.62%)，其中0.15~0.5g/d者4例（肾脏病理为轻度系膜增生1例、局灶增生1例、Lee分级Ⅲ级1例、Ⅳ级者1例），0.5~1.0g/d者7例（肾脏病理为轻度系膜增生2例、中度系膜增生1例、局灶增生1例、局灶增生硬化3例），1.0 ~2.0 g/d者4例（肾脏病理分别为轻度系膜增生2例和局灶增生硬化2例），2.0~3.0g/d者1例（局灶增生硬化），伴尿红细胞20~50个/ HPF者1 例，10~20个/HPF 者3例，5~10个/HPF者8例。

（4）肾功能异常者2例（6.45%），分别在治疗后的第24和36个月出现了肾功能损害，病理改变分别为局灶增生硬化性和局灶坏死性。

（5）伴发高血压者5例，其中1例为新发病例，现尿检查正常；另4例为长期高血压者，其中2例出现了肾功能损害。

3、按照当时治疗前尿检查情况分类的随访结果：

（1）单纯血尿的 8 例患者中，尿检查正常 6 例，尿少量红细胞 1 例，少量尿蛋白（0.15~0.5g/d ）1 例。

（2）蛋白尿 0.15~ 0.5g/d 的 9 例患者，2 例现尿检查正常，单纯尿红细胞增加 4 例，尿蛋白增加 2 例（1 例尿蛋白 1~ 2g/d，另 1 例感冒时尿蛋白 0.15~ 0.5g/d），1 例肾功能损害。

（3）尿蛋白 0.5~ 1g/d 的 7 例患者中，单纯尿红细胞增加 1 例，尿蛋白 0.15~ 0.5g/d 者 2 例，0.5~ 1g/d 者 3 例，1~ 2g/d 者 1 例。

（4）尿蛋白 1 ~ 2g/d 的 7 例患者中，0.15-0.5g/d 者 1 例，0.5 ~ 1g/d 者 2 例，1 ~ 2g/d 者 2 例，2-3 g/d 者 1 例，肾功能损害者 1 例。

表 2　31 例 IgA 肾病患者随访临床资料表

临床资料	尿检查正常（%）	单纯血尿（%）	血尿伴蛋白尿（%）24 小时尿蛋白（g/d）				肾功能损害（%）
			0.15~0.5	0.5~1.0	1.0 ~2.0	2.0~3.0	
患者例数	8	5	4	7	4	1	2
合计	8(25.81)	5(16.13)	16(51.61)				2(6.45)

讨论

对 IgA 肾病临床表现为单纯血尿或血尿伴少量蛋白尿这部分人群的研究近年多有报道，有研究者观察了 72 例表现为血尿和微量蛋白尿（≤0.4g/d）、血清肌酐和血压正常的 IgA 肾病患者，随访 7 年后，发现 32 例发展为不良事件（尿蛋白>1g/d、高血压、肾功能损害），30 例有持续异常尿液检查结果，只有 10 个病人血尿完全缓解。另有作者对属于早期 IgA 肾病（肾穿刺时血肌酐≤1.3mg/dl，尿蛋白≤0.4g/d，无高血压）的 45 例患者平均随访 123 月后，有 44.4%的患者出现不良事件（损伤的肾功能、蛋白尿增加和高血压）。最近，国内有研究者对血尿和微量蛋白尿（≤0.4g/d）、肾功能和血压正常 的 177 例患者进行了 111±43 月的随访，9%尿检查正常，79 例（46%）尿蛋白增加，68 例（38%）出现了高血压，43 例（24%）出现了肾功能损害。 临床不良结局与血尿、尿蛋白分泌指数和肾小管间质损害有关。从以上的报道可以看出，对临床表现轻微的 IgA 肾病的预后不容乐观。

本研究中，单纯血尿和血尿伴少量蛋白尿（0.15~ 0.5g/d）的 17 例患者，随访结果为 8 例尿检查正常，单纯红细胞尿 5 例，尿蛋白增加 2 例，出现高血压 1 例，肾功能损害 1 例。尿蛋白>0.5g/d 的 14 例患者中，1 例尿蛋白转阴，其余患者有不同程度的蛋白尿，蛋白尿较入组时增加者 2 例，1 例出现了肾功能损害。这些患者在入组后都接受了中医治疗，随访的结果说明中药有一定治疗作用，但结局仍尚难令人满意。这一方面可能与患者的病理损伤程度轻重有关，另一方面可能与当时疗程短，多数患者没有坚持服用中药汤剂有关。

有文献报道对 248 例临床表现为血尿和/或少量蛋白尿（尿蛋白定量≤1.0g/d）的 IgA 肾病进行了临床资料分析，认为相当一部分临床表现轻微的 IgA 肾病病理损伤偏重。另有研究者提出肾脏病理的肾小球硬化（球性或节段）和肾小管间质病变等是影响预后的独立危险因素。本研究中，尿检查正常的8例患者中，7例肾脏病理为轻度系膜增生，在仍有蛋白尿的患者中，肾脏病理呈增生硬化者明显增多，肾功能异常的2例患者，肾脏病理变化也较重。说明临床表现与肾脏病理不一致，而病理变化的轻重与预后密切相关。对这部分患者西医治疗手段是有限的，多采取观察或口服ACEI类药物。而鉴于该人群的不良预后，中医药应积极干预。虽然IgA肾病以血尿为主要表现，中医药治疗的目标除减少血尿外，应进一步加强对蛋白尿的控制。

有报道IgA肾病中医证候以气虚、阴虚证为主要证候。所以益气、滋阴中药的合理应用，可能会减少该病的发生及延缓疾病进展，另一方面，益气、滋阴中药治疗IgA肾病的临床和基础研究应进一步加强，从中筛选出疗效最优的药物或方剂。

本研究对当时治疗组和对照组间随访结果的差异没有进行比较，因多数患者没有接受长期的中药治疗，所以结果的意义是十分有限的。

有研究者提出影响IgA肾病的预后因素中，动态指标（如随访中平均尿蛋白）与肾小球滤过率（GFR）下降率的相关性强于静态指标。因此，对单纯血尿或血尿伴少量蛋白尿患者应加强动态观察，及时判断病情进展和治疗效果，调整中西医治疗方案，防止ESRD的出现。

参考文献（略）

糖尿病药物的吸收、代谢对安全性的影响

龚燕冰　庞健丽

（中国中医科学院广安门医院　北京 100053）

摘要　**目的：**探索糖尿病药物的吸收、代谢对安全性的影响。**方法：**列举几类降糖药的作用机理、吸收、代谢途径等，分析糖尿病药物对肝、肾功能的影响。**结果：**临床上大多数的糖尿病药物都不同程度地从肝、肾代谢，部分降糖药物对肝、肾的影响不大。**结论：**了解不同降糖药物的吸收、代谢途径，可以尽量减少和避免严重不良反应的出现，对于临床合理用药有很大帮助。

关键词　糖尿病药物；药代动力学；安全性；合理用药

药品的不良反应与其在体内的吸收、代谢密切相关，药物在体内吸收入血越少，作用机制越简单，排泄途径越简单，其安全性越高；反之，药物的作用位点多，机制复杂，代谢途径复杂，则除了药物在体内的相应的治疗作用外，还有可能影响其他生化反应和脏器的功能，导致不良反应的可能性就较大。所以了解不同降糖药物的吸收、代谢途径，对于临床合理用药有很大帮助。

1 双胍类药物

1.1 降糖机制与副作用

目前临床上使用的双胍类药物主要是盐酸二甲双胍。双胍类药物主要药理作用是通过减少肝

脏葡萄糖的输出而降低血糖，使用二甲双胍类药物常常引起胃肠道不适等副作用，二甲双胍与胰岛素或促胰岛素分泌剂联合使用时可增加低血糖发生的危险性。双胍类药物罕见的严重副作用是诱发乳酸酸中毒。因此，双胍类药物禁用于肾功能不全（血肌酐水平男性 >1.5mg/dL，女性 >1.4mg/dL 或肾小球滤过率<60ml/min/1.73m2）、肝功能不全、严重感染、严重缺氧或接受大手术的患者。

1.2 吸收、代谢

二甲双胍主要由小肠吸收，吸收半衰期为 0.9~2.6 小时，生物利用度为 50%~60%。口服二甲双胍 0.5g 后 2 小时，其血浆浓度达峰值，近 2 μg/ml。胃肠道壁内集聚较高水平二甲双胍，为血浆浓度的 10~100 倍。肾、肝的唾液内含量约为血浆浓度的 2 倍多，二甲双胍结构稳定，不与血浆蛋白结合，以原形随尿液排出，清除迅速，血浆半衰期为 1.7~4.5 小时，12 小时内 90%被清除。该药一部分可由肾小管分泌，故肾清除率大于肾小球滤过率，由于该药主要以原形由肾脏排泄，故在肾功能减退时用本品可在体内大量积聚，引起高乳酸血症或乳酸性酸中毒。

2 磺脲类药物

2.1 降糖机制与副作用

磺脲类药物属于促胰岛素分泌剂，主要药理作用是刺激胰岛 β 细胞分泌胰岛素，增加体内的胰岛素水平，通过增加门静脉胰岛素水平或对肝脏直接作用，抑制肝糖原分解和糖原异生作用，肝生成和输出葡萄糖减少。目前许多国家和国际组织制定的糖尿病指南中推荐的控制 2 型糖尿病患者高血糖的主要用药。我国上市的磺脲类药物主要为格列苯脲、格列齐特、格列吡嗪、格列喹酮和格列美脲。磺脲类药物如果使用不当可以导致低血糖，特别是在老年患者和肝、肾功能不全者，磺脲类药物还可以导致体重增加。有肾功能轻度不全的患者，宜选择格列喹酮。

2.2 吸收、代谢

格列苯脲在肝内代谢，由肝和肾排出各约 50%；格列齐特片在胃肠道迅速吸收，血浆蛋白结合率为 92%，半衰期为 10～12 小时，口服后主要在肝脏代谢，经尿排出；格列吡嗪片除了促使胰岛素分泌。此外还有胰外效应，包括改善外周组织(如肝脏、肌肉、脂肪)的胰岛素抵抗状态，口服后通过小肠吸收，半衰期为 3～7 小时。维持降血糖长达 10 小时以上，体内代谢成无活性物质，第一日排泄服用药量的 97%，三天内全部由肾脏排出体外。格列喹酮为半衰期 1～2 小时，主要在肝脏代谢，95%代谢产物通过胆汁，血浆蛋白结合率为 99%，只有 5%经肾排出，这是该药特有的、与其他磺酰脲类降糖药的不同之处，糖尿病患者合并肾脏疾病，肾功能轻度异常时，尚可使用。但是当有严重肾功能不全时，则应改用胰岛素治疗为宜；格列美脲与胰岛素受体结合及离解的速度较格列本脲为快，较少引起较重低血糖，服后 2～3 小时达血药峰值，半衰期约 5～8 小时，本品在肝脏内经 P450 氧化物代谢成无降糖活性的代谢物，60%经尿排泄，40%经粪便排泄。

表 1 主要磺酰脲类降糖药的特点

	剂量/片(mg)	半衰期(h)	药效时间(h)	最大剂量(mg/d)	血浆蛋白结合率(%)	肝（胆汁）排泄(%)	肾排泄(%)
格列本脲	2.5	10~12	16~24	15	95	50	50
格列吡嗪	5	3-7	10 以上	30	92	20	80
格列奇特	80	10-12	12~24	320	92	80	60-70
格列喹酮	30	1~2	4~8	90	99	95	5
格列美脲	2	5-8	12~24	8	97	40	60

3 噻唑烷二酮类药物

3.1 降糖机制与副作用

噻唑烷二酮类药物主要通过促进靶细胞对胰岛素的反应而改善胰岛素敏感性。目前在我国上市的主要有马来酸罗格列酮和盐酸吡格列酮。马来酸罗格列酮可防止或延缓 IGT 进展为糖尿病。体重增加和水肿是噻唑烷二酮类药物的常见副作用。这种副作用在与胰岛素联合使用时表现更加明显。由于存在体液潴留的不良反应，已经有潜在心衰危险的患者应用该药物可以导致心衰加重。噻唑烷二酮类药物单独使用时不导致低血糖，但与胰岛素或促胰岛素分泌剂联合使用时可增加发生低血糖的风险。在使用噻唑烷二酮类药物之前应检查肝功能并在使用过程中注意肝功能的监测。有活动性肝病或转氨酶增高超过正常上限 2.5 倍的患者禁用本类药物。有关评价噻唑烷二酮类药物对心血管系统影响的临床试验正在进行中。

3.2 吸收、代谢

马来酸罗格列酮片、盐酸吡格列酮片均为高选择性过氧化物酶体增殖激活受体γ(PPARγ)的激动剂，通过提高胰岛素敏感性而控制血糖水平。主要作用机理为激活脂肪、骨骼肌和肝脏等胰岛素所作用组织的 PPARγ核受体，从而调节胰岛素应答基因的转录，控制血糖的生成、转运和利用。马来酸罗格列酮片的绝对生物利用度为 99%。约 99.8%的罗格列酮与血浆蛋白(主要是白蛋白)结合。该药可被完全代谢，无原形药物从尿中排出，其主要代谢途径为 N-脱甲基和羟化后与硫酸和葡萄糖醛酸结合。由于在循环中所有代谢产物的活性均明显弱于原形化合物，故对胰岛素增敏作用甚微。伴中、重度肝脏疾患的 2 型糖尿病患者服用本品后，未结合药物的口服清除率明显降低，且消除半衰期亦延长 2 小时。若 2 型糖尿病患者有活动性肝脏疾患的临床表现或血清转氨酶升高(ALT>正常上限的 2.5 倍)时，则不应服用。对轻至重度肾功能损害或需血液透析的患者，本品的药代动力学参数与肾功正常者相比，无显著临床差异；吡格列酮蛋白结合率很高（>99%），主要结合于血清白蛋白，也与其它血清蛋白结合，但亲和力低。空腹给药后，约相当于 15%到 30%剂量的吡格列酮在尿中出现。排泄药物主要是代谢产物及其结合物，而肾对吡格列酮的清除可忽略，在中度（肌酐清除率 30-60 毫升/分钟）至重度（肌酐清除率<30 毫升/分钟）肾功能不全的病人中，吡格列酮的血清清除半衰期与在正常人中的相同，肾功能不全患者用药无须调整。

表 2. 主要噻唑烷二酮类药物类降糖药的特点

	剂量/片(mg)	半衰期(h)	最大剂量(mg/d)	血浆蛋白结合率(%)	肝（胆汁）排泄(%)	肾排泄(%)
罗格列酮	4	3-4	8	99.8%	23	64
吡格列酮	15	5-6	45	>99%	70	15-30

4 α - 糖苷酶抑制剂

4.1 降糖机制与副作用

作用机制为抑制碳水化合物在小肠上部的吸收，降低餐后血糖，并通过对餐后糖负荷的改善而改善空腹血糖，适用于以碳水化合物为主要食物成分和餐后血糖升高的患者。α - 糖苷酶抑制剂有阿卡波糖和伏格列波糖。α - 糖苷酶抑制剂有使体重下降的趋势，可与磺脲类、双胍类、噻唑烷二酮类或胰岛素合用。常见不良反应为胃肠道反应。服药时从小剂量开始，逐渐加量是减少不良反应的有效方法。单独服用本类药物通常不会发生低血糖；合用 α - 糖苷酶抑制剂的患者如果出现低血糖，治疗时需使用葡萄糖，牛奶或蜂蜜，而食用蔗糖或淀粉类食物纠正低血糖的效果差。临床研究显示阿卡波糖可防止或延缓 IGT 进展为 2 型糖尿病，STOP-NIDDM 次级终点分析显示可能降低糖耐量异常者发生心血管疾病。

4.2 吸收、代谢

阿卡波糖片口服后很少被吸收，避免了吸收所致的不良反应，其原形生物利用度仅为 1%～2%，口服 200mg 后，$t_{1/2}$ 为 3.7 小时，消除 $t_{1/2}$ 为 9.6 小时，血浆蛋白结合率低，主要在肠道降解或以原形方式随粪便排泄，8 小时减少 50%，长期服用未见积蓄。

表 3. α - 糖苷酶抑制剂降糖药的特点

	剂量/片(mg)	半衰期(h)	最大剂量(mg/d)	血浆蛋白结合率(%)	粪排泄(%)	肾排泄(%)
阿卡波糖	50	8	600	1-2	50	1.7
伏格列波糖	200	不详	1200	2.7-5.9	主要	---

5 格列奈类药物

5.1 降糖机制与副作用

为非磺脲类的胰岛素促泌剂，主要有瑞格列奈和那格列奈。本类药物通过刺激胰岛素的早期分泌有效降低餐后血糖，具有吸收快、起效快和作用时间短的特点，此类药物需在餐前即刻服用。格列奈类药物可引发低血糖，但低血糖的发生频率和程度较磺脲类药物轻。

5.2 吸收、代谢

那格列奈 97－99%与血浆蛋白结合，主要是血浆白蛋白和少量的α酸性糖蛋白。那格列奈在清除前主要通过混合功能氧化酶系代谢。那格列奈及其代谢产物的清除迅速彻底。服药后 6

小时内大约75%的那格列奈可在尿中回收。大部分（83%）的在尿中排泄，另10%在粪便中排泄。大约所服药物的6－16%以原形在尿中排泄。与较短的清除半衰期相一致，那格列奈剂量加倍至240mg每日3次也无明显蓄积；瑞格列奈片经胃肠道快速吸收、导致血浆药物浓度迅速升高。服药后1小时内血浆药物浓度达峰值。然后血浆浓度迅速下降，4-6小时内被清除。血浆半衰期约为1小时；瑞格列奈片与人血浆蛋白的结合大于98%，几乎全部被代谢，代谢物未见有任何临床意义的降血糖作用。瑞格列奈片及其代谢产物主要自胆汁排泄，小于8%代谢产物自尿排出。粪便中的原形药物少于1%。

表4.　格列奈类降糖药的特点

	剂量(mg)	半衰期(h)	药效时间(h)	最大剂量(mg/d)	血浆蛋白结合率(%)	胆汁排泄（%）	肾排泄(%)
那格列奈	120	1.4	4	360-540	97－99%	---	83
瑞格列奈	1	1	4-6	16	98	80-90	8

由于糖尿病是终身性疾病，需长期用药，且并发症较多，所以要密切监测用药过程中的肝肾功能，加强对降糖药物吸收、代谢途径的认识，可以尽量减少和避免严重不良反应的出现，值得临床医师关注。

参考文献（略）

仝小林教授辨治糖尿病合并蛋白尿病案举隅

宋　军

（中国中医科学院广安门医院　北京100053）

摘要　蛋白尿是糖尿病肾病的常见症状，中医药治疗本病有一定优势，仝小林教授经过长期临床实践，对本病的治疗疗效显著，本文即对其经验的总结。

关键词　仝小林；糖尿病；蛋白尿

微量蛋白尿是指尿中蛋白含量超出健康人参考范围，但不能用常规的方法检测这种微量的变化。白蛋白占血浆总蛋白量的60%，是一种带有负电荷的大分子蛋白。正常状态下白蛋白很难通过肾小球基底膜，只有极少量的白蛋白可以通过尿液排出到体外。任何能够引起肾小球基底膜通透性增高的病变，均可导致白蛋白的排出。尿微量白蛋白(MA)是指尿液中白蛋白一直处于20 mg/min~200 mg/min的持续排泄浓度，或者晨尿的白蛋白量位于20 mg/L~200 mg/L之间。糖尿病肾病（DN）早期肾脏呈高滤过状态，可以导致尿中微量白蛋白(ALB)超过30 mg/24h，是目前临床上早期诊断DN标准。

蛋白属于中医学“精气”、“阴精”、“精微”的组成部分，1尿中出现大量蛋白则属于“尿浊”、“精微渗漏”、“精气妄泄”、“阴精耗损”的范畴。历代医家早已认识到糖尿病可以导致肾脏受损。如《外台秘要》云:“渴，饮水不能多，但腿肿，脚先瘦小，阴萎弱，数小便者，此为肾消病也”。

《证治要诀》指出:“三消久而小便不臭，反作甜气，在溺中滚涌，更有浮在溺面如猪脂，此精不禁，真元竭矣”。本病之成因主要是消渴病控制不利或迁延日久，久病入络，肾络受损，封藏不固，精微下泄;久病及肾，开阖失司，开多阖少，则夜尿频频，开少阖多，则尿少水肿。本病之诱因或由饮酒过度，湿热内蕴，化燥伤阴;或由悠情纵欲，房劳过度，肾气内耗;或由感受湿热之邪，湿热下注，损耗肾气。其核心病机是气阴两虚，肾气亏损，肾络瘀阻。其主要治则是益气养阴，补肾活血。本病预后因其发现的早晚、治疗是否得当、有否其他合并症或其他疾病、以及患者能否很好地配合治疗有很大不同。

典型表现

糖尿病肾病的发生、发展过程大致可以分为五期:1 期是肾小球高滤过期，2 期是静息期。这两个阶段都以肾脏体积增大、滤过增强为特点，但 2 期已经出现了轻微的肾脏结构改变。3 期是早期糖尿病肾病期，此期以微量蛋白尿为特点(微量是指 24 小时的尿蛋白排泄 1 在 30-300 毫克)。4 期是临床糖尿病肾病期，典型患者可表现为大量蛋白尿、浮肿、高血压等。5 期是肾功能衰竭期，各系统症状相继出现，如贫血、肾性骨营养不良、酸中毒等一步步加重。

辨证要点：

首先应辨明主证、兼证与变证。本病的病机特点是本虚标实，以主证为本，以兼证、变证为标。其次，应分清标本缓急。病情稳定期以补虚治本为主，兼治其标;病情变化期则应以治标为主。其三，应明辨病位。主要从气血阴阳及肝脾肾三脏明辨其病位所在。其四，应明辨病势。本病的病机发展及证型演变的基本规律是由气阴两虚进而肝肾阴虚、阴阳两虚，最终发展成脾肾阳虚。其五，应针对主要症状进行辨证:①蛋白尿:早期微量蛋白尿阶段多以气阴两虚兼有血瘀为主，治宜益气养阴活血;晚期出现大量蛋白尿时，则以脾肾阳虚，封藏失司为主，治宜健脾补肾，温阳固涩。②高血压:应分清高血压是由于水钠储留引起或是由于肾素—血管紧张素分泌增多引起，前者治疗以活血利水为主，后者以滋阴降火为主。③贫血:糖尿病肾病发展至肾功能衰竭，常常出现贫血，且随病情发展而加重。究其原因，一方面由于胃肠功能紊乱，营养吸收不良;另一方面由于促红细胞生成素分泌减少。

典型病案

病例 1：赵某某，女，57 岁，2007 年 4 月 16 日初诊。主诉：糖尿病 18 年 。患者于 1989 年无明显诱因出现甲亢 ，检查时发现血糖升高 ，空腹血糖 8.7mmol/L ，诊断为 2 型糖尿病，开始口服药物达美康，诺和龙等 ，目前治疗药物近 1 年使用诺和灵 30R，日用量 26iu，拜唐苹早晚各 1 片，午 2 片 ，现病史血糖控制范围空腹血糖 7-9mmol/L，餐后 2h 血糖 10-11mmol/L ，血糖控制效果尚可；今日来我院求诊。

刻下症及四诊情况：怕凉，头晕间作，胸闷，气短，胃痛，腹胀，四肢冷，手足麻木，腰痛时作，饮食正常，睡眠正常，二便调。

空腹血糖 12.4mmol/L，餐后血糖 11.2mmol/L，甘油三酯：5mmol/L，胆固醇：8.4mmol/L，高密度脂蛋白：1.5mmol/L，低密度脂蛋白：5.3mmol/L，极低密度脂蛋白：2.3mmol/L，白蛋白肾清除率：53.4ug/min，糖蛋白：14.3mg/24h，β2-MG（血清）：0.16ug/ml。眼底检查视网膜病变。

证属气虚络损证，湿瘀互结证，治以益气通络，化湿祛瘀，处方：黄芪 30g，茯苓 30g，川桂枝 30g，桑枝 30g，桑叶 30g，炙川乌 9g(先煎)，炙草乌 9g(先煎)，黄连 30g，干姜 6g，益母草 30g，泽兰 15g，泽泻 15g，神曲 15g，红曲 9g，7 剂，水煎服。

2007.5.17 复诊：

患者遵医嘱服上方 14 剂，手足凉消失 ，左侧手足麻木减轻 80% ，头晕脑胀明显减轻，两目干涩。空腹血糖 8.3mmol/L，糖化血红蛋白测量 9.4%，甘油三酯：2.8mmol/L，胆固醇：6.8mmol/L，极低密度脂蛋白：1.3mmol/L，白蛋白肾清除率：42.15ug/min。证属脾虚胃热证，湿瘀阻络证，治以健脾清胃，化瘀祛湿通络，处方以干姜黄芩黄连人参汤加减：干姜 6g，黄连 30g，黄芩 30g，太子参 15g，葛根 30g，天花粉 30g，桑枝 30g，桑叶 30g，水蛭粉 6g(分冲)，生大黄 3g，生山楂 30g，红曲 6g，苍术 30g，7 剂，水煎服。

2007.7.5 三诊：患者手足麻木减轻，腰隐痛，睡眠正常，二便调，血压不稳定。舌略暗，苔薄，舌下静脉增粗，脉象弦滑。血压:150/70mmHg，空腹血糖 9.4mmol/L，餐后血糖 5.3mmol/L，白蛋白肾清除率：11ug/min，糖蛋白：7.92mg/24h，β2-MG（血清）：7.56ug/ml。证属阴虚内热证，肝阳上亢证，治以滋阴清热，平肝熄风，处方以知柏地黄丸合并干姜黄芩黄连人参汤加减：知母 30g，黄柏 30g，黄连 30g，干姜 6g，怀牛膝 30g，地龙 30g，钩藤 30g(后下)，夏枯草 30g，14 剂，水煎服。

以上方加减治疗 2 个月，诸症好转。

按：过食肥甘厚味导致脾失健运、胃失和降、水谷无以化精微，谷反为滞而成痰湿之证，痰浊壅于肺，肺失宣发，不能输津于口，故口干口渴。痰湿内阻，脾气更虚，肾气受损，部分精微物质既不能上归于肺，又不能停积于脾，而随浊阴下流，出现脾肾两虚，尿浊尿甜。久则气阴两虚，阴损及阳，精微外泄增多。

本例患者气短，四肢冷，手足麻木，为气虚络损之证，方取黄芪桂枝五物汤之意，黄芪益气固卫，桂枝、桑枝通络，川草乌祛寒止痛，又以黄连、干姜配伍，取辛开苦降以降糖，益母草、泽兰活血，同时患者血脂较高，可见痰湿之邪较盛，故加茯苓、泽泻以健脾利湿，同时用神曲、山楂降脂。二诊时四肢冷、手足麻明显好转，说明气虚络瘀已减，而血糖控制尚不理想，故用干姜黄芩黄连人参汤，方中黄芩、黄连苦寒清热，干姜辛温散寒，佐入人参补中益气，使痰热得消。四肢冷消失，说明寒闭脉络之证已杳，故去川、草乌，而加葛根、天花粉降糖，水蛭加强通络之功。三诊时患者腰部隐痛，血压不稳，为热郁日久，耗伤阴液，肝肾受损之象，故以知柏地黄丸合并干姜黄芩黄连人参汤加减治疗以收功。

病例 2：吴某某，男，67 岁，2007 年 4 月 2 日初诊。主诉：发现血糖升高 10 年 。患者于 1997 年体检时发现血糖升高，具体数值不详，诊断为 2 型糖尿病，未治疗未予治疗 ，运动控制，后口服药物二甲双胍、糖微康、降糖通脉宁，血糖控制在餐前 7mmol/L 左右，餐后血糖 11-15mmol/L 左右，今日来我院求诊。刻下症：自汗 ，睡眠正常 ，夜尿次数 3-5 次，小便有泡沫，大便 1-3 日 1 次。双足趾麻木，双膝关节以下皮肤瘙痒。舌暗，舌略颤，舌下脉络瘀滞，脉弦硬滑数。空腹血糖 8.1mmol/L，餐后血糖 13.1mmol/L，糖化血红蛋白测量 7.5%。白蛋白肾清除率：250.54ug/min ，糖蛋白：26.6mg/24h，β2-MG（血清）：0.01ug/ml。

既往史：高血压史 15 年 ，血压控制一般。前列腺增生史 10 年。

证属阴虚火旺，肾气不固，治以养阴清热，固涩缩泉，处方以知柏地黄丸合水陆二仙丹加减：

黄连 30g，干姜 6g，黄柏 30g，知母 30g，芡实 30g，金樱子 30g，怀牛膝 30g，地龙 15g，首乌藤 30g，鸡血藤 30g，生大黄 2g，水蛭面 6g，7 剂，水煎服。

以本方加减治疗 1 年，空腹血糖 6.5mmol/L，餐后血糖 11mmol/L，糖化血红蛋白测量 6.8%，白蛋白肾清除率：18.8ug/min，糖蛋白：25.9mg/24h，β2-MG（血清）：0.26ug/ml。

2007.7.12 复诊：以此方加减治疗近 10 个月，皮肤瘙痒消失，足趾麻木减轻，自汗，盗汗，饮食正常，少寐，尿频，夜尿 4-5 次，大便干，2－3 日 1 行，排便困难，舌暗，苔黄厚腻。糖化血红蛋白测量 6.1%，白蛋白肾清除率：25.86ug/min ，糖蛋白：8.4mg/24h，β2-MG（血清）：0.03ug/ml。证属湿热互结，治以清热利湿，处方以三仁汤加减：杏仁 9g，白豆蔻 9g，生薏米 30g，滑石 30g(包煎)，生石膏 30g，天花粉 30g，煅龙骨 30g(先煎)，煅牡蛎 30g(先煎)，炒枣仁 30g，30 剂，水煎服。

2008.5.5 三诊：偶有口臭，盗汗，右足趾麻木，夜尿次数 4-5 次，大便干，排便困难，大便频次 1－2 日一行。舌体胖大，苔黄厚腻，舌下脉络瘀闭，脉象沉略弦滑数。空腹血糖 6.5mmol/L，餐后血糖 11mmol/L，糖化血红蛋白测量 6.8%，白蛋白肾清除率：18.8ug/min，糖蛋白：25.9mg/24h，β2-MG（血清）：0.26ug/ml。证属痰热互结，湿阻络瘀，治以清热化痰，利湿通络，处方以小陷胸汤加减：黄连 30g，清半夏 15g，瓜蒌仁 45g，桃仁 15g，水蛭面 15g(包煎)，生大黄 15g(包煎)，鸡血藤 30g，首乌藤 30g，党参 30g，云茯苓 90g，14 剂，水煎服。

以上方加减治疗，病情一直平稳。

按：患者年老体衰，且病程迁延日久，伤及于肾，肾主水，司开阖，消渴病日久，肾阴亏损，阴损耗气，而致肾气虚损，固摄无权，开阖失司，尿频尿多，尿浊而甜。处方以知母、黄柏配伍应用，知母润肺滋肾而降火，黄柏泻虚火而坚肾阴，相须为用，为滋肾泻火之良剂。又加水陆二仙丹益肾滋阴、收敛固摄。“水陆”，指两药生长环境，芡实生长在水中，而金樱子则长于山上，一在水而一在陆。“仙”，谓本方之功效神奇。方中芡实甘涩，能固肾涩精；金樱子酸涩，能固精缩尿。两药配伍，能使肾气得补，精关自固。虽然本方药仅二味，但配伍合法有制，用之于临床，其疗效一如仙方，故称之为“水陆二仙丹”。以大黄、水蛭合用取抵挡汤之意，同时配伍鸡血藤、首乌藤合用，养血活血通络；黄连、干姜辛开苦降以降血糖；地龙、怀牛膝降压。二、三诊时，虽仍有夜尿频多等肾虚表现，但此时患者舌苔黄厚腻，排便不畅，为湿热内阻之候，若此时再一味滋补，必有闭门留寇之虞，故先后以三仁汤、小陷胸汤加减，以清热化湿通络，三仁汤中以杏仁苦平宣上焦，以通利肺气；蔻仁辛苦芳香开中焦，以化湿醒脾；薏苡仁甘淡导下焦，渗利湿热而健脾；加入滑石寒凉淡渗，以增强薏苡仁清利下焦湿热之功，石膏、花粉清热生津以降糖，同时用煅龙骨、煅牡蛎、炒枣仁敛汗安神，诸药合用，湿热自上中下三焦分消，且使汗得敛，神得安。后以小陷胸汤清热化痰，同时加入党参、云苓健脾利湿，以杜痰湿生化之源，桃仁、大黄、水蛭、鸡血藤、首乌藤以化瘀通络。

本病辨证时，辨小便是一个很重要的内容，从小便的量、色、泡沫、气味辨别病情轻重及性质(寒、热、虚、实)如果小便后上面浮着一层细小泡沫，长时间不消失，可能是蛋白尿，如果泡沫较大或大小不一，边尿边消散，则蛋白尿的可能性较小，为气尿。通常来说，泡沫越多，蛋白越多，但是泡沫减少要根据病情仔细判断，因为在糖尿病肾病晚期，尿量短少，肾功衰竭，蛋白已经漏不出去了，此时的蛋白减少为病情加重。另外，如果尿气味特别大，要考虑是否合并泌尿系感染，女性患者还要同时考虑是否有阴道感染。

治疗时则应注意：（1）补肾与固肾：补肾是用具有补益作用的方药治疗肾虚.根据阴阳寒热常用六味、八味、左归、右归等;固肾是用具有固涩作用的方药治疗肾之封藏失司，如水陆二仙丹、桑螵蛸散、金锁固精丸等。这两类药在蛋白尿的治疗上可以相辅相成，标本同治，但应意补而不腻，固而不滞，适当佐以陈皮、砂仁、山楂等消导之品。（2）通涩结合：慢性肾脏疾病伴有蛋白尿，多责之于脾虚、肾虚，常用固涩之法。但固涩药久用有壅滞碍胃之弊，在兼有瘀、热、湿、浊等标实证时更有闭门留寇之嫌，所以在治疗上应注意补而不涩，清补结合。（3）苦寒与清化：蛋白尿患者出现湿热之象后，若用苦寒之药.如黄芩、黄连、黄柏、龙胆草等，往往越服苔越黄，越服食欲越差。这是由于长期蛋白尿往往导致脾虚，过用苦寒，湿热未清，反致败胃伤阳，所以久病合并湿热者不宜苦寒，而应清化，视湿与热孰轻孰重与湿热之部位，分别采取化湿（芳香化湿、苦温燥湿、清化湿热)、利湿(淡渗利湿、通利小便)、逐水等法。

在 DN 分期的Ⅰ-Ⅲ期内肾脏损害是可逆的，及时治疗加上合理的控制，持续性微量蛋白尿是可以消失的。因此，在常规尿蛋白出现阳性之前，监测尿 mAlb、β2-MG 的变化，及早发现患者肾微血管病变进而采取适当的措施。

参考文献（略）

应用重复测量资料分析清热活血法治疗活动期类风湿关节炎的临床疗效

母小真

（中国中医科学院广安门医院　北京产 00053）

摘要　类风湿关节炎（rheumatoid arthritis，RA）是以侵蚀性关节炎为主要临床表现的自身免疫性疾病，可以致畸致残，目前尚没有根治的方法。中医药治疗 RA 有一定的优势。目前对于活动期 RA 的辩证及证候分析尚无统一标准，亦缺乏大样本的临床研究。本研究旨在探讨活动期类风湿关节炎的中医证候规律和特点，以及清热活血法对活动期 RA 的临床疗效评价，以期寻求更为有效的治疗方案。

采用单因素重复测量设计的前瞻性、随机、队列研究，选用西医首选药物甲氨喋呤作为对照，观察清热活血方以及清热活血方与 MTX 合用治疗活动期 RA 湿热瘀阻证的临床疗效。选择疗前、治疗 1、3、6 个月对疾病疗效、临床症状、主要疗效实验检查、中医证候和安全性进行评价。

应用 SPSS 11.5 软件包进行统计分析处理。研究结果表明：1.清热活血法治疗活动期 RA 湿热瘀阻证，可以改善患者的临床症状及中医证候。2.清热活血法与甲氨喋呤合用治疗活动期 RA 湿热瘀阻证，在改善中医证侯、改善临床症状、改善炎症指标方面，疗效优于 MTX 组。3.在安全性评价中，清热活血法并未增加用药的副作用和不良反应。

临床研究表明，清热活血法治疗活动期类风湿关节炎有较好的疗效，与甲氨喋呤有协同作用，效果优于甲氨喋呤或中药单独应用，显示出中西医结合的优势。

关键词　类风湿关节炎；活动期；清热活血法；甲氨喋呤；重复测量分析

类风湿关节炎是最常见的风湿免疫性疾病之一，患病率在逐年增高，若不能早期控制RA活动期发作，其3年致残率可达70%，目前医学界对于RA尚不能彻底根治，祖国医学对本病的认识历史悠久，长期的临床实践为本病的治疗提供了丰富而宝贵的经验。中医治疗RA具有副作用小、起效快、改善症状明显、减少并发症，并于西药有协同作用，有一定的优势。

1　研究对象

1.1 病例来源

入选病例均来自2007.5～2008.7在广安门医院和协和医院风湿免疫科门诊就诊的RA患者。依据诊断标准、纳入标准和排除标准进行病例筛选，将符合条件的受试者纳入本次研究。

1.2 诊断标准

1.2.1 RA诊断标准（美国风湿病学会（ACR）1987年修订的分类标准）

(1) 晨僵至少1小时（病程≥6周）；

(2) 3个或3个以上关节肿（病程≥6周）；

(3) 腕、掌指关节或近端指间关节肿（病程≥6周）；

(4) 对称性关节炎（病程≥6周）；

(5) 皮下结节；

(6) 手部X线改变；

(7) 类风湿因子(RF)阳性(滴度>1∶32)。

上述七项中同时具备4项者，即可确诊。

1.2.2 RA的病情活动标准（美国风湿病学会（ACR）类风湿关节炎治疗最新指南（2002年版））

(1) 关节肿胀数≥6个；

(2) 关节压痛数≥6个；

(3) 晨僵持续时间≥45min；

(4) 血沉（魏氏法）≥28mm/h或C-反应蛋白（CRP）≥正常上限20%。

1.2.3 中医证候诊断标准

（参照《中药新药临床研究指导原则（试行）》制订的类风湿关节炎证候辨证标准）湿热瘀阻证：关节肿痛而热，或疼痛夜甚，关节屈伸不利，皮下硬结，关节局部肤色晦暗，舌质暗红，或有瘀斑或瘀点，苔黄，脉弦滑。

1.3 试验病例纳入、排除标准

1.3.1 病例纳入标准

(1) 符合西医诊断和中医湿热瘀阻证候诊断标准的RA患者；

(2) RA处于活动期；

(3) 年龄在18-65岁；

(4) 签署知情同意书。

1.3.2 病例排除标准

(1) 不符合西医诊断及中医证候诊断标准的患者；

(2) RA 处于非活动期；

(3) 年龄在 18 岁以下或 65 岁以上者，妊娠或哺乳期妇女；

(4) 合并严重发热、感染及心血管、肝、肺、肾和造血系统等疾病，精神病患者；

(5) 本研究前至少 1 月内未停用糖皮质激素、来氟米特、环磷酰胺、氯喹、青霉胺等慢作用药物的患者。

2 研究方法和内容

2.1 研究方法

采用前瞻性、队列、阳性药对照研究，选用西医治疗 RA 的公认首选药物甲氨喋呤为对照药物进行观察。

2.2 分组与用药

2.2.1 分组

协和医院为甲氨喋呤对照组，广安门医院为清热活血试验组。

2.2.2 疗程

3 个月为 1 疗程，两组均治疗 2 个疗程。

2.2.3 研究药物

(1) 清热活血方

清热活血方为科内协定处方，具体药物如下：银花，苍术，黄柏，土茯苓，莪术，赤芍，青风藤，蜈蚣等。

(2) 甲氨喋呤（MTX）

甲氨喋呤片，上海信谊药厂生产。

2.2.4 服药方法

清热活血组（中西药结合组）：清热活血方+MTX

清热活血方：每次 200ml，每日 2 次；MTX：每次 10mg，每周 1 次。

甲氨喋呤组（对照组）：MTX，每次 10mg～15mg，每周 1 次。

2.2.5 合并用药

疼痛严重者可使用非甾类抗炎药，但应记录用药品种、用量，用药起始时间。临床试验期间不再使用其它的相关的治疗。

2.3 观测时点

本试验采用具有单因素重复测量的队列、阳性药对照试验。单因素重复测量设计，即整个试验过程仅考虑一个层次的重复测量时点，包括零时点（基线）、治疗 1 月、3 月、6 月共 4 个观测时点。选择 1、3、6 个月对疾病疗效、活动期改善、中医证候疗效、生活质量和安全性进行评价。

2.4 观察内容

2.4.1 人口学资料

姓名、性别、年龄、病程、病史、用药情况等。

2.4.2 疗效评价指标

(1) 晨僵时间

(2) 关节肿胀数（压痛数计算：双侧近端指间、掌指、腕、肘、肩、膝关节，计 28 个关节）；

(3) 关节压痛数（肿胀数计算：双侧近端指间、掌指、腕、肘、肩、膝关节，计 28 个关节）；

(4) 疼痛 VAS 评分（10CM 水平视力对照表法（VAS）测试）；

(5) 患者对疾病活动的整体评估（VAS）；

(6) 医生对疾病活动的整体评估（VAS）；

(7) 健康状况评估问卷（Health Assessment Questionnaire，HAQ）

2.4.3 主要实验室检查

(1) 血沉(ESR)；

(2) C 反应蛋白(CRP)。

2.4.4 中医证候评分

包括关节疼痛、关节压痛程度；关节肿胀度；晨僵时间；关节活动范围；局部发热；夜间痛甚；舌象等。

参照《中药新药临床研究指导原则》（中国医药科技出版社，2002，116）

关节疼痛	0 分：关节不疼或疼痛消失 2 分：疼痛轻，尚能忍受，或仅劳累或天气变化时疼痛，基本不影响工作 4 分：疼痛较重，工作和休息均受到影响 6 分：疼痛严重，难以忍受，严重影响休息和工作，需配合使用止痛药物
关节肿胀	0 分：关节无肿胀或肿胀消失 2 分：关节轻度肿胀，皮肤纹理变浅，关节的骨标志仍明显 4 分：关节中度肿胀，关节肿胀明显，皮肤纹理基本消失，骨标志不明显 6 分：关节重度肿胀，关节肿胀甚，皮肤紧，骨标志消失
关节压痛	0 分：关节无压痛或压痛消失 2 分：轻度压痛，患者称有痛 4 分：中度压痛，患者尚能忍受，皱眉不适等 6 分：重度压痛，痛不可触、压挤关节时患者很痛，将手或肢体抽回
关节屈伸不利	0 分：关节活动正常 2 分：关节活动轻度受限，关节活动范围减少＜1/3 4 分：关节活动明显受限，关节活动范围减少≥1/3 6 分：关节活动严重受限，关节活动范围减少≥1/2，甚或僵直
晨僵	0 分：无 1 分：晨僵<1h 2 分：晨僵≥1h、<2h 3 分：晨僵≥2h
关节局部发热	0 分：关节局部无发热 1 分：关节局部发热
疼痛夜甚	0 分：未出现疼痛夜间加重 1 分：疼痛夜间加重
舌质暗红	0 分：正常 1 分：舌质暗红

2.5 不良事件观察

应记录不良事件的发生时间、临床表现、持续时间、实验室检查结果，以及严重程度、处理经过和结果等详细记录。

2.6 统计分析

(1) 所有的统计检验均采用双侧检验，P 值小于或等于 0.05 将被认为所检验的差别有统计意义。统计分析将采用 SPSS11.5 统计分析软件进行计算。

(2) 计量资料将采用均数±标准差进行统计描述，两组治疗前基线采用独立样本的 t 检验进行比较。计数资料采用频数（构成比）进行统计描述，χ^2 检验进行比较。

(3) 重复测量资料采用 SPSS 软件包的 GLM（General Linear Model）过程中的 Repeated Measures 功能进行统计分析。

3 结果

3.1 一般情况

本试验共有 62 例患者进行筛选，纳入 62 例患者，其中协和医院（MTX 组）纳入 30 例，广安门医院（清热活血组）纳入 32 例。按试验方案规定完成试验的共有 58 例，清热活血组和 MTX 组分别有 2 例中途脱落或退出。

3.2 受试者基线比较

(1) 性别

两组患者性别情况比较，经统计学处理，$P>0.05$，两组相比，无显著性差异，具有可比性。

表 1 性别比较（例）

组别	例数	男	女
		N (%)	N (%)
清热活血组	30	7 (23.33%)	23(76.67%)
MTX 组	28	8 (28.57%)	20(71.43%)

χ^2=0.207，P=0.649

(2) 年龄

两组患者年龄情况比较，经统计学处理，$P>0.05$，两组相比，无显著性差异，具有可比性。

表 2 年龄比较（$\bar{X}\pm S$）

组别	例数	年龄（岁）
清热活血组	30	46.30±10.63
MTX 组	28	44.93±13.46

t=0.432，P=0.667

(3) 病程

两组患者病程情况比较，经统计学处理，$P>0.05$，两组相比，无显著性差异，具有可比性。

表 3 病程比较($\bar{X}$±S)

组别	例数	病程（月）
清热活血组	30	38.10±36.93
MTX 组	28	32.21±29.14

t=0.671，P=0.505

(4) ESR、CRP

两组比较，经统计学处理，P＞0.05，无显著性差异，具有可比性。

表 4 ESR、CRP 比较($\bar{X}$±S)

组别	例数	ESR(mm/h) △	CRP(mg/L)#
清热活血组	30	46.37±21.20	21.71±20.83
MTX 组	28	39.00±18.95	14.03±13.38

△ t=1.392，P=0.170；#t=1.657，P=0.103

3.3 安全性评价

62 例受试者中，MTX 组有 3 例、清热活血组有 3 例在用药期间出现 ALT 高于 40IU/L，但小于 80IU/L，加服葡醛内酯 100mg 日三次，2 周后恢复正常。4 例患者（3 例清热活血组，1 例 MTX 组）出现胃肠道反应（胃胀、恶逆），嘱其注意饮食、饭后服用药物，或加用雷尼替丁 400mg 睡前一次，服用 3 天，症状缓解。

3.4 疾病疗效性指标观察

3.4.1 主要疗效指标

3.4.1.1 晨僵

(1) 球形检验

球形检验的结果，Mauchly 球形检验统计量 W=0.152，χ^2=103.126，P<0.01，本资料不满足球对称性，说明 4 次重复测量的数据间存在高度相关性，需用 ε 校正系数来校正自由度。下表中列出 Greenhouse-Geisser、Huynh-Feldt、Lower- bound 3 种 ε 校正系数，一般推荐使用 Greenhouse-Geisser 的校正结果。故本例采用 Greenhouse-Geisser 校正的结果。

表 5 Mauchly's Test of Sphericity

Within Subjects Effect	Mauchly's W	Approx. Chi-Square	Df	Sig.	Epsilon		
					Greenhouse-Geisser	Huynh- Feldt	Lower-bound
晨僵	.152	103.126	5	.000	.470	.488	.333

(2) 组内因素检验

晨僵时间随治疗时间变化有统计学差异(P<0.01)，而晨僵与不同组别之间有交互作用(P<0.05)。

表 6 Tests of Within-Subjects Effects

Source		Type III Sum of Squares	Df	Mean Square	F	Sig.
晨僵	Greenhouse-Geisser	343510.476	1.411	243373.315	269.755	.000
晨僵 * 组别	Greenhouse-Geisser	7009.614	1.411	4966.233	5.505	.012
Error(晨僵)	Greenhouse-Geisser	71311.399	79.041	902.202		

(3) 组间因素检验

不同组别间晨僵时间有统计学差异($P<0.05$)。试验组明显好于对照组。

表 7 Tests of Between-Subjects Effects

Source	Type III Sum of Squares	Df	Mean Square	F	Sig.
Intercept	1440964.729	1	1440964.729	295.498	.000
组别	1351.798	1	1351.798	6.032	.0378
Error	273078.482	56	4876.401		

篇幅所限，下列指标分析过程与本段分析内容相同。以下指标球形检验结果 P 值均小于 0.01，说明这些指标均有较强的时间相关性，具体数据略。

3.4.1.2 关节肿胀数

(1) 组内因素检验

表 8 组内因素检验

变异来源		自由度	F	P
肿胀数	Greenhouse-Geisser	1.646	138.575	0.000
肿胀数*组别	Greenhouse-Geisser	1.646	5.578	0.008
误差	Greenhouse-Geisser	92.182		

(2) 组间因素检验

表 9 组间因素检验

变异来源	自由度	F	P
截距	1	621.426	0.000
组别	1	0.018	0.894
误差	56		

关节肿胀数随治疗时间变化有统计学差异，与分组之间有交互作用。两组肿胀关节数均有明显减少，两组总体而言之间无统计学差异。

3.4.1.3 关节压痛数

(1) 组内因素检验

表 10 组内因素检验

变异来源		自由度	*F*	*P*
压痛数	Greenhouse-Geisser	1.458	161.993	0.000
压痛数*组别	Greenhouse-Geisser	1.458	1.690	0.197
误差	Greenhouse-Geisser	81.641		

(2) 组间因素检验

表 11 组间因素检验

变异来源	自由度	*F*	*P*
截距	1	483.739	0.000
组别	1	1.649	0.204
误差	56		

关节压痛数随治疗时间变化有统计学差异，与分组之间无交互作用。两组关节压痛数无统计学差异。两组患者的压痛关节数均有明显减少。

3.4.1.4 疼痛 VAS

(1) 组内因素检验

表 12 组内因素检验

变异来源		自由度	*F*	*P*
疼痛	Greenhouse-Geisser	2.499	41.929	0.000
疼痛*组别	Greenhouse-Geisser	2.499	.125	0.920
误差	Greenhouse-Geisser	139.932		

(2) 组间因素检验

表 13 组间因素检验

变异来源	自由度	*F*	*P*
截距	1	2426.429	0.000
组别	1	8.482	0.005
误差	56		

疼痛 VAS 随治疗时间变化有统计学差异，与分组之间无交互作用。两组患者的疼痛 VAS 均有明显降低，总体而言清热活血组低于 MTX 组。

3.4.1.5 患者对疾病活动的整体评估 VAS 评分

(1) 组内因素检验

表 14 组内因素检验

变异来源		自由度	*F*	*P*
患评	Greenhouse-Geisser	2.157	132.738	0.000
患评*组别	Greenhouse-Geisser	2.157	2.772	0.062
误差	Greenhouse-Geisser	120.803		

(2) 组间因素检验

表 15 组间因素检验

变异来源	自由度	*F*	*P*
截距	1	1457.207	0.000
组别	1	5.198	0.044
误差	56		

患者对疾病活动的评估 VAS 随治疗时间变化有统计学差异，与分组之间无交互作用，清热活血组评分明显低于 MTX 组。

3.4.1.6 医生对疾病活动的整体评估 VAS 评分

(1) 组内因素检验

表 16 组内因素检验

变异来源		自由度	*F*	*P*
医评	Greenhouse-Geisser	1.812	141.884	0.000
医评*组别	Greenhouse-Geisser	1.812	2.555	0.088
误差	Greenhouse-Geisser	101.460		

(2) 组间因素检验

表 17 组间因素检验

变异来源	自由度	*F*	*P*
截距	1	1855.047	0.000
组别	1	0.006	0.940
误差	56		

医生对疾病活动的评估 VAS 随治疗时间变化有统计学差异，与分组之间无交互作用。两组比较无统计学差异。

3.4.1.7 ESR

(1) 组内因素检验

表 20 组内因素检验

变异来源		自由度	*F*	*P*
ESR	Greenhouse-Geisser	1.994	27.506	0.000
ESR*组别	Greenhouse-Geisser	1.994	1.418	0.247
误差	Greenhouse-Geisser	111.654		

(2) 组间因素检验

表 21 组间因素检验

变异来源	自由度	*F*	*P*
截距	1	559.493	0.000
组别	1	0.137	0.713
误差	56		

两组患者的 ESR 随治疗时间变化有统计学差异，与分组之间无交互作用，两组无统计学差异。两组 ESR 均有明显降低。

3.4.1.8 CRP

(1) 组内因素检验

表 22 组内因素检验

变异来源		自由度	*F*	*P*
CRP	Greenhouse-Geisser	1.753	14.376	0.000
CRP*组别	Greenhouse-Geisser	1.765	2.727	0.077
误差	Greenhouse-Geisser	98.147		

(2) 组间因素检验

表 23 组间因素检验

变异来源	自由度	*F*	*P*
截距	1	123.154	0.000
组别	1	0.478	0.492
误差	56		

两组患者的 CRP 随治疗时间变化有统计学差异，与分组之间无交互作用，两组总体无统计学差异。

3.4.2 中医证候积分

(1) 组内因素检验

表 24 组内因素检验

变异来源	自由度	*F*	*P*
积分	2.272	212.523	0.000
积分*组别	2.272	3.543	0.027
误差	127.231		

(2) 组间因素检验

表 25 组间因素检验

变异来源	自由度	F	P
截距	1	2199.931	0.000
组别	1	4.733	0.048
误差	56		

两组患者的中医证候积分随治疗时间变化有统计学差异，与分组之间有交互作用。清热活血组明显低于 MTX 组。

4 讨论

4.1 湿热痹阻、瘀血阻络是活动期 RA 的病机关键

类风湿关节炎的中医证候演变有着一定的规律可循，早在《素问·痹论》指出“风、寒、湿三气杂至合而为痹”，历代众多医家辨证多以风寒、寒湿痹阻型最常见，治疗以祛风散寒、温经通络为主。其后几位医家总结致痹之因，提出并非只有单纯的风、寒、湿三邪，或为湿热之邪、或为风寒之邪，郁久化热后均可转归而成热痹。由于自然环境、人类生活习惯的改变，疾病谱及证型也发生变化。随着自然界气候渐暖，人民生活水平、居住环境提高，膏粱厚味进食增多，易助湿生热，人的体质向湿热型发展，加重了湿热之邪壅滞、气血运行不畅。近几年来，对 RA 的病因病机进行了更为深入的研究。与古人的认识不同的是，认为风寒湿邪可诱发或加重病情，但 RA 关节病变的直接病邪却不仅是风寒湿之气，认为湿热瘀血夹杂既是 RA 的主要发病因素，又可作为主要病理机制，同时也是 RA 活动期的基本特征。

4.2 清热活血法治疗活动期类风湿关节炎的疗效分析

两组均可以降低中医证候积分，清热活血组作用更为显著。两组有显著性差异。清热活血方能明显改善关节局部症状与体征。对晨僵时间、疼痛 VAS 评分、疲乏 VAS 评分、患者对疾病的整体评估方面，具有明显的优势，疗效优于 MTX。

在安全性评价中，清热活血组与 MTX 相比，并未增加用药的副作用和不良反应。两组之间无显著性差异。

临床疗效研究表明，清热活血方治疗活动期类风湿关节炎有较好的疗效，且副作用小、安全性高，能明显改善患者临床症状、缓解疼痛，提高患者生活质量。与甲氨喋呤合用，效果优于甲氨喋呤单独应用，显示出中西医结合的优势所在。

4.3 清热活血基本方组方分析

清热活血基本方重用土茯苓、金银花，二药共为君药，取其通利关节、清热解毒、除湿之功效。臣药分为两类，活血祛瘀通经络者有赤芍、丹参，清热利湿者有苍术、黄柏等。配苍术、黄柏意在加强清热利湿泻浊之力，从而有效缓解患者关节红肿热痛症状；同时予赤芍、丹参以凉血活血、破气行血、消积散瘀止痛，达到“气行则血行，通则不痛”的目的。方中佐药主要有莪术、萆薢、蜈蚣、露蜂房、青风藤等，合而祛风湿、通络止痛。莪术佐赤芍、丹参加强活血通络之力；萆薢配合土茯苓以祛湿，其性偏寒，配伍黄柏以清湿热；蜈蚣、蜂房为虫类药，长于祛风止痛，有明显的镇痛作用，蜈蚣尤擅搜风通络，治风湿顽痹之力强；又佐青风藤祛风湿、通经络、镇静

止痛。本方剂组成寒温并用，结构精当，理法严谨，体现了中医治疗疾病的整体辨证观，不失为治痹的效方。

4.4 关于重复测量资料

由于临床试验一般需要研究期间动态观察每个受试者的多项生理指标或疗效相关指标，所获得的数据资料为重复测量资料（repeated measure data）。重复测量资料系指对同一受试对象在不同时间点或者不同条件下，对某一变量进行多次测量所得到的数据。与一般的资料不同，由于测量的数据不是独立的，而是相关的。该类资料存在各测量值之间的相关性，随机误差至少由个体水平的随机效应和个体内多次重复测量效应两部分组成；而且该资料常常存在数据缺失等现象，因而不能满足常规统计方法所要求的独立性假定，在统计分析上有其特殊性。传统的统计方法往往是在各时间点分别进行各处理组的显著性检验，一般用 t 检验或方差分析等。但是由于各时点测量值之间一般是有联系的，而这些分析方法孤立的看待各时间点的观察值，将每次观察结果割裂开进行分析，破坏了各观察点数据之间的关联性，降低数据信息利用度，使得结论偏差甚至出现错误。因此不能充分利用该类资料所提供的信息，一般是需要避免的，因为它增大了犯 I 类错误的概率。此类数据的统计方法研究近年来受到统计学者的重视。

本次研究针对临床重复测量的分类及计量资料，采用了重复测量统计分析方法，更加全面、科学地评价药物的疗效，更好地说明药物作用特点，以更准确地分析药物作用随时间变化的规律。为结论提供充实的依据。

5 结论

（1）甲氨喋呤可以改善活动期 RA 患者的临床症状和中医证候，改善炎症指标，改善病情活动性，提高患者生活质量。

（2）清热活血法治疗活动期 RA 湿热瘀阻证，可以改善患者的临床症状及中医证候，起效较 MTX 快。

（3）清热活血法与甲氨喋呤合用治疗活动期 RA 湿热瘀阻证，在改善 ACR 疾病疗效、改善中医证侯、改善临床症状、改善炎症指标方面，疗效优于中药组和 MTX 组。

（4）安全性评价中，清热活血法并未增加用药的副作用和不良反应。

（5）清热活血法治疗活动期类风湿关节炎有较好的疗效，与甲氨喋呤有协同作用，中西药合用效果优于甲氨喋呤或中药单独应用，显示出中西医结合的优势。

参考文献（略）

滋补肝肾活血通络法治疗膝关节骨性关节炎 118 例临床观察

许凤全　冯兴华

（中国中医科学院广安门医院　北京 100053）

摘要　**目的**　观察滋补肝肾活血通络法治疗膝关节骨性关节炎的临床疗效。**方法**　将 118 例肝肾亏虚、寒湿阻络型膝骨关节炎患者随机分为治疗组（59 例）和对照组（59 例），治疗组口服滋补肝肾活血通络中药汤剂，对照组口服西乐葆胶囊，12 周为 1 个疗程。**结果**　两组在治疗前后疼痛评分、病情程度指数、中医症状积分、临床疗效方面均有明显或显著性差异（$P<0.05$ 或 $P<0.01$）。**结论**　滋补肝肾活血通络法在改善肝肾亏虚、寒湿阻络型膝骨关节炎患者膝关节疼痛、病情严重程度、中医症状及临床疗效等方面具有显著的疗效。

关键词　滋补肝肾活血通络法；膝关节骨性关节炎；临床观察

骨性关节炎（osteoarthritis，OA）是一种以局部关节软骨退变、骨质丢失、关节边缘骨刺形成及关节畸形和软骨下骨质致密为特征的慢性关节疾病。临床上以膝关节骨性关节炎（knee osteoarthritis，KOA）为多见，KOA 多因膝关节长期负重以及多年的慢性劳损而引起关节组织的退行性改变。据资料统计，我国 55 岁以上人群 X 线有 KOA 表现者约 60%，65 岁以上 KOA 的发病率可高达 85%。现代医学常使用非甾体抗炎药物如吲哚美辛、布洛芬、炎痛喜康、萘普生等，但由于此类药物副作用较大，患者难以接受。笔者自 2003 年 3 月—2007 年 12 月采用滋补肝肾活血通络法治疗肝肾亏虚、寒湿阻络型 KOA 患者 118 例，疗效显著，现报告如下。

1 资料与方法

1.1 一般资料

118 例患者来自 2003 年 3 月~2007 年 12 月河北蠡县中医院内科门诊和住院患者，其中门诊患者 47 例，住院患者 71 例。以分层、区组随机法分为两组，治疗组 59 例，其中男 5 例，女 54 例；平均年龄（52.07±17.29）岁；平均病程（84.32±91.23）个月；病情程度：轻度 8 例，中度 25 例，严重 17 例，很严重 6 例，极严重 3 例。对照组 59 例，其中男 7 例，女 52 例；平均年龄（51.34±18.46）岁；平均病程（86.57±89.13）个月；病情程度：轻度 7 例，中度 28 例，严重 19 例，很严重 3 例，极严重 2 例。两组患者的性别、年龄、病程、病情程度等一般资料比较差异均无统计学意义（$P>0.05$），具有可比性。

1.2 诊断标准

1.2.1 西医诊断标准 参照中华医学会风湿病学分会制定的“骨关节炎诊治指南（草案）”中膝 OA 诊断标准。

1.2.2 中医诊断标准 证属肝肾亏虚、寒湿阻络。参照《中药新药治疗痹病的临床研究指导原则》：①主症：双膝关节疼痛；②次症：关节冷痛、僵痛、关节屈伸不利、腰膝酸软、行走困难、畏恶风寒、倦怠乏力；③舌脉：舌质淡、苔白、脉沉细。具备主症兼见次症中 4 项以上，参照舌脉即可确诊。

1.3 纳入标准

符合以上膝骨关节炎的西医和中医诊断标准；年龄在 40~70 岁，X 线分级在Ⅰ~Ⅲ级；接受其他病情改善药物治疗的病人必须中断用药 30d 以上。

1.4 排除标准

不符合以上膝骨关节炎的西医和中医诊断标准者；膝骨关节炎伴有急性滑膜炎者、X 线Ⅳ级及类风湿性关节炎等疾病继发骨关节炎者；年龄在 40 岁以下或 70 岁者；重叠其他风湿病如类风湿关节炎、系统性红斑狼疮、强直性脊柱炎等者；合并心血管、脑血管、肝、肾和造血系统等严重疾病者；妊娠或哺乳期妇女、精神病患者等。

2 方法

2.1 治疗方法

治疗组用滋补肝肾、活血通络为法拟中药内服方（桃仁 10g、红花 12g、川芎 10g、当归 12g、赤芍 10g、川牛膝 12g、桑寄生 15g、杜仲 12g、威灵仙 12g），每日 1 剂，分 3 次温服。对照组服用西乐葆胶囊（辉瑞公司生产，批准文号 20050351），每次 200mg，每日 1 次。均 12 周为 1 个疗程。

2.2 观察指标

2.2.1 关节疼痛评分：采用 10cm 模拟疼痛程度标尺法（VAS 评分）测定。该标尺一端为 0，另一端为 10.0 代表无痛，10 代表患者主观感觉最剧烈的疼痛。由患者在标尺上指出自己的疼痛程度。

2.2.2 病情程度指数

2.2.2.1 夜间卧床休息时疼痛或不适：无不适（0 分）；仅在移动或特定体位时痛（1 分）；不活动也痛（2 分）。

2.2.2.2 晨僵或起床后痛：≤1 分钟（0 分）；＞1 分钟、＜15 分钟（1 分）；15 分钟或更长（2 分）。

2.2.2.3 行走时疼痛或不适：行走时无疼痛或不适（0 分）；只在走一段距离后（1 分）；走不久即痛且走后增加（2 分）。

2.2.2.4 最大行走距离：不受限（0 分）；＞1000m（1 分）；1000m(15 分钟)（2 分）；500~1000m（3 分）；300~500m（4 分）；100~300m（5 分）；＜100m（6 分）；用一拐杖（1 分）；用两拐杖（2 分）。

2.2.2.5 日常活动：很容易（0 分）；有困难（1 分）；不可能（2 分）。

1.6.2.6 病情程度判定：轻度：（1~4 分）；中度（5~7 分）；严重（8~10 分）；很严重（11~13 分）；极严重（≥14 分）。

2.2 临床疗效判定标准

2.3.1 病情程度指数疗效 临床痊愈：病情程度指数减少≥95%；显效：病情程度指数减少≥70%；

有效：病情程度指数减少≥30%；无效：病情程度指数＜30%。

2.3.2　临床疗效 临床痊愈：症状积分减少≥95%；显效：症状积分减少≥70%；有效：症状积分减少≥30%。无效：症状积分减少＜30%。

2.4 统计学方法

所有数据分析前均进行正态性检验，计量资料用 t 检验，等级资料用 Ridit 分析，计数资料用卡方检验，组间齐性用 F 方差检验，组内及组间比较用 t 检验，采用 SPSS13.0 统计软件进行统计学处理。

3 结果

3.1 疗效评价

3.1.1 两组患者治疗前后疼痛评分的变化比较

两组患者治疗前后疼痛评分比较，差异有统计学意义（$P<0.01$），表明两种治疗方法在降低 KOA 疼痛评分方面疗效显著。两组患者治疗前后差值比较，差异有统计学意义（$P<0.01$），表明治疗组在改善疼痛方面明显优于对照组。（见表 1）

表 1 两组患者治疗前后疼痛评分变化比较（$\bar{x}\pm s$）

组　别	n	治疗前	治疗后	差值
治疗组	59	6.87±1.85	2.41±1.34*	4.46±1.72
对照组	59	6.46±1.71	3.18±1.67*	3.28±1.53 #

与本组治疗前比较，* $P<0.01$；组间差值比较，# $P<0.01$

3.1.2 两组患者治疗前后病情程度指数疗效比较

两组患者治疗前后病情程度指数疗效比较，差异有统计学意义（$P<0.05$），表明治疗组在改善病情程度指数疗效方面明显优于对照组。（见表 2）

表 2　两组患者治疗前后病情程度指数疗效比较

组 别	n	临床缓解	显效	有效	无效
		n（%）	n（%）	n（%）	n（%）
治疗组	59	3（5.09）	15（25.42）	31（52.54）	10（16.95）
对照组	59	1（1.69）	11（18.64）	25（42.37）	22（37.29）

经 Ridit 分析，u=2.1728，$P<0.05$

3.1.3　两组患者治疗前后中医症状积分变化（见表 3）

两组患者治疗前后中医症状积分比较，差异有统计学意义（$P<0.01$ 或 $P<0.05$），表明两种治疗方法在降低中医症状积分方面疗效显著。两组患者治疗前后差值比较，差异有统计学意义（$P<0.01$），表明治疗组在改善中医症状方面明显优于对照组。（见表 3）

表 3　两组患者治疗前后中医症状积分比较

组 别	n	治疗前	治疗后	差值
		$\bar{X}\pm SD$	$\bar{X}\pm SD$	$\bar{X}\pm SD$
治疗组	59	13.75±3.81	6.03±3.37 *	7.72±3.32
对照组	59	12.92±4.34	10.61±3.25 **	2.31±4.46 #

与本组治疗前比较，* P<0.01、* * P<0.05；组间差值比较，# P<0.01

3.1.4　两组患者临床疗效比较（见表 4）

两组患者治疗前后临床疗效比较，差异有统计学意义（P<0.05），表明治疗组在改善临床疗效方面明显优于对照组。（见表 4）

表 4　两组患者临床疗效比较

组　别	n	临床痊愈（%）	显效（%）	有效（%）	无效（%）
治疗组	59	4（6.78）	14（23.73）	29（49.15）	12（20.34）
对照组	59	2（3.39）	11（18.64）	22（37.29）	24（40.68）

经 Ridit 分析，u=2.0079，P<0.05

4 讨论

膝关节骨性关节炎早期基本病理改变是软骨退变。现代医学认为，本病多因膝关节长期承受劳损而导致关节内炎性渗出，组织水肿，关节内压升高，软骨变性和继而引起骨质增生硬化等一系列病理变化，是关节软骨蛋白多糖生物合成异常而呈现退行性变的结果。现今开发用于治疗 KOA 的药物多集中在改善关节软骨代谢及促进其修复上，西乐葆胶囊是 COX-2 抑制剂，被广泛用于治疗 KOA。所以，本试验选西乐葆为对照药。

膝关节骨性关节炎属于中医学骨痹范畴。《素问 • 痹论篇》曰：“五藏皆有所合，病久而不去者，内舍于其合也，故骨痹不已，复感于邪，内舍于肾；筋痹不已，复感于邪，内舍于肝”。《类证治裁 • 痹症》曰：“诸痹……风寒湿乘虚内袭。正气为邪所阻，不能宣行，因而留滞，气血凝涩，久而成痹。”若肝肾亏虚，腠理不固，风寒湿乘虚侵入，注入经络，留于关节，使气血凝滞不行。病情迁延不愈，正虚邪恋，血瘀阻络，筋脉失和，关节痹阻而致骨痹。本病肝肾亏虚，筋骨失养是病理基础，血瘀络阻是发病的关键，属本虚标实之证。治当滋补肝肾、活血通络。方中桃仁、红花、川芎、当归、赤芍补血活血、化瘀通络；川牛膝活血祛瘀，强筋骨，通络止痛，且引药下行，使药物直达病所；桑寄生、杜仲滋补肝肾；威灵仙善走而不守，宣通十二经络，主治风寒湿壅滞经络，关节不利诸病。诸药合用共奏滋补肝肾、通络活血之功。

本临床研究表明，滋补肝肾活血通络法能明显降低膝关节骨性关节炎患者疼痛评分，明显改善病情程度指数，明显降低中医症状积分，明显提高临床疗效，且明显优于对照组。

参考文献（略）

头痛的49种临床特征

付　强　郭春莉　王义国　张启明

(中国中医科学院中医临床基础医学研究所　北京 100700)

(中国中医科学院西苑医院　北京 100091)

摘要　目的：从历代中医文献中提取头痛的临床特征。方法：从宋、元、明、清及近现代著名临床医家的51186条医案中整理出头痛的4 158种不同描述，将头痛相关文献中的限定因素进行拆分，将内涵相同但表述不同的信息进行合并获得头痛的临床特征，并同中西医权威著作进行了比较。结果：提取头痛的临床特征49个。在头痛部位方面，头皮痛、头痛掣牙、掣肩胛、掣四肢、掣腰部、掣胁肋、掣咽喉、掣面部、掣鼻没有在现行中医权威著作中提到；头痛掣背部、掣腰部、掣胁肋没有在现行西医权威著作中提到；在头痛性质方面，头灼痛、肿痛、窜痛、酸痛没有在现行中医权威著作中提到；空痛、肿痛、窜痛、酸痛没有在现行西医权威著作中提到；在头痛限定因素方面，经期、经前、下午、夜间、醒后、经后、产褥期、按压、咳嗽、泄泻、久视诱发或加重的头痛和按压缓解的头痛没有在现行中医权威著作中提到；经后、产褥期、按压、泄泻诱发或加重的头痛没有在现行西医权威著作中提到。结论：本研究提取出了诸多中西医学权威著作尚没有重视的头痛临床特征。

关键词 头痛；临床特征；中医诊断

头痛是临床常见症状之一，在我们收集的51186条中医历代医案中，关于头痛的临床特征有4158种不同描述。本文以这些描述为研究对象，提取了49种头痛的临床特征，其中包含诸多中西医学都没重视的细微描述。

1 定义

头痛是患者自我感觉的发生在头部的疼痛。常伴有愁眉苦脸、两手抱头甚至呻吟等他觉现象。其中疼痛是机体受到体内外伤害性刺激时最常见的应答反应。

头痛的临床特征是指头痛在头部的不同发生部位及牵及部位、疼痛的性质和限定因素。

头痛的限定因素是指与头痛具有稳定搭配关系的诱发、加重和缓解因素，发生、加重和缓解时间。

2 资料来源

2.1 医案资料的收集

以《全国中医图书联合目录》为线索，建立明确的纳入和排除标准，从山东中医药大学图书馆挑选宋、元、明、清及近现代1 484位医家的医案专著229册，收录医案51 186条。

2.2 四诊信息标记词的获取

以新世纪全国高等中医药院校规划教材《中医诊断学》、《中医内科学》、《中医妇科学》、《中医儿科学》为蓝本，整理标记历代医案四诊信息的标记词 5789 个，并建立医案原文与标记词一一对应的文本对照结构数据库。

2.3 头痛相关文献的获取

从 5 789 个标记词中提取包含头痛临床特征的标记词 152 个，以这些标记词为线索，从文本对照结构数据库中提取原文信息 4158 条，其中存在 1258 种不同的表达方式。

3 头痛的临床特征

本文首先将头痛与其限定因素拆分开来，如将“头痛按压加重”拆分为“头痛”和“按压加重”；再将含义相同但表述不同的信息合并，如将后头痛，脑后痛统一为枕部头痛。临床特征的确认依据：在历代医案中出现几率较高，或在中、西医学权威著作中明确地说明了其临床意义。共获得头痛的临床特征 49 个：

头痛部位：头侧部(在历代医案中出现 384 次，下同)、前额(200)、巅顶(162)、枕部(59)、头皮(4)、掣目(87)、掣颈项(34)、掣牙(9)、掣背部(8)、掣耳(6)、掣肩胛(5)、掣四肢(4)、掣腰部(3)、掣胁肋(3)、掣咽喉(1)、掣面部(1)、掣鼻(1)。

头痛性质：胀痛(249)、重痛(212)、剧痛(205)、阵发痛(79)、刺痛(56)、隐痛(46)、灼痛(27)、空痛(19)、跳痛(18)、肿痛(17)、窜痛(13)、酸痛(10)、冷痛(8)、拘急痛(5)、钝痛(5)。

在历代医案数据库中，关于头痛的性质有 765 种不同表述。原因之一可能是内涵界定不明确，故本文参照这些原文信息及中医权威著作，对这些性质进行了界定。

(1)胀痛：头痛伴有撑胀感，甚至胀满欲裂。

(2)重痛：头痛伴有昏蒙沉重感，犹如以沉帽包裹头耳。

(3)剧痛：头痛剧烈难忍，犹如刀劈。常伴有愁眉苦脸、两手抱头甚至呻吟等他觉现象。

(4)阵发痛：头痛时作时止，或有定时或无定时。

(5)刺痛：头痛如锥刺、如蜂螫。常部位固定，时作时止，涉及范围较小。

(6)掣痛：头部筋脉抽掣牵引，由一处连及他处同时作痛。

(7)隐痛：头痛轻微，尚可忍耐，时隐时现，绵绵不休。

(8)灼痛：头痛伴有灼热感，甚至按之炙手，喜冷恶热。

(9)空痛：头痛伴有脑中空虚无物之感。

(10)跳痛：头痛伴有筋脉搏动感，常按压缓解。

(11)肿痛：头痛伴有头部肌肤肿胀，常兼见痛处肌肤灼热色红。

(12)窜痛：头痛部位游走不定，一处疼痛走窜他处，该处痛止。

(13)酸痛：头痛伴有颅内闷乱不舒。捏拿或拔罐常使局部皮肤紫红或皮肤灼热且症状缓解。

(14)冷痛：头痛伴有冷感，遇温则痛缓，遇寒则痛甚。

(15)拘急痛：头痛伴有筋脉紧缩如绳捆金箍。

(16)钝痛：疼痛性质与刺痛相反，全无尖锐感，痛势较缓，常呈持续。

限定因素：经期发生或加重(15)、经前发生或加重(12)、按压缓解(10)、下午发生或加重(9)、夜间发生或加重(8)、醒后发生或加重(8)、经后发生或加重(5)、活动诱发或加重(5)、产褥期发生(5)、按压加重(5)、风寒诱发或加重(4)、食后诱发或加重(3)、遇热加重(2)、咳嗽诱发或加重(2)、泄泻诱发或加重(1)、情志不舒诱发或加重(1)、久视诱发或加重(1)。

4 讨论

查阅中医权威著作对头痛证候特征、辨证要点及分证论治的内容，和西医权威著作论及的偏头痛、丛集性头痛、紧张性头痛、脑血管疾病性头痛(蛛网膜下腔出血、脑出血、脑梗死)、颅内压变化性头痛、颅内炎症性头痛等神经系统疾病，本文发现了诸多中、西医权威著作没有重视的头痛临床特征。

4.1 头痛部位

中医权威著作认为风寒外袭头痛常连及项背，肝阳上扰头痛偏于头两侧，或连及巅顶，太阳头痛多在枕部，阳明头痛多在前额，连及眉棱，少阳头痛多在头侧，连及耳部，厥阴头痛见于巅顶，连及目系。西医认为偏头痛及丛集性头痛多在一侧或局限于一侧眼眶周围，高血压引起的头痛多在额部，蛛网膜下腔出血或脑脊髓膜炎除头痛外尚有颈痛，小脑幕以上病变疼痛以额部为多，并向颞部扩散，小脑幕以下病变多位于后枕部，喉部疾病可扩散到头面部，颈椎病引起的头痛可放射至额、颞、肩、上肢，顶部头痛常见于神经官能患者，三叉神经痛根据受累分支不同可发生于一侧下颌部、面颊部、颞部或前额部，丛集性头痛发作时颞动脉突出，且有压痛，头皮及面部皮肤痛觉过敏。此外，尚有眼源性头痛、鼻源性头痛、耳源性头痛和牙源性头痛。

西医学不但重视头痛发生在头侧部、前额、巅顶、枕部、头皮的临床意义，还着重描述了头痛掣目、掣颈项、掣牙、掣耳、掣肩胛、掣四肢、掣咽喉、掣面部、掣鼻的临床意义。因此，尽管头皮痛、头痛掣牙、掣肩胛、掣四肢、掣咽喉、掣面部、掣鼻在历代医案中出现频数较低，仍应值得中医重视。头皮痛、头痛掣牙、掣肩胛、掣四肢、掣腰部、掣胁肋、掣咽喉、掣面部、掣鼻没有在现行中医权威著作中提到。头痛掣背部、掣腰部、掣胁肋没有在现行西医权威著作中提到。

4.2 头痛性质

中医认为风寒犯头头痛常伴有紧束感，风热犯头是头痛而胀，甚则如裂，风湿犯头是头痛如裹，脾气虚、肾虚是头部空痛或痛势绵绵，时发时止，阴血亏虚是隐隐头痛，瘀血犯头是头痛如锥刺，痛处固定不移，痰湿犯头是头痛昏蒙，重坠或胀，肝阳头痛是头痛而眩或跳痛，时作筋掣，寒厥者，冷感而刺痛。西医学认为三叉神经痛、偏头痛及脑膜刺激的疼痛最剧烈，头痛性癫痫时呈胀痛、刺痛或灼痛，颅内占位性病变表现为钝痛或持续痛，高血压性、血管性、发热性疾病引起的头痛往往带搏动性，且高血压性头痛以钝痛、昏痛多见，神经痛多呈电击样痛或刺痛，紧张性头痛多为重压感、紧箍感，丛集性头痛为冰凿样痛，痛性眼肌麻痹常表现为胀痛、刺痛或撕裂样疼痛。

西医权威著作在描述头痛性质时没有提及空痛、肿痛、窜痛、酸痛。头灼痛、肿痛、窜痛、酸痛没有在现行中医权威著作中提到。

4.3 头痛限定因素

中医认为内伤头痛可因遇劳、情志刺激诱发与加重，气虚者与过劳有关，寒湿者常随天气变化而变化，肝火者因情志波动而加重，阳亢者常因饮酒或暴食而加重，肝肾阴虚者每因失眠而病作或加重，偏头痛者，常遇风寒则痛发。

经期、经前、下午、夜间、醒后、经后、产褥期、按压、咳嗽、泄泻、久视诱发或加重的头痛和按压缓解的头痛没有在现行中医权威著作中提到。尤其是咳嗽诱发或加重，久视诱发或加重虽然在历代医案中出现频率较低，但是在西医学中有详细论述，所以中医学也应该深入探讨其临床意义。

西医学认为颅内占位性病变往往清晨加剧，从集性头痛常晚间发生，咳嗽、打喷嚏、摇头、俯身可使颅内高压性头痛、血管性头痛、颅内感染性头痛及脑肿瘤性头痛加剧，从集性头痛在直立时可缓解，颈肌急性炎症所致的头痛可因颈部运动而加剧，职业性颈肌痉挛所致头痛，可因按摩颈肌而缓解，紧张性头痛常因某种姿势长久工作，如伏案屈颈引起，不良精神刺激可引起心因性头痛，偏头痛常因炎热等天气变化诱发，偏头痛在月经期好发，妊娠期缓解，更年期不发，三叉神经痛白天发生较多，腰穿后头痛直立位加重，乳酪、海味、巧克力等诱发者常为偏头痛，眼源性头痛可因用眼过度加重，偏头痛常起于下午。西医权威著作在描述头痛限定因素时没有提及经后、产褥期、按压、泄泻诱发或加重的头痛。

另外，西医学在诊断头痛时，常进行详细的神经系统检查及眼底检查，必要时测眼压。对疑难病例，进行 CT、MRI、经颅多普勒超声波(TCD)等检查，可显示病变部位、大小、受累部位结构改变及其周围脑水肿程度、脑室受压情况等，对头痛的严重程度及预后有重要作用，这些都是中医应该借鉴的。

参考文献（略）

浅谈基于“虚瘀浊毒”关系链病机基础的轻度认知障碍和老年性痴呆

刘明芳　李　浩　刘剑刚　史大卓

(中国中医科学院西苑医院　北京 100091)

摘要　轻度认知障碍和老年性痴呆的病机为虚实夹杂。虚为脾肾两虚，实为痰浊、瘀血、毒邪蒙蔽清窍。老年性痴呆主要和脏腑功能失调、气血运行失常有关，继而因虚致瘀、因虚生痰，痰瘀互阻日久化毒，虚、瘀、浊、毒形成恶性循环而损伤脑络，是轻度认知障碍和老年性痴呆的发病根源。

关键词　虚瘀浊毒；病机；轻度认知障碍；老年性痴呆

轻度认知障碍(mild cognitive impairment ，MCI)是介于正常老化和痴呆之间的一种临床状态，处于这种状态的个体存在超出其年龄所允许的记忆障碍，但仍能维持功能完好，达不到痴呆的诊断标准。阿尔茨海默病(Alzheimer disease，AD)亦称老年性痴呆（senile dementia），是慢性进行性中枢神经系统变性病变所导致的痴呆，是最常见的老年期痴呆，以缓慢发展记忆障碍、定向障碍、语言功能障碍、视空间功能障碍、不同程度的认知功能障碍及人格异常等神经精神症状为特征。

MCI 是老年痴呆临床前期的一种综合征，它有助于发现最需要早期干预的个体，也是最有可能发展为 AD 的一个公认的临床状态。Morris 认为 MCI 可考虑为早期 AD。AD 的患病率约占痴呆疾病中的 60%，在全球人口老龄化的今天，痴呆已成为严重的社会问题。AD 的病因和发病机制十分复杂，李浩主任医师结合多年临床经验，不断探索总结 MCI 及 AD 的病机特点，提出“以脾肾亏损为主体，兼顾瘀血、浊毒”的思路，现就 MCI 及 AD 的病机依据阐述如下。

中医将 MCI 归属于“善忘”、“神病”、“文痴”等范畴，AD 属中医“善忘”、“健忘”、“呆病”、“痴呆”等范畴，但是病因病机是相同的，都是在衰老的基础上发生的。关于衰老的机理，早在《黄帝内经》中已经有了经典的论述。《素问・上古天真论》提出的肾气盛衰与人体生长壮老相关的观点，对后世产生了很大影响，《医学正传》的“肾气盛则寿延，肾气虚则寿夭”，叶天士《临症指南医案》的“男子向老，下元先亏”，“高年下焦根蒂已虚”等论，都由此而来。肾虚导致衰老的观点至今仍是中医认识人体衰老机理的基本出发点。

虚、瘀、浊、毒是导致衰老、MCI 和 AD 的主要病因病机，其病位在脑，病因病机不离虚实两端，本虚标实兼挟多见。虚为其本，瘀、浊、毒为其标。脾肾两虚为本，瘀血、痰浊、毒邪既是脏气虚衰的结果，又是主要的致病因素，虚与瘀、浊、毒相互影响，交互为患，成为 MCI 和 AD 复杂的发病基础。

1　脾肾两虚为本

1.1 肾虚是根本原因

肾为先天之本，有藏精的功能，早在《素问》中就有“肾者主蛰，封藏之本，精之处也”和“肾者主水，受五脏六腑之精而藏之”等记载。故肾的主要生理功能是藏精，并促使其不断充盈，为精气在体内发挥其重要生理作用创造条件。肾的精气是激发生命活动和脏腑功能的原动力，影响着人体整个生长壮老已的生命过程。因此，肾虚是人体衰老的根本原因，而其他脏腑的影响或为肾虚的诱因，或是肾虚导致的结果。

神志活动以脑髓为基础，脑髓的物质基础是肾精。早在《内经》中就有“髓海不足，则脑转耳鸣，胫酸眩冒，目无所见，懈怠安卧”等论述，从而最早指出人的神志由“脑”、“髓海”所主。而肾不仅藏精生髓，还有膀胱足太阳之脉在上络脑，在下络肾；督脉贯脊属肾上入络脑，以使肾中之水，行脊至脑而为髓海。如清代医家王清任在《医林改错》中指出“灵机记性在脑者，因饮食生气血、长肌肉，精汁之清者，化而为髓，由脊髓上行入脑，名曰脑髓……高年无记性者，脑髓渐空。”可见，认知、记忆与藏于脑中的精气密不可分，若精气充盛，脑髓充盈，则思维活动敏捷；若脑髓空虚，则记忆力低下，神疲，反应呆钝。故清・唐容川在《医经精义》中说:“事物之所以不忘，赖此记性，记在何处，则在肾精。益肾生精，化为髓，而藏之于脑中。”《医学心悟》中有“肾主智，肾虚则智不足”的论述；陈士铎《辩证录》指出:“人有老年而健忘者，近事不多记忆，虽人述其前事，犹若茫然，此真健忘之极也，人以为心血之涸，谁知是肾水之竭乎?” 这些论述无不说明了记忆与肾精的关系。

综上所述，肾主藏精，肾中精气足则髓盈，上注于脑。脑为元神之府，具有精神和全身机能活动的统帅作用。人的学习、记忆、理解和思维等认知功能皆以脑髓为物质基础，而脑髓的充实又依赖于肾中精气的温养。随着年龄的增长，肾中精气渐衰，无以灌注，致脑髓空虚则神无所归，记忆衰减，致认知障碍和老年人痴呆。

1.2 脾胃功能失调是导致肾虚的重要机制

在人体的衰老过程中，五脏或多或少有虚损的改变，其中对肾虚影响最大的当属脾胃。脾胃为后天之本，仓廪之官，水谷之海，气血生化之源。若脾胃虚弱，气血化生不足，全身脏腑组织失于气血的营养，则导致功能低下，而最终引起肾气补充乏源，肾气亏虚而衰老。

肾气来源于先天而充实于后天，故肾气的盛衰与脾胃关系十分密切。张介宾的《景岳全书•脾胃》中说：“盖人之始生，本乎精血之源；人之既生，由乎水谷之养。非精血无以立形体之基，非水谷无以成形体之壮。是以水谷之海本赖先天为之主，而精血之海又必赖后天为之资，此脾胃之气所关于人生者不小”。可见，先天肾和后天脾的相互资生，是人体延缓衰老，防止早衰的重要保证。如果肾虚及脾或者脾虚及肾造成脾肾皆虚，则可加速衰老进程，使人早衰。只要脾胃健运，就有可能改善肾虚的状况，延缓衰老的进程，即张介宾所云：“故人自生至老，凡先天之不足者，但得后天培养之力，则补天之功亦可居其强半” （《景岳全书·脾胃》）。所以，从衰老的发生而言，脾胃虚弱，功能失调，导致脾肾皆虚是衰老的重要机制。而衰老又往往以脾肾两虚的病理变化居多。

人至老年，机体功能呈衰老下降之趋势。脾失健运，气血生化无主，肾精逐渐衰少。脾气虚弱与肾精亏虚，中阳亏损与命门火衰常互相影响，所以脾肾亏虚是老年痴呆的根本原因。

2 瘀血、痰浊、毒邪为其标

临床实践及基础研究表明，“虚”并不能全面反映衰老的变化过程，单纯用补益药物，延缓衰老的效果也不尽如人意。因此，提出了多种邪实与衰老相关的学说，如痰浊说、肝郁说、瘀血说、肠胃郁滞说等等。其中痰浊和瘀血是影响衰老的重要因素已成为诸多研究者的共识，而毒邪则是痰浊瘀血的进一步延伸。对于邪实的产生和影响，一般认为是由以肾虚为主的五脏虚损或功能失调而产生，进而加剧肾及其他脏腑的虚损，形成恶性循环的渐进性关系链。因此，人体衰老的基本病理生理变化，应是以脾肾亏虚兼夹痰浊、瘀血和毒邪为主要特征。

2.1 脾肾亏虚夹痰

痰产生的原因有很多，从养生的角度而言，主要是中年以后，脏腑功能逐渐衰退，尤其是脾肾两脏虚损导致对水液代谢的调节失常。“肾虚不能制水，则水不能溯源，如水逆行，则水泛滥而为痰”(《医贯》)。而脾主水液运化，脾虚不运，而成“生痰之源”。痰一旦产生，便可阻碍气机，影响脏腑功能的正常发挥，耗伤肾脾等脏腑之气。所以，痰不仅是衰老的病理产物，也是导致衰老的重要因素。现代老年人的流行病学调查发现，痰浊证的发病率，与年龄增长呈显著正相关。

痰浊是机体水液代谢障碍所形成的病理产物，其特点是随气升降，无处不到。故《杂病源流犀烛》说："痰之为物，流动不测，故其危害，上至巅顶，下至涌泉，随气升降，周身内外皆到，五藏六府俱有。"若痰浊内阻脑络，留而不去，使清窍失养，则灵机不运，神明失调，故而出现健忘、呆傻等症。《石室秘录》："呆病……虽有崇凭之，实亦胸腹之中无非痰气……痰气最盛，呆气最深"；"治呆之奇法，治痰即治呆也。"这指出了痰与痴呆的紧密关系。

2.2 脾肾亏虚夹瘀

血是构成人体和维持人体生命活动的基本物质之一，运行于血脉而营养全身脏腑组织。若血液运行受阻，停滞淤积则为瘀血。瘀血产生的原因也与脾肾有关。脾为气血生化之源，气为血帅，血运赖气的推动。若脾虚而致气不足，无力推动，则血运缓慢甚至停滞而成瘀血。肾为阴阳之根本，肾阳虚则生寒，寒凝则血液凝聚不行而为瘀；肾阴虚则阴血不足，脉道枯涩也可引起瘀血形成。而瘀血一旦形成，不仅不能濡养脏腑筋骨皮肉，而且成为一种致病因素，进一步损害人体，阻碍脾肾功能的正常发挥，导致脾肾更虚，从而加速老化的进程。实验证明，老年人和动物的血液流变学变化出现明显黏、浓、凝、聚的瘀血证特征。临床上老年期出现的老年斑、皮肤粗糙、巩膜浑浊等实际上就是血瘀证的表现。对中老年发病学的调查也表明，血瘀证的发病率与年龄增长呈显著正相关，并且与虚证的发病率呈非常显著正相关。以上事实充分说明，脾肾亏虚夹瘀是衰老的主要病理变化。

血瘀与痰浊一样，既是病理产物，也是致病因素。脑为元神之府，神机之源，若瘀血痹阻清窍，脑络不通，脑气不得与脏气相接，以致脑髓失养，神机失用，灵机运行不畅，则可导致认知障碍和痴呆的发生。

2.3 痰浊、瘀血日久化毒邪

所谓毒，泛指对机体有不利影响的物质。毒邪则指内生之痰浊瘀血等病理产物，蕴积日久，而转化成毒，对人体脏腑经络造成严重损害的致病因素，属内生之毒，也有痰毒、瘀毒之说。何梦瑶《医碥》云："气本清，滞而痰凝，血瘀则浊矣。"《金匮要略心典》认为："毒者，邪气蕴结不解之谓。"根据现代毒邪络病说，痰瘀日久，毒邪则变化而生。因此，脏腑功能紊乱，阴阳失调，气血津液运行不畅，痰浊瘀血内生是毒邪产生的重要病理基础。

脑为清灵之府，邪不可受。老年人脏腑虚衰，髓海空虚，或气虚或气滞，血行不畅，津液敷布失常，痰瘀内生互结，郁蒸腐化，毒邪既生，败坏形体，络脉结滞，髓减脑损，故神明失聪。

2.4 痰浊、瘀血、毒邪相互搏结

痰饮内生，脉道运行不畅，导致瘀血产生；瘀血内结，津液涩滞，则水凝而为痰。故痰浊与瘀血相互影响，互为因果，随气机升降，闭阻脑络而为病。毒邪是内生之痰浊瘀血等病理产物，而毒邪产生后，又易损伤脏腑，结滞络脉，使阴精耗伤，败坏形体脉络，化为瘀血痰浊，同时也加速脏腑经络虚损的过程。

在本病的发展过程中，诸邪并非孤立为患，而是一个互相影响、相互搏结的病理过程。痰可致瘀、瘀可致痰，痰瘀生毒，毒能生痰、毒能生瘀，最终形成痰浊、瘀血、毒邪互结的病理状态。

3　虚、瘀、浊、毒相互影响

本病的病机为虚实夹杂。虚为脾肾两虚，实为痰浊、瘀血、毒邪蒙蔽清窍。肾虚是衰老的根本原因，脾胃功能失调是导致肾虚的重要机制，所以脾肾皆虚是衰老的重要机制，而 AD 是衰老的脑病态表现，故脾肾亏虚是 AD 的根本原因。

脾肾两脏虚损导致对水液代谢的调节失常而生痰浊，脾肾两虚产生瘀血，而痰浊瘀血内生又产生毒邪。而痰、瘀、毒邪是脏腑功能衰退的病理产物，形成之后，相互搏结，反过来又可阻碍气机，耗伤正气，影响气血的运行和脏腑的气化，导致脾肾更虚。所以脾肾两虚与诸邪互相影响，交互为患，形成虚、瘀、浊、毒的有害恶性循环，从而导致认知障碍和痴呆的发生。

参考文献（略）

大学生课余传统武术活动组织与心理健康关系探讨

蒋志洪　张建军

（湖北黄冈师范学院体育学院　黄冈 35400）

摘要　目的：观察课余传统武术活动组织对大学生心理健康的影响。方法：以自愿参加学校传统武术俱乐部及体育个体协会为原则，从参加与不参加学生中随机选择目标分为实验组与对照组，其中实验组 140 人，对照组 140 人，15 周后，进行心理测试各指标的比较。结果：实验组与对照组在躯体化、焦虑、抑郁、偏执型人格倾向、强迫型人格倾向、依赖型人格倾向、冲动型人格倾向、性心理障碍、社交攻击、社交退缩、自卑和精神病倾向等十二个纬度都有显著差异（$P<0.05$）。结论：课余传统武术活动组织可以改善大学生心理健康状况，提高其心理健康水平。
文章来源：2008 湖北省教育厅人文社科课题（2008y340）

关键词　课余传统武术活动　大学生　心理健康

大学生作为一个特殊的群体，他们的心理健康与否，关系到国家建设事业的成败。我国大学生心理健康研究主要是近十年内得以发展起来的，自 2004 年云南大学马加爵事件后发展更为迅猛。“在增强学生体质的同时，注重学生的心理发展”也已成为当前学校体育改革与发展的重点和趋势。我们立足课余传统武术组织，建设和谐校园，融学生入集体，从而全面提高大学生的身心健康水平。与单一心理咨询学生羞于面对不一样，我们把心理素质教育渗透到课余传统武术活动与和谐校园建设之中，注重身心健康水平整体提升的研究。

一、对象和方法

（1）对象：从我校大学新生开始实验，以课余传统武术活动为突破口，以自愿参加学校传统武术俱乐部及体育个体协会为原则，从参加与不参加学生中随机选择目标分为实验组与对照组进行心理测试比较。实验组 140 人，其中男生 78 人，女生 62 人，平均年龄 18.53±1.21 岁；对照组 140 人，其中男生 73 人，女生 67 人，平均年龄 18.27±1.32 岁；两者无统计学差异。

（2）方法：

1)测量工具。采用教育部向国内高校推荐的中国大学生心理健康量表(CCSMHS)为测量工具。该量表共包含躯体化、焦虑、抑郁、偏执型人格倾向、强迫型人格倾向、依赖型人格倾向、冲动型人格倾向、性心理障碍、社交攻击、社交退缩、自卑和精神病倾向等十二个纬度(分量表)。共有 104 个项目，记分方法采用 5 点记分法。被测试者就每个题目中描述的症状，按出现的频率进行 5 点记分："O=没有，1=偶尔，2=有时，3=经常，4=总是"。该量表只计算分量表分数，不累加全量表分数。得分较高者表示与该分量表相关的症状比较明显或严重，得分较低者表示无明显症状。该量表具有良好的信效度[(1)]。

2)方法。以 15 周为期限，实验组同学期间参加传统武术俱乐部及体育协会各项课余体育活动，活动中教师针对学生情况单独予以心理指导，15 周后进行心理问卷测试；对照组同学同样 15 周后进行心理问卷测试。

(3)统计方法 所有统计过程在 spss12.0 中进行，计数资料用 X^2，计量资料用 t 检验，等级资料用秩和检验。以 P<0.05 为差异有统计学意义。

二．结果

(1)各组 CCSMHS 测试结果比较表 1

表 1　各组 CCSMHS 测试结果比较（X±S）

组别	躯体化	焦虑	抑郁	自卑
实验组	11.56±3.49	14.63±4.57	13.88±4.73	13.21±4.43
对照组	13.22±4.31	16.61±5.38	16.01±5.22	15.20±4.96

t 检验结果表明， 实验组新生的得分均显著地低于对照组，P<0.05

(2)各组 CCSMHS 测试结果比较表 2

表 2　各组 CCSMHS 测试结果比较（X±S）

组别	偏执	强迫	退缩	社交攻击
实验组	13.15±4.13	14.61±4.71	14.72±5.23	12.34±3.76
对照组	15.21±4.93	16.12±5.29	15.59±5.57	14.42±4.33

t 检验结果表明， 实验组新生的得分均显著地低于对照组，P<0. 05

(3)各组 CCSMHS 测试结果比较表 3

表 3　各组 CCSMHS 测试结果比较（X±S）

组别	性心理障碍	依赖	冲动	精神病倾向
实验组	11.71±4.37	14.38±4.69	12.95±3.61	9.356±2.85
对照组	14.22±5.16	16.34±5.36	14.43±4.51	11.53±3.53

t 检验结果表明， 实验组新生的得分均显著地低于对照组，P<0.05

三. 讨论

传统武术等体育活动既是一项身体活动，也是一项心理活动，其对于增强心理健康的作用逐渐被人们认识和重视。在体育活动和比赛中，可培养学生快乐的心情，积极的生活态度，个人行为的规范化，责任感及与同伴的合作精神，公正地看待问题，遵守规则和规定的能力。另外，运动都有激烈、紧张对抗以及竞争性强的特点，学生在运动时总是伴随着强烈的情绪体验和明显的意志力考验，通过运动有助于培养他们不畏强敌，不怕困难，坚忍不拔的意志品质，使他们保持积极、健康、向上的良好心理状态，成为一个心理健康的人。同时，社会强调和谐社会，校园追求和谐校园；所谓和谐校园，应该是指建立在社会主义和谐社会基础之上的以人为本的和谐发展的校园环境。优美的校园环境是和谐的根本，其次，一个和谐的校园，还应有千姿百态、意蕴丰厚的校园文化。探索校园文化环境建设在学生体育教育中的新路子，构建学校多层次教育体系，优化体育教育模式，构建和谐校园，这也一直是我校体育专业教师致力的方向，多年来我们组建了各种体育俱乐部及协会，丰富了校园文化生活；近年来又在课余体育活动中融入了心理教学，结果表明我们的工作卓有成效。我们认为在课余体育活动中融入心理教学，对于学生心理健康水平的提高具有以下几点优势：

1. 建立良好人际关系，促进和谐校园建设

传统武术等体育运动能增进良好的人际关系，良好的校园体育文化，提供给了大学生一个自我教育和接受教育的良好契机，培养团结协作精神，学会处理人际关系，科学对待人生和社会生活，我们在活动中非常强调学生间团结互助精神的培养。体育运动是一种互动的活动，尤其是在集体性运动项目中，队友之间的战术配合是首要的，漂亮而又具有艺术感的战术配合需要队友之间足够的默契，赛场上每一个精彩的配合都会留给对方无比的喜悦，从而也增强了彼此的信任。大家在活动中遵守竞赛规则、制约和调控自己某些某些行为，以有利于在竞赛中充分发挥自己的潜能，珍惜自己获得胜利的权利。同时每个参加体育活动的同学都承担着让对手尽其所能的义务，通过活动的方式表达团结、友谊、和平、进步等人类先进的思想和愿望。

2. 培养大学生良好的意志品质

一个心理健康的大学生，应有明确合理的学习和生活目的，并有达到目的的坚定信念和自觉行动。其行为表现出果断、坚韧、自制和毅力。体育运动中，需要身体承受一定的运动负荷，无论是马拉松，甚或每天的早操，传统武术训练等，都是如此，如果没有自觉性、坚持性和毅力，那是不可能做到的。大学生在达到体育活动目标的过程中由于受到各种不同的情绪体验和意志考验，因而能够培养出学生克服困难、吃苦耐劳、坚忍不拔、勇敢顽强、坚持不懈的思想作风。同时，体育竞赛永远伴随着成功与失败，它可以增强学生承受挫折与失败、克服困难的能力以及培养不屈不挠的良好意志品质。

3. 保持大学生健康而愉快的情绪

不良的情绪是导致心理不健康的重要因素之一，经常从事体育健身活动不仅能增强体质，提高健康水平，而且能够调节人的情绪，使人心情愉快，情绪乐观。大学生在紧张文化学习之余，参加体育活动和观看体育比赛，有利于心理调适并恢复到最佳心理状态。体育给学生提供了自我表现和心理宣泄的机会，如参加体育活动，在完成过程能从胜利的喜悦中得到心理满足感，产生

愉快情绪。又如武术通过身体锻炼以外达内、由表及里、有行到无形而达精神的升华，在课余体育活动中，我们经常注意给与学生成功体验的机会，同时注意内容和方法的多样性，以及组织形式的灵活性，从而使人心情舒畅。现代科学也证明，体育锻炼能使人体内的的内啡呔分泌增加，能调节人体的植物神经功能，使交感神经过度的兴奋得到抑制，这些都可以使人减轻焦虑，产生一种愉快的感觉。

参考文献（略）

肺瘤平膏合并化疗治疗晚期非小细胞肺癌患者临床研究

郑红刚　花宝金

（中国中医科学院广安门医院　北京 100053）

摘要　**目的：**观察中药肺瘤平膏对晚期非小细胞肺癌患者扶正抗癌作用及联合化疗的临床疗效，及其对非小细胞肺癌患者外周血树突状细胞亚型的影响，从而探讨其作用机制。**方法：**80名患者随机分为治疗组及对照组，治疗组采用肺瘤平膏 20 克，日三次口服，联合 NP、CE、TP 方案化疗；对照组采用单纯化疗，方案同前。另用流式细胞仪检测 78 例非小细胞肺癌患者疗前、疗后的 DC 亚群、T 细胞亚群及 NK 细胞含量。**结果：**治疗组总有效率为 76.32%，对照组为 57.50%；治疗组对瘤体稳定，症状改善、免疫功能提高、生存质量改善等作用明显明显高于对照组（$P<0.05$）。中药组患者 MDC 含量、MDC/LDC 比值较化疗组提高（$P<0.01$），中药组 $CD3^+$、$CD4^+$细胞数量及 $CD4^+/CD8^+$比值均提高，$CD8^+$和 NK 细胞含量则下降（$P<0.05$）。**结论：**中药肺瘤平膏联合化疗对非小细胞肺癌的疗效明显高于对照组，同时也可改善症状、提高患者的生存质量，延长患者的生存期。快速调整体内免疫反应向 Th1 方向极化，从而调动细胞免疫来消灭肿瘤细胞可能是其作用机理。

关键词　肺瘤平膏；非小细胞肺癌；中医药

朴炳奎主任医师长期从事肿瘤虚证与机体细胞免疫、体液免疫失衡的分子机制研究，逐步探索出以扶正培本为主导、解毒抗癌、活血化瘀相结合的中西医结合肿瘤基本治疗模式，并结合现代医学药物筛选结果研制出“肺瘤平膏”。本研究通过观察它对气阴两虚型肺癌患者中位生存期、生活质量以及 DC 亚群、T 细胞亚群等免疫指标的影响，并探讨其可能的作用机制。

临床资料

1 病例选择及分组　收集符合纳入标准的非小细胞肺癌患者 80 例，分为 2 组，一组在化疗的同时接受中药治疗（以下简称中药组），共 40 例；另一组单纯接受化疗（以下简称化疗组），共 40 例。

2 纳入标准　（1）有明确病理诊断的 III～IV 期非小细胞肺癌患者；（2）心、肝、肾和造血系统功能基本正常；（3）年龄 18 岁～75 岁；（3）预计生存期在 6 个月以上；（4）Karnofsky 评分≥60 分；（6）符合中医辨证气阴两虚证者，辨证标准参照朴炳奎制定的“原发性支气管肺癌中西医结合诊治方案”。

3 排除标准　（1）无明确病理诊断者；（2）预期生存期<6 个月者；（3）合并有心、肝、肾和造血系统等严重疾病；（4）儿童、孕妇和精神病患者。

4 一般资料　按照上述条件共纳入 80 名患者，均为我科 2007 年 8 月至 2009 年 2 月期间的住院病人。随机分为两组，中药组 40 例，男 24 例，女 16 例；化疗组 38 例，男 22 例，女 16 例，另外 2 名患者因为无法坚持化疗而剔除。两组患者临床病理特征比较，无显著性差异（$P>0.05$，详见表 1）；两组患者疗前的中医症候分布情况也无显著性差异（$P>0.05$，详见表 2），

表 1　两组患者临床病理特征

特征	中医组	化疗组
性别		
男/女	24/16	22/16
年龄（岁）		
＜65/≥65	18/22	18/20
病理		
腺癌/鳞癌	24/16	20/18
临床分期		
III/ IV	10/30	12/26
卡氏评分		
60～80/＞80	29/11	28/10

表 2 两组患者中医证症候特征比较

	中药组		化疗组	
	n	%	n	%
神疲乏力	40	100	38	100
咳嗽	34	85.00	28	73.68
痰量	39	97.50	38	100
汗出气短	34	85.00	25	65.79
口干咽燥	28	70.00	26	68.42
潮热	28	70.00	22	57.89
纳呆	36	90.00	36	94.74
胸胁胀满	31	77.50	22	57.89
便干	23	57.50	17	44.73
舌红、胖嫩	22	55.00	14	36.84
苔薄	25	62.50	19	50.00
脉细数	34	85.00	33	86.84

试验组与对照组比较，秩和检验：$X^2=9.3984$，$P<0.05$

方　法

1 治疗方法

1.1 化疗组用药

1.1.1 NVB+PDD：NVB 25mg/m2，IV（10 分钟），第 1，8 天；PDD 80mg/m2，ivgtt（配合水化、

止吐药和利尿），第 1-3 天；21 天/周期。

1.1.2 VP-16+CBP：CBP 300mg/m2，IV，第 1 天；VP-16 100mg，ivgtt，第 1～5 天；21 天/周期，计 6 周期。

以上二方案，各选其一使用。如果上述方案治疗期间病情进展，二线方案为 TAXOL+PDD。

1.1.3 TAXOL+PDD：TAXOL 135-175mg/m2，ivgtt（3 小时左右，并预处理及观察），第 1 天；PDD 60mg/m2，ivgtt（配合水化、止吐药和利尿），第 1 天 21 天/周期。

上述三种方案均采用锁骨下静脉穿刺置管技术给药，连用三个周期，至少应用两个周期。

1.2 中药组用药　肺瘤平膏，20g/次，3 次/日，口服；该中药复方制剂由广安门医院制剂中心统一提供，批准文号：(98）京卫药研字【058】DF-1657 号。主要组成药物包括：冬虫夏草、黄芪、太子参、白花蛇舌草、草河车、败酱草、贝母、桔梗、三七、桃仁等。

2 试剂与仪器　免疫荧光三标记 DC 检测试剂盒（3-color dendritic value bundle）购自美国 Becton Dickson 公司，内有 FITC 标记的 Lineage Cocktail 1（Lin-1），由 CD3、CD14、CD16、CD19、CD20、CD56 系列抗原混合单抗组成，CD11c-PE、CD123（抗 IL-3R）PE，抗 HLA-DR-PerCP 及阴性同型对照小鼠 IgG1-PE / IgG2-PE；FACS Calibur 流式细胞仪（美国 Becton Dickson 公司生产），离心机等。

3　测定指标与方法

3.1　观察患者瘤体、体重、卡氏评分及中医症候积分的变化

3.2　免疫功能的检测　参考文献，用 FITC 或 PE 标记鼠抗人 CD3、C4、CD8 及单克隆抗体，由流式细胞仪测定外周血中 T 细胞亚群及 NK 细胞活性。另检测患者外周血树突状细胞亚群，具体方法详见参考文献

4 统计学方法　应用 SPSS13.0 统计分析软件对实验数据进行统计，两样本均数差别的 t 检验，等级资料采用秩和检验。

结　果

1 疗效评定标准　参照《中药新药临床研究指导原则》中的有关内容拟定。

1.1 瘤体变化结果

瘤体客观评定标准按照卫生部《中国常见恶性肿瘤诊治规范》第六册原发性支气管肺癌化疗疗效评定标准》，将患者入院治疗前后 x 线、CT 或 MRI 的瘤体大小进行对照。以①完全缓解（CR）②部分缓解（PR）③稳定（SD）④进展（PD）⑤好转或微效（MR）进行疗效评价。

1.2 中医证候疗效

临床证候积分值下降≥ 2/3 为显著改善，积分下降≥ 1/3 为部分改善，积分下降<1/3 为无改善。

1.3 免疫功能

目前国内外尚无明确的统一疗效评定标准，依据临床应用，其疗效评定以治疗后较治疗前免疫功能指标提高或降低 10％为“提高”或“降低”，提高或降低不足 10％为“稳定”。

1.4 生存质量

治疗前患者生存质量按体能状态分级（Karnofsky）进行评定，凡治疗前后评分提高或降低大于 10 分者为“提高”或“降低”，“提高”或“降低”未超过 10 分者为“稳定”。

2　临床近期疗效

2.1 瘤体变化

结果如表 3 所示：中药组 38 例中 CR 达 0 例，PR 有 11 例，CR+PR 为 11 例；化疗组中 CR 达 0 例，PR 有 9 例，CR+PR 为 9 例；其中中药组有效率为 28.90%，化疗组有效率为 22.50%，两组相比 P>0.05，无显著性差异；试验组 CR+PR+SD 为 29 例，对照组为 23 例，两组相比 P>0.05，无显著性差异。

表 3 疗后瘤体变化

	n	CR	PR	SD	PD	CR+PR%	CR+PR+SD%
中药组	38	0	11	18	9	28.90	76.32
化疗组	40	0	9	14	17	22.50	57.50

2.2 瘤体稳定时间

化疗组 38 例平均瘤体稳定时间 7.1 个月，中药组中 40 例其平均瘤体稳定时间 3.8 个月，两组相比 P<0.05，有显著性差异。

表 4 瘤体稳定时间比较

组别	例数	疾病无进展时间
中药组	38	7.05±2.50*
化疗组	40	3.79±1.51

*中药组与化疗组比较，P<0.05

3 中医症候疗效

如表 4 所示：试验组显效 2 例，有效 27 例，总有效率 76.3%；对照组显效 0 例，有效 14 例，总有效率 35%；两组比较有显著性差异（P<0.01）。

表 5 两组疗后中医症候变化

	n	显效	有效	无效	总有效率
中药组	38	2	27	9	76.32%*
化疗组	40	0	14	26	35.00%

*中药组与化疗组比较，P<0.05

4 免疫功能变化及疗效

4.1 T 细胞亚群比值变化的比较

如表所示，中药组治疗后疗后 T 淋巴细胞亚群比值明显提高，与化疗组相比较有显著差异（P<0.01）。

表 6 T 淋巴细胞亚群比值变化比较

	n	降低	稳定	提高	提高率
中药组	38	7	11	21	55.26%
化疗组	40	18	13	9	22.50%

试验组与对照组比较，秩和检验: X^2=11.315　　P<0.01

4.2 NK 细胞活性变化的比较

中药组疗后 NK 细胞活性提高 16 例，降低有 3 例； 化疗组疗后 NK 细胞活性提高 9 例，降低有 12 例。两组比较有显著差异。

表 7　NK 细胞变化比较

	n	降低	稳定	提高	提高率
中药组	38	11	11	16	42.11%
化疗组	40	12	19	9	22.50%

中药组与化疗组比较，秩和检验: X^2=7.434　　P<0.01

4.3　T 细胞亚群及 NK 细胞含量的具体变化

如表 8 所示：两组患者治疗前的免疫状态相似，其 T 细胞亚群及 NK 细胞含量相比无显著性差异（P>0.05）；而经过不同的方案治疗之后，中药组的 $CD3^+$、$CD4^+$细胞数量及 $CD4^+/CD8^+$比值均提高，$CD8^+$和 NK 细胞含量则下降，免疫功能得到了提高，同化疗组相比，均有显著性差异（P<0.01 或 P<0.05）。

表 8　两组患者治疗前后免疫功能比较（%，）

组别		N	CD_3^+	CD_4^+	CD_8^+	CD_4^+/CD_8^+	NK（%）
疗	中医组	38	67.26±6.87	32.22±7.93	31.17±6.94	1.12±0.41	20.61±11.22
前	化疗组	40	66.01±11.48	33.47±9.23	30.19±7.49	1.13±0.27	24.12±11.97
	t		0.061	-0.404	0.413	-0.087	-0.921
	P		0.952	0.689	0.682	0.931	0.364
疗	中医组	38	72.53±6.25	41.44±10.86	25.60±9.46	1.92±0.64	16.51±11.30
后	化疗组	40	65.26±10.66	31.56±7.58	32.19±8.67	1.07±0.49	25.23±13.45
	t		2.547	3.192	-2.205	4.464	-2.140
	P		0.015	0.003	0.034	<0.001	0.039

4.4　外周血 DC 亚群变化

两组患者在疗前 DC 亚群分布无差异（P>0.05），在分别采用中药合并化疗、单纯化疗之后变化如表 9 所示，MDC 含量、MDC/LDC 比值相比较均有极显著性差异（P<0.001），而 LDC 含量相比较无统计学意义（P>0.05）。中药合并化疗组 MDC 含量（0.93±0.23%）较疗前（0.57±0.27%）明显升高，MDC/LDC 比值也相应地升高（P<0.01）；单纯化疗组 MDC 含量（0.33±0.24%）较疗前（0.52±0.16%）下降（P<0.05），LDC 含量及 MDC/LDC 比值较疗前均有所下降，但无统计学意义（P>0.05）。

表 9　两组患者治疗前后外周血 DC 亚群比较

组别		n	$CD11c^+$（%）	$CD123^+$（%）	MDC/LDC
疗前	中医组	38	0.57±0.27	0.40±0.28	1.43±0.46
	化疗组	40	0.52±0.16	0.30±0.18	1.45±0.69
t			0.690	1.299	-0.103
P			0.495	0.202	0.918
疗后	中医组	38	0.93±0.23*	0.29±0.16	2.97±1.56*
	化疗组	40	0.33±0.24	0.24±0.11	1.39±0.57
t			7.756	1.113	4.136
P			<0.001	0.273	<0.001

5　卡氏评分的变化

如表 10、11 所示，两组患者疗后 KPS 分值变化有显著性差别，中药组患者 KPS 的提高率高于化疗组，两组相比有显著性差异（P<0.01）。具体表现为患者在接受化疗之后，卡氏评分较疗前下降；而应用肺瘤平膏治疗后则较疗前增加。

表 10　两组疗后 KPS 变化的比较

	n	降低	稳定	提高	提高率
中药组	38	3	9	26	68.42%
化疗组	40	12	18	10	25.00%

试验组与对照组比较，秩和检验：X^2 =9.3984，P<0.05

表 11　两组患者治疗前后卡氏评分比较

组别	n	疗前	疗后	差值
中医组	38	70.63±5.34	74.38±6.29	3.75±7.18
化疗组	40	71.58±6.88	67.37±8.05	-4.21±5.07
t		-0.471	2.961	3.875
P		0.641	0.006	<0.001

讨　论

朴炳奎主任医师在长期临床实践中，逐步探索出以扶正培本为主导、解毒抗癌、活血化瘀相结合的中西医结合肿瘤基本治疗模式，并结合现代医学药物筛选结果研制出“肺瘤平膏”。该方由益气养阴的黄芪、西洋参、沙参、麦冬，清热解毒的白花蛇舌草、拳参、败酱草及活血化瘀的桃仁、三七等药物组成，共奏扶正抗癌、标本兼治之功。现代药理研究表明，益气类药物如黄芪能明显增强和调节免疫功能，对 T 细胞有双向调节作用，可减低抑制性 T 细胞的活性，增强辅助性 T 细胞的活性，并促进 NK 细胞的活性；西洋参可明显提高机体的免疫功能，对细胞免疫和体液免疫均有提高。解毒类药物大多有抗肿瘤作用，如白花蛇舌草可抑制淋巴肉瘤、肝癌、S-180 肉瘤等细胞的增殖，拳参具有抗肺癌作用，败酱草被誉为“抗癌单刃剑”的药物之一。方中的桃仁可改善血液流变学状况，改善微循环，使血小板黏附率明显降低；三七则具有明显的抗凝作用，能抑制血小板功能，促进纤溶作用。

树突状细胞（DC）是一种专职的抗原提呈细胞，依据 DC 起源和功能，将人外周血 DC 分为两个亚群：DC1 亚群为髓样细胞来源（myeloid DC），促进 Th1 应答； DC2 亚群为淋巴样细胞来源（lymphoid DC），诱导 Th2 应答。DC 调节免疫平衡的机制可能是通过不同的 DC 亚群诱导的 Th 分化实现的。越来越多的证据提示，DC 与肿瘤的发生关系密切。研究发现，肺癌患者外周血 Th1/Th2 比值倾向于 Th2，而且 Th2 细胞优势程度与疾病活动指数有明显相关性。

我们研究发现，肺癌患者 $CD3^+$、$CD4^+$细胞及 $CD4^+/CD8^+$比值显著下降，$CD8^+$细胞、NK 细胞含量增高；经过化疗以后 $CD3^+$、$CD4^+$细胞进一步减少，这说明肺癌患者机体免疫功能低下，而多程化疗对机体免疫功能可造成损害。化疗同时配合中药肺瘤平治疗的患者 $CD3^+$、$CD4^+$细胞及较疗前明显增多，$CD4^+/CD8^+$比值升高，$CD8^+$细胞及 NK 细胞含量降低，MDC 的含量及 MDC/LDC 比值明显增高，说明中药肺瘤平膏可促使未成熟 DC 向 MDC 分化，从而能够有效地通过细胞免疫途径杀伤体内的肺癌细胞，提示中西医结合治疗可增强机体免疫功能，减轻化疗的毒副作用，增强机体的抗肿瘤效果。

本研究显示，中药肺瘤平膏虽然对瘤体的变化没有显示出明显的优势，但是能够明显缓解症状，提高生存质量，延长带瘤生存期。化疗的患者容易出现免疫功能低下、毒副作用难以耐受的现象，中药肺瘤平膏一方面能够减轻其毒副作用，另一方面也能够提高患者机体的免疫力，从而保证化疗能够顺利完成。通过本研究一方面说明不同的治疗方法对肺癌患者体内免疫系统功能存在不同的影响，比如化学疗法在杀伤肿瘤细胞的同时不可避免地损伤或降低了机体的免疫功能；另一方面说明采用中药肺瘤平膏结合化疗的治疗方法，可以使患者更加有效地调动体内免疫反应向 Th1 方向极化，从而更快地调动细胞免疫来消灭肿瘤细胞，同时也可提高患者的生活质量。至于中药肺瘤平膏具体的作用机制及其远期疗效，尚需今后进一步观察研究。

参考文献（略）

疏肝益肾中药治疗晚期乳腺癌的临床研究

卢雯平 朴炳奎 林洪生 董海涛 贺用和 李 杰 熊 录 林 飞

（中国医学科学院广安门医院肿瘤科　北京 100053）

摘要　**目的：**观察以疏肝益肾为主的中药联合西药治疗激素依赖性晚期乳腺癌患者的临床疗效，并从对激素影响角度探讨其机制。**方法：**用疏肝益肾中药联合西医治疗，共观察了 38 例内脏或脑转移的激素受体阳性的晚期乳腺癌患者，疏肝益肾中药，每日 1 剂，服药至少半年；西医治疗参照 NCCN(National comprehensive cancer network)指南给予相应的治疗。**结果：**转移后中位生存期为 34.08 个月，中位肿瘤进展时间(time to progress TTP)为 9.6 个月。1、2 年生存率分别为 92% 、62.5%。肝转移患者平均生存时间为 20.48 个月，中位生存时间为 20 个月；肺转移患者的平均生存时间为 44.47 个月，中位生存为 52 个月；两个部位转移的平均生存时间为 8 个月，中位生存时间为 11 个月；降低了雌二醇（E2），提高了促卵泡生成激素（FSH）。患者潮热汗出服药后好转率为 70.1%(27/38)。**结论：**疏肝益肾方治疗激素依赖性的晚期乳腺癌疗效好，可改善潮热症状，机理可能与对 E2 的抑制及富含植物雌激素的疏肝益肾中药对 ERβ 的作用有关。

关键词　疏肝益肾中药；激素依赖性晚期乳腺癌；雌激素受体β

乳腺癌是女性最常见的恶性肿瘤之一，近年来乳腺癌患者的死亡率逐步下降，但仍有约 50%患者最终复发和转移。在这些患者中，约 45%出现内脏转移，8%～14%发生肝转移 对大多数晚期患者来说，治疗的目的是缓解症状，延长高质量的生存期。

疏肝益肾中药以疏肝益肾、通络散结为治则，方中黄芪、女贞子、仙灵脾、柴胡、白芍疏肝益肾扶正为主要，山慈菇、山甲、鹿角霜通络散结。本研究观察其联合西药对 38 例激素依赖性内脏或脑转移的晚期患者的临床疗效并从对激素影响探讨该药抑制肿瘤的机制。

1 资料与方法

1.1 一般资料 2004 年至 2008 年间中国中医科学院广安门医院肿瘤科收治 38 例女性 ER(+)或PR(+)的乳腺癌内脏及脑转移患者，中位年龄 54 岁，绝经前 23 例，绝经后 15 例。本组原发肿瘤均经过病理确诊，HER-2(+) 10 例，全部患者均行根治或改良根治术；术后均例行辅助化疗，其中 30 例行含蒽环、紫杉类方案化疗，8 例行含蒽环类化疗，化疗后均行内分泌治疗。入组患者至少合并一个内脏或脑转移，肝转移 12 例，其中 8 例多发转移，肺转移 18 例，其中 16 例多发转移，5 例脑转移，多发转移 3 例，合并两个脏器转移 3 例，所有患者转移灶均经 B 超、CT 或 MRI 证实。来我院就诊时确诊转移时间未超过 6 个月，依从性好，可随访。

1.2 治疗方法 所有患者均口服疏肝益肾方，肝转移者加八月札、鳖甲，肺转移者加金荞麦，脑转移加全蝎、菖蒲，合并西医治疗按照 NCCN 乳腺癌治疗指南给予，所有患者西医治疗方面均采取了至少包括化疗的综合治疗。中药均由广安门医院中药房统一提供，1 剂 / d，常规煎煮 400 ml，分早晚两次口服。连续服药 6 个月，或至疾病进展停药。

1.3 随访 每 2 个月随访 1 次，随访至疾病进展及死亡。

1.4 观察指标 (1)1 年、2 年生存率。(2)中位疾病进展时间(TTP)及转移后中位生存期。(3)潮热症状改善情况。(4)E2、FSH 的指标变化情况。

1.5 统计方法 采用 SPSS 16 统计软件进行寿命表生存分析、Kaplan．Meier 生存分析及配对 t 检验。脏器转移后生存期(survival of reeurrenee，SR)为发现转移后至死亡或末次随诊日为止的时间。疾病进展时间(time to progress，TTP)为转移后开始服中药合并西医治疗至疾病进展为止的时间。

2 结果

2.1 疗效 转移后中位生存期(median survival of recurrence，MSR)为 34.08 个月，中位 TTP 为 9.6 个月。1、2 年生存率分别为 92% 、62.5%。（见图 1）肝转移患者平均生存时间为 20.48 个月，中位生存时间为 20 个月；肺转移患者的平均生存时间为 44.47 个月，中位生存时间为 52 个月；两个部位转移的平均生存时间为 8 个月，中位生存时间为 11 个月；（见图 2）患者潮热汗出服药后好转率 70.1%(27/38)。

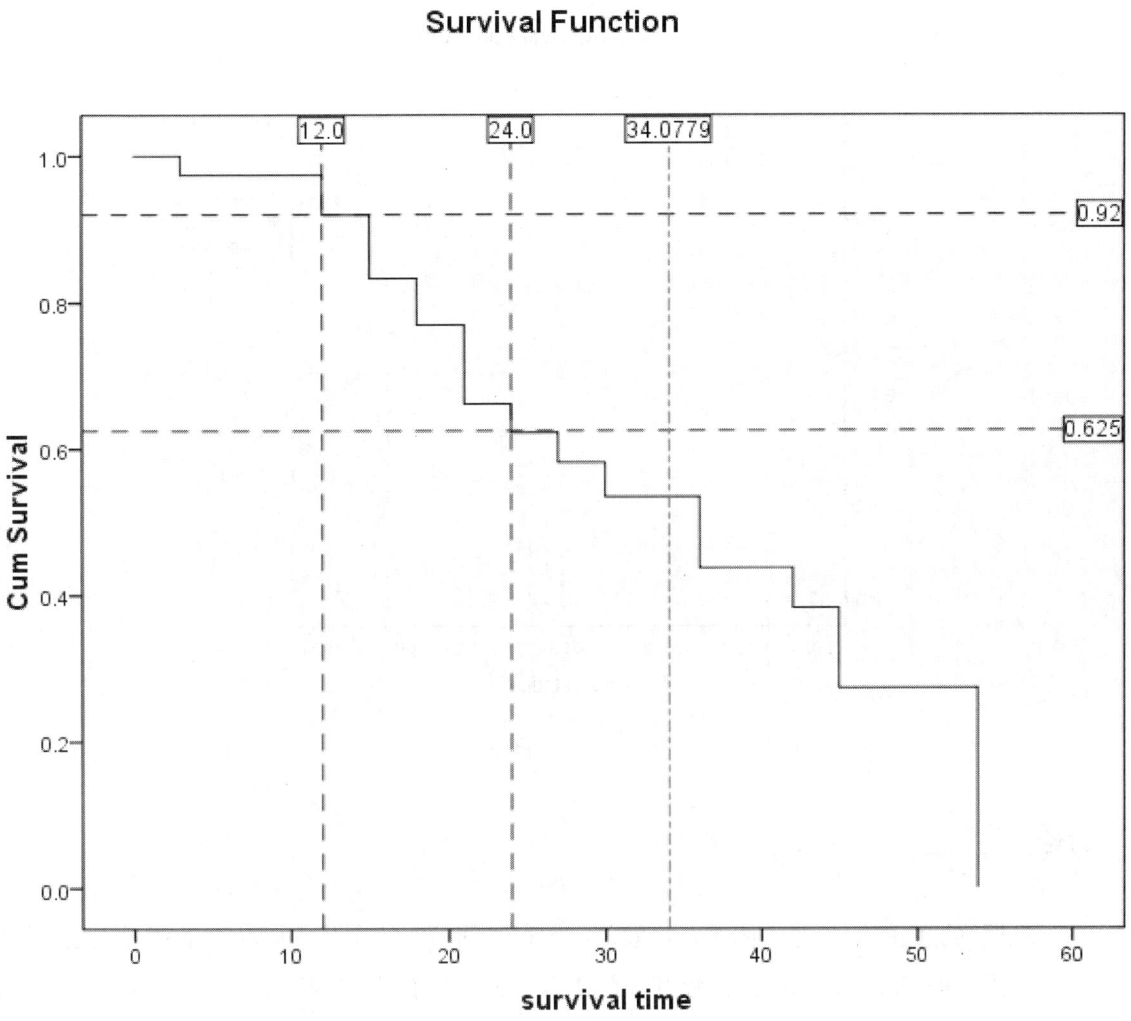

图1

2.2 对激素水平的影响：我们测了患者口服中药三个月后 E2、FSH（未合并内分泌治疗时）的水平，E2 较疗前有下降，FSH 升高，P<0.01。（见表 1）说明疏肝益肾为主的中药在对激素依赖性的乳腺癌患者使用中是安全的，并未引起相关激素的升高，反而降低了雌激素水平。同时也说明这也是这类患者服用该药有效因素之一。

表 1 疏肝益肾方治疗治疗前后血中 E2(pg/ml)及 FSH(mIU/ml)的变化　X±SD

	N	治疗前	治疗后	t	p
E2	38	39.7±11.7	29.3±13.4	6.50	<0.01
FSH	38	41.3±18.8	52.2±15.3	-10.17	<0.01

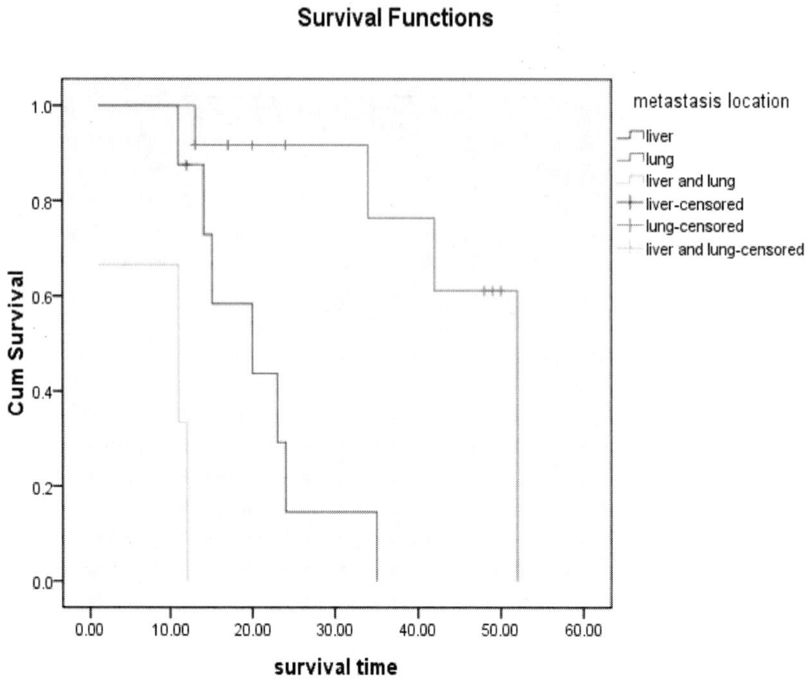

图2

讨论

晚期乳腺癌的治疗非常困难，疗效差，生存时间短，特别是内脏转移的患者，笔者检索了最近几年国内的文献，显示西医治疗其中位生存5.6～20个月，1年生存率61.5%～68.5%。我们采用疏肝益肾中药结合现代医学治疗了38例激素依赖性晚期内脏出现转移的乳腺癌患者，其中位生存34.08个月，1年生存率92%，2年生存率62.5%，同时改善了由于内分泌失调所致的潮热症状，疗效满意。

我国乳腺癌患者中，绝经后约有60%的患者，绝经前有50%的患者是雌激素受体（ER）阳性的，即激素依赖性乳腺癌，ER在乳腺癌发生发展中扮演着重要角色，内源性雌激素(E2)进入细胞后，通过与ER结合促进乳腺癌的生长，故抑制雌激素或调控ER是治疗这类乳腺癌的重要方法。

中国古代不知道“雌激素、雌激素受体”这一概念，但是从有些病因病机描述上不难发现与现代体内激素水平失调理论吻合之处，中医认为乳腺癌的病机之一为肝肾不足，冲任失调，肾为元气之根，冲任之本。肾气充盛则冲任脉盛，冲任之脉上贯于乳，下濡胞宫。冲为血海，任主胞胎，冲任之脉系于肝肾，肝肾不足，无以充养冲任，肝肾不足，冲任失调，气血运行不畅，经络阻塞而成本病，《疮疡经验全书》：“阴极阳衰，血无阳安能散，致血渗入心经而生乳岩”。窦氏所述阴极阳衰是指冲任失调与现代所论本病的发病与体内激素水平失调，雌激素过剩导致乳腺癌发生是相一致的。故长久以来疏肝益肾是治疗乳腺癌的主要方法之一。

本研究中黄芪补诸虚不足，益元气，壮脾胃，女贞子能补阴益肝肾、又具除热而散火之功。仙灵脾温肾阳。柴胡、白芍药配伍，一散一收，柴胡疏肝气，白芍药养肝血，既养肝体又助肝用，是体用兼顾之最佳配伍。上述药物疏肝益肾扶正为方中主药；鹿角霜有益肾助阳、活血消肿、通络止痛、收涩止血之功。本方主要取其散结之功，山慈菇具有清热解毒、化痰散结等功效。穿山甲能宣通脏腑，贯彻经络，透达关窍。诸药协同共奏扶正祛邪，解毒散结之功。

中药抑制乳腺癌防复发转移的途径是多靶点的，如抗血管生成、抑制凋亡等等。但对于激素依赖性乳腺癌的作用机制的研究，不能逃避其对E2、ER的影响，该方降低了内源性雌激素的水平，从而抑制乳癌的进展，然而方中主药黄芪、女贞子、仙灵脾富含植物雌激素，那么富含植物雌激素的疏肝益肾中药是如何降低E2的水平，其抑制乳腺癌作用靶点是什么呢？我们知道植物雌激素可改善西药内分泌治疗所致潮热汗出及更年期的一些反应，但这些作用似乎与我们治疗乳腺癌的作用又是互相抵触的，本项研究及既往的一些研究均表明疏肝益肾法确能提高激素依赖性乳腺癌患者的生活质量、延长生存时间，为什么？因为植物雌激素也是与ER结合后方可发挥作用，可为什么内源性雌激素E2与ER结合促进乳腺癌生长，而它与ER结合却可抑制乳腺癌？

随着ERβ克隆成功，科学家发现很多乳腺癌往往同时表达ERα和ERβ，(通常所说的ER，实际指的是ERα)，ERβ与ERα有不同的生物学作用，ERα与内源性雌激素E2结合促进乳腺癌细胞增殖，ERβ抑制乳腺癌细胞增殖。研究发现植物雌激素对ERβ的亲和力或选择性远高于ERα。故我们推测疏肝益肾中药可能通过调控ERβ，影响乳腺癌受体信号通路和乳腺癌某些生长基因，发挥抗肿瘤作用。这是我们的推测也是我们下一步要做的工作。如果假设得到了证实，将为疏肝益肾中药治疗包括乳腺癌在内的所有激素相关性肿瘤（如前列腺癌、子宫内膜癌等）提供有价值的证据，为中药对激素影响的研究提供崭新的思路。

参考文献（略）

Markov模型在中医辨证论治与拉米呋定对照治疗慢性乙型肝炎疗效评价中的应用研究

王少丽　史大卓

（中国中医科学院西苑医院　北京 100091）

摘要　目的　探讨Markov模型在中医辨证论治与拉米呋定对照治疗慢性乙型肝炎料疗效评价中的应用。方法　收集相关文献资料，将在中医辨证论治和拉米呋定干预下的慢性乙型肝炎患者的疾病转归划分为5个不同的发展阶段（Markov状态），建立Markov决策模型。通过计算各Markov状态的健康效用值及转移概率，分析比较两种干预措施下患者在10年间的预后及人均获得的质量调整生命年（QALYs），评价中医辨证论治的优势。结果　中医辨证论治与LAM比较，HBeAg阳性、阴性患者的肝硬化发生概率分别降低了18.50%和8.23%；人均累积获得的QALYs分别增加了1.504个和0.863个。结论　基于现有证据，Markov模型模拟了在中医辨证论治、LAM干预下CHB患者的疾病进展和动态变化，体现了中医辨证论治的特色和优势。

关键词　Markov 模型；辨证论治；拉米呋定；慢性乙型肝炎；疗效评价。

Markov 模型（Markov Model）是由俄国著名数学家马尔可夫提出的一种动态随机数学模型，它可依据某些变量的现在状态及动向，通过状态转移概率矩阵预测该变量未来的变化趋势 。Markov 模型建立之初，被用来描述和预测煤气的分子在一个密闭容器中的冲态。而后就被许多科学家应用于自然科学和社会科学的很多方面。在医学领域，Markov 模型因其能够反映疾病的进程，体现疾病转归的动态变化，且具有对历史数据需求不多，预测方法简便的优点，在临床疗效评价、筛查试验的评价、疾病预后因素的研究、传染病防治、药物经济学评价、新疗法远期效果评价、疾病发病等领域广泛应用，尤适用于对慢性疾病或临床干预的远期效果的预测。但将 Markov 模型用于中医药的疗效评价目前仍处于初步探索阶段。

本文将以慢性乙型肝炎（Chronic Hepatitis B，CHB）为例，采用 Markov 模型模拟分析的方法，通过模拟在中医辨证论治、拉米呋定（Lamivudine，LAM）干预下 CHB 的疾病动态变化及转归，评价中医辨证论治、LAM 治疗 CHB 的疗效，并预测在中医辨证论治、LAM 干预下 CHB 患者的远期终点结局，从而初步探讨 Markov 模型用于中医疗效评价的可行性。

1 资料与方法

1.1 研究方法

Markov 模型在医学领域应用的基本原理是根据研究目的和疾病的自然转归将疾病过程划分为不同的健康状态(Markov 状态，Markov States)，将疾病所有可能发生的事件模拟成状态间转换的过程，并将分析期定为相同的时间周期（Markov 周期，Markov Circle)，即病人在转移到另一个健康状态前在某个健康状态上停留的时间长度。根据各状态在时间周期内相互转换的概率（转移概率，Transition Probability），结合每个状态上的健康结果（健康效用值，Health-state utility），通过多次循环运算，估计出疾病发展的结局。

本文在现有循证资料基础上，通过模拟中医辨证论治、LAM 干预下 CHB 患者的长期预后进行中医辨证论治、LAM 两种干预措施的疗效评价。中医辨证论治干预指根据 CHB 的证候特征采用辨证论治的治疗方法，剂型不限，服药方法不限，中药种类不限，疗程不小于半年；LAM 干预指 100mg/次，每日 1 次，口服。HBeAg(+)患者服药疗程在出现 HBeAg 血清学转换后继续服药半年，HBeAg(-)患者疗程不小于 30 个月。

因目前中医药干预相关的研究文献缺少肝癌发生率、肝移植发生率及死亡率等终点结局的循证证据，本文只模拟肝硬化及其发生前的疾病进展状态；又因 HBeAg (+)、HBeAg(-)患者的疾病进展不同，且经 LAM 干预的患者有发生耐药的可能性，因此，本文 CHB 患者的 Markov 状态设定为：

HBeAg(+)患者：CHB、HBeAg 血清学转换（HBeAg Seroconversion）、产生耐药的 CHB（Resistant CHB）、产生耐药的血清学转换（Resistant Seroconversion）和肝硬化（Compensated Cirrhosis）。

HBeAg(-)患者：CHB、联合应答（combined response）、产生耐药的 CHB（Resistant CHB）、产生耐药的联合应答（Resistant combined response）、肝硬化（Compensated Cirrhosis）。

其中假定肝硬化为吸收态。因 CHB 发生 HBsAg 血清学转换的概率较少，本文未将其计入 Markov 模型。在疾病的进展过程中，这些状态可以停留在原状态保持不变或者随着疾病进展，不同状态间相互转换。Markov 状态转移模型树状结构图请详见图 1.1、1.2。

在 Markov 状态转移模型中，一个时间处理单位为一个周期（Markov cycle）。本文每个研究周期为 1 年，并以 10 个周期为例，模拟 CHB 患者在今后 10 年内的疾病进展情况。文中 Markov 模型的构建、结果分析均在 Treeeage pro 2008 软件中完成。

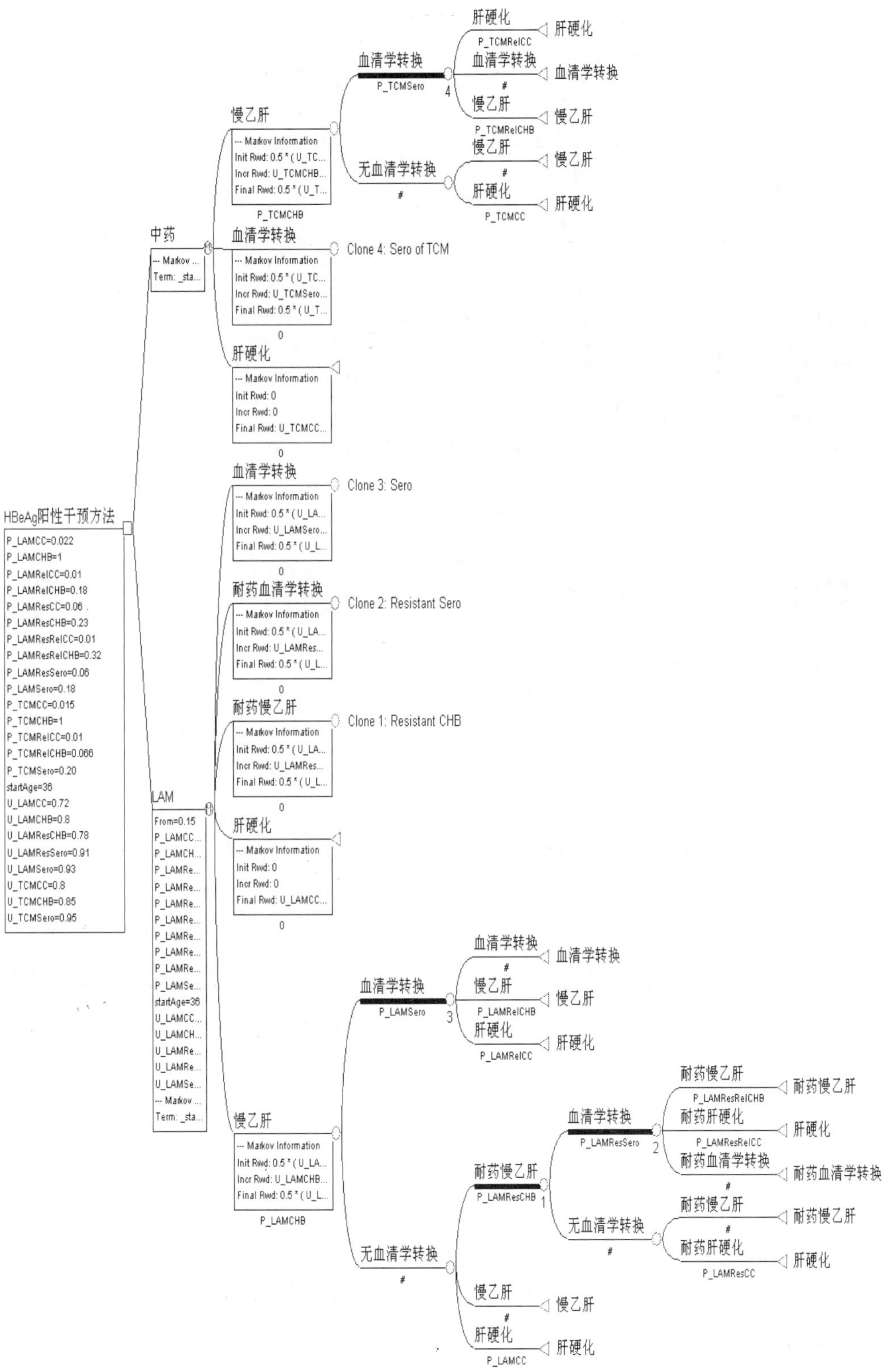

图1.1　HBeAg(+)患者Markov模型结构图

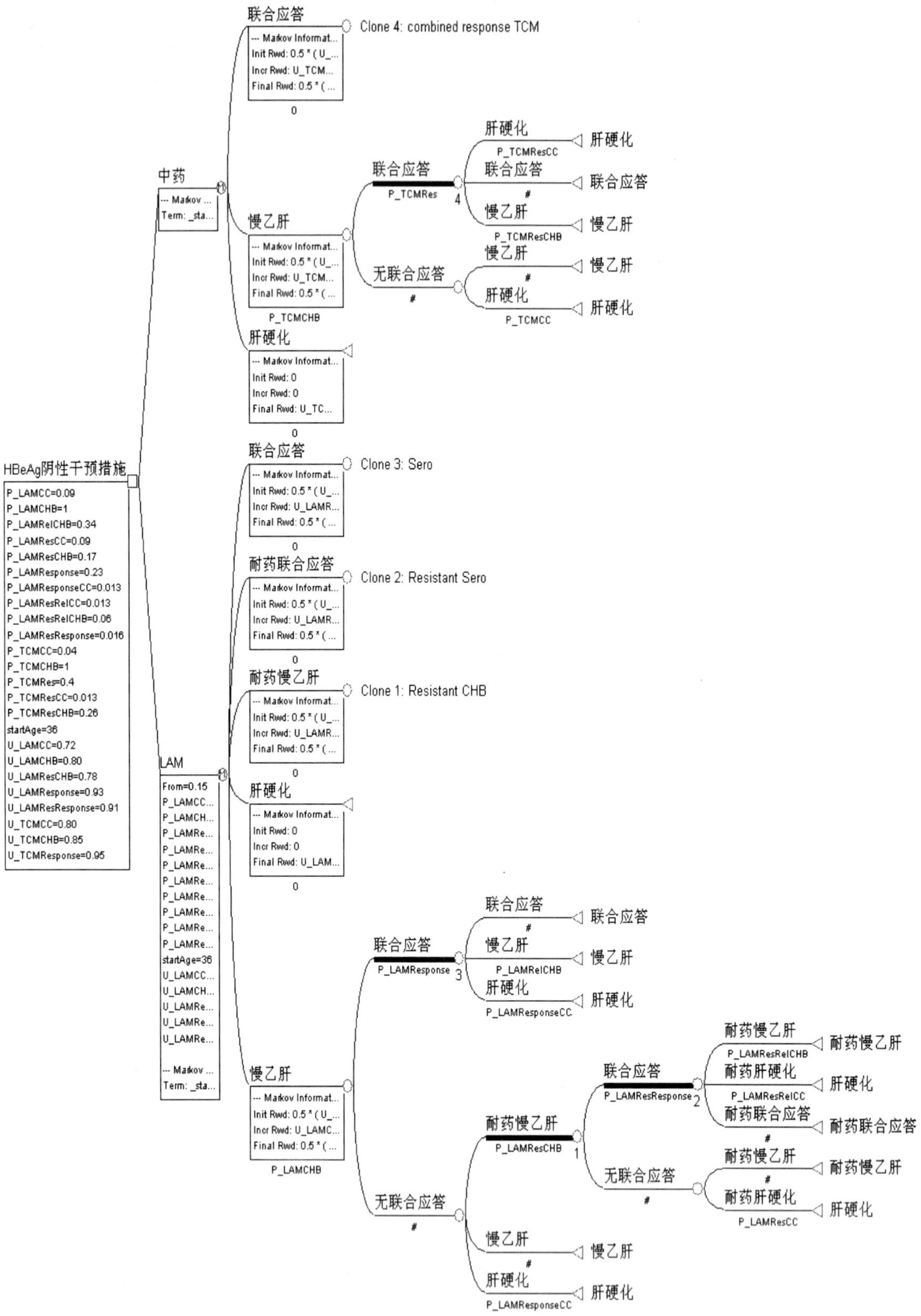

图1.2 HBeAg(-)患者Markov模型结构图

1.2 研究资料来源

1.2.1 Markov 状态转移概率

Markov 各状态间转移是随机的，须用概率来描述状态转移的可能性大小。本文 Markov 状态转移概率通过检索国内外临床试验、卫生经济学文献，并参考各国公开发表的指南（共识）、全球官方公布的卫生技术评估证据联合确定。具体数据请详见表 1.1 和表 1.2。

表 1.1 HBeAg(+)各状态间转换概率基准值 (%)

Markov 状态		年转移概率	
起	止	中药	LAM
HBeAg 血清学转换	CHB	6.6	18
	肝硬化	1	1
CHB	HBeAg血清学转换	20	18
	产生耐药 CHB	0	23
	肝硬化	1.5	2.2
产生耐药的 CHB	产生耐药的 HBeAg 血清学转换	0	6
	肝硬化	0	6
产生耐药的 HBeAg 血清学转换	产生耐药 CHB	0	32
	肝硬化	0	1

表 1.2 HBeAg(-)各状态间转换概率基准值 (%)

Markov 状态		年转移概率	
起	止	中药	LAM
联合应答	CHB	26	34
	肝硬化	1.3	1.3
CHB	联合应答	40	23.0
	产生耐药CHB	0	17
	肝硬化	4	9.0
产生耐药CHB	联合应答	0	1.6
	肝硬化	0	9
产生耐药应答	产生耐药CHB	0	6
	肝硬化	0	1.3

1.2.1 Markov 状态健康效用值

健康效用值是反映个人健康状况的综合指数，取值范围在 0-1 之间，0 表示死亡，1 表示完全健康。本文是在收集汇总国内外研究资料的基础上，对 CHB 各 Markov 状态效用值进行估计。具体数据请详见表 2。

表 2　CHB 各 Markov 状态的效用值

Markov状态	效用值	
	中药	LAM
联合应答（血清学转换）	0.95	0.93
CHB	0.85	0.80
肝硬化	0.80	0.72
产生耐药的CHB		0.78
产生耐药的联合应答		0.91

3 结果与分析

3.1 中药、LAM 干预下 CHB 患者预后的差异

3.1.1 HBeAg(+)患者

Markov 模型模拟的结果显示（表 3.1）：接受中药干预的患者，在第 1 个周期，约有 18.48%的患者出现血清学转换；约有 1.40%的患者发生肝硬化；处于 CHB 状态的患者约有 80.12%；至第 10 个观察周期时，约有 62.01%的患者出现血清学转换；约有 11.50%的患者发生肝硬化。而接受 LAM 干预的患者，第 1 个周期约有 14.58%的患者处于血清学转换状态，且未发生 LAM 耐药；约 0.76%的患者处于产生 LAM 耐药的血清学转换状态；约 17.03%的患者处于对 LAM 耐药的 CHB 状态；约 3.06%的患者发生肝硬化；约 64.58%的患者处于 CHB 状态；至第 10 个周期，仅约有 15.45%的患者处于血清学转换状态，且未发生 LAM 耐药；约 4.88%的患者处于产生 LAM 耐药的血清学转换状态；约 38.88%的患者处于对 LAM 耐药的 CHB 状态；约 30.00%的患者发生肝硬化；

两组结果提示：与接受 LAM 干预的患者比较，接受中药干预的患者的肝硬化发生概率降低了 18.50%，中药较之 LAM 具有较强的防止肝硬化发生的能力。

表 3.1 HBeAg(+)患者经 LAM、中药干预后 Markov 状态转换结果

周期	中药			LAM				
	血清学转换	CHB	肝硬化	血清学转换	耐药血清学转换	耐药 CHB	CHB	肝硬化
0	0	1	0	0	0	0	1	0
1	0.1848	0.8012	0.014	0.1458	0.00758172	0.17026808	0.64576	0.0305902
2	0.318817	0.654118	0.027065	0.212249808	0.016820501	0.266096488	0.443249978	0.061583225
3	0.415468	0.545121	0.039411	0.236548191	0.025327412	0.321085793	0.324438071	0.092600534
4	0.484631	0.464172	0.051197	0.238907106	0.032336813	0.353222473	0.252087803	0.123445805
5	0.533578	0.40388	0.062542	0.230269157	0.037776467	0.372159535	0.205791499	0.154003342
6	0.567663	0.358805	0.073532	0.216522418	0.0418313	0.383113821	0.174340367	0.184192095
7	0.590828	0.32494	0.084232	0.200801984	0.044749946	0.388945773	0.15155607	0.213946226
8	0.605974	0.299337	0.094689	0.184746482	0.04676714	0.391265388	0.134013205	0.243207785
9	0.615237	0.279823	0.10494	0.169183776	0.048078903	0.391018048	0.119794734	0.271924539
10	0.620191	0.2648	0.11501	0.154504931	0.048840041	0.388793562	0.107811727	0.30004974

3.1.2 HBeAg(-)患者

Markov 模型模拟分析的结果显示（表 3.2）：接受中药干预后，第 1 个周期约有 29.08%的患者处于联合应答状态；约有 2.92%的患者发生了肝硬化；处于 CHB 状态的患者约有 68.00%。至

第 10 个周期，约有 42.81%的患者处于联合应答状态；约有 20.01%的患者发生了肝硬化。而在接受 LAM 干预后，第 1 个周期约有 18.56%的患者处于联合应答状态；约 0.26%的患者处于耐药联合应答状态；约 16.40%处于产生 LAM 耐药的 CHB 状态；约 2.34%的患者发生了肝硬化；约 62.43%的患者处于 CHB 状态；至第 10 个周期，约有 19.68%的患者处于联合应答状态；约有 3.87%的患者处于耐药的联合应答状态；约 36.13%的患者处于产生 LAM 耐药的 CHB 状态；约 28.24%的患者发生了肝硬化。

两组结果提示：与接受 LAM 干预的患者比较，接受中药干预的患者的肝硬化发生概率降低了 8.23%，中药较之 LAM 具有较强的防止肝硬化发生的能力。

表 3.2　HBeAg(-)患者经 LAM、中药干预 Markov 状态转换结果

周期	中药			LAM				
	联合应答	CHB	肝硬化	联合应答	耐药联合应答	耐药 CHB	肝硬化	CHB
0	0	1	0	0	0	0	0	1
1	0.2908	0.68	0.0292	0.18561	0.002627	0.16398	0.023493	0.62429
2	0.409156	0.538008	0.052836	0.265662	0.006507	0.254362	0.050322	0.423148
3	0.453909	0.472226	0.073865	0.292929	0.010916	0.305297	0.078871	0.311986
4	0.467315	0.43913	0.093555	0.294302	0.015467	0.334495	0.108239	0.247497
5	0.467437	0.42011	0.112453	0.28344	0.019949	0.351228	0.137899	0.207484
6	0.461995	0.407209	0.130797	0.267247	0.024247	0.36043	0.167527	0.180549
7	0.454286	0.39702	0.148693	0.24918	0.028297	0.364791	0.196912	0.16082
8	0.44572	0.388088	0.166192	0.230938	0.032065	0.365836	0.225911	0.145251
9	0.436894	0.379787	0.183318	0.213327	0.035532	0.364477	0.254417	0.132247
10	0.428064	0.371848	0.200088	0.196701	0.038691	0.361294	0.282354	0.120959

3.2 中药、LAM 干预下 CHB 患者质量调整生命年的差异

干预措施除了影响生存人年数以外，还会影响生命质量，因此本研究把对生命质量和数量的影响结合起来考虑，采用多维结局指标质量调整生命年（Quality adjusted life years，QALYs）来评价 LAM、中药干预 CHB 的疗效差异。QALYs = 生命年数×效用值。

HBeAg(+)患者：如表 3.3 所示，在第 1 周期，接受中药干预的患者人均获得的 QALYs 为 0.797，而接受 LAM 干预的患者人均获得的 QALYs 为 0.734。在 10 年间，中药干预的患者人均累积获得的 QALYs 约为 8.263，而 LAM 干预的患者仅获得 6.759 个 QALYs，中药组较 LAM 组人均累积增加了 1.504 个 QALYs。

HBeAg(-)患者：如表 3.3 所示，在观察的第 1 周期，接受中药干预的患者人均获得的 QALYs 为 0.796，而接受 LAM 干预的患者人均获得的 QALYs 为 0.744。10 年间，中药干预的患者人均

累积获得的 QALYs 约为 7.786，而 LAM 干预者仅获得了 6.923 个 QALYs，中药组较 LAM 组人均累积增加了 0.863 个 QALYs。

表 3.3　LAM、中药干预 CHB 患者 QALYs 分布

周期	HBeAg(+)				HBeAg(-)			
	中药（QALYs）		LAM（QALYs）		中药（QALYs）		LAM（QALYs）	
	周期	累积	周期	累积	周期	累积	周期	累积
0	0.395	0.395	0.37	0.37	0.395	0.395	0.37	0.37
1	0.79742	1.19242	0.733746	1.103746	0.796012	1.191012	0.743754	1.113754
2	0.800501	1.992921	0.718549	1.822295	0.789175	1.980187	0.732926	1.84668
3	0.800412	2.793333	0.698591	2.520886	0.777037	2.757224	0.714811	2.561491
4	0.798017	3.59135	0.676201	3.197087	0.762823	3.520047	0.693174	3.254665
5	0.79395	4.3853	0.652685	3.849772	0.747906	4.267953	0.669972	3.924637
6	0.788676	5.173976	0.628785	4.478557	0.73287	5.000823	0.646231	4.570868
7	0.78254	5.956516	0.604928	5.083484	0.717961	5.718784	0.622495	5.193364
8	0.775793	6.732309	0.581362	5.664847	0.70328	6.422065	0.599058	5.792422
9	0.768621	7.50093	0.558238	6.223085	0.688868	7.110933	0.576083	6.368505
10	0.762047	8.262977	0.536191	6.759275	0.675537	7.78647	0.554377	6.922882

中药、LAM 干预后 CHB 患者每周期的 QALYs 分布图也说明(图 3)，中药干预的人均 QALYs 高于 LAM 干预患者，且随着研究周期的增加，两者之间的差异越来越大，该图表明中药对 CHB 患者生存质量的改善率优于 LAM。

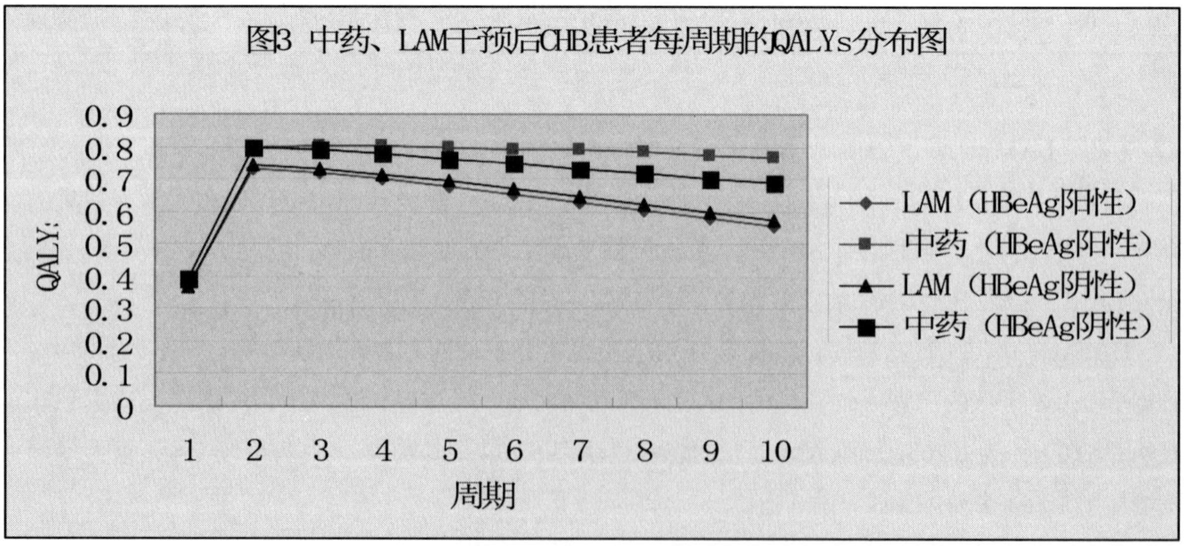

4 讨论

许多疾病，尤其是慢性疾病的发展通常经历几个阶段，这些阶段可以依照一定的标准划分开来，而且往往临床结局发生的概率和效用值随时间的变化而变化，我们如果能够从疾病的发展阶段并结合各阶段转换的概率进行风险和效益的评估，将更加接近临床实际，其结果亦更具有说服力，Markov 模型便是解决该问题的方法之一。

但 Markov 模型是建立在一定的假定条件之上的，基本假定包括：（1）预测期内系统状态数保持不变；（2）预测期内系统状态转移概率矩阵不随时间变化而变化；（3）状态转移只受前一状态的影响，与前面所有其它状态无关，即无后效性。

因此，在进行 Markov 模型分析时除了应设定合理的 Markov 状态、循环周期外，状态间转移概率、效用值的取值也尤为关键。在 Markov 模型分析过程中，应遵循以下原则：（1）根据研究目的和专业知识确定 Markov 状态；（2）根据专业知识和可能得到的转换概率确定阶段长度；（3）转移概率、效用值依据已有的可靠的证据设定。

本研究在 Markov 模型构建中，因据 2007 年美国肝病指南 报道每年仅约 0.5%的 HBsAg 携带者出现 HBsAg 的清除，故未将 HBsAg 血清学转换状态纳入模型，只以 HBeAg 的血清学转换及联合应答作为疗效判定的结局指标。因中医文献中肝癌发生率、肝移植发生率及死亡率的循证证据极为有限，本文亦未对这些状态进行探讨，仅假定肝硬化为吸收态；又因 LAM 的不良反应较少，本文未将其纳入 Markov 模型进行分析，可能会造成部分夸大 LAM 期望 QALYs 的可能。

本研究运用 Markov 模型模拟了在中药辨证论治、LAM 干预下 CHB 患者 1~10 年间疾病的动态进展及转归，分析预测了每个周期 Markov 状态发生的概率、人均获得的 QALYs 及人均累计获得的 QALYs，并通过比较中医辨证论治、LAM 干预下 CHB 患者预后间的差异，评价了中医辨证论治治疗 CHB 的特色和优势。

通过 Markov 模型模拟分析，本研究还发现：（1）接受中药干预的患者中，HBeAg(+)患者的肝硬化发生概率明显低于 HBeAg(-)患者，但在接受 LAM 干预的患者中，HBeAg(+)、(-)患者的肝硬化发生概率基本一致，这与亚太共识中提出的：LAM 对 HBeAg(-)、(+)患者的抗病毒疗效基本相似，在治疗的第 1 个阶段结束后仅有 18%的患者获得持久应答的结论基本一致；（2）中药组患者与 LAM 组患者的肝硬化发生概率的差异随着观察周期的增加逐渐加大，提示了中药组的远期预后优于 LAM 组；（3）接受 LAM 干预的 HBeAg(+)、(-)患者，耐药高峰均出现在治疗的第 8 个周期。在耐药高峰发生前的治疗阶段，每个周期 HBeAg(+)、(-)患者耐药发生概率均随着治疗周期的增加而逐渐降低，这与文献报道的 LAM 的 YMDD 变异率多发生在治疗的初始阶段亦基本一致。

总之，基于：（1）目前大多数临床试验的观察期有限，仅能对临床干预的短期效果进行评价，但许多慢性疾病治疗的近期效果往往与患者远期预后、生命质量相关；（2）一项干预措施的疗效不仅与结局有关，且与该结局所经历的时间长短有关，本文认为 Markov 模型可以弥补临床科研设计方法中随访时间有限等缺陷，并可弥补常规决策树对一种疾病的治疗措施进行评价时必须固定分析期限的不足，可以模拟慢性病的疾病进程，能够对慢性、反复发作性疾病的转归进行动态预测，并对中医辨证论治治疗的远期结局进行评价，且该评价体现了中医辨证论治的特色和优势。但本研究仅是对 Markov 模型用于中医治疗慢性病疗效评价方法的初步探索，日后随着研究资料的进一步完善和规范，Markov 模型用于中医疗效评价的可靠性、准确性将会进一步提高。

参考文献（略）

腰骶关节紊乱症的发病机理及手法治疗

张　清

（中国中医科学院望京医院　北京 100008）

摘要　目的：明确腰骶关节紊乱症的发病机理，选择有效的治疗方法。方法：运用弯腰挺立法对 40 例腰骶关节紊乱症患者进行治疗，观察疗效。结果：治疗 40 例中，治愈 30 例(75%);显效 5 例(12.5 %);有效 2 例(5 %);无效 3 例(7.5%)。结论：弯腰挺立法是治疗腰骶关节紊乱症的有效方法，其特点是方法简单、临床疗效好、安全可靠。

关键词　腰骶关节紊乱症　　发病机理　　手法

腰骶关节紊乱是腰部伤筋中常见病，是指腰骶关节因外力作用发生微小错动，不能自行复位而引起腰骶部剧烈疼痛和功能障碍；临床多以“腰肌劳损、腰椎间盘突出等”为诊断进行治疗，效果并不理想。弯腰挺立法手法是孙树椿主任医师治疗腰骶关节紊乱独特治疗方法，该手法治疗简易实用、针对性强、见效快，深为患者接受。笔者应用现代医学理论，探讨其发病机理，并对应用弯腰挺立法治疗腰骶关节紊乱症进行观察，现将结果报告如下。

1 临床资料

1. 1 一般资料

本组 40 例，男 23 例，女 17 例;年龄 18-65 岁，平均 41 岁;病程时间长短不一，最长者为 3 月，短者数小时。有腰部扭伤史者 35 例。

1.2 临床诊断

1.2.1 临床症状及体征

患者多因腰部在不正确姿势下负重或突然的闪、扭致伤，扭伤后即出现腰部疼痛，有的伴有臀部或骶尾部牵扯痛，腰椎活动明显受限，甚至呈强迫体位。严重者，疼痛常放射至臀、大腿等处。腰部扭伤后疼痛较轻，经休息和其他治疗后症状很快消失，数月后又出现腰部疼痛、酸困、腰椎活动受限，但无腰腿窜痛和下肢麻木，常在卧床休息时加重，出现晨僵，经活动后症状减轻，劳累后又加重。

1.2.2 体征

体查时可发现患者腰肌痉挛或僵硬，腰椎活动受限，尤以前屈受限明显。腰骶椎旁压痛，但无放射性疼捅，无神经缺失症状；屈膝屈髋、直腿抬高时可有腰骶、髋部及臀部疼痛。

1.2.3 影像学改变

X 线检查:部分患者可见腰生理弯曲改变，脊柱失稳，侧弯及退变性滑脱，椎体增生改变；可见小关节间隙不对称、狭窄或消失;小关节面骨质密度增高;小关节骨质增生;椎间小关节密度增高。

1. 3 治疗方法

腰骶关节紊乱症多为保守治疗，大多以手法治疗为主，配合休息、理疗、热敷、封闭等。本组 40 例全部采用弯腰挺立法治疗，连续治疗 7 天，隔日 1 次，症状消失可以停止治疗。若症状、体征未消失或未明显缓解，可再次治疗，如此可治疗四次，至症状、体征消失或大部分减轻。于每次治疗后记录观察指标。弯腰挺立法操作如下[1,2]：

1.3.1 患者两足分开比肩稍宽站立；医者两足前后分开，右足在患者两足之间的后方。

1.3.2 医者站在患者背后将右前臂绕过患者少腹，两手扣拢抱住患者。

1.3.3 使患者直膝向前弯腰，再嘱其将腰缓缓伸直，向后背伸，同时将患者抱起。

1.3.4 医者用右侧髋部抵住患者腰部痛处，然后突然放手，使患者落地站稳。

2 治疗结果

2. 1 疗效标准

采用 JOA 腰痛疾患疗效评定表（日本骨科学会腰痛治疗成绩评分标准）

控制：改善率≥75%；

显效：改善率≥50%且＜75%；

有效：改善率≥25%且＜50%；

无效：改善率＜25%。

治疗改善率=（治疗后评分-治疗前评分）÷（满分 29-治疗前评分）]×100%

2. 2 结果

治疗结果统计表

	疗效例数	百分比(%)
控制	30	75.0
显效	5	12.5
有效	2	5.0
无效	3	7.5
合计	40	100. 00

3 讨论

3.1 发病机理

腰骶关节紊乱是腰部伤筋中常见病，位于活动度较大的腰椎与甚少活动的骨盆交界处，也是腰椎生理性前凸与骶椎生理性后凸的交界处，杠杆作用大易受损伤；腰骶部为躯干活动枢纽，无论行走、站立或坐位均负重，易造成腰骶关节紊乱。目前，对于腰骶关节紊乱的研究认为：（1）腰骶关节在脊柱运动过度时承受较大压力，关节内压力发生变化，形成小关节位移；(2)大量小神经纤维和神经末梢分分布在关节囊周围；脊柱受伤、炎症时局部神经敏感，神经释放化学刺激物引起疼痛。

腰骶关节属微动关节，椎间关节的方向作矢状位，但向下逐渐变为斜位，至腰 5 骶 1 几乎呈冠状位(3)。腰骶关节的活动是以椎小关节为枢轴，肌肉为动力。腰骶椎负重量与活动量较大，当腰椎扭伤或劳损造成腰骶椎小关节改变时，关节面不对称，一个轻微的外力作用就可导致小关节的正常位置改变，即位移，发生腰骶关节紊乱(错缝) (4)。同时，在同一关节内，上、下端的压力变化不一致。在活动时，作用在小关节的压力，不是集中在关节内的上端，就是在下端，这种受力不均匀的现象，是形成小关节位移(紊乱)的一个重要内在因素。从显微解剖的观察证实，腰神经后内侧支在走行过程中紧邻后关节及横突间韧带，易受椎间活动的影响，后关节错位后，位于上关节突外侧的骨纤维管可以发生扭曲，使管内神经血管受压; L5 后内侧支的行程有其特殊性，它行经在骶骨上关节突外侧与骶骨翼内侧之间的骨沟内，当后伸或局部炎症时，L5 下关节突的下端可压迫行经其下方的后内侧支，引起腰背痛(5)。如有先天畸形等解剖上的弱点，更易造成腰骶关节紊乱。腰骶关节紊乱未能及时治疗或治疗不当，引起组织粘连而残留慢性腰痛。

腰骶关节其稳定性有赖于椎间盘、关节囊、棘间韧带前后纵韧带及其周围肌肉的维持。由于脊柱的劳损、退行性变，间盘变性，致使小关节承载力增加，最后导致小关节的无菌性炎症的改变。20 岁间盘即己退变，30 岁以后可发展成为较明显的退变。由于髓核内的水分减少及纤维环的弹性减低，终可导致小关节微细解剖关系的变化及关节囊的松弛。因此，当腰骶关节出现前屈和旋转的不协调的动作时，可使后关节间缝张开，较松弛的关节囊(纤维层和滑膜层)进入后关节腔，关节滑膜嵌入其中，则形成滑膜嵌顿。在伸直脊柱的过程中被嵌夹在关节面之间。因关节囊分布有脊神经后支支配的丰富的感觉神经纤维，对机械性卡压及无菌性炎症的刺激均极为敏感，因而会产生剧烈疼痛。

3.2 手法治疗

孙树椿主任医师是国内著名中医骨伤名师，积极提倡中医手法的治疗，对腰骶部伤筋有独特的治疗方法。孙老认为，在骨伤科临床治疗中，应该在辨证施治的基础上，灵活运用“辨位”的方法。正如《医宗金鉴·正骨心法要旨》所说:“夫手法者，谓以手安置所伤之筋骨，使仍复于旧也，夫伤有轻重，而手法各有所宜，……故必素知体相，识其部位。” “辨位”，就是认清损伤的具体部位。根据腰部伤筋损伤具体部位，损伤机制的不同，采取相应的治疗手法，使瘀血消散，机体功能得以恢复。因此它是伤科外治法所特有的精华所在。弯腰挺立法是孙老治疗腰骶关节紊乱独特的传统的治疗方法，该手法治疗简易实用、针对性强、见效快，费用少为患者广泛接受。通过手法施力于局部，一可整复骨关节错缝移位，二可活血消肿，舒筋解痉止痛。结合现代医学与生物力学原理分析，韧带、关节囊具有正常的弹性、韧性，手法容易使嵌顿或错位的小关节复位。纠正失常的骨关节而恢复正常的内平衡，解除软组织痉挛，改善局部血循，促进组织新陈代谢，恢复正常的外平衡，使脊柱的内外生理平衡恢复，则其功能亦随之恢复。本研究 40 例，控制 30 例，显效 5 例，有效 2 例，总有效率 92.5%。笔者认为，腰骶关节发牛错缝，必须以正骨手法予以复位。这种结构上的紊乱如得不到及时、正确的治疗，后关节处于异常位置，关节面软骨破坏，骨质增生，关节囊增厚形成“后关节炎”，在不协调的运动中，症状可反复发作，易导致腰间盘突出症发生。

参考文献（略）

中医学防治卵巢储备功能下降和卵巢早衰探讨

周佩云

（中国中医科学院西苑医院　北京）

摘要　卵巢储备功能下降（DOR）和卵巢早衰（POF）是妇科内分泌领域治疗的一大难点，临床上并不少见，严重影响妇女的身心健康，西医治疗有明显的局限性。中医学虽无 DOR、POF 的病名，但根据症状，认为本病属“月经过少”、“闭经”、“血枯”、“月经先闭”、“经水早断”、“不孕”等病症范畴。DOR 可认为是 POF 的“未病”阶段，POF 是“已病”阶段。在中医理论指导下，我们采用填精补肾，养血疏肝法治疗 DOR 和 POF，同时配合中药腹部外敷，发现对改善雌激素症状、降低促性腺激素水平，促使月经来潮有一定疗效。治疗 DOR 可阻断或延缓向 POF 发展；对 POF 患者积极治疗，可预防或减轻并发症，是中医治未病的体现。接受西药治疗的患者停药后病情容易复发，而中医中药的优势在于：通过对患者的整体调节，疗效具有延续性，起效停药后病情不易反弹。

关键词　卵巢储备功能下降；卵巢早衰；治未病；填精补肾，养血疏肝

1. DOR 和 POF 是妇科内分泌疾病，临床上并不少见。

卵巢储备是指卵巢皮质区卵泡生长、发育、形成可受精的卵母细胞的能力。反映卵巢储备功能目前最常用的化验指标是血清中卵泡刺激素（FSH）水平升高、卵泡刺激素与黄体生成素比值（FSH/LH）增高。卵巢储备功能下降（DOR），即卵巢产生卵子能力减弱，卵母细胞质量下降，表现为月经初潮后到 40 岁前出现月经稀发，经量减少，渐至闭经以及生育能力减退。不孕症患者接受辅助生育技术时，因卵巢储备功能下降而导致成功率大大降低，是当今生殖医学治疗研究的一大难点。且近期研究发现，早孕的 DOR 患者流产率显著高于同等年龄健康妇女。

DOR 患者有一个共同的特点，即先有排卵功能障碍，当长时间不能排卵时，如不及时治疗

卵巢逐渐萎缩而致卵巢早衰（POF）。从卵巢储备功能下降到卵

巢功能衰竭闭经大约需要 1～6 年。POF 指月经初潮年龄正常或青春期延迟， 第二性征发育正常的女性在 40 岁以前出现持续性闭经和性器官萎缩，并伴有卵泡刺激素(FSH)升高，而雌激素(E_2)降低的综合征，如潮热、多汗、面部潮红、情绪不稳定、性欲低下、阴道干涩、骨质疏松等。

流行病学调查显示 POF 发病率在一般人群中占 0.9%～ 3%，在闭经者中占 2%～10% ；而 DOR 的发病率未有报道，但有日益增多的趋势。

2. DOS 和 POF 是妇科内分泌领域治疗的一大难点，严重影响妇女的身心健康，西医治疗有明显的局限性

对 DOR、POF 的诊断，目前尚无统一的标准，主要是临床表现和实验室检查相结合。临床有月经失调史，或不孕、不育史，血清学检查， 10 IU /L＜血 FSH<40IU/L，或 FSH/LH＞3.6，伴或不伴有 E2 水平> 294pmol/L 诊为卵巢储备功能下降（DOR）。闭经时间≥4 个月，FSH>40Iu/L，E2<73.2pmol/L 诊为卵巢早衰（POF）。

到目前为止还没有确切有效的方法恢复卵巢功能、应该根据患者个体情况分别处理主要有以下几方面:（1）雌孕激素补充治疗：给药方案是模拟卵巢生理周期的雌孕激素序贯疗法。但应用激素治疗大于 4 年时，相关风险可能增加（如乳腺及子宫内膜患癌症风险），激素替代治疗远期疗效不佳，副反应大，在改善患者生存质量方面有着明显的局限。（2）促排卵治疗：由于卵巢储备功能下降，卵巢对促排卵药及促性腺激素刺激易出现反应不良的病理状态，即卵巢低反应，成功率大大降低，是生殖医学亟待解决的难题。（3）赠卵人工受精与胚胎移植：为 POF 患者生育提供了另一途径。供卵虽然是一项辅助生育技术，目前存在伦理问题，因此其应用受到限制。（4）免疫抑制剂的治疗：常用药物为强的松 5mg/d，或地塞米松 0.125mg/d；抗心磷脂抗体阳性者，可应用阿司匹林 100～400mg/d。但临床上有严重的并发症发生， 目前并不提倡广泛应用免疫抑制剂。（5）卵巢移植：有报道采用胎儿卵巢薄片异体移植治疗卵巢早衰获得成功，但难度大，目前国内外开展的医院很少。（6）用卵巢组织冻存法（OTCP） 将成熟的卵母细胞或未成熟的卵细胞、始基细胞移植入收试者体内，可是卵巢储备功能下降患者，尤其是进行放疗、化疗患者的卵巢功能得到有效的保护，甚至恢复其受孕能力。但仍在萌芽阶段。

3. 填精补肾、养血疏肝可能成为中医药治疗 DOS 和 POF 的突破点，治疗 DOR 可阻断或延缓向 POF 发展；对 POF 患者积极治疗，可预防或减轻并发症，是中医治未病的体现。

中医学虽无 DOR、POF 的病名，但根据症状，认为本病属“月经过少”、“闭经”、“血枯”、“月经先闭”、“经水早断”、“不孕”等病症范畴。“早衰”一词却在两千年前的《黄帝内经.素问》一书中提及。“能知七损八益，则两者可调，不知用此，则早衰之节也。年过四十而阴气自半也，起居衰也。”说明我们的祖先早有预防早衰、“治未病”的见解。而在后汉张仲景所著的《金匮要略》一书中更明确提出“上工治未病，见肝之病，知肝传脾，当先实脾。”这对当今如何防治 DOR、POF 有深远意义。DOR 可认为是 POF 的“未病”阶段，POF 是“已病”阶段。要积极治疗 DOR，

防止其向 POF 转变。对于 POF 也需积极治疗，防止骨质疏松、心血管疾病等并发症。

月经失调或不孕、不育是 DOR、POF 患者就诊的原因，月经的正常与否与肾气的盛衰密切相关。《内经素问.上古天真论》更明确指出：月经、孕育与肾气的关系。“女子七岁，肾气盛，齿更发长；二七而天癸至，任脉通，太冲脉盛，月事以时下，故有子……七七任脉虚，太冲脉衰少，天癸竭，地道不通，故形坏而无子也。”说明中医对本病的认识首先在肾。肾主藏精，先后天之精合称肾精，精能生血，血能化精，成为月经的物质基础，是孕、育的必要条件，如中医文献有种子必先调经，精足者易于摄精，血足则子宫易于容物的理论。

现代研究已经证实，补肾中药具有内分泌激素样作用，能对女性性腺轴起双向调节作用。大量实验研究表明，通过各类动物模型的建立并运用补肾法治疗，可使各种动物模型的内分泌器官的形态及功能恢复正常。运用补肾法治疗下丘脑-垂体功能低下性继发性闭经疗效满意，并从血、尿内激素水平变化说明补肾药对人体下丘脑-垂体-卵巢轴有多元性作用。补肾中药治疗雄激素致不孕大鼠垂体、卵巢及肾上腺作用的实验研究结果表明，补肾中药能使卵巢重量增加，促进卵细胞成熟并排卵，促进垂体、卵巢、肾上腺的异常形态逆转至正常，并使激素分泌功能恢复正常。这些均说明中医“肾”与现代医学中“下丘脑-垂体-卵巢轴”关系密切，肾虚者体内激素水平发生紊乱，通过补肾填精可协调肾阴肾阳，调整体内激素水平，减缓生殖器官萎缩，改善患者临床症状和体征。

在中医理论指导下，我们采用填精补肾，养血疏肝法治疗 DOR 和 POF，同时配合中药腹部外敷，发现对改善雌激素症状、降低促性腺激素水平，促使月经来潮有一定疗效。内服基本方：炙龟板、熟地、菟丝子、女贞子、紫河车、当归、丹参、合欢皮等 12 味。方解：以龟板、熟地填精补肾为君药，以菟丝子、女贞子肝肾同补，增强填精养血滋冲任作用，更加血肉有情之品的紫河车共为臣药，余药调气血强冲任为佐使药。加减： 兼肝郁者，加柴胡、白芍等。兼脾虚者去当归、龟板，加党参、莲肉等。兼有阳虚加巴戟天、仙灵脾、鹿角霜、鹿角片或鹿角胶等。外敷方: 鸡血藤、当归、川芎、丹参、桂枝、红花、柴胡、木香等，给予活血化瘀、温经通络之中药外敷，可增加患者子宫、卵巢的血液供应，以达到增强疗效的目的。

使用方法：将中药装入布口袋（一个或两个），用前隔水蒸 20—30 分钟，（第一次药干，应喷些水），趁热敷于腹部患处，最好敷上 30—60 分钟，每日 1—2 次，10 次为一疗程，停 3—7 天再敷，每剂药可连用 10 次。

经近期临床观察，对 DOR 的治疗有明显的降 FSH 作用，防止其向 POF 转变，有部分不孕者受孕；对 POF 亦能降低 FSH，提高 E_2 水平，明显改善症状，防止骨质疏松、心血管疾病等并发症，部分患者能使月经来潮。填精补肾法治疗 DOS 和 POF，充分体现了中医“治未病”的思想。

4.中药治疗 DOR 和 POF 的优势

许多患者鉴于西药的副作用及禁忌症而寻求中医药治疗。接受西药治疗的患者停药后病情容易复发，而中医中药通过对患者的整体调节，疗效具有延续性，起效停药后病情不易反弹，为患者减轻负担。

5.体现中医“治未病”的优势

治疗卵巢储备功能下降可阻断或延缓向卵巢早衰发展；对卵巢早衰患者积极治疗，可预防或减轻并发症，是中医治未病的体现。

总之，卵巢储备功能下降及卵巢早衰的病因及治疗一直处于探索阶段，近年来中西医界对本病的病因病机、病理、辩证分型、临床治疗、药物作用机制等方面的研究有所深入。用西药治疗多有不良反应，停药后容易复发。中医药治疗 POF、DOR 的文献报道，大多数病例诊断标准、疗效评定标准不客观，因此，需要进一步科学、规范的研究，为 POF、DOR 的治疗增加一个安全、有效且疗效具有延续性的治疗方法。

附：典型病例

病例 1 毛某，29 岁，病案号 9647。首诊：2009 年 2 月 8 日。患者 2004 年起闭经，用性激素周期治疗 1 年，停药后又停经。04 年查 FSH：47.68Iu/L，E_2：64.1pmol/L。06 年查 FSH：46.1Iu/L，E_2：8.45pmol/L。平时无白带，性生活时阴道剧痛，纳好，二便调，无烘热出汗。既往史：幼时患腮腺炎。经产史：15 岁初潮，周期 30 天，经期 5-6 天。16 岁时闭经，1 年后 2-3 月 1 次，妊 0。舌苔薄白，脉弦小。诊断：卵巢早衰。辨证：肾虚血亏，冲任失养。治则：补肾填精，养血强冲任。予炙龟板，熟地，何首乌，当归，丹参，红花，紫河车，虎杖，葛根，川芎等。腹部外敷：千年健，白芷，当归尾，威灵仙，桂枝，鸡血藤等。随症加减治疗 4 月余，月经来潮，2009 年 6 月 22 日（月经第 3 天）查内分泌，FSH：35.18u/L，LH：15.47，E_2 pmol/L 18.35。

此患者因闭经就诊，治疗前两次 FSH 大于 40u/L，E_2 水平低，诊为卵巢储备功能下降。经治疗月经来潮，且 FSH 降到 35.18 u/L，说明卵巢功能有所提高。

病例 2 王某 32 岁。2008 年 10 月 19 日初诊 因月经紊乱伴不孕 1 年余就诊。患者 07 年 7 月起因经期延长注射黄体酮撤退，正常约半年。08 年 8 月起又出现周期，经期均不正常。最近 1 年多未避孕未妊娠。末次月经（LMP）9 月 27 日，现 M23 天，基础体温不规则上升 7-9 天，乳胀痛。查 FSH：11.93，E_2：70.53。平时咽干，便溏。既往史：幼时曾患麻疹。妊 0。舌苔：苔薄灰，质暗。脉弦。诊断：卵巢储备功能下降。辨证：脾肾不足。以补肾填精，健脾为基本治则，根据症状及月经周期加减。2008 年 11 月 28 日（月经第 3 天）查 FSH：4.61，LH：3.46，$E_2$146.8。以养血补肾，健脾为基本治法，同时测基础体温，排卵试纸，B 超检测排卵，指导患者适时同房。2009 年 4 月 12 日就诊，基础体温上升 18 天，查尿 HCG 阳性。血 HCG：592.6mIU/ml，PRO:51.45nmol/L。诊为早孕，与补脾肾，养血安胎。4 月 28 日复查，B 超：宫内胎囊，可见胎芽及胎心。血 HCG：60637mIU/ml，PRO:93.72nmol/L。继续中药保胎治疗。

此患者为卵巢储备功能下降，经治疗，FSH 降为正常，卵巢功能恢复，后继续治疗，并监测排卵，指导病人适时同房，后妊娠。

补肾对控制性超排卵周期卵泡膜及子宫内膜血流的影响

张建伟

（山东中医药大学附属医院妇科　济南 250011）

摘要　**目的：**探讨补肾中药二至天癸颗粒对控制性超排卵周期卵泡膜及子宫内膜血流的影响。**方法：**将 66 例因输卵管因素行 IVF-ET 的患者随机分为实验组 (中药+控制性超排组，n =33) 和对照组 (控制性超排组，n =33)。借助经阴道彩色多普勒超声（TV-CDFI），检测绒毛膜促性腺激素（HCG）注射日卵泡膜及子宫内膜血流搏动指数（PI）及阻力指数（RI），并行相关性分析。**结果：**卵泡膜与子宫内膜血流未见明显相关性($P>0.05$)，实验组 HCG 日卵泡膜 RI 及子宫内膜 PI、RI 低于对照组；有显著性差异（$P<0.01$，0.01，0.05）。**结论：**二至天癸颗粒改善控制性超排卵周期卵子质量及子宫内膜容受性，可能与增加卵泡膜及子宫内膜血流灌注有关。

关键词　二至天癸颗粒；控制性超排卵，卵泡膜；子宫内膜

超排卵在可控制的范围内诱发多卵泡发育与成熟，是辅助生殖的基础技术。研究表明[1]，促排卵药物在不同程度上导致治疗周期激素环境异常，对卵子质量和子宫内膜容受性可能产生某些负面影响，妊娠率不能尽如人意。目前中医药渗透至现代辅助生殖的各个环节，与其发挥协同作用，但作用机制尚未完全阐明。本研究借助经阴道彩色多普勒超声（transvaginal color Doppler flow imaging，TV-CDFI）技术，探讨补肾中药在体外受精-胚胎移植（in vitro fertilization and embryo transfer，IVF-ET）超排过程中，影响卵泡发育及子宫内膜容受性的作用机理。

1 材料和方法

1.1 临床资料

2004.05-2005.11 期间因输卵管因素就诊于山东中医药大学附属医院中西医结合生殖与遗传中心，要求进行 IVF 治疗的患者。纳入标准为符合输卵管阻塞性不孕症诊断标准、生殖内分泌激素水平符合降调节标准、男方精液常规检查正常、年龄在 25-40 岁之间者。排除标准为近 3 个月内应用激素类药物、子宫不具备妊娠功能或严重躯体疾病不能承受妊娠、患有严重的精神疾患、泌尿生殖系统急性感染、性传播疾病、具有吸毒等严重不良嗜好、接触致畸量的射线、毒物并处于作用期。共接受患者 66 例，按照随机数字表，单盲随机分为实验组（中药+控制性超排组）及对照组（控制性超排组）各 33 例。年龄：实验组中 25-29 岁 8 例，30-34 岁 17 例，35-39 岁 8 例，平均为 32.24±3.44 岁；对照组分别为 11 例、16 例、6 例，平均为 31.64±3.84 岁。不孕年限：实验组 2-3 年 8 例，4-5 年 9 例，6-7 年 9 例，8 年以上 7 例，平均为 5.45±2.81 年；对照组分别

为 13 例、10 例、6 例、4 例，平均为 4.93±1.66 年。孕产史分布：实验组原发性不孕 16 例，继发性不孕 17 例；对照组分别为 14 例、19 例。两组患者年龄、不孕病程、病史等统计学处理，差异无显著性，具有可比性(P>0.05)。本研究经本院伦理委员会批准，所有参加者均签署知情同意书。

1.2 方法

1.2.1 治疗方法　两组患者均于前一月经周期黄体中期肌肉注射达菲林(天津博普-益普生制药有限公司)1.3mg，促排卵周期从月经周期 d3 开始每天肌肉注射基因重组卵泡刺激素(r-FSH)(果那芬，瑞士，Serono 公司产品)，至注射绒毛膜促性腺激素（HCG）日。用药期间 B 超连续监测卵泡发育子宫内膜情况，B 超显示至少每侧卵巢有 2 个直径≥1.8cm 的卵泡时停药，给予 HCG（上海生化制药厂）10000IU 肌肉注射，36h 后在阴道 B 超指引下行穿刺取卵术。实验组从月经 d3 开始至注射 HCG 日，加服二至天癸颗粒(山东中医药大学附属医院制剂室提供。院内批号(01)FZ032-03，药物组成：女贞子、旱莲草、枸杞子、菟丝子、当归、白芍、川芎、熟地黄、制香附、炙甘草)，10g/次，tid。对照组则不给予中药。

1.2.2 HCG 日卵泡膜及子宫内膜血流测定　采用日本 ALOKA-SSD1700 彩色多普勒超声诊断仪，阴道探头频率 5.0MHZ。按常规经阴道超声检查方法，两组患者均于 HCG 日探测双侧卵泡发育情况，多普勒测定主导卵泡膜血流，记录搏动指数（PI）及阻力指数（RI）；旋转探头，显示子宫矢状面图像，于子宫内膜动脉血流最明显处，测量螺旋动脉的血流动力学参数。

1.3 统计学分析

计量资料以均数±标准差（$X\pm\overline{S}$）表示，采用 t 检验；双变量相关分析采用 Pearson 相关分析。应用 SPSS 11.0 软件包进行统计处理，P＜0.05 认为差异有统计学意义。

2 结果

2.1 实验组与对照组 HCG 日卵泡膜血流比较

表1　实验组与对照组HCG日卵泡膜血流比较　（$\overline{X}\pm S$）

组别	例数	卵泡膜 PI	卵泡膜 RI
实验组	33	0.67±0.14	0.50±0.10
对照组	33	0.73±0.10	0.57±0.93
t 值		-1.765	-2.728
P 值		0.082	0.008

由表 1 可知，实验组 HCG 日卵泡膜 RI 低于对照组，有极显著性差异（P＜0.01）；两组卵泡膜 PI 未见明显差异（P＞0.05）。

2.2 实验组与对照组 HCG 日子宫内膜血流比较

表2　实验组与对照组HCG日子宫内膜血流比较　（$\overline{X}\pm S$）

组别	例数	子宫内膜 PI	子宫内膜 RI

实验组	33	1.12±0.16	0.59±0.13
对照组	33	1.25±0.20	0.67±0.14
t 值		-2.779	-2.142
P 值		0.007	0.036

由表 2 可知，实验组 HCG 日子宫内膜 PI 及 RI 低于对照组，有显著性差异（$P<0.01$，0.05）。

2.3 HCG 日卵泡膜与子宫内膜血流相关性分析

由图 1、2 可知，HCG 日卵泡膜与子宫内膜血流未见相关性($P>0.05$)。

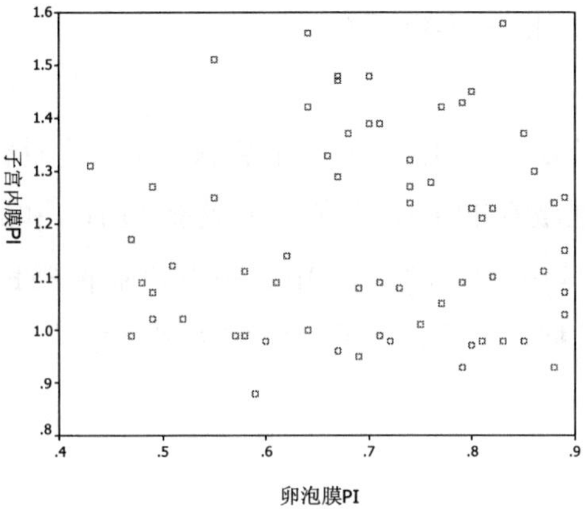

图 1 HCG 日卵泡膜与子宫内膜 PI 相关性

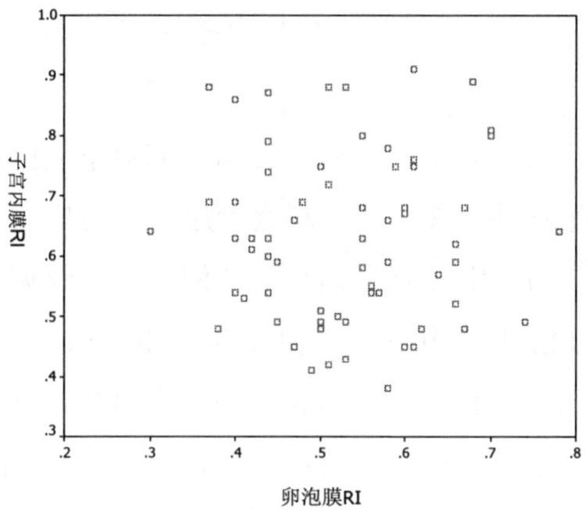

图 2 HCG 日卵泡膜与子宫内膜 RI 相关性

3 讨论

《灵枢·五音五味》篇指出："妇人之生，有余于气，不足于血，以其数脱血也。"《妇人大全良方》亦称"妇人以血为基本"，血虚、血瘀等血分病变可导致月经及孕育的异常。西医认为血液循环的生理作用之一是将氧和营养物质输送到机体的各个部位，并提供能量维持新陈代谢。女性子宫、卵巢等器官的血流动力学表现，包括卵泡和子宫内膜的生长发育等，是维持女性生殖活动的动力。借助 TV-CDFI 测量子宫卵巢的血流动力学参数，直观并定量分析血流分布状况，是近年生殖医学的研究热点。文献报道卵泡膜血流可作为评估卵泡生长发育、成熟和排卵的有效参数，结合卵泡大小可判断卵子受精、卵裂及种植和发育潜能[4]；子宫内膜动脉血流参数能反映内膜的血流灌注，作为评估子宫内膜容受性的指标，预测胚胎移植的着床率及妊娠率[5]。

子宫卵巢血流灌注不足是引起不孕的基础原因之一[6]，IVF 控制性超排卵在不同程度上干扰内源性激素水平，对卵子质量及子宫内膜容受性造成影响，临床可见冲任气血相对不足，出现肾虚血亏证候。二至天癸颗粒补肾益阴，养血调冲，以二至丸、菟丝子、枸杞子培补肾气，四物汤养血活血，佐以香附行气调经，使肾中阴阳平秘，气行血运，静中有动。前期研究显示[7]，该方可增加诱导排卵周期子宫内膜厚度，改善内膜分型，降低子宫动脉血流动力学参数。在此基础上，本研究进一步探讨其在 IVF 中的作用机理，提示能改善取卵前卵泡血供，显著降低 HCG 日子宫内膜螺旋动脉 PI 和 RI，这是提高卵细胞质量及改善子宫内膜容受性的原因之一，该功效可能与方中当归、川芎、香附等中药的活血行气作用有关。另外，对 HCG 日卵泡膜及子宫内膜血流分析，未见明显相关性，提示补肾中药的网络调控作用靶点及整体调节机制尚需进一步阐明。

参考文献（略）

电针治疗卵巢早衰的疗效观察

陈瑞雪

（中国中医科学院广安门医院　北京 100053）

摘要　目的：观察电针治疗卵巢早衰的临床疗效。方法：将 12 例卵巢早衰患者给予电针治疗，平均治疗 3 个月。观察治疗前后的疗效及血清促卵泡激素(FSH)、促黄体生成素（LH）和雌二醇(E2)变化。结果：治疗后 7 例患者月经恢复正常，总有效率为 58.3%，其中 2 例患者血清 FSH、LH 和 E2 均有显著改善(P<0.01)，随访 6 个月，疗效可维持。结论：电针治疗卵巢早衰疗效好，无任何毒副作用，值得临床进一步研究及推广应用。

关键词　卵巢早衰；电针治疗；FSH；LH；E_2；

卵巢早衰：(premature ovarian failure，POF)是指女性女性 40 岁以前有至少 4 个月以上停经史，并有 2 次或以上血清 FSH>40 IU/L(2 次检查间隔 1 个月以上)，E_2<25 pq/mL，即可诊断卵巢早衰。患者常有围绝经期综合征症状，如潮热、盗汗、情绪不稳定、阴道干涩、失眠、性欲减退和不孕等，较早发生的生育力丧失和低雌激素水平已严重威胁妇女生殖健康，同时也增加了妇女罹患骨质疏松症和冠心病的危险，是一类严重影响妇女生殖健康及身心健康的疾病。据流行病学统计，POF 在 40 岁之前的发病率为 1/100，30 岁之前为 1/1 000，20 岁之前为 1/10 000，且发病率呈逐年上升的趋势。流行病学调查数据表明，卵巢早衰在一般人群中患病率为 1%～3%；在原发性闭经患者中患病率为 10%～28%，在继发性闭经患者中患病率达 4%～18%。西医治疗**主要使用激素替代**疗法，中医治疗多以口服补肾中药为主。自 2005 年至 2008 年我们采用电针治疗卵巢早衰 12 例，疗效满意。现报告如下。

1 材料与方法

1.1 临床资料

12 例均为我院针灸科门诊治疗患者，年龄 26~37 岁，平均年龄 33.5 岁；病程最短者 6 个月，最长者 3 年，平均病程 8 个月。

1.2 诊断标准

参照卫生部颁诊断标准：1.所有患者年龄小于 40 岁；2.两次以上血清 FSH>40 IU/L、LH>30 IU/L、E_2<25 ng/ml（2 次检查间隔 1 个月以上）；3.闭经时间大于 6 个月。

1.3 纳入标准

1.符合卵巢早衰诊断标准；2.在日常生活及工作中无长期接触放射线与化学毒物史；3.无炎症及肿瘤疾病；4.无其他内分泌及免疫系统疾病；5.三个内未服用激素类和免疫抑制剂药物。

1.4 排除标准

排除心脑血管疾病、肿瘤、癔病、精神病等患者和不愿参加本研究者。

1.5 治疗方法

观察组：采用电针治疗，取穴：天枢（双），中髎（双），针具：苏州医疗针具厂，华佗牌针灸针，30 号毫针；使用 Hans 电针仪，2/15Hz，每次治疗 20 分钟，两穴隔日交替，第 1-2 周每周治疗 4 次，第 3-4 周每周治疗 2 次，以后每周治疗 1 次，三个月为一疗程。

1.6 疗效判定

观察治疗前后月经及兼症改变情况及 FSH、LH、E_2 指标的改变情况。

2 结果

2.1 疗效统计：

7 例患者月经恢复正常，无效 5 例，总有效率为 58.3%。治疗后 2 例患者治疗后 FSH、LH 显著下降，与治疗前相比，差异有显著性意义($P<0.01$)；E_2 显著上升，与治疗前相比，差异有显著性意义($P<0.01$)。随访 6 个月，疗效可维持。

2.2 不良反应

在整个观察过程中未发现严重不良反应。

3 讨论

3.1 现代医学对卵巢早衰发生机制的认识：

引起卵巢早衰的原因有以下几种：遗传因素；免疫因素；酶的缺陷；卵泡生成障碍及卵泡闭锁加速；医源性因素：包括化疗、放疗、免疫抑制治疗、手术(40 岁之前切除一侧或部分卵巢)、子宫动脉栓塞(栓塞时非目标性的卵巢动脉栓塞)都可引起 POF；感染：儿童期、青春期患流行性腮腺炎可合并病毒性卵巢炎，5%幼女腮腺炎患者可致卵巢炎而最终成为 POF；严重的化脓性、结核性以及淋菌性盆腔炎也可以造成卵巢功能减退；强烈的情绪刺激、吸烟、饮酒、咖啡等推测可能与潜在卵巢功能较差有关。还有大多数不能找到明确病因的 POF 患者，为特发性 POF。

3.2 中医对卵巢早衰病因病机的认识：中医学认为卵巢早衰属“血枯”、“血隔”、“闭经”等范畴，证属肾水枯竭致阴虚火旺，冲任脉衰闭。多数医家认为肾虚是主要的病理基础。肾主生殖，肾代表了脑、冲任、天癸、胞宫间功能的控制和调节。所以在病理情况下也必须益之补之。同时，心、肝两脏在肾气不足时亦极易出现阴阳失衡，偏盛偏衰，表现出相关症状。根据临床表现，其病机主要分为以下几类：肾阳亏虚型；肝肾阴虚型；气血虚弱型；气虚血瘀型；肝郁气滞型；外感六淫。

3.3. 卵巢早衰的西医治疗：

3.3.1 主要使用激素替代疗法替代卵巢的内分泌功能。但这种靠外界激素的作用恢复人体激素水平的方法，一旦外界因素消失后，平衡就再次被打破。很多资料显示长期应用激素有增加子宫内膜癌、卵巢癌的危险性，增加乳腺疾病的危险性，可能导致肝肾功能异常，可能增加心血管事件的发生率。

3.3.2 对于年轻有生育要求的患者，多予诱导排卵、免疫抑制治疗、赠卵治疗，赠卵治疗是目前 POF 的可行性选择。卵巢移植则有可能在未来成为治疗卵巢早衰的理想方法。卵巢移植研究可分为 3 个部分：卵巢异种移植、卵巢异体移植和卵巢自体移植。目前自体卵巢移植技术已较为成熟，但应用有限；异体卵巢移植应用较广，却面临很多问题。

3.4 中医药治疗卵巢早衰：

3.4.1 辨证论治：李云君等总结姜惠中治疗 POF 的经验，将其分为四型治疗。肾虚血瘀型；肝肾阴虚型；气滞血瘀型；痰湿阻滞型；并主张根据不同时期，调整月经周期：卵泡期：滋肾养血，调理冲任，以促进卵泡发育。排卵前期：滋养精血，辅以助阳调气活血。黄体期：温补肾阳。行经期：调整冲任，通经活血。随症加减治疗，效果尚佳。

3.4.2 针灸：肾对女子天癸、冲任、胞宫的平衡协调起着至关重要的作用。充实的肾精是排卵的物质基础，肾虚精少是卵巢早衰的主要原因。现代研究认为针灸从本质上讲是一种刺激方法。针灸疗法是应用中医针灸理论，将生命的过程视为一个整体，通过在相应的腧穴上的适宜刺激，借助机体内部纵横的经络联系，对多靶点、多环节产生调节，产生“牵一发而动全身”的整体调节效应，从而达到防治疾病的目的。针灸能激活脑内多巴胺系统，调整脑-垂体-卵巢的自身功能，使其功能恢复，从而使生殖内分泌系统恢复正常生理的动态平衡，取得较好的疗效。中髎位于腰骶部，属阳，主动；天枢位于脐旁，属阴，主静。体现了中髎、天枢之间刚柔相济、阴阳相通的特点。天枢属足阳明胃经，中髎属足太阳膀胱经，脾与胃相表里，肾与膀胱相表里，脾为先天之本，肾为后天之本，天枢与中髎相配可起补肾养血的作用，利于患者月经的恢复。电针治疗卵巢早衰疗效好，无任何毒副作用，值得临床进一步研究及推广应用。

参考文献（略）

运动对心脏康复的治疗作用

方居正

（中国中医科学院广安门医院　北京 100053）

本世纪 40 年代，Levin 和 Lown 提出急性心肌梗塞早期活动疗法，对长期严格卧床提出了疑问。到 70 年代，急性心肌梗塞早期运动治疗在英、美等国掀起了研究热潮，此期间 Wenger 作了大量系统的工作，发展了急性心肌梗塞第一期康复方案。70 年代心脏康复医学的发展被称为心血管医学发展史的里程碑。90 年代形成的综合性心脏康复方案，成为心血管疾病医疗的组成部分。

1 心脏康复运动的机理研究

心脏康复运动对于心血管疾病的预防和治疗作用的机理研究，已从整体、器官、细胞和分子水平开展。

1.1 冠心病康复运动与心脏功能的适应性改变

关于冠心病康复运动改善心脏功能的研究，已开展了大量的人体研究和动物实验，证实了康复运动产生的心血管适应性变化主要是周围或系统循环的训练效应。从中心性效应的研究中，发现康复运动逆转心肌负性变速作用，是由于左心室肌球蛋白同功酶从慢型即低活性的三磷酸腺苷酶 V2 和 V3 型转变成快型即高活性的三磷酸腺苷酶 V1 型，使心肌纤维缩短速度加快，从而逆转了降低的最大心率。

1.2 心脏康复运动对冠状动脉的影响

采用组织学方法和血管造影技术，研究了运动引起大鼠、猴和人类冠状动脉结构和功能变化。冠状动脉结构变化表现在近端冠状动脉增粗、冠状动脉横切面积加大;有创研究发现康复运动后冠状动脉侧支循环血流明显增加，血管狭窄后再进行运动，其冠状动脉侧支血管生长最明显。运动改善冠状动脉扩张的能力比冠状动脉解剖结构更为重要，通过调节了大冠状血管和冠状动脉内皮功能，增加了血流和血管的储备能力。

1.3 康复运动和低脂饮食可延缓冠状动脉粥样硬化的发生与发展

有文献报告将受试者分为对照组和实验组，两组年龄、性别、临床诊断和实验检查无明显差异。实验组采取规则康复运动和低脂饮食。一年后对两组进行冠状动脉形态学和心脏灌注的研究，发现实验组有病变的冠状动脉直径减少、损害程度减轻，与对照组比有明显差异。伴随冠状动脉病变减轻，体力工作能力(PWC)改善，心肌耗氧量降低，血总胆固醇和甘油三酯明显降低，运动应激引起的心肌缺血减少。

1.4 康复运动有利于保持冠脉的通畅、改善冠脉再通

文献报道心绞痛和陈旧心肌梗塞的病人，冠状动脉造影显示，经皮冠状动脉内血管成形术(PTCA)术前、后即刻冠状动脉狭窄的程度相似，术后进行有氧运动 13 周后重复造影，发现康复运动组冠脉狭窄率较对照组明显减少。另有文献研究了在年龄、心肌梗塞部位、心功能和冠脉受累相似条件下，冠脉溶栓后进行康复运动者冠脉通畅程度有明显好转，提示了早期康复运动能提高冠心病急性病变时冠脉溶栓的成功率。

1.5 运动引起冠状血管调节能力的适应性变化

当前研究重点主要侧重于血管活性物质参与的反应，如内皮介导的血管调节和内皮及平滑肌细胞钙离子的调节等，血管内皮细胞产生的血管收缩因子和舒张因子在正常情况下处于平衡状态，高血压、冠心病人处于失平衡，运动训练可使失平衡达到新的平衡，这是当前运动防治冠心病分子生物学机理研究的进展之一。

1.6 运动降低冠心病危险因素的研究

高脂血症是动脉硬化的重要因素之一，适当运动通过改善脂质代谢而预防、治疗高脂血症。近年来从分子水平如载脂蛋白基因表达和低密度脂蛋白受体等研究了有处方的运动影响脂代谢的机理，发现有氧运动降低血清总胆固醇、甘油三酯和低密度脂蛋白浓度，使载脂蛋白 ApoB 浓度降低。从 40 岁开始，随着增龄糖耐量、胰岛素敏感性、胰岛素受体结合部位、葡萄糖灌注率和代谢清除率逐步降低或减少，运动可改善老年人胰岛素反应性，并达到类似年青人水平，运动

提高胰岛素活性的同时伴有肌浆膜的葡萄糖转运蛋白4和mRNA增高。此研究揭示了运动改善胰岛素活性的分子学机理。康复运动可使控制较好的Ⅰ型糖尿病(IDDM)的血糖降低并减少胰岛素用量，康复运动改善Ⅱ型糖尿病(NIDDM)体内葡萄糖稳定性并预防心血管并发症。有氧和无氧运动都可激活纤溶系统，提高血液纤溶蛋白活性，促进纤溶系统血管型激活剂的释放并降低纤溶抑制剂。不活动的人在进行激烈运动时，血小板激活反应过度，而有体力训练的人进行激烈运动时不产生上述反应。中等量运动训练可使血小板粘滞能力降低和血粘度降低。

2 心脏康复的运动处方

心脏康复的目的是提高心脏病人的功能水平，改变疾病的自然进程，减少发病率和死亡率，提高生活质量。研究证实心脏康复通过降低危险因素、改善生活方式和运动训练等综合方案可以达到心脏康复的目的。心脏康复的内容包括有处方的运动疗法、心理、营养、教育、职业及社会咨询等。它是通过有医生、护师、物理治疗师、作业治疗师、营养师、心理学家和社会工作者组成的医疗小组为心脏病人提供综合医疗服务，使病人获得正常或接近正常的生活状态。其中运动疗法是心脏康复综合医疗中的核心部分，有处方的康复运动是重要的治疗手段。

2.1 心脏康复运动方式

心脏康复运动方式应将改善心肺功能和增进心血管健康的有氧运动，如心肺和局部肌肉的耐力运动、力量和阻力运动、灵活性运动和协调运动等有机结合起来。既往对心脏病人进行紧张有节律的有氧运动研究较成熟，近年来对过去曾认为是心脏病人禁忌的运动如力量、阻力运动也被有选择的编入心脏病康复方案中去，并与等张运动有机结合，循环进行，称为循环训练，这不仅提高心血管功能，还能增强肌力和局部的耐力，对今后从事职业和进行较高度的活动是有利的。研究指出这种康复运动应在心肌梗塞7至8周后进行，首先通过症状限制性运动试验排除禁忌症。运动应是低水平的力量训练，适于临床稳定的低危心脏病人。力量运动在康复方案中占的比例小，宜用心率、心率血压乘积(RPP)来监测力量训练中的心肌耗氧量。力量运动方案在医学监测下进行是安全的，而且经过训练后在一定肌力和静态用力时心脏病人能安全完成职业和业余活动。由于大部分心脏病人，需要上肢进行日常活动、职业和业余娱乐活动，但不适当的上肢运动易增加摄氧量和诱发缺血发生，故应科学设计上肢运动强度。可采用上肢功率仪测得并计算出理想的靶心率，也可从平板运动或下肢功率自行车测得的靶心率减去10次分。冠心病人上肢运动负荷为下肢运动负荷的50%。当心脏病人在阻力运动时的最大心率为运动试验测得的最大心率的56%至64%时，便不会引起心律失常、血压异常、ST段压低或心脏症状，阻力训练的长期效果类似正常人。

2.2 心脏病康复运动的运动强度

运动强度是设计心脏病人运动处方中最重要和困难的部分，所采取的各种定量测定和估计运动强度的方法，取决于康复临床的需要，因人而异，应定期调整和修定。①临床常用的估计方法有Borg的自觉运动强度分级表(RPE)，研究证明

RPE与心率、摄氧量、肺通气量和乳酸水平呈线性相关，12-13级相当最大心率的60%，16级相当90%，应在2-16级范围内运动，参加者在训练过程中掌握了心率与RPE之间关系后，可

用 RPE 来调节运动强度；②临床研究发现由最大摄氧量的百分数测得运动强度是不适宜于使用β受体阻滞剂的冠心病人，由于服用β受体阻滞剂的冠心病人其心率与运动强度以及心率与摄氧量不呈线性关系，因此传统用心率估测运动强度往往过高，并不能得出理想的运动强度。小于70%最大摄氧量的持续运动时，血中乳酸不增高，肾上腺素和去甲肾上腺素保持在较低水平，是安全和取得训练效应的运动强度；③无氧阈(AT)，不同个体在同一负荷水平运动时，其 AT 不同。AT 是较安全、标准化和取得运动效应的可靠指标，它是不受主观影

响的指标，AT 与耐力运动有关，可做为耐力能力和生活质量有用的指标。冠心病人无氧阈值的研究指出，冠心病人在接近 AT 值时的运动训练可确保训练是有氧的，并能明显改善心肺功能，而不出现高强度的不适感，这样冠心病人以 AT 值选择运动强度，可从康复运动中受益而不发生心衰。冠心病人的无氧阈值大约为 60%最大摄氧量或 60%-70%最大心率。

2.3 中医康复运动方式

形体运动作为我国养生康复方法历史悠久。时至今日，步行、气功、导引、武术、乐舞、拳操等运动项目都具有动静结合、刚柔相济的独特风格，追求形神

统一，身心和谐的完善境界，逐步形成具有我国传统特色运动康复体系。实践证明，我国传统运动康复措施具有疏通经络，调理气血，培育元气，平秘阴阳等功效，对心血管、呼吸、神经、消化、内分泌等系统的某些慢性疾病的康复有良好效果。

3 心脏康复的功能评定

电子和计算机技术的进步，为心脏康复的功能评定，提供了较敏感和精确的方法。为了适应心脏康复医学的特殊需要，应经过心脏康复临床的实践，使之不断发展和完善，并日趋规范化。

3.1 心脏康复功能评定分为标准和非标准运动试验

非标准运动试验为标准运动试验的补充，适于不能进行标准运动试验的心脏病人。标准运动试验按测试的仪器分为心电图、超声心动图和气体代谢运动试验；按运动器械不同分为运动平板、功率自行车和上肢功率计试验；运动方案因康复目标不同而异。此外核素应激试验和药物应激试验主要用于冠心病诊断和危险分层。由于价格昂贵、操作复杂和有创等缺点，其应用于心脏康复功能评定的价值尚有疑问。

3.2 心脏康复运动的目的和原则

参加心脏康复运动的受试者大部分心脏病诊断已明确，因此评定的目的不单纯为了临床诊断，目的是从心脏负荷试验中获得的心脏电活动和血液动力学参数，来判断冠状动脉病变的程度、预后，制定合理的运动处方和安全的日常生活活动能力范围，评价康复运动效果，用以指导病人的临床医学处理。此外结合运动超声心动图和气体代谢等指标，评估有氧能力和左心室收缩和舒张功能，以指导心脏康复的临床实践和科研工作。

心脏康复功能评定的原则:从低强度负荷开始，应包括热身阶段和适当延长的整理阶段，为7-10 分钟，如有不正常反应时应延长观察时间。运动强度应逐渐增加，递增幅度不应大。每阶段持续 3 分钟可使心率、血压和摄氧量等代谢指标达稳定状态，对心脏术后体力较差的病人可进行每分钟递增运动负荷的功率自行车运动，使病人在外周骨骼肌发生疲劳前进行测定，以减少试

验后出现明显的疲劳。运动试验方案可根据病情、体能和运动习惯来选择。

3.3 心脏康复功能评定的禁忌症

禁忌症包括急性心肌梗塞、心肌梗塞前期、不稳定心绞痛以及其它系统的急性病等。近来研究认为进行功能评定比不进行者更安全，尤其在从事较大强度职业活动或需要增加运动强度前，可由心脏康复负荷试验决定从事活动的安全范围。稳定的充血性心力衰竭不是禁忌症。尽管快速室性或房性心律失常是试验的禁尽症，但对安静时有早搏或二联律而在运动中减少的心律失常病人在制定运动处方前进行试验是必要的，因为这可了解康复运动中的危险性。急性心血管意外后早期心脏康复负荷试验的参加者应是早期进行康复运动方案的病人，只能进行个人卫生活动的病人不宜参加早期的心脏负荷试验。一般进行试验的时机应在病后4-8周，且病人急于要求恢复工作或为了改善心血管功能和耐力的目的，要加入较强的运动方案时，才有必要进行心脏负荷试验。推荐的试验方案有选自“StressTesting”的新运动试验。

3.4 心脏康复运动中气体代谢的特点

在运动时气体运送的过程中心血管系统起重要的作用。可采用包括气体代谢自动分析系统和12 导心电图的运动心肺功能测定仪测定、评估康复运动的反应，较准确地测定康复运动强度的安全理想范围。主要指标有心率储备、摄氧量、氧脉搏、功能性有氧损害能力、无氧阈、呼吸储备、通气量和呼吸交换率等。心脏病人因心肌缺血、损伤或梗死等病变不能达到极量运动，但可达临床的最高水平，即由摄氧量峰值(peakV • o_2)来表示心脏病人的最大有氧能力。心脏负荷运动中的气体代谢特点有:心脏病人达最大运动时摄氧量上升缓慢，最大摄氧量较低；由于低心输出量，心率代偿反应性加快；AT 低，低水平运动时有乳酸堆积，AT 提前出现，在较低水平运动时出现代谢性酸中毒;氧脉搏低，有训练的人氧脉搏高于无训练的人，心肌梗塞或左心功能差的病人，最大氧脉搏比预计值低。最大运动时的 V • o_2 与运动负荷的比值降低说明运动中能量供给以无氧成分为主和氧的运送受限。

4 心脏康复方案

4.1 住院期康复方案

自 70 年代 Wenger 创立了第 1 期心脏康复方案即住院期心脏康复方案以来，已推广应用于临床。随着 70 年代后临床心血管疾病的诊断水平、药物治疗、手术及介入性治疗技术的发展，及急性心血管意外(如急性心肌梗塞)住院期的缩短、预后的改善和生活质量的提高，住院期康复方案推荐为三阶段的康复方案:①冠心病监护室(CCU)或(ICU)阶段:为低强度运动(1-2METs)，心率不超过安静心率加 20-30 次/分或 15-20 次/分(服用β受体阻滞剂)，RPE<12-13，无症状及心律失常出现，血压轻度增加，血压降低<10-15mmHg；ST 段偏移幅度无变化；②病房阶段:运动强度渐增至 2-3METs，有节律的低强度运动，除步行和上下楼梯外，还可进行按 METs 值设计的运动强度递增的体操运动方案和踏车运动；③出院前阶段:此时的运动方案是为出院后在家中进行日常生活活动作准备，并根据病人康复运动水平选择出院前的评定方法。

4.2 出院期的康复方案

危险分层的理论研究不仅是心血管治疗的基础，而且成为实施康复运动方案的参考标准。出院期康复方案是依据危险分层将病人分为低、中和高危险分层。

低危病人不需要心电图监测，中危仅需间断心电图监测，高危病人必须进行连续性的心电图监测。低危病人康复运动进展速度快，运动强度增加较快，最后进入高强度康复运动组。康复运动的效应包括心理平衡、心脏储备能力和有氧能力改善，以及训练形态学改变。高危病人在监测下进行低强度康复运动，进展速度慢，出现的康复运动效应为心理平衡、局部肌肉耐力、协调和灵活性改善，但无训练的形态学改变。

4.3 冠心病介入性治疗后康复运动

近 20 年来发展了以导管技术为基础的介入性心脏病学，并已形成了一门重要学科。PTCA 已被广泛应用于冠心病的治疗中，由于它是非手术性的冠脉狭窄再通术，多支血管 PTCA 可使患者免受开胸手术如冠状动脉旁路移植术。因此 PTCA 发展迅速，但术后再狭窄的发生是影响远期疗效的主要原因，虽然为弥补 PTCA 术的不足开展了冠脉内支架植入，但预防再狭窄发生仍是当前研究的热点课题。心脏康复运动有改善冠状循环、维持冠脉的通畅和延缓冠脉病变进展的作用，因此随着心脏介入性医疗的普及，心脏康复也开展了适应这门新兴学科的康复医疗。

术后无下列合并症者为心脏介入性治疗后康复运动的适应症:冠状动脉撕裂和夹层形成、急性血管闭塞、心律失常、急性心衰和不稳定心绞痛等。

康复方案的特点

(1)CCU:术后病人在抗凝治疗中，康复运动中应注意有无出血、足背动脉搏动和血压下降、心律失常等。

(2)制定康复方案的指标:①根据冠状动脉病变的主要特征如病变范围、闭塞程度、位置、血管病变有无累及大分支以及手术成功率分为 A、B、C 三型；②是否伴有心肌梗塞；③心脏功能容量；④年龄。依据以上指标将病人分为低、中和高运动强度康复组。如病变为 A 型、年龄较轻、不合并心肌梗塞、心脏功能容量>5MEs 及手术成功者，则冠脉再通，病情恢复较快，体能迅速恢复。

(3)为了预防再狭窄和保持术后冠脉通畅，长期坚持康复运动是必要的，出院后定期进行康复评定可监测再狭窄发生的可能性。

21 世纪心脏康复的展望

(1)老年人常合并多系统功能障碍如心、肺、脑、骨骼和肌肉病变。要求康复医生有处理多系统疾病的能力，帮助他们回归社会；(2)心脏康复医学是一门发展中的科学，它的理论与实践处于起步阶段。为适应心血管医学发展，应加强基础理论与临床的研究，加强非选择性，随机化和有对照的研究工作。心脏康复评定不同于一般心脏病诊断方法，需要建立一个公认的标准化的评价指标；(3)心脏康复医学必须在现代心血管临床医学、运动生理学和康复医学等领域较宽广和踏实的基础上，才能丰富和发展自身的学科。

参考文献（略）

关于整骨推拿结合中药内服对 120 例脊髓型颈椎病的临床分析

赵树军　Jeoun　HyangEa　董福慧　赵文海[3]

（1 中国中医科学院博士后 长春市中医院脊髓型颈椎病研究室 130022）

(2 中国中医科学院望京医院 100008；　3 长春中医药大学第一临床附属医院 130021）

摘要　**目的**：通过整骨推拿结合中药治疗脊髓型颈椎病，以补益脾肾兼用疏筋活血通络之法，达到培补固元，使病人达到自身修复，治愈疾病的目的。此法既为患者解除痛苦，又降低大量医疗费用及因手术而产生的后遗症。**方法：**采用整骨推拿、手法复位术（定点复位法、定点旋牵复位法、旋转复位法等）、颈椎牵引法及结合中药内服法，对脊髓型颈椎病在临床上治疗观察。**结果：**整骨推拿结合中药治疗脊髓型（脾肾两亏型、腑浊内阻型） 颈椎病，具有疗效确切，操作方便，低风险性，可重复性等优点。总有效率为 95.83%；随访 12-24 个月未再复发。**结论；**整骨推拿结合中药治疗颈椎病（脊髓型—脾肾两亏型）的临床疗效分析，旨在科学客观地评价、进一步验证此法治疗脊髓型颈椎病的优越性。确定其治疗脊髓型颈椎病有据可依，验证其法的治疗效果，整骨复位的角度、力度、方向，证明此法安全有效便于推广。

关键词　脊髓型颈椎病；整骨推拿；手法复位术；中药内服

脊髓型颈椎病，又称颈椎间盘突出症，是以颈部单侧或双侧上肢疼痛、手指麻木无力，严重者可致瘫痪、大小便失禁等；近年来在临床上脊髓型颈椎病是一种常见病、多发病及疑难病，主要是椎体后缘增生和钩椎关节变尖，或突入椎管和椎间孔，刺激压迫脊髓，以及椎板和肥厚的黄韧带，使三角形的颈椎管变窄，压迫脊髓神经；中医辨证是“脾肾两亏型”，“腑浊内阻型”，“肾虚痰滞型”，“脾胃虚弱型”等，其临床表现为颈项僵硬，转侧不利，上肢麻木持物落下，下肢筋脉拘急活动不灵活，容易跌跤，舌体胖苔薄质淡，有内纹，脉细或细滑等等；此病易反复发作医治困难，给病人身心带来极大的痛苦。

笔者们自 2005 年以来对 120 例脊髓型颈椎病患者采用整骨手法结合中药调治进行临床观察分析，疗效满意，现介绍如下：

1　临床资料

1.1 一般资料

本组收治患者 120 例，男性患者 55 例，占 45.83%，女性患者 65 例， 占 54.17%；年龄在 41-50 岁 28 例，占 23.33%，51-60 岁 55 例，占 45.83%，60 岁以上的 37 例，占 30.83%；病程 5 年以内的 20 例，占 16.67%，5-10 年 56 例，占 46.67%，10 年以上的 44 例，占 36.67%。

1.2 诊断依据

病人时有头晕，颈、肩背部胀痛，颈部活动僵直抬头受限，出现一侧或两侧上肢疼痛，手指麻木无力，握力减退，下肢麻木步履不稳，肌肉萎缩，胸腰部有束带状感觉等；其临床体征检查如下：

1.2.1 压痛点：病人颈部有压痛点，大都在 C3-7 的棘突间两侧 1cm 处，按压时伴有上肢的放射痛；岗上肌或斜方肌、肩胛骨内侧角及内上角等处有压痛。

1.2.2 肌力改变：病人发病初期，肌力无改变，病程较长的病人，可出现不同程度的肌力改变，轻者会出现肌力松弛现象，重者可出现患臂肌的肌肉萎缩，手握力明显减弱，时有出现肌肉痉挛现象，则为脊髓神经根受压等原因。

1.2.3 病理反射出现：椎间孔挤压试验、臂丛神经牵拉试验为阳性；若患肢肱二头肌腱反射减弱，为 C6 神经根受压；肱三头肌腱反射减弱，为 C7 神经根受压；若脊髓神经受压，上述肌腱及膝反射、腱反射均可出现亢进，Hoffmann 氏征， Babinski 氏征等病理反射试验可出现阳性，甚者还可出现髌阵挛及踝阵挛等病理反射。

1.2.4 皮肤感觉改变：若 C6 神经受压，可出现患侧拇指或拇、食指感觉减弱迟钝，若 C7 神经受压，可引起食指及中指感觉减退。

1.2.5 X 线、CT 及 MRI 表现：钩椎关节变尖，并可见椎间孔内有骨刺突入，椎管、神经根管径狭窄，椎管矢状径及侧隐窝变小，颈椎间盘向椎管内后突，脊髓硬膜囊有轻度受压，椎间盘略向左及右侧后突，相应侧神经根受压，部分伴有后纵韧带钙化或骨化。

2 治疗方法

2.1 整骨推拿与牵引

通过整骨推拿治疗与颈椎手动机械牵引，可以起到放松颈部肌肉韧带痉挛、消除水肿、解除小关节突紊乱、增宽椎间孔、改变神经根、椎动脉与受压物的关系等作用，达到消除疼痛的目的，再配合颈部功能锻炼，可获得满意疗效；具体可采取以下 3 个步骤进行治疗：

第 1 步骤 手法解痉：首先让病人取坐位后，医者给病人的冈上肌、背阔肌等肩部肌肉韧带放松治疗，接着再给三角肌、肱二、三头肌及前臂肌放松与经络点穴治疗，之后再给以颈部两侧肌肉反复推揉放松、弹拨、点按经穴等治疗，使痉挛紧张的肌肉韧带得到松弛，疼痛会初步得到缓解。

第 2 步骤 手法复位：当病人紧张痉痛的肌肉得到缓解后，再采用定点旋牵复位法给以手法复位，使错位的颈椎小关节突得到矫正，颈、肩部较轻松，活动得到改善，疼痛再次得到缓解。

第 3 步骤 牵引治疗：让病人取坐位式颈椎手动机械牵引，牵引时间每次为 20 分钟，重量为 70-120 牛顿，因颈椎牵引时颈部肌肉出现暂短性紧张的不舒适感，牵引之后再次手法放松颈肩部。

此 3 步骤为一次完整的治疗过程，10 次为一疗程，治疗时间 3-6 个疗程效果较好，6-9 个疗程为最佳，前 3 个疗程为主攻性治疗，疗效明显，后 3 个疗程为巩固性治疗，疗效稳定而满意。

2.2 辨证施治，中药调理

2.2.1 脾肾两亏类(痉证)：脾肾两亏类颈椎病是脊髓型颈椎病发病早期中的类别，其表现于颈项僵硬，上肢麻木乏力持物落下，下肢筋脉拘急行动不利，活动不灵活容易跌跤，舌体胖苔薄质淡有内纹，脉细或细滑。辨证：脾肾两亏，阴血亏虚。治则：调养脾肾，补益阴血。处方：左归丸和归脾汤加减。

2.2.2 腑浊内阻类(痉证)：属脊髓型颈椎病之发作早期中较为严重的一种。发作时，其颈项疼痛，表现为强直，肢体僵硬，肌张力增高明显，肢体水肿，腹胀腹满，小便涩短或排出困难，大便秘结，舌质紫脉弦滑。辨证：浊水闭阻，腑实内聚。治则：宣肺利水，通腑解痉。处方：亭苈大枣泻肺汤和大承气汤加减。

通过中药调节脾胃，益气润肌；调养脾肾，补益阴血；调养肾精，补骨生髓；兼用疏筋活血通络之法，以调整人体免疫机能，以达到培补固元，疏通经络，促进血液循环，使病人达到自身修复，治愈疾病的目的。

3 疗效分析

3.1 疗效标准

①治愈 颈项无僵硬疼痛，肢体功能完全恢复，活动自如，肌力在Ⅴ级以上，生活完全自理，并能参加一般体力劳动。

②显效 颈项无僵硬疼痛，上、下肢体明显恢复，活动自如，肌力在Ⅳ级以上，生活完全自理，并能参加一般体力运动，需劳逸结合。

③好转 上、下肢体较明显恢复，活动较自如，疲劳时颈项僵硬疼痛，肌力提高Ⅲ级以上，并能适当参加轻体力活动，需注意休息。

④无效 经治疗后无明显改善。

3.2 治疗结果

本组收治患者 120 例，治疗结果为：显效 90 例，占 75%，有效 19 例，占 20.83%，无效 5 例，占 4.17%，总有效率为 95.83%；采用本法治疗颈椎病（脊髓型—脾肾两亏类、腑浊内阻类(痉证)）具有疗效确切，操作方便，低风险性，可重复性等优点。

3.3 典型病例

李某，女，52 岁，大学教授，2006 年 3 月前来就诊，病人主诉，颈项疼痛 10 年余，时有上肢麻木乏力，偶有持物落下，行走时有打软腿现象，因连续两周的课题研究，颈部僵硬疼痛伴右上肢出现麻木疼痛；PE：病人颈部无肿胀侧弯，C4、5， C5、6，的棘突间两侧 1cm 处有压痛（++）并伴有右上肢放射痛，椎间孔挤压试验（++），臂丛神经牵拉试验（++）， Hoffmann 氏征（++），Babinski 氏征（++）；X 及 MRI 示：颈椎生理曲度变直，椎间孔略变狭窄，C4--7 钩椎关节突变尖，椎间盘向椎管内后突， 脊髓硬膜囊呈不同程度的受压， C4、5， C5、6 椎间盘略向右侧后突， 右侧神经根轻度受压；舌体胖苔薄质淡有内纹，脉细滑；IMP：1.颈椎退行性变 2.脊髓型颈椎病(颈椎间盘突出症)。

R:。采取 3 步骤进行治疗：第 1 步骤 手法解痉（20 分钟），第 2 步骤 手法复位（定点旋牵复位法）， 第 3 步骤 牵引治疗（20 分钟），颈椎牵引之后再放松颈部肌肉 5 分钟结束完整的一次治疗；10 次为一疗程，前 3 个疗程为主攻性治疗，后 3 个疗程为巩固治疗；中医辨证为脾肾两亏，阴血亏虚。治则给以调养脾肾，补益阴血。处方：左归丸和归脾汤加减，经过采取4个疗程的整骨推拿结合中药调整治疗后，病人自觉症状均已消失，活动自如，随访1年未再复发。

3.4 注意事项

病人在治疗期间，颈部不要长时间一个姿势工作或剧烈大幅度运动，因为关节间的韧带和周围软组织尚未得到很好的修复，容易再发生扭错，使关节束韧带松驰；尽量减少或避免饮酒及注意保暖，服药期间忌食生冷辛辣食物。脾肾亏虚，肌肉筋脉失去濡养，需补肾健脾，滋阴养血。当病人活动及外出时，颈部要以颈托外固定加以保护，自觉状态良好时方可解除颈托外固定。

3.5 病理讨论

颈部骨与其周围软组织的退行性病变是引起本病的主要因素，随着年龄的增长与日常工作的劳累，或长期伏案工作，更可加速退变的过程，常可在一次外伤的诱因下就产生症状，椎间盘的退行性病变，可引起椎间隙变小，当颈部后仰时，神经孔更小，压迫椎动脉较甚，也可使椎间盘向后突出，直接压迫单侧或双侧神经根，引起神经根的症状。椎体后缘增生和钩椎关节变尖，也可突入椎管和椎间孔，刺激压迫脊髓，椎板和黄韧带的肥厚，可使三角形的颈椎管变窄，压迫脊髓神经。

参考文献（略）

中医药慢性前列腺炎临床疗效评价研究

陈国宏

(中国中医科学院广安门医院泌尿科 北京 100053)

摘要　目的：客观评价中医药治疗慢性前列腺炎的临床疗效。**方法：**采用多中心随机对照临床试验研究方法，将符合慢性前列腺炎诊断的病人按1.5:1:1的比例随机分为中医组、中西医结合组和西药对照组。中医组辨证治疗，西药对照组口服阿奇霉素治疗，中西医结合组同时使用以上两种方法治疗。疗程4周。主要疗效指标为中医症候评分和NIH-CPSI评分，次要疗效指标为最大尿流率、前列腺液中白细胞数和卵磷脂小体数。**结果：**中医组和中西医结合组治疗后中医症候总评分及各分项评分、NIH-CPSI评分及各分项评分均显著下降，尿流率升高、EPS中白细胞数下降、卵磷脂小体含量增加，各项指标组内治疗前后差值比较均有统计学意义。三组间疗效比较，中医组和中西医结合组疗效优于西药对照组，差异有统计学意义（$P<0.05$）。中医组和中西医结合组疗效比较差异无统计学意义（$P>0.05$）。**结论：**中医辨证治疗慢性前列腺炎有较好的疗效。

关键词　中医药；慢性前列腺炎；辨证论治；疗效评价

慢性前列腺炎（Chronic Prostatitis， CP）是成年男性的常见病，其病因尚未阐明，临床疗效欠佳，严重影响患者的生活质量。中医药治疗CP有较大的优势，中医辨证论治和中药复方在改善临床症状及提高患者生活质量等方面均有明显疗效。本课题采用多中心、随机、平行、对照设计的研究方法，对中医药治疗CP的临床疗效进行评价。

1 资料和方法

1.1 研究对象

2005年11月～2008年12月就诊于中国中医科学院广安门医院泌尿外科、西苑医院泌尿外科、中日友好医院中医男科和北京中医药大学东直门医院男科门诊且符合纳入标准的CP患者。

1.2 诊断标准

⑴ **西医诊断标准：**参考《吴阶平泌尿外科学》2004年版制定，同时参考美国国立卫生研究院（NIH）制定的前列腺炎综合征分类标准（2002）进行分类诊断。

⑵ 中医辨证分型标准：根据我科治疗经验，并参照《中药新药治疗慢性前列腺炎（非特异性）临床研究指导原则》制定中医辨证分型标准。中医辨证分型分为3型：① 气滞血瘀型：病程较久，以疼痛症状为主，表现为少腹、会阴、腰骶疼痛或不适；睾丸坠胀疼痛。前列腺体硬韧或缩小、不规则，前列腺液不易取出或镜检脓细胞成堆。舌质红或有瘀点，苔黄，脉弦。② 湿热下注型：病程一般不长，以膀胱及后尿道刺激症状为主，表现为尿频、尿急、尿道灼热；阴囊潮湿、小腹疼痛不适；前列腺体饱满，前列腺液容易取得，卵磷脂小体减少或消失，白细胞增多。舌质淡红，苔白或黄腻，脉滑数。③ 肾气虚弱型：多见于中年病人，病久或素体虚弱，腰酸乏力，性功能紊乱如性欲降低，阴茎勃起障碍，早泄等症。前列腺体硬韧萎缩或纤维化，前列腺液不易取得，脓细胞散在或成小堆，卵磷脂小体消失。舌质淡红，苔薄白或白腻，脉细或细数。

1.3 纳入标准

⑴ 符合CP诊断标准；⑵ 年龄18～50岁；⑶ 病程大于3个月。

1.4 排除标准

严重神经官能症、尿道狭窄、前列腺肿瘤者；合并严重心血管、 脑血管疾病，肝、肾功能不全、造血系统等严重原发性疾病者；精神病患者，过敏体质及对多种药物过敏者。

1.5 分组与治疗方法

将合格的受试者按1.5：1：1的比例随机分为中医组（90例）、中西医结合组（60例）、西药对照组（60例）。

中医组辨证论治治疗：⑴ 气滞血瘀型：活血化瘀、理气解毒（本院自拟经验方前列腺汤）：丹参15g、泽兰15 g、赤芍15 g、桃仁9 g、红花6 g、白芷15 g、乳香3 g、没药3 g、小茴香15 g、莪术9 g、蒲公英20 g、败酱草20 g。⑵ 湿热下注型：清热利湿、活血解毒（本院自拟经验方）：扁蓄15 g、瞿麦15 g、车前子10 g、白芍20 g、甘草稍6 g、滑石20 g、丹参15 g、赤芍15 g、地丁15 g、红藤15 g、蒲公英20 g、败酱草20 g。⑶ 肾虚型：补肾利湿、活血解毒（本院自拟经验方）：熟地15 g、山药20 g、枸杞子15 g、山芋肉9 g、桑螵蛸15 g、茯苓15 g、竹叶

6 g、车前子 10 g、丹参 15 g、赤芍 15 g、蒲公英 20 g、败酱草 20 g。（随证加减：尿频、尿急加益智仁 15 g、乌药 15 g；阳痿、早泄加桑螵蛸 15 g、金樱子 15 g；头晕、耳鸣加菊花 12 g、郁金 15 g；会阴腰骶疼痛加莪术 9 g、杜仲 15 g）。水煎二次，共取 400 毫升，分成二袋，早晚各服用一袋。

西药对照组：阿奇霉素片：0.25g，（山东齐鲁制药厂）口服给药，一次 2 粒，每日 1 次。

中西医结合组：在中医辨证论治基础上同时加用阿奇霉素片治疗。

疗程：三组疗程均为 4 周。

1.6 观察指标

⑴ 主要疗效指标: ① 中医证候评分；② NIH-CPSI 评分。

⑵ 次要疗效指标：①前列腺液常规检查：白细胞数、卵磷脂小体计数；②尿流率测定：最大尿流率。

1.7 统计分析

采用 SPSS11.0 统计学软件进行统计学处理。P＜0.05 为差异有统计学意义。

2 结果

共入选病例 180 例，其中Ⅱ型 19 例（10.56%），ⅢA 型 119 例（66.11%），ⅢB 型 42 例（23.33%）；中医辨证为气滞血瘀型 74 例（41.11%），湿热下注型 73 例（40.56%），肾虚型 33 例（18.33%）。

2.1 基线资料统计分析结果

选择年龄、病程、治疗前 EPS 白细胞数和 NIH-CPSI 评分作为基线资料进行检验，P＞0.05 认为两组均衡。基线资料统计结果显示：各组年龄、病程、治疗前 EPS 白细胞数、治疗前 NIH-CPSI 评分比较，差异无统计学意义，表明三组均衡（见表 1）。

表 1　各组年龄、病程、EPS 白细胞数及 CPSI 评分基线资料比较（$\bar{x} \pm s$）

组 别	n	年龄（岁）	病程（月）	EPS 白细胞数	CPSI 评分
西药对照组	49	31.20±8.14	26.14±26.76	20.35±17.18	20.57±8.78
中西医结合组	54	31.37±7.41	22.37±24.84	26.37±16.84	23.24±6.19
中医组	77	34.00±34.00	31.14±3.55	22.42±14.17	22.01±6.16
P 值		0.677	0.253	0.225	0.119

2.2 三组对中医证候总评分影响的比较

统计结果显示：中医组和中西医结合治疗组中医症候总评分及各分项评分组内治疗前后差值比较，均有统计学意义；西药对照组排尿障碍评分和神经精神症状评分组内治疗前后差值比较有统计学意义，而疼痛症状评分、性功能障碍评分及中医症候总评分组内治疗前后差值比较无统计学意义。三组中医证候总评分治疗前后的差值比较，P=0.000＜0.05，有统计学意义。西医组与中医组、中西医结合组比较，差别均有统计学意义（P＜0.05）；中医组和中西医结合组比较：P=0.976＞0.05，差别无统计学意义。

表 2　三组对中医证侯总评分及各分项评分治疗前后差值影响的统计结果（$\bar{x} \pm s$）

组 别	n	疼痛症状	排尿障碍	性功能症状	神经精神症状	中医证候总评分
西药对照组	49	0.48±4.70△△△	1.14±2.10	0.24±3.27△	0.61±4.42	2.49±9.21△△△
中西医结合组	54	3.63±5.10＊＊	2.22±2.85	2.04±3.57＊	2.19±4.26	10.07±12.76＊＊
中医组	77	3.74±4.98＊＊＊	1.88±2.17	1.53±2.44＊	1.82±2.89	8.97±8.57＊＊＊

注：与西医组比较: ＊P<0.05，　＊＊P<0.01，　＊＊＊P<0.001；

与中医比较: △P<0.05，　△△P<0.01，△△△P<0.001。

2.3 三组对 NIH-CPSI 总评分影响的比较

统计结果显示：中医组和中西医结合治疗组 NIH-CPSI 评分及各分项评分组内治疗前后差值比较，均有统计学意义；西药对照组排尿障碍评分、生活质量评分及 NIH-CPSI 总评分组内治疗前后差值比较有统计学意义，而疼痛症状评分组内治疗前后差值比较无统计学意义。三组 NIH-CPSI 总评分治疗前后的差值比较，P=0.033＜0.05，差别有统计学意义。西医组与中医组、中西医结合组比较，差别均有统计学意义（P＜0.05）；中医组和中西医结合组比较：P=0.546＞0.05，差别无统计学意义。

表 3　三组 NIH-CPSI 总评分及分项评分治疗前后差值比较的统计结果（$\bar{x} \pm s$）

组 别	n	疼痛不适症状评	排尿障碍	生活质量	中医证后总评分
西药对照组	49	0.98±3.44△△	0.94±2.40	1.04±2.76	2.96±6.13△
中西医结合组	54	3.13±4.06＊	1.80±2.37	1.93±2.94	6.85±7.18＊
中医组	77	3.10±3.15＊＊	0.81±2.32	1.88±2.38	5.79±5.87＊

注：与西医组比较: ＊P<0.05，　＊＊P<0.01，　＊＊＊P<0.001；

与中医组比较: △P<0.05，　△△P<0.01，△△△P<0.001。

2.4 三组对 EPS 中白细胞数及尿流率影响的比较

统计结果显示：三组治疗均能降低 EPS 中白细胞数，增加 EPS 中卵磷脂小体含量，升高尿流率。三组之间尿流率疗效比较，差别无统计学意义（P＞0.05）。三组对降低 EPS 白细胞数和增加卵磷脂小体含量的疗效比较，中医组和中西医结合组均优于西医组，（P<0.05）。

表 4　各组白细胞、卵磷脂小体、最大尿流率变化的统计结果（$\bar{x} \pm s$）

组 别	n	EPS 白细胞数	最大尿流率	卵磷脂小体
西药对照组	49	8.06±11.80＊△△	2.95±7.17	66.12±296.53＊＊＊△△△
中西医结合组	54	16.22±14.93	2.48±6.48	97.60±305.29
中医组	77	14.40±13.28＊	1.52±5.54	101.03±329.61
P 值		0.018	0.429	0.0003

注：与中医组比较: ＊P<0.05，　＊＊P<0.01；

与中医组比较: △P<0.05，　△△P<0.01。

3 讨论

慢性前列腺炎是成年男性的常见病，病因不明，临床缺乏有效的治疗方案。目前认为其发病与自身免疫反应、尿液返流、细菌感染、微量元素缺乏、氧化应激反应及精神心理等多种因素有关。中医药治疗慢性前列腺炎有较好的疗效，然而既往的研究，多为小样本、开放对照研究，设计不够严密，疗效标准不统一，研究结果难以被同行尤其是西医界认同，使得中医的临床经验和科研成果难以推广，严重制约了中医药治疗慢性前列腺炎的研究与发展。

慢性前列腺炎病程较长，所涉及的病证范围较广，包括淋证、癃闭、遗精、遗尿、精浊、尿浊、阳痿及不育等。初起可有湿热阻滞下焦，缠绵不消，日久则气血瘀滞，阻遏气机，若未及时治疗则病情可由实转虚，引起脏腑机能失调，大多具有肾阴肾阳不足或阴阳俱虚，使湿热瘀阻证候难消，故临床证型并非以单一证型发病，多为湿热、瘀滞、肾虚兼而有之，难分界限。治疗中只有抓住疾病的本质才能取得较好的疗效。

现代医学研究显示，慢性前列腺炎的病理改变为：前列腺组织长期充血水肿、纤维组织增生、腺管阻塞、分泌物滞留郁积和局部组织微循环障碍而引起盆底肌群功能失调，并影响到植物神经的功能紊乱等。临床可见腰骶、少腹、会阴等部位的疼痛症状。肛诊前列腺体硬结、硬化等表现。其病理改变、临床主要症状和体征均符合中医学血瘀证的病机范畴。根据"血实宜决之"的治疗原则，广安门医院泌尿外科专家刘猷枋教授最早提出了从血瘀论治慢性前列腺炎的治疗思想，大大提高了临床疗效。

通过中医传统理论与现代医学研究相结合、宏观与微观相结合的辨证方法，我科逐渐形成了以活血化瘀为基础的临床辨证治疗方案，该方案将慢性前列腺炎分为三型：气滞血瘀型、湿热下注型和肾虚型。在辨证中，不但要注重患者的症状、舌脉，还要参考前列腺指诊、前列腺液常规检查的结果。我们在长期临床实践中发现，不同中医证型的前列腺指诊和前列腺液检查结果并不相同：气滞血瘀型前列腺体多硬韧或缩小、不规则，前列腺液不易取出，镜检多见脓细胞成堆；湿热下注型常见前列腺体饱满，前列腺液容易取得，卵磷脂小体减少或消失，白细胞增多；而肾气虚弱型则腺体硬韧萎缩或纤维化，前列腺液不易取得，脓细胞散在或成小堆，卵磷脂小体消失。

治疗中重视活血化瘀，将活血化瘀法贯彻于三型治疗的始终。同时辨证用药还应注意以下三点：① 清热利湿勿过苦用寒：湿热下注型常用药物多为苦寒之品，应中病既止，以防"苦寒伐胃"；② 补肾防滋腻太过：肾虚型用药多为补益滋腻之品，而滋腻太过，不但有碍胃气，又会使湿浊难化，因此宜酌加陈皮、香附、砂仁等醒脾利湿之品。③ 行气活血勿忘养正：气滞血瘀型所用行气活血之药多辛散耗气，因此可稍佐黄芪、党参、白芍等益气养阴之品以防邪去正伤。

本课题研究结果显示：该治疗方案通过中医辨证治疗，能够综合改善慢性前列腺炎患者的疼痛不适和排尿症状，减轻患者的精神压力，提高患者的性功能。同时能够提高尿流率，增加 EPS 中卵磷脂小体的含量，降低 EPS 中白细胞数。中医症候总评分由治疗前的 51.53±10.73 下降为治疗后的 42.56±10.28，NIH-CPSI 总评分由治疗前的 22.01±6.16 下降为治疗后的 16.22±6.05，通过中西医两种评分体系进行评价，治疗前后差值比较均有统计学意义，疗效优于单一的西药治疗。

慢性前列腺炎临床症状复杂多变，局部体征与全身症状既有联系又不甚相关，西药单一针对某一症状的治疗方法难以取得满意的疗效。中医从整体出发，辨证论治，能够综合改善患者的各种临床症状，从而大大提高了患者的生活质量，在治疗中显示出较大的优势。本课题治疗方案继承了刘猷坊教授的学术思想，简明易行，疗效明确，值得进一步研究和推广。

参考文献（略）

四、经验传承

王永炎院士访谈录

于智敏

（中国中医科学院中医基础理论研究所　北京 100700）

摘要　本文由 5 个访谈专题组成。针对当前中医药发展过程中人们关心的热点问题，从“窥古鉴今话传承”、“格物致知辨学术”、“继承验证看科学”、“质疑创新拓思维”、“本立道生谈文化”角度对王永炎院士进行专题访谈，从中可以看出王院士对中医学发展的学术立场、观点与方法以及对科学、人文与中医交融的分析与思考，这些真知灼见能为今后中医学术发展提供借鉴参考。

关键词　王永炎；学术；访谈

根据《中国中医科学院著名中医药专家学术经验传承博士后工作指导方案》：“传承博士后研究人员应结合合作导师的学术思想、专业领域”，对合作导师进行分阶段的学术访谈。“通过传承博士后研究人员对合作导师学术思想、学术成就的形成脉络及其对专业领域难点、热点问题的认识、学术思考，传承研究我院著名中医药专家的学术经验”的要求，对王永炎教授作系列学术访谈。

1　窥古鉴今话“传承”

于智敏：王老师，中国中医科学院日前启动了第一批著名中医药专家学术经验传承博士后研究工作，以探索中医药人才培养的新途径。我非常荣幸能成为您的传承博士后，在您的指导下工作。我知道，您在传承博士后的项目论证、实施过程中不仅全程参与，而且提出了很多建设性的意见和建议，能否请您介绍一下项目的背景？

王永炎：在回答这个问题之前，首先要强调一点，传承不仅仅是中医培养人才的方法，其他任何学科、任何技术，都是因传承得以发展的，“站在巨人的肩膀上”也有传承的含义，只不过是由于中医学科的特殊性，对传承这种人才培养方式尤其重视罢了。

中医药学术传承历史悠久，历代名医大家，都受过良好的传承教育，中医传承也有着优良的传统，众所周知的河间学派、易水学派等都是通过直接的学术传承，培养了人才并最终实现学术创新的。这也是对“医不三世，不服其药”的直接佐证。

鉴于目前中医药学术及事业的发展急需高层次人才的支撑，考虑到中医药学科的特点和师承制教育的特殊优势，中国中医科学院经反复论证，决定将师承制教育这种有效的传统教育方式与博士后教育结合起来，以现行标准制式教育体系培养的顶尖人才来传承著名中医药专家的学术经验，以期尽快培养出新一代的中医药高级人才，尤其是学科的领军人物，推动中医药学术及事业的发展，满足社会公众对中医药的更高需求。这应该是设置本项目的原始初衷和目的所在。

于智敏：据我所知，早在上个世纪九十年代初期，人事部、卫生部、国家中医药管理局就曾联合发出“抢救整理名老中医经验”的倡议。当时的具体做法就是在全国遴选名老中医，采用师带徒的形式进行传承培养。2007 年 12 月 7 日，国家中医药管理局又发布了“关于征求《第四批全国老中医药专家学术经验继承工作实施方案》意见的函”。请问两者的异同何在？

王永炎：经过近 20 年的探索与实践，国家有关部门又在原有基础上进行补充完善，本身就说明这是对中医药学术传承做法的一种肯定。名老中医的师带徒也好，传承博士后的培养模式也好，目的只有一个，就是要培养高水平的中医药人才，这应该是两者之同。

说到区别，我个人认为，主要在于两者的侧重点不同。名老中医师带徒的工作重点在于抢救继承，传承博士后的工作重点在于整理、挖掘、提高、创新，在高原上培养高峰人才。名老中医大多奋斗在临床第一线，他们在长期临床工作中积累的宝贵经验，可谓掷地有声，但由于诊务繁忙，虽然有青年医师襄诊抄方，考虑到每个人的经历、教育背景、专业喜好不同，整理出的东西未必能反映名老中医的学术思想全貌。有鉴于此，必须选派专人进行专门的整理，使其得以保留、应用，进而发扬光大，实现薪火相传。

传承博士后的工作当然也包括上述内容，由于他们都受过博士阶段的养成教育，具有一定的理论挖掘与思辨能力，所以对传承博士后的要求，必须以博士后进站工作要创新、要有理论内涵，要塑造未来学科的大头认为目标。因此就不能仅仅局限于对一方一药、一理一法、一证一病的整理继承，更重要的是要透过这些宝贵的临床经验，从治学方法、学术思想、临床规律、科研成果进行高度的概括并进行理性提升，发现其中蕴含的概念、原理、规律、法则，最终实现肯定疗效，规范标准，发现机理，传承学术的目的，提高创新性能力和科学素养，成为一级学科或学科门类的中坚骨干。

当然，两者也不是截然分开的。临床经验的整理能为理论思维的升华提供原始素材，而高度概括的理论能使宝贵的经验得以有效传播并更具普适价值，应该是并行不悖，相互补充的。

于智敏：就传承博士后的工作而言，您认为我本人或者这一批人员首先要做的工作是什么？

王永炎：“凡事预则立，不预则废”，培养计划中的任何工作莫不如是。由博士后进站进行的中医学术传承属开创性工作，在我国尚属首次，没有成行的模式可以参考，也没有什么经验可以借鉴。各位合作导师的术业虽然各有专攻，各有侧重，但有一点是相同的，那就是对中医的热爱，对事业执著以及为此奉献的智慧。可以这样认为：信、愿、行三者是成就任何事业必不可少的基本要素，只有相信中医药学的理论体系是科学的，相信中医取得的临床疗效是真实客观可塑原的，才能发心为学悟道，脱离了“信”这个根本，“愿”和“行”也就无从谈起。

具体到各位传承博士后，你们都经过了十年寒窗，经过了层层选拔考试，每个人在专业思想上应该是牢固的，这一点我深信不疑。具体到如何做好传承工作，我认为，首先要重视顶层设计，然后再选准切入点，逐渐深入。其中对概念时代加强思维科学的学习至关重要。

例如，有的专家以临床见长，就应该从临床切入，通过对合作导师临床诊疗经验的总结，把点滴散见于个案中的零金碎玉联结成串，形成临床诊疗思路与规范，进而上升为理论；有的专家以理论思辨见长，那就应该使其成为系统与体系，进而构建出新的理论模式；有的专家以科研见长，那就应该通过科学实验来完成对中医理论与临床实践的继承、验证、质疑、创新。总之，不论从哪个角度入手，都要做到继承与创新的结合，继承是手段，创新是目的。

我个人认为，对专家学者的治学方法、治学特点、成长道路、发展历程、学术思想的总结与回顾尤其具有指导意义。人们常说要学为人师，行为世范，身教胜于言传。唐代诗人杜甫说“工夫在诗外”，中医学术思想传承，工夫在医学之外。当然，这并不是说中医学本身的传承不重要，我要表达的是：要想在中医事业上有所建树，首先要有事业心，还需兼通文史，信、愿、行才能真正落到实处。

于智敏：谢谢王老师。通过您的讲解，我基本上了解了下一步的工作思路，我还想请教一点，对于学术思想的理解与把握，可能存在着认识层次上的差异，我们所要传承的学术思想，其本体认识究竟应该定位在哪个层次上，是否要达到哲学的高度？

王永炎：认识是人类对客观世界及自身问题的思索过程，思索的目的是为了解除思想的疑惑，使事物更好地为自身服务。认识的层次性取决于个人的天赋与学识，其基础取决于个人的天赋、学识与思想境界。天赋越高、学识越广、思想境界越高，所处的高度也就越高，对问题的分析、处理也就越有深度与广度。

哲学不同于科学。哲学的任务不是去追求科学知识，他的任务在于对已经获得的科学知识作出一种总体上的正确理解；科学的任务是整理事实，以便得出普遍性的规律和结论。中医学是一门实践科学，其理论体系中蕴含着许多哲学思想。中医学的学科特点是以哲学引领的自然科学与社会科学交融的科学内涵，绝非病症方药治疗经验而必须有理论意义，所以不轻言学术思想。总之我们要学习、运用这些东方的智慧，更需要挖掘、弘扬中医药的学术精髓。

于智敏：谢谢！您的讲解，坚定了我对做好传承工作的信心，也为我今后开展工作指明了方向。实际工作中还会遇到许多问题，届时再向您请教。

2 格物致知辨“学术”

于智敏：王老师，我1月19日入站开展工作至今，到今天刚好满2个月。在这2个月里，我收集了您发表的426篇文章，并重点阅读了中风病、病络理论、组分配伍、老年病以及学科建设等5个领域的部分文章，深感您研究领域之广，探索工作之深，对此自己有望洋之叹，颇有“一部二十四史，不知从何说起”的感觉，今天想请您谈谈有关学术传承问题。

王永炎：传承是一个凝重的话题，也是继承发展中医学的一项重要内容，要想做好传承，我建议你从相关的基本概念入手，因为概念是思维最基本的要素，是判断与推理的依据，所以弄清和开展本项工作相关的概念，研究思路就会清晰。

概念是人们对事物本质的认识，是逻辑思维的最基本单元和形式，具有高度的抽象性和概括性，科学认识的主要成果就是形成和发展概念，通过概念深刻、正确、完整地反映各类事物。就“传承中医学术思想”这个大命题而言，我认为首先应该清楚“传承”、“学术”、“思想”这三个概念，理解其概念内涵，才能使研究思路清晰。

什么是传承？传承是传递思想、方法、技能的一种形式。以此为标准，本项工作应该把握的第一个侧重点，就应该放在对中医学术思想的提炼、临床诊疗方法的总结和技能的整理提高上。

对学与术，当今人们喜欢并称“学术”，合而言之，可以统称为“学问，道术”。实际上，“学”和“术”是有区别的。学为学理，术为应用；“学”属于理论层次，“术”属于经验层次；学理为技术之根基，技术为学理的应用。分而言之，研究学理的可以称为学者，研究技术的称为专家。当然，二者是紧密相关的。学理不丰则技术必贫，技术不精则学理必浅。

以此衡量，本项工作的应该把握的第二个侧重点，是要明辨“学”和“术”。理论、见解、思维、观念等属于“学”的范畴；方法、技术、手段等属于“术”的范畴。应该明确的是，二者是密切相关的，对中医而言，“学”源于“术”，“术”验证“学”。我经常提到的继承---验证---质疑---创新，表达的就是这个观点。

思想是思维活动的结果，属于理性认识。人的社会存在，决定人的思想。钱穆先生认为“学术思想，便是那一代的人，在那一社会环境中，对社会人生问题的一种新的解说”。我一贯主张中医学人不要轻言学术思想。因为对于中医而言，学术思想是学者高层次的学术成就，是长期锲而不舍坚持读经典，做临床，在取得若干鲜活的诊疗经验的基础上凝聚的学术闪光点与提炼的思想精华，其中蕴含着创新思维和创新成果。学术思想必须有理论内涵并能指导临床实践，提高临床防治水平，这样的学术思想才有持久的生命力。

具体到你所从事的学术思想的传承工作，最高目标是争取提炼出学术思想，但也不能够刻意追求，“为赋新词强说愁”则有失初衷。

于智敏：那么，如何判定或者说界定、提炼学术思想的内容？

王永炎：严格来讲，学术思想应该是一种时代思想，是一种得到大多数人认可的共性认识。独出心裁或者异想天开的所谓“假说”，在没有得到验证认可后，不能称为学术思想。一个人或者一个学派的思想等，一定体现的是多数人的共同认识。越是大思想的出现，越是吸收了大多数人的思想而形成，最终又必须播散到大多数人的心中去，经过验证而始完成其使命。

中医学术思想它不是单纯的临床经验，但源于一病、一证、一法、一方、一药的诊治经验与心得体会，又在此基础上进行高度的抽象概括和理性提升。成为学术思想的关键在于既要重视临床经验的收集整理，更要重视对临床经验的理性提升，从中总结、提炼出具有普遍指导意义的概念、原理、规律、法则。这是传承过程中必须时刻牢记的。

应该指出的是，有些新思维、新观点、新方法，其中蕴含着创新思想，这是传承的重点，但在具体表述方法上要慎重。

于智敏：有些临床传承博士后都存在这样的困惑，自己的传承导师大多是临床家，既往所带的徒弟、硕士、博士甚至博士后的主要工作，基本上都是研究整理某方治疗某病的临床经验，或者是导师临床经验方的机理研究与新药开发。他们让我向您请教，中医临床家的学术思想如何总结提炼？

王永炎：中医学术思想传承的范例是张仲景、金元四大家等历代医家。张仲景“勤求古训，博采众方”立足于临床；刘河间所倡导的“六气皆从火化”，其“法之与术，悉出《内经》之玄机”的创新思想源于临床。如此不胜枚举。事实证明：中医理论的发展源于临床经验的整理和升华，临床经验的整理，又成为中医理论发展之阶梯。

具体到各位名老中医，他们的经验不乏真知灼见，尤其是贯穿于临床诊疗中的一些独具特色的理论见解，自成体系的治疗规律，这些都是中医学术求发展的素材。尤其是在治疗现代难治病时，在传统理论不能完全满足临床需要时，当理论与实践脱节时，中医临床家自成一体的诊疗经验，其理论价值更大，这些都是要用心留意的，其中蕴含的创新思维，是学术思想的萌芽与闪光点。

温家宝总理演讲时曾经引用过北宋张载的一段名言，其中有“为往圣继绝学”一句，这是一种对文化学术传承回归的期盼。对于中医的薪火传承，你们应该奉行孔夫子倡导的“士当弘毅，任重而道远”。

于智敏：那么，传承过程中究竟应该把握哪些基本原则？

王永炎：总体来说，传承的方式、方法、内容因人而异，可以根据合作导师的术业专攻、术业所长，选好传承研究的切入点。但无论具体传承的内容如何，必须把握以下基本原则：

首先要传承学术。王元化先生指出：要研究“有学术的思想，有思想的学术”，中医学术思想的传承同样如此。

其次要突出原创性。中医药学的发展，一直以创新为基础。传承学术，尤其应该重视挖掘原创思想。

第三要体现继承性。因为“学术各有源流”，继承，即所谓“站在巨人的肩膀上”，如此才能更上一层楼。当然，合作导师则要甘当铺路石子，愿为人梯。

第四要保持学术的纯正性。既要传承师说，还要自出己意，保持原意，适当发挥，朝向创新目标多做有益工作。

第五要重视实用性。医以活人，文以载道，中医学术传承应以致用为本。不要雕章绘句，卖弄词藻，故弄玄虚甚至神秘化，要言之有物，言之有据，言之有理，验之可征。所谓“道不远人，以病者之身为宗师；名不苟得，医疗者之口为依据”，切忌急功近利。

于智敏：谢谢！我将遵循《中庸》所言：“君子尊德行而道问学，致广大而尽精微，极高明而道中庸”。我将牢记这些基本原则，做好在站安排的工作。

3 继承验证看“科学”

于智敏：王老师，晚近有关中医科学性的争论一直没有平息，甚至成为某个时期的热点话题，您是如何看待所谓“科学性”问题的？

王永炎：目前有些人对科学的理解有些片面，认为科学仅仅是技术与方法层面的，这是一种误解。我以为，科学不只是一些方法上、技术上的东西，它更是一种文化。科学既面对自然，用理性的态度和方法看待自然、探索自然，同时也深入人性，在科学研究中思考人类的前途和命运，在科学活动中弘扬诚信合作以及为追求真理而不屈不挠的献身精神。因此不能仅仅把科学视为一种手段，甚至一种达到它种目的而采取的牟利手段。相反，科学本身就可以作为目的。真正的科学研究不仅是为了增长人类对于自然的认识，同时还在传播人类应该在工作生活的协作、友爱和宽容精神，传播一种独立思考、勇于探索、大胆假设、小心求证、追求真理的人文精神。

所以，我提出中医是一种具有人文和科学双重属性的学科，科学和人文共存共荣，科学为人文奠基，人文为科学导向，主观地把中医划归到科学或者人文学科都是值得商榷的，只有二者的有机结合，才能体现中医学的全貌。

于智敏：您的这种观点我非常赞同。而实际上纵观当前的中医科学研究，分析、还原仍然是主要的研究方法，甚至占主导地位。这似乎表明，中医在逐渐地被“科学化”。您是如何看待中医研究中的分析还原的？

王永炎：分析也罢，还原也罢，都只不过是研究中采取的一些具体方法。无论采取什么方法研究，无论研究什么，都应该树立一个远大的目标，都应该奔向一个伟大的真理。否则就会出现为追求“理所当然”的目的性而逃避理性的反思。这种研究无论是分析、还原还是综合、集成都是盲目的。

西方科学研究也不是单纯的以分析还原为唯一手段，而是通过分析还原，追求自然的统一。例如对能量守恒的研究，德国医生迈尔几乎是从哲学角度导出这个原理的；德国物理学家赫尔姆赫兹、英国物理学家焦耳，他们是在测量热功当量的过程中建立这一原理的；美国物理学家汤姆逊从热量和做功方面完成了能量守恒原理的正确表达；俄国科学家赫斯在化学反应中发现了能量守恒；德国物理学家愣次在研究电流的热效应时发现了能量守恒定律。

能量概念的提出，能量守恒的发现提醒我们：自然科学的本身是追求世界的统一性，各门学科都不要深陷在自己的技术细节中，忘记了自然科学的根本任务。科学研究的根本任务是为人类建立一个关于外在世界统一的整体形象，在学科分化愈演愈烈的今天，特别是在把分析还原方法用于注重整体统一性的中医药学的研究过程中，我们尤其需要这种统一的图像。遗憾的是我们尚未能通过分析还原把中医学的相关理论统一起来。有些课题大多采取“拿来主义”，追求高、精、新技术指标，并不理解其意义何在。

于智敏：这是否意味着只要“用好”分析还原的方法，就能从科学的层面上解释中医，解决中医问题？

王永炎：也未必。先说科学，我们今天所说的科学，不是一般的自然知识，而是在 16、17 世纪以来形成的一种特定的意识形态，其中包含着人们对事物特定的、固有的看法。当然，科学也为人类规定了如何看待自然、研究自然、征服和改造自然的方式。

但事实上，世界上各个国家、各个民族都有关于自然界的独特认识或者说是理论学说，它们或者是深化的，或者是经验的。只不过大多数的认识没有形成像近代科学这样的体系。

回过头来再说分析和还原，我们首先应该明确为什么要分析？向哪里去还原？还原的是完全的还是不完全的？如果只关心向哪里还原，而不关心还原是否完全，这样的研究也是无益的。

造成这种状况的原因是多方面的。分析还原不过是现代科学，特别是物理学中常用的研究方法。由于长期以来人们习惯于用直观的、物理的眼光看待世界，在评价其他学科时，习惯用是否能够分析还原看成衡量标准，结果导致认识的误区。众所周知，生命是最复杂、最高级的物质形式，分析还原能从不同的侧面逼近生命的本质，但不能揭示生命的奥秘。对所有学科而言，只有以生命为研究中心建立的科学，才是统一的科学。所以，生命科学的研究更要强调他的自主性。“自由之思想，独立之精神”的提出，也是号召人们研究学问，不要受其他意识形态领域思潮的影响，乃至规避干扰。

当然，近代科学的诞生得益于许多条件，中华民族伟大发明所起的作用尤其重要。应该提醒的事，当我们热衷于用分析还原方法研究中医的时候，还应该回过头来，研究思考一下中医学本身固有的方法。

于智敏：既然分析还原方法不能有效解释中医，是否意味着中医就将永远处于“混沌”状态？

王永炎：混沌学是目前科学研究的一个热点，混沌不是含混不清，不是神秘不可知，严格来讲，混沌是指数学上的确定性系统中出现的随机性态。它虽然不可预测，但内部却隐藏着结构和规则。

从系统科学的角度看，中医学保持了系统科学力图凸现的整体性，主张整体大于部分之和，强调整体具有各组成部分所不具有的特性，而这些新的特性决不是通过对其组成部分的分析可以得出的。这就是中医重视人体证候表现的象素，整体观察表征，再参考单项的指标异常，进而诠释疾病与健康的生理病理。同样，对于方剂研究重视中药间的七情和合，强调配伍关系也是其目的意义所在。

总之，系统科学所要凸现的是系统的整体性，是系统的自我保护、自我修复的稳定性，这是分析还原是需要把握的。从这个意义上说，与其进行无目的的分析和不完全的还原，莫不如保持这种“混沌”。重要的是分析还原导出的海量数据如同汪洋大海，而人们渴求维护生命的一杯淡水。因此中医学者要做的，应该是在系统和整体指导下的还原分析。

于智敏：现代科学创造的诸多“奇迹”，何时才能惠及中医学？

王永炎：现代科学确实创造了不少人间奇迹，但它对人类文化的负面影响日益明显，也必须引起我们的重视。中医废存之风渐起，不都是起源于那些从事现代“科学”研究的所谓“科学家”吗？

中医同仁头脑要冷静，要带着智慧向远看、向前看，在关注人类命运的同时，回顾自己的发展历程，积极思考自身的发展方向。

中医需要科学化，但不能盲目的崇拜“科学”，更不能简单得采取“拿来主义”。还原论主张把复杂的事物分解为简单事物的组合，把宏观现象归结为微观现象的组合，这种还原方法可以借鉴，但不能成为占据中医学研究主导地位的方法论原则。至于说把生命现象归结、还原为物理、化学现象，把人类所面临的一切问题都还原为“科学问题”、“科学”观点，试图创造所谓的“科学奇迹”，对此我持保留意见。法国哲学家拉美特利写了一本书，名字叫做《人是机器》。我认为，人不是机器！

天人合一与形神一体，包括整体观念，还有辨证论治，体现了具体问题具体分析的认识论，个体化诊疗的实践论，这应该是中医学对现代社会，特别是对现代生命科学的最大贡献。中医学者要我主人随地从事医疗研究，彻底甩掉“不科学”的帽子，坚定信心，迎接中医药事业的良好机遇，实实在在去做事。

4　质疑创新拓“思维”

于智敏：王老师，您曾推荐我阅读一部叫做《全新思维》、副标题是“从信息时代进入概念时代，为什么右脑将统治未来”的书。我想请教您，目前全球已经进入信息时代，信息时代使得世界变成了“平的”，当我们还沉迷在信息时代不能自拔的时候，世界又即将进入概念时代。概念时代所谓的“概念”和中医学的概念是否一致？这对我们研究中医有什么启示？

王永炎：《全新思维》是一本主张强化西方人右脑的书。西方人历来重视左脑逻辑思维能力的训练，因而能在工业文明发展过程中期取得举世瞩目的成就。但到了后期特别是现在，他们已开始重视中国文化擅长的右脑形象思维能力了。

《全新思维》为我们传达了这样的信息：信息时代正在让位于概念时代，以“左脑”占主导地位的逻辑、线性、计算能力的“信息时代”即将过去，一个以创意、共情、模式识别、娱乐感和意义追寻为主导的“概念时代”即将到来，未来将属于那些拥有全新思维的人。

作为中医药学人，我们阅读这本书，可以通过了解引领全球科技的西方人在想什么，思索21世纪这个崭新的时代对我们意味着什么，由此洞察世界发展的潮流和趋势，进而思考中医学的现在和未来。另外，从全新的视角重新审视一下中医学的优势特色，也应该是一件有意义、有趣的事情。

具体到中医学概念在信息化时代如何对待并且发展的问题，我曾经提出了“对中医基本概念的诠释就是创新”的观点，并受到学界的广泛认可。我以为，在中医各家学术思想的知识体系中，保留着诸多具有中医特色的概念。但尚缺乏系统整理，更疏于深入的理解与解释，由此导致中医学的知识体系的无比庞大，“内存”激增。究其原因，余以为历代医家多侧重于对中医典籍的注释，忽视逻辑思辨与发挥。其中蕴含的真知灼见、鲜明特色与创新点如零金散玉，湮没于汗牛充栋的典籍中。因此建立能真正体现中医学科内在规律的，具有内涵丰富、层次清晰、概念明确、结构合理，便于理解、把握、交流、运用的概念范畴体系与思想逻辑体系，就显得尤其重要，其中最基础的工作莫过于对中医概念的诠释。

具体到对中医学概念诠释的启示，我认为我们应该借鉴的是书中强调的对能力的要求，即设计感、故事感、交响能力、共情能力、娱乐感和注重对意义的探寻。这是一种全新的思维模式，只有拥有高概念和高感性的诸多能力，才能在未来有所作为。

于智敏：书中所言，世界已进入概念时代。高概念、高感性的知识融合将成为一种趋势。对比中国的传统文化，特别是中医学的理论与实践，我们该如何理解高概念、启动高感性、创造新思维？

王永炎：当今是一个推崇形象思维的“概念时代”。这里的概念是“高概念”，它包括诸多种能力，如创造艺术和情感美的能力，发现格调和机遇的能力，构思令人满意的故事的能力，把看似毫不关联的东西组合出新奇发明的能力。中华优秀文化启蒙教育所重视的训诂、考据、校勘、注疏、笺证等“小学”知识，实际上就是在用高概念的方法阐发经旨，只不过把相关的成果融于文中而已。阮元《十三经注疏》可以作为其中的代表，历代医家对《内经》等经典著作研读亦属此类。

高感性涉及到共情感知能力、洞悉人际交往精妙之处的能力、探寻内心愉悦并帮别人找到这种愉悦的能力、跳出日常琐事追寻目的和意义的能力等。中医学“援物比类，化之冥冥”的认知方法，“心悟者上达之机，言传者下学之要”，“医者易也”、“医者意也”认识、思辩模式，无不是对概念高度抽象、高度感知、认知、证悟的结果。其所蕴含的理解、感染、超越、包容、平凡以及寻求人生真谛的精神，则与中医的“疏五过”、“征四失”、“治病有五难”、“病有六不治”、“不失人情论”、“用药如用兵”、“大医精诚”何其相似！

把高概念的能力和高感性的认识结合起来，用联系的观点把表面上看毫无关系的事物结合起来，就能够形成新思维，创造新成果。概念蕴含的形象思维和整体观念深化了人类的认识。

中医学重视概念，高概念体系是构建中医理论大厦的基石。藏象经络、气血津液、诊法辨证、病因病机、治则养生等既是中医学的基本概念，还蕴涵着概念原理，同时又是一个知识体系。这种表述揭示了概念之间的复杂联系，而这种复杂联系恰恰是中医学的创新源泉所在。当然，这需要我们诠释继承，融会新知，面对老问题以求新解。

于智敏：王老师，您提出的“概念诠释也是创新”的命题，似乎与现代人们对“创新”的理解有些出入。晚近学界多认为创新就是创建新的，就是突发奇想、奇思妙想甚至胡思乱想，对此您如何看待？

王永炎：我以为，创新需要突发奇想、奇思妙想甚至胡思乱想，人所共知的头脑风暴法实际上就是一种通过激发使思维高度活跃，进而打破思维常规，以产生大量创造性设想的创新方法。但是，创新思维又不能仅仅局限于此，否则就会导致思维的误区。我认为讲创新“只有第一，没有第二”，指的是技术与器物层面上的发明。

我们面对的中医学概念是高概念、高感性的集中统一体，其标志就在于形象思维的广泛应用与抽象思维的高度概括性，它体现了人类认识的整体性、恒动性与辩证性。正因为其“高”，人们才叹为观止；正因为其“深”，人们才难窥堂奥。就《内经》而言，唐·启玄子王冰曾发出“其言简，其意博，其理奥，其趣深”的感慨，强调“行必由径，出必由户”。可见中医概念、中医理论之高深。对中医概念的诠释过程，就是理解、解释、应用的过程。爱因斯坦说过“从错综复杂中发现简洁，从不一致中发现和谐，困难中蕴藏着机会”，这种由博返约的过程，其中充满着创造性劳动，这与人们通常理解的“述而不作”有着本质的区别。完整准确的概念诠释是提取归纳总结原理、规律、法则的基础，其中有想象力，也有创造力，这也是“想象力比知识更重要”的价值所在。

还应指出，概念诠释需要想象力，需要科学假说。它绝不仅仅是漫无边际的幻想与空想，脱离实际的空想决不是创新。当然，创新离不开创新人才。丹尼尔·平克在本书中虽然列举了创新人才必备的六种能力，但我认为，创造性思维、共情能力、全局意识与组织能力是创新人才必备的基本要素。“为他人着想，为他人工作，为他人做贡献”的精神仍然值得发扬与提倡。做到这一点，不但世界是“平”的，人心也会变得宽广起来。

于智敏：丰富的概念体系是中医理论的特色之一，也是其精华所在。形象、生动、精辟、富于想象力的中医概念蕴含的信息被完整保留储存，这是中医学得以传承的关键。先知穆罕默德曾提出要“到中国去学习知识”，在全球化的今天，如何看待、认识、推广这些中医概念的表述与认知方法？

王永炎：印度著名学者泰戈尔“五四运动”后曾来中国讲学，他赞许中华民族有伟大的智慧，圆满的哲学，告诫我们不要跟着西方走，坚持自己的学问会对人类有大的贡献。

信息技术发展，为中医学概念的理解诠释提供了手段与工具，同时也印证了《第三次浪潮》作者托夫勒的预测：“古代文明的一些真正特征，从第二次浪潮的观点看，似乎是如此的落后；但按照作为前进中的第三次浪潮的基础来衡量，可能极为有利”。

我曾提出：继承----验证----质疑----创新是中医学发展的重要途径，任何理论都不是永久不变的，当它不能满足时代需求，不能相对合理地解释新的客观现象和实验结果时，就应该进行新的理论综合，所谓老问题用新方法求“解”。这是进行再创造的过程，是从传统走向现代的必要工作。我们需要保持和发扬的是整体性的原创思维，需要探索的是与现代学科前沿对接的契合点。对中医学概念的诠释，需要新的方法、新的视角，以便从中发现普遍性的规律和结论，更好地指导今天的临床实践，这也是当今创建“统一的新医药学”的重要举措，也是实现肯定疗效，规范标准，发现机理的有效途径。

于智敏：西方人现在开始重视概念、研究概念。难道以往他们不重视概念吗？我觉得自然科学的许多公理、定律都应该是概念浓缩的精华。

王永炎：逻辑思维也罢，形象思维也罢，只要大脑在思考，就离不开概念。自然科学发展史表明，对于一个学科的重大的进展多是由引入新概念或者改进现有的概念而取得的，因为通过概念的改进比新发现更能有效地推进我们对世界的理解，虽然这两者并不是互相排斥的。就科学研究而言，任何学科都不能停留在观察现象，发现事实上，只有形成概念、原理、规律、法则，才表明这个学科的完善与成熟。我以为，西方人再次强调开发右脑，强化概念，应该蕴含两者并重，以保持其科技领先、人文发展的意思在其中的含义在内。

回到中医学人为什么要学习创新思维上，因为中医学是一个内在整体，理论与实践结合的概念研究是自主创新的先导，是创新人才培养的摇篮，是可持续发展的保障，是先进文化的基础。可以说国家实力主要源于基础研究，中医学尤其应该加强概念研究。

中医学面对高度非线性的研究对象欲期实现相对论的整合效应，应将实体功能与关系功能链接起来，注重物质形态、功能与信息三要素的有机联系。上个世纪末兴起的系统生物学虽然融入了整体论，但与中医药学整体论、天人相应、形神一体的理论作比较尚有本质的差别。弘扬中医药原创的优势我们引以为自豪，必须我主人随，走中国人自己的路。

中医学是中华民族奉献给世界的宝贵财富，它为人类认识世界提供了一种全新的认知模式。之所以说它全新，除了历史的悠久，积淀的深厚，疗效的卓越外，更重要的一点在于，它具有普适的价值，相对稳定的结构和永续的发展动力，这是它科学性和实践性统一的标志性内容的具体体现。

总之，信息时代开展中医学概念研究，以期从方法论角度探索一条中医学概念研究的途径，实现中医学的主体自我发展；通过对其进行的诠释与求证，彰显中医学理论意义与应用价值，这种探讨应该是有意义的。

5　本立道生谈“文化”

于智敏：王老师，您在多次指出，中医学具有科学和人文双重性，要“医文结合”；您也多次强调，中医学研究不能从文化到文化，最终要落实到医学上。您的观点我非常赞同。晚近随着“软实力”概念的提出，学界出现一股对中医药文化研究的“热潮”，您如何看待？

王永炎：我提出中医学具有科学和人文的双重属性，实际上是想强调中医学既要适应现实社会的情况，因时而变，也要研究现实的社会问题，研究文化和科学的关系。当今世界，医学的社会性增加了，被强化了，医学成为与自然科学、社会科学高度融合的学科，此时更应提倡科学为人文奠基，人文为科技导航，更应重视二者的关系融合与协调，从文化到文化，从医学到医学的观点都是片面的。“君子务本，本立而道生”。中医的本事什么？是疗效！

谈到“软实力”，我们应该首先了解一下它提出的历史背景。“软实力”是由美国哈佛大学教授约瑟夫•奈提出来的。约瑟夫•奈指出，一个国家的综合国力既包括由经济、科技、军事实力等表现出来的“硬实力”，也包括以文化和意识形态吸引力体现出来的“软实力”。“软实力”是相对于硬实力而言的，“软”与“硬”是一种比喻，是对实力的一种比喻性描述。“硬”是客观的、有影响、可衡量的；“软”是指实际决策的影响力。软实力和硬实力是互补的，如太极图之阴阳两仪，不足、过亢都是需要调整的。

目前的中医药文化热，实际上是人们对医学目的的一种反思，提醒人们思考中医的优势特色何在？天人合一，身心并调、形神一体、燮理阴阳是否应该发扬光大？从这个意义上来说，弘扬中医学的“软实力”，研究它的文化属性是有意义的。但应该指出的是，“软实力”从来都是以“硬实力”为依托的，没有“硬实力”，“软实力”就无从谈起，这是我们必须明确的。对中医学而言，“肯定疗效，规范标准，发现机理”是硬实力，是我们应该大力提倡的。

于智敏：中医“疗效是根本，疗效是命脉”这是毋庸置疑的事实。中医学中蕴含着许多中国传统文化的精髓，作为一门以临床实践为主体的医学，我们应该如何汲取文化养分并将其落实到临床实践中？

王永炎：我以为，文化的核心是“人化”，它是人类特有的东西，因而是属于人的，是人类精神观念的外在表现，是人类对象化、行为化的反映。理解这一点，有助于我们对文化、思想、精神之于科学技术作用的认识。至于说中医学文化对临床实践的指导作用与价值，我以为不能追求文化的“即刻价值”，而应该从发展的角度去思考。

就价值而言，任何一门学科的价值都包含核心价值、主要价值、期望价值、附加价值、潜在价值等几个层次，中医学的核心价值与主要价值显然不在文化阐释上，而在于临床应用与疗效提高上。但文化的研究却有助于中医学实现期望价值，增加附加价值，挖掘潜在价值，进而推动、促进其核心价值与主要价值的彰显，更有助于我们在科技进步、信息技术占主导地位、人心浮躁的境遇下，懂得从中国的传统文化出发，知道应该像西方、向现代科技学习什么、索取什么，而不是跟着感觉走的“拿来主义”，更不是急功近利的短视行为。总结共性规律是当务之急，值得重视，但与此同时必须尊重个性与弘扬特征。

我反复强调的要发扬“独立之精神，自由之思想”，实际上文化能给与我们超学科、超学术、超时代的人格精神，它不仅对研究学问、做临床有意义，更能使学人不依附权威，有批判一切的勇气，对做人做事也有帮助。拥有这种“独立之精神，自由之思想”，健全之人格，临床实践也会与众不同。

于智敏：那么，您如何评价当前这种中医药的文化热潮？对今后的发展方向您有什么建议？

王永炎：“文化搭台，经济唱戏”已经成为某地区、某领域的共识，对此我不想做任何评价。文化能为物质的东西赋予丰富深刻的精神内涵和意义，这是值得肯定的。中医文化“热”的兴起表明：中医的科学性已经得到公认，笼罩在中医头上“不科学的阴霾”正在消散，中医的内外环境逐渐好转。从这个意义上来说，中医文化热的兴起无疑具有积极正面的促进作用。

但也应该看到，目前已经显露出一种“泛文化”甚至“虚文化”的态势。具体表现为出于利益的驱使，肆意夸大文化的作用；不肯踏下心来从事扎实艰巨的基础性工作，为追时尚，赶时髦而炒作文化，这都是应该避免的。就中医文化而言，它是以理论体系、临床疗效等物质实体为依托的，脱离这种赖以生存的基础，文化也就失去了它的意义与价值，就会变成空对空、不着边际、坐而论道的玄学。

中医文化的传播多以科普为先导。从本质上说，科学普及是一种社会教育，它既不同于学校教育，也不同于职业教育，社会性、群众性和持续性是其基本特点，它“通俗”但绝不“庸俗”，这是我们应该提起注意的。经验表明，科技是人类进步和社会发展的动力，科普作为科技通向人类社会的桥梁，则是人类历史永恒的主题。院士、大师作科普是国际上的通行做法，我国做得还很不够。因为唯有名家大师才能洞悉本学科的精妙之处，才能深入浅出、举重若轻地把高深的专业知识娓娓道来以示人，否则只能是“以其昏昏，使人昭昭”，如果其中夹杂庸俗与谬误，则危害更大。

我以为，主任医师、教授、研究员等正高职称以上的专家，应尽量减少专家门诊的次数，多出普通门诊，多查房，接近普通患者，体现医疗卫生资源的公平性；还可开设科普大讲堂、咨询门诊或专栏，通过多种形式的活动进行科普宣传，传播中医药文化理念。

于智敏：人文和科技的有机融合肯定能让中医创造奇迹，中医学有着辉煌的过去，也将迎接光辉灿烂的未来。您认为，中医学人应当秉承什么的精神信念才能创造这个奇迹？

王永炎：我以为，作为一个中国的知识分子，一个中医学人，秉承一生的信条莫过于“自由之精神，独立之思想”。陈寅恪说：“研究学术，最主要的是要有自由的意志和独立的精神。没有自由思想，没有独立精神，即不能发扬真理，即不能研究学术。”

医为仁术，关乎生死，浅尝者难以望津，浮躁者不能涉猎。只有那种把学术作为生命意义来追求的学人，才能拥有独立的人格，才能贫贱不能移，富贵不能淫，威武不能屈，才能为学术、为事业、为真理献身，进而创造奇迹。

实际上，历史对我们的追求表现了宽容，社会对我们的探索给予了理解，政府对我们的行动提供了资助，当前科技部队国家级科研院所设置的“自主选题”，实际上就是一个培养青年科研人员“自由之精神，独立之思想”的人才计划。我曾坦言，中医学术不乏高原，但乏高峰，“高峰”的打造需要坚实的基础。专业技能的学习训练固然重要，但观念的培养，人格的养成，精神的砥砺，自由活跃的思想意识的培养尤其重要，这些方面的差异是导致“高原”和“高峰”的区别。这也是我钦佩陈寅恪先生倡导的“自由之精神，独立之思想”的缘由。

于智敏：中国中医科学院中医基础理论研究所研究员，中国中医科学院博士后流动站传承博士后研究人员。合作导师：王永炎院士。本文内容经过王永炎院士的修改审定。

路志正教授脾胃学术思想探微之一
——新时代内伤脾胃的致病因素

冯　玲　路志正

（中国中医科学院广安门医院　北京 100053）

摘要　路志正教授继承了东垣“内伤脾胃，百病由生”和叶桂濡润胃阴等学说，对其学术思想进行了进一步的阐发，提出了新时代调理脾胃法的核心——“持中央，运四旁，怡情志，调升降，顾润燥，纳化常”，他不仅运用调理脾胃法治疗脾胃病本身，还用此法治疗眩晕、胸痹、心痛、中风、肝肾疾病、风湿病等，均取得较好的疗效。然随着时代变迁，饮食谱和生活习惯的改变，社会环境的差异，东垣时代的脾胃论与现代社会丰衣足食、物质文明高度发达，人们过食肥甘厚味、起居无常、劳逸过度、工作精神压力大所造成的脾胃病已发生了巨大的变化，路老在此时代背景下，通过临证体会到现代社会脾胃受损的原因有其独特的致病因素，故提出新时代内伤脾胃的病因病机。

关键词　内伤脾胃；致病因素；路志正

路志正教授行医六十余载，虽年近九十，仍工作在临床一线，勤于临证，善于思考，其一生注重临床实效，诊治病证无数，疗效较著。路老在勤求古训的同时，结合现代不同的历史时期，不断从临床中揣摩总结，逐渐形成一套完整的脾胃学说。其思想在继承《脾胃论》和历代医家高见卓识的基础上，又有新的阐发。

兹从内伤脾胃的致病因素方面做一探析，以资同道共飨。

力求经旨，继承前贤

李东垣开创了“内伤脾胃，百病由生”的先河，其撰写的《脾胃论》对后世影响巨大，补中益气、升阳散火、升阳除湿、甘温除热等大法至今仍在临床广为应用，路志正教授脾胃学术思想的形成受其影响最大。但李东垣生活于南宋北金对峙的混战时期，战争频繁，民不聊生，战乱之后，疾病流行，仅 1213 年至 1362 年间，流行病就出现 15 次之多。人们在水深火热之中挣扎，由精神恐惧、饥饱不节、劳逸损伤等因素导致的疾病更是数不胜数。故东垣创立的脾胃学说，多是以上因素导致脾胃虚弱，脾气不足，百病乃生。如《脾胃论》开篇之“脾胃虚实传变论”即云：“元气之充足，皆由脾胃之气无所伤，而后能滋养元气；若胃气之本弱，饮食自倍，则脾胃之气既伤，元气亦不能充，而诸病之所由生也。”

东垣学术思想的形成是当时特定社会历史条件下的产物，他所看到的是“朝饥暮饱、起居不时、寒温失所，动经三月，胃气亏乏矣，一旦饮食大伤，感而伤人，而又调治失宜，其死也无疑矣。”故其论食伤多为饮食不节，寒温不适，饥饱无常损伤脾胃所致。在脾胃的升降问题上，特别强调生长和生发的一面，他认为只有谷气上升，脾气升发，才能维持“清阳出上窍，浊阴出下窍；清阳发腠理，浊阴走五脏；清阳实四肢，浊阴归六腑”的正常升降运动。其对于“饮食损胃，劳倦伤脾，脾胃虚则火邪乘之，而生大热”　或“脾为劳倦所伤，劳则气耗，而心火炽动，血脉沸腾，则血病，而阳气不治，阴火乃独炎上”的阴火论也是脾胃虚弱所致。

清代名医叶桂崇东垣内伤杂病辨治多从脾胃立论的学说，但认为东垣详于治脾而略于治胃，故叶氏据“万物负阴而抱阳”，将脾胃再分阴阳，强调脾胃分治，阐述了“脾喜刚燥，胃喜柔润”的理论，并重视滋养胃阴，尤擅甘凉濡润、甘酸济阴、芳香清养等法，创立了胃阴学说，并完善了“脾胃与五脏相关，而以脾胃为根本”的理论。至吴澄则在总结前贤的基础上，明确脾阴虚乃“相火者……炽而无制，则为龙雷，而涸泽燎原……上入于脾，则脾阴受伤”，阐述了劳倦忧思，脾阴暗耗，内伤七情，五志化火，大病久病，五脏之阴大亏，皆可累及脾阴的病因，从而认识到由此患者可出现“精神日渐羸弱，百病丛生”的诸多表现，与叶天士“养胃阴”之说相得益彰，交相辉映，补充和完善了李杲的脾胃学说。

路志正教授继承了东垣“内伤脾胃，百病由生”和叶桂“养胃阴”、吴澄“理脾阴”等学说，对其学术思想进行了进一步的阐发，提出了新时代调理脾胃法的核心——“持中央，运四旁，怡情志，调升降，顾润燥，纳化常”，他不仅运用调理脾胃法治疗脾胃病本身，还应用于眩晕、胸痹、痹症、中风及现代医学的痛风、冠心病、高血脂、风湿病、干燥综合征等诸多方面，均取得较好的疗效。然随着时代变迁，饮食谱和生活习惯的改变，社会环境的差异，东垣时代的脾胃论与现代社会丰衣足食、物质文明高度发达，人们过食肥甘厚味、起居无常、劳逸过度、工作精神压力大所造成的脾胃病已发生了巨大的变化，路老在此时代背景下，通过临证体会到现代社会脾胃受损的原因有其独特的致病因素，故提出新时代内伤脾胃的病因病机。

2. 勤于临床，发展创新

路老一直工作在临床一线，注重临床实效，其从大量的临床实践中体会到，新时代内伤脾胃的致病因素仍然是饮食失调，但已由东垣时代的饥饱无常变化为现代的饮食过盛。其他还有情志因素、过度劳心、用脑费神、安逸过度、懒于运动、外邪入侵、他病失治、误治等诸多因素。

2.1 内伤脾胃的主要病因

2.1.1 饮食失宜：早在《内经》中就指出：“饮食自倍，肠胃乃伤”。饮食是人类赖以生存和保护健康的最必要物质基础，饮食失宜也是造成内伤脾胃的最主要原因，现代社会生活越来越好，食物品种越来越丰盛，人们经常三五成群到饭店就餐，鸡鸭鱼肉等肥甘厚腻之品过多，再加饮酒无节制，嗜食辛辣，生冷等，皆是造成脾胃受损的原因。

2.1.1.1 过食肥甘厚味

最近美国已出台政策，明令中小学生午餐中一定要有一定比例的青菜，此源于现在快餐太多，孩子从小就吃麦当劳、肯德基等油炸食品，已有1/4的美国孩子超重，而肥胖是造成冠心病、动脉硬化、高血脂等慢性疾病的主要原因。《内经》曰：“肥者令人内热，甘者令人中满。”肥腻主要指油脂含量高的食物，如现代流行的卤煮、炸鸡翅、动物内脏、涮羊肉等，此种食物易成食积，积食化热而损伤胃的受纳、腐熟功能，甘厚主要指五味太过，过甜、过咸、过辣等食物易助火灼伤胃阴，胃火过亢或胃阴不足都可使胃的受纳、腐熟功能异常。《脾胃论》中云“胃为水谷之海，饮食入胃，精气先输脾归肺，上行春夏之令，以滋养周身乃清气为天地也。”与胃关系最为密切的是脾，脾与胃同处中州，互为表里，脾主运化，胃主受纳，胃的功能受损最先影响到的亦应是脾，脾阳受损，运化失常，则生湿、蕴热、生痰。湿、湿热、痰瘀郁结阻滞气机，进一步影响脾胃的升降出入而变生诸病。

2.1.1.2 饮酒无度

请客吃饭已成为现代社会人际交往的一种主要方式，敬酒、劝酒成为请客吃饭的主要形式，尤其对于男性，豪饮认为是性格豪爽的标志。前人饮酒主要以白酒、米酒为主，而现代更多的人嗜好啤酒、红酒。啤酒是用大麦发芽后，使其中的淀粉分解为糖，然后用酵母发酵，后加入啤酒花配制而成。啤酒的酒精含量差异很大，德国、澳大利亚较高，多为10%，英国的是3%，我国的一般是 3%-5%。少量饮用啤酒有令人神清气爽的作用，还有一定的营养价值，但现代人多是在剧烈运动或劳累后马上喝啤酒，此时血液中的尿酸浓度比运动前高2.1倍，可转化为尿酸的次黄嘌呤增加500多倍，因此易造成痛风。古代饮酒多以锡制酒壶在火上煮热或开水烫热后慢饮，还讲究下酒菜，这样饮酒方法较科学：一. 在煮烫过程中，由于加热酒精会挥发一部分；二. 吃菜后胃粘膜得到保护，酒精吸收较缓；三. 温酒下肚，易于吸收循环，遍布周身。现代人大都喝冷饮、吃凉菜，更有人因其口感好而饮冰镇啤酒。过食冷饮凉菜最易损伤脾胃之阳，导致运化失常而生湿、饮、痰、瘀，加重心脏负担。《脾胃论》列有专篇讲“饮酒过伤”：“酒性大热，以伤元气……真阴及有形阴血俱为不足”。更有甚者 ，“以酒为浆，以妄为常”，冰镇啤酒、白酒、红酒一起混饮，阴亏与热、湿、痰、瘀等相兼为病而出现脾胃受损的诸多疾病。

2.1.1.3 过食生冷、辛辣

“生”指未经过烹调等处理的食品，清洗不净之品含有致病微生物，过食生物，易致腹内生虫，对此张从正有：“北方贵人，爱食乳酪、牛酥、羊、生鱼脍、鹿脯、猎腊、海味甘肥之物，皆虫之萌”。现在食生鱼片、生虾醉虾，吃半生半熟的牛、羊肉、鸡蛋等已成为一种时尚，殊不知这种饮食往往不干净，会损伤脾胃导致急慢性肠炎后而产生吐、泻等症。“冷”指冷饮或凉食，随着对外交流的加速，许多国外的饮食文化传至国内，各种快餐的饮料都以冷饮为主，冰激凌已较为普及，喜食冷饮者大有人在，更有甚者冬天也吃冰棍或冰激凌；随着冰箱的普及，冰冻过的食物直接入口的也越来越多，冷饮或凉食可直接损伤胃阳或脾阳，导致运化失常，寒湿内停而变生诸病。“辛”指辛辣食物，随着生活水平的提高，饮食品种的多样化，各种辛辣食品受人青睐，尤其是麻辣烫、麻辣火锅、麻辣烧烤等，辛热并存，易产生胃热，灼伤胃阴，而这些品种的食物原料多为牛羊肉等肥甘厚腻之品，肥甘与湿相和易产生湿热，为了减轻辛辣对味觉的刺激，冷饮往往与火锅、麻辣烫等相配，乍冷乍热，脾胃阴阳俱损，这也是现代内伤脾胃的主要原因。另外现代工作生活节奏较快，为了赶班、不吃早饭、暴饮暴食、狼吞虎咽的年轻人比比皆是，久之则致脾胃虚弱而病从中生。

2.1.2 情志失调：现代社会经济发展迅速，竞争激烈，工作压力大，人际关系复杂，思虑过度，肝郁乘脾，心火过盛子病及母等导致脾胃受损而变生诸病。

2.1.2.1 思虑伤脾

随着科技的发展，许多笨重的体力劳力转化为机器生产，工业化、机械化造就了越来越多的脑力劳动者，计算机化、网络化使越来越多的人依赖电脑，各种科研课题的设计、新型产品的发明耗费了大量的心血，许多人夜以继日地坐在电脑前冥思苦想，久之则思虑伤脾，久坐伤肉。《素问·举痛论》曰“思则心有所存，神有所归，正气留而不行，故气结矣。”脾为土脏，坐处中州，脾气主升，胃气主降，为人体气机升降之枢纽，升降有序，气机通畅，人即安康。一旦思虑太过，气机郁结，气结则水谷不能正常运化，脾不升清，胃不降浊，以致积滞中阻而形体无以所养，故而出现食欲不振、脘腹胀满、四肢乏力等症。另脾胃斡旋于气机居中，其他四脏居四旁，五脏气机上下升降、内外出入均有赖于脾胃气机转枢，若土壅气结，影响肺之宣肃、肝之疏泄、心肾之交等而变生诸病。

2.1.2.2 肝郁乘脾

现代社会竞争激烈，社会关系复杂，社会心理因素对身体健康形成的危害也越来越多，因此现代医学模式也由原来单一的生物医学转变为生物—心理—社会医学模式，这与中医所讲的整体论完全符合。早在《内经》中就已明确指出："怒伤肝"、"喜伤心"、"悲伤肺""恐伤肾""思伤脾"的七情致病学说。情志致病与肝的关系最为密切，肝气和则五志易和，肝气乖则五志乖。一方面由于人们生活、工作压力大而产生焦虑、郁怒、悲伤甚至绝望等情绪，另一方面，物质生活的极大满足带来的精神空虚皆可致情怀不畅，肝失疏泄，气机郁滞，乘脾克胃而致痞满、呃逆、呕吐、泻泄等脾胃病，气滞日久则瘀，瘀阻胃络则出现胃痛等证。

2.1.2.3 七情郁结引发阴火

《脾胃论·安养心神调治脾胃论》云："夫阴火之炽盛，由心生凝滞，七情不安故也。心脉者，神之舍，心君不宁，化而为火，火者，七神之贼也。"又云"至而不至者，谓从后来者为虚邪，心与小肠来乘脾胃也……或口干舌干咽干。盖心主火，小肠主热，火热来乘土位，乃湿热相合，故烦躁闷乱也。"心为君主之官，主神明，心火独盛，则子令母实，肝木妄行而脾气更衰，故东垣又道："火与元气不两立，火胜则乘其土位，此所以病也。"脾胃既虚，则"谷气不盛，上焦不行，下脘不通，胃气热，热气熏胸中，故内热。"加之脾不升清而下流至肾，湿浊受肾间相火的熏蒸而成湿热亦是阴火的一部分，热必伤阴故口干舌干咽干。

2.1.3 过度劳逸

现代社会经济发展迅速，竞争激烈，许多年轻人夜以继日地工作，深夜不寐，生物钟颠倒，大脑不得休息，未能做到很好的劳逸结合，有的甚至青年夭折，过劳而死者亦不乏其人。"劳则伤气"，过度劳力则耗气伤体，气津耗损过度出现少气乏力、神疲懒言等症；过度劳神，曲运神机，久则心血耗伤，不能滋养，思虑伤脾而致脘闷纳呆、腹胀便溏等症；过度房劳则耗伤肾精，髓海亏虚而神疲、思维迟钝、记忆力减退、性欲淡漠等证骤起，终致脾肾两虚而出现气短乏力、痞闷纳呆、肢倦神疲、便溏泻泄、腰膝酸软，甚则尿少浮肿等证。另一方面，随着社会的进步，代步工具越来越多，公交、地铁、电梯、自驾车成为主要的出行方式，再加许多大都市交通拥堵、车水马龙，许多人一天上下班的路上时间就要2-3个小时，身体缺乏适当的锻炼和运动，心身失调，会增加精神的烦躁和抑郁，使人气血不畅，阴火内生，脾胃运化功能失职而变生诸症。

2.1.4 失治误治损伤脾胃

现代医学在外伤急救、脏器移植、防疫监控等方面突飞猛进，为人类防疫保健等做出了很大贡献，但随着疾病谱的改变，现代疾病的复杂化、细分化，化学药品服用的品种越来越多，有的人甚至一次服用十余种西药，加之抗生素、激素、维生素的过度使用，药物对胃肠道的刺激造成了反酸、呃逆、痞满等胃肠病，有的药物如阿司匹林等甚至会引起胃肠道的出血。疾病误治一方面可加重病情，另一方面应用不当的药物或可致吐、泄等不良反应，久之影响脾胃的正常功能而变生诸症。疾病失治或治疗不佳，会引发新的疾病或演变为新的疾病，而最常见的就是脾胃病，许多疾病的终末期都会损伤脾胃，如现代医学所说的心衰终末期会引起胃肠道淤血而造成腹胀，尿毒症的病人湿热熏蒸、浊气上逆肺胃造成恶心、呃逆、纳呆等，甚至胃气的有无成为判断吉凶预后的重要指标，“有胃气则生，无胃气则亡”，充分说明脾胃在疾病发生、发展过程中的重要性。

2.1.5 北方亦多湿论

我国每年 6-7 月份，在江淮流域经常可见阴雨连绵、高温湿热的梅雨气候，人们为了适应这种气候，防御湿邪，又嗜食辛辣寒凉，久之脾胃受损湿热内生，内外湿邪相合，使疾病更加复杂。故有：“南方多湿”、“湿热为患，十之八九”、“吾吴湿邪害人最广”之说。而随着时代的进步，空调、冰箱、暖气的普及及添衣保暖意识增强，人们抵御外寒的能力增加，因感受外邪致病的因素逐渐减少，但冬天暖气、夏天空调的普及已使冬夏季节气温变化失去明显的意义，再加空气污染，全球气候变暖，工业废水污染、北方人嗜食咸味厚重辛辣刺激之品等，久之也易损伤脾胃而生湿，故路老提出“北方亦多湿论”。

总之，时代进步，环境变迁，随着生活水平的提高，致病因素也随之发生了改变，除外感“风、寒、暑、湿、燥、火”之六淫致病外，工业废水、汽车尾气等造成的大气污染成为新的外感致病因素，而饮食肥甘厚腻、吸烟嗜酒、冷饮冰糕、过度劳心、用脑费神、安逸过度、懒于运动、缺乏锻炼，工作压力大所造成的情志不畅等成为新时代内伤脾胃的主要因素，脾胃为后天之本，全身营养之精微全靠脾胃的运化转输，若脾胃功能受损，则运化失司，升降失调，湿浊内生，气机不畅而变生诸病。因此，一方面我们应该结合不同时代特点，吸取前贤的原创理论和经验，勤于临床，着重实践，融会新知，不断进取，使中医学继往开来、发展壮大。另一方面作为新时代的中医师，我们有义务教育患者饮食清淡、勿暴饮暴食、忌烟限酒、调畅情志、添衣保暖、适当运动、劳逸结合等，只有做好平时的养生保健，尽量减少致病因素，才能减少疾病的发生，而“上工治未病，不治已病治未病”，保健预防是中医的优势，努力发挥这种优势，为我国的医疗卫生事业贡献一份力量是我们每一个中医人应尽的责任。

参考文献（略）

路志正教授论情志与脾胃

苏凤哲

（中国中医科学院广安门医院　北京 100053）

摘要　路志正教授重视情志与脾胃的关系。认为脾胃所化生的后天之精是五志的物质基础；肝脾失调是情志致病的主要病机；情志因素在脾胃发病中起重要的作用，七情的变化，皆与脾胃相关；脾胃的病变，亦可引起情志和神明的变化；调脾胃具有调节、稳定情绪，防止病情进一步演变的作用；情志变化引起的腹胀、纳呆、便秘、泄泻等脾胃病证，亦可从调情志入手治疗。

关键词　路志正；情志；脾胃

路志正教授临证70余年，善于调脾胃治疗各种疑难杂症。在多年的临床实践中，提出了“持中央，运四旁，怡情志，调升降，顾润燥，纳化常”的调理脾胃思想。今就路老关于情志与脾胃的理论做初步探讨。

1　后天之精是化生五志的物质基础

1.1 精气是情志活动的物质基础

精气是构成天地万物的基本元素，人是自然的产物，由天地精气所化生。《管子.内业》：“人之生也，天出其精，地出其形，合此以为人。”人体禀受先天之精，受到后天水谷之精的不断充养。精、气、神为人体的三大元素，三者可互生、互化。精可化为气，如脏腑之精可化生为脏气，激发、推动脏腑的功能。精化气可生神，精气充于五脏，化生为五志。《素问.天元纪大论》：“人有五脏化五气，以生喜怒悲忧恐。”五志为脏气所化，脏气为精气所化，精气主要来源于后天之精。脾胃为后天之本，气血生化之源，五脏之精皆赖后天脾胃化生水谷之精的充养，故人之精气神的产生与功能活动，与脾胃的功能至为重要。《灵枢.决气》云：“胃满则肠虚，肠满则胃虚，更虚更满，故气得上下，五脏安定，血脉和利，精神乃居，故神者，水谷之精气也。”

1.2　思是各种情志变化的基础

五脏藏精化气产生五志，五志为脏腑功能活动的外在表现。肝在志为怒，心在志为喜，脾在志为思，肺在志为悲，肾在志为恐。五志与五脏相互影响，五脏的气血变化可致五志的失常，五志太过则可耗伤五脏之气，导致脏气的功能失调。

五脏所藏，“心藏神，肺藏魄，肝藏魂，脾藏意，肾藏志，是谓五脏所藏”（《素问.宣明五气》）。脾藏意，也就是说意之宅在于脾，“意者，记所往事”（《三因方》），说明人之记忆、回顾、连想等神志活动与脾相关。脾在志为思，思即思考、思虑，是思维活动的一种。《灵枢.本神》曰：“因志而存变谓之思”，思为脾之志。“思动于心则脾应”（《类经》），思维活动发自心而应于脾，思维的变化可直接影响到脾胃的功能活动。脾胃的功能正常与否又对思维活动产生直接的影响。《灵枢.本神》云：“脾藏营，营舍意，脾气虚则四肢不用，五脏不安，实则腹胀，经溲不利”。脾气充实，则思维敏捷、思虑周全。反之脾胃虚弱则思维迟钝，思虑涣散，志无所定。《类经》曰：“脾为谏议之官，知周出焉，脾藏意，神志未定，意能通之，故为谏议之官。虑周万事，皆由乎意，故知周出焉。若意有所着，思有所伤，劳倦过度，则脾神散失矣。”意与神魂魄不同，虽根于先天，但主要产生于后天，脾胃化生的水谷精微，化生营气以养“意”。意的情志变化，主要依赖脾胃化生气血的充养。脾胃健运，则气血充盛，脾藏意的功能活动也就正常。

路老认为思为脾之志，是脾情志活动的外在表现，也是心主导下的精神活动的一部分。从情志与内脏的关系而言，思不但与脾关系密切，与肝心肺肾四脏均相关。因为脾居中属土，化生水谷精微灌溉四旁，五脏精气皆赖脾气化生，从情志与五脏对应的发生学规律理解，思是其他四志变化的基础。思作为脾的情志变化，无论思虑事物、还是在情感之思方面，对喜、怒、悲、恐的情志变化均有一定的影响，愉悦之思则气缓而喜，情感急迫则气上而怒，消极之思则气消而悲，惊乱之思则气下而恐。思可表现多方面、多层次的特征，思也具有调节与稳定其它情志的作用，也可以说思在情志的变化中起着调衡的作用。

2　气机失调是情志致病的主要病机

情志活动的正常与否，得益于气血的调和，《丹溪心法》云：“气血冲和，万病不生，一有怫郁，诸病生焉，故人身之病，多生于郁。”喜、怒、忧、思、悲、恐、惊等情志的变化，是人体对外界刺激或内源性刺激的正常反应，如刺激过于强烈，或过于持久，超过人体生理所能调节的范围，就会造成气机逆乱，升降失常。正如《素问.举痛论》所说：“百病生于气也，怒则气上，喜则气缓，悲则气消，恐则气下，惊则气乱，思则气结。”情志的变化可直接损伤脏腑，导致脏腑的功能异常，脏腑气血的功能活动与气机的升降出入关系密切。《素问六微旨大论》云：“出入废则神机化灭，升降息则气立孤危。故非出入，则无以生长壮老已；非升降，则无以生长化收藏。是以升降出入，无器不有。”脏腑的功能活动全赖气机的协调，情志活动是脏腑功能活动的外在表现，与气机的关系尤为紧密。情志内生，伤及脏腑则气机逆乱，气血失调，导致疾病的发生。

人情绪的变化，以恼怒为首位，主要侵犯肝胆，造成气机逆乱。《灵枢•百病始生篇》指出：“若内伤于忧怒，则气上逆，气上逆则六输不通，温气不行，凝血蕴里不散，津液涩滞着而不去”。忧怒伤肝，肝主疏泄，调畅气机，在人体精神调摄，水谷运化，气血输布及水液代谢中均起着重要的作用。肝气郁结，侵犯内脏，可致肺肃降失职，痰湿内停，痰火内生；化火扰心，可致神明内乱；横逆犯脾胃，致脾胃升降失司；影响气血，可致气血阴阳乖违，甚至气郁化火，气滞血瘀。表现为郁、痰、瘀为主的病理变化。

七情所伤，与五脏相应，喜伤心，怒伤肝，忧思伤脾，悲伤肺，惊恐伤肾。由于脾居中属土，为五脏六腑之源，气机升降之枢纽。气机升降与脾胃密切相关，忧思伤脾，可致脾失健运，胃失和降，大肠传导失司。其他情志的变化亦可损伤脾胃，如恼怒伤肝，肝失疏泄，横犯脾胃，可致脾胃升降失常。惊恐伤肾，“恐则气下”，肾气不固，影响脾胃，脾气不升反降，胃气不降反升，造成气机失调。各种情绪的变化皆可损伤脾胃，导致脾胃的升降失调。

路老认为情志因素与脾、胃、心、肝关系尤为密切，心调控人的情志，肝舒畅人的情志，脾胃调衡人的情志。情志病变主要损伤肝、脾、心，病机变化主要是气机紊乱，表现为肝气逆乱和脾胃升降失常。主要经历气机郁结、痰湿内生、气滞血瘀、化火伤阴这一过程，体现为本虚标实之证。

3　情志与脾胃病的互化互生

情志因素在脾胃发病中起重要的作用。叶天士《临证指南医案》云：“肝为起病之源，胃为传病之所”。李东垣《脾胃论》中指出：“饮食失节，寒温不适，脾胃乃伤，此因喜怒、忧恐，损耗元气，资助心火，火与元气不两立，火胜则乘其土位，此所以病也。”说明情志变化容易损伤脾胃，脾胃是受情志因素影响较大的脏器。脾在志为思。思虑过度，所思不遂即可劳神伤脾，影响脾气功能的发挥，导致脾胃气滞和气结，《素问.举痛论》：“思则心有所存，神有所归，正气留而不行，故气结矣。”思则气结于中，造成脾的运化无力，胃的受纳腐熟失职，便会出现纳呆、脘胀等症；思虑过度，气机郁结阻滞，致脾失升清之职，水谷精微失于运化，气血生化无源，可出现情志异常和脾失健运两方面的症状。如精神萎靡不振，心情抑郁，倦怠懒言，面色萎黄，心悸，失眠，食欲不振，腹胀便溏等。

五志的活动，七情的变化，皆与脾胃相关。脾胃虚弱，气血亏乏则不能滋养神明。脾虚则意无所存，思无所主，则不能主持人的情感活动。如心脾不足，肾精亏虚，脑失所养可引起注意力不集中，思维不敏捷及智力下降，还可出现心悸失眠，神情恍惚，健忘等症。痰湿体质，或饮食不节，恣食肥甘厚味，使脾胃失于健运，痰浊停滞中焦，脾胃不能升清降浊，痰浊蒙闭清阳，可出现头昏，心烦不寐，癫痫、痴呆等。痰在情志致病中有重要的作用，而“脾为生痰之源”，脾不能运化水湿，水湿停聚而生痰浊。诸多情志异常的病证，如癫、狂、神昏、痴呆、健忘、嗜睡等，均与脾虚痰湿内盛有关。若饱食太过，宿食停滞，复受热邪，阳明热盛，神明扰乱，可致神昏谵语，情志错乱，高热便秘等。说明脾胃的病变，可引起情志和神明的变化。

肝主疏泄，调畅情志，推动血和津液的运行。若肝疏泄功能减退，则肝气郁结，心情易于抑郁；若肝的疏泄太过，阳气升发，则心情易于急躁，这是肝的疏泄功能对情志的影响。反过来在不良情志的刺激下，如暴怒伤肝，则会影响肝的疏泄功能，肝病最先传之于脾。若郁怒伤肝，肝失疏泄，可导致脾失健运，气机升降失常，出现肝脾不和的临床表现，如情绪抑郁，或急躁易怒，胸胁胀满，腹胀腹痛，不欲饮食，泄泻便溏等。

情志病从脾胃论治

基于上述脾胃与情志在生理、病理上的密切联系，路老非常重视调理脾胃治疗情志病。《金匮要略》：“妇人脏躁，喜悲伤欲哭，象如神灵所作，数欠伸，甘麦大枣汤主之。”指五脏阴气不足所致的情志病证，应以甘麦大枣汤，补脾益气、润燥养心。张仲景的甘麦大枣汤开从脾胃论治情志病之先河。后世严用和在《济生方》中创制了归脾汤治疗思虑过度，劳伤心脾之证。指出：“脾主意与思，心亦主思，思虑过度，意舍不精，神宫不职，使人健忘，治之之法，当理脾使神志清宁，思则得之矣。”归脾汤益气健脾，补血安神，用之则意静神清，惊悸健忘可除。路老认为，五脏功能失调的恢复，全赖脾胃运化功能的正常，调理脾胃则是促使情志病恢复的重要治法。另一方面情志病很容易影响脾胃的功能而使病情恶化，故调脾胃治疗情志病，具有调节、稳定情绪，防止病情进一步演变的作用。

路老认为五脏气机失调是情志病发病的关键，五脏之中以肝、脾、心为主，治疗与情志相关的疾病，也往往从肝、脾、心入手。临床治疗情志病常用以下方法：

1　疏肝和胃法治疗恼怒伤胃

肝主疏泄，喜条达而恶抑郁，若情志不舒，则肝气郁结不得疏泄，横逆犯胃致胃失和降，表现为平素急躁易怒，因情志不和而诱发胃脘胀闷攻撑作痛，连及两胁胀满，嗳气，吞酸，大便不畅，苔多薄白，脉沉弦而作痛。因气机不利，肝胃气逆，气滞肠道传导失常所致。具有明确的情志不遂，精神刺激的病史。叶天士《临证指南医案》指出：“肝为起病之源，胃为传病之所。”

情志病变多影响肝，肝病多传于胃。在治疗上叶天士进一步指出“肝用宜疏，胃脘宜通，为定例矣。”路老治以疏肝理气和胃为法。疏肝理气常用药物为郁金、绿萼梅、柴胡、芍药、醋香附、素馨花、醋元胡、川楝子、八月札、佛手等；肝郁化火则用桑叶、茵陈、青蒿、丹皮、羚羊角等；和胃降逆多用旋复花、沉香、姜半夏、代赭石、木香、厚朴花、生姜、陈皮、莱菔子等；并配以白芍、乌梅、木瓜柔肝；阿胶、生地、麦冬、枸杞子、沙参等滋肝。

2 疏肝健脾法治疗思虑伤脾

脾主思，思虑过度则伤脾，“思则气结”，可致脾胃运化功能呆滞，日久导致脾虚无力，气血生化无源，肝体失养，疏泄失常，气机不畅，肝气郁结。临床表现为肝郁脾虚之证。可见性情忧郁，神疲食少，倦怠懒言，胁肋胀痛，头痛目眩，大便溏泄，舌淡有齿痕，苔薄白，脉弦细等。治宜疏肝解郁以调情志，健脾助运以滋化源。药用香附、娑罗子、郁金、八月札、佛手、白芍、当归、白术、茯苓、生薏仁、太子参等；肝郁日久化热者宜加丹皮，栀子，黄芩，茵陈，青蒿，泽泻，龙胆草等清肝泻火。

3 健脾养血法治疗忧思伤心脾

忧愁思虑，暗耗心血，损伤脾胃，脾胃虚弱，运化失职，气血生化无源，导致心脾两虚。症见面色萎黄，食欲不振，腹胀便溏，心悸怔忡，失眠多梦，眩晕健忘，神疲乏力，或胃痛隐隐，喜温喜按，舌淡苔薄，脉细弱。治以健脾益气，补血养心。药用人参、黄芪、白术、炙甘草、生姜、大枣、当归、茯神、酸枣仁、龙眼肉、远志、木香、半夏、陈皮、茯苓、厚朴、白芍、阿胶、熟地等。

4 健脾化痰法治疗抑郁伤肝脾

由于情志抑郁，肝气郁结，气机阻滞，肝气犯脾，致脾失健运，水湿停聚而生痰，“脾为生痰之源”，痰作为一种病理产物，所处可到，痰气交结于咽喉，咽部如异物阻塞，状如梅核或炙脔，吞之不下，吐之不出，随情绪变化而加重，伴有精神抑郁、胸胁胀满、纳呆便溏、泛酸嗳气、月经不调，舌质暗滞，脉弦等症。称为“梅核气”。其主要特点是，病起于情志不遂，症状的轻重与情绪变化有关，属于无形之痰气交结，非器质性病变。

5 从情志论治脾胃病

人的情志与内脏有密切的关系，情志失调可作为病因，直接影响脏腑的生理功能。刘河间云：“五藏之志者，怒、喜、悲、思、恐也，若志过度则劳，劳则伤本藏，凡五志所伤皆热也。”说明情志太过则为劳，劳则伤本脏，波及它脏，形成疾病。如脾在志为思，思虑太过则为劳，就会影响脾胃的受纳、运化、升清降浊的功能，导致脾胃气血的不足。过度愤怒则伤肝，影响肝的疏泄功能，肝气横逆可犯脾胃，形成肝胃气滞、肝脾不和、脾虚气滞等病理表现。路老认为脾胃病变，除与饮食、季节有关外，情志所伤最为突出。多数胃肠疾病均与情志的变化密切相关，如常见的浅表性胃炎及萎缩性胃炎，临床多伴见急躁易怒，烦躁失眠多梦等情志症状。其发病多因情绪的变化而引发。情绪与病变形成因果关系。路老治疗因情志的变化引发的腹胀、纳呆、呃逆、便秘、泄泻等脾胃病证时，多审因论治，从调情志入手。

腹胀，即腹部胀大或胀满不适，分为气滞腹胀和食滞腹胀两种类型。气滞腹胀多因精神紧张，压抑，发怒，思虑过度等情志不舒，气机不畅所致。表现为腹胀作痛，得矢气则胀减，脘腹胀满连及胸胁，生气或发怒后腹胀更甚，时叹息，或嗳气则舒。治疗腹胀，路老采取疏肝理气、和胃降逆的方法，药用厚朴花、娑罗子、醋香附、佛手、炒枳壳、旋复花、姜半夏、刀豆、八月札、玫瑰花、绿萼梅、九香虫等。并嘱患者保持愉快的心情，多吃蔬菜水果，忌吃粘腻食物。

纳呆，即食欲不振，不思饮食或食量很少。情志对饮食的影响很大，紧张焦虑、忧思恼怒，精神抑郁等不良情绪致肝气郁结，横逆犯脾胃，致中焦气机不畅，影响脾之运化，胃之和降，则可出现不思饮食、食滞难消、食少不饥等症。治疗纳呆，路老常以疏肝理气、健脾和胃消食法。药用鸡内金、炒莱菔子、炒谷芽、炒麦芽、炒神曲、鸡矢藤、人参、白术、白扁豆、山药、元胡、五灵脂、砂仁、白蔻仁、香附、佛手等。使肝气舒展，脾胃健运，受纳正常。并从精神方面加以开导，解除思想负担，使之心情舒畅，则食欲顿开。

便秘与精神因素密切相关，情志不舒、忧愁思虑、久坐少动、久病卧床等可引起气机郁滞，影响大肠的传导功能，使腑气不通，从而导致便秘。明.秦景明《症因脉治》指出：“怒则气上，思则气结，忧愁思虑，诸气怫郁，则气壅大肠，而大便乃结。”因气机失调所致便秘称为气秘，症状可见大便不通，欲便不能，嗳气频作，或腹中胀痛，纳食减少，急躁，两胁胀满等。治以疏肝健脾，理气通便。药用生苡仁、焦三仙、素馨花、娑罗子、当归、八月扎、姜半夏、木香、制酥皂角子、槟榔、炒枳实、大黄、厚朴等。并避免过度的情志刺激，保持心情舒畅，养成良好的排便习惯。

泄泻是指排便增多、粪质稀薄或完谷不化，甚至泻出如水样为临床特征的一种脾胃病证。情志失调，恼怒伤肝，肝气不舒，横逆犯脾，脾失健运，升降失调；或忧郁思虑，脾气不运，土虚木乘，升降失调，清浊不分，而成泄泻。《景岳全书》云：“凡遇怒气便作泄泻者，必先以怒时夹食，致伤脾胃，故但有所犯，即随触而发，此肝脾二脏之病也。盖以肝木克土，脾气受伤而然。”泄泻可因抑郁恼怒或情绪紧张而诱发，伴有胸胁胀闷，嗳气食少等。路老治疗常以抑肝扶脾，理气止泻为法。药用炒白术、白芍、防风、仙鹤草、陈皮、藿梗、苏梗、茯苓、制香附、绿萼梅、炒三仙、山药、扁豆、赤小豆等，疏肝解郁以缓中焦气滞，益气健脾恢复升清之机，醒脾和胃以增降浊之力。并避免刺激，心态平和，饮食有节以防发作。

忧愁思虑、恼怒抑郁、七情内伤，伤及脾胃，可造成脾胃气机的郁滞。脾胃气滞，可出现多种病机趋向，一是脾胃运化功能失常，形成痰湿内停、饮食停滞，瘀血内阻等病理产物，影响心、肺、肝之功能；二是日久伤脾气，引起脾气虚、气虚下陷，脾阳虚水肿之类的病机变化；三是土壅木郁，影响肝气的条达，形成肝脾失调的病机变化；四是气机郁结，“五志化火”，或水湿不化，湿蕴化热，湿热内盛；五是脾气虚，气血不足，肌肉、四肢失于充养；六是脾气虚弱，九窍失养，发生头、眼、耳、口鼻、二便的病变；七是脾气虚的病机进一步发展引起心脾两虚，脾肺气虚，肝郁脾虚，脾肾气虚等病机变化。情志伤脾胃，气机失调，可引起全身的病理变化，形成疑难危重病证。路老认为，情志可直接影响脾胃的功能，造成脾胃气机紊乱，出现以脾胃为中心多方面的病证。在临证中，凡脾胃病变均要考虑情志的因素，多从情志论治。

6 结语

路老认为，后天之精是化生五志的物质基础。思为脾之志，但与肝、心、肺、肾四脏相关联。思表现出来的多方面、多层次的特征，具有调节与稳定其它情志的作用。情志活动是脏腑功能活动的外在表现，情志病变主要损伤肝、脾、心，病机变化主要是气机紊乱，表现为肝气逆乱和脾胃升降失常。主要经历气机郁结、痰湿内生、气滞血瘀、化火伤阴这一过程，体现为本虚标实之证。治疗与情志相关的疾病，也往往从肝、脾、心入手。如治疗恼怒伤胃使用疏肝和胃法；治疗思虑伤脾使用疏肝健脾法；治疗忧思伤心脾使用健脾宁心法。情志与脾胃病变具有因果关系，情志的变化可影响脾胃的功能活动，脾胃功能的异常亦可引发情志的变化，故治疗情志病变当调理脾胃，脾胃病变亦可从情志入手治疗。

从“病络”论治白塞氏病
——房定亚教授临证经验

张　颖　房定亚

（中国中医科学院西苑医院　北京 100700)

摘要　白塞氏病（Behcet Disease，BD）是一种以血管炎为病理基础的慢性多系统自身免疫性疾病，导师房定亚教授从长期的临证实践中阐发古蕴，融会新知，提出：“免疫异常”是其基本病机，“血管炎”是其主要病理变化，治疗上针对“血管炎”，按络病论治，清热解毒、活血通络，选用具有调节免疫、抗炎症介质、改善微循环作用的方、药治疗，临证每每获效。本文就房定亚教授对 BD 辨病辨证经验和施治方药谈谈学习认识。

主题词　白塞氏病；络病；调节免疫；改善微循环

白塞氏病是一种以血管炎为病理基础的慢性多系统自身免疫性疾病，主要表现为“口腔溃疡、生殖器溃疡、眼色素层炎”，据此临床症状，多数医家都将其归于中医学之“狐惑”病，病机为“湿热邪毒内蕴”，多从“清热解毒”角度治疗。导师房定亚教授从长期的临证实践中阐发古蕴，融会新知，提出：“免疫异常”是其基本病机，“血管炎”是其主要病理变化，故治疗上可针对“血管炎”，按络病论治，清热解毒、活血通络，选用具有调节免疫、抗炎症介质、改善微循环作用的方、药治疗，临证每每获效。下面就病机和施治方药谈谈学习认识。

1 BD 病理变化与发病机制

对于本病的认识，中医学没有相应的病名，据临床症状，归于中医学“狐惑病”之范畴。医圣张仲景在《金匮要略》中云：“狐惑之为病，状如伤寒，默默欲眠，目不得闭，卧起不安，蚀于喉为惑，蚀于阴为狐，不欲饮食，恶闻食臭，其面目乍赤、乍黑、乍白。蚀于上部则声喝，甘草泻心汤主之”，“蚀于下部则咽干，苦参汤洗之”，“蚀于肛者，雄黄熏之”。病机为“湿热邪毒内蕴”，治疗上内服甘草泻心汤清热除湿；外用苦参汤和雄黄以清热除湿、解毒杀虫。后世医家亦多宗仲景清热除湿解毒之法。但《金匮要略》中所记载的狐惑病临床症状以目赤、咽喉及前后二阴的腐蚀症状为特征，没有明显的“络脉瘀阻”见症，而在临床上，白塞氏病作为一慢性顽固性痼疾，久病不愈，“病久入络”，常可见到皮肤红斑、皮下结节、肢体疼痛、麻木或感觉障碍、动静脉血栓形成、静脉曲张、消化道出血、咯血等“瘀血阻络”征象。

BD 不仅在临床症状上有“络脉瘀阻”的特点，在西医病理学改变上更是如此。一方面，现代医学证实白塞氏病的基本病理改变是“血管炎”，病变局部血管通透性增加，血管内皮细胞损害，炎症细胞聚集，释放过多的缩血管物质（如内皮素、PGE2 等）和多种炎症介质，促发血栓形成，微循环障碍，即中医所讲的“瘀血阻滞”。另一方面，白塞氏病作为一种系统性血管炎症，不仅累及口、眼、生殖器，还常沿血管循行累及皮肤、粘膜、关节、心血管、消化道、神经系统、肺、肾等多系统、多器官，这一临床分布特点与中医络脉分布颇为一致。清·喻嘉言《医门法律·络脉论》：“十二经生十二络，十二络生一百八十系络，系络分支为一百八十缠络，缠络分支连系三万四千孙络，孙络之间有缠绊。”明确指出从经脉分出的络脉为别络，又逐级细化分层为系络、缠络、孙络等网络层次，遍布全身，这一认识与西医对血管逐级细化分支的认识基本相似，如从大血管中分出的中、小血管，又逐级细化为微血管直至微循环的各级微细动静脉，维持着人体正常的血液循环。中医理论认为，络是气血津液输布的枢纽和通路，络病是与血和血管有关的病症。系统性血管炎是 BD 的基本病理改变，病变局部微循环障碍、血行缓慢、血栓栓塞的特点与中医“络脉瘀阻”特点相似，故白塞氏病可理解为络病学的一部分。因此，房老明确提出 BD 的治疗不能囿于传统中医“清热除湿解毒”的思路，更应针对疾病的基本矛盾“血管炎”，从抑制血管炎症、改善微循环的角度出发“治络”。

从发病机制来讲，西医认为 BD 的血管炎病变是由自身免疫异常导致的，病变局部中性粒细胞、淋巴细胞、单核细胞等炎症细胞浸润，释放多种炎症介质和趋化因子（如 TNF-α、IL-8、IL-6、IL-10、IL-12、sIL-2R、IFN-γ、C-反应蛋白等），亦可见免疫复合物及多种自身抗体沉积（如抗内皮细胞抗体、抗口腔粘膜细胞抗体、抗角蛋白抗体、抗中性粒细胞胞浆抗体、抗心磷脂抗体等），血管通透性增加，出现水肿、渗出，血液循环瘀滞、微血栓形成。以上因自身免疫性血管炎所导致的各种病理产物从中医角度讲，可理解为“毒邪”，“毒”是对机体生理功能有不良影响的物质，包括外来之毒和内生之毒，外来之毒如细菌、病毒、各种污染等，内生之毒是指机体在新陈代谢中产生的废物及疾病发生发展过程中的各种病理产物，包括炎症过程中产生的各种炎症介质、细胞因子、自身抗体、免疫复合物等。中医学认为“毒”系脏腑功能和气血运行失常，体内的生理或病理产物不能及时排出，蕴积体内过多，以致邪气亢盛，败坏形体而转化为毒。“毒”邪浸淫人体影响气血运行，络脉瘀滞，诸病蜂起，正所谓“无邪不有毒，热从毒化，变从毒起，瘀从毒结”也。尤其是 BD 等慢性迁延性疾病，病情反复难愈，“病久入络”，与毒邪的深伏于络不无密切的关系，且热毒、湿毒、瘀毒、痰毒又常交错为患，使得病情复杂多变。《诸病源候论·伤寒病诸候下·伤狐惑候》论述狐惑的病因时云：“皆湿毒气所为也”。湿热之邪内蕴成毒，或上熏口眼诸窍，则见口舌生疮，溃烂不愈，两眼红赤；或流注关节经络，则关节肿痛、皮下红斑或结节；或下注二阴，则见生殖器、尿道口、肛周等处糜烂。房老认为，既然这些湿热毒邪是由免疫异常导致的，那么清除湿热毒瘀就应从调节免疫入手，选用兼具调节免疫功能的清热除湿、解毒通络之品将较单纯清热除湿、解毒通络更为有效。

2 房定亚教授遣方用药特点

BD 是一种系统性血管炎性疾病，由于“脉、络”与中小血管包括微血管特别是微循环的同一性，络脉病变与微循环障碍的一致性，为“改善微循环障碍”、“通络”等治疗提供了理论基础。房定亚教授从“免疫性血管炎，炎细胞浸润、炎症因子释放，局部水肿、渗出”等病理变化出发，结合“口腔溃疡、生殖器溃疡、眼色素层炎、结节性红斑、皮肤溃疡（尤其是阴囊）、脓毒症（针刺反应：用针刺皮肤后产生脓疱），关节肿痛，血栓性静脉炎或血栓形成，出血”等临床特点，认为 BD 与络病相当，“病络”为 BD 血管炎病变的主要渠道和枢纽，病位在“络脉”，为“络脉瘀阻证”，“免疫异常导致的热毒伤络”是其病机关键。因而治疗的焦点亦不离“病络”，立法“清热解毒，活血通络”。鉴于络脉中的湿热毒瘀等病理产物是免疫异常所致，故要从调节免疫的角度来清热解毒通络。“病络”包括毒、热、瘀、湿、络脉损伤；其中“热毒入络”是络病久发难愈的根本原因。“活血通络”与“清除毒邪”互为因果，“改善微循环、活血通络”有助于局部水肿、渗出的消散，有助于多种炎症因子的吸收，而清除毒邪又有助于血液循环的正常运行。总之，房老治疗 BD 的核心是“调节免疫、改善微循环”，常选用具有调节免疫、抗炎症介质、改善微循环作用的方、药以获“清热解毒，活血通络”之功效。

3 病案举例

林某，女，60 岁，主因“反复发作口腔溃疡 25 年”于 2009-3-30 就诊，来时症见：口腔溃疡月月均有发作，现口腔、口唇均有溃疡，锐痛，外阴溃疡且搔痒，眼胀痛，自觉视物不清，但眼无溃烂，头痛头晕，胃痛频作，皮肤有脓性丘疹，大便干，舌红苔黄，脉弦细。问其病史，发病 25 年，确诊为白塞氏综合征，用激素、环磷酰胺、反应停，一度症状缓解，停药二周后症状又发，遂经人介绍到房师门诊求治。因诊断明确，房师即用专方“甘草解毒汤”加减：

生甘草 8g	炙甘草 8g	当归 20g	赤小豆 30g
银花 30g	玄参 20g	黄芩 10g	黄连 9g
干姜 6g	清半夏 10g	白花蛇舌草 20g	车前草 20g
防风 12g	儿茶 3g		

用药 7 剂后口腔溃疡即明显减轻，疼痛消失，外阴溃疡及搔痒感减轻，眼胀痛和头痛头晕感缓解，视力转佳，脓性丘疹消失，大便不干，舌淡、有瘀斑，苔黄，脉细。上方生炙甘草改为各 6g，去干姜，加苦参 12g，生石膏 30g，再服 14 剂，溃疡面基本愈合，仅局部微红，不痛，余无不适症状。随访 6 个月未再复发。

4 体会

《素问·阴阳应象大论》云：“治病必求于本”，《素问·标本病传论》云：“知标本者万事万当，不知标本，是谓妄行”。房老认为，白塞氏病起因多端，病机复杂，涉及多系统、多脏器，然探求其本，从西医角度讲，则在“免疫性血管炎”，以中医理论分析，则是“毒热伤络”，成为不同部位溃疡或结节，于是从“调节免疫、改善微循环”角度出发，结合现代中药药理研究成果，验之于临床，经过不断的实践与总结，提练出一系列有明确“调节免疫、改善微循环”疗效的中药，创“甘草解毒汤”以“清热解毒、活血通络”。该方由生甘草、炙甘草，当归，赤小豆，银花，玄参，儿茶，白花蛇舌草，虎杖，生黄芪等组成。

房老认为：生甘草，一可解毒；二者甘草本身含类固醇激素，有良好的调节免疫、抑制炎症作用；三者，可改善微循环，临床中房老亦常用大量生甘草捣烂油调外用治疗糖尿病坏疽。故本方重用甘草。现代研究也表明甘草提取物 Lx50 具有肾上腺皮质激素样作用，可抑制抗体产生；甘草甜素抑制外周血单核细胞产生炎症介质 IL-6 和 TNF-α。

方中“四妙勇安汤合赤小豆当归散”能散血府毒热，治疗血管炎，且药理研究表明：四妙勇安汤有改善周围循环、降低毛细血管通透性、消炎、调节免疫的作用；能明显降低炎性组织中 PGE2 的含量。金银花提取物能明显抑制 T 细胞活化和增殖，明显降低 TNF-α 和 NF-κB p65 的表达。玄参所含的环烯醚萜类能促进体液免疫和巨噬细胞功能，这有助于其抗感染，可能是其“解毒、消痈肿”的药理基础之一；其化学成分苯丙素苷类则有较强的抗炎作用。赤小豆可活血解毒，赤小豆当归散治“目赤如鸠眼”，且赤小豆煮粥常服，可预防白塞氏病红眼病发作；红眼者多是结膜炎、虹膜炎、葡萄膜炎病变，其病理多为变应性血管炎，既然赤小豆对其有防治作用，与此同理，房老常用赤小豆治疗血管炎有效。当归降低血管通透性，促进抗原及免疫复合物的清除，对各种致炎剂引起的急慢性炎症均有显著的抑制作用。

现在认为，某些致病微生物抗原及热休克蛋白等因素在具有 HLA-B51 基因以及其它特定遗传素质的人群中触发了机体免疫功能紊乱、中性粒细胞功能亢进，进而导致血管内皮细胞损伤、血管炎，造成 BD 广泛而复杂的临床表现。白花蛇舌草促进中性粒细胞和单核吞噬细胞的功能，抗病毒或细菌感染，这为其“清热解毒”、抗免疫性炎症性损伤提供了免疫药理基础。虎杖有效组分“白藜芦醇甙”明显抑制人中性粒白细胞早期的呼吸暴发，抑制中性粒细胞释放溶菌酶和过氧化氢，抑制中性粒细胞的趋化和聚集，从而减轻炎症损伤。黄芪对机体免疫有双向调节作用，是促进还是抑制取决于用药物剂量和机体的免疫状态。房老认为，生黄芪调节免疫，对体虚、病程长的自身免疫病有效，“生黄芪、白花蛇舌草、虎杖”三者合用，可补气托毒以调节免疫。

房老认为，儿茶可去积滞，用治肠胃消化不好伴口腔溃疡，但有毒，一般用量为 3g。临床中许多 BD 患者表现为“肠胃积热”，症见大便粘滞或干燥、脘腹胀满、舌红苔黄腻，脉滑数等，且肠胃生热者易患口疮，故亦可仿甘草泻心汤之意，加用黄芩、黄连等清肠胃积热之品。对于唇干裂、口腔溃烂者常加车前草、防风、石膏、黄芩、黄连等清胃火。

对白塞氏病溃疡较重，口腔溃疡或外阴溃疡经久不愈，甚或出现肠道溃疡，局部形成包块，腹痛明显者，房老常用山慈菇清热解毒，调节免疫，或山慈菇、丹参合伍用。房老认为，山慈菇中含大量秋水仙碱，能抑制中性粒细胞趋化作用，也有一定的免疫调节作用，而研究表明：中性粒细胞功能亢进是 BD 炎症处最显著的特征：①不仅体外观察中性粒细胞对各种趋化因子敏感，而且在患者血清中发现有趋化激活因子存在；②中性粒细胞游走及粘附能力增强；③吞噬功能增强，各种介质产生增多。丹参酮能抑制白细胞趋化，有抗炎、抗过敏作用。丹参注射液和秋水仙碱合用能使大部分 BD 患者血抗淋巴细胞抗体转阴，淋巴细胞数量及形态恢复正常，从而纠正BD患者免疫功能失调。

综上所述，甘草解毒汤虽药味不多，但既符合中医药理又符合西医药理，从中医角度讲可“清热解毒、活血通络”，从西医角度讲可“调节免疫、抑制炎症、改善微循环”，故每用每效，虽痊愈者少，但获效者居多。房老认为，任何学科的发展都是与时俱进的，中医要发展，就不能总是在传统的“阴阳五行、脏腑经络、寒热虚实、津液气血”中循环往复，而是要充分利用现代科技手段，结合西医对疾病病因病机、病理变化和现代中药药理研究成果，全面的认识疾病、准确的治疗疾病。真正的中西医结合并不是中西医两种疗法的简单叠加，而是将现代病因、病机、病理、药理等的研究成果用于临床实践，结合传统中医对疾病和中药的认识，在不断的实践中加以完善、提炼和总结，这样不仅有助于提高疑难疾病的治疗水平，更有助于丰富和完善中医理论，争取探索理论与临床实践中的中西医结合模式。

参考文献（略）

房定亚治疗痛风性关节炎经验

曹玉璋

（中国中医科学院西苑医院　北京 100091）

摘要　痛风性关节炎是严重危害人们的健康与生活的常见病. 房定亚对痛风性关节炎的治疗，采用以专方为主，辨证加减用药的方法，临床上取得了较好的疗效。其对本病的病因病机认识，强调脾肾虚弱为本，脾失健运则升清降浊无权，肾失气化则分清泌浊失司，人体水液不能正常运化，从而痰浊热毒内生，阻于骨骼、经络、关节，致血行不畅，血滞为瘀，痰瘀互阻而成本病。痛风的病因———高尿酸血症乃湿浊之毒，高尿酸实属痰、瘀、浊、毒等病理产物，而其病理在于脏腑运化功能受损使湿浊等代谢产物堆积，故利湿泄浊为重要治疗手段之一。主张急性期治疗，以祛邪为主，重在清热解毒，利湿泄浊，化瘀通络；缓解期治疗，在急性期清热除湿用药的基础上配用补益肺脾肾之品，从而改善体质，打破代谢紊乱的恶性循环状态；并吸取现代中药药理研究成果作为用药参考依据。

关键词　痛风性关节炎；名老中医；临床经验；辨病论治

痛风是嘌呤代谢紊乱及(或)尿酸排泄减少致血尿酸升高而引起的一组临床综合征。大多数痛风患者的最初临床表现是反复发作的急性痛风性关节炎。急性痛风性关节炎是尿酸盐在关节滑膜或软骨及其周围组织沉积，导致滑膜及关节周围组织的炎症反应，具有骤然发作和剧烈疼痛的特点。多数患者的关节炎表现为发作与缓解交替，病程长者发作期长而缓解期短，甚则迁延不愈，严重影响人们的生活质量。肥胖、糖尿病、动脉粥状硬化、冠心病、原发性高血压病常常与痛风伴发。随着人们生活水平的提高和饮食结构的改变，本病的发病率逐年提高，并有低龄化倾向，痛风及其并发症严重危害人们的健康与生活[1]。房定亚是中国中医科学院西苑医院主任医师、博士后导师，从事内科临床工作五十余年，在临床实践中形成了自己独特的诊疗方法，对多种疾病的治疗有较好良效，尤其是风湿性疾病方面。其对痛风性关节炎的治疗，采用以专方为主，辨证加减用药的方法，临床上取得了较好的疗效，兹将房定亚治疗痛风性关节炎的经验介绍如下：

1 对痛风病因病机的认识

中医“痛风”之名始于金元。朱丹溪在《格致余论·痛风》中指出“痛风者，四肢百节走痛，书中谓之白虎历节风证是也……大率因血受热，已自沸腾，其后或涉冷水，或立湿地，或扇风取凉，或卧地当风，寒凉外搏，热血得寒，污浊凝涩所以作痛，夜则痛甚，行于阴也。”还指出“肢节肿痛，脉涩数者，此是瘀血”、“寒湿邪痹阴分，久则化热攻痛”等等，其后医家皆宗其说。但现代医学之痛风不等同于元代朱丹溪创立的“痛风”概念，现代医学之痛风只有以关节炎为主要表现时，才能归属于中医“痛风”范畴，而中医之“痛风”则包括了现代医学之痛风性关节炎及其它以关节痛为主要表现的风湿病。痛风性关节炎是一种起病急骤的关节肿胀和剧痛的关节炎，受累关节及其周围软组织明显发红、发热和肿胀，剧烈难忍，属祖国医学“痹证”、“白虎历节风”“痛风”范畴。本病的形成多因先天禀赋不足，肾气亏损，气化功能下降，使湿浊排泄减少，加之平素嗜食膏粱厚味，使湿热内生，湿热之邪流注经络，舍于关节，郁化热毒，壅遏气血而成。房老对本病的病因病机认识，强调脾肾虚弱，加之平素嗜食膏粱厚味，或饮酒、劳欲过度，日久脏腑功能受损，特别是脾肾功能受损。脾失健运则升清降浊无权，肾失气化则分清泌浊失司，人体水液不能正常运化，从而痰浊热毒内生，阻于骨骼、经络、关节，致血行不畅，血滞为瘀，痰瘀互阻而成。现代医学认为，高尿酸血症是痛风的重要生化基础，痛风必伴有高尿酸血症。而从中医学的概念上讲，这种在体内积聚过多而产生对机体毒害作用的物质可称为“毒”。房老认为，痛风的病因———高尿酸血症乃湿浊之毒，高尿酸实属痰、瘀、浊、毒等病理产物，而其病理在于脏腑运化功能受损使湿浊等代谢产物堆积，故利湿泄浊为重要治疗手段之一。痛风以脾肾亏虚为本，以湿浊内盛为主要病机。脾失健运，脾胃升清降浊失司;或久病入肾，或年迈肾衰，肾气不化，分清泌浊无权，均致湿浊内生，久蕴不解，酿生尿酸浊毒，蕴久化热生痰，痰凝瘀滞经脉、骨节，此时，每因劳倦过度、或七情内伤，或酗酒食伤，或关节外伤，或复感风寒湿邪诱发本病。即本病以脾肾亏虚为本，湿热痰瘀浊毒瘀阻经脉、骨节为标，本虚标实。慢性期痛风则以脾肾亏虚为本，浊毒闭阻经脉、骨节为标，治疗上宜标本兼顾，以健脾补肾，利湿泄浊为治疗大法，辅以化痰、通络。但究其根本，脾失健运，清浊代谢失常为本，湿邪浊毒瘀阻经络为标。脾肾虚弱、浊毒内蕴、痰瘀互结贯穿了整个疾病的始终。

2 辨证分期治疗

1、急性期治疗：痛风急性发作期关节红肿热痛明显，屈伸不利，好发于下肢负重关节，尤以第一跖趾关节和趾间关节居多。常有舌红苔黄或黄腻，脉滑数。急性期痛风以湿热、痰瘀、浊毒闭阻经脉、流注关节为主，病急且重，根据“急则治其标”的原则，治疗上以祛邪为主，重在清热解毒，利湿泄浊，化瘀通络。常用处方：葛根30g、土茯苓30g、威灵仙20g、汉防己20g、苍术 12g、黄柏 10g、马齿苋 30g、生石膏 40g、知母 10g、桂枝 10g、生甘草 10g。葛根：《神农本草经》云："味甘，平。主治消渴，身大热，呕吐，诸痹，起阴气，解诸毒。"葛根辛甘，升发胃阳，胃阳鼓动，则湿热下行。诸痹皆起于气血不流畅，葛根辛甘和散，气血活，诸痹自愈也。对于由饮酒诱发的痛风，葛根有良好的作用，它既解酒毒，又能解肌退热；甘凉清热，又能鼓舞脾胃清阳之气上升。生石膏味甘、辛，性大寒，归肺、胃经，清热泻火、除烦止渴；知母味苦、甘，性寒，归肺、胃、肾经，功效清热泻火、滋阴润燥。《金匮》有桂枝芍药知母汤，治肢体疼痛，身体尫羸，脚肿如脱。痛风一症，发则见关节局部红肿赤，乃由脏腑内热蓄毒下注，局部气血壅盛，气机郁滞不通，故用生石膏知母配桂枝凉血解毒通络。黄柏味苦，性寒，归肾、膀胱经，功效清热燥湿、泻火除蒸、解毒疗疮；土茯苓味甘、淡，性平，归肝、胃经，功效解毒、除湿、利关节，治拘挛骨痛，恶疮痈肿，可去阳明湿热以利筋骨，利小便；山慈姑清热解毒、消痈散结；马齿苋凉血解毒消痈，生甘草补脾益气、清热解毒、调和诸药。

2、缓解期治疗：此期患者关节红肿热痛缓解，伴或不伴功能障碍或关节畸形。常有肢软乏力，纳差，腰膝酸软。舌淡或暗或有瘀点瘀斑，苔白腻或黄腻，脉滑。进入缓解期，病势趋于平缓，此时有充分时间对患者机体气化功能失调进行调理，标本同治。此阶段患者以脾虚湿盛、肾虚、痰瘀互阻为主，在急性期清热除湿用药的基础上配用补益肺脾肾之品，从而改善体质，打破代谢紊乱的恶性循环状态。常用方：葛根 30g、土茯苓 30g、滑石 10g、威灵仙 20g、汉防己 20g、苍术 12g、黄柏 10g、马齿苋 30g，川牛膝 15g、茯苓 20g，山慈菇 10g、百合 30g，萆薢 20g。石苇清肺热以滋化源，通膀胱而利水湿，善能通淋；黄柏苦寒，寒以清热，苦以燥湿，入肾经；萆薢利湿浊、祛风湿，凡阳明湿热流入下焦者，此能去浊分清；滑石利水通淋；茯苓功效利水渗湿、健脾宁心；汉防已祛风湿、止痛、利水；威灵仙祛风湿、通经络、止痹痛；苍术健脾燥湿；百合功效养阴润肺、清心安神；川牛膝逐瘀通经、通利关节、利尿通淋、引血下行；山慈菇清热解毒，消痈散结。常配用清宫寿桃丸补脾肾以治本。久病湿毒滞留血中，痰瘀互结，痹阻经络而致关节剧痛或关节畸形者，则合用血府逐瘀汤。

3　辨证辨病相结合

临床中房定亚教授提倡先辨病、后辨证、再论治的诊治原则，认为病是对疾病全过程的高度概括，是本质；证是病的不同阶段的表现，病是纲，证是目，并以此指导临床诊疗工作。主张专方专用，随证加减相结合，并吸取现代中药药理研究成果作为用药参考依据。现代医学认为本病形成系嘌呤代谢紊乱，致尿酸在体内堆积，从而造成痛风性组织学改变。高尿酸血症是痛风的重要生化基础，而降低血尿酸是痛风治疗的关键。现代研究认为：土茯苓、萆薢、晚蚕砂可降尿酸；生苡仁、泽泻、车前子、茯苓、地龙可增加尿酸的排泄；泽兰、桃仁、当归、地龙可抑制尿酸的合成；山慈菇、百合含秋水仙碱样物质；葛根素可改善微循环，并可解痉止痛；威灵仙有溶解尿酸、增加尿酸排泄、抗痛风作用；石膏有镇静、解痉、利尿作用；知母所含芒果甙有利尿作用；桂枝有利尿、抗炎、免疫抑制作用；土茯苓有解毒、利尿及镇痛作用[2]；萆薢有一定的抗炎镇痛作用，临床应用也证实其对风湿性关节炎、腰腿酸痛等有治疗作用[3]；黄柏、甘草有明显的抗炎作用[2]。这些均可在辨证基础上，根据情况选择应用。

参考文献

[1]蔡辉等. 新编风湿病学. 北京：人民军医出版社，2007 年第一版 P567-568

[2]李广勋. 中药药理毒理与临床. 天津：天津科技翻译出版社，1992.

[3]费洪荣等. 粉革薢降尿酸作用研究. 医药导报：2007 年 26（11）P1270-1271

李光荣教授从痰瘀治疗多囊卵巢综合征经验

郭永红

（中国中医科学院广安门医院　北京 100053）

摘要　本文从中医肾虚、痰瘀互结的理论出发，总结李光荣教授治疗多囊卵巢综合征的临床经验。

李光荣教授是中国中医科学院广安门医院的主任医师、博士生导师，享受政府特殊津贴，是全国第二、三届师承制名老中医之一。李光荣教授从事中医妇科临床 40 余年，积有丰富的临床经验，对多囊卵巢综合征有独到的见解，研制了治疗该病的系列方药，取得了良好的治疗效果。现将我多年随师侍诊所收集到的李师对多囊卵巢综合征的辨治经验，总结如下。

多囊卵巢综合征（PCOS）是一组复杂的症候群，现代医学认为病因为下丘脑、垂体、卵巢之间的性激素反馈调节机制失常，导致卵巢长期不能排卵及卵巢增大。患者常闭经、不孕、肥胖、多毛及子宫内膜过度增生，甚至发生恶变。西医治疗目前主要采用达英-35 抗雄激素后再用克罗米芬促排卵，治疗周期较长，易发生流产，易发生卵巢过度刺激综合征。而手术具有创伤性，易致盆腔粘连，且术后排卵功能持续时间不长，血清雄激素很快即恢复到原水平，临床应用受到限制。李师认为多囊卵巢综合征在祖国医学属闭经、不孕范畴。其主要病机为肾虚、痰湿膏脂壅阻、瘀血内滞、胞宫胞脉闭塞以至经闭不行或不能摄精成孕。

关键词　多囊卵巢综合征；李光荣教授；痰瘀

1　多囊卵巢综合征从痰瘀论治的中医理论基础

多囊卵巢综合征患者最常见的临床表现为肥胖、闭经、不孕、多毛。根据其临床表现，一般认为本病当属中医学“闭经”、“不孕”范畴。元•朱丹溪首倡痰湿不孕，《丹溪心法》云：“肥盛妇人，禀受甚厚，恣于饮食，经水不调，不能成胎，谓之躯脂满溢，闭塞子宫，宜行湿燥痰。”又云：“自气成积，自积成痰，痰挟瘀血，遂成窠囊。”明代《万氏妇人科》亦有与本病相似病症的描述：“惟彼肥硕者，膏脂充满，元室之户不开；挟痰者，痰涎壅滞，血海之波不流，故有过期而经始行，或数月经一行，及为浊、为带、为经闭、为无子之病。”清《傅青主女科》也有类似记载：“肥胖之妇，内肉必满，遮隔子宫，不能受精，此必然之势也。”由此可见，祖国医学对痰湿致病理论很早就有了一定的认识，并为痰湿致病中医病机的研究提供了理论的基础。

2　主要病机——痰瘀互结 相生为病

在妇科疾病中痰浊与瘀血并不是孤立存在的，往往多是相互转化，或是由痰致瘀，或由瘀致痰，多为痰瘀并病，故痰瘀同治。朱丹溪指出“经不行则必有淤”。李师认为本病肾虚、痰瘀互结是根本。痰浊是本病最基本的致病因素，能直接或间接的影响脏腑、经络、气血，引起疾病的发生发展。中医认为痰的形成与脾的传输，肾的气化功能失常有关。脾肾阳虚，肾虚不能温化水饮，脾虚不能运化水湿，导致水液停留，聚而成痰。肾气虚弱无力推动血行，冲任血行迟滞而成瘀。正如王清任云：“元气既虚，必不能达于血管，血管无气，必停留而瘀。”由此可见肾虚既可生痰又可生瘀，另一方面，痰湿又能阻滞气机，导致气血运行不畅，日久成瘀，进而痰湿瘀血互结成积成瘕。最后形成肾虚为本，痰湿血瘀互结为标，因虚致瘀，虚实夹杂的病理形态。

通过流行病学研究显示，情志失调对 PCOS 的发病和病情发展中起了重要的作用。学习、工作压力或家庭压抑，使 PCOS 患者大多具有不同程度的情志异常，表现为抑郁、紧张、烦躁、自卑等不良情绪。我们在临床实践中还发现，较多 PCOS 患者于青春月经初潮后即发病，其直系亲属中有月经不调，高血压、糖尿病等病史。现代遗传学研究也证实本病有高效的家族聚集性，说明该病的发生与禀赋不足有关。肾为先天之本，肾虚则禀赋不足。肝主情志，情志不畅则肝气郁结，气郁则血瘀。肝郁侮克脾土，脾不运化则脾虚痰湿，而见肾虚痰瘀互结症。因此李师治疗多囊卵巢综合征，十分重视情志因素对患者的影响患者，提出“情志失调、髓海失司”导致多囊卵巢综合征的理论。强调治病同时应注意患者的体质、饮食、情志等多方因素，强调身心同治。在诊病时李师通过自己的言行使患者放下沉重的思想包袱，树立乐观的人生观念，保持稳定的心理状态，积极配合治疗；且嘱患者注意饮食，勿食肥甘厚腻之品，坚持参加适量的体育运动，以促进气血的流动，增强体质，减轻体重。

3. 治疗以标本兼治、祛痰化瘀为主：多囊卵巢综合征多见于青春期或育龄期妇女。若先天肾气不足，肾主水液，肾脏功能失调，水液代谢失常，水湿内停，湿聚成痰，痰湿阻络，气血瘀阻，导致痰瘀互结，痰瘀停滞于皮肤、卵巢、子宫故而产生月经失调、闭经、肥胖、多毛等症。《金匮钩玄》中提到“躯肥脂满经闭者，导痰汤加芎、连不可服地黄，泥膈故也，如以生姜汁炒”。而“痰多占住血海地位”，经水不利者或二芎、归或南星、苍术、香附、川芎同用。万全对痰瘀互结，损伤冲任，闭塞胞宫以致月经后期，主张用六君子加归芎汤主之。《万氏妇人科》又云：“肥人经行腹痛，责之有痰，桃红四物汤加枳壳、苍术(桃仁、红花、当归、生地、白芍、川芎、枳壳、苍术)主之。”这些经典理论都充分体现了痰瘀同治。李师认为治痰要活血，血活则痰化。治疗上应标本兼治，祛湿化痰，活血通络以调经。临床以“苍附导痰汤”加减，使痰湿祛，血自行，胞脉充盈，经血通达而自下。该方出自《叶天士女科诊治秘方》，方药主要有：苍术、炒白术、香附、制南星、清半夏、枳壳、茯苓、紫河车、菟丝子、仙灵脾、巴戟天、丹参、当归、泽兰、益母草等药组成。方中以紫河车、肉苁蓉温肾阳 ，温精益髓 ；仙灵脾、巴戟天、菟丝子等滋肾补肾，调理冲任；白术为补气健脾之要药，使“脾健则湿无以停，痰无以生”；茯苓、苍术、清半夏、南星祛湿化痰，茯苓淡渗利湿，使湿得以温化，从小便而去，使“脾无留湿不生痰”；丹参、香附、泽兰、益母草活血祛瘀、理气调经，意在疏通血脉，流动气血，使气顺血和，经自通也。纵观全方，诸药共奏温肾健脾、化痰祛瘀、理气调经助孕之功。与此同时 ，李师在临床运用时注意辨证加减：若经闭日久，或见经少，舌紫暗，瘀阻较重时 ，酌加破血之品，如莪术、刘寄奴等；若卵巢明显增大，加山甲、生牡蛎、鸡内金等以软坚散结；若腰痛甚者，加杜仲、续断等；若兼见烦躁易怒、口苦咽干、大便秘结瘀而化热或痰郁化热之象者，加柴胡、丹皮、栀子等； 若溢乳，加炒麦芽； 多毛、痤疮加龙胆草、白芍等。

4.验案举隅：患者李某，女，33 岁。于 2008 年 9 月 18 日初诊。主诉：月经后期 16 年，原发不孕 5 年。患者 16 岁月经初潮，月经 2～6 个月一行，经期 5～7 天，经量中。自 2001 年开始月经量逐渐减少，曾多次用人工周期治疗，但停药后病情如故。近 6 个月闭经，精神抑郁，腰膝酸软，乏力怕冷，形体偏胖，舌质暗，边有瘀点，苔白略厚，脉沉细弦。妇科检查：未见异常。查女性激素六项：E2：148pmol/L 、T：1.01nmol/ L 、PRL：31. 12ng/ ml 、FSH：4.17mIU/ml ，L H：13. 13mIU/ ml 、P：0. 13ng/ ml 。B 超：右侧卵巢 43cm ×53cm ，左侧卵巢 45cm ×37cm ，双侧卵巢可见≥10 个大小不等的卵泡。诊断：多囊卵巢综合征。中医辨证为：脾肾阳虚、痰瘀互结。治宜温肾健脾、化痰祛瘀、软坚散结。方药：紫河车 20g、丹参 30g 、菟丝子 30g、仙灵脾 30g、苍白术各 15g、陈皮 12g、香附 12g、制南星 12g、巴戟天 30g、当归 10g、白芍 15g、泽兰 12g、益母草 20g、川牛膝 15g、生牡蛎 30g、刘寄奴 12g、炒麦芽 60g。服药 20 剂后月经来潮，量略少，6 天净。治疗期间仿月经周期加减用药，月经前半期酌加女贞子、鸡血藤、肉苁蓉等滋补肾精之品；月经后半期酌加仙茅、补骨脂、生杜仲等温肾填精之品；并指导排卵期房事，嘱其注意饮食、坚持体育锻炼，保持良好心态。经上述治疗 4 个月后月经正常，诸症改善，B 超示卵巢恢复正常大小，有优势卵泡形成。继用 2 个月经周期，于治疗 7 个月后停经，经查妊娠试验阳性，诊为宫内早孕。

参考文献（略）

戴希文用经方治疗慢性肾脏病的经验总结

霍保民　张南南　饶向荣

（中国中医科学院广安门医院；北京市房山区中医医院）

戴希文教授是我国老一辈肾脏病专家，中国中医科学院广安门医院肾内科创始人。笔者在戴希文教授身边侍诊之际，对部分医方作了系统整理，并从多个用度作了分析和探讨，其疗效肯定，值得推广和应用。

1　防己黄芪汤和当归芍药散在治疗肾病高血压中的妙用

戴老将防己黄芪汤和当归芍药散合用，形成自己的益肾降压方，在临床中主要治疗肾实质性高血压，表现为神疲乏力，水肿或轻或重，或自汗出，腰痛固定，面色晦暗，口唇青紫或腹痛，尿血，舌体胖大，舌质暗，边有齿痕或有瘀斑，脉细滑或细弦，辨证属气虚血瘀，水湿内停。方药组成为黄芪、防己、当归、川芎、赤白芍、白术、茯苓、泽泻、益母草、牛膝、车前子。

戴老认为肾实质性高血压以气虚血瘀，水湿内停为多见，其机制为脾肾之气匮乏，不能运化水湿，水湿内停，气虚运化无力，血脉停滞不行，加之水湿内停，导致气机升降失司，阳用不宣，阴霾四布，湿浊蕴逆，上而不下，导致肾性高血压所见的症状。故以防己黄芪汤合当归芍药散益气活血利水治疗。防己黄芪汤和当归芍药散均出自《金匮要略》，防己黄芪汤治“脉浮身重、汗出恶风，之内有水气，外感风邪”之风水证，以补卫固表祛水邪，实际上在临床上应用本方时不一定要有表证。其中生黄芪益卫固表，防己利水消肿，两者合用益气利水，相得益彰。当归芍药散原方治“妇人怀妊，腹中痛”，其病机为血虚兼有水气，方中当归、川芎、芍药有养血活血作用，茯苓、白术、泽泻利水渗湿，故可用于血瘀水气内停之证，与防己黄芪汤合用，共奏益气健脾活血利水之功，用于气虚血瘀水停之肾性高血压，方证合拍，谨守病机，故能中的。现代医学研究证明，肾实质性高血压容量机制占主要地位，治疗上通过限制水钠摄入，利尿及降压药物，必要时通过透析清除过多水液，可使血压下降。防己黄芪汤合当归芍药散，益气活血利水的治法，亦符合现代医学机制。

2　旋覆代赭汤在尿毒症期的妙用

戴老常用旋覆代赭汤合六君子汤治疗慢性肾衰竭尿毒症期。尿毒症患者脾肾衰败，湿浊弥漫见神疲乏力、形寒肢冷、面色晦滞或苍白无华、腰腿酸软、骨节酸楚、脘腹痞满、纳少、恶心呕吐、舌体胖大有齿痕，质淡暗，苔薄白或白腻甚厚如积粉，脉细滑或沉细者。组成为：人参、白术、茯苓、陈皮、砂仁、旋覆花、代赭石、半夏、藿香、紫苏梗、鹿角霜、淫羊藿、焦大黄。

终末期肾脏病，脾肾衰败，肾气将竭，“有胃气则生”，戴老认为此阶段重在保护胃气。六君子汤中的四君子为治疗脾胃虚弱之基本方，在其基础上加陈皮、半夏，兼有理气燥湿之功，可以健脾止呕。旋覆代赭汤出自《伤寒论》，主要用于“伤寒发汗、若吐、若下，解后，心下痞硬，噫气不除者”，主在降逆止呕，兼有和胃养脾安定中州之功。两方合用一补虚一降逆，标本兼治，减轻患者胃肠道症状。

3　小柴胡汤在治疗慢性肾衰竭和尿感中的妙用

慢性肾衰竭中后期可出现虚实并见，寒热错杂，尤其以浊邪弥漫最为突出，此时若一味攻伐恐伤正气，过于滋腻易助湿碍邪，过于温补会造成动风、动血，助湿化热，惟当以调畅气机，通利三焦为先。戴老认为小柴胡汤为治疗湿热的基础方，而于慢性肾衰竭患者，多有，枢机不利，三焦失通，湿热内郁蕴浊，而以“心烦喜呕，默默不欲饮食“为主要临床特征。服药后，可见“上焦得通，津液得下，胃气因和”。

对于慢性肾衰竭，证属气阴两虚，邪壅三焦者，临床多见面色萎黄，口干口苦，胸腹满闷，恶心呕吐，五心烦热，或有耳鸣，或有少腹拘急，小便频数，大便秘结，舌质黄腻或焦褐，脉细滑数。戴师常采用小柴胡汤合用生脉饮加减，药用西洋参（或太子参、北沙参）、麦冬、柴胡、黄芩、清半夏、金银花、连翘、牡丹皮、蒲公英、茯苓、车前草、焦大黄。腰膝酸软，尿灼热加知母、黄柏、生地黄、白头翁；恶心、呕吐明显加藿香、紫苏梗；心烦、下肢躁动不安加煅龙骨、煅牡蛎、栀子；夜尿增多，加淫羊藿、乌药。

治疗泌尿系感染证属邪郁少阳，水道不利，证见寒热往来，面红目赤，心烦，恶心呕吐，纳呆，尿频、数、热、痛，排泄不畅，腰痛，少腹拘急，苔黄腻，脉弦滑数。戴师常用小柴胡汤合用五味消毒饮加减，治疗药用太子参 15g、柴胡 10g、黄芩 15g、半夏 9g、丹皮 12g、生甘草 6g、金银花 15g、白头翁 30g、蒲公英 30g、马齿苋 30g、败酱草 30g。少腹胀满，拘急疼痛加白芍 15g、延胡 10g；腰痛明显加忍冬藤 15g、川断 10g。

病例介绍

王某某，男，71

2005 年 8 月 18 日初诊：

主诉：乏力 2 月余

2005 年 6 月底，患者出现乏力，膝软，纳差烧心，时有恶心，伴头晕，腰酸，无明显少尿，无浮肿，夜尿多，2-3 次/夜，小便不畅。于 2005 年 7 月 8 日就诊于某医院消化科，诊为“1.慢性肾衰竭；2.慢性浅表性胃炎 3.高血压病 III 期 陈旧性多发性腔隙性脑梗塞 4.双侧胸腔积液”，住院治疗 11 天（具体治疗不详），烧心恶心消失，其余症状减轻。现仍乏力就诊我处，刻下症状：乏力，腰酸膝软，双下肢水肿，时有头晕，夜尿多，2-3 次/夜，24 小时尿量 1000ml，小便不畅，纳眠差，大便干，每日需用开塞露 20ml 纳肛方能排便。目前服药：开同 4s tid，小苏打 1.0g bid。既往：今日测血压 150/80mmHg，尿常规+沉渣：PRO 25mg/dl，GLU 100mg/dl，ERY 50/ul，镜检 WBC 3-5/HP，RBC 0-1/HP；血常规：WBC 6.1×10^9/L，RBC 2.57×10^{12}/L，HGB 86g/L，PLT 344×10^9/L，N% 65.9%；生化一：GLU 8.8mmol/L(餐后)，Scr 399umol/L，BUN 12.6mmol/L，HCO_3 24mmol/L，K 3.6mmol/L，Na 141mmol/L，Cl 113mmol/L。心电图示：II 度 1 型房室传导阻滞。舌苔黄腻舌质淡暗，脉弦细滑律不齐。印象：1.高血压病 3 级（极高危）2.慢性肾衰竭 3.肾性贫血。辨证为脾肾气虚，浊瘀互阻，予防己黄芪汤合当归芍药散加减，组成如下：生黄芪 15g，汉防己 12g，太子参 20g，白术 12g，当归 12g，川芎 8g，赤白芍各 12g，代赭石 20g，鸡血藤 20g，茯苓 15g，泽泻 12g，生大黄 9g，藿苏梗各 12，车前草 30g。予 10 剂，水煎服，日一剂，日两次。

2005-9-29 复诊：仍有乏力，时恶心，口干口苦，水肿较前减轻，大便日一次，夜尿不多，舌苔黄厚，脉沉细。血压 130/85，查生化：Scr 339umol/L，BUN 16mmol/L，HCO3 21mmol/L。原方基础上进行加减：生黄芪 15g，太子参 15g，当归 15g，丹皮 15g，白芍 20g，茯苓 15，泽泻 15，车前草 30，益母草 12，生大黄另包 10，旋复花另包 10，代赭石打 20，鸡血藤 15，黄芩 15，法半夏 9g，蛇舌草 30，南北沙参各 12g，7 剂，水煎服。之后患者坚持汤药治疗 5 个月后，症状较前均有减轻，复查生化示：Scr 216 umol/L，BUN 15.4 mmol/L，大便日一次，头晕等症状较前减轻。因其既往有脑梗塞病史，予以阿司匹林肠溶片 100mg，Qd，但患者服用三天后即出现反酸，胃脘疼痛，自行停药。仍继续服用汤药治疗，无其他药物。2008 年 12 月 26 日复查 Scr 131umol/L。后改为中药隔日一剂。2009 年 3 月复查，Scr 125umol/L。

按语：控制高血压对于延缓慢性肾衰竭发展速度非常重要。戴老方用防己黄芪汤合当归芍药散，稍佐用大黄，车前草等通利之品治疗，此乃戴老临床一贯倡导的“气、血、水”同治的思想体现，盖因此类患者疾病过程中多有因虚致瘀、久病入络和水瘀互阻蕴浊的基本病机变化，上述两方加减变化后，共奏补气养血活血，利湿泻浊之法，标本兼治。该患者经治后患者血压基本达标，更为可贵的是肾功能损害得到大部分的逆转。

参考文献（略）

基于信息挖掘技术的孙桂芝教授诊治乳腺癌临床经验研究

吴 洁 孙桂芝

摘要 目的：利用孙桂芝教授临床诊疗信息数据库分析和挖掘研究其诊治乳腺癌临床思维模式、诊疗规律和用药经验。方法：利用已建立孙桂芝教授临床诊疗信息采集系统，采集录入孙桂芝教授临床诊疗乳腺癌410诊次病历，形成乳腺癌数据库；利用实时在线展示技术分析方法，并集成无尺度网络分析挖掘方法，对孙桂芝教授诊治乳腺癌临床经验进行分析与挖掘。结果：（1）应用无尺度网络方法分析其治疗乳腺癌的核心药物。其中的山慈菇、生龙骨和生牡蛎、穿山甲、浙贝系乳腺癌每方必备之品，具有清热解毒、软坚散结和破瘀消癥之功效，临床称之为"乳癌方"。（2）遣方用药根据出现频次分布归纳总结了24味最为常用药物。其中包括孙师喜用的疏肝理气之品有柴胡、绿萼梅、佛手。（3）归纳治疗乳腺癌对证加减用药。（4）治疗乳腺癌常用治法包括健脾补气、温中缓急、养血安神、软坚散结、清热解毒、益气养阴、疏肝清热等。结论：孙桂芝教授治疗乳腺癌用药灵活，诊疗规律经验成熟。

关键词 乳腺癌；临床经验；孙桂芝

乳腺癌是发生于乳腺小叶和导管上皮的恶性肿瘤，是女性常见的恶性肿瘤之一，在西欧、北美及我国北京、上海等大城市，其发病率居女性癌瘤的首位。在乳腺癌中，女性占98.8%，男性占1.2%。本数据库中现有乳腺癌患者65人，总诊次410次。男性2人，占3.08%，女性62人，占95.38%。乳腺癌的患病率随年龄增长而增加，多见于40～60岁。本数据库中乳腺癌患者最小年龄为35岁，最大年龄为80岁，平均年龄为49岁。本病属中医"乳岩"、"乳疳"等病范畴，《妇人良方·乳痈乳岩方论》谓："若初起，内结小核，若如鳖棋子，不赤不痛，积之岁月渐大，巉岩崩破，如熟石榴，或内溃深洞，血水滴沥……名曰乳岩。"《窦太师外科全书·乳岩图》曰："捻之内如山岩，故名之。早治得生，若不治，内溃肉料见五脏而死。"现中医临床多采用乳岩之名。

孙老认为本病病位在乳腺，与肝、脾、肾密切相关。本病的性质是本虚标实，正气虚衰为本，气郁、血瘀、痰凝、邪毒内蕴为标。就病势而言，乳腺癌的病理变化是由虚致实，因实而虚，虚实夹杂的复杂过程。早期常表现为邪实，中期多虚实夹杂，晚期则以正虚为主。就病机转化而言，病程初期，多因七情内伤，肝脾两伤，气郁于内，证见肝气郁结。随着病情的发展，气郁化火，毒热内蕴，而见热毒蕴结。病久，气血耗伤，正气亏虚而见气血两亏证。

1 选方标准

1.1 资料来源 所选病历均来自中国中医科学院广安门医院特需门诊2007年11月-2008年11月接受孙桂芝教授诊治的乳腺癌患者。

1.2 纳入标准 符合乳腺癌西医诊断标准及中医诊断标准者，不同病理分型，不同分期，不同阶段均可纳入。病历资料，处方用药记录清楚、完整者。

2 研究方法

利用已建立孙桂芝教授临床诊疗信息采集系统，采集录入孙桂芝教授临床诊疗乳腺癌 166 诊次病历，形成乳腺癌数据库；利用实时在线展示技术分析方法，并集成无尺度网络分析挖掘方法，对孙桂芝教授诊治乳腺癌临床经验进行分析与挖掘。

3 孙桂芝教授诊治乳腺癌临床经验研究

3.1 应用无尺度网络方法分析孙桂芝教授治疗乳腺癌的核心药物

图 1 所示两个结点关联覆盖 65 例病例，410 诊次全部处方用药为 100%。核心药物之间的关联度见表 1。

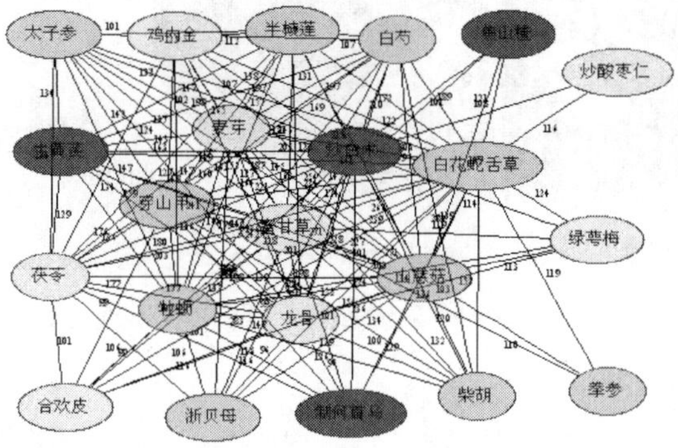

图 1　无尺度网络方法分析孙桂芝教授治疗乳腺癌的核心药物

表 1　乳腺癌的核心药物之间的关联度

药物	药物	关联
牡蛎	白花蛇舌草	271
龙骨	白花蛇舌草	271
蜜甘草	白花蛇舌草	266
穿山甲	白花蛇舌草	254
白花蛇舌草	茯苓	242
炒白术	茯苓	241
山慈菇	炒白术	239
山慈菇	牡蛎	236
山慈菇	龙骨	236
龙骨	炒白术	228
牡蛎	炒白术	228
山慈菇	蜜甘草	227
蜜甘草	炒白术	224
穿山甲	炒白术	221
麦芽	白花蛇舌草	218
半枝莲	白花蛇舌草	210
麦芽	炒白术	205
牡蛎	穿山甲	203
龙骨	穿山甲	203
山慈菇	穿山甲	201

其中的山慈菇、生龙骨和生牡蛎、穿山甲、浙贝系乳腺癌每方必备之品，具有清热解毒、软坚散结和破瘀消癥之功效，临床称之为“乳癌方”。孙老临床用药时一般在辨证的基础上，结合辨病，选用“乳癌方”中具有较强针对性和抗癌活性的药物。

3.2 孙桂芝教授临床治疗乳腺癌常用中药及使用频次

在乳腺癌方药中使用频次在100次以上的药，总共有24味。其中包括孙师喜用的疏肝理气之品有柴胡、绿萼梅、佛手。乳腺癌的发病多与情志有关，故临床用药时，应注意理气药的应用研究。正如《外科医案汇编》云："治乳症，不出一个气字……，若治乳从一气字着笔，无论虚实新久，温凉攻补，各方之中，夹理气疏络之品，使其乳络通。"

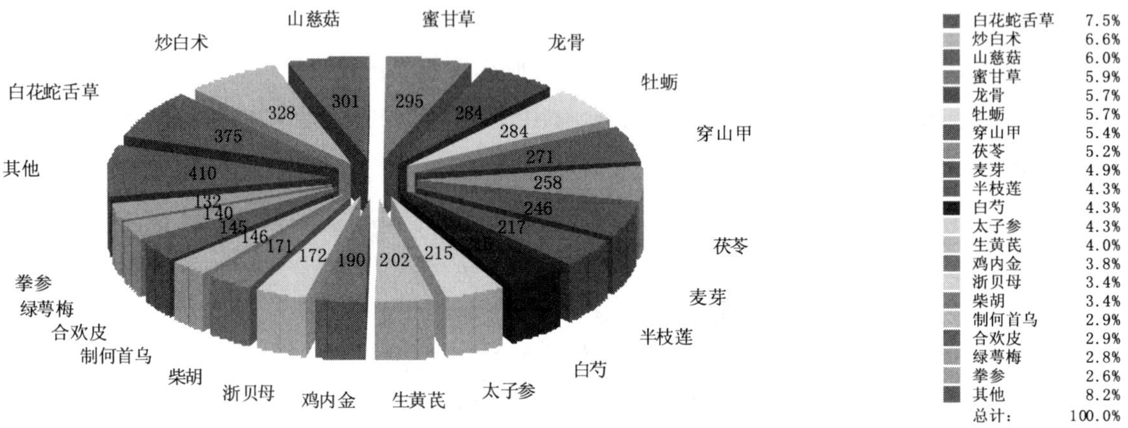

图2 孙桂芝教授临床治疗乳腺癌常用中药及使用频次

表2 孙桂芝教授临床治疗乳腺癌常用中药及使用频次

中药名称	使用频次	中药名称	使用频次
白花蛇舌草	375	生黄芪	202
炒白术	328	鸡内金	190
山慈菇	301	浙贝母	172
蜜甘草	295	柴胡	171
龙骨	284	制何首乌	146
牡蛎	284	合欢皮	145
穿山甲	271	绿萼梅	140
茯苓	258	拳参	132
麦芽	246	焦山楂	131
半枝莲	217	炒酸枣仁	122
白芍	216	赤芍	106
太子参	215	佛手	100

3.3 孙桂芝教授临床治疗乳腺癌对证加减用药

烦躁易怒者，加牡丹皮，栀子以清肝除烦，同时亦常用甘麦大枣汤；心烦不眠者，加茯神、远志、珍珠母以安神定志；乳房疼痛者，加王不留行，路路通以通络止痛；阴虚者，加天门冬、麦门冬、沙参、鳖甲以益气养阴；肾虚较甚者，加熟地黄、山萸肉以补益肾精。

3.4 孙桂芝教授临床治疗乳腺癌常用治法

常用治法包括健脾补气、温中缓急、养血安神、软坚散结、清热解毒、益气养阴、疏肝清热等。

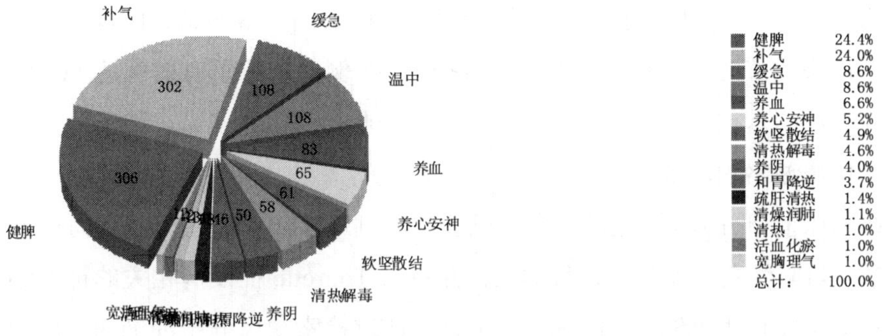

图 3　孙桂芝教授临床治疗乳腺癌常用治法

研究与评价刘弼臣教授经典方在 Tourette 征治疗中的作用

杨龙飞，潘思源，尹　丹

摘要 **目的：**对刘弼臣教授治疗 Tourette 征的方药熄风静宁冲剂进行研究与评价。**方法：**用动物模型评价熄风静宁冲剂的临床前药效，并通过文献检索评价临床的治疗效果。**结果：**熄风静宁冲剂可显著减少苯丙胺引发的小鼠自主活动增多、减少阿朴吗啡引起的小鼠攀爬时间延长、能显著抑制阿朴吗啡引起的大鼠定型活动、对抗黑质损毁模型大鼠的旋转行为，并能减少 5-羟色胺酸引发的小鼠甩头次数，提高定型活动模型大鼠脑纹状体内 HVA 的含量（$P<0.01$），临床研究提示熄风静宁冲剂对 Tourette 征患儿的抽动及其它临床症状均有改善，并对中枢神经递质的释放与分泌存在影响。**结论：**熄风静宁冲剂对 Tourette 征有较好的治疗作用。

关键词 熄风静宁冲剂；Tourette 征；定型活动；多巴胺

Gilles de la Tourette 综合征，又称慢性多发性抽动、抽动-秽语综合症，是一种运动障碍病，抽动常常会突然发作，甚至发生在讲话或工作中，行为严重时可影响到周围环境，这些症状均给患者带来明显痛苦，使其社交、职业或其它重要功能显著受损。对于 Tourette 征，多数学者认为是源于脑基底核单胺系统神经递质代谢和受体异常，尤其是多巴胺能及 5-羟色胺神经系统异常，导致慢性反复出现半不自主的动作及发音上的抽动。Tourette 征的病因仍在研究之中，对于如何开发出副作用少，更加有效的药物治疗该症则需进一步的实验研究。根据对病因和并发症状的研究，常用的西药有神经阻滞剂氟哌啶醇 、哌迷清、氟奋乃静、三氟拉嗪等，这些药物能减轻 Tourette

征的运动抽动和发声抽动症状，但常有锥体外系副作用，如运动不全、震颤、肌强直等，也可发生静坐不能、意识障碍等，且停药后原症状易复发并有可能出现症状加重的情况。

积极利用我国传统医药来认识和治疗该症，开发新的制剂使其能有效治疗该症且减少副作用，具有重要意义。熄风静宁冲剂是北京东直门医院中医专家刘弼臣教授治疗小儿抽动-秽语综合征的经验方。刘弼臣教授治疗该病十余年，积累了丰富的临床经验，创立了熄风静宁汤，形成了治疗该病完整的思路和治疗方法，曾报道 52 例，治疗总有效率达 96.1%。熄风静宁冲剂即在熄风静宁汤的基础上改制而成，选用全蝎、钩藤、僵蚕、木瓜、伸筋草等十几味中药，具有平肝熄风、化痰通络的功效。

在临床前研究方面，通过观察熄风静宁冲剂对 Tourette 征模型动物行为学指标的影响来评价其疗效，与阳性药氟哌啶醇进行对比；并对与 Tourette 征发病相关的神经递质进行检测分析，探讨药物的可能作用机制。在临床研究方面，通过检索熄风静宁冲剂的临床治疗文献，对临床研究所提供的证据进行可靠性分析，综合临床前的研究结果对熄风静宁冲剂的疗效进行综合评价。

1 临床前研究

1. 熄风静宁冲剂的一般中枢药理作用

1.1 对小鼠自主活动的影响

熄风静宁冲剂一天及连续五天给药，用运动量测定装置观测给药 2 小时后小鼠的自主活动情况。实验结果表明，一次给药，熄风静宁冲剂 10g/kg、5g/kg 均能抑制正常小鼠的自主活动（$P<0.01$，$P<0.05$），但连续给药五天熄风静宁冲剂各组小鼠的自主活动与对照组相比均无统计意义。

1.2 对戊巴比妥和水合氯醛催眠作用的影响

熄风静宁冲剂一天及连续五天给药，小鼠腹腔注射戊巴比妥(40mg/kg)或水合氯醛(400mg/kg)，记录小鼠的睡眠开始时间和觉醒时间，计算睡眠持续时间，观察熄风静宁冲剂对戊巴比妥及水合氯醛的催眠作用是否有协同作用。实验结果显示，一次给药熄风静宁冲剂 10g/kg、5g/kg 均能显著延长小鼠的睡眠时间（$P<0.01$），连续给药五天熄风静宁冲剂 10g/kg 组可显著延长小鼠的睡眠时间（$P<0.01$）。

1.3 对戊四氮致小鼠惊厥的影响

熄风静宁冲剂一天及连续五天给药，小鼠腹腔注射戊四氮(110mg/kg)，观察小鼠的惊厥潜伏期和死亡时间，计算死亡率。结果显示，熄风静宁冲剂不能对抗戊四氮引起的惊厥。

1.4 对东莨菪碱（Sco）致小鼠自主活动增加的影响

熄风静宁冲剂一天及连续五天给药，小鼠腹腔注射 Sco，用运动量测定装置记录小鼠自主活动数。结果显示，一次给药实验，熄风静宁冲剂各剂量组均可抑制东莨菪碱引起的自主活动增多（$P<0.01$，$P<0.05$），但连续给药五天后，各组结果均无统计意义。

2 熄风静宁冲剂对 Tourette 征动物模型的影响

2.1 对苯丙胺（Amph）所致的小鼠自主活动增加的影响

熄风静宁冲剂一天及连续五天给药，小鼠腹腔注射苯丙胺，20 分钟后用观测小鼠的自主活动情况。结果发现，连续五天给药熄风静宁冲剂 5g/kg、2.5g/kg 组可显著减少苯丙胺引发的小鼠自主活动增多（$P<0.01$），但一次给药对苯丙胺引起的小鼠活动增加没有对抗作用。

2.2 对阿朴吗啡(APO)所致的小鼠攀爬行为的影响

熄风静宁冲剂连续给药五天后，小鼠腹腔注射阿朴吗啡，观察小鼠的攀爬时间。结果显示熄风静宁冲剂各剂量组均可减少小鼠的攀爬时间（$P<0.01$）。

2.3 对阿朴吗啡所致的大鼠定型活动的影响

熄风静宁冲剂给药一天、五天，大鼠腹腔注射阿朴吗啡，观察其定型活动，并评分。每 4min 评分一次，共评 4 次，各次累加的评分和为总评分，评分标准按：《药理实验方法学》（人民卫生出版社，1991 年，第二版）中定型活动强度评级记分法。结果发现，熄风静宁冲剂各剂量组连续给药五天能显著抑制阿朴吗啡引起的定型活动，评分减少（$P<0.05$，$P<0.01$）。

2.4 连续五天给药对大鼠旋转模型的影响

用体重 180 克左右的大鼠，麻醉后在定位仪上确定黑质致密区，然后在颅骨相对应位置打一小孔，将新鲜配制的 6-OHDA 溶液 4μl 注射入一侧黑质，手术一月后进行药物试验，实验在隔音室内进行，先将大鼠放在凹底铝锅中适应 10min，腹腔注射 APO，观察其旋转行为，熄风静宁冲剂连续五天给药后再观察其旋转行为，用自身比较，t 检验来检测熄风静宁冲剂是否能对抗这种旋转。结果显示，熄风静宁冲剂 4g/kg 能显著对抗这种旋转行为（$P<0.01$）。

2.5 对 5-羟色胺酸（5-HTP）所致的小鼠甩头行为的影响

熄风静宁冲剂连续五天给药，小鼠腹腔注射 5-羟色胺酸（5HTP），记录 5min 内甩头次数。结果发现，熄风静宁冲剂 10g/kg，2.5g/kg 均能减少 5-羟色胺酸引发的甩头次数（$P<0.05$）。

3. 熄风静宁冲剂对小鼠脑内单胺类神经递质的影响

3.1 对正常小鼠脑内单胺类神经递质的影响

熄风静宁冲剂一天及连续五天给药，给药 2h 后取脑，用高效液相电化学法（HPLC—ECD）测脑内单胺类神经递质及其代谢产物的含量。结果，一次给药熄风静宁冲剂 5g/kg 可减少脑内的 5-羟色胺水平（$P<0.05$），连续给药五天，熄风静宁冲剂 10g/kg、2.5g/kg 可减少 5-羟色胺代谢产物 5HIAA（5-Hydroxyindoleacetic acid）的水平（$P<0.05$），熄风静宁冲剂 5g/kg、2.5g/kg 可增加多巴胺代谢产物 HVA（Homovanillic acid）的水平（$P<0.05$）。

3.2 对大鼠定型活动模型脑纹状体 DA 及 HVA 含量的影响。

熄风静宁冲剂连续给药十天，最后一次给药 2h 后取脑内纹状体，用高效液相电化学法（HPLC—ECD）测脑内 DA 及 HVA 的含量。结果，熄风静宁冲剂各剂量组均能增加大鼠脑纹状体内 HVA 的含量（$P<0.01$）。

Tourette 征的确切病因目前尚未完全明了，学者们认为该病与社会心理因素、遗传因素、中枢神经递质的代谢异常有关。自 1961 年 Seignot 首先应用多巴胺受体阻滞剂氟哌啶醇治疗该症获得明显疗效后，许多学者同样得到类似的结果。应用多巴胺受体激动剂在动物身上能产生突发、反复的定型肌肉运动等一系列的酷似 Tourette 征的症状和体征。因此多数学者认为该症是源于脑基底核单胺系统神经递质代谢和受体异常，尤其是多巴胺能神经系统过度活跃或突触后多巴胺受体超敏感，导致慢性反复出现半不自主的动作及发音上的抽动。有报道在病人的脑脊液中发现多巴胺的代谢物 HVA（高香草酸）明显减少，而在使用氟哌啶醇等多巴胺能受体阻断药后，HVA 可迅速上升，认为这种 HVA 的增高可能是突触后多巴胺受体为药物阻断后，突触后神经元反馈性兴奋突触前神经元，使多巴胺细胞释放更多的多巴胺的缘故，相应的代谢产物也增加，所以本病可能与多巴胺能受体的敏感性增强有关。而色氨酸氧化酶（TOIB）改变的双重影响——5-HT 降低的神经失抑制作用和喹啉增高引起的神经兴奋作用也可导致 Tourette 征。以上表明 5-HT 神经元的缺失或 5-HT 受体的高敏感性也可能是引起该病的原因，近年来有研究用 5-HT 的特异性受体激动剂（DOI）制造该症的动物模型，得到公认。

熄风静宁冲剂在整体动物行为学实验中表现出较明显的多巴胺受体阻滞作用，并初步表明其可能对抗 5-羟色胺的作用，初步分析熄风静宁冲剂可能影响中枢 DA 及 5-HT 神经系统。这是其治疗 Tourette 的可能机制。

4 临床研究

对刘弼臣教授治疗 Tourette 征的熄风静宁制剂临床治疗的情况进行文献检索，并用循证医学的研究方法评价其可靠性。在循证医学对于治疗效果的评价中临床研究证据可简要分为五级（可靠性依次降低）。一级：所有随机对照试验（RCT）的系统评价/Meta-分析。二级：单个样本量足够的 RCT。三级：设有对照组但未用随机方法分组的研究。四级：无对照的系列病例观察。五级：专家意见。

东直门医院儿科的王俊宏等对服用熄风静宁冲剂中 20 例 Tourette 征患儿进行治疗前后观察，结果发现服用熄风静宁冲剂后，患儿的抽动及其他临床症状均有所改善，血浆多巴胺（DA）、游离性兴奋性氨基酸中谷氨酸(Glu) 和门冬氨酸(Asp)水平均有不同程度降低，差异有显著意义，说明熄风静宁冲剂对 Tourette 征患儿中枢神经递质的释放与分泌存在影响。该试验对 20 例患儿进行了治疗前后的自身对照研究，非随机，非盲法，并且只对治疗前后患儿的血浆 DA、Glu、Asp 水平进行了对比，未对 Achenbach 儿童行为量表(ACBC)记分进行观察对比。可靠性为四级。

河南中医学院一附院儿科医院的冯刚等对 63 例伴有呼吸道感染症状如咽红、流涕、喷嚏等，或发病及反复与呼吸道感染有密切关系的患儿运用熄风静宁汤加减治疗，疗程 3 个月，两个疗程后评定疗效，根据治疗前后发作频度分级评分，以进步率评定疗效，显效为进步率在 50%以上；有效为进步率在 25%～49%之间；效差为进步率在 25%以下。结果，63 例中显效 45 例，占 71.3%；有效 14 例，占 22.2%；效差 4 例，占 6.5%。研究者认为根据刘弼臣教授提出的“以肺论治”、“清肺平肝”的治则，在辨证时以“风邪犯肺，引动肝风”入组的患儿，使用熄风静宁方才有较好疗效。如果不具备前述发病特点及证候特点者，应以他法施治。该研究通过电话或门诊随访了 52 例患儿，随访时间从 3 个月到 6 个月，平均 4.9 个月。治疗后发作频度评分为 0 分者有 36 例，其中有 27 例未诉有发作；9 例在感冒、情绪紧张或情绪波动较大时出现眨眼、面频抽动等表现，感冒好转及情绪缓解后消失。治疗后发作频度评分为 1 分者有 7 例，其中 4 例在继续用药 1 疗程后症状消失，2 例在用药 2 个疗程后症状消失。6 例治疗后发作频度评分为 2 分者有 2 例继续用药 2 个疗程完全消失，仍未完全消失者 4 例。3 例治疗后发作频度评分为 3 分继续用药 2 个疗程症状仍未完全消失。该研究亦为治疗前后的自身对照研究，仅对治疗前后的发作频度进行了对比评价，但有较为清楚的入组标准，且随访时间较长。可靠性为四级。

临汾市中医院的付新玲用刘弼臣教授创立的熄风静宁汤治疗抽动2秽语综合征23例，以症状改善作为观察指标。痊愈: 症状完全消失; 显效: 病情明显好转，抽动及秽语减少 3/4 以上; 有效:病情好转，抽动及秽语减少 1/2～3/4; 无效:病情无改善。结果23例中痊愈15例，显效6例，有效2例。该研究为单纯的疗效观察研究，可靠性为四级。

深圳市人民医院的张朝霞等将31例Tourette征患儿分成两组，分别给予氟哌啶醇和熄风静宁汤加减治疗，以《耶鲁抽动程度综合量表》(YGTSS)为标准，治疗前及治疗4周、8周末，用YGTSS 对Tourette征患儿的运动抽动及发声抽动进行评估。抽动的评估范围由程度、部位数、频率、干扰度及复杂度五要素组成，每要素评0～5 分:0分表示无影响，5 分表示严重影响。选用总的运动性与总的发声性抽动分数为观察指标。结果2 组治疗后第4 周、第8 周与治疗前比较运动抽动各项评分均有显著性差异($P<0.01$)，中药组前 4 周治疗症状改善较为明显，第 8 周运动抽动评分较治疗前明显降低，高于西药组($P<0.05$)，说明熄风静宁汤和小剂量氟哌啶醇治疗Tourette征均有效，且近期疗效无显著性差异。该研究采用了病例对照研究，且两组间的性别构成比与年龄分布及治疗前运动抽动与发声抽动评分比较无显著性差异($P>0.05$)，可靠性为三级，属于设有对照组但未用随机方法分组的研究。

中日友好医院的于作洋等[7, 8]将120例患者随机分为熄风静宁汤90例，氟哌啶醇30例进行对比治疗，30 天为一疗程，共两疗程，结果表明二者疗效无显著性差异。该研究采用了病例对照研究，且两组间的性别构成比与年龄分布及病程比较无显著性差异($P>0.05$) 。该研究可靠性为二级，属于随机对照研究，但病例数未做统计研究。

综上所述，临床研究显示熄风静宁制剂对Tourette征患儿的抽动及其它临床症状均有改善，并对中枢神经递质的释放与分泌存在影响。临床研究为该制剂的疗效提供了一定的证据支持。

参考文献（略）

五、中药研究

中药研发国内外发展趋势的比较研究

李 平[1] 张文生[2] 王 飞[3] 王永炎[4]

（1 中国中医科学院广安门医院；2 北京市师范大学资源学院；

3 成都中医药大学；中国中医科学院 北京 100700）

摘要 目的：从东西方两种不同视角，对国内外中药研发状况予以分析，以提出合理性建议，对我国中药研发方向的把握有所裨益。方法：运用文献历史回顾性研究、专家咨询和现场调查等方法，通过立足于中药资源、产业现状、产品结构、市场经济、医疗需求等背景，以日本、德国、美国及欧盟为主要着眼点。结果： 1. 中药内涵与外延发生演变。2.我国中药研发具有三向走势，包括 2.1 中医理论指导下的注重传统的中药研发方向；2.2 天然植物药理念引发的中药研发方向;2.3 中药与天然药物有机结合的中药研发方向。3.国外植物药与国内中药研发趋势的逆向性趋同；主要体现在 3.1 周边诸国从中药获利；3.2 欧洲将优秀传统与现代技术完美结合； 3.美国从西方朝向东方。结论：中药研发属于高科技领域，我们要在“品、质、性、效、用”的关键问题和环节上勇于继承和完善，在政府主导下，全面整合资源、突出中医特色、在继承中借鉴在创新中发展，迈出我国中药现代化之路。

关键词 中药研发；发展趋势；国内与国外；比较研究

中医药是世界范围内可持续开发、利用的重要文化与经济资源，是中华民族赖以生存、繁衍的瑰宝，也因低毒有效为世界人民所瞩目。中药产业是我国独具特色和优势的民族产业和战略产业，也是我国在国际经济循环中，有可能取得国际市场竞争优势的产业，其发展取决于能否在新药研发上取得突破。

我们运用文献历史回顾性研究、专家咨询和现场调查等方法，通过立足于中药资源、产业现状、产品结构、市场经济、医疗需求等背景，以日本、德国、美国及欧盟为主要着眼点，分别从东西方两种不同视角，对国内外中药研发状况予以分析，试图提出一些合理性建议，以对我国中药研发方向的把握有所裨益。兹将主要结果阐述如下，以抛砖引玉，共同研讨。

1 中药内涵与外延发生演变

从古至今，从国内到国外，中药的内涵与外延正在逐渐发生演变。时间的延伸和空间的扩展，对大自然孕育的中华民族药物，不禁赋予了中药和天然药物的双重属性。其概念由传统中药向广义中药和现代中药变迁，从单纯的中医理论为指导，用于防治疾病的植物、动物矿物及其加工品；到包融基于中医药理论启示的各种药物；拓展为来源于传统中医药的经验和临床，运用现代科技手段与方法，按照严格的药学规范标准所制出的优质、高效、安全、稳定、服用方便，并具有现代剂型特色的新一代中药。国际上，天然药与化学药、生物药共同构成三大药物形式。天然药物又称天然产物，是指一切具有药用价值可直接供药用的植物、动物及矿物或这些天然产品的简单加工品，也包括从天然产品中提取出的有效部位或成分。广义上包括欧美植物药、汉方药和绝大部分中药及其它国家的传统药物。

2　我国中药研发具有三向走势

由于天然植物药与中药概念的融合，致使二十一世纪我国的中药研发，朝向三种主流趋势即中医理论指导下的注重传统的中药研发；天然植物药理念引发的中药研究;和中药与天然药物有机结合的中药研发方向。

中药化学组成正在从混沌走向清晰和标准化，中药治疗疾病的机制用国际公认的方法和手段逐步得到阐发，中药剂型从丸、散、膏、丹的基本传统形式，发展为囊括胶囊（软胶囊、硬胶囊）、片剂、颗粒、口服液、滴丸等利于吸收而高效的现代中药制剂共涉及 54 种剂型。国家食品药品监督管理局的《药品注册管理办法》在法规上，将中药与天然植物药统一管理。新颁布的《中药注册管理补充规定》中，规定来源于古代经典名方的中药复方制剂在申请注册时，将不需要动物试验可以直接申报生产。从政策上引领传统中药的发扬光大和创新中药的研制。组分配伍理论的构建，把祖国传统医学和现代医学理论相结合，为现代中药研发提供重要理论依据。

3　国外植物药与国内中药研发趋势的逆向性趋同

3.1　周边诸国从中药获利

我国的近邻日本充分借鉴中医药理论、资源和西方的现代制药技术，从《伤寒论》、《金匮要略》中精选 210 个处方，以颗粒剂为主导，自成汉方药体系，其产品在国际中药制剂市场占有 80%的份额，但其生产原料 75%从中国进口。韩国以“高丽参”为拳头产品，一项出口就相当于我国全部中药材出口额的 50%，这些国家还从我国进口粗加工中药原料再进行精加工后，制成符合国际标准的片剂、胶囊等，高价行销全球，其中包括以“洋中药”反销中国，其数量竟占到我国中成药市场的三分之一。

3.2　欧洲将优秀传统与现代技术完美结合

欧洲植物药拥有 700 年的悠久历史，是全球最大植物药市场之一。德国实行植物药注册管理政策，利用现代医学科技成果对植物进行系统研究、开发，采用化学药物监督管理框架对产品上市进行注册管理。德国制药工业发达，有从植物中提取药物的传统，尤其在植物化学成分检测、组织培养和化学分类等现代药学研究方面处于国际领先地位。仅以银杏叶制剂为例，在目前每年药用植物及其制品(包括保健品等)的交易额超过 300 亿美元的国际市场中，其单品种的年销售额在 1 亿美元以上，成为治疗眩晕、耳鸣及脑血管病常用药物。

3.3　美国从西方朝向东方

2000年版的《美国药典》，收载45种植物药，增加了人参、银杏、大蒜、生姜、锯叶草、缬草、雏菊（小白菊）、金丝桃、越桔汁和儿茶素等天然植物药；2004年FDA颁布《植物药开发指南》，规定单个植物或多个植物中存在的多组分化学物质无须进一步纯化，无须对每一个组分中以分辩和进行药效研究，是接受经合理组方的复方中药的重要标志；此后，2006 年批准第一个植物药 VeregenTM。

我们的祖先在中医药方面，走过从简单到复杂，从低级到高级，从单方到复方发展，说明西方也正在经历同样的历程。

4 讨 论

比较中知优势，对照里识不足。我国中药资源丰富，在全世界已知的药用植物约20000余种中，我国的中草药种类拥有 12807 种。我国古方在最大的方书《普济方》中，载方竞达 61739 首。自1985年我国开始实施药品注册审批以来，批准的新药有1000多种，地标转国标的中药约4600个，原部颁的品种和我国《药典》中已有的品种约4500个等浩瀚的资源，为我国的中药研发提供了原始资料数据库。

虽然，我国存在着中药研发人员不足、资金短缺、制药设备陈旧、技术工艺落后、组织研发形式不尽完善和企业多、小、散、乱的局面。然而，我国的战略目标已经确定，并载入《中药现代化发展纲要》："在继承和发扬中医药学理论，运用科学理论和先进技术，推进中药现代化发展；立足国内市场，积极开拓国际市场；以科技为动力，以企业为主体，以市场为导向，以政策为保障，充分利用中医药资源优势、市场优势和人才优势，构筑国家中药创新体系，通过创新和重大关键技术的突破，逐步实现中药产品结构调整和产业升级，形成具有市场竞争优势的现代中药产业。"

中药研发属于高科技领域，我们要在"品、质、性、效、用"的关键问题和环节上勇于继承和完善，在政府主导下，全面整合资源、突出中医特色、在继承中借鉴在创新中发展，迈出我国中药现代化之路。

参考文献（略）

川芎提取物对线虫寿命的影响及分子机制研究

王香明，汪晓燕，王丹巧，李连达，牛晓红

（中国中医科学院实验中心　北京 100700）

摘要　目的：观察川芎提取物（CXE）对秀丽隐杆线虫寿命的影响并探讨其分子机制。方法：寿命实验设对照组和4个用药组，浓度依次为：12.5、25、50、100 mg/L，观察CXE对线虫平均寿命、最大寿命的影响；选用延寿效果最佳浓度25mg/L CXE培养线虫10天，采用实时荧光定量 PCR（qRT-PCR）方法检测对照组和用药组衰老相关基因表达的变化。结果：与对照组相比，25、50、100 mg/L CXE 均能显著延长线虫的平均寿命（分别为 15.7%、9.1%、6.2%，$P<0.01$）和最大寿命（分别为 15.0%、6.8%、6.6%，$P<0.01$）；用药组 *hsp-70*、*skn-1* 基因表达明显上调，而 *akt-2*、*tub-1* 基因表达显著下调。结论：川芎提取物能明显延长线虫寿命，其机制与调控 Insulin/IGF-1 信号通路、限食通路部分基因表达有关。

关键词　川芎提取物；秀丽隐杆线虫；寿命；基因

川芎 *Ligusticum chuanxiong Hort.*为常用传统中药，性温味辛，历代医家多用于活血行气、祛风止痛。2005 年版《中国药典》Ⅰ部收载的 564 种成方制剂和单味制剂中，使用川芎的有 85 种，约占药典收载中成药的 15%，川芎在临床的广泛应用促进了对其新的药效功能的开发及相关机制研究。尽管川芎在老年性疾病的治疗中广泛应用并取得较好的疗效，但对其延缓衰老作用的研究报道甚少。本文选用秀丽隐杆线虫（*Caenorhabditis elegans*，简称线虫）这一在延缓衰老研究中具有优势的模式生物，研究川芎提取物（Chuanxiong Extract，CXE）对其寿命的影响，并采用实时荧光定量 PCR（qRT-PCR）方法研究其分子机制。

1　材料

1.1 菌株、线虫：菌株 *E.coli* OP50、野生型秀丽隐杆线虫 Bristol（N_2）均由北京大学生命科学学院遗传发育实验室惠赠。

1.2 药品和试剂：川芎提取物（川芎产地为四川省都江堰市，水提，每克提取物含生药量 20 克，HPLC 检测含阿魏酸 0.003%）购自惠州市仙草植物保健科技有限公司。琼脂粉（日本协和株式会社），5-氟尿嘧啶（5-Fluorouracil，5-Fu）（Sigma），peptone、tryptone（OXOID），SYBR Green Realtime PCR Master Mix（Toyobo），TRIzol reagent(Invitrogen)，反转录试剂盒（Promega），其余试剂均为国产。

1.3 仪器：MIR-553 恒温培养箱（日本 SANYO 公司），S6E 体视显微镜（德国 Leica 公司），XTS30-D 体视显微镜（北京泰克仪器有限公司），Rotergene 3000 荧光定量 PCR 仪（澳大利亚 Corbett 公司），梯度 PCR 仪（德国 Eppendorf 公司），台式高速冷冻离心机（德国 Eppendorf 公司）、G:BOX 全自动凝胶成像仪（英国 Syngene 公司）、MLS-3780 高压灭菌锅（日本 SANYO 公司）等。

2　方法

2.1　实验分组：（1）寿命实验：设为对照组和 4 个用药组（从低到高浓度依次为：12.5、25、50 和 100 mg/L）；（2）qRT-PCR 实验：设为对照组和用药组（寿命实验中延寿作用最强组 25mg/L）。

2.2　线虫常规培养：雌雄同体线虫 N2，接种于涂布 *E.Coli* OP50 的标准线虫培养基（nematode growth medium，NGM）于 20℃恒温培养。

2.3　寿命实验

2.3.1　同步化：用 M9 缓冲溶液将年轻成虫洗至无菌 EP 管中，加适量裂解液（0.5%次氯酸钠，0.5N 氢氧化钠）裂解线虫，置低速离心机上离心（3000rpm，1min），弃上清，再用 M9 冲洗线虫 2 次，离心弃上清后用移液枪吸取 EP 管底部线虫滴于 NGM 的无菌区，约 48 小时后裂解的线虫体内的受精卵基本发育成 L4 期幼虫，完成同步化用于寿命实验。

2.3.2 培养基制备：对照组培养基中含 12.5mg/L 5-Fu，药物组培养基中含 12.5mg/L 5-Fu 和不同浓度的 CXE。据文献报道，12.5mg/L 5-Fu 不影响线虫寿命。

2.3.3 寿命实验：挑取同步化的 L4 线虫到各组培养基中，每组平均 80~110 条，每个板中约有 15 条。从转移时刻起开始计算线虫存活天数，转移当天记为寿命实验第 0 天（day 0）。每天检查线虫，记录死亡线虫数，剔除意外死亡、逃逸和囊样线虫。线虫死亡判断标准：用铂丝轻触虫体，无任何反应，即判断为死亡。以上实验均重复一次。

2.4 延寿的分子机制研究

2.4.1 线虫总 RNA 的提取和 cDNA 合成：对照组和用药组各挑取约 1000 条 L4 期线虫到培养基中，饲养 10 天后，分别收集各组线虫，用 TRIZOL 法抽提总 RNA，RNase free DNase 酶切，TRIZOL 法纯化后琼脂糖凝胶电泳鉴定 RNA 没有明显降解，于-80℃冻存。取 2μg 总 RNA，用 MML-V 逆转录酶按说明书进行反转录。

2.4.2 引物合成　对已知线虫中与衰老相关的基因，根据 wormbase 公布的序列设计合成 PCR 引物（北京奥科生物技术有限责任公司），序列如下：*akt-2* 上游引物：5′-ATTCAGCGAAGCACGAAC-3′，下游引物：5′-CACAACCCAAAGTCAGTG-3′；*hsp-70* 上游引物：5′-GGGTACTACGTACTCATG-3′，下游引物：5′-ATCACCAACGAGTCTCTC-3′；*skn-1* 上游引物：5′-AGTGACTGCAACAGCTAC-3′，下游引物：5′- AGAAACGAGACTCGTGAG-3′；*tub-1* 上游引物：5′-TCCAATTGCTCAACCACG-3′，下游引物：5′-AGGGAGTACTTCACTTGG -3′，并以 *act-1* 作为内部参照物，其上游引物：5′ - AAGACCACGTCATCAAGG -3′，下游引物：5′ - TTCTCCATATCATCCCAGTT -3′。

2.4.3 实时荧光定量 PCR 检测对照组和用药组目的基因表达差异：采用嵌合荧光法检测目的基因表达差异。采用 20μL 反应体系（SYBR GREEN Master Mix 10μL,上游引物、下游引物（10mmol）各 1μL，模板 cDNA 2μg，以去离子水补足 20μL 体系）。PCR 反应条件：94℃预变性 5min，94℃变性 30s，58℃退火 30s，72℃延伸 30s，共 40 个循环。每个样品均做 3 次生物学重复。采用 $2^{-\triangle\triangle Ct}$ 方法对扩增曲线进行分析。

2.5 统计学分析

采用 ANOVA 方差检验分析寿命实验结果，定量资料以 $\bar{X}$ ±S 表示；采用两样本 t 检验方法比较分析目的基因差异表达。

3 结果

3.1 川芎提取物对线虫寿命的影响：

与对照组比较，第 1 次实验中，12.5、25、50、100 mg/L CXE 均能显著延长线虫的平均寿命（分别为 15.4%、29.7%、23.3%、17.1%，*P*＜0.01），25mg/L CXE 能显著延长线虫的最大寿命（9.4%，*P*＜0.01），50、100mg/L CXE 也具有类似作用（1.8%、4.8%）；第 2 次实验结果与第 1 次相似。合并两次实验结果，25、50、100 mg/L CXE 均能显著延长线虫的平均寿命（分别为 15.7%、9.1%、6.2%，*P*＜0.01）和最大寿命（分别为 15.0%、6.8%、6.6%，*P*＜0.01）见表 1。

表1 不同浓度川芎提取物对线虫寿命的影响（$\bar{X}\pm S$）

实验（次）	组别	n（条）	平均寿命（天）	最大寿命（天）*
第1次	对照	49	17.7±5.2	26.4±2.6
	CXE12.5mg/L	63	20.4±3.6[2)]	26.9±2.8
	CXE25 mg/L	82	23.0±3.9[2)]	28.9±1.2[1)]
	CXE50 mg/L	68	21.8±3.5[2)]	26.9±1.7
	CXE100 mg/L	87	20.7±4.2[2)]	27.7±1.1
第2次	对照	141	18.6±2.7	23.3±1.4
	CXE12.5mg/L	113	18.2±2.8	23.2±2.6
	CXE25 mg/L	125	20.1±3.5[2)]	26.0±2.1[2)]
	CXE50 mg/L	134	19.1±3.0	24.4±2.3
	CXE100 mg/L	135	18.7±2.8	23.6±1.7
综合	对照	190	18.4±3.5	24.1±2.1
	CXE12.5mg/L	176	18.9±3.4	25.0±2.7
	CXE25 mg/L	207	21.2±3.4[2)]	27.7±1.7[2)]
	CXE50 mg/L	202	20.0±3.4[2)]	25.7±2.0[2)]
	CXE100 mg/L	222	19.5±3.6[2)]	25.7±2.0[2)]

注：最大寿命为群体最后生存15%的平均寿命；与对照组比较，1) $P<0.05$，2) $P<0.01$

合并两次实验结果，对线虫全程存活情况做生存曲线（图 1）显示，25、50、100 mg/L CXE 均能使线虫的生存曲线右移，以 25mg/L 尤为显著。

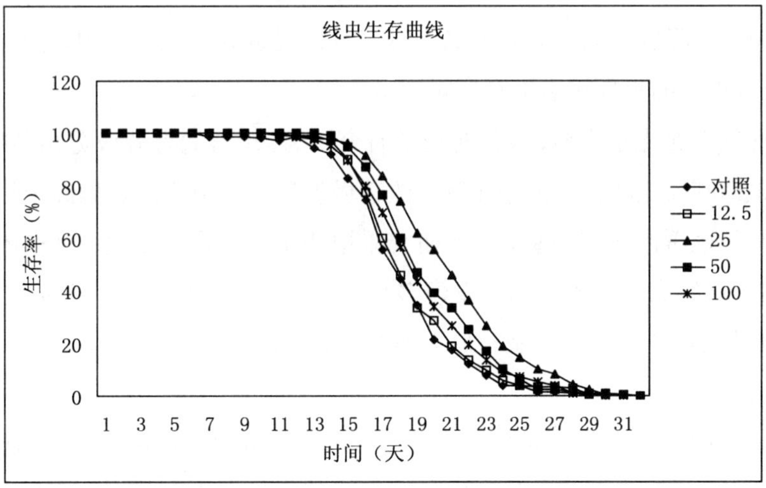

图 1 线虫生存曲线图

3.2 川芎提取物对衰老相关基因表达的影响

25mg/L CXE 干预 10 天后，线虫体内衰老相关基因表达发生变化，见图 2。与看家基因 *act-1* 相比，用药后 *hsp-70*、*skn-1* 基因表达明显上调，而 *akt-2*、*tub-1* 基因表达显著下调。

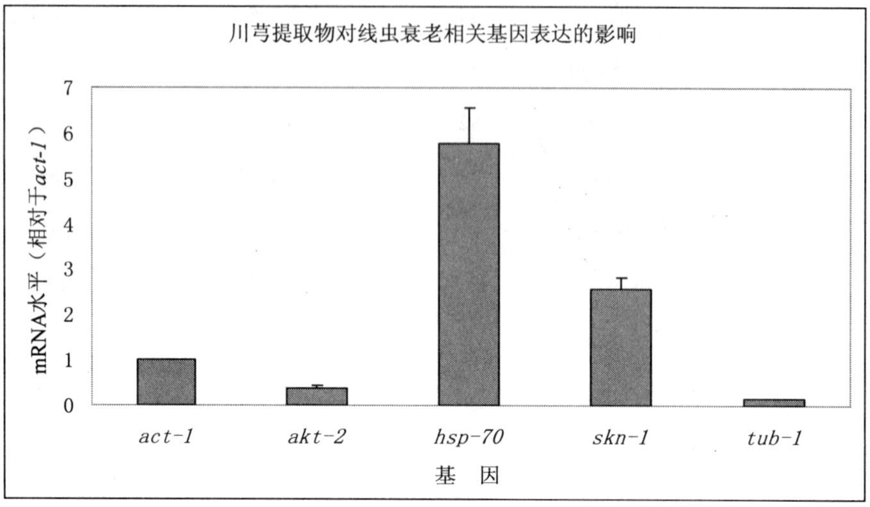

与 *act-1* 比较，1) $P<0.05$，2) $P<0.01$

图 2　川芎提取物对线虫衰老相关基因表达的影响

4　讨论

中医延缓衰老研究源远流长，在现有的众多的中医学衰老理论中，“气虚血瘀衰老学说”得到了一致公认并成为临床延缓衰老和治疗老年性疾病的诊疗原则。《丹溪新法》提出：“气血和，一疾不生”，“气血不和，百病乃变化而生”。基于此，“气虚血瘀衰老学说”认为：气血的病理变化是导致疾病发生和衰老的内在机制。老年人每每气血失调，血流受阻，瘀血内停，脏腑得不到正常濡养而出现虚衰，精、气、神亏耗，气机升降失常，从而产生气虚血瘀、虚实夹杂的恶性循环，最后导致衰老，直至死亡。研究表明，活血化瘀药能增强机体免疫功能，抑制氧自由基，改善血液流变性和微循环，降低血脂，提高记忆力等，对延缓衰老有积极作用。因此，有学者认为“活血化瘀药有望成为重要的早期抗衰老药”。

川芎为经典的行气活血化瘀中药，现代药理学研究认为：川芎的有效成分川芎嗪和阿魏酸等，具有清除氧自由基、抑制细胞凋亡、扩张血管、改善微循环、调节免疫、提高记忆力等作用，在复方研究中发现其参与延缓内皮细胞衰老。本研究采用线虫这一模式生物，以整体动物实验作为检测手段，观察 CXE 对线虫寿命的影响，发现多个浓度 CXE 对线虫均有延寿作用或延寿趋势，其中 25mg/L 的延寿效果最佳，平均寿命和最大寿命均延长约 15%，迄今为止还未见到有关川芎这一药理作用的报道。

在衰老的机制研究中，胰岛素和胰岛素样生长因子-1（Insulin/IGF-1）信号通路是一个高度保守（包括线虫、果蝇、小鼠乃至灵长类动物）、研究最为详尽的寿命调控环节：正常条件下线虫体内释放多种 Insulin/IGF 样肽，这些肽与细胞表面的受体结合而在细胞内产生一系列的信号级联反应，最终通过磷酸化 DAF-16 而抑制其进入细胞核；在外界环境发生变化时（如饥饿，虫口过密）Insulin/IGF-1 信号通路被抑制，导致 DAF-16 未被磷酸化而入核，在细胞核内 DAF-16 发挥转录因子的作用而促进许多抗逆性基因的表达而发挥延长寿命的作用，因此与该信号通路相关基因的表达改变能直接或间接地影响衰老进程，调控寿命长短。*akt-2* 编码的蛋白是丝氨酸/苏氨酸激酶 Akt/PKB 的同源物，它位于 DAF-16 上游，能磷酸化 DAF-16，抑制其进入细胞核，因此，*akt-2* 基因表达下调可延长线虫寿命。*hsp-70* 编码的热休克蛋白是一种分子伴侣，帮助蛋白正确折叠为天然构象，对寿命发挥正调节作用。在线虫体内，*tub-1* 位于 *daf-16* 上游，其低表达具有延寿作用且该作用依赖于 DAF-16。*skn-1* 编码的蛋白是 Nrf2 的同源物，它位于 Insulin/IGF-1 信号通路下游，该信号通路激酶 AKT-1，AKT-2 等能磷酸化 SKN-1 而直接抑制其表达；SKN-1 能提高机体抗应激能力，延长线虫寿命，且其延寿作用独立于 DAF-16。限食在许多物种中可引起长寿，并且可以降低和衰老相关的疾病发病率。限食可以促进 *skn-1* 表达，提高线虫的呼吸作用而延长线虫寿命。上述基因对线虫寿命影响的示意图如下：

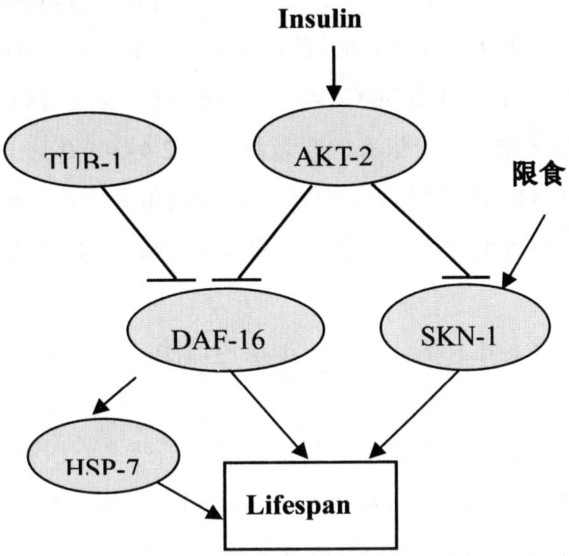

本研究发现，CXE 可能通过上调 Insulin/IGF-1 信号通路中对延寿具有正调控作用的基因，如 *hsp-70*；下调该通路中部分负调控寿命的基因，如 *akt-2*、*tub-1* 而发挥延寿作用；此外，限食是一个公认的极好的延寿方法，本实验表明 CXE 可能通过上调限食重要调控基因 *skn-1* 而引起长寿。同时，CXE 对寿命的多种调控机制也反映了中药对衰老的影响具有多靶点、多效应的特点，值得进一步探讨研究。

本研究利用模式生物线虫在衰老研究上的优势（生命周期短、易于培养、遗传机制明确等），探讨活血化瘀代表性中药——川芎提取物的延寿效果，并利用已知的线虫衰老相关基因，采用 qRT-PCR 方法进行分子机制的研究，部分的阐释了 CXE 的延寿机理，提出活血化瘀中药可能通过干预 Insulin/IGF-1 通路和限食通路而延长寿命，为活血化瘀中药分子机制研究提供了新的内容和方向，也为中药延缓衰老研究提供了新的思路和手段，该研究内容为川芎的延寿功效提供了实验依据，其延寿的有效成分和分子机理值得进一步探讨。

板蓝根中表告依春的定性定量分析

王瑞[1, 2]，杨琪伟[1]，赵森淼[1]，王峥涛[1, 2*]

（1.上海中医药大学 中药学院 中药研究所 教育部中药标准化重点实验室，上海 201203；2.上海中药标准化研究中心，上海 201203）

摘要　目的 对 22 批板蓝根药材和饮片进行定性定量分析研究，提高板蓝根的质量标准。方法 采薄层色谱法对板蓝根中表告依春进行定性分析，采用高效液相色谱法测定表告依春的含量，Ultimate AQ-C_{18}（4.6 mm × 250 mm，5 μm）色谱柱，流动相甲醇－0.02 %磷酸（7∶93）；检测波长 245 nm；流速 1.0 mL·min^{-1}；柱温 30℃。结果　板蓝根中表告依春的薄层色谱鉴别特征明显，专属性强，可与南板蓝根区别；表告依春的含量测定在 2.4~309.0 μg·mL^{-1} 范围内呈良好的线性，r=1；平均回收率 100.9%（RSD=2.0%）。结论　方法简单灵敏，准确可靠，重复性好，可完善现行的质量标准，为提高板蓝根的质量控制方法提供了实验数据，对于保证其质量和临床疗效具有重要意义。

关键词　板蓝根；质量标准；表告依春；薄层色谱法；高效液相色谱法

板蓝根为常用中药，始载于《神农本草经》，《中国药典》1985 年版开始收载，2005 版规定板蓝根为十字花科植物菘蓝 *Isatis indigotica* Fort.的干燥根，从 2000 年版开始，南板蓝根（*Baphicacanthus eusia* (Nees) Bremek.）不再被列入板蓝根范围内。板蓝根具有清热解毒，凉血利咽之功效。用于温毒发斑，舌绛紫暗，痄腮，喉痹，烂喉丹痧，大头瘟疫，丹毒，痈肿等，临床上常用于病毒性疾病及细菌性感染疾病。

从《中国药典》1985 版收载板蓝根药材至现行版，均无专属性指标成分用于该药材的质量标准研究。板蓝根中的表告依春是抗病毒的主要活性成分之一，对其含量测定虽已有文献报道，但尚未见系统评价板蓝根药材与饮片质量的相关报道。

本研究选择表告依春为指标成分，首先用 MTT 法测定了表告依春是否具有淋巴细胞毒性，结果表明对淋巴细胞无毒性。在此基础上建立表告依春的定性定量分析方法，完善现行的质量标准，为提高板蓝根的质量控制方法提供了实验数据，对保证其质量具有重要意义。

1　仪器与试药

硅胶 GF_{254} 预制板（烟台化学工业研究所 $SGF_{254\ 200\times100}$，批号 060414）；双槽展开缸；薄层色谱仪（Reprostar，瑞士 CAMAG 公司）；1100 型高效液相色谱仪（美国安捷伦公司，包括四元泵、自动进样器、柱温箱、检测器、工作站）；甲醇（色谱纯）；磷酸（色谱纯）；水（纯净水）；其它试剂均为分析纯（国药集团化学试剂有限公司）。表告依春对照品（上海中药标准化研究中心提供，纯度>98%）。

板蓝根药材 10 批，板蓝根饮片（净片）12 批，南板蓝根药材 2 批，由上海中药标准化研究中心吴立宏博士收集并鉴定，标本保存在上海中药标准化研究中心。

2　定性鉴别

取含量测定项下制备的样品溶液 10 mL，蒸干，残渣加甲醇 1 mL 使溶解，作为供试品溶液。另取表告依春对照品，加甲醇溶解，制成每 1 mL 含 0.5 mg 对照品的溶液。照薄层色谱法（附录Ⅵ B）试验，吸取上述两种溶液各 5~10 μ L，分别点于同一硅胶 GF_{254} 薄层板上，以石油醚－醋酸乙酯（1∶1）为展开剂，预饱和 15 分钟，展开，取出晾干，置紫外光灯（254 nm）下检视。供试品色谱中，在与对照品色谱相应的位置上，显相同的荧光淬灭斑点，见图 1。表告依春的 R_f 值约为 0.45。

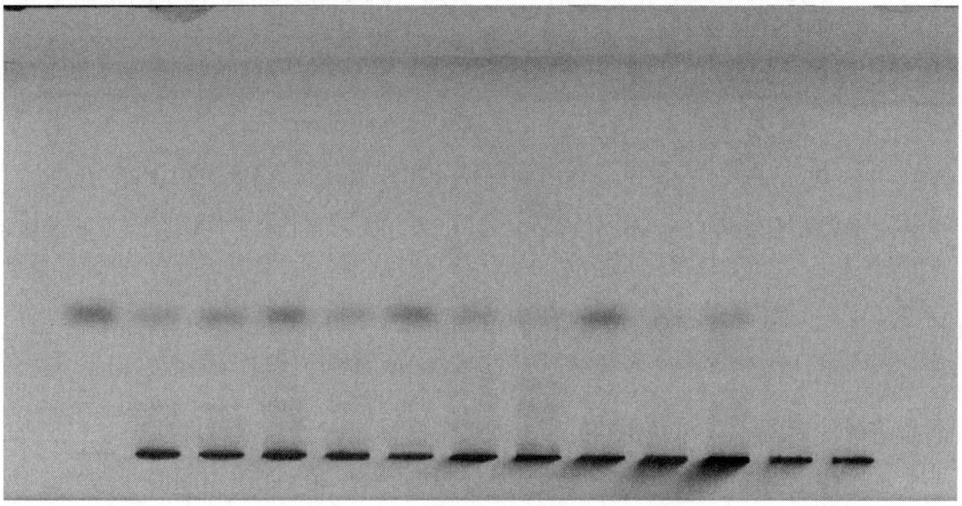

1~10-板蓝根　11~12-南板蓝根　S-表告依春

S　1　2　3　4　5　6　7　8　9　10　11　12

1~10- *Isatis indigotica*　11~12- *Baphicacanthus eusia*　S- epigoitrin

图 1 板蓝根的薄层色谱图（UV 254 nm）

Fig1　TLC Chromatogram of Radix Isatidi at UV 254 nm

3　含量测定

3.1 色谱条件 Ultimate XB-C_{18} 色谱柱（250 mm × 4.6 mm，5 μm）；流动相：甲醇－0.02 %磷酸（7:93）；检测波长 245 nm；流速 1.0 mL·min^{-1}；柱温 30℃；进样量 10 μL。见图 2。

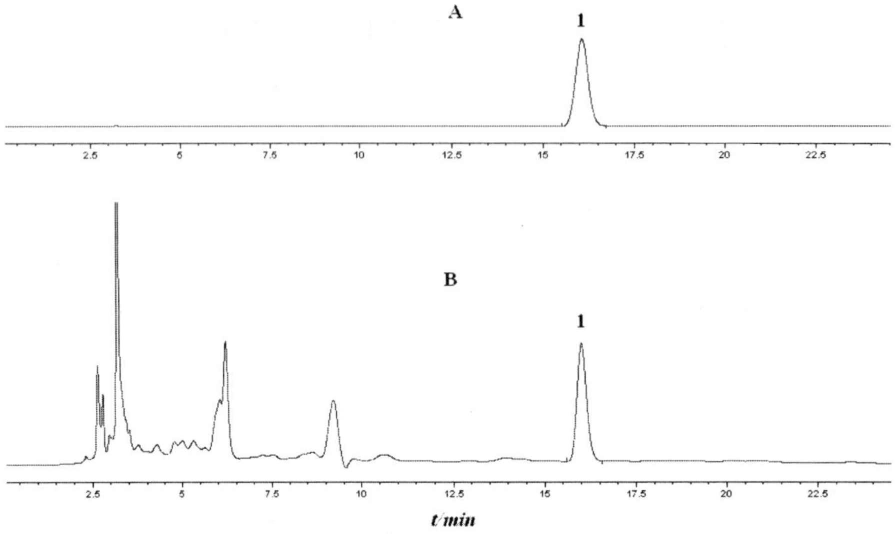

1-表告依春　1- epigoitrin

图 2　表告依春对照品（A）和板蓝根（B）的 HPLC 图

Fig2　HPLC Chromatogram of epigoitrin reference substance（A）and Radix Isatidi（B）

3.2 对照品溶液的制备　精密称取表告依春对照品适量，加甲醇制成每 1 mL 含 40 μg 的溶液，即得。

3.3 供试品溶液的制备　取样品粗粉约 2.0 g，精密称定，置具塞锥形瓶中，精密加入 80%甲醇 20 mL，密塞，称定重量，超声处理（功率 250 W，频率 40 kHz）30 min，放冷，再称定重量，补足减失的重量，摇匀，滤过，取续滤液，即得。

3.4 线性关系考察　取表告依春对照品适量，精密称定，加甲醇溶解并稀释至刻度，摇匀，制成含表告依春 0.3 $mg \cdot mL^{-1}$ 对照品贮备溶液。分别精密吸取不同体积的对照品储备溶液，制成系列浓度溶液，按上述色谱条件测定，进样 10 μL，分别以对照品的浓度（X）为横座标，峰面积积分值（Y）为纵座标，得回归方程为 Y=63.734 X+0.3036，r=1，线性范围 2.4~309.0 $\mu g \cdot mL^{-1}$。

3.5 检测限和定量限　取对照品溶液，用甲醇依次稀释制成系列浓度由高到低的溶液，测得表告依春的检测限（S/N=3）为 0.24 ng，定量限（S/N=10）为 0.72 ng（RSD=2.0 %）。

3.6 精密度试验　取同一供试品溶液，在上述色谱条件下连续进样 6 次，测得表告依春色谱峰面积的 RSD 为 0.2%，精密度良好。

3.7 重复性试验　取同一样品 6 份，精密称定，按“供试品溶液制备”项下操作，在上述色谱条件下进样测定，测得表告依春色谱峰单位峰面积 RSD 为 0.5%，重复性良好。

3.8 稳定性试验　取同一样品粉末约 2.0 g，精密称定，按“供试品溶液制备”项下操作，在上述色谱条件下，分别于 0、1、4、8、16、24、48 h 测定，测得表告依春色谱峰面积的 RSD 为 2.3 %，表明样品溶液在 48 h 内稳定。

3.9 加样回收实验　取已知含量的板蓝根样品粉末 9 份，约 1.0 g，精密称定，分别按已知含量的 50%、100%、150% 三个水平加入表告依春对照品，按“供试品溶液制备”项下操作，在上述色谱条件下进样测定，测得回收率为 100.9%（RSD=2.0%）。

3.10 样品测定　分别取板蓝根样品粉末约 2.0g，精密称定，按“供试品溶液制备”项下操作，制成供试品溶液。分别精密吸取对照品溶液与供试品溶液各 10 μL，注入液相色谱仪，测定，结果见表 1。

表1　板蓝根中表告依春的含量测定结果（n=3）

Tab1　Determination of epigoitrin in Radix Isatidi（n=3）

NO	商品名		产地	收集地	基源	表告依春（%）
1	板蓝根	药材	安徽	安徽	*Isatis indigotica*	0.0238
2	板蓝根	药材	安徽	亳州		0.0346
3	板蓝根	药材	不详	辽宁		0.0291
4	板蓝根	药材	不详	上海		0.0663
5	板蓝根	药材	甘肃	上海华宇药业有限公司		0.0551
6	板蓝根	药材	安徽	上海华宇药业有限公司		0.0471
7	板蓝根	药材	安徽	四川成都		0.0354
8	板蓝根	药材	甘肃武威	浙江中医药大学饮片厂		0.0042
9	板蓝根	药材	河北祈州	浙江中医药大学饮片厂		0.0067
10	板蓝根	药材	甘肃陇西	浙江中医药大学饮片厂		0.0245
11	板蓝根	饮片	安徽	安徽		0.0182
12	板蓝根	饮片	不详	河北安国		0.0513
13	板蓝根	饮片	河北	河北安国		0.0522
14	板蓝根	饮片	不详	上海花木华氏		0.0612
15	板蓝根	饮片	安徽	亳州沪谯		0.0645
16	板蓝根	饮片	河南	河南中原正信		0.0781
17	板蓝根	饮片	安徽	西部药都		0.1010
18	板蓝根	饮片	甘肃	河北安国		0.0667
19	板蓝根	饮片	黑龙江	哈尔滨三棵树		0.0796
20	板蓝根	饮片	甘肃武威	浙江中医药大学饮片厂		0.0747
21	板蓝根	饮片	河北祁州	浙江中医药大学饮片厂		0.0400
22	板蓝根	饮片	甘肃陇西	浙江中医药大学饮片厂		0.0648
23	南板蓝根	饮片	不详	上海雷允上中药饮片厂	*Baphicacanthus eusia*	—
24	南板蓝根	饮片	不详	上海雷允上中药饮片厂		—

4 讨论

4.1 薄层色谱条件的选择　分别考察了不同的展开系统：石油醚-乙酸乙酯、石油醚-乙酸乙酯-冰醋酸、石油醚-丙酮、氯仿-甲醇等，在此基础上进行优化，结果表明以石油醚-乙酸乙酯（1∶1）作为展开剂斑点相对位置和重现性好。比较了国家药典委员会规定使用的 5 种硅胶预制板：HPTLC-Fertigoplatten Nano-DURASIL-20 UV_{254} 200×100，德国 MN，批号 502059；Pre-coated TLC-plates SIL G-25 UV_{254} 200×100，德国 MN，批号 501027；烟台化学工业研究所 $HSGF_{254}$ 200×100，批号 080527；烟台化学工业研究所 SGF_{254} 200×100，批号 060414 和手铺板（10×20 cm，GF_{254} 薄层层析用硅胶，青岛海洋化工厂；0.5％羧甲基纤维素钠水溶液；厚度 0.4 mm），结果表明均可以对板蓝根中的表告依春进行定性鉴别，在保证重复性的前提下，以选择价格易于接受为原则，推荐使用国产普通预制硅胶板。分别观察在 5 种不同湿度下的展开情况：用不同浓度的硫酸溶液控制薄层板的相对湿度，结果显示湿度范围在 32%-88%时，均能获得较好的效果。分别在室温（20℃~25℃）及低温（10℃~4℃）展开，结果显示温度影响相对较小。

4.2 表告依春 HPLC 含量测定条件的选择

4.2.1 供试品溶液制备方法 对提取溶剂（乙醇、甲醇、80 %甲醇、50 %甲醇）、提取方法（冷浸、超声振荡、直接回流）、提取时间（15 min、30 min、60 min）和提取溶剂量（10 倍、20 倍）进行考察，最终确定提取方法为 80%甲醇 20 mL 超声提取 30 min。

4.2.2 耐受性试验 对不同品牌和型号色谱柱（Shiseido C_{18} MG，Ultimate AQ-C_{18}，Agilent XDB-C_{18}，Agela venusil-MP C_{18}，VARIAN Polaris C_{18}-A；250 mm×4.6 mm，5 μm）、流动相比例变化（5∶95~9∶91）、柱温（25~40℃）、检测波长（235~255 nm）、流速（0.8~1.2 $mL·min^{-1}$）进行考察，按含量测定色谱条件以及改变色谱条件后进样分析，测得表告依春含量以及相对标准偏差（RSD<3 %）、分离度符合含量测定要求。因此，板蓝根中的表告依春含量测定条件较宽，具有较好的耐受性。

4.3 小结

本研究对 10 批板蓝根药材和 12 批板蓝根饮片进行定性定量分析。结果表明，各样品均可检出表告依春，南板蓝根中不含有表告依春，与 HPLC 试验结果一致，具有特征性和专属性。含量测定结果表明表告依春在各样品中含量差异较大，有必要对其质量进行控制。

2005 年版《中国药典》板蓝根（P.142）鉴别项下（3）以精氨酸对照品作为 TLC 鉴别依据，无含量测定方法。精氨酸虽然也可作为指标建立定性方法，但并非板蓝根的特征性成分，缺乏专属性。表告依春为板蓝根的特征性成分；专属性强，可与南板蓝根相区别；为活性成分，所具有的活性与板蓝根药材的功效接近。因此本研究选择表告依春为指标成分建立板蓝根药材与饮片的质量标准，方法简便，准确可靠，重复性好。广泛收集各地样品，结果具有一定的代表性，为板蓝根新质量标准的制定提供依据。

参考文献（略）

化州柚查尔酮合成酶基因的克隆与序列分析

文海涛，赵红英，肖凤霞，林 励

（广州中医药大学中药学院 广州 510006）

摘要 本研究以广东道地药材化橘红基源化州柚为研究材料，采用 RT-PCR 技术克隆获得了查尔酮合成酶（CHS）基因，并对其进行了序列分析。结果表明：化州柚 *CHS* 基因编码区全长 1176bp，编码 391 个氨基酸残基，与同样来源于柑橘属的 *CHS* 基因序列同源性高于 98%，与其它科植物 *CHS* 基因同源性也达到 70%以上，且化州柚 *CHS* 基因编码的氨基酸序列具有 CHS 家族的全部 4 个保守序列。

关键词 化橘红；化州柚；查尔酮合成酶；基因克隆

广东化州道地药材化橘红，为芸香科植物化州柚 *Citrus grandis* ‘tomentosa’或柚 *Citrus grandis* (L.) Osbeck 未成熟或近成熟的干燥外层果皮，具散寒、燥湿、利气、消痰作用，临床用于治疗风寒咳嗽、喉痒痰多、食积伤酒、呕恶痞闷等症。化橘红中主要含黄酮类、挥发油、香豆素类和多糖等成分，黄酮类成分是其的主要有效成分，而查尔酮合成酶（Chalcone synthase,CHS）是植物次生代谢途径中黄酮类物质合成的关键酶和限速酶，仅分布于高等植物中，它在植物的抗菌机制、抗胁迫、细胞的发育和分化、花色素的积累和外源基因的表达等方面起着重要的作用。目前已经在大豆、百合、银杏、水仙、血橙、非洲菊等多种植物中克隆出 *CHS* 基因。

化橘红中的生物活性物质柚皮苷和野漆树苷均为黄酮类成分，长期以来人们对其研究仅限于含量测定和药理作用方面，而对合成代谢及其合成过程关键酶的研究甚少。随着生物技术的发展，分子育种已经成为传统育种的重要补充，同时也是当前优良品种繁育应用的一项重要技术。鉴于此，本研究对化州柚的 *CHS* 基因进行克隆并分析，为将来从基因水平上研究化州柚中柚皮苷等黄酮类物质代谢调控的分子机理提

1 材料和方法

1.1 材料、试剂与仪器

1.1.1 材料

供试材料为芸香科植物化州柚 *Citrus grandis* ‘tomentosa’的幼嫩新鲜叶片，采自广州中医药大学（大学城校区）二号山体，原植物由广州中医药大学林励研究员鉴定。

1.1.2 试剂

RNA 提取试剂：

溶液Ⅰ：CTAB 1.5g，PVP-K30 1.25g，NaCl 4.3875g,Tris-HCl (1mol/L, pH8.0) 10mL，EDTA(0.5mol/L, pH8.0) 5mL，加 DEPC 灭菌水至 50mL。

溶液Ⅱ：SDS 0.25g，NaCl 2.925g, Tris-HCl(1mol/L,pH8.0) 0.5mL, EDTA (0.5mol/L, pH8.0) 0.1mL，加 DEPC 灭菌水至 50mL。

反转录试剂盒：采用 Takara 公司 PrimeScriptTM 1st Strand cDNA Synthesis Kit。

克隆试剂盒：采用北京天根生化科技有限公司的 pGM-T 试剂盒。

Taq DNA 聚合酶、dNTP、DNA Marker、T4 DNA Ligase、限制性内切酶等为 Takara 产品；引物合成和测序由上海生工生物工程技术服务有限公司完成。其他试剂为国产分析纯。

1.1.2 仪器

PCR 仪器为 BIO-RAD 的 PTC-200 和 PTC-1148，离心机为 SIGMA 1-15K，核酸蛋白仪为 Gene DNA/RNA Calculator。

1.2 方法

1.2.1 化州柚叶片总 RNA 的提取

利用改良 CTAB 法提取化州柚叶片总 RNA，具体步骤如下：

材料 2g，液 N_2 中研磨成粉末，取 0.1g 左右转入无 RNase 离心管中，迅速加入 800μL 65℃预热的溶液Ⅰ和 24μL β-巯基乙醇，剧烈振荡混匀后 65℃水浴 15min，期间上下混匀几次；4℃，12000r/m，离心 8min 后取上清，加入 800μL 酚：氯仿：异戊醇(25:24:1)，振荡混匀；于 4

℃，12000r/m，离心 6min；取上清，加等体积氯仿，振荡混匀后 4℃，12000r/m，离心 6min；取上清，加 1/4 体积 LiCl(10mol/L)，-20℃沉淀 2h；4℃，12000r/m，离心 15min；弃上清，沉淀用 500μL 溶液 II 溶解后加等体积氯仿，振荡混匀并在 4℃，12000r/m，离心 8min；取上清，加入 2 倍体积无水乙醇，-20℃沉淀 1h，4℃，12000r/m，离心 15min；弃上清，沉淀用 70%酒精（DEPC 水配制）漂洗 1 次，4℃，12000r/m，离心 5min；尽量去除酒精；风干后，RNA 用 40μL DEPC 水溶解。溶解后的 RNA 用核酸蛋白仪测定其纯度和浓度。

1.2.2 反转录

采用 Takara 公司 PrimeScriptTM 1st Strand cDNA Synthesis Kit 反转录 RNA 成 cDNA。步骤为：(1) 在一干净的离心管中依次加入，总 RNA 4μL，oligo(DT) 1μL，dNTP(10mmol/L) 1μL，RNase free water 4μL，总 10μL 体系；(2) 65℃保持 5min，迅速取出冰上放置 3min；(3) 按顺序加入 5×Buffer 4μL，RNase inhibitor 0.5μL，RNase free water 4.5μL，Prime Script RTase 1μL，42℃保温 1h，70℃灭活 15min。-20℃保存备用。

1.2.3 CHS 基因扩增

根据 Lu Xu 等已发表的来自血橙的 CHS 基因序列设计扩增引物：

F：5'- GGT ATG GCA ACC GTT CAA GAG ATC AGA AAC-3'；

R：5'-GGT TCA AGC TTT GAT GGG GAC ACT GTG CAG -3'；

PCR 扩增体系：包括 2×GC Buffer 15μL，dNTP(2.5mmol/L) 5μL，引物 F 和 R 各 1μL(10μmol/L)，cDNA（1.5μg /μL）1μL，ddH_2O 6.7μL，LA Taq 0.3μL 总体积 30μL。

PCR 扩增条件：94℃，3min；94℃，50s；59℃，50s；72℃，2min；30 循环；72℃，10min；4℃保存。

1.2.4 CHS 基因克隆与分析

扩增产物电泳检测后用琼脂糖凝胶回收试剂盒回收目的条带，将回收产物与克隆载体 pGM-T 连接，转化大肠肝菌 DH5α，蓝白斑筛选重组子，挑取阳性克隆的单菌落培养后送上海生工生物工程技术服务有限公司测序，测序结果通过 NCBI（National Center of Biotechnology Information，NCBI）中 BLASTn（核苷酸序列比对）和 DNAstar 以及 DNAssist 软件进行序列拼接和比对分析。

2 结果与分析

2.1 化州柚总 RNA 的提取

采用 CTAB 提取、LiCl 沉淀法提取的化州柚总 RNA，经 1.0%甲醛变性凝胶电泳后，结果如图 1 所示。

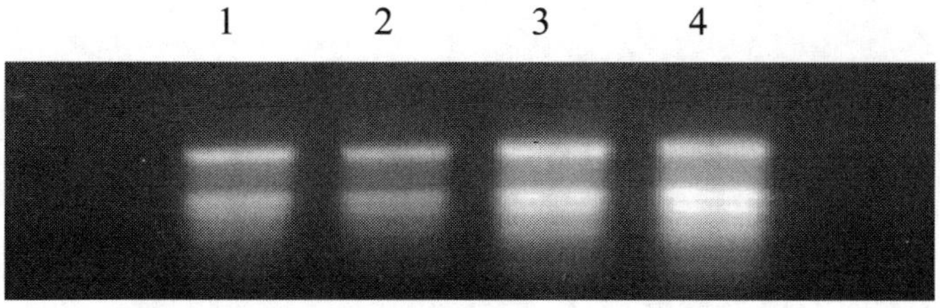

图 1 化州柚总 RNA 甲醛变性凝胶电泳

Fig. 1 Eletrophoresis on formaldehyde denaturation agarose gel of RNA in *Citrus grandis* 'tomentosa'

表1 化州柚总 RNA 纯度及浓度

Tab.1 The purity and concentration of RNA in *Citrus grandis* 'tomentosa'

样品编号	A260	A280	A230	A260/A280	A260/A230	RNA 浓度（ng/μL）
1	22.034	11.135	10.556	1.98	2.09	881.36
2	18.730	9.916	9.228	1.89	2.03	749.20
3	23.519	11.912	11.242	1.97	2.09	940.72
4	27.696	14.063	13.124	1.97	2.11	1107.84

图 1 显示，化州柚总 RNA 28S 和 18S 条带清晰，降解较少。表 1 显示各样品 A260/A280 值均在 1.8～2.0 之间，A260/A230 的值在 2.0～2.2 之间，说明所提取的化州柚总 RNA 质量较好，可以用于后续实验。

2.2　化州柚 *CHS* 基因的克隆

提取的化州柚总 RNA 经反转录后合成 cDNA 第一链，以此第一链 cDNA 为模板，设计引物进行 CHS 基因的 PCR 扩增。PCR 产物经 1.0%琼脂糖凝胶电泳检测，结果如图 2 所示。从图 2 可以看出得到大小约 1.2kb 的条带，与预期片段大小一致。凝胶回收该目的片段，连接 pGM-T 载体，转化大肠杆菌 DH5α，并进行蓝白斑筛选。

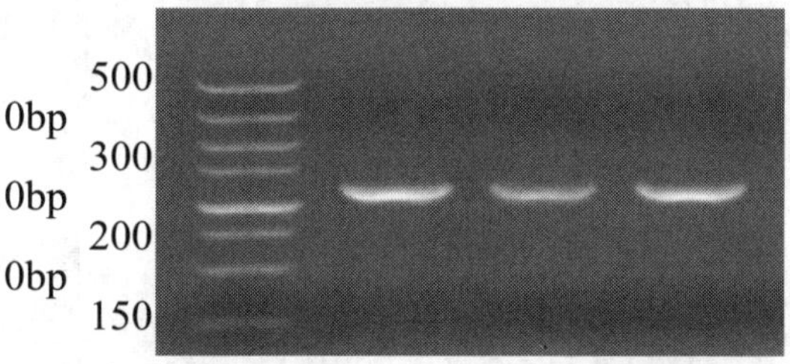

图 2 *CHS* 基因的 RT-PCR

Fig.2 RT-PCR of *CHS* gene

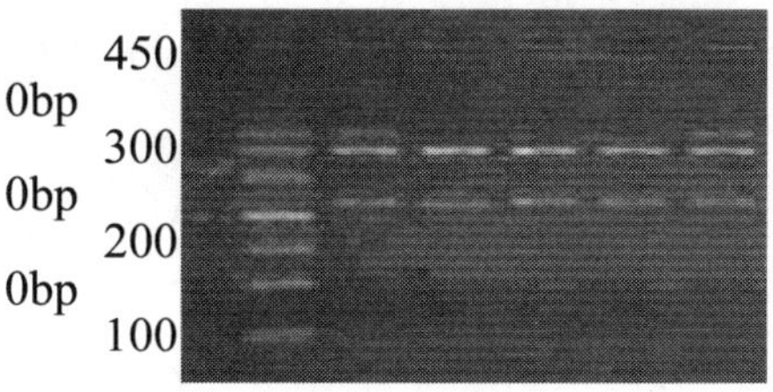

图 3　重组质粒酶切鉴定

Fig.3　Identification of recombinant plasmid by enzyme cutting

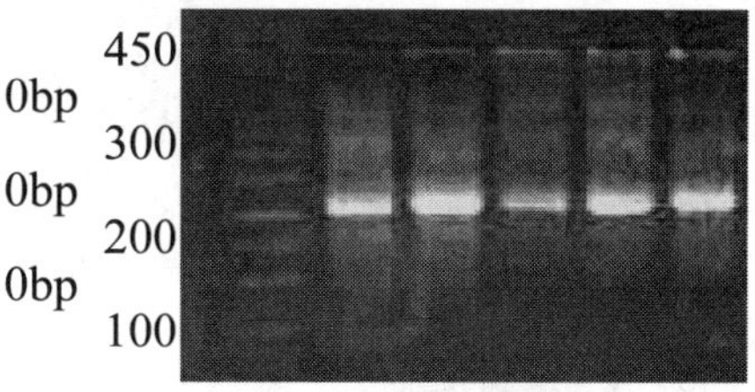

图 4　重组质粒 PCR 鉴定

Fig.4　Identification of recombinant plasmid by PCR

蓝白斑筛选后，随机挑取 5 个白斑摇菌，抽提质粒，质粒经 RNase A 消化后用限制性内切酶进行酶切，结果如图 3。从图 3 可知，每个单菌落经酶切后都得到大小约 1.2kb 的条带，初步确定挑取的单菌落为阳性克隆子。

提取的 5 个重组质粒用特异引物进行 PCR 扩增鉴定，同样均扩增出约 1.2kb 大小的片段（见图 4），进一步验证挑取的 5 个克隆都包含有目的片段。

2.3 化州柚 *CHS* 基因的序列分析

将初步鉴定的阳性克隆送上海生工测序，通过 DNAssist 软件进行拼接后得到全长为 1261bp 的序列，全长序列含有 1176bp 的开放阅读框（Open Reading Frame,ORF），编码 391 个氨基酸残基，命名为 *CgCHS*。利用 NCBI 中的 BLASTn 进行序列比对，与 GenBank 报道的同样来源柑桔属的 *CHS* 序列（FJ887898，AB009351，EU410483，AB050890）同源性高于 98%，与其它科植物 *CHS* 序列同源性也达到 70%以上，可以初步说明 *CgCHS* 是化州柚中的查尔酮合成酶基因。

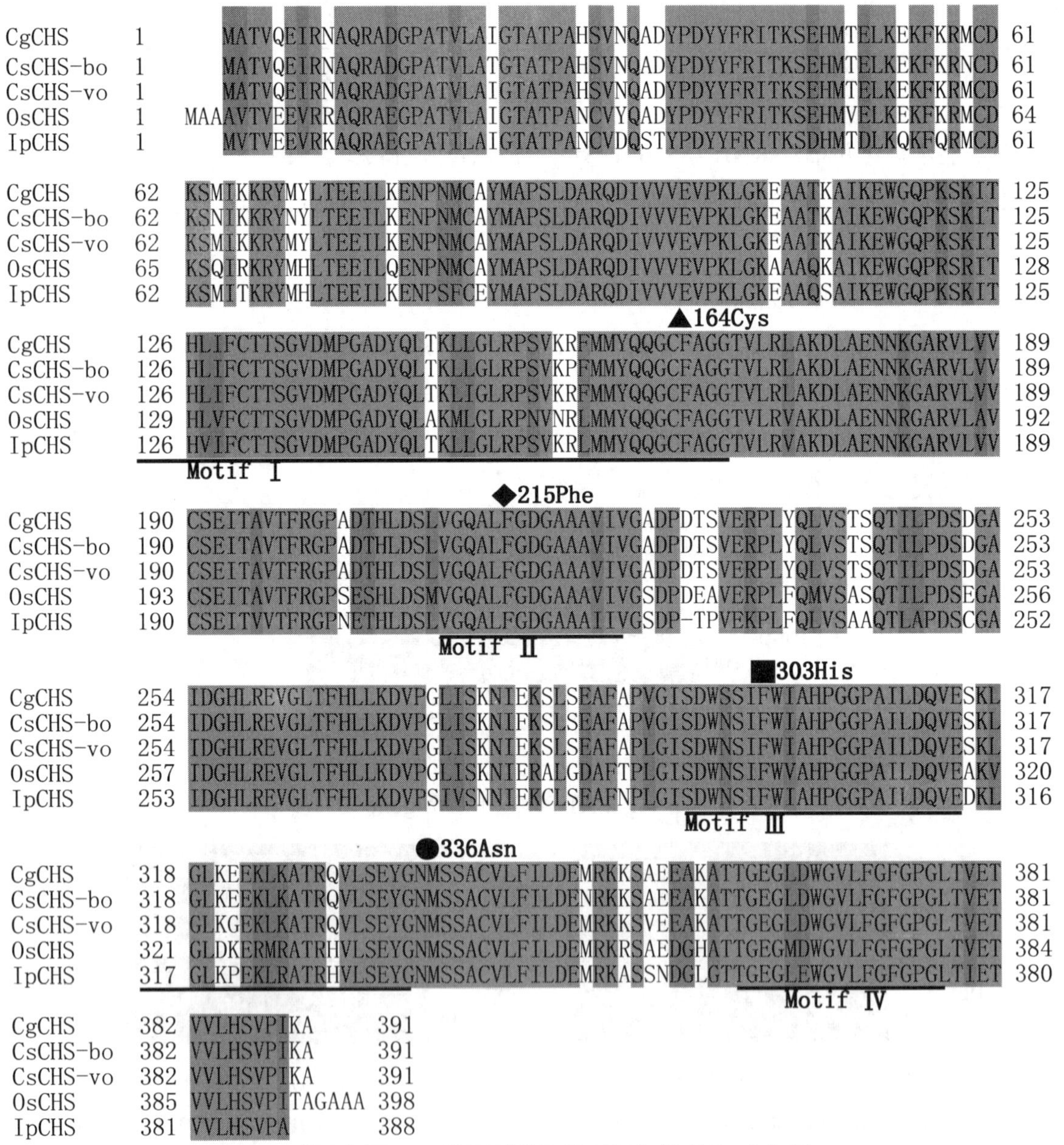

图 5 不同来源*CHS*基因编码区氨基酸序列比对分析

Fig.5 Comparison analysis of amino acid sequence of *CHS* ORF from different plants

(CsCHS-bo: Citrus sinensis (L.) Osbeck cv. Ruby, CsCHS-vo:BAA81664,

OsCHS: BAA19186, IpCHS: BAA20387, CgCHS:本研究获得)

将化州柚 *CHS* 基因的 ORF 的核苷酸序列翻译成氨基酸序列，利用 NCBI 中的 BLASTp 进行氨基酸序列比对，发现其与上述几个来源于柑橘属的 *CHS* 基因编码的氨基酸序列同样具有高度同源性，同源性达到 95%以上，并且化州柚 *CHS* 基因编码的氨基酸序列具有 CHS 家族的全部 4 个保守序列（图 5 所示下划线部分），这些保守区域包括酶的活性中心（Motif Ⅰ）、与底物结合位点（Motif Ⅱ）及与产物结合（Motif Ⅲ）的位点。通过以上分析，可以确认从化州柚中克隆得到的片段为 *CHS* 基因。

3 讨论

道地化橘红药材基源为广东化州特产化州柚，相关的研究主要集中于其品种、栽培技术、化学成分及药理与临床应用等方面，尚未见利用分子生物学技术开展化州柚功能基因方面的研究报道。已有的研究表明，化橘红中主要药效成分为黄酮类物质，包括柚皮苷和野漆树苷等，而植物体内黄酮类物质生物合成途径已基本清楚，查尔酮合成酶是这一途径中的第一个关键酶，本实验采用 RT-PCR 技术克隆获得了化州柚中查尔酮合成酶基因，为其功能基因的研究奠定了坚实的基础。

序列分析表明，本研究获得的化州柚 *CHS* 基因与同样来源于柑橘属的 *CHS* 基因具有高度的序列同源性（98%以上），与其他植物中的 *CHS* 基因序列同源性也大于 70%。Ferrer J L 等的研究表明，查尔酮合成酶中 4 个氨基酸残基决定了其活性位点，分别是 Cys164、Phe215、His303 和 Asn336（如图 5 所示），而本研究获得的化橘红 *CHS* 基因编码的氨基酸在相同位置的氨基酸残基是一致的，这也说明了植物 CHS 家族的高度保守性。

参考文献（略）

从含马兜铃酸中药和鱼腥草注射液等不良反应事件看中药不良反应

李贻奎　孙伟伟　张金艳　李连达

（1 中国中医科学院西欧医院；2 中国中医科学院实验中心　北京 100700）

摘要　本文从含马兜铃酸中药和鱼腥草注射液等对中医药的发展具有重大影响的不良反应事件，分析中药不良反应的发生的原因，探讨对中药不良反应的认识。对不良反应发生及预防应该采取的措施进行了探讨，强调了中药不良反应的发生是多种影响因素共同作用的结果，对中药不良反应的发生不能轻视也不可夸大。强调了中药不良反应的可防可控性，通过正确认识，客观的调查和科学的研究，以及加强中药毒性与临床合理用药的研究，防患于未然，最大程度的降低中药不良事件的发生。

中医中药是中华民族千百年传承至今的宝贵财富，但对于中药的安全性，一直存在较大的争议，存在多种不同的的看法。

一种看法是认为中药安全无毒，这种提法不科学不全面。相对西药产品而言，普通民众更加相信中药的安全可靠。然而各生产厂家用此不断标榜产品的安全无毒，长期忽视产品可能存在的不良反应，这在一定程度上也给公众造成了误导，客观上导致患者对中药的不良反应重视不足，增加了中药的不良反应的发生。

另一种比较偏颇的看法认为，中药是不安全的，只要发现有不良反应发生或者发现含有毒性成分的中药就应该禁止使用，开出一个黑名单，里面列出多少种中药，这个禁用，那个禁用。尤其是在非中医中药或者非医药其他行业的专家教授中颇为流行，这种看法偏颇，但是流传很广。尤其是近年来发生几个如含马兜铃酸中药和鱼腥草注射液等不良反应事件，再加上社会上某些专家所谓的“中医不科学”、“取消中医事件”的谬论，也极大伤害了了民众原本脆弱的神经，扭曲了他们对中药安全性的认识，敲响了中药安全性的警钟，给中医中药的发展造成极大影响。

正确的认识和处理中药的不良反应事件，是当前中医药界面临的重大问题。

俗话说“是药三分毒”，中药也存在毒性及不良反应，尤其是在长期、大量等不合理用药的情况下，这种毒性及不良反应更为明显。如果在使用过程中密切注意观察，早期发现，早期处理，避免酿成大的事故，使危险止于小处，也就可以防患于未然。

早期发现，早期处理，防患于未然的意识，可以减少中药不良事件的发生，但是，由于中药作为药品的特性，又绝对不能完全避免中药不良反应的发生，那么中药不良反应发生后，尤其是重大不良反应事件发生后应该采取什么样的措施？首先，应该提醒公众和医生注意，其次应该进行认真的研究分析，找出发生的原因和提出减少或避免的措施。而通过媒体发布发布、大肆宣扬，造成严重的社会影响，这种处理方法是错误的。使用中药后造成不良反应的原因可能是多方面的，药物本身的原因是其中的一个方面，使用方法和协同用药所引起的不应反应同样应该引起重视。

本文列举了含马兜铃酸中药和鱼腥草注射液等不良反应事件，并进行了初步的分析，希望对大家认识过去、现在和以后发生的中药不良反应能够有所帮助。

马兜铃酸事件　马兜铃酸，又称木通甲素，是来源于马兜铃科植物的一种化学成分，具有抗肿瘤、增强吞噬细胞的吞噬功能、提高机体的抗菌能力、提高细胞免疫功能的作用，但对肾脏有毒性作用。广防己、关木通、青木香、马兜铃、寻骨风、天仙藤和朱砂莲等中药中，都含有一定量的马兜铃酸，并被广泛用于各类中药制剂。

早在 1964 年，吴松寒最先报道了服用大剂量木通煎剂可引起急性肾衰竭。以后，含马兜铃酸中药引起肾损害的文献报道陆续增多。尤其是比利时学者 Van - herweghern 于 1993 年报道了使用含广防己减肥药造成慢性进行性肾衰竭病例以后，马兜铃酸肾病在国际上引起了巨大反响，并将此类肾病称为“中草药肾病”。1999 年，英国医药管理局对含马兜铃的中草药成品实行无限期禁用；2000 年 6 月，美国食品药品管理局命令停止进口、制造和销售已知含有和怀疑含有马兜铃酸的原料和成品，多达 70 余种中药材制剂被列入名单；2000 年 11 月，世界卫生组织在其药物通讯中也发出类似的警告，西班牙、奥地利、埃及、马来西亚、菲律宾、日等国纷纷效仿。2004 年 8 月，国家食品药品监督管理局正式发布通知：广防己、青木香禁止入药；暂停受理马兜铃、寻骨风、天仙藤和朱砂莲 4 种中药材相关中成药的中药品种保护申请、新药注册申请；与这几种药材有关的息灵胶囊、复方蛇胆川贝散、青果止嗽丸、胃福颗粒、新碧桃仙片和止咳化痰胶囊等36 种中成药须凭处方购买。一时之间，民众对中药安全性的信任几乎跌落至谷底，医务人员和患者在用药时都尽量避免使用该类中成药，造成终端市场销售困难，国内几千家药厂受到影响，中药产业面临严冬。

临床研究表明，含马兜铃酸中药材的肾毒作用与其马兜铃酸含量和用药时间长短有一定关系，临床表现主要有如下 3 种分型。（1）急性马兜铃酸肾病：常有短期内大剂量服药史，多呈少尿或非少尿性急性肾衰可伴小管功能障碍，尿常规示有轻度蛋白尿伴少量红白细胞及管型，血压不高，此外可有恶心、呕吐、贫血、肝功能损害及血小板减少。病理表现为急性肾小管坏死；肾小管上皮细胞变性、坏死、崩解，有的仅残留小管基底膜，刷状缘脱落，肾间质水肿，散在少量炎细胞，肾小球无明显病变，或仅有轻度系膜增殖，间质动脉内皮细胞水肿；免疫荧光则多数阴性，或仅见少量 C_3 沉积于系膜区及肾小管基底膜；电镜下肾小管上皮细胞微绒毛脱落，线粒体肿胀，细胞器崩解，基底膜裸露，肾间质水肿，肾小球基本正常。（2）肾小管功能障碍型马兜铃酸肾病：常在间断服用小剂量含马兜铃酸药物数月后出现症状，主要表现为肾小管酸中毒和(或)范可尼综合征，同时伴肾小管浓缩功能障碍，而血肌酐及尿素氮基本正常。光镜下显示，肾小管上皮细胞变性，部分崩解脱落，部分萎缩和管腔扩张，间质无明显病变，肾小球正常；免疫荧光呈现阴性；电镜下显示，肾小管刷状缘部分脱落，上皮细胞线粒体肿胀，细胞器崩解，肾小球正常。（3）慢性马兜铃酸肾病：多在长期持续或间断小剂量服用含马兜铃酸药物后出现症状，主要为慢性小管-间质病变表现。可有轻、中度高血压，贫血出现较早，尿常规呈肾性糖尿、轻度蛋白尿及低比重尿。肾功能呈进行性损害，即使终止马兜铃酸摄入，肾功能损害仍继续进展，但进展速度不一，快者半至一年进入终末肾衰竭，慢者需十余年才达尿毒症。B 超示肾脏体积缩小，两肾大小不对称。长期小剂量服药者可伴发泌尿系统移行上皮细胞癌。光镜下显示，肾间质呈少细胞性纤维化，肾小管萎缩或消失，肾小球无明显病变或呈缺血性基膜皱缩及硬化，小动脉管壁增厚，管腔狭窄；免疫荧光呈阴性；电镜下显示，肾间质病变区有大量束状胶原纤维，肾小管基膜增厚、分层，部分肾小球基膜缺血性皱缩、硬化。

鱼腥草注射剂（静脉用）是 1975 年由四川雅安制药厂研究成功投入生产的，发展到现在有 7 种制剂：鱼腥草注射液、新鱼腥草素注射液、新鱼腥草素钠注射液、新鱼腥草素钠氯化钠注射液、还有鱼金注射液、复方蒲公英注射液、炎毒清注射液等。

整个鱼腥草注射液制剂的产业链从种植、加工、采集到产品，规模相当庞大。但自 1988 年到 2003 年，鱼腥草注射液发生严重不良反应 200 多例，甚至发生致死病例。在这种情况下，有关部门从人民群众的安全出发，决定暂停使用这类产品。

中药注射剂是将现代制剂工艺与传统中医药理论相结合而发展起来的中药新剂型，其不但具有注射剂起效快、作用强的优点，又在一定程度上保留了中医药特色，因此在临床上得到了广泛应用。然而近年来不断曝光的中药注射剂严重不良反应事件，尤其是鱼腥草注射剂（静脉用）停用事件给中药注射剂蒙上了巨大的阴影继而对整个中医药事业遭受了巨大冲击。

英国《每日电讯》“中药杀死学生”报道事件 2007 年 8 月，英国纽卡斯尔大学 26 岁女博士王翎同学因急性肝损伤，引致多脏器衰竭，最终抢救无效而死亡。时隔半年后的 2008 年 3 月 25 日，英国《每日电讯》发表“中药杀死学生”（Student killed by Chinese herbal medicine）的报道，认为是“金不换”引起肝损伤并致死，将矛头直指中医药，对中医药在国外的发展造成极大的负面影响，引起很大轰动。但事实上，根据王翎的病历记录，除西医治疗外，仅有因皮肤瘙痒接受中药汤剂及针灸拔罐治疗的记录，其中并未发现有“金不换”的用药史。另外，由于王翎入院时病情发展迅速，病因诊断不明，在院期间曾接受过大量使用激素、抗生素、解热镇静剂的对症及试验性治疗，这些药物是否是导致肝衰的原因也值得怀疑。其尸检报告也认为王翎死于肝衰竭引发的多脏衰，但“导致致命性肝衰竭的原因还不确定”。可见，该报道的事实根据从何而来则不得而知，其事实性、可信性不禁令人怀疑。

中医在英国的发展势态良好，仅在英的中医诊所就达 3 千多家，英国政府也正在对包括中医在内的传统医学进行立法管理。为大力宣传中医药，我驻英使馆联合国家中医药管理局和英国查尔斯王子基金会，将首次于 2008 年 7 月在英国举办为期一周的大型“中医药周”活动。在这样的背景下，突然出现如此缺乏事实依据、触目惊心的报道，不禁让人怀疑该事件背后是否有其他因素影响。

以上 3 个中药不良反应事件的发生均对中医药的发展造成重大影响。但是其发生的原因是多方面，综合起来与以下几个因素有一定的关系。药物本身含有毒成分；临床不合理用药；事情不明情况下的，媒体炒作。

以马兜铃酸事件为例，其发生的不良反应主要是由于中药中所含有的马兜铃酸造成的。含马兜铃酸中药材的肾毒作用与其马兜铃酸含量和用药时间长短有一定关系。在临床使用过程中大剂量或者长期用药时发生的几率增加，通过严格控制使用时间和剂量可以减少发生率，但由于本身含有的毒性物质，在小剂量及短期使用时，还是有发生的可能性，最好的处理方法还是禁止使用。

鱼腥草注射液不良反应不像马兜铃酸事件的原因明确，是由某种有毒物质造成的，但是目前的研究结果初步认为也是有药物中所含的可疑有毒物质造成的，与马兜铃酸事件不同的是，它其中的可疑有毒物质不是药物本身所固有的，而是在制剂工程中添加的辅料吐温 80 造成的。通过对鱼腥草注射液及其辅料的研究可以降低其不良反应的发生。

英国《每日电讯》“中药杀死学生”报道事件则属于事情不明情况下的，媒体炒作跟风，与当前对中医药的存在偏见的思想有关。

由此可见，中药不良反应并非是单一因素造成的，是多种影响因素共同影响的结果。中药不良反应是可防可控的，要最大限度降低中药不良事件的发生，可从以下 3 个方面入手。

首先，我们对中药不良反应要有正确的认识，防患于未然，对于中药不良反应不可忽视，也不能盲目夸大。

其次，发生不良反应后的我们应该积极行动，进行客观的调查和科学的研究，杜绝或降低该类不良反应的发生。

最后，应加强中药安全性研究包括药物本身毒性和合理用药的研究，对个别药物进行重点研究。

参考文献（略）

岗梅与毛冬青的二维红外相关光谱鉴别研究

雷　雨，图　雅，张艳玲，周　群，孙素琴

（清华大学化学系　北京 100084）

摘要　采用红外光谱法（FTIR）并结合二维相关光谱（Two-dimensional Infrared Correlation Spectrocopy）分析技术，对岗梅与毛冬青进行无损快速鉴别研究。岗梅与毛冬青皆为冬青属植物，其外形极其相似，加工成饮片后更易混淆，因此通过红外光谱对其进行无损快速鉴别研究。两种药材在一维谱上几乎没有显著差别，因此需要借助二阶导数谱和二维红外光谱对其进行进一步的研究。结果表明：通过岗梅与毛冬青的红外光谱并结合二维相关谱完全可以将其区别开来。该方法快速、准确，对中药的鉴别提供了一种新的方法和手段。

主题词　二维相关红外；岗梅；毛冬青

引言

岗梅（*Ilex asprella* (Hook. Et. Arb) Champ ex Benth）与毛冬青(*Ilex pubescens*. Hook. Et Arm.)均系冬青科冬青属植物。岗梅又名苦梅、山梅、点秤星、梅叶冬青、土甘草，为广东地区常用中草药，具清热、生津、活血、解毒之功效。毛冬青又名细叶冬青、山冬青、茶叶冬青、高山冬青，具凉血，活血，通脉，消炎，解毒功能。两者均为两广地区常用中草药，均有制成单方或复方成药制剂且两者均以根部入药，其外形极相似，当加工成饮片后更容易混淆。目前对二者的鉴别方法主要是纤维鉴别、薄层鉴别和紫外鉴别法，这些方法主观性强、繁琐，已无法适应中药的发展需要。

傅立叶变换红外光谱法（Fourier transform infrared spectroscopy,FTIR）是一种常用的结构分析技术，已被广泛的应用在各个研究领域。孙素芹等人曾报导过采用二维红外光谱法对中药材进行鉴定与研究[2-10]。近年来，随着二维相关红外光谱技术（two dimensional infrared correlation spectrocopy）的扩展，提高了红外光谱图的分辨率，大大的增强了谱图的识别能力 [11-13]。本文采用红外光谱法，并结合二维红外分析技术，针对中药岗梅和毛冬青进行快速无损的分析鉴别研究。

1　实验部分

1.1　样品来源

岗梅 (*Ilex asprella* (Hook. Et. Arb) Champ ex Benth) 与毛冬青 (*Ilex pubescens*. Hook. Et Arm.)均由中国药品生物制品鉴定所提供并作生药学鉴定。

1.2　仪器和试剂

红外光谱仪为 Perkin Elmer 公司的 Spectrum GX FTIR 光谱仪。采用 DTGS 检测器。光谱分辨率 4cm^{-1}，测量范围 4000～400 cm^{-1}。扫描信号累加 16 次。50-886 型变温附件（Love Contral

公司），控温范围：50~120 ℃，每隔 10 ℃进行一次红外光谱扫描，升温速率为 2 ℃·min^{-1}。

1.3　试验数据处理

红外图谱：对样品以 KBr 压片进行普通的 FT-IR 测定，对所得图谱进行相应处理分析。

二阶导数谱：二阶导数谱的获得采用 Perkin-Elemer 公司 Spectrum v3.02 操作软件，平滑点数为 13。

二维相关红外光谱：二维相关红外光谱的获得采用清华大学分析中心红外光谱组自行设计的二维相关分析软件。

2 结果与讨论

2.1 岗梅与毛冬青的红外光谱比较

如图 1 所示，岗梅与毛冬青均为冬青属植物，均含有三萜皂苷及黄酮等有效成分。但其三萜母核的类型又有所不同，这就导致岗梅与毛冬青的一维红外光谱图及其相似。其均在 3426，1740，1596，1506，1463，1425，1375，1331，1241，1034cm^{-1}位置有出峰。但岗梅在 2937 cm^{-1} 处有出峰，而毛冬青在 2933 cm^{-1} 处有出峰，除此之外二者的一维红外光谱及其相似。因此，需要进一步借助二阶导数谱对其进行区分。

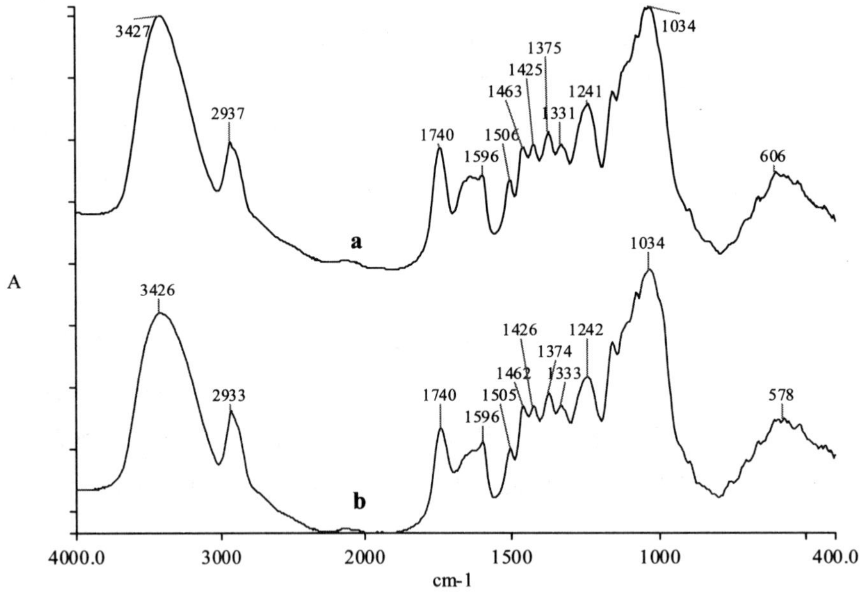

Fig.1 FTIR spectra of *Ilex asprella* (*a*) and *Ilex pubescens* (*b*)

2.2 岗梅与毛冬青的二阶导数谱比较

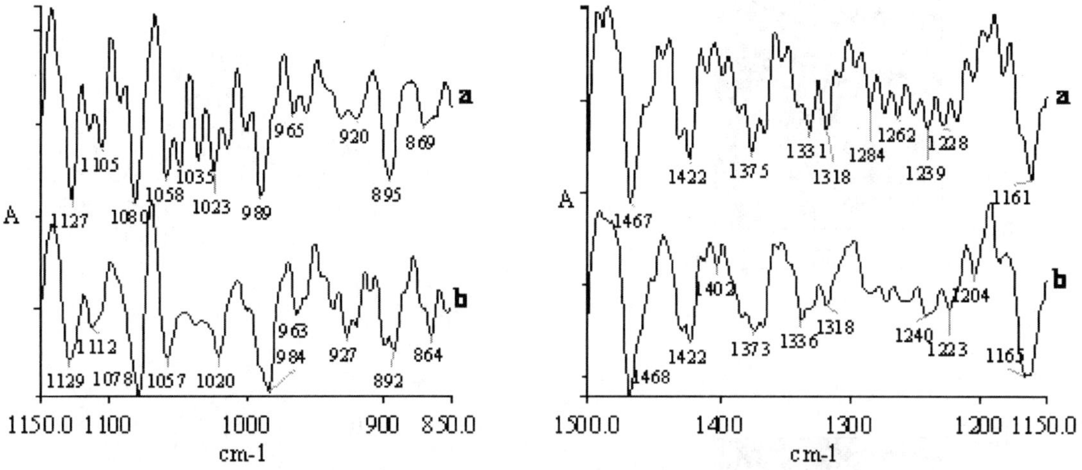

Fig.2 The second derivative FTIR of *Ilex asprella* (*a*) and *Ilex pubescens* (*b*)

岗梅和毛冬青的二阶导数谱如图 2 所示。岗梅和毛冬青在 850～1150 cm^{-1} 的区域内的二阶导数谱的峰型有明显差异，同时岗梅在 1127cm^{-1}、1105cm^{-1}、1080cm^{-1}、1058cm^{-1}、1023cm^{-1}、989cm^{-1}、965cm^{-1}、920cm^{-1}、895cm^{-1} 和 869cm^{-1} 处出峰，而毛冬青则分别位移至 1129cm^{-1}、1112cm^{-1}、1078cm^{-1}、1057 cm^{-1}、1020 cm^{-1}、984 cm^{-1}、963 cm^{-1}、927cm^{-1}、892cm^{-1} 和 864cm^{-1} 处。在 1150～1500cm^{-1} 的区域内，岗梅在 1467 cm^{-1}、1375 cm^{-1}、1331 cm^{-1}、1239 cm^{-1}、1228cm^{-1}、1161cm^{-1} 处出峰，而毛冬青则分别位移至 1468cm^{-1}、1373cm^{-1}、1336cm^{-1}、1240cm^{-1}、1204cm^{-1} 和 1165cm^{-1} 处。通过红外的二阶导数谱已经能将二者进行初步的区分。接下来将通过二维红外光谱将对其进一步鉴别。

2.3 岗梅和毛冬青变温过程的二维红外相关分析

2.3.1 光谱数据相关计算

采用清华大学自行设计的二维红外相关软件，分别获得岗梅和毛冬青变温过程的二维相关红外谱（如图 2，图 3 所示）。

2.3.2 岗梅和毛冬青在 850～1150 cm^{-1} 区域的二维相关红外谱

岗梅和毛冬青在 850～1150 cm^{-1} 区域的二维相关红外谱如图 3 所示。左边为岗梅和毛冬青的同步二维平面相关图，右边为同步立体相关图，图中红色相关强度等高线为正相关峰，蓝色的相关强度等高线为负相关峰。

基于二维相关红外谱的互相关原理，具体分析图 2 所示的二维相关谱。可以看出很多在一维谱中的重叠峰在二维谱中可以清晰的分辨出来。在同步谱中，岗梅在对角线处明显的自动峰有 8 个，分别在 886 cm^{-1}、914 cm^{-1}、951 cm^{-1}、974 cm^{-1}、1010 cm^{-1}、1071 cm^{-1}、1100 cm^{-1} 和 1147 cm^{-1}；其中 886 cm^{-1}、914 cm^{-1}、951 cm^{-1}、和 974 cm^{-1} 的自动峰强度最大；自动峰之间的交叉峰均为正。而毛冬青在对角线处明显的自动峰有 6 个，分别是 885 cm^{-1}、913 cm^{-1}、954 cm^{-1}、1071 cm^{-1}、1102 cm^{-1}、1146 cm^{-1}；其中 954 cm^{-1} 的自动峰强度最大，885 cm^{-1} 和 913 cm^{-1} 的自动峰强度较大；自动峰间的交叉峰均为正。

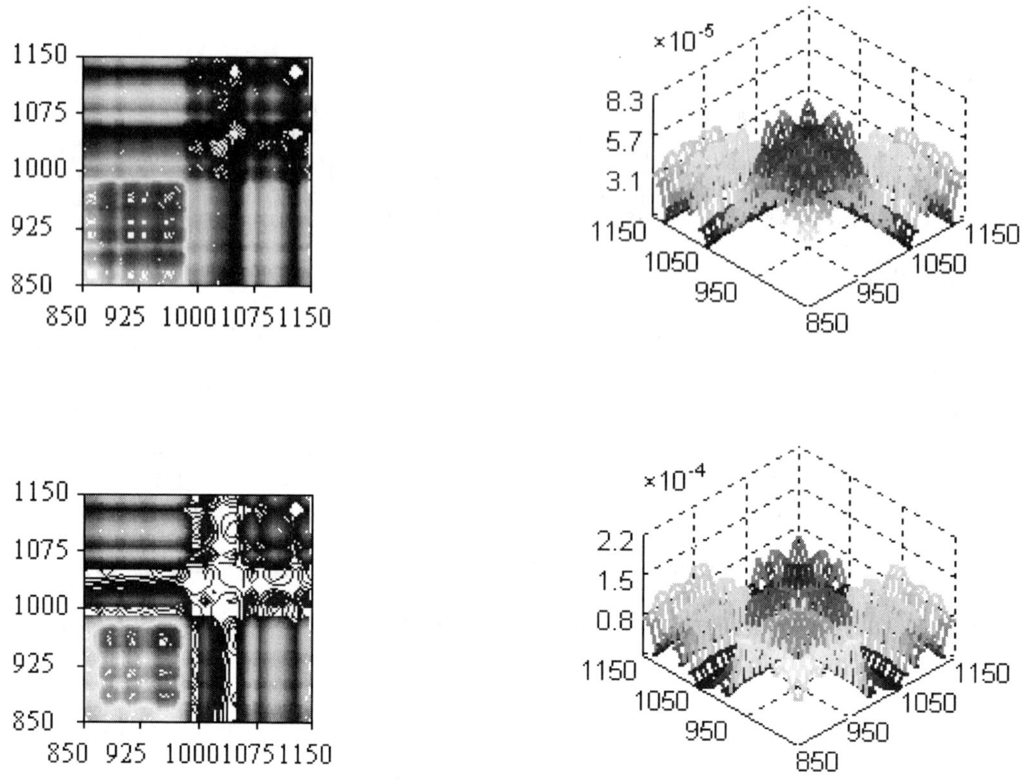

Fig.3 2D correlation spectra of *Ilex asprella* (*a*) and *Ilex pubescens* (*b*) from 850 to 1150

2.3.3 岗梅和毛冬青在 1150～1500 cm^{-1} 区域的二维相关红外谱

岗梅和毛冬青在 1150～1600 cm^{-1} 区域的二维相关红外谱如图 4 所示。岗梅在对角线处明显的自动峰有 7 个，分别是 1213 cm^{-1}、1266 cm^{-1}、1304 cm^{-1}、1350 cm^{-1}、1378 cm^{-1}、1404 cm^{-1}、1471 cm^{-1}；其中 1213 cm^{-1} 和 1471 cm^{-1} 的自动峰强度最大，1404 cm^{-1} 的自动峰强度较大；1266 cm^{-1}、1378 cm^{-1} 和 1471 cm^{-1} 的自动峰同其它自动峰的交叉峰为负，其余交叉峰为正。而毛冬青对角线处明显的自动峰有 5 个，分别在 1215 cm^{-1}、1309 cm^{-1}、1137 cm^{-1}、1469 cm^{-1}、1495 cm^{-1}；其中 1215 cm^{-1} 的自动峰强度最大，1469 cm^{-1} 的自动峰强度中等；1377 cm^{-1} 和 1469 cm^{-1} 的自动峰同其它自动峰的交叉峰为负，其余交叉峰为正。

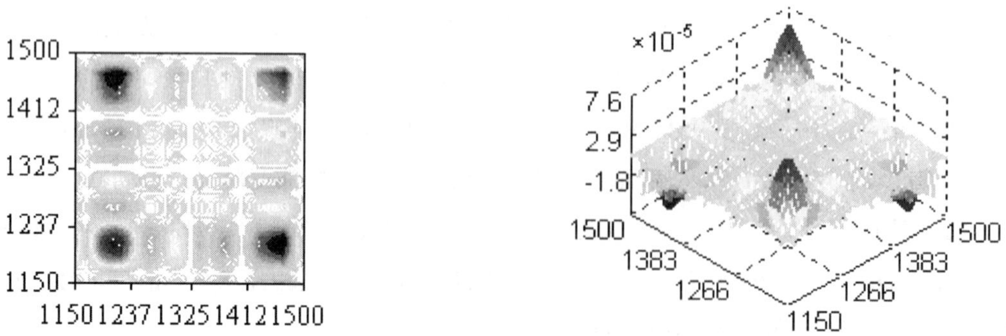

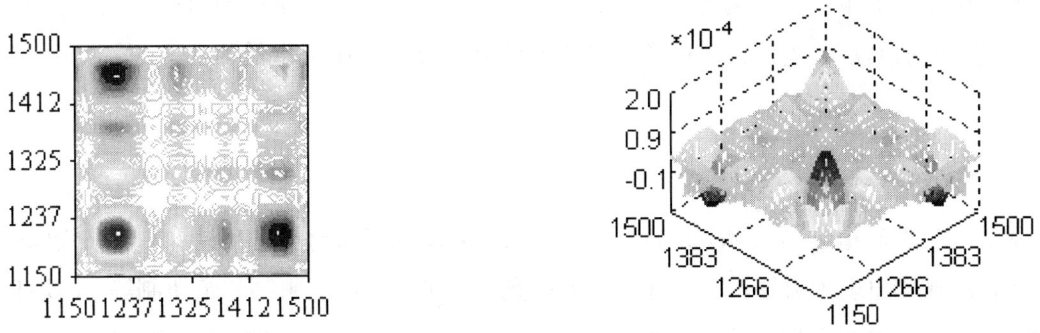

Fig.4 2D correlation spectra of *Ilex asprella* (*a*) and *Ilex pubescens* (*b*) from 1150 to 1500

3. **结论**

采用红外光谱技术并结合二阶导数谱和二维红外光谱可以将岗梅和毛冬青进行有效的区分。对于一维谱图较相似的样品，可以凭借高分辨的二阶导数谱和二维红外相关光谱对药材加以鉴别。该方法快速、准确、样品量少，可为外形相似、易混淆中药的鉴别提供一种新的方法和手段。

参考文献（略）

乌头类毒性药材的民间炮制方法

张 帆 蔡冬梅

（1 新疆医科大学药学博士后流动站）

（2 新疆医科大学中医学院 乌鲁木齐 830011）

摘要 乌头类药材为各民族医的常用药材，长期的临床实践形成了特色的炮制技术，本文概述了不同民族医在使用川乌、草乌、附子、铁棒锤和雪上一枝蒿等药材时所采用的炮制方法，为民族医药经验传承和临床上选用不同炮制品入药提供参考。

关键词 乌头；生物碱；毒性药材；炮制；民族医药

乌头类生物碱主要存在于毛茛科乌头属（Aconitum）植物中，各民族医临床上使用较多的有川乌、草乌、附子、铁棒锤和雪上一枝蒿等。这类药材因含有乌头类生物碱而具有祛风除湿、抗炎和镇痛等作用，另一方面也因含有酯型乌头生物碱而毒性较大，因此这类药材须经过炮制以降低毒性才能应用于临床。自汉代以来，乌头类药材的炮制方法经历了干热处理、水处理、湿热处理和各种辅料制法等变化，目的均为使酯型乌头生物碱降解而减低毒性[2~3]。但是不同的炮制过程对炮制机理、毒性和疗效均有不同影响。经过长期的临床使用和观察，炮制方法已相对固定，同时各少数民族医学对乌头类药材也形成了特色的炮制技术，且相互之间有较大差异。药材的炮制技术是中华民族宝贵的文化遗产和财富，鉴于此本文对乌头类常用药材的炮制方法进行整理，为民族医药经验传承、炮制机理研究、及不同炮制品临床应用提供借鉴。

1 川乌炮制方法

本品为毛茛科植物乌头 *Aconitum carmichaeli* Debx.的干燥母根，有大毒。至汉代以来中医就有蜜煮，唐代则出现了火煨，宋代增加了黑豆煮，清代又增加了酒制和童便制等，而现代则归为煮或蒸制法。取净川乌用水浸泡至内无干心，取出后加水煮沸 4～6 h 或蒸 6～8 h，至取大个者及实心者切开无白心、口尝微有麻舌感时取出，晾至六成干切厚片干燥。

壮医制川乌时先用水或生石灰水浸泡到内无干心，取出后加水煮沸 4～6 h，至切开内无白心、口尝微有麻舌感或无麻舌感，晾至六成干后切薄片干燥。另法为：川乌用水浸泡 2～3 d，每天换水 2～3 次，浸至透心，口尝基本无麻舌感时取出；另取生姜与甘草煮熬取汁，将漂过的川乌共置锅中煮 4～6 h，至内无白心熟透为度，取出晒至六成干后切薄片干燥。

满医以豆腐制川乌。取净川乌用清水反复洗 2～3 洗，放入清水中漂，夏秋季节漂 7 d、冬春漂 12 d，每天换水 2 次，漂清后取出。按 1 kg 原药材加豆腐 1.25 kg 的比例，放入锅内加水同煮 3～4 h，至内无白心，舌尝无微麻感时为止，取出后拣去豆腐，晒到半干后切片。

2 草乌炮制方法

本品为毛茛科植物北乌头 *Aconitum kusnezoffii* Reichb.的干燥块根，唐以前中医将川乌、草乌统称乌头，至唐代侯宁极《药谱》始单独分出草乌头。唐代以来有姜汁制、盐水浸、豆腐煮和煨制等多种炮制方法，但现代炮制方法已与川乌相同。

蒙医常用诃子制草乌，即将草乌置诃子汤内（草乌 1 kg，诃子 0.3 kg，加水 3 L）浸泡 2～3 d，至口尝仅稍留麻辣感时取出晾干即可。

苗族、壮族和土家族常用尿制草乌，取净草乌用凉水浸泡，刮去黑皮，放入流水中漂 6～7 d，取出阴干后再置童便内浸 8d，切片晾干备用。

侗族在使用草乌时将净草乌置锅内，加适量醋煮至透心为度，取出剖成两半干燥待用。

维吾尔医采用牛奶制草乌。将草乌装入布袋并悬吊于锅中，在足以浸没的生牛奶里浸泡 3 次，每次均使用新牛奶浸泡 2 h 并不断翻动，最后用清水冲洗，干燥至六成切制备用。

此外，某些地区采用煨法制草乌。将乌头洗净后用桐叶包好，再用稀泥包裹好，置于热灰中，上面烧火。煨至泥巴干裂和桐叶裂焦，取出即可使用。

3 附子炮制方法

本品为乌头 *Aconitum carmichaeli* Debx.的子根加工品，经过加工后可制成盐附子、黑顺片和白附片，但附子生品需经过炮制已降低毒性。中医应用时多用以下两个炮制品，一是炮附片，即取净河砂置炒制容器内，用武火加热炒至灵活状态，加入净附片后不断翻炒，至鼓起并微变色，取出后筛去砂摊凉。二是淡附片，即取盐附子用清水浸漂，每日换水 2～3 次至盐分漂尽，与甘草和黑豆加水共煮至透心，切开后口尝无麻舌感时取出，除去甘草和黑豆，切薄片干燥并筛去碎屑，盐附子每 10 kg 用甘草 0.5 kg 和黑豆 1 kg。

4　铁棒锤炮制方法

本品为毛茛科植物铁棒锤 *Aconitum szechehyianum* Gay.或伏毛铁棒锤 *Aconitum flavum* Hand.-Mazz.的块根。藏医使用铁棒锤较多，不同藏区炮制方法也有差异。主要有青稞酒制，取铁棒锤药材粉末放入石槽，加适量青稞酒至糊状，浸泡一定时间，然后不停研磨 5 h，再发酵 1 d 后晾干即得。还有诃子制，取诃子粉加水煮，煎煮液放冷，即得诃子汤，将药材加诃子汤浸泡 2 d，每 4 h 翻动一次，浸透，净水冲洗 5 次，取出晾干即得。此外还用制炭品，将药材置火中烧焦后，取出放凉备用。

回医对铁棒锤多用煨法，取鲜品置热灰中煨熟，取出后浸入童便 1 昼夜，切片或打碎使用。

此外，各地还采用蒸制，取生品用清水浸漂 7 d，每日换水 2 次，待中心软透后切片，置蒸笼中蒸 2～3 h，取出晒干，再用熟猪油炒后入药。

5　雪上一枝蒿炮制方法

本品为毛茛科植物雪上一枝蒿 *Aconitum brachypodum* Diels.的干燥块根。壮医采取蒸制法，取雪上一枝蒿在水中浸泡 7 d，每天换水 2 次，待中心软透无干心后捞出，切成薄片置蒸笼内蒸 2～3 h，取出晒干后用热熟猪油拌和，炒透后取出放凉备用。

土家族使用该药时采用尿制，将药材用湿纸包裹，置炭火中烘透，浸童便中 1 昼夜，取出漂洗晒干。

哈萨克族一般常采用的方法是将净雪上一枝蒿 10 kg 浸入水中，每天换 2 次水至除去苦味，后取 0.8 kg 甘草和 1 kg 黑豆与药材一起用水加热煮沸至到药材根内见无白心、尝无麻或微有舌感为度，取出晾干后切成片状或其他形状晒干或烘干保存。

6　结语

我国民族民间乌头类药材资源丰富，临床应用广泛，各民族医形成的独特炮制技术是长期医疗实践的结晶，具有独到之处，又经过实践的验证，对临床应用具有很强的指导性。但民间的炮制技术资料严重失传和散乱，且炮制方法随个人主观而变化较大，影响了临床疗效。因此，开展民族药特色炮制技术的传承与发扬、炮制机理研究和工艺规范化是民族药现代化的发展需求。

参考文献（略）

重楼中薯蓣皂苷元两种提取方法的比较研究

李可强[1]，郑洪新[2]，张振秋[2]

（1.辽宁省中药研究所　沈阳 100161；2.辽宁中医药大学　沈阳 116600）

摘要　目的：对重楼中薯蓣皂苷元的传统水解提取法和双相水解提取法进行比较。方法：采用正交试验，以薯蓣皂苷元为指标，优化薯蓣皂苷元的两种提取方案。结果：在各自最佳提取下条件，传统水解和双相水解法薯蓣皂苷元的平均提取率分别为 0.6899、0.7689 mg•g^{-1}。结论：双相水解提取法对薯蓣皂苷元提取率相对较高，且具有操作简便、结果准确的优点。

关键词　重楼；薯蓣皂苷元；提取方法

重楼(Rhizoma Paridis)为百合科植物云南重楼 *Paris polyphylla* Smith var. *yunnanensis* (Franch.) Hand. -Mazz. 或七叶一枝花 *Paris polyphylla* Smith var, *chinensis* (Franch.) Hara 的干燥根茎，具有清热解毒，消肿止痛，凉肝定惊等功效。其主要有效成分是甾体皂苷，约占总化合物数目的 80%，薯蓣皂苷元 (Diosgenin)是其主要配基之一，具有独特的生物活性和药效。长期以来，人们普遍采用直接酸水解法提取分离皂苷元。但此方法皂苷元收率低，且操作麻烦。本实验以薯蓣皂苷元含量为指标，利用正交设计对传统水解提取法和双相水解提取法进行了比较，旨在为重楼中薯蓣皂苷元的提取及内在质量控制提供一种有效的依据。

1 仪器与试药

Agilent 1100 高效液相色谱仪；Agilent LC 工作站；G1314A 紫外检测器；AR2140 电子分析天平。薯蓣皂苷元对照品（批号 0774-200105），购自中国药品生物制品检定所；重楼由辽宁中医药大学鉴定教研室李峰教授鉴定为百合科植物云南重楼 *Paris polyphylla* Smith var. *yunnanensis* (Franch.) Hand. -Mazz.的干燥根茎。乙腈为色谱纯，水为重蒸馏水，其它试剂均为分析纯。

2 方法与结果

2.1 传统水解提取法　选择三因素三水平，进行 $L_9(3^4)$ 正交试验（见表 1）。每份取约 2.0 g，精密称定，加 30 mL70％乙醇回流提取 2 次，每次 3 h，合并提取液，滤过，回收乙醇，残渣依设计方案水解，水解液以石油醚（60～90℃）提取 6 次，每次 10 mL，合并石油醚液，以水洗至中性，蒸干石油醚，残渣用无水乙醇转移至 25 mL 量瓶中，并用甲醇稀释至刻度，摇匀。经 0.45μm 微孔滤膜过滤，作为供试品溶液。

表 1　重楼传统水解提取因素水平表

水平	因素		
	A 盐酸浓度(mol•L^{-1})	B 提取时间(h)	C 盐酸用量(mL)
1	1	1	20
2	2	2	30
3	4	4	40

2.2 双相水解提取法　选择四因素三水平，进行 $L_9(3^4)$ 正交试验（见表 2）。每份取约 2.0 g，精密称定，加 30 mL70％乙醇提取 2 次，每次 3 h，合并提取液，滤过，回收乙醇，残渣依设计方案水解后，取石油醚液，以水洗至中性，蒸干石油醚，残渣用甲醇转移至 25 mL 量瓶中，并用无水乙醇稀释至刻度，摇匀。经 0.45 μm 微孔滤膜过滤，作为供试品溶液。

表2　重楼双相水解提取因素水平表

水平	因素			
	A 盐酸浓度(mol•L^{-1})	B 提取时间(h)	C 盐酸用量(L)	D 石油醚用量(mL)
1	1	1	20	20
2	2	2	30	30
3	4	4	40	40

2.3 含量测定

2.3.1 色谱条件 色谱柱：phenomsil C_{18} (250 mm×4.6 mm，5 μm)柱；流动相：乙腈-水溶液（66∶34）；测定波长：203 nm。柱温：25 ℃；流速：1.0 mL•min^{-1}；理论塔板数按薯蓣皂苷元对照品峰计算不低于 4 000。

2.3.2 对照品溶液制备　精密称取薯蓣皂苷元对照品 9.45 mg，置 25 mL 量瓶中，用无水乙醇溶解并稀释至刻度，摇匀，作为对照品溶液。

2.3.3 供试品溶液制备　见“2.1”、“2.2”项下。

2.3.4 线性关系考察　分别精密吸取薯蓣皂苷元对照品溶液 2，4，8，12，16，20 μL，注入高效液相色谱仪中，按上述色谱条件测定色谱峰面积，以进样量为横坐标（X）、峰面积为纵坐标（Y），进行线性回归，得回归方程为：Y=142 256X+138 63,r=0.9995。薯蓣皂苷元在 0.756～7.56 μg 范围内与峰面积线性关系良好。

2.3.5 精密度试验　精密吸取同一供试品溶液按上述色谱条件，进样 5 μL，平行测定 5 次，测得各次薯蓣皂苷元峰面积积分值并计算得相对标准偏差为 1.6%，表明仪器精密度良好。

2.3.6　稳定性试验　精密吸取同一供试品溶液，间隔不同时间测定，在 0，2，4，6，8 小时各进样 5 μL，测得峰面积，薯蓣皂苷元峰面积积分值的相对标准偏差为 1.9%,表明供试品溶液在 8 小时内稳定。

2.3.7　重复性试验　精密称取同一供试品 5 份，照供试品溶液制备方法制备供试品溶液，按上述色谱条件进样 5 μL，测定薯蓣皂苷元含量并计算得相对标准偏差为 2.5%，表明方法重复性较好。

2.3.8 加样回收率试验　取由传统水解提取法提取测得薯蓣皂苷元含量为 0.639mg•g^{-1} 的同一批重楼粗粉 5 份，各约 1.0 g，精密称定，精密加入对照品溶液 2 mL（相当于薯蓣皂苷元 0.7560 g），按"2.1"项下供试品溶液制备方法制备进样测定，结果传统水解提取法平均加样回收率为 97.1%、RSD 2.4%。另取由双相水解提取法提取测得薯蓣皂苷元含量为 0.737 mg•g^{-1} 的同一批重楼粗粉 5 份，各约 1.0 g，精密称定，精密加入对照品溶液 2 mL（相当于薯蓣皂苷元 0.7560g），按"2.2"项下供试品溶液制备方法制备进样测定，结果双相水解提取法平均加样回收率为 98.6%，RSD 2.0%。见表 3。

表3　薯蓣皂苷元加样回收率试验结果

提取方法	取样量（g）	样品中含量（mg）	加入量（mg）	测得量（mg）	回收率（%）	平均值 (%)	RSD (%)
传统水解	1.0912	0.6973	0.7560	1.3893	95.6		
	1.0862	0.6941	0.7560	1.3950	96.2		
	1.0587	0.6765	0.7560	1.4511	101.3	97.1	2.4
	1.0633	0.6794	0.7560	1.3795	96.1		
	1.1002	0.7030	0.7560	1.4080	96.5		
双相水解	1.0003	0.7372	0.7560	1.4529	97.3		
	1.0312	0.7600	0.7560	1.5342	101.2		
	1.0336	0.7618	0.7560	1.4813	97.6	98.0	2.0
	1.0135	0.7469	0.7560	1.4774	98.3		
	1.0769	0.7937	0.7560	1.4861	95.9		

2.3.9 样品测定　精密吸取对照品和供试品溶液各 10 μL，注人高效液相色谱仪中，按本文所述的色谱条件测定样品中薯蓣皂苷元的含量，结果见表 3～6，HPLC 图见图 1。

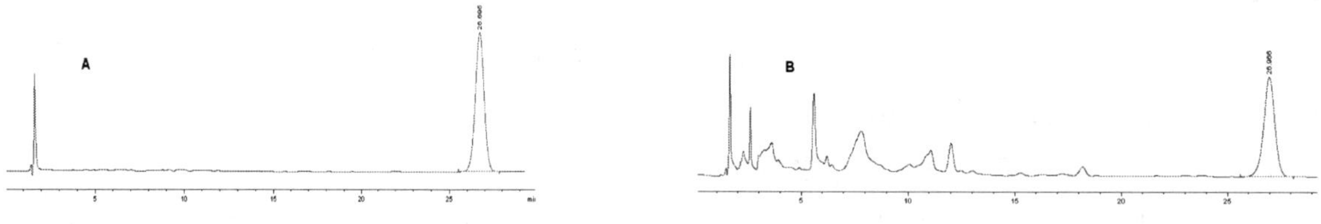

t/min

图1　薯蓣皂苷元对照品（A）和重楼供试品(B)的HPLC图

Fig1 HPLC chromatogram of Diosgenin(A) and Paridis(B)

2.4　结果

由传统水解提取法正交试验结果及方差分析表(表 3、表 4)可知，其最佳提取条件为 $A_2B_2C_3$，即盐酸的浓度为 2 mol•L^{-1}，提取时间为 2 h，盐酸用量为 40mL。其中盐酸浓度的影响具有显著性。

由双相水解提取法正交试验结果及方差分析表（表 5、表 6）可知，其最佳提取条件为 $A_2B_2C_3D_2$，即：盐酸的浓度为 2 mol•L^{-1}，提取时间为 2h，盐酸用量为 40 mL，石油醚用量为 30 mL。其中盐酸浓度的影响具有显著性。

表4 传统水解提取正交试验结果

试验号	A	B	C	薯蓣皂苷元含量(mg•g^{-1})
1	1	1	1	0.3601
2	1	2	2	0.4546
3	1	3	3	0.5225
4	2	1	2	0.6307
5	2	2	3	0.6912
6	2	3	1	0.6263
7	3	1	3	0.5183
8	3	2	1	0.4996
9	3	3	2	0.4201
K1	1.3372	1.5091	1.4860	
K2	1.9482	1.6454	1.5054	
K3	1.4380	1.5689	1.7320	
R	0.6110	0.1363	0.2460	

表5 传统水解法薯蓣皂苷元提取率方差分析表

因素	偏差平方和	自由度	F比	F临界值	显著性
A	0.072	2	12.000	9.000	*
B	0.003	2	0.500	9.000	
C	0.012	2	2.000	9.000	
误差	0.006	2			

$F_{0.1(2,2)}$=9.00

表6 双相水解提取法正交试验结果

试验号	A	B	C	D	薯蓣皂苷元含量mg•g^{-1}
1	1	1	1	1	0.4624
2	1	2	2	2	0.5142
3	1	3	3	3	0.4925
4	2	1	2	3	0.5907
5	2	2	3	1	0.7270
6	2	3	1	2	0.7583
7	3	1	3	2	0.5786
8	3	2	1	3	0.5296
9	3	3	2	1	0.4828
K1	1.4691	1.6317	1.7503	1.6722	
K2	2.076	1.7708	1.5877	1.8511	
K3	1.591	1.7336	1.7981	1.6128	
R	0.6069	0.1391	0.2104	0.2383	

表7　双相水解法薯蓣皂苷元提取率方差分析表

Tab7 Table of two-phase acid-hydrolyzed analysis of variance

因素	偏差平方和	自由度	F比	F临界值	显著性
A	0.069	2	23.000	19.000	*
B	0.003	2	1.000	19.000	
C	0.008	2	2.667	19.000	
D	0.010	2	3.333	19.000	
误差	0.000	2			

$F_{0.05(2,2)}$=19.00

2.5　验证试验

传统水解提取法按其最佳条件 $A_2B_2C_3$ 重复 3 次，双相水解提取法按其最佳条件 $A_2B_2C_3D_2$ 重复 3 次，结果薯蓣皂苷元含量的 RSD 分别为 2.6%,2.3%,表明两种提取方法的最佳工艺条件均具有重复性。

3　讨论

传统水解提取法是在酸性溶液中使薯蓣皂苷水解为苷元，再用亲脂性溶剂将苷元提取出来。而双相水解提取法，则是在酸-水体系中，直接加入与水不相溶的溶剂，形成新的两相溶剂体系，其实验流程简单，操作方便，结果更准确。

双相水解提取法薯蓣皂苷元得率高于传统水解提取法，这是由于双相水解形成了新的两相溶剂体系，水解后的薯蓣皂苷元能够及时转移到有机相中，避免了皂苷及皂苷元因在酸水中脱水而转变为其它物质。

本实验结果亦可为其它含皂苷类成分中药的提取分离提供可借鉴的经验。

半夏不同部位的红外光谱表征

张艳玲　雷　雨　图　雅　周　群　孙素琴

（清华大学化学系&分析中心　北京 100084）

摘要　半夏为常用的有毒中药之一。本文运用常规红外光谱技术结合二维相关红外光谱对生半夏块茎的内茎和外表皮进行了分析。一维红外光谱上，发现半夏块茎的内茎具有明显的淀粉特征峰 1647、1240、1155、1080、1019、930、857、764、708、576 和 526 cm^{-1}，而茎皮具有草酸钙尖锐的指纹特征峰 1617、1322、781 和 518 cm^{-1} 以及油脂类成分的特征峰 2922、2853、1739 和 1513 cm^{-1}。结合二阶导数谱分析发现，半夏内茎和茎皮均含有草酸钙、淀粉和油脂类成分，只是其含量各不相同。分析其二维同步相光谱发现，半夏内茎和茎皮的相关峰在 820～1710 及 2835~2945 cm^{-1} 波段差异更加明显，其自动峰及峰簇特征进一步验证了上述判断。分析结果表明，红外光谱可对中药材半夏块茎不同部位的主体成分进行分析判断；该方法直接、快速、有效，为中药材半夏的进一步研究开发提供了新的方法和思路。

关键词　半夏；红外光谱；内茎；茎皮

半夏为天南星科植物半夏 *Pinellia ternata* (Thunb.) Breit. 的干燥块茎，首载于《神农本草经》，其性温，味辛，有毒，归脾、胃、肺经，是中医临床上最常用的有毒中药之一，具止咳化痰、降逆止呕、消痞散结的功效。自古以来，半夏因其味辛辣、麻舌而刺喉，具“有戟人咽”的刺激性，被列为有毒中药，应用时一般要有去毒的炮制过程，但是其毒性成分一直没有明确。

2005 版药典中对半夏的鉴别包括性状鉴别、显微鉴别和薄层鉴别。其中性状鉴别误差较大，而薄层鉴别采用了提取的过程，不能反映药材整体。采用显微镜对半夏块茎横切面进行鉴别发现：外侧基本薄壁细胞含淀粉粒较少，渐次向内含淀粉粒渐多，薄壁组织中散有椭圆形黏液细胞，内含草酸钙针晶束，针晶长 20～144 μm。可见，显微鉴别是一种比较好的鉴别中药的方法，但是难以实现量化。

红外光谱是鉴别单体化合物的主要方法之一，通常用其一维谱。对于中药、食品等复杂体系，一维红外谱图的重叠率较高，此时对谱图进行求二次导数，能够放大细微的差别，进而得到分辨率较高的二阶导数谱。二维相关红外谱由 Noda 提出，利用不同样品中各组分在外界微扰（热、磁、压力等）下红外行为的不一致性得到，不仅增强了样品红外光谱的指纹特征性，而且能够提供样品的某些特性。该方法已被广泛的应用于中药材、中药配方颗粒和中药注射剂等的指纹特征鉴定以及中药材的真伪鉴别、产地和生境鉴别等，并应用于中药炮制过程炮制机理的研究，如生地黄和熟地黄、芥子和炒芥子、生川乌与制川乌、炒菊花与菊花炭等。

本文采用傅里叶变换红外光谱技术结合二维相关红外光谱对生半夏块茎的不同部位进行快速的鉴别，从整体上对半夏不同部位的主体成分进行分析判断，以期为半夏的鉴定提供新的研究方法和手段，同时为半夏毒性成分的研究提供新的可参考的依据。

1 实验部分

1.1 实验仪器和参数设置

Spectrometer GX FT-IR 红外光谱仪（Perkin Elmer 公司），DTGS 监测器，扫描信号累加 32 次，光谱分辨率 4cm^{-1}，测量范围 4000～400cm^{-1}。变温加热仪器使用北京朝阳自动化仪表厂的 CKW-Ⅱ温控仪。

1.2 实验样品

半夏 *Pinellia ternata* (Thunb.) Breit.生品于 2009 年 5 月份购于河北安国药材市场。

1.3 实验方法

任取一例半夏生品，用镊子将其表皮与内心剥离，分别取适量样品将其置于研钵内研磨，加入适量 KBr 晶体，压片，采用 Perkin Elmer 公司的 Spectrum for window 软件获得其一维红外光谱图。二阶导数谱图的获得采用 Perkin Elmer 公司的 Spectrum v3.02 操作软件，13 点平滑。将所压样品装入变温附件，温度从 50°C 逐步升高到 120°C，每隔 10 °C 采集 1 次红外光谱图，得到一系列动态光谱图。采用清华大学分析中心红外光谱组自行设计的二维相关分析软件，处理数据即得到二维相关红外光谱。

2 结果与讨论

2.1 半夏不同部位的一维红外光谱分析

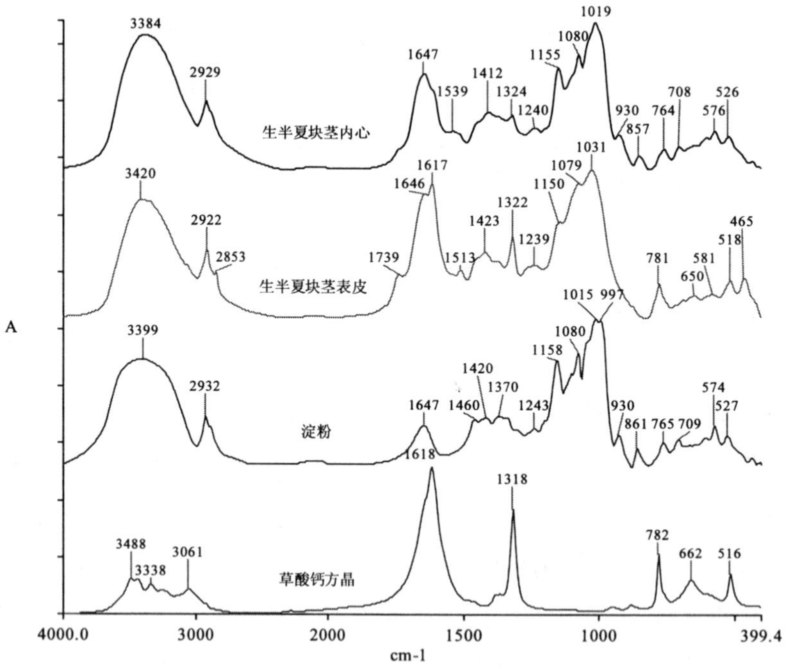

Fig. 1 Infrared spectra of the inner stem and epidermis of stem of *Pinellia ternate*, starch and calcium oxalate

观察生半夏块茎内茎和外表皮的红外光谱图（Fig. 1），发现差异较大。内茎的红外谱图中 1647、1240、1155、1080、1019、930、857、764、708、576 和 526 cm^{-1} 等处的峰位置与峰形状与淀粉的红外特征峰 1647 ($\nu_{C=O}$)、1243 ($\nu_{C(C=O)-O}$)、1158、1080 (ν_{C-O-C})、1015(ν_{C-OH})、930、861、765、709、574 和 527 cm^{-1} 极为相似，表明半夏内茎的主要化学成分可能为淀粉。再观察

茎皮的红外谱图，发现 1617、1322、781 和 518 cm^{-1} 处的峰位置与峰性状与草酸钙方晶中羧酸盐离子(COO^-)的不对称伸缩振动峰 1618 cm^{-1} 和对称伸缩振动特征峰 1318 cm^{-1} 以及指纹特征峰 782、516 cm^{-1} 逐一对应，表明半夏茎皮中含有大量的草酸钙晶体，而 1646、1239、1150、1079 和 1031 cm^{-1} 等处较不明显的特征峰表明其淀粉含量较少。此外，半夏茎皮的红外谱图中亦观察到亚甲基的不对称伸缩振动峰 2922 cm^{-1} 和对称伸缩振动特征峰 2853 cm^{-1}，以及 1739 ($\nu_{C=O}$)和 1513 cm^{-1} 等处明显的吸收峰，表明除了淀粉和草酸钙外，还含有油脂类成分，并且茎皮中该类成分的含量高于内茎。

2.2　半夏不同部位的二阶导数谱分析

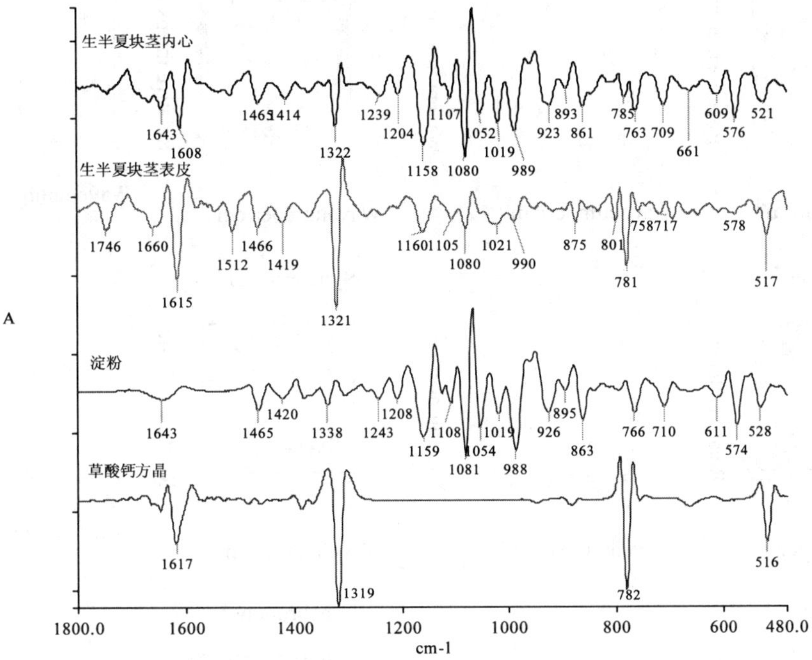

Fig.2 Second derivative infrared spectra of the inner stem and epidermis of stem of *Pinellia ternate*，starch and calcium oxalate

二阶导数谱图能增强和放大一维红外光谱图上的细微差别。观察生半夏块茎内茎和外表皮的二阶导数红外光谱图（Fig. 2），发现差异更加明显。半夏内茎中淀粉的指纹特征峰 1643、1465、1158、1107、1080、1052、1019、989、923、893、861、763、709、609 和 576 cm^{-1} 等更加明显，表明半夏内茎的主要化学成分为淀粉；同时草酸钙的特征峰 1322 cm^{-1} 也能观察到，表明内茎中可能也含有草酸钙，不过其含量较少。半夏茎皮红外谱图中四个明显的特征峰 1615、1321、781 和 517 cm^{-1} 进一步表明茎皮中含有大量的草酸钙，而 1466、1160、1105、1080、1021、990 和 578 cm^{-1} 等较弱的峰提示了淀粉的存在，只是含量较少。此外，1746 和 1512 cm^{-1} 处的吸收峰表明在茎皮中除了草酸钙和淀粉之外，还含有油脂类成分，并且茎皮中的含量高于内茎。二阶导数谱分析结果验证了上述一维红外光谱的分析结果。

2.3 半夏不同部位的二维红外光谱分析

分析热微扰下半夏块茎内茎和外表皮的红外光谱，得到其二维红外同步相关谱图，见 Fig. 3。在 820~1035 cm^{-1} 波段，内茎在 836、884、907、970 和 1022 cm^{-1} 处具有五个自动峰，与相应的交叉峰结合形成 5 × 5 峰簇；而茎皮在该波段仅观察到 905、936 和 974 cm^{-1} 处不太明显的自动峰，与相应的交叉峰结合形成 3×3 峰簇。在 1035~1170 cm^{-1} 波段，内茎有四个强的自动峰（1051、1067、1137 和 1162 cm^{-1}），两个弱的自动峰（1096 和 1117 cm^{-1}），与相应的交叉峰结合形成 6×6 峰簇；而茎皮仅在 1067、1092 和 1139 cm^{-1} 处具有三个自动峰，与相应的交叉峰结合形成 3×3 峰簇，表明茎皮含有较少量的在该波段具有特征峰的物质成分，即茎皮含有较少量的淀粉。在 1170~1338 cm^{-1} 波段，内茎在 1194 和 1222 cm^{-1} 处具有两个强的自动峰，在 1274、1312 和 1326 cm^{-1} 处显示三个弱的自动峰，与相应的交叉峰结合形成 5×5 峰簇；而茎皮在 1218 cm^{-1} 处具有一个宽泛的自动峰，在 1310 和 1326 cm^{-1} 处具有两个尖锐的自动峰，该两峰可归为草酸钙

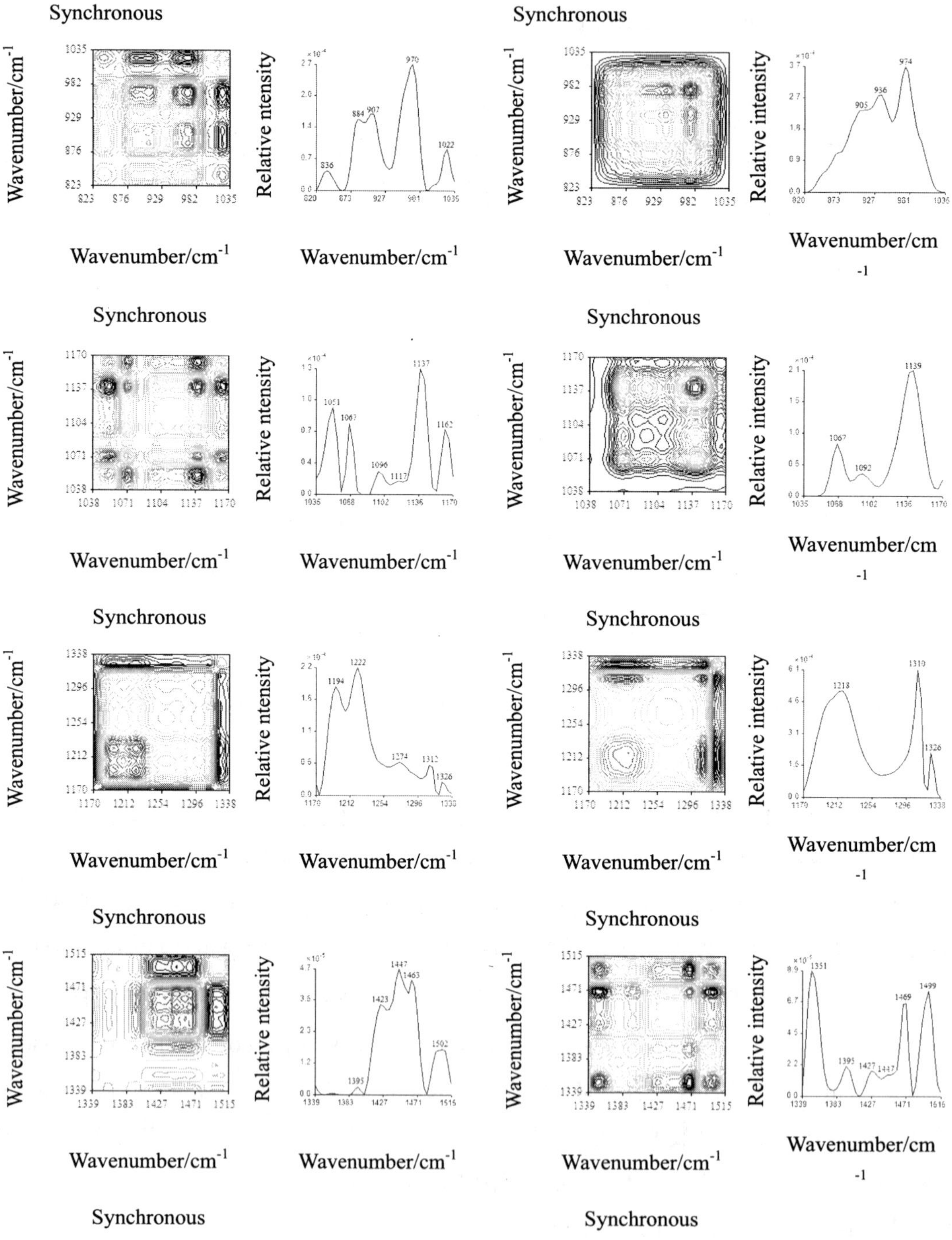

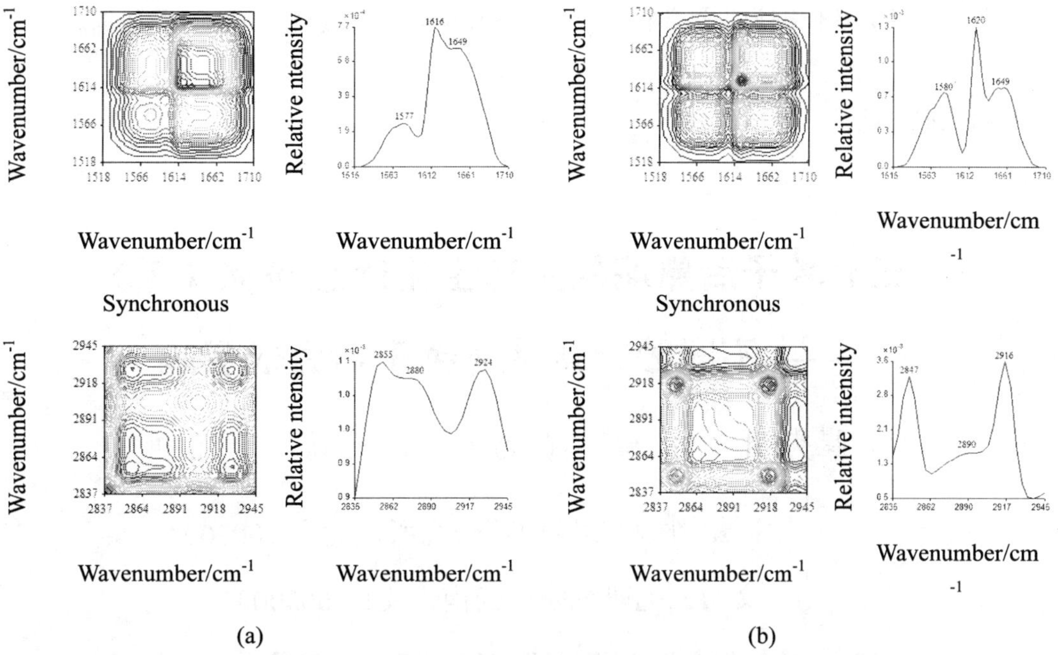

Fig. 3 Profile and auto-peaks of 2D IR synchronous correlation spectra of the inner stem (a) and epidermis of stem (b) of *Pinellia ternate*

在热微扰条件下发生变化行为造成的。在 1339~1515 cm^{-1} 波段，内茎在 1395、1423、1447、1463 和 1502 cm^{-1} 处具有五个自动峰，与相应的交叉峰结合形成 5×5 峰簇；而茎皮在 1351、1395、1427、1447、1469 和 1499 cm^{-1} 处具有六个自动峰，与相应的交叉峰结合形成 6×6 峰簇，其中 1351、1469 和 1499 cm^{-1} 处吸收峰最强。在 1515~1710 cm^{-1} 波段，内茎和茎皮分别在 1580、1620 和 1649 cm^{-1} 处都具有三个自动峰，差别在于后者在 1620 cm^{-1} 处的自动峰强度尤强，更加尖锐，亦反映了茎皮中草酸钙的含量尤高。在 2835~2945 cm^{-1} 波段，内茎与茎皮均具有 3 × 3 峰簇，差别在于内茎在 2855、2880 和 2924 cm^{-1} 处具有三个强度相似的自动峰，而茎皮在 2847 和 2916 cm^{-1} 处具有两个强的自动峰，在 2890 cm^{-1} 处具有一个弱的宽泛的自动峰，2847 和 2916 cm^{-1} 处强的自动峰提示了茎皮中亚甲基含量较高，验证了上述茎皮中含有油脂类成分的判断。

由以上分析可知，二维红外同步相关谱能够提供更加丰富的信息，进一步验证了半夏块茎内心的主体成分是淀粉而草酸钙含量较少，其外表皮的主体成分是草酸钙而淀粉含量较少，同时还含有油脂类成分。该结论与显微鉴别的结果一致。可见，红外光谱既可对主体成分的指纹特征进行识别，并且能够在此基础上对其进行量化。

3 结论与展望

运用一维红外光谱、二阶导数谱结合二维动态相关红外光谱技术，对生半夏块茎的内茎和外表皮进行了快速的分析，对红外光谱中各自的指纹特征进行了指认，并对所含草酸钙、淀粉和油脂类成分的含量进行了初步判断。

市场上多用半夏的炮制品，旨在降低其毒性。目前普遍认为半夏刺激性成分是草酸钙针晶。若果真如此，采用物理方法即可将半夏表皮与内心筛分，以去除其刺激性。然而，去除表皮的半夏作为药材，其毒性是否降低而其药效是否保持还有待研究。无论如何，通过红外光谱对半夏进行分析鉴定，为半夏毒性成分的研究提供了新的方法和思路，且该方法具有指纹性好、简便、快速等特点。该研究为半夏药材进一步的理化分析研究提供了可参考的依据。

参考文献（略）

三七种子后熟期的生理生化动态研究（Ⅰ）
——不同贮存条件对种子活力的影响

崔秀明　安 娜　黄璐琦　段承莉　萧风回

（1　中国中医科学院中药研究所，北京 10070）

（2.文山三七研究院，云南，文山 663000）

（3 云南农业大学中药材研究所；云南，昆明 650201）

（4 西北农林科技大学，陕西，杨陵 7121700）

摘要　目的：研究三七种子不同贮存条件下活力变化情况，了解三七种子的生理特性、为生产中三七种子保存提供科学依据。方法：采用 TTC 法测定不同温度保存种子的活力，同定期分析水分含量、呼吸速率的变化情况。结果：三七种子在后熟期间的活力变化因贮藏条件的不同而不同，且随着贮藏时间的延长，均表现为不同程度的下降。结论：室温层积较其它贮藏条件更适合保持三七种子在后熟期间的种子活力。

关键词　三七种子 生理后熟 种子活力 呼吸速率

三七 *Panax notoginseng*（Burk.）F.H.Chen 为五加科人参属名贵中药材，现已成为我国大宗药材之一，主产地云南文山的三七常年种植面积达到了 12 万亩左右，产量 900 万 kg。到目前，国内外学者对三七的研究主要集中在化学成分、药理作用、临床应用、栽培措施和病虫害防治等方面，有关三七种子的生理学研究较少见。三七种子的生产和保管是三七生产中的重要环节，目前由于不了解三七种子在发育和后熟期间的生理变化规律，种子贮藏不当，经常造成严重的经济的损失。我们曾报道了三七果实发育生理生化变化特征，为进一步了解三七种子在发育和后熟期间的生理变化规律，本文报道了温度对三七种子活力的影响，以为制定科学的栽培技术规程提供依据。

2　材料和方法

2.1　试验材料

试验所用种子均采自云南省文山县马塘镇三七种植园中的 3 年生三七植株。采收后洗去果皮，晾干表面水分后备用。

2.2　试验方法

以自然风干（即未做任何处理）处理为对照，将种子按室温（20℃～25℃）层积、4℃层积、室温与4℃（每天交替一次，各12小时）交替层积、－20℃层积四种方法处理（均采用初始湿度为25%的河砂层积，其中室温层积处理和室温与4℃交替层积两种处理定期喷水以保持河砂湿度），以后每10天测定一次各项指标（各项测定均重复三次）。

种子活力采用TTC 法测定，呼吸速率测定采用小篮子法测定。

3 结果和分析

3.1 不同保存方法对三七种子后熟期间活力的影响

由图1可知，三七种子在后熟期间的活力变化因贮藏条件的不同而不同，但随着贮藏时间的延长，均表现为不同程度的下降。在自然风干的条件下，层积20天后，种子活力由层积前的99.21%急速下降到48.76%，之后随着层积时间的延长，种子活力不断下降，直到60天时种子活力完全丧失。这与崔秀明20年前报道的结果基本一致；在-20℃层积的贮藏条件下，种子活力在层积10天后迅速减弱到20%，然后又以17%左右的水平维持了40天，到层积60天时种子活力全部丧失。在室温层积的贮藏条件下，整个后熟过程中，种子活力变化趋于平稳，其值始终维持在92%以上；室温与4℃交替层积、4℃层积这两种贮藏条件下，种子活力的变化趋势基本一致，在前50天中均有缓慢的下降，由层积前的99.21%分别下降到88.67%和91.33%，之后又有一个明显且幅度较大的下降过程，到层积结束时，室温与4℃交替层积的种子活力降为64.67%，而4℃层积的种子活力则降到42.67%。结果表明，室温层积较其它三种贮藏条件更适合保持三七种子在后熟期间的种子活力。

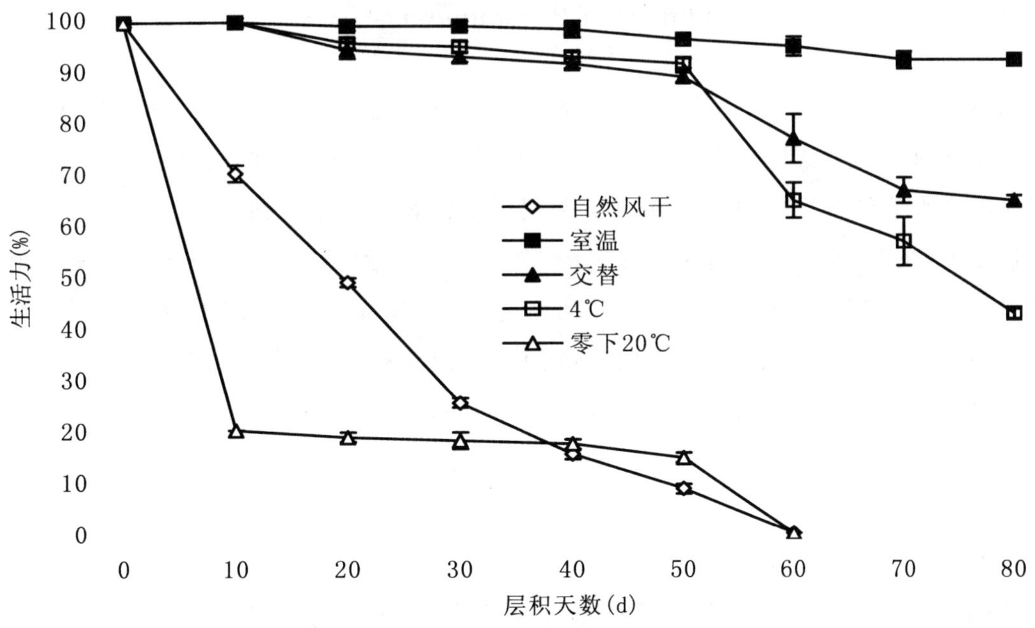

图1 不同贮藏条件下三七种子后熟期间活力的变化

3.2 不同贮藏条件下种子含水量的变化情况

三七种子采收时含水量较高为63.39%。与自然风干比较，四种贮藏条件下种子含水量均随贮藏时间的延长而表现出缓慢下降的趋势，但在整个后熟过程中其含水量一直维持在一个较高的水平上（图2），说明三七种子是一种高含水量的种子。

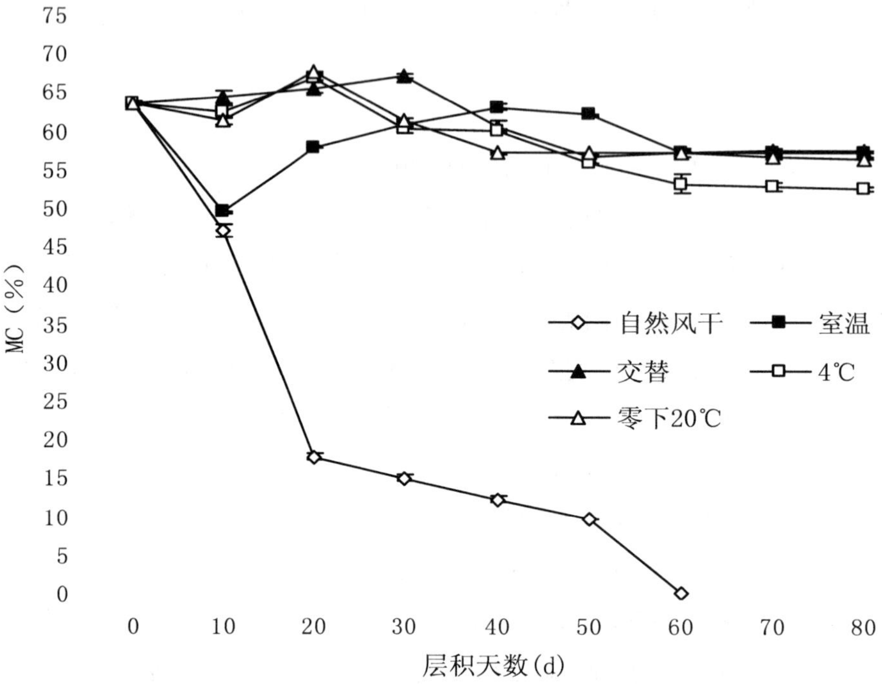

图2 不同贮藏条件下三七种子后熟期间含水量的变化

Fig.2 Changes of moisture content during post maturation in different store conditions of *P. notoginseng* seeds

在自然风干的条件下，三七种子的含水量迅速下降，在层积20天时由层积前的63.39%迅速下降到17.66%，以后缓慢下降，直至60天后降为0；在室温层积的条件下，层积10天后，三七种子的含水量有一个明显的下降过程，从层积前的63.39%下降到49.36%，之后又缓慢升高，从层积60天开始，其含水量基本稳定在57%左右，直到层积结束；在4℃层积和-20℃层积这两种条件下，三七种子的含水量在整个后熟过程中变化基本一致，前20天含水量有小幅度升高，分别达到66.68%和67.55%，以后缓慢下降，从60天以后到层积结束，其含水量分别保持在52%和56%左右；在室温和4℃交替层积的条件下，前30天种子含水量缓慢上升，达到整个层积过程中的最大值67%，以后开始逐渐下降，到层积50天时降为56.59%，并基本以此含水量保持至层积结束。

3.3　不同贮藏条件下三七种子呼吸速率的变化

图3的分析结果表明，三七种子刚采收时，呼吸作用较强，为2.67mg/(g · h)。在室温层积、4℃层积、室温和4℃交替层积这三种条件下贮藏80天后，呼吸速率均表现为先升后降的趋势。而在自然风干和-20℃层积这两种条件下，种子的呼吸速率均迅速下降。与对照相比，这四种贮藏条件中，4℃的贮藏条件可以在一定程度上抑制种子的呼吸作用，呼吸速率较其他三种贮藏条件下偏低。

在自然风干和-20℃层积这两种条件下，层积10天后，三七种子的呼吸速率急速下降，由层积前的2.67mg/(g · h) 分别降为0.2 mg/(g · h)和0.1 mg/(g · h)，到30天时，自然风干条件下的种子呼吸速率降为0，种子已无呼吸作用，而-20℃层积的种子呼吸速率到40天时也降为0；在室温层积、4℃层积及室温和4℃交替层积这三种条件下，贮藏前期，种子呼吸速率均不断增大，在室温层积条件下，20天后种子出现第一个呼吸峰，呼吸速率达到3.53 mg/(g · h)，之后又在层积50天时出现第二个明显的呼吸峰，此时种子呼吸速率为4.0 mg/(g · h)，而4℃层积及室温和4℃交替层积这两种条件下贮藏的种子在整个层积过程中只有一个呼吸峰，均在层积50天时出现，其值分别为2.6 mg/(g · h)和3.0 mg/(g · h)，此后随着种子后熟作用的进行，三种贮藏条件下的种子呼吸速率又都逐渐降低，至层积结束时，呼吸速率又基本恢复到层积前的水平，说明在整个后熟过程中，种子内部进行着旺盛的物质代谢。

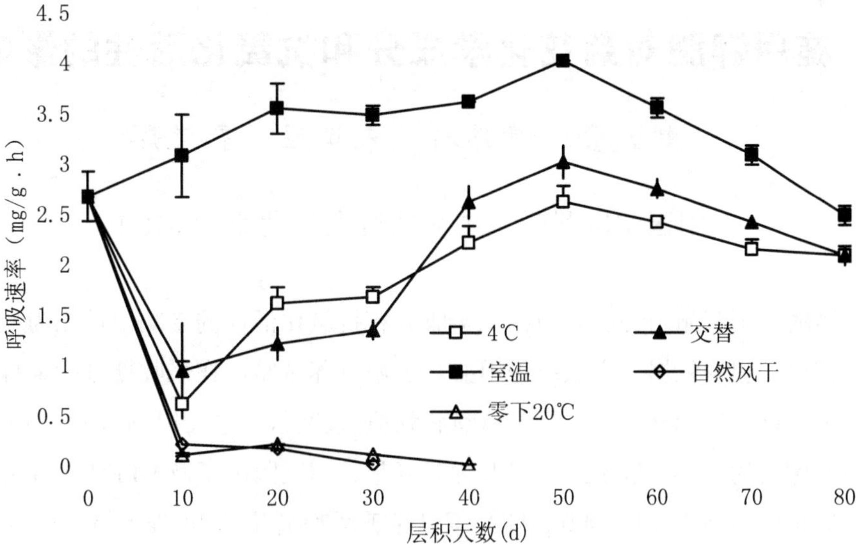

图3 不同贮藏条件下三七种子后熟期间呼吸速率的变化

Fig.3 Changes of respiratory rate during post maturation in different store conditions of *P. notoginseng* seeds

4 讨论

三七与许多五加科植物种子相似，在自然条件下，其种子成熟时胚未分化，处于原胚状，必需经一段时间的层积处理完成形态后熟和生理后熟后才能萌发。本文研究表明，三七种子是一种高含水量的种子，在成熟收获后其含水量达63%左右，且在后熟的过程中含水量一直稳定在一个较高的水平。在自然风干状态下，由于水分丧失，种子活力迅速下降，说明三七种子在后熟过程中不耐脱水，不能在低含水量下贮藏，这与三七种子在后熟过程中需要完成一系列的生理生化反应而需要保持足够的水分有关。水分作为植物体中最主要的构成成分，直接影响着胚后熟时的细胞分裂和细胞膨大，而且常使种子内酶处于活化状态，呼吸强度高，贮藏物质水解作用快，而且高呼吸强度导致释放出大量的呼吸热，促进贮温升高，以致种子内部代谢紊乱，造成各种生理伤害，并给各种病原菌的浸染提供可乘之机，这是三七种子不耐贮藏和影响种子寿命的生理原因之一。三七种子的脱水敏感性和它的低温敏感性紧密联系在一起，不经脱水的三七种子，很可能因为组织的含水量太高，在低温下形成胞内大型冰晶，破坏细胞膜系统，引起种子活力下降或丧失，故三七种子成功保存的关键在于控制好种子贮藏时的含水量，以便最大限度的保存种子中各种保护酶活性和细胞膜的完整性，使种子具备更高的活力和发芽能力。但是种子含水量并非越低越好，因为在种子的细胞中，不饱和脂质降解时，在双键上所产生的自由基能与其他脂质起反应，从而破坏膜的结构；与蛋白质起反应，则钝化酶系统；与核酸起反应，则可引起染色体畸形或突变。因此在含水量过低的种子中，一旦产生自由基就会促使种子趋向毁灭。

参考文献（略）

施用钾肥对菊花化学成分和抗氧化活性的影响

刘大会　黄璐琦　朱端卫　郭兰萍

（中国中医科学院中药研究所　北京 100700）

摘要　**目的**：研究施用钾肥对菊花化学成分和抗氧化活性的影响，旨在为制定菊花科学施肥的栽培措施提供理论依据。方法：采用盆栽土壤培养试验，在采收期进行采样并制备菊花药材，分别测定药材矿质元素、总黄酮、总酚和绿原酸含量，建立并比较药材 UV 光谱指纹图谱和 HPLC 指纹图谱的差异，以及药材提取物对羟基、超氧阴离子及 DPPH 等 3 种自由基的清除率。结果：适量施用钾肥（1.0~4.0 g/株）可以显著增加菊花 K 和 Ca 元素的含量，并提高了菊花总黄酮、多酚和绿原酸的含量，以及其指纹图谱中各特征峰的峰高和峰面积，从而显著增强了菊花清除自由基的能力，即抗氧化活性。但施钾过高（>4.0 g /株）也不利于菊花化学成分含量和抗氧化活性的提高。菊花中总黄酮、总酚和绿原酸含量及菊花对 3 种自由基的清除能力等指标之间，两两互呈显著正相关。结论：在菊花种植生产上应重视施用钾肥，综合比较菊花各化学成分含量和抗氧化活性等因素，菊花全生育期以施用 4.0 g K_2O/株的钾肥最为适宜。

关键词　菊花；钾肥；绿原酸；指纹图谱；抗氧化活性

菊花为菊科植物菊（*Chrysanthemum morifolium* Ramat.）的干燥头状花序，始载于《神农本草经》，具有散风清热、平肝明目的功效，是我国传统大宗中药材。现代研究表明，菊花含有黄酮、绿原酸和萜类成分及矿质元素等，在保护心血管、清除自由基和抗衰老等方面具有显著的生物活性。菊花为人工种植药材，已有二千多年的栽培历史，在我国安徽、浙江、河南、江苏等省有着大面积的栽培生产。科学施肥是提高菊花药材质量和产量的重要生产措施之一。随着现代农业的发展，化学肥料在菊花栽培上的应用也越来越普遍，但施用化肥对菊花药材内在成分和药理活性的影响至今还未有系统深入的研究。钾为肥料三要素之一，在农作物生产上素有“品质元素”之称。多年来，“菊农”在生产上偏施氮肥而忽视钾肥的现象比较严重，使菊花药材品质受到严重影响。本文研究了施用钾肥对菊花药材化学成分和抗氧化活性的影响，旨在为制定菊花科学施肥的栽培措施提供理论依据。

1. 材料与方法

1.1 试验设计

试验于2004年在华中农业大学植物营养系盆栽场进行。供试菊花种苗引自湖北麻城市福田河镇菊花种植基地，为当地常用品种。供试土壤为黄棕壤，其养分比较贫瘠。

盆栽试验采用聚乙烯塑料桶，每盆装土10.0 kg。根据菊花生育特性，试验设如下6种施钾处理：分别为不施钾肥的对照（K_0处理）；每盆施 1.0 g K_2O（K_1处理）；每盆施 2.0 gK_2O (K_2处理)；每盆施 4.0 gK_2O （K_3处理）；每盆施6.0 g K_2O（K_4处理）；每盆施 8.0 gK_2O（K_5处理）。钾肥品种为硫酸钾（K_2SO_4），每处理 4 个重复。各处理其它养分施用均相同，具体如下：氮肥为3.0 g N/盆（品种为$(NH_4)_2SO_4$）、磷为2.0 g P_2O_5/盆（品种为$Ca(H_2PO_4)_2$），两者均为中等水平；另每盆基施10 g白云石来调节土壤pH值和补充钙、镁营养；同时，每盆基施 10 mL 阿农微量元素混合液以补充土壤微量营养元素。菊花扦插苗定植时间为6月25日，每盆种1株，盆栽条件下常规管理。

1.2 测定方法

1.2.1 样品的采收与制备

在菊花开花采收期，分批采收各植株在11月10日~11月20日期间开放的花朵。采收的鲜花及时采用微波进行杀青，并置鼓风干燥箱中于55℃以下烘至全干。将各处理制备好药材粉碎制样，过40目筛，密封后在-18℃下进行低温保存待测。

1.2.2 菊花样品化学成分的提取

醇提物：准确称取0.25 g磨细菊花药材粉末于75 mL磨口带塞棕色试剂瓶中，加入25 mL 80%乙醇，称重并浸泡过夜，在30℃下用超声波浸提30 min，补充乙醇至原重，过滤，将滤液密封冷藏保存待测。

水提物：准确称取0.50 g磨细菊花药材粉末于带塞三角瓶中，加入20 mL 90℃的蒸馏水，在80℃水浴上浸提30min，稍冷过滤，滤渣加入20 mL 90℃的蒸馏水在水浴上重复提取一次，并过滤，再用少许蒸馏水反复漂洗残渣，所有滤液和洗涤液用50mL容量瓶收集，冷却后定容，冷藏保存待测。

1.2.3 总黄酮测定

分别吸取上述样品提取物1 mL于25 mL容量瓶中，参照《中国药典》2005版铝盐比色法测定总黄酮。对照样品芦丁由Sigma试剂公司提供。

1.2.4 绿原酸测定

参照《中国药典》2005版的高效液相色谱法并略作调整，测定样品中绿原酸含量。

色谱条件： Varian高效液相色谱仪系统（Prostar 230泵，325紫外检测器，Varian Star 6.30工作站）；色谱柱为Microsorb-MV 100-5 C_{18} 柱(5μm，4.6 mm×250 mm)；流动相为0.1 mol/L 磷酸盐缓冲溶液(pH2.7)－甲醇水溶液(78：22) ；流速为1.0 mL/min；检测波长为328nm；柱温为室温；进样量为20 μL。

样品测定：吸取菊花样品醇提物10 mL于蒸发皿中，在水浴上挥干乙醇，加氯仿5 mL，浸渍 3 min，弃去氯仿，并挥发掉残余氯仿，剩下残渣用超纯水溶解转移至 25 mL 容量瓶中定容，过 0.45μm 滤膜超滤，并依上法测定。用绿原酸对照品（Sigma 试剂公司提供）做标准曲线，并采用外标法计算样品绿原酸含量。

1.2.5　总酚测定

用 Folin-Ciocalteau 比色法测定样品总酚含量。将菊花醇提物和水提物各稀释 5 倍，分别吸取上述稀释后样品 1 mL 于比色管中，然后加入 2mL Folin-Ciocalteau 试剂和 5 mL 蒸馏水，摇匀后加入 2 mL20%的 Na_2CO_3 溶液，混匀，用水定容到 25 mL，反应显色 1h 后在 765 nm 处测定吸光度，用没食子酸作标准曲线计算样品总酚含量。

1.2.6　紫外（UV）光谱指纹图谱分析

将菊花醇提物稀释 50 倍，并将稀释液上紫外扫描仪，于 190~400 nm 波长下进行波长扫描，然后以波长为横坐标吸光度为纵坐标建立样品的紫外光谱指纹图谱（见图 1）。同时，将绿原酸对照品稀释适当倍数后上紫外扫描仪进行扫描。

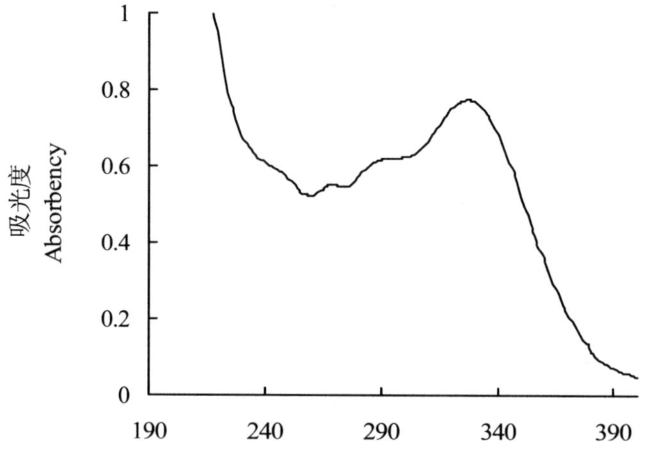

图 1 菊花醇提物的紫外（UV）光谱指纹图谱

Fig. 1　UV spectrum fingerprint of ethanol extract from *C. morifolium*

菊花 HPLC 指纹图谱分析

参照赵玉丛和蒋惠娣的方法，并进行一定修改。

色谱条件：　Varian 高效液相色谱仪系统，色谱柱 AichromBond-AQ RP C18 柱(5μm，4.6 mm×250 mm)。流动相 A：乙腈，B：0.3%磷酸；梯度洗脱，A 溶液在梯度洗脱过程中的体积分数的变化如下：0-10 min，10%~15%；10-25 min，15%~23%；25-35 min，23%~30%；35–40 min，30%；40-50 min，30%~40%；50-60 min，40%~45%。流速为 1.0 mL/min；柱温：室温；进样量：20 μL；检测波长：350nm；记录时间：60 min。

样品指纹图谱：将菊花醇提物样品过 0.45μm 滤膜超滤，取滤液进样，记录各供试品溶液在 60 min 内的指纹图谱（见图 2），并计算各特征峰的峰面积和归一化百分含量。

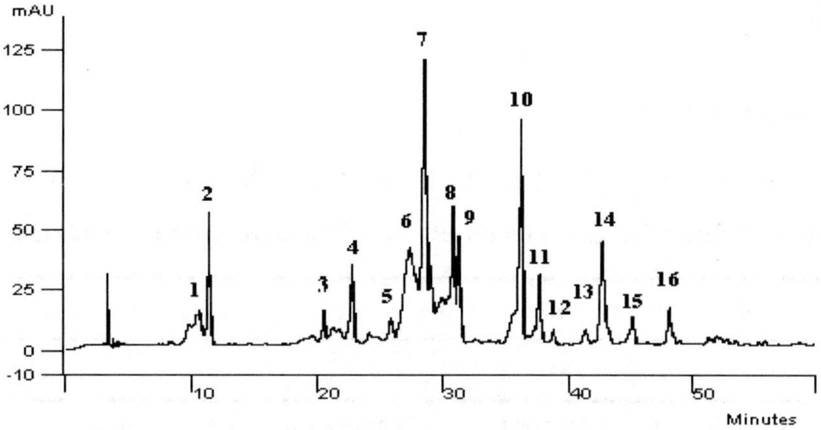

图 2 菊花醇提物的 HPLC 指纹图谱

Fig. 2 HPLC fingerprint of ethanol extract from *C. morifolium*

1.2.8 矿质元素的测定

菊花中 N、P、K、Ca 和 Mg 的含量采用常规分析方法分析。

1.2.9 清除自由基能力的测定

（1）清除羟基自由基能力测定：采用亚铁离子催化过氧化氢产生羟基自由基(根据 Fenton 反应原理)，该反应产生的羟基自由基可使番红花红褪色。取一玻璃试管，并分别吸取加入 0.15 mmol/L 的 pH 7.4 磷酸缓冲液（PBS）1mL，40 mg/L 的番红花红 1mL，菊花水提物 1mL，3%（V/V）过氧化氢 1 mL (新鲜配制)，以及 0.954 mmol/L EDTA-Fe（Ⅱ）1mL(新鲜配制)。将试剂充分混合，并在 37℃水浴中反应 30 min 后在 520 nm 处测吸光度。空白组以 1mL 蒸馏水代替供试样品，对照组以 2mL 蒸馏水代替 EDTA-Fe（Ⅱ）和供试样品，蒸馏水调零，测各组吸光度，按以下公式计算羟基自由基清除率（IR）：IR（%）= $(A_{样品}-A_{空白})/(A_{对照}-A_{空白})\times100\%$。

（2）清除超氧阴离子自由基能力测定：采用光照核黄素体系测定样品清除超氧阴离子自由基的能力。用 pH 7.8 的 0.05mol/L 磷酸缓冲液（PBS）为溶剂，配制含 13.2 μmol/L 核黄素、40 mmol/L 蛋氨酸、0.3mmol/L 氯化硝基四氮唑蓝（NBT，新鲜配制）的试剂，并将菊花醇提物用 PBS 稀释 10 倍。分别吸取上述试剂和稀释样品 1 mL 于玻璃试管中，在 25℃、4KLX 光强下光照反应 15 min 后，在 560nm 处测定吸光度。用 PBS 代替样品试剂作空白对照，用放在黑暗条件下非光照处理的试剂作参比，按以下公式计算超氧阴离子自由基清除率：IR（%）= $(A_{空白}-A_{样品})/A_{空白}\times100\%$。

（3）清除 DPPH（1，1-二苯基苦基苯肼）自由基能力测定：测定方法参考 Von-Gadow 等的方法。用无水乙醇作试剂配制 200μmol/L 的 DPPH 溶液（新鲜配制），并将供试菊花醇提物用无水乙醇稀释 50 倍。吸取 2 mL 稀释样品溶液于试管中，然后加入 2mLDPPH·溶液（200μmol/L），充分混匀在室温下反应 5 min 后，在 517nm 波长处测定吸光度。用 2mL 无水乙醇代替样品试剂作空白对照，并用无水乙醇作参比，按以下公式计算 DPPH 自由基清除率：IR（%）= $(A_{空白}-A_{样品})/A_{空白}\times100\%$。

1.3 数据分析

数据统计分析采用 MS-Excell 和 SPASS 12.0 统计分析软件。

2 结果与分析

2.1 施用钾肥对菊花中矿质元素含量的影响

表 1 施用钾肥对菊花中 N、P、K、Ca 和 Mg 含量的影响

Tab. 1 Effect of K supply on N，P，K，Ca and Mg contents of *C.morifolium*

处 理	N	K	P	Ca	Mg
	(%)			(g/kg)	
K_0	1.88±0.15 a	1.77±0.02d	0.28±0.02 a	3.18±0.10 bc	3.65±0.21ab
K_1	1.86±0.10 a	1.85±0.05d	0.27±0.01ab	3.08±0.10 c	3.90±0.62 a
K_2	1.68±0.04 b	2.16±0.11c	0.26±0.00 b	3.03±0.13 c	3.43 ±0.25bc
K_3	1.70±0.04 b	2.74±0.04b	0.28± 0.02 a	3.78±0.16 a	3.05 ±0.17 c
K_4	1.58±0.06 bc	3.22±0.03a	0.26±0.01 b	3.18±0.13bc	2.25 ±0.17 d
K_5	1.45±0.05 c	3.32±0.16a	0.23±0.01 c	3.10±0.32 c	2.15 ±0.17 d

差异显著性检验为 LSD 法，小写字母（a、b、c）表示 5%差异水平（下同）。

Using LSD method to test significance level，different superscript letters (a，b，c) represent significant difference respectively ($P < 0.05$)，following tables are same.

从表 1 可知，施用钾肥可显著提高菊花药材的 K 含量。随着施钾量的提高，菊花中 K 含量将逐步大幅增加，同对照相比，K_5 处理的 K 含量增加了 87.57%；而菊花中 N、Mg 的含量则随着施钾量的提高而逐步降低，K_5 处理的菊花 N、Mg 含量较对照分别降低了 22.87%和 41.09%。当施钾量为 0~4.0 g/株（K_0~K_3）时，菊花中 Ca 含量随着施钾量提高呈增加趋势；而当施钾量为 4.0~8.0 g/株（K_3~K_5）时，菊花中 Ca 含量随着施钾量提高呈降低趋势。施钾量对菊花中 P 含量影响不大，只有 K_5 处理中菊花 P 含量较其他处理略有降低。

2.2 施用钾肥对菊花总黄酮、总酚和绿原酸含量的影响

表 2 表明，当施钾量为 0~4.0 g/株时，菊花水提和醇提的总黄酮、总酚以及绿原酸含量，均随施钾量的提高而大幅增加；而且菊花水提物的成分增加幅度要大于醇提物；上述各类成分较对照分别增加了 26.42%、19.28%、19.28%、17.39%和 28.95%。但当施钾量超过 4.0 g / 株时，两种高钾处理（K_4 和 K_5）菊花中总黄酮、总酚和绿原酸的含量不再增加反而有小幅下降。上述结果表明，施用钾肥可显著提高菊花总黄酮、总酚和绿原酸成分的含量，且以施钾量为 4.0 g / 株最适宜。

表2 施用钾肥对菊花总黄酮、总酚和绿原酸含量的影响

Tab. 2 Effect of K supply on the content of total flavonoids , total phenolics and chlorogenic acid of *C. morifolium*

处 理	总黄酮（%）		总酚（%）		绿原酸（%）
	水 提	醇 提	水 提	醇 提	
K_0	6.36±0.21 bc	7.78±0. 20 c	3.06±0.12 cd	3.22±0.03 c	0.38±0.05 c
K_1	6.20±0.13 c	7.32±0.20 d	2.72±0.12 e	3.09±0.10 c	0.35±0.04 c
K_2	6.79±0.16 b	7.61±0.18 cd	2.93±0.04 d	3.21±0.06 c	0.41 ±0.02 bc
K_3	8.04±0.43 a	9.28±0.36 a	3.65± 0.03 a	3.78±0.08 a	0.47 ±0.01 ab
K_4	7.99±0.47 a	8.88±0.26 a	3.30±0.13 b	3.72±0.10 a	0.49 ±0.05 a
K_5	7.85±0.44 a	8.46±0.32 b	3.19±0.15 bc	3.57±0.14 b	0.47 ±0.06 ab

2.3 施用钾肥对菊花 UV 光谱指纹图谱的影响

菊花醇提物 UV 光谱指纹图谱有一个明显的特征峰（图 1）。该特征峰在 326nm 时有 1 个吸收主峰，在 296nm 时有第 1 个吸收肩峰，在 270nm 时有第 2 个吸收肩峰，而在 260nm 时有 1 个吸收峰谷。经与对照品比较后可知，菊花醇提物的 UV 光谱指纹图谱同绿原酸的 UV 光谱图谱相似度较大，这说明菊花 UV 光谱指纹图谱反应的是菊花中酚酸类成分的含量。施用钾肥对菊花 UV 光谱指纹图谱特征峰的峰形和峰位影响不大，但对特征峰的峰高和峰面积有显著影响。从图 3 可知，不施钾肥对照处理特征峰的峰高和峰面积较低；提高钾肥施用量后，各处理（K_1~K_5）特征峰的峰高和峰面积均大幅增加；只是当施钾量超过 4.0 g/株后，高钾处理（K_4 和 K_5）特征峰的峰高和峰面积不再继续增加，反而较 K_3 处理有小幅降低。各施钾处理（K_0~K_5）特征峰的主峰（326nm）峰值比为 1：1.06：1.15：1.31：1.28：1.27，第 1 肩峰（296nm）峰值比为 1：1.05：1.13：1.29：1.25：1.24，第 2 肩峰（270nm）峰值比为 1：1.09：1.16：1.30：1.24：1.21，而峰谷（260nm）峰值比为 1：1.10：1.16：1.31：1.25：1.21。

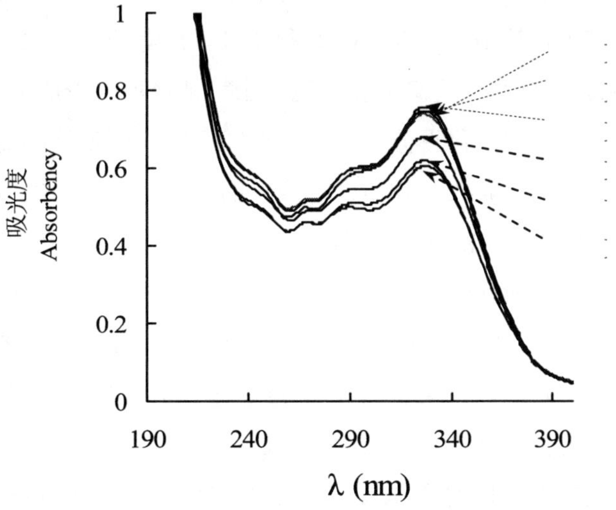

图 3 施用钾肥对菊花 UV 光谱指纹图谱的影响

Fig. 3 Effect of K supply on the UV spectrum fingerprint of *C. morifolium*

2.4 施用钾肥对菊花 HPLC 指纹图谱的影响

从图 2 可知，菊花 HPLC 指纹图谱上有 16 个主要特征峰，各个特征峰分别代表着菊花中一种或几种内在成分。各处理（K_0~K_5）菊花 HPLC 指纹图谱上 16 个特征峰的峰面积见图 4。图 4 表明，随着钾肥施用量的提高，菊花 HPLC 指纹图谱中，除第 14 号特征峰外，其它 15 个特征峰的峰面积均有不同程度的增加，说明施用钾肥会提高菊花中各成分物质的含量。而第 14 号特征峰的峰面积除 K_0 处理略有增加外，其他各处理之间差异不大，说明施用钾肥对菊花中 14 号特征峰代表成分影响不大。不过，当钾肥施用量超过 4.0 g/株后，两种高钾处理（K_4 处理和 K_5 处理）菊花 HPLC 指纹图谱中，除第 1 号特征峰的峰面积较 K_3 处理略有增加外，其他 15 个特征峰的峰面积一般不再继续增加，甚至较 K_3 处理还有小幅降低；这表明钾肥施用量超过 4.0 g/株后，菊花中各成分物质的含量不再继续增加，甚至施钾过高还会导致某些成分物质含量有一定程度的下降。

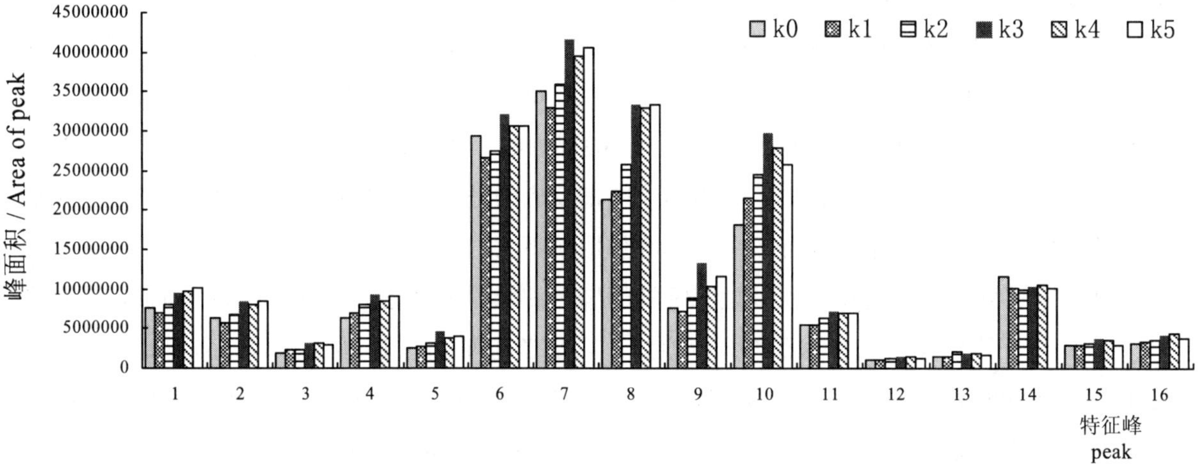

图 4 施用钾肥对菊花 HPLC 指纹图谱各特征峰峰面积的影响

Fig. 4 Effect of K supply on the area of each characteristic peak in HPLC fingerprint of *C. morifolium*

各处理（K_0~K_5）菊花 HPLC 指纹图谱上 16 个特征峰的归一化百分含量见表 3。从表 3 可知，菊花 HPLC 指纹图谱中，第 1、2、3、5、8 和 9 号特征峰的归一化百分含量，一般随钾肥施用量提高而增加，说明施用钾肥会提高菊花中这 6 个特征峰所代表成分物质占总成分的比率；第 6、7、14 和 15 号特征峰的归一化百分含量，一般随钾肥施用量提高而降低，说明施用钾肥会降低菊花中这 4 个特征峰所代表成分物质占总成分的比率；第 4、10、11、12、13 和 16 号特征峰的归一化百分含量，除 K_0 和 K_5 处理有所降低外，其它施钾处理间一般差异不大，说明施用钾肥对菊花中这 6 个特征峰所代表成分物质占总成分的比率影响不大。

本研究使用 SPSS 软件中的聚类分析对菊花各施钾处理 HPLC 指纹图谱中各组分进行聚类分析，距离公式为欧氏平方距离，结果表明（图 5），6 种处理聚为 2 组。第 1 组为 K_3、K_4、K_5 三种中、高钾处理，其内在成分物质含量比较接近；其第 2 组为 K_0、K_1、K_2 三种低钾处理，其内在成分物质含量比较接近，特别是 K_0、K_1 两种处理。即采用该方法可以把菊花不施钾、低钾和中、高钾处理区别开来。

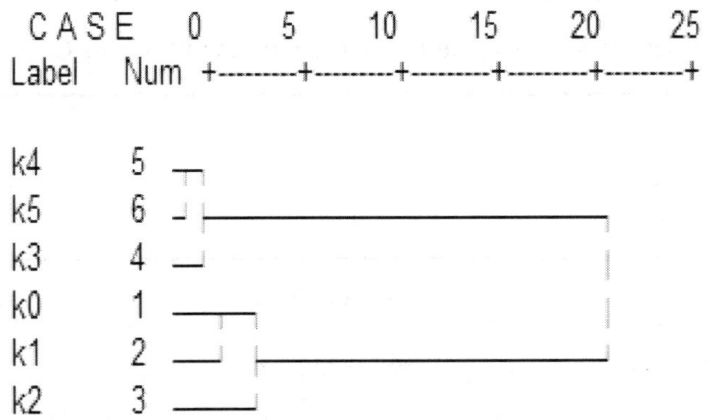

图 5 菊花 HPLC 指纹图谱各组分的聚类图

Fig. 5 Hierarchical cluster analysis dendrogram for different component in HPLC fingerprint of *C. morifolium*

表 3 施用钾肥对菊花 HPLC 指纹图谱各特征峰归一化百分含量的影响

Tab. 3 Effect of K supply on the normalization method content of each characteristic peak area in HPLC fingerprint of *C. morifolium*

处理	归一化百分含量（%）															
	1	2	3	4	5	6	7	8	9	10	11	12	13	14	15	16
K_0	4.70	3.97	1.15	3.85	1.62	18.14	21.65	13.24	4.64	11.20	3.38	0.64	0.88	7.17	1.81	1.95
K_1	4.33	3.60	1.46	4.36	1.70	16.58	20.63	14.00	4.44	13.47	3.49	0.71	0.93	6.35	1.89	2.07
K_2	4.53	3.85	1.32	4.49	1.78	15.47	20.36	14.52	4.97	13.81	3.61	0.75	1.16	5.56	1.82	2.02
K_3	4.45	3.96	1.48	4.36	2.14	15.00	19.48	15.55	6.22	13.88	3.32	0.72	0.87	4.85	1.79	1.93
K_4	4.80	3.92	1.56	4.20	1.86	15.09	19.39	16.20	5.11	13.77	3.41	0.69	0.90	5.21	1.75	2.13
K_5	4.96	4.19	1.45	4.45	1.94	15.07	20.01	16.42	5.75	12.72	3.39	0.58	0.83	4.94	1.47	1.84

2.5 施用钾肥对菊花抗氧化活性的影响

清除自由基和抗氧化是菊花重要的药理活性之一。施用钾肥对菊花抗氧化活性也有显著的影响（表 4）。结果表明，不施钾肥（K_0 处理）时，菊花提取物对·OH、O_2^-·和 DPPH·三种自由基的清除率均比较低；随着钾肥施用量的增加，K_1~K_5 处理对三种自由基的清除能力显著增强，其中 K_3 处理较对照分别增加 9.07%、14.86%和 38.75%。但当施钾量超过 4.0 g/株时，两种高钾处理（K_4 处理和 K_5 处理）菊花提取物对三种自由基的清除能力不再上升，反较 K_3 处理呈现出逐步下降的趋势。

表 4 施用钾肥对菊花清除自由基能力的影响

Tab. 4 Effects of K supply on the scavenging activities of *C. morifolium*

处 理	清除率（%）					
	·OH		O_2^-·		DPPH·	
K_0	73.68±1.46	e	56.04±1.69	e	22.24±0.69	e
K_1	75.81±0.51	d	59.53±2.95	d	24.17±0.38	d
K_2	78.17±0.84	b	60.49±0.37	cd	25.84±0.40	c
K_3	80.36±0.72	a	64.37±1.56	ab	30.86±0.46	a
K_4	78.41±0.84	bc	65.64±0.35	a	27.92±1.61	b
K_5	76.83±0.67	cd	62.10±1.55	bc	26.61±0.59	c

2.6 药用菊花各成分和抗氧化活性的相关分析

相关分析（表 5）结果表明：菊花中 N 和 Mg 含量同其总黄酮、总酚和绿原酸含量以及菊花提取物对·OH、O_2^-·和 DPPH·自由基的清除能力均呈显著负相关；与其相反，菊花中 K 和 Ca 含量同上述活性成分含量及自由基清除能力之间呈显著正相关；而在本试验中菊花中 P 含量除与水提总黄酮和绿原酸含量及 O_2^-·自由基清除能力呈显著负相关的趋势外，其他相关性不显著。另外，从表 6 可知，菊花中总黄酮、绿原酸和总酚含量三者之间互呈显著正相关，菊花对·OH、O_2^-·和 DPPH·自由基的清除能力三者间也是互呈显著正相关；而且，菊花中总黄酮、绿原酸和总酚含量及菊花对·OH、O_2^-·和 DPPH·自

表 5 菊花中矿质元素含量与其活性成分含量及清除自由基能力之间的相关分析（n =24）

Tab. 5 Correlation between mineral element and active ingredients content or its radical scavenging activities of *C. morifolium* (n =24)

组别	总黄酮 / %		总酚 / %		绿原酸 / %	自由基清除率 / %		
	水提	醇提	水提	醇提		·OH	O_2^-·	DPPH·
N	-0.7189**	-0.4500**	-0.3655	-0.6262**	-0.7290**	-0.4056*	-0.6404**	-0.5097*
P	-0.5094**	-0.1674	-0.0615	-0.3718	-0.5789**	-0.1449	-0.4577*	-0.2779
K	0.9193**	0.7244**	0.5918**	0.8567**	0.7991**	0.5289**	0.7418**	0.6794**
Ca	0.3989*	0.6427**	0.7154**	0.4768*	0.2320	0.4427*	0.2698	0.5373**
Mg	-0.8169**	-0.6316**	-0.5279**	-0.8082**	-0.8301**	-0.3650	-0.6533**	-0.5501**

*、**、***分别表示 5%、1%和 0.1%显著差异水平，下同

*, ** and *** represent the significance at 5%, 1% and 0.1% respectively, following table are same.

表 6 菊花中活性成分含量及其清除自由基能力之间的相关分析（n =24）

Tab. 6 Correlation between content of active ingredients and its radical scavenging activities of *C. morifolium* (n =24)

组别		总黄酮 /%		总酚 /%		绿原酸 /%	自由基清除率 /%		
		水提	醇提	水提	醇提		·OH	O_2^-·	DPPH·
总黄酮	水提	1							
	醇提	0.8953**	1						
总酚	水提	0.7916**	0.9156**	1					
	醇提	0.9444**	0.9244**	0.8617**	1				
绿原酸		0.8488**	0.7113**	0.7260**	0.8366**	1			
自由基清除率	·OH	0.6606**	0.6167**	0.6031**	0.6163**	0.5914**	1		
	O_2^-·	0.7767**	0.6860**	0.5689**	0.7379**	0.7422**	0.7548**	1	
	DPPH·	0.8363**	0.7621**	0.7154**	0.7940**	0.7446**	0.8496**	0.8214**	1

由基的清除能力等指标之间，也分别两两互呈显著正相关，且相关系数均达到显著水平。这表明菊花活性成分含量越高，其提取物抗氧化活性越强。

3 结论

钾是植物必需的营养元素之一，主要呈离子状态存在于植物细胞液中，是植物体多种酶的活化剂，在植物各种代谢过程中起着重要作用。研究表明，施钾可促进植物体酚类物质的代谢过程，从而有利于提高植物组织酚类物质含量。另有研究证明，在一定的施氮范围内，总黄酮和绿原酸等酚类物质含量同植物体 N 含量和 N/Ca 比成反比，而与植物体 Ca 的含量成正比。本试验研究发现，适量施用钾肥（1.0～4.0g/株）在提高菊花中 K 含量的同时，也提高了菊花中 Ca 的含量，而降低菊花中 N 含量和 N/Ca 比，因而显著增加了菊花中总黄酮、多酚和绿原酸等酚类物质的含量，并能提高菊花 UV 光谱指纹图谱和 HPLC 指纹图谱中特征峰的峰高和峰面积，即特征峰代表成分的含量。而高钾条件下（>4.0 g/株），继续提高施钾量会导致菊花 Ca 含量大幅降低和 N/Ca 比上升，从而造成两种高钾处理菊花中总黄酮、总酚和绿原酸等酚类物质含量出现一定程度的降低。本试验中，不施钾肥处理（K_0 处理）菊花中总黄酮、绿原酸和总酚含量反较低钾 K_1 处理要略高，这是由于 K_0 处理菊花药材产量较低，K_1 处理药材产量大幅上升，而其药材中 N、K 含量较 K_0 处理下降或上升幅度都不大，所以不施钾（K_0）处理菊花中酚类物质含量存在"浓缩效应"。

清除自由基和抗氧化是黄酮和绿原酸等天然酚类物质的重要生物活性之一。Duh 也证明药用菊花中酚类物质促进其抗氧化活性。所以菊花中总黄酮、总酚和绿原酸三种活性成分含量同其提取物清除自由基的能力之间呈显著正相关。施用钾肥提高了菊花中酚类物质含量的同时，也增强了菊花的抗氧化活性。综合比较菊花各化学成分含量和抗氧化活性等因素，菊花种植生产上以每株施用 4.0 g K_2O 钾肥最为适宜。

参考文献(略)

适宜于中医药特点的复方药效物质基础研究模式的探讨

林丽美　王永炎　王智民　刘菊妍　许招懂

（广州医药集团有限公司　广东 广州 510128）

（中国中医科学院　北京 100700）

摘要　在文献调研的基础上，总结了近年来中药复方药效物质基础研究模式，针对各研究模式不足之处进行了评述，提出适宜于中医药特点的复方药效物质基础研究模式，预测中药复方药效物质基础研究的发展趋势，为中药复方药效物质基础研究提供思路。

关键词　中药；复方；药效物质基础；研究模式；趋势

中药复方是中医临床用药的主要形式，其独特的疗效和复杂性等成为中医药研究领域的热点和难点。为了阐述中医药的科学性，从各个角度和方向展开的基于中药复方的研究很多，其中一个重要的困惑就是“谁是中药复方的药效物质基础？”的问题，它已成为中医药现代化发展过程中研究难度最大的关键科学瓶颈。中药复方具有多方面的功效，那么针对相应功效有其对应的药效成分（群），它们可能是作用于疾病发生、发展和变化过程中的不同途径、不同环节和不同靶点上的能发挥特定药理作用的活性分子群，应包括原形药物分子、前药分子和体内代谢成分等，它既不同于有效部位、有效成分以及有效组分，也不等同于组成复方的各单味药中有效成分的简单加和；中药复方药效物质基础是对复方各方面功效有贡献的药效成分群的通称。

随着中药现代化研究的深入，国内外专家学者对中药复方药效物质基础进行了广泛的研究，并提出了一系列的研究模式，为阐明方药理论、配伍规律和作用机制、优化制剂工艺、制定质控标准等方面具有重要意义。本文总结了以往的中药复方药效物质基础研究模式，并对其进行了评述，且提出了中药复方新的研究模式和发展趋势，仅供同行参考。

1　中药复方药效物质基础研究模式

中药复方药效物质基础研究可从本质上阐明复方配伍的科学内涵，解决复方中药难以被国际认可的难题，促进中药及其复方走向世界医药主流市场。现阶段，以药效追踪中药复方的化学成分分离，来寻找到有效成分或有效成分群；以药物代谢来寻找入血成分是近期中药复方药效物质基础的主要研究模式。当然，在主流研究模式下，也有很多学者提出其它研究模式，现介绍如下：

1.1　中药化学与药效学相结合的研究

中药化学和药效学相结合研究中药复方药效物质基础在目前是普遍认可的传统模式。它主要是以药理为导向（体内实验、组织器官、细胞和分子生物学 4 个层次的药理作用评价）的化学研究（中药复方、有效部位、有效成分 3 个层次上步步深入）来开展研究工作。具体研究上主要有两种思路：①是先化学后药效：把中药复方作为一个整体，对其进行系统分离，对分离所得的化合物逐一进行药效学研究，药理筛选出有效的化学成分即认为是该复方的药效物质基础；②是先药效后化学：把中药复方作为一个整体，根据该复方中主要的化学成分类型和君、臣、佐、使的配伍，有目的地将该复方划分为若干个部位，将所得的各个部位和该复方进行相对应的药效学研究，确定其有效的部位，再将有效部位进行分离，得到有效部位中的各个化学成分，把有效部位中的化学成分认定为该复方的药效物质基础。

该研究模式可基本明确复方的化学成分及其药理作用，能够为中药的有效性、安全性等提供科学数据支撑。但是，它忽略了三个重要的问题：①成分间的比例关系与药效的关系；②忽略了代谢物，中药复方多数是口服，口服后经过体内的一系列生物转化，复方原有成分或转化为活性成分或代谢失活或借助机体的神经体液调节系统而发挥药效，也有些成分根本不被人体吸收，因此复方的药效成分与成药中的化学成分不等同，很可能有重大差别；③缺乏系统药效学支撑，因为所分离得到的化合物往往量较少，难以进行系统的体内外药效学评价，因此难以证明所分离得到的成分就是复方的药效物质。

1.2　中药血清药物化学的研究

单味中药含有几十至几百个化学成分，而由几味甚至几十味中药组成的复方其化学成分将更加复杂，要想将其成分逐一地弄清楚，再进行药效、药理学研究，几乎是不可能的。此时，就应该换一个角度来思考，药物绝大多数是通过与人的相互作用来发挥疗效的，即首先考虑人体对药物的作用。中药口服后，经消化道、肠道菌群作用，生成一种由中药固有成分及其代谢产物组成的混合物，有的直接被排泄，有的被选择性吸收，经肝药酶作用进入血液，通过血液运输到各个组织或靶器官，并在达到一定的血药浓度时才能真正起效。因此，不论中药含有多少成分，“只有入血成分才可能是药效成分”的假说在多数情况下是成立的。中药血清药物化学主要是通过分析口服给药后血清中成分，确定复方在体内的直接作用物质，将成为快速、准确地研究确定中药复方药效物质的有效途径之一。其研究方法是将复方灌胃给药一定时间后取血，分析其主要成分，如有必要再将血清中所含化学成分进行深入分离和鉴定，把得到的化学成分与复方全方再次进行药效学比较，就有可能揭示产生复方药效的化学成分。

该研究模式将中药复方及其作用的对象有机结合起来考虑，有利于寻找机体内真正发挥药理作用的药效成分。但是该模式的局限性在于：①血清中化学成分含量甚微（ng 或 pg 水平），要想直接从血清中分离到足够量的成分进行结构鉴定，其难度巨大，因此得到的成分结构往往是推测而不是确定；②进而开展这些成分的药理筛选和评价将更不可能，特别是代谢物。

1.3　其它模式

近年来，提出的中药复方药效物质基础的研究模式主要包括：中药复方天然组合化学库与多靶作用机制、“证治动力学”假说、“水闸门”法、“中药复方霰弹理论”、“七情合和”实质在于“化学成分合和”假说、中药复方有效化学成分的配位化学学说、无机陶瓷膜分离技术和生物色谱筛选活性成分 等一系列的理论、方法和技术。

1.4　适宜于中医药特点的复方药效物质基础研究模式的探索

为了弥补上面常用模式的不足，我们提出建立“适宜于中医药特点的复方药效物质基础研究模式”：它基于“只有入血成分才可能是其药效成分”假说，以药效追踪为导向的化学和药代相结合模式。主要研究方法包括：

①依据中医药理论，选取合适的药理学评价指标：以复方的功效为核心，依据复方的配伍关系，分析各味药物在复方中可能的药理作用（与中医药临床功效具有密切相关的模型或指标）和地位，选取合适的药理模型从不同角度来进行有效部位和有效成分的活性评价。

②“从头到尾和从尾到头”的系统化学研究：从单味药→相应功效的有效部位→有效成分（群）→复方、从复方→相应功效的有效部位→单味药→有效成分（群）进行系统的化学分离研究，得到足够量的对照品为下步的深入研究奠定物质基础，明确各单味药有效部位、复方有效部位的组成、成分间的比例关系等信息。

③明确入血成分及其归属：采用体外和体内药物吸收模型开展复方及其有效部位、单味药及其有效部位、单味药有效部位按照复方比例配伍的“新复方”、主要有效成分（群）配伍的“新复方”等吸收情况分析和比较研究，找出复方、单味药及其配伍对其主成分、成分比例关系的影响，找到体外和体内吸收模型的对应关系，进而用体外模型（如肠外翻）代替体内吸收进行“入血成分”的发现、分析、制备（如在体灌流法）、结构确定。弄清楚中药复方进入体内的成分，简化复方研究的难度。

④明确有效部位中各成分对特定药效的贡献：虽然入血成分较复方的化学成分已经相对简化了很多，但仍为数众多，加之缺乏足够量的对照品开展系统的药效学评价，因此仍难以明确复方的药效物质基础；为此，我们建议采用化学计量学与药效学相结合来解决这一难题；具体思路是：采用来源（基源）一样，产地、加工等不同的药材组成的中药复方进行体外药代实验在与整体动物入血成分最相似的时间取样分析，得到所有复方的HPLC色谱图，同时将这些中药复方进行药效学实验（多模型、多指标），得到药理数据，将复方的化学数据和药理数据组成原始数据矩阵，采用化学计量学进行数据处理，从而统计出对特定药效有贡献的成分，找出复方的药效成分群，进而结合③项下的研究结果，找到对复方各不同药效有主要贡献的成分群。

⑤血清中新成分的鉴定：可以采用常用的LC-MS^n和LC-NMR进行在线检测技术确定其可能的结构；血清中含量甚微，如何制备？可采用与整体动物最相似的体外吸收模型对其进行富集，再用HPLC制备。

⑥药效成分间比例关系的确定：对于单味药来说，药效成分间的比例不能仅考虑其在药材、水煎液中的比例，而应更多参考基于水煎剂灌胃后，在血药浓度达峰时药效成分间的比例；对于复方应多参考最佳药物配伍时水煎剂灌胃后，开始起效时的成分间的比例。

⑦复方药效成分群与中医理论的关系：目前药效物质基础研究中有两个明显的误区，一是为发表论文而研究中药复方，往往忽略中医理论的指导；二是虽有中医理论指导，但研究后忘记将其结果与中医理论联系起来。建议在明确复方药效成分群后，要将中药复方及其有效部位、组成药味及其有效部位、有效成分群及其比例关系等的药理作用分别与疾病的病因病机联系起来，与中医的方剂理论联系起来，明确各个层次的君臣佐使的关系，以扩展中医方剂理论。

2 中药复方药效物质基础研究的发展趋势

2.1 寻找先导化合物、活性组分群的创新药物仍将是复方药效物质研究的方向

中药活性成分的研究已有大量的积累，有些已作为药物广泛用于临床，如青蒿素、黄连素、甘草酸、苦参碱、氧化苦参碱、麻黄素、芫花酯甲、樟柳碱、石杉碱甲等；有些已成为很好的

先导化合物，如斑蝥素、靛玉红等，从中药中寻找具有开发前景的化合物并进行结构改造和优化，将是我国创新药物发展的重要方向。从中药复方→提取物→有效部位（或单味药标准提取物）→有效组分或成分配伍的多层次逐级寻找追踪有效成分群及其最佳组合的发现、分离和鉴定、分析、制备工艺优化等将是中药创新药物发现、研究和开发的主要内容，也是中药行业在未来十至二十年中应鼓励发展的方向。

2.2　多学科交叉将是复方药效物质研究的趋势

天然药物化学、分析化学、药理学、中医基础理论、化学计量学、基因工程技术等都已经应用于中药复方的药效物质基础研究，各学科先进成熟的方法、技术和手段都能在中药复方药效物质基础研究中找到切入点。相信在不远的将来，中药复方的研究将形成一整套适宜于中医药自身特点的方法学和技术体系。

2.3　现代分离技术是研究中药复方药效物质基础的重要手段

要明确中药复方的科学性，保证其有效性和安全性，必须阐明其发挥药效（毒性）的物质基础及其作用机制，要明确药效（毒性）物质基础，必须拥有这些成分，因此必须开展中药复方的提取、分离、结构鉴定和样品累积制备，以便于开展中药复方相关的其它研究，如作用机理、体内过程、质量控制等。而中药复方化学的研究是所有相关研究的核心，其中分离技术起着举足轻重的作用，因为只有获得一定质和量的化学成分，才能满足结构测定、活性评价、作用机理、毒理评价，乃至于治疗等大规模应用的需求。制备型液相色谱以其高分离度、快速、灵活，并能制备一定数量等特点已广泛地应用于中药复方研究，在累积制备这些化学成分或组分时，无疑是首选的方法。

2.4　适宜于中医药特点的有效性评价方法和技术是研究中药复方研究的难关

中药复方具有多方面的功效，应该提倡“中成药以辨病为主、辨证为辅；临床用药以辨证为主、辨病为辅”的原则开展中医药的相关研究，要科学可行地阐明中医药的有效性，必须建立适宜于中医药自身特点的方法学和评价体系，一个重要的科学难题就是——建立适宜于中医药特点的有效性评价方法和技术；该问题的解决将有利于中药复方相关学科的跨越式发展。

3　结语

研究中药药效物质基础就是为了把中医药防病、治病的机理和科学性说清楚，让世人接受中药，使其走向世界，为人类的健康保健事业做出贡献。中药复方药效物质基础是一个创新知识的系统工程，虽已迈出了可喜的一步，但与国际市场的要求仍有相当大的差距。加入 WTO 后，基础研究的薄弱使得中药产业面临着巨大的挑战，但只要我们抓住疗效这个关键，围绕疗效开展谁有效？为什么有效？如何保证有效？就能赢得市场的认可，就能使中药现代化事业不断发展，从而使传统中药为我国人民乃至世界人民的健康做出更大的贡献，使我国成为名符其实的中药强国。值得一提的是：中药现代化是一个过程，中药复方药效物质基础研究同样是一个探索过程，不能急于求成；可以针对几个疗效确切、具有中医和现代医学都能认可的适应症（有公认药理评价模型和方法者）、药味相对简单的经典方剂开展系统的药效物质基础研究，以阐述中医药复方的科学性和有效性。

参考文献(略)

药用植物连作障碍成因分析及防治途径研究

张子龙　王文全

（北京中医药大学中药学院　北京 100102）

摘　要　针对目前药用植物连作障碍现象较为普遍且十分严重的现状，综述了药用植物连作障碍的具体表现；从土壤理化性状改变、土壤生物学环境恶化及自毒作用三方面概述了近年来药用植物连作障碍成因的研究进展；总结了药用植物连作障碍的主要防治途径，包括合理轮作、土壤灭菌、添加有益微生物或营养元素、选育抗性品种以及采用综合措施等。在此基础上，还对药用植物连作障碍相关研究中应进一步关注的热点问题进行了展望。

关键词　药用植物；连作障碍；形成机理；防治途径

同一植物或近缘植物连作以后，即使在正常管理情况下，也会出现生育状况变差、病虫害严重、产量降低、品质变劣的现象，这就是连作障碍（Continuous cropping obstacles）。以往对于连作障碍的研究主要集中在大豆、花生、烟草、果树和一些保护地蔬菜上，药用植物连作障碍相关研究相对较为薄弱。事实上目前我国约 40%的药材供应主要依靠栽培品种，而大多数栽培品种都存在不同程度的连作障碍问题，有些栽培药用植物的连作障碍问题相当突出。近年来，围绕药用植物的连作障碍效应、形成机理和防治途径等方面开展了大量的研究工作，现将该领域的研究进展概述如下，以期为进一步深入研究奠定基础。

1　药用植物连作的障碍效应

连作栽培常造成药用植物生长发育变差，抗逆能力下降，相同病虫害发生猖獗，药材产量和质量下降，严重者导致植株死亡。大量研究表明，五加科人参属的药用植物严重忌连作。人参（*Panax ginseng* C. A. Mey.）和西洋参（*Panax quinquefolius* Linn.）地起参后要 30 年以上才能再次种植，用老参地继续栽种人参

一般在第 2 年以后存苗率降至 30%以下，有大约 70%的参地人参须根脱落、烧须严重，产量极低；三七（*Panax notoginseng* (Bark) F.H.Chen）一般要间隔 10 年左右才能重新种植，连作表现为植株基本全部死亡，缩短轮作年限则表现为发病严重和保苗率低等现象，致使产量低、质量差。

近来研究发现，玄参、地黄、丹参以及附子等也都存在明显的连作障碍现象。玄参（*Scrophularia ningpoensis* Hemsl.）连作一年减产 10%-20%，连作两年减产 30%-40%，隔 3-4 年才能再种。怀地黄（*Rehmannia glutinosa* Libosch.）即使连年采取轮作，同一块地也要间隔 8-10 年方可再植。丹参（*Salvia miltiorrhiza* Bge.）连作后植株地上部生长量下降、枯苗率增高；地下根系长势弱，根系数量、直径和长度减小，根的内部木质化，发黑腐烂，生长畸形，并常伴有裂根现象。连作对附子（*Aconitum carmichaeli* Debx.）株高和茎粗的影响极显著，加重了附子根腐病的发生，导致附子产量下降。

2 药用植物连作障碍的成因

探明药用植物连作障碍成因是有效克服和解决连作障碍问题的重要理论基础。关于连作障碍的成因，最早提出了“毒素学说”，后来也有人认为是生物间的“相生相克”现象，1983 年日本的泷岛提出了植物连作障碍的“五大因子学说”。根据现有研究报道，可将导致药用植物产生连作障碍的主要原因归纳为以下三方面。

2.1 土壤理化性状改变

大量研究表明，药用植物的长期连作往往导致土壤的团粒结构被破坏，土壤板结，透气性差，物理性状恶化；由于土壤养分的偏耗，还会造成土壤养分发生非均衡性变化，进而直接影响下茬植株的正常生长发育，导致连作障碍。如对人参的研究表明，栽参后床土比重、容重增大，孔隙度变小，物理性粘粒（小于 0.01mm）增多，土壤吸收性能降低，土壤酸化；随栽参年限的增加，土壤有机质、全氮、有效硅、交换性盐基离子含量和 C/N 比下降，而活性铁、铝、锰和酸性阳离子（H^+、Al^{3+}）含量增加；参地中的磷富集现象也较为严重。百合连作后，土壤酸性增强，有机质缺乏，质地黏重，土壤速效钾严重亏缺。对丹参和附子的研究也发现，随着连作年限的增加，土壤有变酸的趋势，且营养元素比例出现失调。

此外，通过对常年种植中药材菊花、丹参、白术、板蓝根等的农田（30 余年）土壤肥力变化的研究也发现，土壤有机质、全氮、全磷、有效磷养分随着种植年限增加而衰减，土壤供磷严重不足。

2.2 土壤生物学环境变化

药用植物连作栽培可使土壤酶活性和土壤微生物区系等根际土壤的生物学环境发生变化。研究表明，随着种植年限的增加，地黄根际土壤中脲酶、多酚氧化酶、蔗糖酶、蛋白酶和纤维素酶等多数酶的活性增强，而过氧化氢酶的活性则降低。随着连作年限的增加，地黄、黄连和人参根际土壤的微生物区系也都发生了显著变化。对连作丹参的研究表明，其根系分泌的酸性物质影响了土壤微生物群落，特别是真菌数量。由此可见，药用植物连作对其根际土壤酶活性及微生物区系产生了较大影响，这可能是导致其连作障碍的主要原因之一。

另外，多数药用植物都有一些具有专属性的病原微生物，多年连作栽培可使这些病原微生物不断积累，周而复始地恶性循环式地感染危害药用植物，如人参根际土壤当中的有益微生物减少而病原菌和线虫增加。

2.3 药用植物自毒作用

药用植物通过自然挥发、雨雾淋溶、植株分解和根部分泌等途径释放到环境之中，并对自身的生长发育产生起抑制作用的化感物质，称之为自毒物质（Self-allelochemicals）。药用植物在连作条件下，加重了自毒物质在根际的积聚，改变了土壤微环境，尤其是植物残体腐解物与病原微生物的代谢产物对植物产生致毒作用，并连同植物根系分泌物中的自毒物质一起影响植株代谢，最后导致化感自毒作用的发生，引起连作障碍。

研究发现，人参根提取物可降低其愈伤组织内源激素 IAA 的分泌，进而对愈伤组织生长产生明显抑制作用。西洋参茎叶、须根和根系分泌物中存在活性较高的自毒物质，自毒作用是造成西洋参连作障碍的重要原因之一。对三七的研究表明，三七水培液和三七鲜根水提液对三七的种子萌发及幼苗生长均存在显著抑制作用，三七总皂苷及三七鲜根水提液对三七根病病原菌毁坏柱孢菌和腐皮镰刀菌的生长却表现出促进作用。此外，地黄、苍术等也都存在明显的自毒作用。

在药用植物栽培过程中，药用植物与土壤相互作用形成一个以根际为中心的根际微生态系统，因此，药用植物连作障碍通常是由多个因素引起并相互作用造成的。如土壤养分胁迫对植物造成生理伤害，导致植物生理代谢的异常变化和根系原生质膜透性的增加，从而促进了分泌物的大量增加。这些根系分泌物的大量增加又可能引起植物自毒作用，同时改变土壤微生物群落结构及土壤 pH 值，引起土壤物理化学性质的改变，进而对药用植物生长造成影响。

3 药用植物连作障碍的防治途径

3.1 合理轮作

轮作是生产上恢复土壤地力、减少病虫害，减轻药用植物连作障碍的重要措施。目前对于老参地的改良主要是通过建立合理的轮作制度，如参水轮作、参药轮作和参粮轮作等。日本采用与水田、豆类、小麦、玉米、牧草、蔬菜、花卉及果树等轮作的方法，使人参的轮作年限从30-60 年缩短为 13-19 年；我国也曾开展过参地轮作紫穗槐、苜蓿、细辛等的研究，提出了 6-10 年的轮作制。研究表明，西洋参宜与紫苏轮作，并且紫苏籽可以用作西洋参的肥料。近年来，我国还建立了利用周期为 1-3 年的人参、西洋参短期互相轮作技术体系，该新型轮作制的技术方法可行、实用、轮作效果良好。

3.2 土壤灭菌

土壤灭菌是目前克服连作障碍的重要途径之一，尤其是对于连作后土传病害加重的药用植物，采用化学药剂熏蒸是一种常用的土壤灭菌方法。溴甲烷（MBr）曾是三七连作栽培上广泛使用的土壤熏蒸灭菌剂，但由于其对大气臭氧层有严重破坏作用，现已被有机硫熏蒸剂所代替。研究表明，三七连作地于播种前和移苗前用 98%大扫灭粉粒剂 20-40g/m^2 和 35%钾-威百液剂 30-50ml/m^2 进行耕作层土壤熏蒸处理，对三七出苗和成苗率无显著影响，而杂草和线虫发生量比对照分别减少 90%-95%。若土壤熏蒸后再施入益生菌剂，并结合使用高效复配杀菌剂，可以很好地解决三七的连作障碍。此外，用灭生性土壤消毒剂氯化苦对连作西洋参基质进行消毒，可显著提高存苗率，减少根病发生。

3.3 添加有益微生物或营养元素

连作土壤中补充和添加有益微生物或者营养元素可以改善土壤的生物与非生物环境，促进植物的生长发育，抑制病害发生，改善药材质量，在一定程度上缓解药用植物的连作障碍。如通过向土壤中添加有益的微生物和营养液可以改善老参地土壤环镜，抑制人参致病菌；适当施加微肥能够提高连作川明参中总多糖的含量，且以锰 0.1%、硼 0.1%、锌 0.01%作叶面微肥喷施时，效果最好。

药用植物连作障碍往往是多种因子协同作用的结果，采取上述单一的防治措施难以达到很好的治理效果。目前生产上采用物理措施、化学措施配合农艺措施等综合调控技术处理连作土壤，对缓解老参地的连作障碍取得了良好效果。

4 展望

众多学者围绕药用植物连作障碍的成因及调控措施已经进行了大量研究，并初步得出了许多有意义的规律和结论，而且已有一些具体的技术措施在生产上应用，但距完全解决药用连作障碍问题还有很大差距。在总结前人研究工作的基础上，结合自己的研究体会，笔者提出今后应进一步加强的几方面研究内容。

4.1 药用植物次生代谢产物的化感自毒作用

药用植物的化感自毒物质主要来源于次生代谢产物，而其有效成分也多是次生代谢产物，因此，药用植物的化感自毒物质与其有效成分之间有很大的"同源性"。今后应该加强对药用植物化感自毒物质生物有效性和有效成分化感自毒作用的研究，为全面揭示药用植物连作障碍机理和制定调控措施奠定基础。

4.2 根系分泌物组分及其营养调控

通过根系分泌向周围环境中释放化感自毒物质是植物产生化感自毒作用的重要途径，因此根系分泌物的相关研究对于深入揭示连作障碍的形成具有十分重要的意义。新近研究发现，营养胁迫环境下，南瓜根系分泌物对受体幼苗生长的抑制作用明显增强，磷和镁元素可以降低南瓜根系分泌物的化感自毒作用，而铁、铜和硼元素对南瓜根系分泌物的化感调控作用与品种选择有关。因此，探索在不同养分胁迫条件下，药用植物根系分泌物的组成与数量变化及其与化感自毒作用之间的关系十分重要，应是今后的重要研究方向。这对于通过合理施肥调控药用植物的化感自毒作用，从而达到缓解连作障碍的目的具有重要参考意义。

4.3 利用近缘野生种防治连作障碍

许多植物的近缘野生种都较相应的栽培种有更好的抗性，通常连年生长也少有病害发生。因此可以推测，植物的近缘野生种根际可能存在降解化感自毒物质和拮抗病原菌的有益微生物，通过近缘野生种根际微生态的研究可为解决栽培植物的连作障碍提供有益的借鉴。目前已从野生大豆根际土壤中分离得到了可以缓解大豆连作障碍的细菌株，因此，从药用植物近缘野生种根际土壤分离生防细菌来缓解化感自毒作用和防治土传病害，进而达到改善药用植物连作障碍的目的具有一定可行性，也应成为今后的一个重要研究方向。

4.4 加强绿色防治技术开发

化学防治是常用的连作障碍防治措施，但存在污染环境和产品以及产生容易耐药菌等问题，因此，今后应更加注重有效的、低毒或无害的绿色防治方法。如通过挖掘生物自身的遗传潜力，选育抗性品种；利用生物之间化感作用及生物与非生物之间相互作用原理生产的一些调控剂，如微生物菌肥、生物降解剂、土壤添加剂等的应用。

药用植物连作障碍是困扰现代中药材生产的一大难题，得到了广大研究者的普遍关注，通过多年不懈的努力，目前已有良好的研究基础，并已取得了不少相关的研究成果，尤其是在连作障碍的形成机理研究方面，进展较快。可以相信，随着科学技术的发展和药用植物栽培管理体系的不断完善，药用植物连作障碍问题必将会得到解决，达到经济效益、生态效益和社会效益的和谐统一。

参考文献(略)

野生与栽培黄芩的红外光谱红外三级鉴定研究

图　雅　张艳玲　雷　雨　孙素琴　周　群

(清华大学化学系分析中心　北京 100084)

摘要　采用采用傅里叶变换红外光谱法（FTIR）并结合二维相关分析（2D Correlation Analysis），对野生与栽培黄芩进行了三级鉴定分析，研究结果表明：野生与栽培黄芩的红外光谱十分相似，但通过具有更高分辨能力的二阶导数红外光谱以及二维相关红外光谱，可以对野生与栽培黄芩进行良好的区分。总苷提取物的一维谱图显示不同样品在 1615cm-1、1585cm-1、1450cm-1（苯环骨架振动）和 1658cm-1（=C-O）附近均有特征吸收，二阶导数谱图给出在 1656 cm-1（黄酮的 C=O）附近有特征峰，推测共有的成分为酚苷类化合物。可见红外光谱宏观指纹技术可提供大量整体信息，能够较准确的把握黄芩的整体质量。

关键词　野生栽培黄芩；红外光谱；二阶导数谱；二维相关光谱

引言

黄芩系唇形科植物黄芩 Scutellaria baicalensisGeorgi 的干燥根。具有清热燥湿、泻火解毒、止血、安胎等功效，黄芩历来以野生为主，近年来野黄芩的大量采挖，造成资源匮乏，栽培黄芩已逐步成为黄芩药材的主要商品来源。

傅里叶变换红外光谱（FTIR）技术近年来较多的被应用于中药的研究当中，具有样品用量少，灵敏度高，操作简单等优点。因此，。本文采用红外光谱、二阶导数谱、二维红外相关光谱对栽培和野生黄芩进行鉴别，谱图差异性逐渐增大，可快速鉴别栽培与野生黄芩。比较总苷提取物的一维谱图、二阶导数谱图得出两者共有的成分为酚苷类化合物，其中醇提取物中黄酮类成分要高于水提取物。

1　仪器设备

实验所用仪器为 Perkin-Elmer 公司的 Spectrum GX 型傅立叶变换红外光谱仪，光谱测定范围 400～4000cm^{-1}，DTGS 检测器，分辨率 4cm^{-1}，扫描次数 16 次，OPD 速度为 0.2cm/s 扫描时实时扣除水和 CO_2 的干扰。红外光谱仪另附有变温附件 Love Control 公司和 Portable Controller 可编程温度控制单元(50-886 型)，控温范围:室温至 110℃。

2　样品来源及试剂

野生黄芩、栽培黄芩购自河北省安国市祁新中药颗粒饮片有限公司。经张贵君教授鉴定均来自唇形科 Labiatae 植物黄芩 *Scutellaria baiclensis* Georgi 的干燥根；实验所用试剂均为分析纯。

3　供试品制备

3.1 黄芩三级鉴定供试品制备

将野生黄芩、栽培黄芩样品充分粉碎均匀，过 200 目筛。取样品粉末约 3mg 与 200mg 溴化钾碎晶（KBr）混合研磨充分均匀，压片。

3.2 黄芩提取物供试品制备

将野生黄芩和栽培黄芩分别干燥粉碎，各取 10g，分别用 10 倍量水煎煮、10 倍量乙醇超声提取 2 次（每次 30 分钟），提取液浓缩，干燥，分别得到水、乙醇提取物。将提取物分别采用 KBr 压片制样。

4 实验方法及数据处理

Spectrum GX 型傅立叶变换红外光谱仪测定红外光谱图。谱图处理采用 Perkin-Elmer 公司的定性分析软件——对比软件(Compare)。其原理是根据数学上的相关系数来比较两个红外光谱之间(或者一个光谱和一系列光谱之间)的相似程度。二阶导数谱的获得采用 13 点平滑；三级鉴定将药材，药材及提取物的 KBr 盐片放在变温池内，通过程序控制升温，从 50℃到 120℃每隔 10℃进行原位实时扫描红外谱图，获得动态光谱集。二维相关红外谱图的获得采用清华大学自行设计的二维相关分析软件进行分析处理。

5 结果

5.1 野生黄芩和栽培黄芩的三级鉴定

5.1.1 野生黄芩和栽培黄芩的一维红外光谱分析

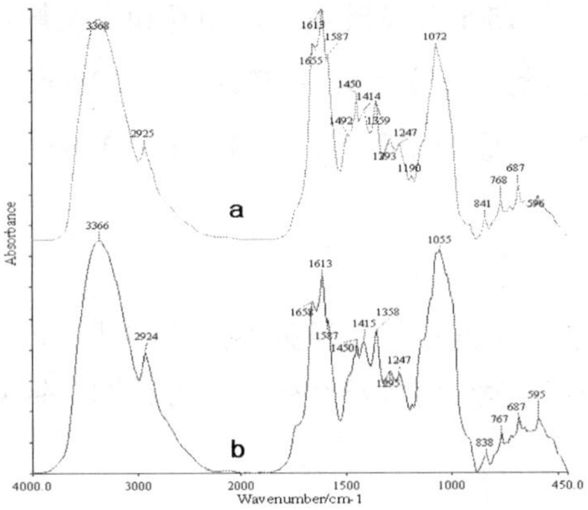

Fig. 1 FTIR spectra of Radix Scutellariae

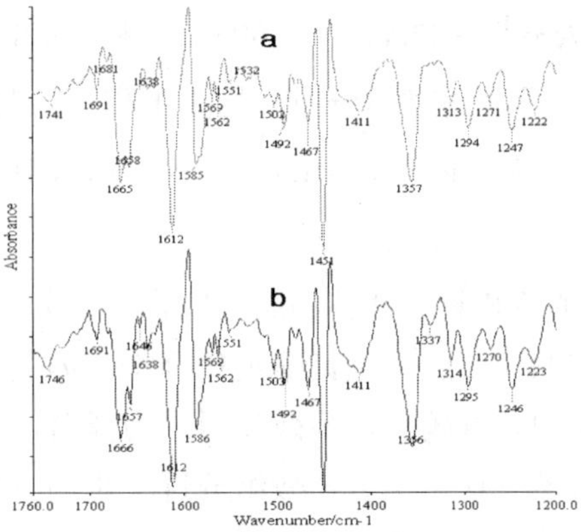

Fig. 2 Second Derivative spectra of Radix Scutellariae

(a) wild Radix Scutellariae (b) cultivated Radix Scutellariae

图 1 为野生黄芩和栽培黄芩的一级谱图，谱图间较相似，谱峰的位置和峰形也较接近。如野生黄芩在 1655cm^{-1}、1414cm^{-1}、1359cm^{-1} 和 1293cm^{-1} 的吸收峰位置与栽培黄芩 1658cm^{-1}、1415cm^{-1}、1358cm^{-1} 和 1295cm^{-1} 的吸收峰最大只相差 2 个波数。

5.1.2 野生黄芩和栽培黄芩的二阶导数光谱分析

图 2 为野生黄芩和栽培黄芩的导数光谱图，通过分辨率更高的导数光谱进一步分析，在 1741cm^{-1} 处吸收峰在野生黄芩中向高波数位移，栽培黄芩在 1337cm^{-1} 处有个吸收峰。

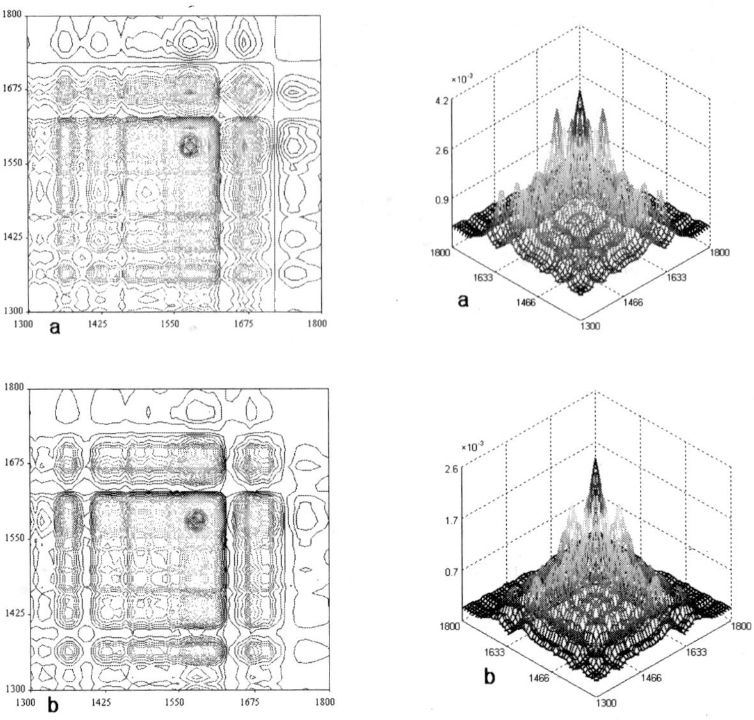

Fig. 3 Two-dimensional Correlation spectra (a) wild Radix Scutellariae (b) cultivated Radix Scutellariae

5.1.3 野生黄芩和栽培黄芩的变温过程的二维红外相关分析

图 3 为野生黄芩在 1300～1800cm-1 区域的二维红外相关谱。由二维相关谱可以看出很多在一维谱中的重叠峰变得可以清晰的分辨出来。野生黄芩的二维红外光谱存在四个主要的自动峰，1357cm^{-1}、1420cm^{-1}、1575cm^{-1} 和 1668cm^{-1}，其中以 1575cm^{-1} 峰最强。自动峰和交叉峰形成明显的 4×4 的对称分布，均为正相关；栽培黄芩品在该范围内主要以 1357cm^{-1}、1428cm^{-1}、1469cm^{-1}、1499cm^{-1}、1541cm^{-1}、1578 cm^{-1}、1669cm^{-1}、1699 组成的多重峰区域 1800～1300cm^{-1}，各自动峰均为正相关。

5.2 野生黄芩和栽培黄芩不同提取物的成分分析

黄芩的主要成分是黄酮类化合物。如黄芩苷、黄芩素、汉黄芩苷、汉黄芩素等，其中黄芩苷在黄芩中含量较高。药效作用最为显著，图 6 为黄芩苷化学结构式及红外光谱特征图。针对黄芩中黄芩苷这一主要药效组分进一步的分析讨论如下。

5.2.1 红外谱图的指认

黄芩苷的红外光谱图如图 4 所示，具体的谱峰指认如表 1 所示。

Table.1 The analysis of peaks of baicalin

波数(cm^{-1})	基团及振动方式	波数(cm^{-1})	基团及振动方式
3389	=C-H 伸缩环 C-H 伸缩	1366	C-H 对称弯曲
2924	C-H 反对称伸缩	1298	=C-O-R 的反对称伸缩振动
2905	C-H 对称伸缩	1252	O-H 弯曲，C-O-C 伸缩，C-CO 反对称弯曲
1726	C=O 伸缩	1247	C-O 伸缩，=C-O-C 反对称伸缩振动
1659	C=O(主)；C=C	1141	C-O 伸缩，C-OH 弯曲
1608	芳环等的骨架振动	1109	C-OH 弯曲，$C-CH_3$骨架振动
1495	C-H 弯曲	1063	C-OH 弯曲，=C-O-C 伸缩，$C-CH_3$骨架振动
1434	芳环等的骨架振动	1034	=C-O-C 伸缩，$C-CH_3$骨架振动

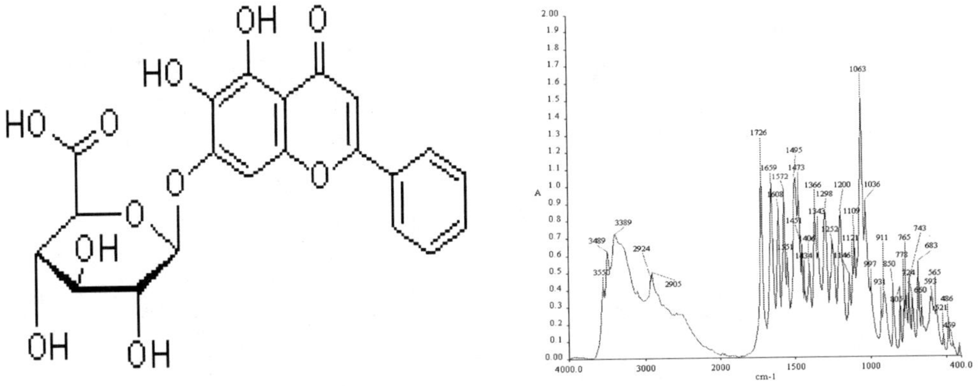

Fig. 4 FTIR spectra of baicalin

5.2.2 黄芩总黄酮提取物的一维红外光谱分析

黄芩主要有效成分为黄酮类化合物，因此，如图 5 所示黄芩在 1800～400cm-1 指纹区特征峰明显增多，给出的信息更加丰富。比较两张图共同的特征就是 1612cm-1、1514cm-1、1452cm-1（苯环骨架振动）和 1656cm-1（=C-O）附近均有特征吸收，推测两者共有的成分为酚苷类化合物。而 840cm-1、766 cm-1、685 cm-1 附近的 C-H 面外弯曲振动吸收则体现了两者苯环上取代基个数（或位置）相同（或相近）。不同的是两者虽然分别在 1739cm-1、1665cm-1 有羰基吸收峰，并且在 1400～1000cm-1 范围内有一系列的 C-O 吸收峰，但峰位不尽相同，再加上 1600～1450cm-1 苯环的骨架振动，推测两者均含芳族酯类化合物，但具体结构不同。由 1400~1000cm-1 范围内的多重峰（C-O）还可看出，黄芩提取物中黄酮苷类成分占大多数，只是具体成分不同而已。为了放大指纹特征我们进一步获取了各提取物的二阶导数谱。

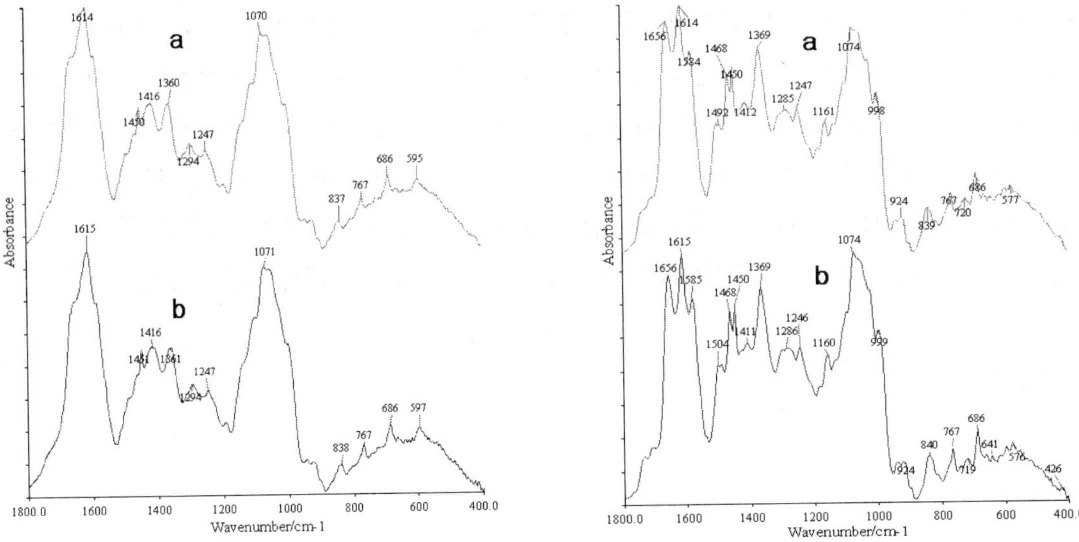

（1）　　　　（2）

Fig. 5 FTIR spectra of extracts of Radix Scutellariae，(1) water extract (2) alcohol extract;
(a) wild Radix Scutellariae (b) cultivated Radix Scutellariae

5.2.3 黄芩提取物的二阶导数光谱分析

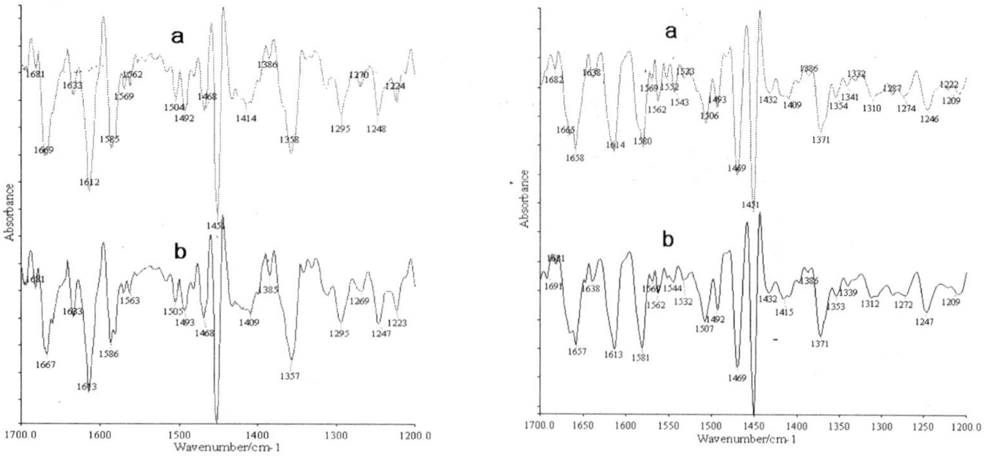

（1）　　　　　　　　　　　　　　（2）

Fig. 6 Second Derivative spectra of extracts of Radix Scutellariae，(1) water extract (2) alcohol extract；(a) wild Radix Scutellariae (b) cultivated Radix Scutellariae

图 6 为黄芩提取物的二阶导数谱，二阶导数谱进一步提高了谱图的分辨率，给出了我们更多的信息。首先，从图（A）中可看到该波段不同样品提取物整体峰形比较相似，其中 1619 cm^{-1}，1612 cm^{-1}，1585 cm^{-1}，1492 cm^{-1} 和 1451 cm^{-1} 附近的特征峰体现着苯环的骨架振动，结合 1745cm^{-1} 附近=C-O 吸收峰和 1400~1000cm^{-1} 范围内的 C-O 吸收峰说明了两者共有的成分为酚苷类化合物，与一维谱图分析结果相一致。

6．结论

通过红外三级鉴定法可以快速方便的区分鉴别栽培与野生黄芩，并且表观分辨率逐渐提高，野生黄芩和栽培黄芩的一维红外谱图显示的药效组分特征相似；导数光谱在 1745 cm^{-1}、1411 cm^{-1} 处向高波数位移，在 1357cm^{-1} 处向低波数位移。二维红外谱图显示的药效组分特征差异明显，自动峰和交叉峰形成明显的 4×4 的对称分布，均为正相关；野生黄芩在 1300cm^{-1}～800cm^{-1} 波数范围内有 4 个特征峰（1357 cm^{-1}、1420cm^{-1}、1575cm^{-1} 和 1668cm^{-1}），以 1575cm^{-1} 最强；栽培黄芩的自动峰在 1800～1300cm^{-1} 区域内有多重峰。比较总苷提取物的一维谱图、二阶导数谱图得出两者共有的成分为酚苷类化合物，其中醇提取物中黄酮类成分要高于水提取物。

参考文献（略）

植物的氧化胁迫机理与道地药材形成相关性研究的探讨

袁 媛 秦双双 陈顺钦 杨兆春 黄璐琦

（中国中医科学院中药研究所 北京 100700）

摘要 植物在生长发育过程中经常受到环境胁迫的影响已被广泛认识。而道地药材是长期适应逆境的产物，环境对道地药材形成的影响更多地表现为一种“逆境效应”。本文通过介绍氧化胁迫对植物的影响和植物自身抵抗和适应氧化胁迫的调控机制，分析了道地药材与植物氧化胁迫的相关性，认为药用植物的氧化胁迫机制是环境变化影响有效成分及道地药材形成的重要机制之一。通过对药用植物的轻度和重度氧化胁迫机理进行研究，可以为依据道地药材特征，选择药材适宜种植地区、制定药材规范化栽培管理措施、进行品种改良提供理论指导，并为以后通过研究氧化胁迫揭示道地药材形成打下基础。

关键词 道地药材；氧化胁迫；逆境效应；有效成分

道地药材是指产于特定地域内的中药材。由于产地自然环境独特，药材栽培技术、采收加工讲究，道地药材较同种药材在其他地区的产品质量佳、疗效好，因而久负盛名。道地药材的形成有其历史条件、地理条件和生长的生境因子（土壤、气候）及人为因子等，其表型是由自身的遗传本质基因型所决定的，受一定的生境条件影响。从生物学上说，道地药材的形成应是基因型与生境之间相互作用的产物，可用公式表示：表型=基因型十生境饰变。而“道地产区”常被认为是这一生境范围内最适宜植物生长的地方，即该物种的某居群在某生境下表现出最大的适应性。中药材的药效成分通常都是次生代谢产生的小分子化合物，不少研究证实了各种环境胁迫(environmental stress，也称逆境)会促进这类植物次生代谢产物的增加。

植物在生长发育过程中经常受到环境胁迫的影响已被广泛认识。植物本身是否能有效地运用自身的防御机制去抵制环境胁迫，是决定其生存和生长发育的关键。决定植物如何适应环境胁迫的因素很多，如植物的基因型和所处生长环境、胁迫的严重程度和持续时间、植株适应胁迫的机制以及多重胁迫的协同效应等。通常，植物通过多重反应机制抵抗或适应胁迫，但重度胁迫下植物体内代谢体系失衡也可能导致植株的死亡，为了避免细胞死亡，植物将启动多种响应机制来应对和适应氧化胁迫的环境。目前，从基因水平、蛋白水平和代谢水平上对植物响应机制的研究已进行了很多工作。

道地药材具有明显地域性，且不同产地药材中有效成分含量差异较大。药用植物中有效成分一般为植物的代谢产物，主要包括黄酮类、萜类、生物碱类、多糖类等，它们在植物应对氧化胁迫的过程中发挥了重要的作用。因此，药用植物的氧化胁迫机制是环境变化影响有效成分及道地药材形成的重要机制之一。因此，本文旨在通过介绍氧化胁迫对植物的影响和植物自身抵抗和适应氧化胁迫的调控机制，拟为以后通过研究氧化胁迫揭示道地药材形成打下基础。

1　氧化胁迫对植物的影响

环境胁迫是非生物胁迫，它包括寒冷、干旱、高温、渗透压胁迫、盐胁迫和氧化胁迫等。非生物胁迫可以造成氧化胁迫的产生，而氧化胁迫是植物生长的重要限制因素之一，也是影响大多数其它非生物胁迫产生的关键因素。氧对植物的胁迫，主要是指活性氧对植物的影响。细胞中活性氧在生物或非生物的条件下的无序积累可导致氧化胁迫。在植物细胞中氧化胁迫通过三个不同的生理状态区分，即短暂缺氧、缺氧和再氧化。氧对植物的胁迫，是指活性氧对植物的影响。植物体内的主要活性氧有：单线态氧 $^3O_2$、超氧阴离子自由基 $O_2^{\cdot-}$、过氧化氢 H_2O_2 和羟自由基(·OH)。上述活性氧，如增加过度而无法控制，将导致细胞组分的破坏性氧化，可使几乎所有的有机物质全部被氧化 这些过程统称为氧的毒性。

1.1 氧化胁迫对植物生长发育的影响

一般情况下，在植物中活性氧的形成和抗氧化清除系统会达到一种动态平衡。然而当植物遭到严重的非生物胁迫时活性氧会迅速增加，在细胞和分子水平上对植物引起氧化性损伤并抑制植物的生长发育。例如用除草剂百草枯和四氧嘧啶处理后，会抑制植物细胞的伸长、加速种皮的断裂、抑制根和花的分裂组织形成，使得根等器官生长缓慢、开花延迟，同时还会引起幼苗极性生长的改变。然而，轻度氧化胁迫促进植物细胞分裂，可能与植物体内生长素的释放有关。

1.2　氧化胁迫对植物蛋白质的影响

产生氧化胁迫的结果是使蛋白质、脂类和 DNA 等生物大分子造成氧化性损伤，导致细胞功能障碍以至于细胞死亡。Baxter C J.等报道了用甲萘醌（维生素 K）诱导的氧化胁迫可改变植物的代谢，且发现只有在轻度氧化胁迫下植物代谢产物的变化最为显著，推测其可能与线粒体中三羧酸（TCA）循环受到抑制有密切的联系。线粒体是产生活性氧的主要细胞器，很多参与 TCA 循环的酶如顺乌头酸酶、硫辛酸辅酶和酮戊二酸脱氢酶都对氧化胁迫很敏感。细胞中氨基酸的合成主要是依靠 TCA 循环产生的中间产物，TCA 循环受到抑制将会严重影响氨基酸的合成。另外，氧化胁迫对与 TCA 没有直接关联的氨基酸如甘氨酸、丝氨酸和缬氨酸的产生也会产生抑制作用。这些结果均会严重影响植物的代谢和细胞的活力，即抑制 TCA 循环将限制 ATP 和氨基酸的产生，最终阻碍新蛋白质的合成。

1.3　氧化胁迫对植物基因表达的影响

为了在胁迫条件下生存，植物自身有一个复杂而且准确的调控防御系统来适应各种各样的生物和非生物胁迫。植物中很多胁迫相关基因已经被鉴定，最近研究表明，转录因子、蛋白激酶和磷酸酶、RNA 结合蛋白、钙结合蛋白等在植物防御反应时都会发生变化，具有调控植物生长发育、信号转导等功能。如水稻受到病原体感染时，其 OsBIRH1 基因就会被激活。而在转 OsBIRH1 基因拟南芥中，该基因的表达增强了相关防御基因的表达而提高植物的抗病能力和对氧化胁迫的耐受性。对于氧化胁迫，植物具有特定的转录反应，转录反应中的特定的调控元件也开始被发现。但植物为了适应环境而进行的 DNA 重构机制至今还没有被阐释。

2 植物对氧化胁迫的调控机制

2.1 植物蛋白在应对氧化胁迫中的作用

转录组和蛋白质组学的实验数据显示，尽管植物蛋白具有重要的作用，但至今为止，仍有超过四分之一的蛋白功能尚不清楚。增强植物对氧化胁迫的耐受性，归因于某种蛋白的组成型表达，这种蛋白可能是通过很多不同的机制实现抗逆性：（1）这种表达蛋白可能直接清除活性氧，去除毒性；（2）这种蛋白可能参与细胞中信号转导途径，用来保护细胞免受氧化胁迫的伤害，且组成型表达蛋白还可增强细胞信号转导活性；（3）这种蛋白可能改变植物的代谢，引起活性氧的积累，间接的激活细胞的清除机制、保护机制和修复机制来抑制氧化胁迫。拟南芥植株中鉴定了 41 个未知功能的蛋白，为了观察它们对氧化胁迫的反应，这些特征模糊的蛋白（POFs）被利用转基因技术整合植物体中，结果表明 70%以上的蛋白对氧化胁迫有耐受性，其中 2 个拟南芥特异性蛋白有加强抗氧化胁迫的功能。

2.2 抗氧化系统在植物应对氧化胁迫中的作用

植物组织抗氧化系统主要包括（1）清除活性氧的酶，如超氧化物歧化酶（SOD），过氧化氢酶（CAT），过氧化物酶和谷胱甘肽过氧化物酶，（2）消除脂质过氧化产物毒性的酶，如谷胱甘肽 S 转移酶，磷脂氢谷胱甘肽过氧化物酶（PHGPX）和抗坏血酸氧化酶（APX），和（3）大量小分子的抗氧化物，如抗坏血酸盐，谷胱甘肽，酚类化合物和维生素 E 等。在胁迫条件下，活性氧分子会增加，造成植物细胞损伤，为了控制活性氧的水平保护胁迫条件下的细胞，植物抗氧化系统产生了保护反应。上游的 SOD 酶可以清除 $O_2^{\cdot-}$，也能催化超氧化物对 H_2O_2 产生歧化作用。细胞内 H_2O_2 是通过一系列酶来调控的，其中最主要的是过氧化氢酶和过氧化物酶。PHGPX 是在氧化胁迫条件下保护细胞膜的一种关键酶，各种胁迫条件下均可诱导 PHGPX 的表达。在大多数植物细胞、器官和原生质体中被发现抗坏血酸的存在，它作为一种强抗氧化剂在一系列有酶或无酶催化的反应中，均能提供电子参与清除活性氧毒性。抗坏血酸也可以直接清除超氧阴离子，羟基自由基和单线态氧，并且通过抗坏血酸过氧化物酶的反应来消除 H_2O_2。

2.3 生长素在植物应对氧化胁迫中的作用

作为主要植物激素的生长素，调控多种生理反应，如细胞分裂、分化和增殖，初生根和次生根之间以及茎端分生组织之间的协调生长等。生长素还能改变离子的跨膜运输及其相关基因表达。植物对生长素的响应十分复杂。生长素可以直接作用于细胞膜或胞内组分而影响一些细胞反应，如细胞扩大和极性形成等。生长素也可以通过调控基因的表达，参与许多与发育相关的过程。最近对于生长素代谢及其信号转导研究引起了广泛的关注。IAA 代谢的途径已被解析，并克隆了大量相关基因。在生长素信号转导研究方面，目前已克隆了生长素应答基因，并对其功能进行了研究。其中 *Aux/IAAs* 是研究得较清楚的生长素响应基因，在拟南芥中已克隆了 25 个此类基因。生长素影响植物多个生理过程，在逆境条件下 IAA 的合成可能随之增加，提示生长素可能影响植物对逆境胁迫的反应，然而 IAA 变化的生理学机理还需要进一步的实验来证明。

2.3.1 细胞水平研究

轻度的氧化胁迫可以促进细胞分裂方面。研究表明，在没有加入外源生长素的情况下，去顶芽的植株、分离的根部或原生质体中，不论是百草枯还是四氧嘧啶均可促进侧根的形成或细胞分化，说明由于氧化胁迫促进了生长素的积累，导致细胞分裂和形成细胞簇。氧化胁迫也参与调控细胞周期，一方面可能通过抗坏血酸盐介导间接调控，另一方面氧化胁迫也可能通过加强生长素对植物生长周期的作用来直接影响有丝分裂，且在受到氧化胁迫时植物的抗氧化能力并未改变，这说明植物的氧化胁迫反应是受生长激素调控的，而不是一种直接的抗氧化反应。

2.3.2　基因水平研究

生长素可以调控植物的生长发育，且生长素可能影响植物对逆境胁迫的反应。利用 cDNA 阵列技术克隆获得拟南芥胁迫应答基因，对其功能进行研究发现多个胁迫应答基因表达均受生长素的抑制，其中包括 MEK kinase1（ATMEKK1），RelA/SpoT homolog3（At-RSH3），Catalase1（Cat1）和 Ferritin 1（Fer1）等，RNA 印迹分析结果表明，生长素可调节胁迫应答基因的表达，其中在四氧嘧啶胁迫反应下，PIN1 和 PIN3 基因的表达量与生长素浓度是呈正相关的。因此，在植物遭遇各种胁迫时，均可通过控制细胞或组织中的 IAA 的含量激活其抗逆反应。IAA 浓度的改变影响植物应答胁迫反应的机制还需要进一步探讨。

3　氧化胁迫对药用植物次生代谢产物的影响

植物为了适应环境胁迫，其体内会产生一系列的生理生化反应，其中包括次生代谢变化。Bettina 等研究发现紫外光胁迫后，转 MtIFS1 基因的苜蓿和对照组株系的 HPLC 色谱图中，出现了一系列峰，与异黄酮的生物合成一致。Tang 等发现万寿菊 *Tagetes erecta* 在水分胁迫条件下，所含酚类物质的含量明显高于其在水分充足时的含量。Josep 等现 CO_2 浓度增高使迷迭香体内单萜含量增加。还有不少学者报道在养分缺乏等环境胁迫条件下，植物产生的用于防御的次生代谢物质的数量增加。何丙辉等发现干旱胁迫对槲皮素含量的提高有一定的促进作用，遮荫处理对提高银杏幼叶中药用成分含量有显著的促进作用。Hall 等研究发现，随着营养胁迫程度的增强，向日葵 *Helianthus annuus* 产生的酚类物质含量相应增加。

4　道地药材与植物抗氧化代谢研究

药用植物的次生代谢产物大都具有抗氧化功能，可能参与抗氧化胁迫系统。而次生代谢产物是道地药材道地性的核心，道地药材正是因为具有次生代谢形成的独特的化学型而产生了优于种内其他居群中药材的良好疗效。黄璐琦等提出，道地药材是长期适应逆境的产物，道地性可能是在经历了无数次环境胁迫中获得，即环境对道地药材形成的影响更多地表现为一种“逆境效应”，由于道地药材分布区边缘的环境常常是其生长发育的耐受限度的边缘，即对药材本身生长发育是个逆境，因此“逆境效应”在一定情况下又常表现为“边缘效应”。

Baxter C J.等报道了只有在轻度氧化胁迫下，植物的代谢产物变化最为显著，而重度氧化胁迫则可能导致植物死亡。 对于道地药材来说，其所处的生长环境具有一定的独特性，如某些季节低温、日照时数长、降水量少是黄芩道地产区的重要环境限制因子之一。在轻度氧化胁迫下药用植物次生代谢产物含量会增加，而实验室手控条件下低温、日照时数长、土壤含水量少有利于黄芩中黄酮类有效成分的积累，但任何事物的发展都有其两面性，物极必反，在极端恶劣环境下，如连续 15 天以上不浇水的情况下，黄芩植株会出现萎蔫、枯黄、甚至死亡。近年来，中国频繁出现气象干旱，北方部分地区的气象干旱已达重度干旱或特旱，持续重度干旱将不利于黄芩的生长，也会影响药材的质量，这反映了道地药材的“边缘效应”。

在氧化胁迫条件下，植物会通过调控植物蛋白的合成与分解、抗氧化系统和生长素的积累与运输来适应环境的变化。尤其是轻度的氧化胁迫可以促进细胞的分裂，还可以影响次级代谢产物的产生。活性氧在植物对环境的适应中扮演着双重角色，这与活性氧含量和植物器官、胁迫时间有着密切的联系。

因此，对植物的轻度和重度氧化胁迫机理进行研究，一为解释道地药材的“逆境效应”和“边缘效应”提供一条有效途径；二为依据道地药材特征，选择药材适宜种植地区提供理论依据；三可筛选获得提高药用植物有效成分的植物生长调节剂和水肥施用量、制定药材规范化栽培管理措施提供理论指导；四可根据植物的氧化胁迫机理，对药材进行品种改良，以期其品质与“道地药材”相当。

参考文献（略）

新疆维药产业发展的思考

辛海量

（上海中医药大学　上海 020023）

作为优秀的民族医药理论体系，维吾尔医药学已有2500年的历史。它诞生于雪山、沙漠、草原、绿洲，是维吾尔族在长期生活、生产和疾病作斗争中积累起来的经验和智慧结晶。它在漫长的历史发展过程中，广泛地吸取了中医药、阿拉伯医药、古希腊医药、印度医药的成就，形成了包括物质辨证、四津体液、气质学说、体液学说为代表的独特医药理论体系，她与藏、蒙、苗医药并称祖国四大民族药理论体系。在长期的医疗实践中，维吾尔医药学在治疗白癜风、皮肤病、肿瘤、心血管病、糖尿病等疑难杂症方面积累了宝贵的经验，具有独特的疗效。但是，随着世界范围内的医药科技、产业的迅猛发展，维吾尔医药的发展也面临着严峻的挑战，维药产业的发展壮大困难重重。以下就维吾尔医药学发展的一些问题略陈管见。

1　新疆维药现状

改开放以来，维吾尔医药事业得到了较快发展。目前，维医医疗机构已由1980年的12所发展到现今的近40所，其中维吾尔医院有26所，维医从业人员2000余人。目前，新疆拥有高等和中等维医药院校各1所，科研院所1所，现有在校学生1300余人。新疆维吾尔医药研究所编辑出版了《维吾尔医药》杂志（维文版），撰写和出版了《中国医学百科全书·维吾尔医卷》（维文版）及《中国医学百科全书·维吾尔医分卷》（汉文版）及《中华本草·维吾尔药卷》（汉文版）等专著。另有多部医药典籍仍在后续的整理、出版当中。

据统计，全区共有各类药用植物、动物、矿物资源2000余种，药材1200多种。植物药材中，12 个品种的蕴藏量达到了万吨以上，如甘草、麻黄、罗布麻、锁阳、赤芍、贝母、新疆独活、沙棘、新疆羌活等。牛蒡子、柴胡、款冬、车前子蕴藏量也达到千吨以上。新疆的甘草、麻黄、肉苁蓉、枸杞、红花、罗布麻等药材在全国占有重要地位。动物类药材：新疆的马鹿驯养繁殖与鹿茸生产在全国占有重要地位。作为畜牧业大省，每年大量屠宰的牲畜脏器和血液也为医药工业提供了丰富的原料。矿物类药材：膨润土、麦饭石等都具有较大的开发潜力；尤其是石油、煤炭的下游产品为化学药品的生产提供了丰富的原料。新疆紫草、伊贝母、黑种草子、菊苣、阿魏等百余种地产植物药材被载入中国药典；115 种药材，87 个制剂已进入部颁标准；250 个药材已进入地方标准。得益于地方特有的自然地理条件，新疆维吾尔特产药材品质较好，在周边国家亦有较好的声誉。为满足市场的需求，降低药品成本，该区已建立了药材规范化种植基地 18 个（总计约 50 万亩），种植品种达 50-60 种，已逐步成为民族地区农业产业结构调整、农民增收、生态保护的重要途径。

目前，新疆维吾尔自治区现有国药准字维药品种 55 个（45 个品种），新疆维药有中药保护品种 9 个，2004 年基本药物目录收载品种 2 个，国家医保目录收载品种 9 个。目前，共有新疆维吾尔药业有限公司、新疆奇康哈博维药有限责任公司、喀什地区维吾尔医院实验药厂、和田地区维药厂和新疆新维制药厂等 12 家生产维药的企业通过药品 GMP 认证。2008 年，新疆维药产值 7000 万元，占全区医药工业产值的 10%。其中：新疆奇康哈博维药有限责任公司是行业的龙头，是唯一专业从事维吾尔药研发、生产、销售的高新技术企业，已拥有五大剂型生产能力。

2 存在的问题和面临的挑战

2.1 高素质专业人才匮乏

作为少数民族医药，人才应该是其实现可持续发展的根本大计。目前，不仅维吾尔医药教育领域面临较多问题，而且在行医资格问题、职称问题、文凭问题等困扰着民族医队伍建设。对于维药而言，从事药材基原鉴定工作的专业人才缺乏，青黄不接。并且这类人才的培养非短期内能够完成，存在断层的危险。从民族医药学的发展历史来看，药材基原的问题不仅中医药存在，而且由于国内对于中亚植物区系研究基础薄弱，维药进口品种占有一定比例，以及语言、交流等原因，维药此类问题更为突出。维医药要想吸取其他医学的优秀成果，发展壮大自己，大批精通维吾尔医学理论又掌握现代医学理论的人才至关重要。目前，新疆维吾尔药物研究所仅有十几个人从事正式研究，且没有资金开展大的科研项目。全区县级以上的维药研究机构从业人员中，大部分学历较低，相当一部分的主力科研人员只有中专水平，民族医药的研究开发力量十分薄弱。

2.2 基础研究薄弱，创新后劲不足

目前，鉴于人才的缺乏，资金投入的不足，维医药很大程度上还只能做继承、整理工作，发展创新后劲严重不足。即以现在收入部颁标准的维药成方制剂而言，多数组方药味颇为庞杂。这么庞杂的药味配伍关系如何，有没有精简的余地，有深入研究的必要。另外，维药成方制剂中，矿物药、重金属应用频率颇高，是不是有必要应用，亦有深入研究的必要。对于重金属、农药残留等等问题，如果不严格控制，早做研究，维药走向国外市场迟早会遭遇壁垒。目前新

疆维药使用的药材达 1000 余种，其中常用药材有 400 种，有 60%的药材需要进一步研究，积累大量的原始性数据，夯实行业发展的基础。

2.3 维药标准化建设亟待提高

目前，与高素质人才缺乏相应而生的是维药基础研究薄弱，维药标准化研究亟待深入推进。目前，维药约有 250 种民族药材没有标准，给药品研制、生产、经营、使用和监管造成极大困难。即使对于已有标准的药材，也存在着基源不清、同名异物、维汉名称翻译抵牾、拉丁学名不确定等问题。《卫生部药品标准维药分册（1998 年版）》只收载 115 个药材标准，87 个成药标准。由于历史的原因，该标准水平普遍较低，鉴别专属性不强，且部分品种质量标准存在错误。这些问题出现的原因在于维药研究基础薄弱，数据积累不足，药材基原、药理、化学等研究内容缺如，因此只能靠感官、显微等鉴别方法进行粗略控制，实属无奈之举。另外，在《卫生部药品标准维药分册（1998 年版）》收载的 87 个成方制剂中，有 39 个制剂处方中含有没有质量标准的药材（67 种），而开发上市的品种也只有 45 种，维药的产业化还有很大的发展空间。

2.4 药材资源开发与保护的矛盾突出

维药产业要发展壮大，扩大市场，资源的需求量逐步加大，资源开发与保护的矛盾将会更加突出。有些品种田间地头种植，肯定不能满足需求。新疆地区地处欧亚大陆腹地，高山、绿洲、戈壁、沙漠生态占了绝大比例，生态环境极为脆弱，生态承载能力非常有限。目前，维吾尔医药材有 1600 多种，常用的有 400 余种。除部分依赖进口外，大多来自于新疆地区的野生植物，生存环境较差，生长周期较长，长期无序过度采挖，已经给生态环境带来危害。

2.5 维药产业规模小，综合效益差

由于新疆区医药经济欠发达，医药工业年产值较低，尤其是维吾尔医药产值更低，还没有形成药材种植、加工、销售的规模型和效益型发展模式。由于历史原因，长期以来维吾尔医药主要在民间发挥效用，行业小、乱、散的状况没有多大改观。维吾尔医药没有在全国乃至世界市场叫响，主要是因为缺乏资金和人才，企业难以吸引外来资金，维药生产长期停留在较小的规模上，不能形成产业化的联动效应。多数企业缺乏自身的品牌和特色品种，不仅规模小、生产条件差、工艺落后、装备陈旧、管理水平低，而且布局分散。新技术、新方法未能在民族药物研发中广泛体现，新剂型、新工艺的开发应用明显不足。维医药医药市场网络尚未形成。市场混乱，假冒和伪劣民族药泛滥，严重影响了维药的声誉，亟需治理整顿。

3 发展思路和对策

3.1 加强人才培养，促进交流融通

鉴于维医药人才培养的现状，应该持续加大投入，加强人才的培养工作。少数民族医学的人才培养有其特殊性，必须在立法、政策方面有所体现，以适应人才培养、成长、发挥潜能的体制需要。如在执业资格、执业范围、职称评审方面等必须有所体现。执业资格证怎么发，如何设计资格考试，发放对象如何，是否进行严格的执业范围限制，这些问题值得进一步探讨。另外，新疆维医药的发展必须敞开胸怀，任何一种医药学只有保持不断的交流融通，不断吸取其他医学的发展成果，才有不竭的发展的动力和生命力。目前，维吾尔医药学培养的很多人才，都是少数民族人员，要充分吸纳其他医学的成果，交流融通，语言方面确有障碍。可以参考西

医学中医的模式，适当开办西医学维医、中医学维医的学习班，培养挖掘有潜力的人才。

3.2 做好学术传承，立足挖掘提高

对于维医药的发展而言，学术传承是重要的前提基础，没有学术传承，发展的络脉势必中断，发展创新也就成了无源之水，无根之木。我想主要是在以下几个方面：一、院校教育与师承教育的结合。对于怎么结合，中医经过多年的实践，取得了宝贵的经验。二、维医药典籍的收集、整理、翻译、出版，扩大学术影响，准确理解、发挥典籍。三、大胆采用现代医药科技，深入研究现有成方制剂配伍规律、物质基础、质量控制方法，力求简化处方，推陈出新。四、民间验方制剂的挖掘、试用，特别那些口授心传内容，很有抓紧抢救挖掘的必要。部分维吾尔医药技艺必须加强保护的力度，如采用非物质文化遗产的方式进行传承保护。五、在成方制剂研究的基础上，部分单味药物可以采用现有天然药物的研究思路，发现创制新型化学实体药物。

3.3 突出特色品种，提高产品品质

从现实情况来看，维医药要全面开花、全面结果十分困难。但可以针对白癜风、糖尿病、类风湿关节炎等特色疾病的有效治疗药物，大胆采用现代科技，尤其是新制剂工艺，提高产品品质，推出拳头产品。另外，国家应在维药的临床前及临床研究方面尝试采取有针对性的措施，否则很可能因为病例来源少、临床药理基地少而延滞维药创新的进程。对于那些临床习用，疗效确切，在安全性有保证的前提下，是否可以采用放宽审批，限制上市范围、增加监测期的思路，来进行审批、监管。另外，在逐步完善药材质量标准的基础上，在药材种植训化、种质资源、GAP 方面，选择有代表性的品种，早做工作，早做研究，为其他药材的开发提供示范。对于那些国外进口的药材，必须下大力气，明确药材基原，有条件的逐步引种栽培。在自治区药监局的组织下，自 2009 年起，新疆将用 3 年时间完成 250 种维吾尔医药药材的标准制定，为维药产业的发展提供基础性的保障，以促进维药产业快速发展。这项工作完成的质量怎么样，关系到维药的长远发展。

3.4 拓展销售渠道，强化有效营销

作好企业长远市场战略规划，建立科学规范研发体系，深入研究维医药学理论；组建高效营销人才团队，储备人才；首先立足于作好新疆市场，这不仅容易取得政府、市场、患者的认同，从而容易建立起区域市场优势，也可为运作全国市场练兵，找到更科学有效的营销模式。还要对产品及市场进行深度调研，作好市场定位和产品组合，确定主打产品及其他产品的营销运作模式。要有计划、有目标的进行内地区域市场及国外市场的开发，建立独特有效的市场开发模式，形成差异化优势。另外，应强化品牌意识，作好品牌规划和品牌建设。新疆的维药企业应该形成集团化、规模化，形成拳头优势，共同把维药品牌做大做强。维医药学根本来说就是维吾尔文化，要通过多种方式，扩大内地对维吾尔医药文化的认同，长远必然有利于维药的接纳。

致谢：本文部分数据内容引自关于新疆维吾尔医药发展情况的调研报告及网络，未能一一标引，在此致以诚挚谢意！

不同产地苍术的红外光谱三级鉴别

张志杰　孙素琴　郭兰萍　王　营　黄璐琦

（1 中国中医科学院中药研究所　北京 100700；2 清华大学化学系　北京 100084）

摘要　目的：对产自内蒙、东北、湖北、江苏四个产区的苍术样本进行宏观成分的整体鉴别。方法：采用红外光谱、二阶导数谱和二维相关谱图三级鉴别技术分析四个产地苍术的特征谱峰。结果：一维图谱中四个产地苍术在 400 cm^{-1}～4000 cm^{-1} 范围内整体峰形较为相似，有 9 个共有峰，各产区苍术的整体化学成分基本相似；但江苏苍术的苯环特征吸收峰明显强于其它产区的样品，而与 C=C 相关的四个波段的吸收峰明显弱于其它产区的样品；二阶导数谱上江苏苍术的特征峰少且钝，整体谱图形态与其它样品差异明显，湖北苍术的谱峰最多，峰形最尖锐。在二维相关谱上，四个产地苍术形成的峰簇的数目和位置有明显差异。**结论：**三级红外光谱的谱学特征可以作为鉴别不同产地苍术的依据。

主题词　苍术；红外光谱；二阶导数谱；二维相关红外光谱；鉴别

0　引言

苍术 Rhizoma Atractylodis 为菊科植物茅苍术 *Atractylodes lancea*（Thunb.）DC.或北苍术 *Atractylodes chinensis* (DC.) Koidz.的干燥根茎。前者主产于江苏、湖北、河南等地，以产于江苏茅山一带者质量最好，故名茅苍术。后者主产于内蒙古、山西、辽宁等地，研究证明，不同产地苍术的化学成分有差异。

中医用药历来讲究药材的道地性。所谓道地药材，是指一定的药用生物品种在特定环境和气候等诸因素的综合作用下，所形成的产地适宜、品种优良、产量高、生产及加工技术成熟、疗效突出、带有地域性特点的药材。它是一个古代药物标准化的概念，认为产地与药材质量密切相关，以固定产地生产、加工或销售来控制药材质量，是古代对药用资源疗效的认知和评价。在继承前人对道地药材的认识与评价方法方面，如何建立一种能快速、可靠、方便地鉴别药材产地的方法，就成为其中关键。

FTIR 红外光谱法无需提前分离样品，即可获得宏观整体信息，具有方便快捷、真实准确的特点。红外光谱三级鉴定法即依次采用红外光谱、二阶导数谱、二维红外相关谱对物质进行分析，三者分辨率依次增大，可将各物质间谱图差别逐渐放大。本文采用此方法对四个产地苍术进行了分析与鉴定。

1　实验部分

1.1　实验仪器与样品

DTGS 检测器，光谱分辨率 4cm-1，测量范围 4000-400cm-1，扫描信号累加 32 次；变温附件为 Love Control 公司的 Portable Controller 可编程控制单元（50-886 型），控温范围 50-120℃。溴化钾：北京化工厂，分析纯；苍术：内蒙、东北、湖北、江苏，课题组提供；

1.2　实验过程与数据处理

将药材粉碎，过 200 目筛，得到药材粉末样品；将样品以 KBr 压片，用 Perkin Elemer 公司的 Spectrum v3.02 操作软件采集各样品在室温下的红外光谱图；并计算获得二阶导数图谱（13 点平滑）。

通过程序控制升温，从 50℃到 120℃每隔 10℃进行原位实时红外扫描，获得样品的动态光谱图集。实验所获得的动态谱图，按照 Isao Noda 提出的广义二维红外相关光谱原理，利用清华大学分析中心红外光谱组自行设计的二维相关分析软件进行计算，即获得二维红外相关光谱。

2　结果与讨论

3.1　四个产地苍术的红外光谱比较

从图 1 可看出四个产地苍术的红外光谱图整体峰形比较相似，仔细观察可发现在 750 cm^{-1}~1800 cm^{-1} 指纹区四者的峰形、峰位、峰相对强度不尽相同，如图 2 中阴影部分所示：首先，江苏苍术在 1614cm^{-1}、1509 cm^{-1}、1424 cm^{-1} 有明显的谱峰；其余三种样品中，湖北苍术在这三个波段谱峰较弱，峰位也向高波数迁移；东北苍术谱峰更弱，内蒙苍术在这三个波段谱峰不明显，表明江苏苍术中芳香类化合物的含量明显高于其他三个产地的苍术。另外，内蒙、东北、湖北三种苍术样品在 1650 cm^{-1}、1430 cm^{-1}、990 cm^{-1}、880 cm^{-1} 四个波段有强的吸收峰，其中内蒙苍术的吸收最强，峰形最尖锐，而江苏苍术中这四个波段的吸收峰不明显，说明江苏苍术中烯烃的含量远低于其他三个产地的样品。各样品主要吸收带归属见表 1。

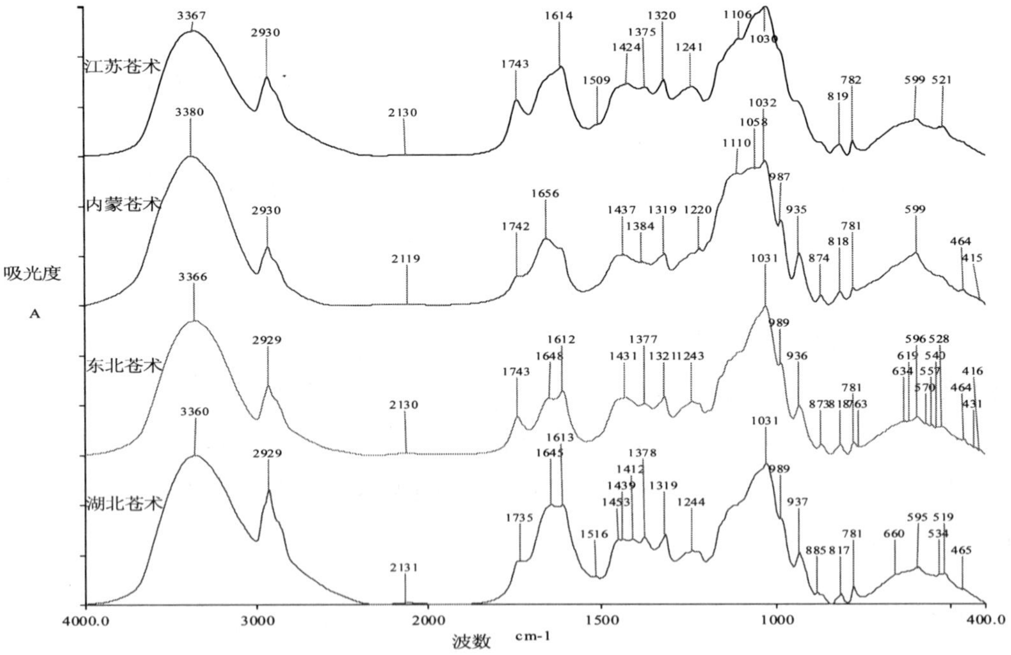

Fig.1　FT-IR spectra of Rhizoma Atractylodis from different habitats at 25℃

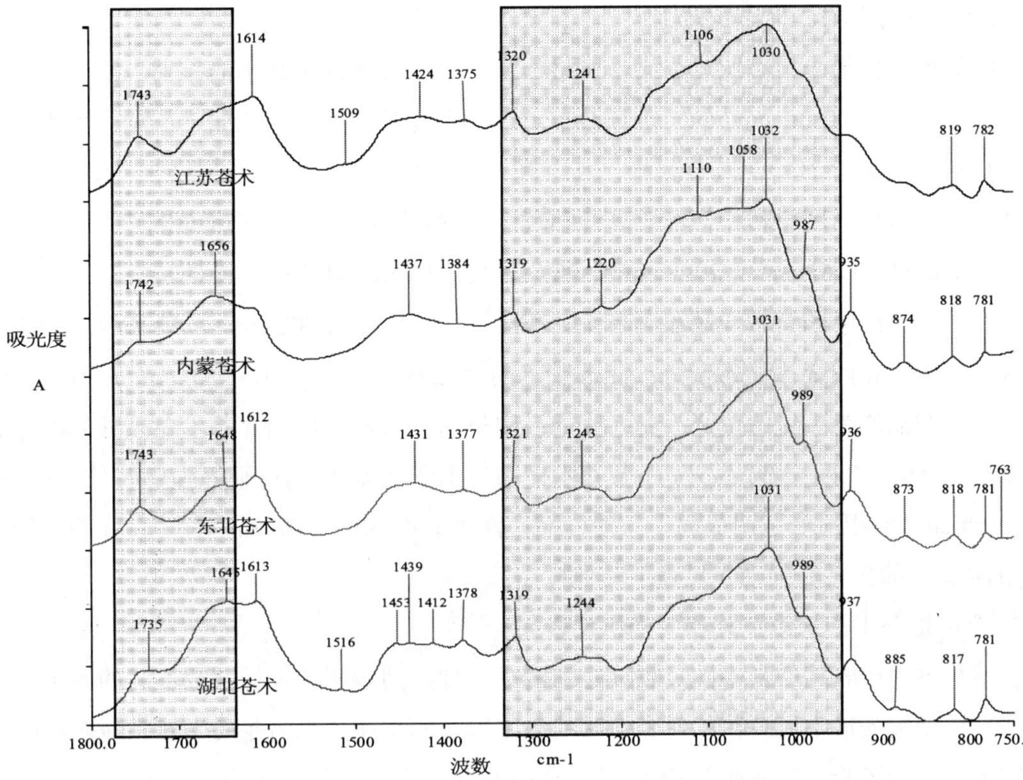

Fig.2 FT-IR spectra of Rhizoma Atractylodis from different habitats（750 cm^{-1}~1800 cm^{-1}）

Tab.1 Characteristic peaks of Rhizoma Atractylodis from different habitats

波数/ cm^{-1}（25℃）				主要吸收带归属
江苏苍术	内蒙苍术	东北苍术	湖北苍术	
3367	3380	3366	3360	O—H 伸缩振动
2930	2930	2929	2929	C—H 伸缩振动
1743	1742	1743	1735	C=O 伸缩振动
	1656	1648	1645	C=C 伸缩振动
1612	1612 弱	1612	1613	
1509			1516	苯环的碳骨架运动
1424				
	1437	1431	1439	CH_2 剪式振动
1375	1384	1377	1378	C—H 弯曲振动
1320	1319	1321	1319	O—H 面内弯曲振动
1241		1243	1244	C—O 伸缩振动
	1220			炔烃伸缩振动
1106	1110			C—O—C 伸缩振动
1030	1032	1031	1031	C—O 伸缩振动
	987	989	989	乙烯基烯的 C—H 面外变形
	874	873	885	亚乙烯基烯的 C—H 面外变形
819	818	818	817	C—C—C 弯曲振动
782	781	781	781	CH_2 面外弯曲振动

3.2 四个产地苍术的二阶导数谱比较

二阶导数谱图的分辨率明显提高，可进一步放大红外谱图上微小的差别，给出我们更多的信息。在 750 cm^{-1}~1500 cm^{-1} 的二阶导数谱上，四种样品的直观特征如下：湖北苍术谱峰多而尖锐，1318 cm^{-1} 的特征峰为其最强峰；江苏苍术的峰少且钝，782 cm^{-1} 的峰为其最强峰；内蒙苍术和东北苍术的谱图整体相似度较高，两者的最强峰为 986 cm^{-1} 的特征峰；四种苍术都有 1318 cm^{-1}、1220 cm^{-1}、1165 cm^{-1}、1028 cm^{-1}、937 cm^{-1}、817 cm^{-1} 和 782 cm^{-1} 的特征峰，并且湖北、内蒙、东北三个产区的苍术样品还含有 1195 cm^{-1}、1142 cm^{-1}、872 cm^{-1} 的特征峰，而江苏苍术不包含这些峰。在图 3 中阴影部分：江苏苍术的峰强度弱且峰形钝，935 cm^{-1} 形成了双底峰，其余三产地样品均为尖锐的单峰；在 874 cm^{-1} 附近情况类似，但湖北苍术在该处的峰分裂成了 885 cm^{-1} 和 869 cm^{-1} 两个峰。另外，江苏苍术样品在 1223 cm^{-1} 处的特征峰强度弱且峰形钝，1223 cm^{-1}/ 1165 cm^{-1} 的相对峰强明显弱于其他样品；而湖北苍术在 1378 cm^{-1} 有一较强的尖峰，1378 cm^{-1}/1318 cm^{-1} 的相对峰强则明显强于其他样品。

3.3 四个产地苍术的二维红外相关光谱比较

二维相关光谱表达的是不同吸收峰之间的相关性，同步相关表征波数不同的两个信号的协同性；异步相关表征不同波数的两个信号的独立性。同步相关光谱是关于对角线对称的。在主对角线上处有一组峰，它是动态 IR 信号自身相关得到的，称为自相干峰（Autopeak），也称自动峰。自动峰总是正峰，它们代表吸收峰带对一定微扰的敏感程度。

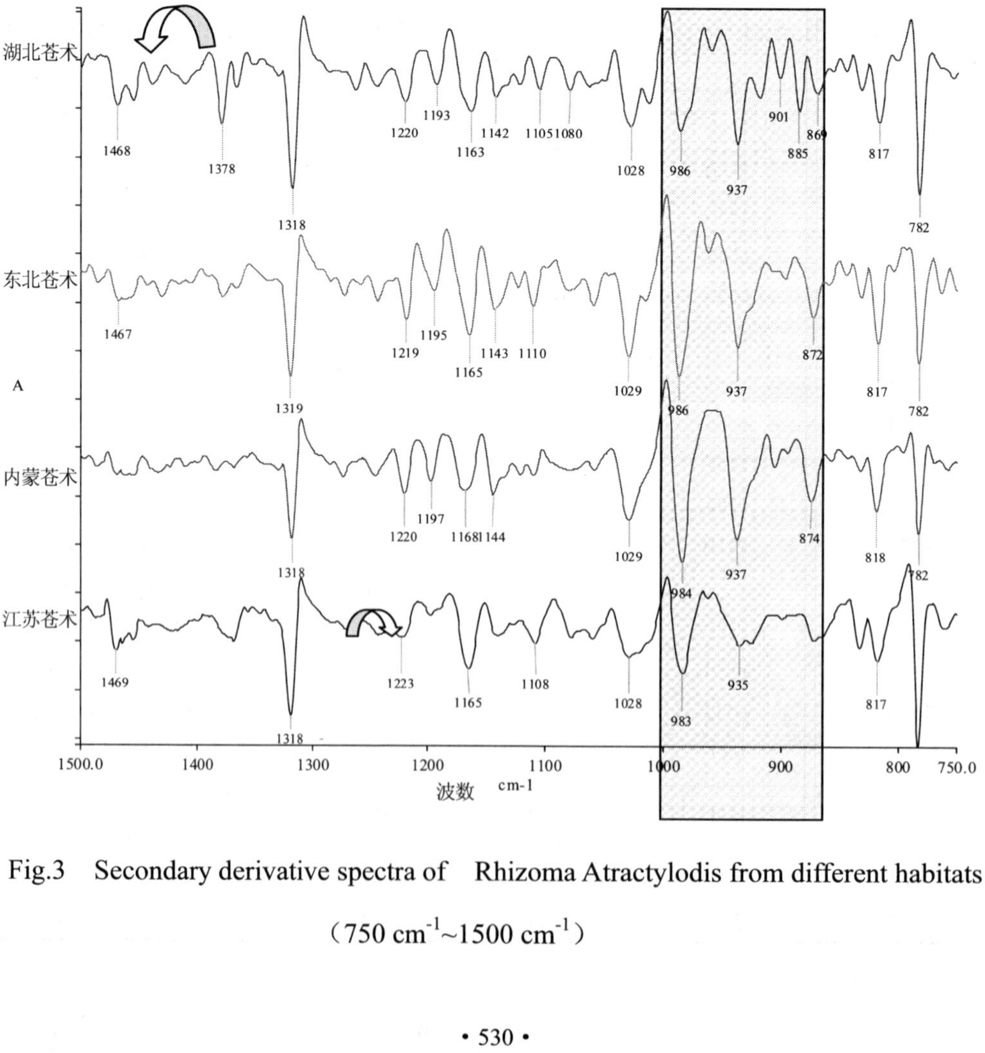

Fig.3 Secondary derivative spectra of Rhizoma Atractylodis from different habitats

（750 cm^{-1}~1500 cm^{-1}）

处于非主对角线处的峰称为交叉峰（Cross peaks）。当两个独立波数处的动态 IR 信号彼此相关或反相关时，就会出现交叉峰。交叉峰可正可负。当两个不同官能团的振动相应的暂态电偶极矩以同一方向发生变化，就产生一个同相交叉峰；当两个不同官能团的振动相应的暂态电偶极矩发生相反方向的变化，则产生一个异相交叉峰。

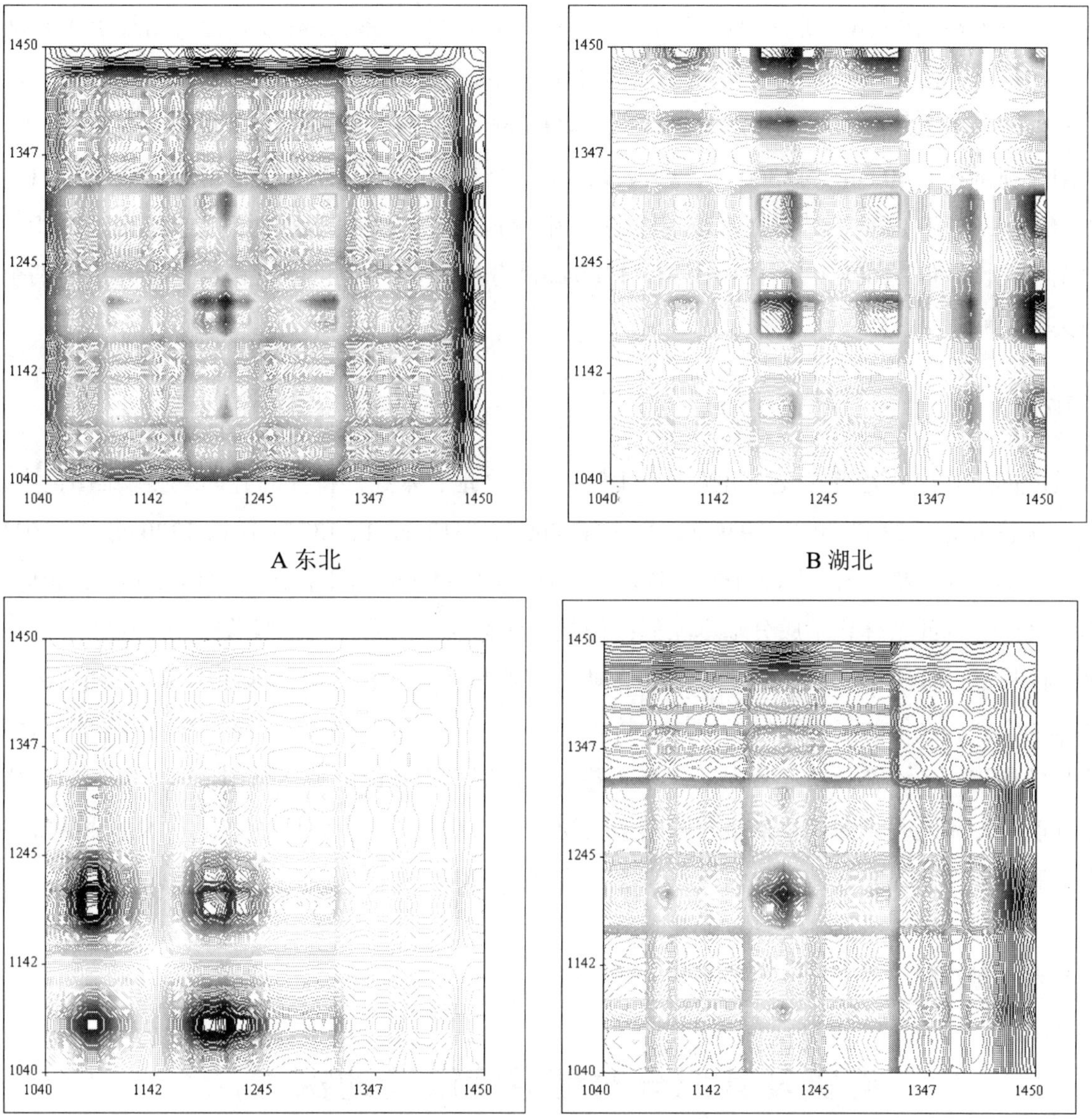

A 东北　　B 湖北

C 内蒙　　D 江苏

Fig.4 2D-IR correlation spectra of Rhizoma Atractylodis from different habitats

（A：Rhizoma Atractylodis from Dongbei ，B ：Rhizoma Atractylodis from Hubei，C： Rhizoma Atractylodis from Neimeng ，D：Rhizoma Atractylodis from Jiangsu）

二维相关分析通过对一系列瞬时谱图的数学相关运算，可以将红外谱图上相互重叠甚至被掩盖的峰，清楚的显示出来，能够在很大程度上增加图谱的识别能力。图 4 是四个不同产地苍术样品在 1040 cm^{-1}~1450 cm^{-1} 波段的二维红外相关图谱，由图可见，四个产地的苍术有显著差异：

内蒙苍术有二个自动峰，分别是 1090 cm^{-1}，1200 cm^{-1} 的自相干峰，而二者的交叉峰为负峰，说明该二者对热微扰较敏感，且两者为反相关。

江苏苍术在1100 cm^{-1}到1300 cm^{-1}的波段内有一个3×3的峰簇，该峰簇是由对角线上的1100 cm^{-1}、1210 cm^{-1}和1300 cm^{-1}特征吸收形成的自动峰，该三处特征吸收对热敏感，但三峰相互之间无相关性。

东北苍术在1100 cm^{-1}到1300 cm^{-1}的波段内有一个3×3的峰簇，该峰簇是由对角线上的1100 cm^{-1}、1210 cm^{-1}和1300 cm^{-1}特征吸收形成的自动峰，该三处特征吸收对热敏感，但三峰相互之间无相关性；但1210 cm^{-1}分别与1350 cm^{-1}、1400 cm^{-1}的吸收峰形成了两个正相关交叉峰。

湖北苍术在1100 cm^{-1}到1300 cm^{-1}的波段内有一个3×3的峰簇，该峰簇是由对角线上的1100 cm^{-1}、1210 cm^{-1}和1300 cm^{-1}特征吸收形成的自相干峰，该三处特征吸收对热敏感，但三峰相互之间无相关性；但1100 cm^{-1}、1210 cm^{-1}、1300 cm^{-1}分别与1380 cm^{-1}、1440 cm^{-1}各形成了两个反相关交叉峰。

4 结论

采用傅立叶红外光谱三级鉴别技术，研究了不同产地苍术红外特征的异同。在一维图谱中，四个产地苍术均有3367 cm-1、2930 cm-1、1743 cm-1、1612 cm-1、1377 cm-1、1320 cm-1、1031 cm-1、818 cm-1、781 cm-1等9个共有峰，在400 cm-1～4000 cm-1范围内整体峰形较为相似，说明各产区苍术的整体化学成分基本相似；但是，江苏苍术的苯环特征吸收峰明显强于其它三个产区的样品，而与C=C相关的四个波段的吸收峰明显弱于其它三个产区的样品，说明其芳香类成分的含量较高而烯烃含量较低，这一特点也与传统经验鉴别中认为江苏（茅山）产苍术香味浓烈的认识一致。在二阶导数谱上，江苏苍术的特征峰少且钝，整体谱图形态与其它三种样品差异明显，湖北苍术的谱峰最多，峰形最尖锐。在二维相关谱上，四种产地苍术形成的峰簇的数目和位置有明显差异，可以作为鉴别不同产地苍术的依据。

参考文献(略)

麻黄及其成分对糖尿病改善的探讨

修丽梅 仝小林 丁宗铁 三蒲亮 山本一彦

小林崇雄 宋清华 北村创

（1 中国中医科学院广安门医院；2 日本秋田大学第三内科；3 日本东京大学内科；

4 日本东京大学生体防御；5 日本横滨南共济病院检验科）

摘要 中药麻黄汤对链脲佐菌素（STZ）所诱发的糖尿病小鼠的高血糖具有抑制作用，另外，在其构成当中，麻黄具有保护胰岛及改善糖耐量的作用。目的和方法：本研究以明确麻黄中有效成分为目的，探讨麻黄及其主要成分的Alkaloid、Alkaloid包含的L-ephedrine对上述相同模型（STZ糖尿病小鼠）的影响。结果：揭示了麻黄的Alkaloid及L-ephedrine对STZ所诱发的糖尿病小鼠高血糖具有抑制作用。結论：本研究揭示了 L-ephedrine 是麻黄的高血糖抑制作用的主要活性成分。根据组织学的进一步探讨，麻黄提取物，Alkaloid 及 L-ephedrine 能促进由于 STZ 而致的变性胰岛的再生，由 aldehyde-fuchsin 染色而确认出现的胰岛内的 B 细胞的增加。揭示了麻黄及其成分对高血糖抑制作用机制之一是：由于麻黄及其成分促进了变性胰岛的再生，推测通过此机制使胰岛素的分泌增加，从而改善了糖尿病的各种症状。

关键词　麻黄；链脲佐菌素；再生；

1　前言

链脲佐菌素（STZ）经常被用于糖尿病动物模型的制作。由链脲佐菌素引起糖尿病的发病机制是 STZ 引起特殊位点烷基化，进一步导致多聚 ADP-核糖体激活，胰岛 B 细胞内 NAD+和 ATP 耗竭，导致大量反应性氧簇产生，最终使胰脏 B 细胞的机能降低，以至于变性。投与大量的链脲佐菌素所制成的糖尿病动物可以替代人类 I 型糖尿病模型。麻黄是麻黄科植物麻黄的根，它具有发汗解表、利水等功效，在临床常用于发汗、 解热、 抗炎等。但是在传统医学的应用中没有治疗糖尿病的记载。我们报导了用麻黄汤来抑制链脲佐菌素所诱发的糖尿病型小鼠的高血糖。在麻黄汤的构成药物中，麻黄被认为有保护胰岛以及改善糖耐量的作用。麻黄汤的成分为麻黄、甘草、杏仁、桂枝（Fig. 1 a）。麻黄中存在很多 Alkaloid 和 Ephedrine 等成分。Ephedrine 又分 L-ephedrine 和 D-ephedrine（Fig. 1 b）。本实验是以阐明麻黄中的活性成分为目的，侧重探讨麻黄提取物麻黄碱的成分以及 L-ephedrine 对 STZ 所诱发糖尿病小鼠的影响。

Compostions of Mao-to and Ephedrae Hreba

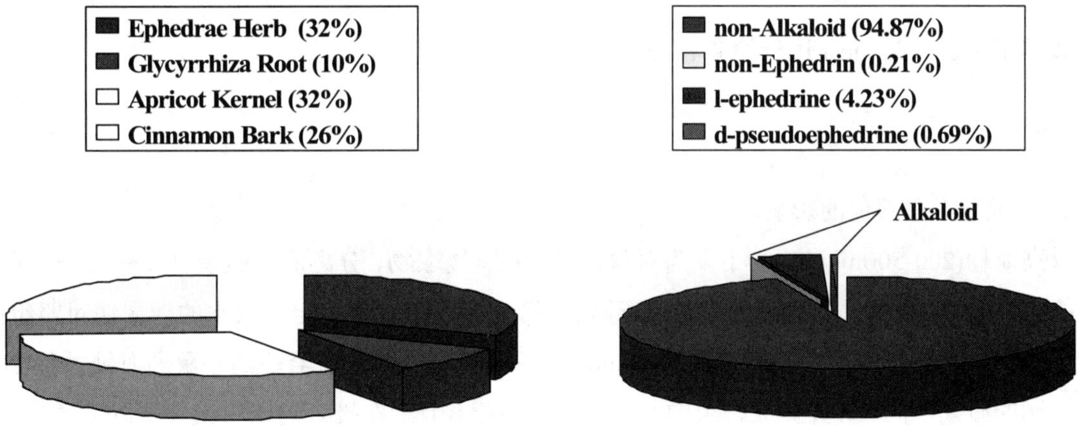

a.Mao-to　　**b.Ephedrae Hreba**

2 材料和方法

2.1 动物

从日本 Kurea 公司（东京）购入雄性 BALB/c 小鼠(8 周龄)作为实验动物，根据报道，模型稳定性与性别有关，雄鼠于腹腔注射 STZ14d 后模型即可稳定，雌鼠腹腔注射 STZ4 周后模型比较稳定。动物在室温 24±1℃饲养，让其自由摄取固体饲料（CE-2、日本 Kurea，东京）。

2.2 试药的准备

从内田药厂购入的生麻黄 10g 用蒸留水 600 ml 煎煮成约 350 ml，离心后取上清。其中麻黄提取物的收取率是 15%。另外，把粉碎成粗粉末状的麻黄（10g），用酒精提取三次，加入盐酸，得到乳白色沉淀，从这个沉淀中分离出的 Alkaloid 用于实验。Alkaloid 的收取率是 0. 7 %。L-ephedrine（大日本制药）是采用市面销售的试药，用于实验。

2.3 糖尿病模型的制作

把链脲佐菌素 (STZ，Sigma，USA)溶于 10 ml 的 citrate 溶液 (pH 4.4)，以 200 mg/kg 注射于禁食 18 小时小鼠的腹腔内，然后从小鼠的尾静脉采血。血糖用日本东京山之内会社生产的血糖测试仪测定，在投入 STZ 第 4 天后，把血糖值在 200-500 mg/dl 范围内的小鼠选为实验动物。在投入 STZ 的第 4 天后，把实验用的药物用水溶解，作为小鼠的饮用水，让小鼠饮用 2 周。药物的投入浓度分别为 ：麻黄，2.86mg/ml、Alkaloid，0.0125mg/ml、L-ephedrine，0.0125 mg/ml。把单独饮水的糖尿病小鼠作为对照组。

2.4 胰脏的组织检查

给药 2 周后，取出胰脏，用 10%中性福尔马林溶液保存。在用石蜡包埋后进行 Hematoxylin-eosin 染色。一部分用布胺溶液进行再固定后，作 Gimori’s aldehyde-fuchsin 染色。

2.5 统计

数据用 Student's t-test 进行检验和分析。

3 结果

3.1 麻黄成分对血糖值的影响

以高血糖(200-500mg/dl) 的小鼠为对象，探讨麻黄提取物，分离麻黄碱及 L-ephedrine 对血糖值的影响。血糖值在试药投入前和投入开始的第 3.6.14 日进行测定。饮水的糖尿病对照组的血糖值持续上升。而以麻黄提取物，Alkaloid 以及 L-ephedrine 经口给药的小鼠高血糖被抑制，但是抑制的时期不同。麻黄提取物组的血糖值与对照组相比，在投入的第三天显示降低的趋势，在投入的第 14 天具有明显的降低（$P<0.05$）。Alkaloid 投入组和麻黄提取物组在第 14 天同样的明显降低（$p<0.05$）。另一方面 L-ephedrine 投入组在第 3 天呈现出最强的血糖抑制作用（$p<0.05$），但是在第 6 天与对照组没有差别（Fig. 2）。或需由于活性成分的纯化会使这种效果出现的更早。

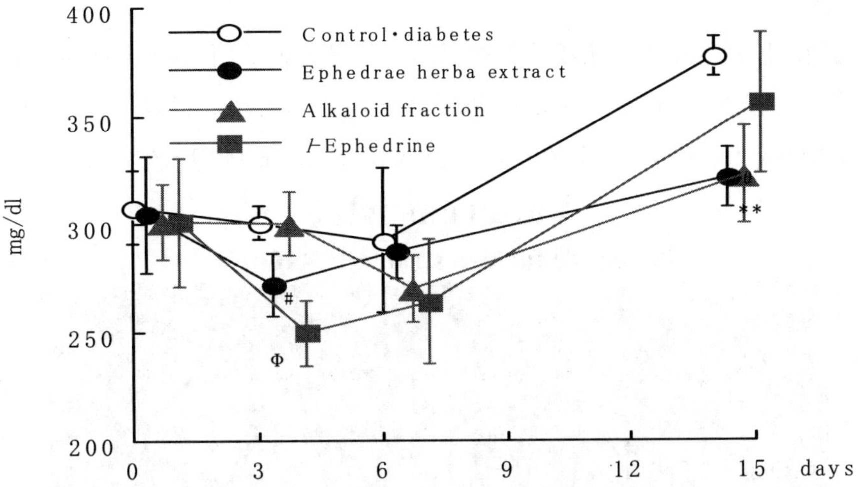

Fig. 2. Effects of Ephedrae herba and its components on blood glucose levels in mice with streptozotocin-induced diabetes (Mean± S.E.M.). # or **: The Ephedrae herba group was different from the diabetic control group at $p<0.1$ or 0.01; θ : the alkaloid was significantly different from the diabetic control group at $p<0.05$; Φ : *l*-ephedrine was significantly different from the diabetic control group at $p<0.05$.

3.2 对体重的影响

体重的测量结果，投入水的糖尿病对照组体重持续减少。到第 6 天，药物投入组全部显示抑制体重减轻的倾向。第 14 天，Alkaloid 投入组与对照组相比，出现体重下降；麻黄提取组与 L-Ephedrine 投入组与对照组相比具有抑制体重下降的趋势(Fig.3)。

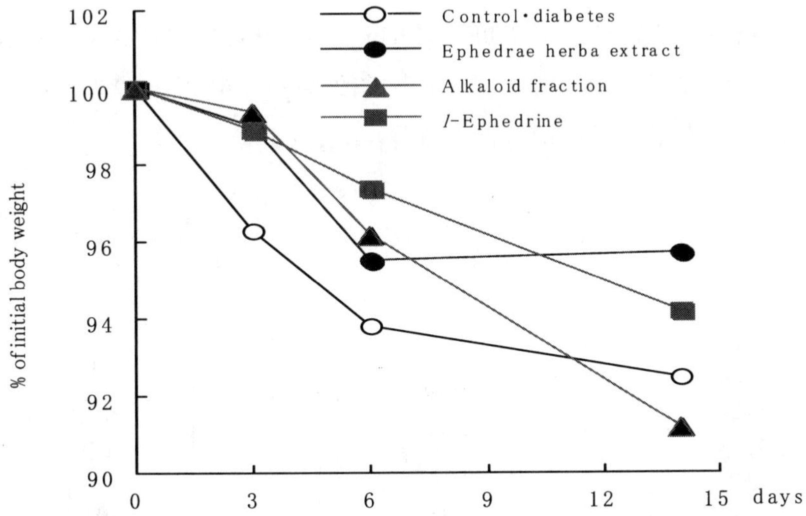

Fig. 3. Effects of Ephedrae herba and its components on body weight changes in mice with streptozotocin-induced diabetes.

3.3 .组织检查

3.3.1 组织所见

在饮水的糖尿病对照组的胰组织成像中显示出胰岛萎缩，用 aldehyde-fuchsin 染色完全看不见阳性 B 细胞。麻黄提取物，Alkaloid 以及 L-ephedrine 投入组与对照组相比，出现胰岛再生现象，用 aldehyde-fuchsin 染色后在胰岛中发现多数阳性 B 细胞再生。(Fig. 4)。

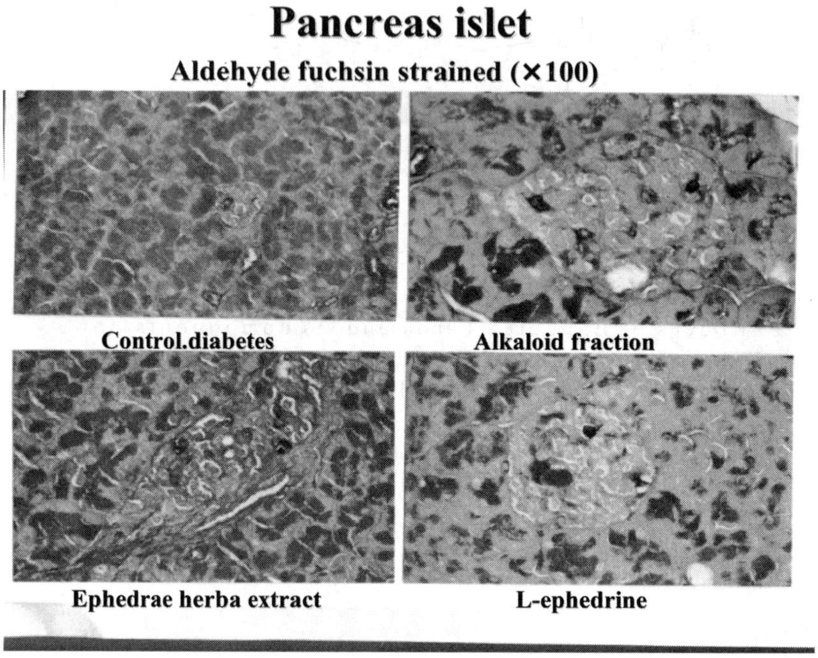

3.3.2 胰岛的数量及面积

饮水的糖尿病对照组的胰岛数，以及其胰岛的面积占胰组织的面积比例减少。而麻黄提取物以及 L-ephedrine 投入组的胰岛数比糖尿病对照组有明显的提高（$P<0.05$）。Alkaloid 投入组也有增加的倾向(Fig.5 a)。Alkaloid 及 L-ephedrine 投入组的胰岛面积有显著的增加（$p<0.05$ 及 $p<0.01$）麻黄提取物的胰岛面积也有增加的趋势(Fig.5 b)。麻黄提取物 Alkaloid 以及 L-ephedrine 投入组在胰组织中所占的胰岛面积的比例有显著的改善($p<0.05$ 及 $p<0.01$)。特别是 L-ephedrine 投入组在胰组织中所占的胰岛面积改善得最显著。(Fig.5 c)。

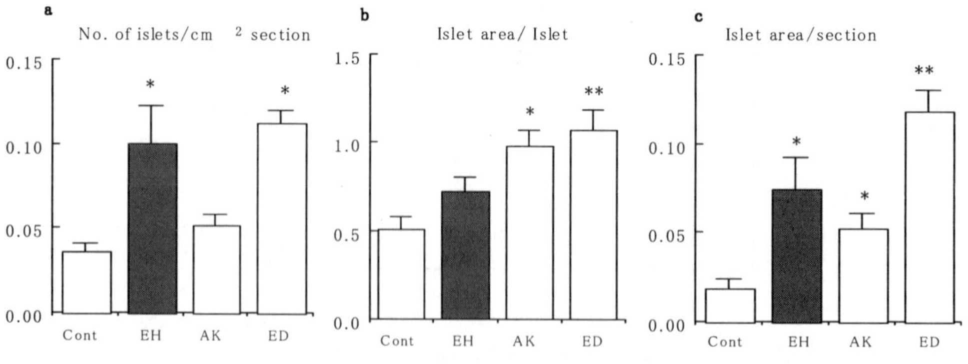

Fig. 5. Effects of Ephedrae herba and its components on the histology of the pancreas in mice with streptozotocin-induced diabetes (Mean ± S.E.M.). *or **: Significantly different from the diabetic control group at p < 0.05 or p < 0.01, respectively. Cont, diabetic control; EH, Ephedrae herba; AK, alkaloid; ED, l-ephedrine.

4 讨论

麻黄的成分主要有 Alkaloid、多糖类 tannin、feruloylhistamine 等等。Ephedran 是 Alkaloid 的主要成分，Ephedrine 又分 L-ephedrine 和 D-ephedrine。据报导用麻黄水的提取物向小鼠腹腔内注射，7 小时及 24 小时后，可看到血糖值显著降低，多糖类的 Ephedran A-E 是其活性本质。但是，Ephedran A-E 经口给药却是无效的。一方面对于正常小鼠，即使 Ephedran 经口给药也会造成急性低血糖，这证明 Ephedran 具有刺激交感神经的作用。

我们已经报导了麻黄汤及其构成成分麻黄都具有明显抑制高血糖作用，对于 STZ 所引起的胰岛损害有明显的改善，麻黄能够抑制实验后血糖的上升。麻黄的这些效果在投入后的数日中被发现，并不伴有体重的减少，考虑是交感神经刺激以外的机制。

因此，我们为了说明麻黄及其 Alkaloid 和 L-ephedrine 对糖尿病症状缓解的作用机理，用 STZ 诱发糖尿病小鼠，经口给麻黄及其成分，以探讨其对高血糖的作用及对组织的影响。结果是麻黄对 STZ 所诱发的糖尿病小鼠的高血糖具有抑制作用，这与我们以前的报导相一致。另外，麻黄的 Alkaloid 和 L-ephedrine 也被认为有此作用。麻黄在投入后的第 3 天及第 14 天对血糖值的增加有抑制，L-ephedrine 在第 3 天抑制血糖的增加。L-ephedrine 与麻黄相比较，其作用快，时间短。考虑到有可能麻黄降血糖的活性成分不仅仅是 L-ephedrine。

作为消耗性疾病经常可以看到糖尿病患者的体重下降。麻黄提取物，Alkaloid 及 L-ephedrine 能够抑制糖尿病小鼠体重的下降。临床上也有报道用麻黄及 L-ephedrine 对糖尿病症状有改善作用，与本研究结论是一致的。

STZ 对糖尿病小鼠胰岛的损害是显而易见的。可以预想由于麻黄及其成分对血糖值增加的抑制，而直接影响胰脏组织。根据所观察到的胰岛数量，面积及胰岛组织像，说明麻黄提取物，Alkaloid 及 L-ephedrine 能够提高胰岛数量和面积，进一步使胰组织中胰岛所占胰组织的面积的比例有所增加。在这其中 L-ephedrine 是被认为最明显改善的胰岛再生。另外在再生的胰组织中通过 aldehyde-fuchsin 染色所显现的阳性 B 细胞在胰岛中多数被确认。考虑麻黄及其成分对糖尿病的作用是使变性和萎缩的胰岛再生，促进胰岛中胰岛素的分泌，改善高血糖，且不降低正常动物血糖。

根据以上结果进综合推断，麻黄发挥抑制高血糖的作用，主要成分是 L-ephedrine。众所周知 L-ephedrine 对中枢神经有兴奋作用，但其对胰脏的直接作用却没有相关报道，因此本研究的结论是一个创新。

我们已经报道了用包含麻黄的中药汤剂给 II 型糖尿病患者服用一个月，使其血糖值和 HbA1C 下降。另外也报道，用中药人参汤抑制由于多次投入 STZ 所引起的自身免疫性糖尿病小鼠以及 NOD 小鼠的糖尿病的发病。这次用小鼠所确认的 L-ephedrine 对胰组织的效果提示：也许有经口服用的糖尿病药物代替胰岛素的部分治疗作用。本研究通过应用中药降糖的结果，可能会给糖尿病的治疗带来一点新的福音。

参考文献（略）

中药材规范化种植现状及分析

潘艳丽

（中国中医科学院中医药信息研究所　北京 100700）

中药材规范化种植即对中药材的生产全过程进行质量管理，是药学和农学结合的产物，是确保中药质量的一项绿色工程和阳光工程。

《中药材生产质量管理规范（试行）》（GAP）于 2002 年 3 月 18 日经国家药品监督管理局审议通过，并于 2002 年 6 月 1 日起施行。

1　国家对中药材种植的科技支持

从 1998 年开始，国家提出中药现代化发展纲要，其中一项重要内容是 5 个“P”，即：GAP、GLP、GCP、GSP、GMP。GLP、GCP、GSP、GMP 是人工可控条件下的认证，而 GAP 是人工不可控条件下的认证。对我国中药制药企业 GMP 的认证与中药材种植基地的 GAP 认证，在认证的方法和内容上有很大的区别。

九五、十五期间科技部都将“中药现代化研究与产业化开发”列入重中之重项目，中药材规范化种植就是其研究的主要内容之一。

“九五”期间共立项中药材规范化种植专题 25 个（支持品种 74 个），“十五”期间又立项支持了 46 种中药材种植研究课题，两个五年计划共支持了 120 种中药材的规范化种植研究。另外，在立项支持的 17 个省级基地项目中包含 75 种中药材的种植研究内容。

“十一五”期间，国家将继续重视中药现代化研究与产业化开发项目，并将在中国中药区划及适生地信息系统(即药材道地性研究) 、野生药材引种驯化技术、优质种子种苗培育技术、药材质量检测及调控技术、病虫害防治技术及农药残留、重金属检测技术等方面加大科研力度，走科技化、现代化道路，以确保中药符合安全、有效、稳定、可控的要求。

目前，“九五”立项的课题已经全部通过验收，“十五”立项的课题计划近期也将全部验收完毕。经过努力，我国中药材规范化种植项目实施成绩斐然，从种源鉴定、生态环境选择、栽培技术、病虫害防治、产品加工及质量检测等方面做了大量工作，100 余个品种通过了专家的验收，为我国全面推行《中药材生产质量管理规范》（GAP）提供了坚实的科学依据和技术支撑。

2　中药材规范化种植现状

2002 年，国家颁布实施《中药材生产质量管理规范（试行）》（简称中药材 GAP），目前已在全国范围内试行中药材 GAP 认证。药品监管部门对提出认证申请的企业进行了现场检查，截至 2007 年底，有 48 家企业通过了中药材 GAP 认证。

从 2004 年 3 月 16 日至 2008 年 12 月 22 日，国家食品药品监督管理局共发布 7 份中药材 GAP 检查公告，共计批准 43 个中药品种、隶属于 48 家公司的 53 个 GAP 生产基地。具体见表 1。

表 1 中药材规范化种植基地概况

企业名称	注册地址	种植品种	种植区域
江西荣裕药业集团有限公司	江西省抚州市金巢经济开发区金柅大道 169 号	延胡索（元胡）	江西省抚州市临川区河埠乡熊尧村古崇水库两旁
雅安三九中药材科技产业化有限公司	四川省雅安市南坝中街 1 号	附子	四川省江油市太平镇普照村、合江村
大庆市大同区庆阳经贸有限责任公司	黑龙江省大庆市大同区八井子乡所在地	板蓝根	大庆市大同区八井子乡建立村小山屯、荣家围子、八井子乡建立村、长安村、永合村、民强村、国富村、杏山堡村、庆阳山村、公民村
抚顺青松药业有限公司	辽宁省新宾满族自治县永陵镇	五味子	辽宁省新宾满族自治县永陵镇嘉禾村、永陵镇夏园村
松县宏久参业有限公司	吉林省抚松县抚松镇环城路 23 号	人参	吉林省抚松县抽水乡：参场村、桦树包、泉阳班；抚松县东岗镇：锦北林场村、板石河村；抚松县北岗镇：胜利林场村、东泉村、大顶子林场村
伊春北药祥锋植物药有限公司	黑龙江省伊春市红星区建设街林化委	平贝母	黑龙江省伊春市红星去清水河经营所，伊春市红星区建设街
辽宁天瑞绿色产业科技开发有限公司	辽宁省清原县清原镇清河路	龙胆	辽宁省清原县英额门镇、湾甸子镇
湖北恩施硒都科技园有限公司	湖北省恩施市机场路 18 号	玄参	湖北省恩施州巴东县绿葱坡镇，建始县龙坪乡
南阳张仲景中药材发展有限责任	河南省西峡县世纪大道工业园区	地黄	河南省武陟县西陶镇、大封镇，温县招贤乡，孟州化工镇
南阳张仲景中药材发展有限责任	河南省西峡县世纪大道工业园区	山药	河南省武陟县西陶镇、大封镇，温县武德镇、招贤乡
甘肃岷归中药材科技有限公司	兰州市城关区雁西路 726 号	当归	甘肃省宕昌县哈达部镇，岷县西寨镇
巫溪县远帆中药材种植有限责任	重庆市巫溪县城厢镇解放街 203 号	款冬花	重庆市宁厂镇、徐家镇、易溪乡、鱼鳞乡、下堡镇、文峰镇、尖山镇、双阳乡
贵州威门药业股份有限公司	贵州省贵阳国家高新技术开发区工业园区	头花蓼	贵州省黔东南州施秉县牛大场镇、城关镇、杨柳塘镇、双井镇，贵阳市乌当区新乡
铁力市兴安神力药业有限责任公	黑龙江省铁力市工农乡兴隆村东南	平贝母	黑龙江省铁力市工农乡
集安市新开河有限公司	吉林省集安市建设北街 7 号	人参	吉林省集安市麻线线乡、榆林镇、大路镇、台上镇、清河镇、头道镇
陕西汉王略阳中药科技有限公司	陕西省略阳县城关镇	天麻	陕西省略阳县九中金乡、观音寺乡、仙台坝乡、西淮坝乡、白石沟乡、两河口镇、白雀寺乡、何家岩镇
北京同仁堂南阳山茱萸有限公司	河南省南阳市中州路 94 号	山茱萸	河南省南阳市内乡县夏馆镇
北京同仁堂河北中药材科技开发有限公司	河北省玉田县玉田镇新兴产业园区	板兰根	河北省玉田县唐自头镇、玉田镇、郭家屯乡、彩亭桥镇、林南仓镇、林头屯乡
北京同仁堂河北中药材科技开发有限公司	河北省玉田县玉田镇新兴产业园区	荆芥	河北省玉田县唐自头镇、玉田镇、郭家屯乡、彩亭桥镇、林南仓镇、林头屯乡

企业名称	注册地址	种植品种	种植区域
乌兰察布市中一黄芪技术开发有限责任公司	内蒙古自治区乌兰察布市集宁区新体路109号	黄芪	乌兰察布市察右后旗贲红镇
广州市香雪制药股份有限公司	广州经济技术开发区萝朗路33号	广藿香	广州经济开发区萝岗区、湛江市遂溪县乌塘镇
四川绿色药业科技发展股份有限公司	成都市彭州市天彭镇致和乡北京村一社	川芎	四川省彭州市敖平镇、汶川县水磨镇
福建金山生物制药股份有限公司	福建省福州市科技园区仓山园十区	泽泻	福建省建瓯市吉阳镇
四川银发资源开发股份有限公司	四川省遂宁市遂州中路343号	白芷	四川省遂宁市船山区永兴镇、新桥镇，射洪县柳树镇，蓬溪县红江镇
北京同仁堂河北中药材科技开发有限公司	河北省玉田县玉田镇新兴产业园区	苦地丁	河北省玉田县唐自头镇、杨家套乡、郭家屯乡、陈家铺乡、林南仓镇、虹桥镇
江苏银杏生化集团股份有限公司	江苏省邳州市迎宾大道18号	银杏叶	江苏省邳州市港上镇、铁富镇
宁德市力捷迅农垦高科有限公司	福建省柘荣县制药工业园区	太子参	福建省柘荣县城郊乡平岗基地、英山乡英山基地、富溪镇富溪基地
贵州省黔东南州信邦中药饮片有限责任公司	贵州省凯里市 204 信箱（原凯旋厂内）	何首乌	贵州省施秉县牛大场镇，从江县洛香镇、贯洞镇，岑巩县老鹰岩农场，锦屏县启蒙镇、铜鼓镇、敦寨镇，凯里市旁海镇
贵州省黔东南州信邦中药饮片有限责任公司江中太子参分公司	贵州省凯里市 204 信箱（原凯旋厂内）	太子参	贵州省施秉县牛大场镇、马溪乡、白垛乡，黄平县一碗水乡，雷山县方祥乡，凯里市旁海镇
山东鼎立中药材科技有限	山东省淄博高新技术产业开发区中润大道56号	桔梗	山东省沂源县三岔乡
北京同仁堂陵川党参有限责任公司	山西省陵川县城梅园西街	党参	山西省陵川县六泉乡、古郊乡、崇文镇
浙江康莱特集团有限公司	杭州经济技术开发区 16号路	薏苡仁	浙江省泰顺县龟湖镇、洋溪乡、仕阳镇、万排乡
安康北医大平利绞股蓝有限公司	陕西省安康市兴安东路2号	绞股蓝	陕西安康平利县长安镇
浙江省天台县中药药物研究所	浙江省天台县城关国清五峰桥	铁皮石斛	浙江天台县丽泽基地、田洋陈基地、西方洋基地、后洋基地
云南白药集团中药材优质种源繁育有限责任公司	云南省武定县关坡梁子	三七	云南省文山州文山县马塘镇、德厚乡，马关县夹寒箐乡
雅安三九中药材科技产业化有限公司	四川省绵阳市三台县花园镇	麦冬	四川省绵阳市三台县
江西汇仁堂中药饮片有限公司	江西省南昌市迎宾中大道1189号	栀子	江西省樟树市，新干县
重庆市华阳自然资源开发有限责任公司	重庆市酉阳县钟多镇翠屏街108号	青蒿（仅供提取青蒿素使用）	重庆市酉阳县

企业名称	注册地址	种植品种	种植区域
甘肃省农垦集团有限责任公司	甘肃省兰州市滨河东路609号	罂粟壳	甘肃省武威市、张掖市、金昌市、白银市
重庆石柱黄连有限公司	重庆市石柱土家族自治县黄水镇	黄连	重庆市石柱土家族自治县(包括本公司所辖黄水等6个子公司)
北京同仁堂浙江中药材有限公司	杭州市解放路10号	山茱萸	浙江省临安市，淳安县
吉林长白参隆集团有限公司	吉林省长白镇白山街 15号	人参	吉林省长白县宝泉山参场种植区、尼粒河参场种植区、马鹿沟参场种植区
清远白云山穿心莲技术开发有限公司	广东省清远市	穿心莲	广东省清远英德市
红河千山生物工程有限公司	云南省泸西县阿庐大街	灯盏花	云南省泸西县
佛坪汉江山茱萸科技开发有限责任公司	陕西省汉中市佛坪县	山茱萸	陕西省佛坪县
陕西天士力植物药业有限责任公司	陕西省商洛市商州区金泉路西段	丹参	陕西省商洛市商南县、山阳县、洛南县、丹凤县、镇安县、柞水县、商州区
云南特安呐三七产业股份有限公司	云南省文山县三七产业园区	三七	云南省文山县、马关县、砚山县
南阳张仲景山茱萸有限责任公司	河南省西峡县东环路工业园区	山茱萸	河南省西峡县
雅安三九中药材科技产业化有限公司	四川省雅安市南坝西街116号	鱼腥草	四川省雅安市雨城区
上海华宇药业有限公司	上海市延安东路110号	西红花	上海市宝山区长兴岛、崇明岛
阜阳白云山板蓝根技术开发有限公司	安徽省阜阳市	板蓝根	安徽省太和县
吉林省西洋参集团有限公司	吉林省靖宇县将军路248号	西洋参	吉林省靖宇县
北京同仁堂吉林人参有限责任公司	吉林省靖宇西大街北路24号	人参	吉林省靖宇县、临江县

3 中药材规范化种植亟待解决的问题

尽管在国家政策及科研支撑下，中药材的规范化种植发展迅猛，伴随着栽培规模的扩大，问题也应运而生：

3.1 中药材品种的种质资源

优良的种子、种苗是中药材质优质稳的基础，中药材良种的选育、繁育、使用是中药材规范化生产的“源头工程”。 目前我国中药材种子、种苗标准化工作严重滞后，制约了中药材 GAP 的推进。为从源头提高中药材质量，应强化行政管理和科研投入，制定国家中长期管理规划，大力开展优良品种选育工作，加快中药材种子种苗标准的研究和修订，切实推进中药材种子种苗标准化工作。同时借鉴农作物方面的经验，针对地道药材创建中药材种子种苗的质量管理体系，设置各级中药种子管理经营部门，完善中药材种子种苗生产经营体系，从而从源头确保中药材品质。

3.2 明确中药区划与中药种植的关系

中药区划就是要实现中药的道地药材的种植与养殖，避免后天因素对中药品质形成不良影响。上世纪80至90年代全国中药资源普查及有关中药、区划等部门专业人员的多年研究和努力，已首次建立了“中国中药区划”，填补了全国农业区划体系和中药业的一项空白。

通过中药区划，强化了中药品种质量意识与产地生态环境意识的相关性，强化了“因地制宜，适地适种”观念，有利于加深对中药生产与环境统一性的认识，也有利于中药材规范化种植与GAP生产基地建设。中药材GAP生产基地建设，必须和中药资源的区域开发与生产发展紧密结合，协调发展，绝不能以浪费资源、恶化环境、牺牲生态效益为代价，必须考虑整体利益和长远利益，实现生态、社会经济的良性循环，维持和发展生态系统平衡。

中药材GAP生产基地建设在总体布局与药材产地选择上，应遵守“地区性、安全性、可操作性”原则；在引种药材时应遵循气候“相似性”原理，通过实验研究，确定生产基地；药材栽培养殖开发要以地道药材产区为主，野生药材开发护育应切实提高资源转化率和建立资源保护区，特别要加强开展濒危药用动植物资源保护与可持续利用研究，不断寻找新品种，扩大新资源及其药用部位，提高商品率与开发新药水平。

3.3 GAP与保护濒危中药材资源相结合，保证中药资源的可持续利用

随着环境质量下降和资源盲目开发，使野生资源失去了自然栖息地或消耗速度过快，一些常用珍贵药材的物种已经灭绝或资源枯竭，濒危物种增加的速度越来越快。随着人口增长和国民经济的发展，各种资源供给和社会需求的矛盾还将会进一步加剧。

《药品管理法》第三条规定：“国家保护野生药材资源，鼓励培育中药材。”野生和栽培中药材都是自然资源的组成部分，都是中药原料的重要来源。野生资源是中药材品种优选、复壮的天然基因库，栽培资源是中药原料的重要保障。二者相辅相成，必不可少。

3.4 协调生产与市场关系，完善协作机制

发展中药材GAP基地，许多企业一方面是为了满足自身生产中药品种所需，实现中药产业化经营发展目标，另一方面也是为了抓住广阔的市场空间，为国内外中药制药企业提供更多优质中药材原料。

目前，许多GAP基地实行“公司+基地+农户”的运行模式，把种植、加工、销售三者的利益链条有机地连结起来，既保证了药材的质量，又保障了商品药材的销路。这时就需要建立良好的协作机制，由企业牵头，在道地药材主产区建立GAP种植示范基地，带动广大农户推广应用GAP种植技术，采取统一签订种植合同，统一规范管理，统一收购外销的方式，为种植户免费提供种苗、技术，组织规范化种植管理及市场销售，避免农户由于零星分散种植而造成的药材质量与产品销路问题。同时，地方各级政府应从政策、资金等方面加大对中药材GAP基地的扶持力度，着重做好企业与农民的沟通协调工作，实现公司与农户长期互利双赢的目标。

3.5 中药材GAP人才培养

中药材GAP人才是进行中药材规范化研究和规模化生产基地建设的决定因素。按照现代化中药材GAP基地建设的要求，中药材GAP实施需要大量多学科人才的参与，但是人才匮乏一直是困扰中药材GAP生产的重要问题。中药材GAP是一项涉及多学科的复杂工程，需要中医药、农业、植物栽培、管理等相关学科的科技人员。多年来我们在中医药上重市场开发，轻基

础研究，注重品种的研发利用，忽视中药材的生产加工研究，导致了对药用动植物养殖栽培、加工等相关学科技术人员的缺乏。从全国情况来看，目前从事药用植物栽培的科研单位不多，专业人员更是廖廖无几。开展中药材 GAP 建设所必需的药用植物大田栽培技术人员奇缺。青黄不接的专业人才已经成了中药材 GAP 研究实施的最大困惑和威胁。

参考文献（略）

丹酚酸 B 和延胡索乙素对大鼠心室肌细胞 L-型钙通道的影响

孟红旭　王　宝　刘建勋

（中国中医科学院西苑医院　北京 10009）

摘要　目的：观察单独和联合使用丹酚酸 B 和延胡索乙素对大鼠心室肌细胞 L-型钙通道的影响。**方法**：采用全细胞膜片钳技术观察丹酚酸 B 和延胡索乙素对急性分离的大鼠心室肌细胞 L-型钙通道的最大电流的影响。结果：单独使用丹酚酸 B（1，10，100 μ mol/L）和延胡索乙素（10，33.3，100 μ mol/L）能够浓度依赖性的抑制 L-型钙通道的最大电流。丹酚酸 B 的抑制作用要强于延胡索乙素。联合使用丹酚酸 B 和延胡索乙素对 L-型钙通道也能够产生抑制作用，而且作用强度高于单独使用丹酚酸 B 和延胡索乙素的作用；阿托品对两种有效成分的抑制作用产生不同影响：阿托品可以逆转延胡索乙素对 L-型钙通道的抑制作用，丹酚酸 B 的抑制作用几乎不受影响。结论：丹酚酸 B 和延胡索乙素对大鼠心室肌细胞 L-型钙通道均有抑制作用，并且两者之间能够产生协同效应。

关键词　丹酚酸 B；延胡索乙素；L-型钙通道；膜片钳

近几年来，通过对中药有效成分的深入研究发现，一些中药的有效成分表现出钙通道阻滞剂的作用。由于中药复方的使用，几种具有中药钙拮抗作用的有效成分共同作用的情况常常出现，那么这些有效成分是否能够相互影响，产生协同或抑制的作用还不清楚。在对一种活血化淤方剂（双参通冠方）作用机制的研究过程中我们发现方中的有效成分丹酚酸 B 和延胡索乙素都表现出对大鼠心室肌细胞 L-型钙通道的抑制作用，观察联合使用这两种有效成分对 L-型钙通道的影响是本研究的目的。

方法

1. 心室肌细胞的分离：取 SD 大鼠(180±10g，♂)，10%乌拉糖腹腔麻醉,迅速开胸取出心脏,并在零度无钙台式液中剥离出主动脉,插管（管口不超过主动脉的心脏入口），并将心脏悬挂于 Langendorff 心脏灌流装置上，棉线固定，进行主动脉逆行灌流,流量为 8ml/min。先用无钙台氏液灌流5分,接着用酶液（30ml无钙台式液+12mg胶原酶Ⅱ（jibco）+1mg蛋白酶ⅩⅣ+27mg牛血清白蛋白+ 25 μ0.1M CaCl2）灌流21-25min,最后用低钙（0.2mM）台式液灌流5min，取下心脏在KB液中剪碎,吹打，用尼龙网过滤细胞,最后将细胞保存在KB 液中，4度低温放置2小时后使用，可保存12小时。灌流液充纯氧气饱和,且维持在36 ±1℃。

2. 膜片钳技术：通过电极拉制仪（PULL-100，美国）拉制电极，使玻璃电极充以电极内液后阻抗达到2-4MΩ。吸几滴细胞悬液加入细胞池中，细胞贴壁后选择杆状、表面光滑、纹理清晰的心肌细胞,利用三维操纵器移动电极贴近目标细胞，并轻压在细胞表面,稍加负压即可形成1GΩ 水平以上的高阻抗封接,再用较大负压吸破细胞膜，形成全细胞记录形式。实验过程由刺激采集软件Pulse控制,经膜片钳放大器 （EPC10，德国）,通过模数转移采集数据,存放于计算机硬盘。

3　药物和配制液体：

3.1 药物 延胡索乙素和丹酚酸 B 全部由中国药品生物制品检定所购置；配液所需药品由英国Alfa Aesar公司购置。

3.2 配制液体(mmol/L)

无钙台式液：NaCl 140 , KCl 5.4 ,NaH_2PO4 0.33 ,$MgCl_2$ 1, Glucose 10，Hepes 10 (Ph7.4 NaOH) ；KB液：KOH 70 , KCl 40 , KH_2PO4 20 , Glutamic acid 50 , $MgCl_2$ 3 , Taurine 20 , EGTA 0.5 , Hepes 10 , Glucose 10 (Ph7.4 KOH); 细胞外液: 台式液（无钙台式液+$CaCl_2$ 1.8) ;电极内液：CsCl 140,$MgCl_2$ 2,$CaCl_2$ 1, EGTA 11,Na_2ATP 5, Hepes 10 (PH 7.2 CsOH)

4．数据处理

采用同一细胞用药前后自身对照，以 $x \pm s$ 表示。

结果

1.L-型钙通道的记录

将细胞钳制在- 40 mV ,可使钠通道和T型钙通道完全失活, 电极内液用CsCl 代替KCl 可以阻断K+ 电流,. 正常大鼠心肌细胞钙电流在- 30 mV 左右激活, 0 mV 左右达最大值, 因此将细胞钳制在- 40 mV，给予0 mV , 250 ms 的测试电压,可以得到迅速活化，缓慢失活的单一内向电流。这种电流能够被地尔硫卓（sigma 美国）阻断（如图1）,证实该电流为L型钙通道电流。

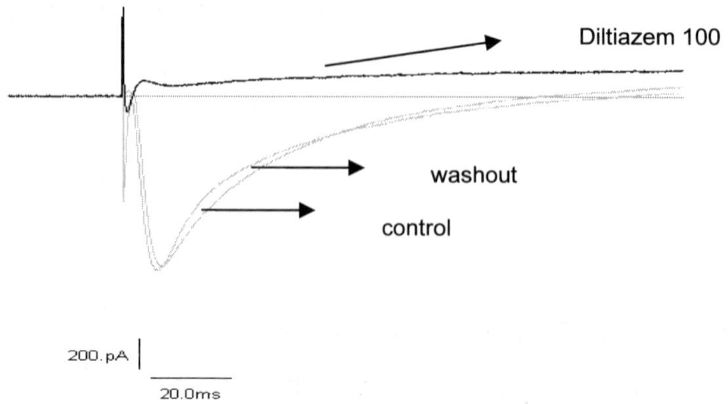

Fig1　The effect of Diltiaze (μ mol/L)on L-type calcium current

2. 丹酚酸 B 对 L-型钙通道的影响

灌流液中给与丹酚酸 B（1，10，100 μ mol/L）可以观察到 L 型钙通道电流被明显抑制（n = 10）。图 2a 显示了一例丹酚酸 B（1 μ mol/L）对 L-型钙通道的抑制作用，将药液洗去后通道电流几乎完全恢复。这个结果可以排除由于钙通道的 run-down 现象造成的抑制作用伪象。丹酚酸的抑制效应随浓度的增加逐渐增强，表现出非常明显的浓度依赖性。其中 1 μ mol/L，10 μ mol/L，100 μ mol/L 的抑制率分别为 17.5±11.7%；76.6±16.1%；96.5±3.5%。图 2b 显示了一例不同浓度的丹酚酸 B 对 L-型钙通道的抑制作用。

3. 延胡索乙素对 L-型钙通道的影响

灌流液中给与延胡索乙素（10，100 μ mol/L）也可以观察到 L-型钙通道电流能够被抑制（n = 8）。图 3a 显示了一例延胡索乙素（100 μ mol/L）对 L-型钙通道的抑制作用，将药液洗去后通道电流几乎完全恢复。延胡索乙素的抑制作用也表现出明显的浓度依赖性，10 μ mol/L，100 μ mol/L 的抑制率分别为 16.5±1.3%；66.8±24%。图 3b 显示了一例不同浓度的延胡索乙素对 L-型钙通道的抑制作用。由上述的数据可以看出 1 μ mol/L 丹酚酸 B 的抑制强度大致与 10 μ mol/L 延胡索乙素的作用强度相当，10 μ mol/L 丹酚酸 B 的抑制强度大致与 100 μ mol/L 延胡索乙素的作用强度相当，因此可以得出结论丹酚酸 B 对 L-型钙通道的作用要强于延胡索乙素。

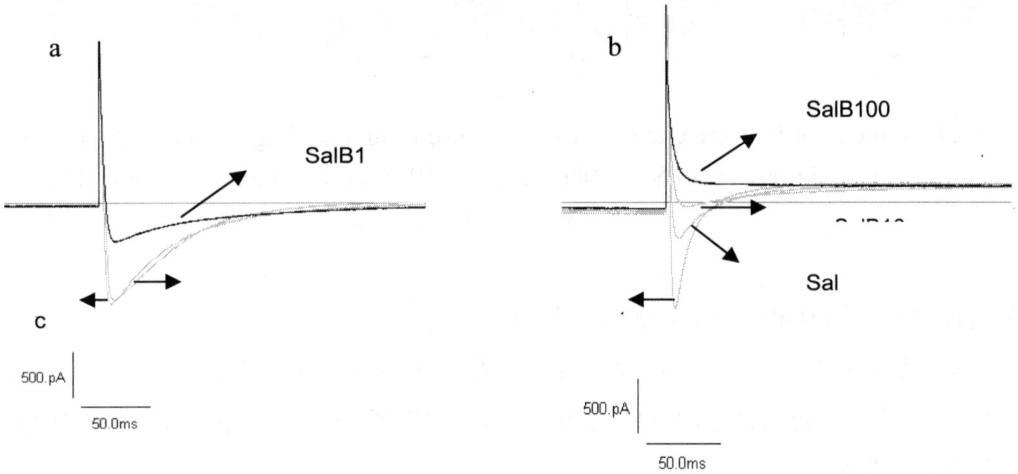

Fig2 The effect of SalB (μmol/L) on L-type calcium current

（fig2a The traces of ICa-L were elicited by single pulses from a holding potential of −40 to 0 mV in the absence (control, washout) and presence of SalB；fig2b SalB(1, 10, 100μmol/L) reduced the I_{Ca-L} in a concentration –dependent manner）

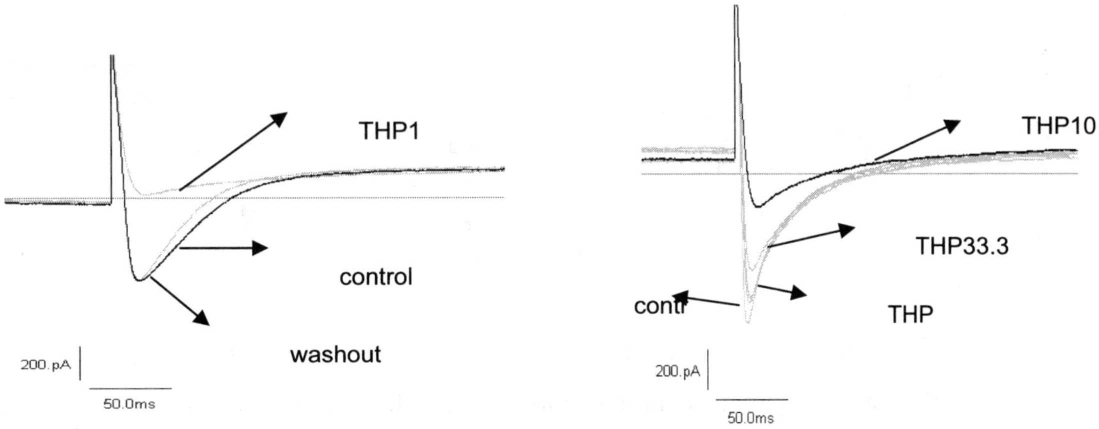

Fig3 The effect of THP(μmol/L) on L-type calcium current

（Fig3a The traces of ICa were elicited in the absence (control, washout) and presence of THP；fig3b THP(10, 33,3, 100μmol/L) reduced the I_{Ca-L} in a concentration –dependent manner）

4. 联合使用丹酚酸 B 和延胡索乙素对 L-型钙通道的影响

灌流液中联合给与不同浓度的丹酚酸B和延胡索乙素均表现出对L-型钙通道电流的抑制作用（n= 5），并且联合使用丹酚酸 B 和延胡索乙素的抑制作用要强于单独使用丹酚酸 B 和延胡索乙素的作用，表明这两种有效成分之间可能产生协同作用。图 4 显示了一例联合使用两种有效成分对 L-型钙通道的影响的电流曲线。

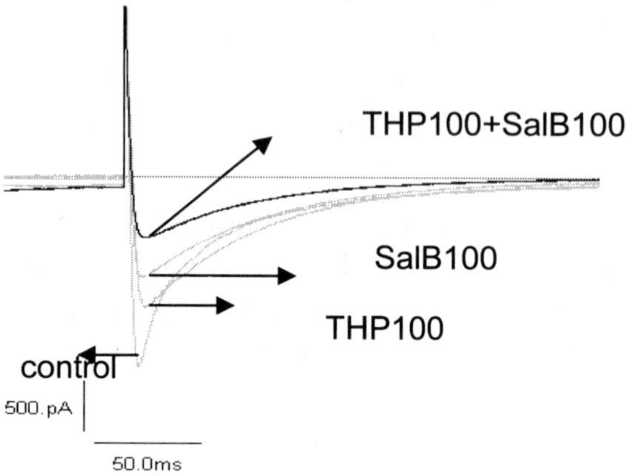

Fig4 the traces of I_{Ca} were elicited by single pulse from a holding potential of −40 to 0 mV in the absence (control) and presence of SalB100μmol/L, THP100μmol/L and the mixture of SalB100μmol/L and THP100μmol/L

5. 阿托品对丹酚酸 B 和延胡索乙素抑制作用的影响

阿托品是心肌细胞 M2 受体的阻断剂，单独使用能够轻微的抑制 L 型钙通道。14μmol/L 阿托品可以逆转延胡索乙素对 L 型钙通道的抑制作用(图 5a,b)，阿托品对丹酚酸 B 的抑制作用几乎无影响（图 5c）。

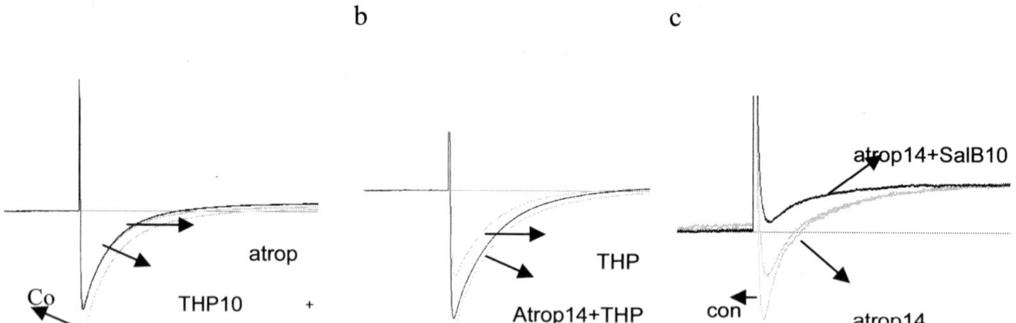

Fig5 The defferent effcts of atropine,a M2 receipt blocker on THP and SalB - induced inhibition of I_{Ca-L} （fig5a,b the recovering effect of atropine(μmol/L) on THP-induced inhibition of I_{Ca-L}； fig5c the effect of atropine on SalB(μmol/L) induced inhibition of I_{Ca-L}）

讨论

中药复方的应用目的在于增效减毒，但是大多数中药复方的增效减毒药效物质基础和作用机理并不清楚，通过复方中有效成分之间配伍使用与单独使用的作用效果比较来解释说明增效减毒的作用机制从目前来看不失为研究中药复方的好方法。采用膜片钳技术观察离子通道的活动变化的指标是非常理想的量化指标，对于研究药物之间的协同和拮抗效应产生的变化敏感性高。

此前的研究发现，一种活血化淤的方剂-双参通冠方的药物血清具有抗心肌缺氧复氧的作用，这种保护作用的作用机制与其抑制心肌细胞缺氧复氧时心肌细胞的钙过负荷有关，并且这种抑制 Ca^{2+}超载作用与抑制细胞外 Ca^{2+}内流和促进内 Ca^{2+}吸收有关。利用血清药物化学和血清药理学结合的方法筛选出双参通冠方具抗心肌的缺血药理活性的有效成分成分:丹酚酸 B，延胡索乙素，脱氢紫堇碱等。有报道延胡索乙素对 L 型钙通道有抑制作用，本试验确认了这种抑制作用，并发现丹酚酸 B 也具有抑制 L 型钙通道的作用，脱氢紫堇碱未表现出对 L 型钙通道的影响（数据未列出）。在配伍使用丹酚酸 B 和延胡索乙素后显示了更强的抑制作用，说明这两种有效成分之间存在有协同效应，这个结论也许是这种复方增效作用的物质基础。

为了研究这两种有效成分之间存有协同作用的机制，我们使用了 M 受体阻断剂阿托品，有报道兴奋 M_2受体能够通过增加 cGMP 的量产生对 L 型通道的抑制作用。阿托品对延胡索乙素抑制作用的逆转的作用说明延胡索乙素的作用机制可能是 M_2受体调节 L 型钙通道通路上的某一环节，具体环节仍需继续研究。阿托品对丹酚酸 B 的抑制作用几乎无影响表明这种有效成分的作用机制与延胡索乙素的机制不同，两种有效成分的协同效应很可能源自不同作用机制的叠加效应。

在对 L-型钙通道的记录过程中，run-down 现象会困扰对药物抑制作用的判定，因此我们也采取了一些方法尽量减少这种现象对数据的干扰，如细胞破膜后立即解除负压；使玻璃电极颈部略长减少了细胞液与电极内液的交换；保持记录时间在细胞破膜后的 5 分钟到 25 分钟之间，取得了不少效果，使一些电流在冲洗掉药液后几乎可以完全恢复到开始状态。

六、思路与方法

中医药治疗非小细胞肺癌的临床研究思路与方法

关天宇　林洪生

（中国中医科学院广安门医院　北京 100053）

摘要　肺癌是当今世界各国常见的恶性肿瘤，在我国其发病率正逐年升高，成为日益威胁我国人民的健康杀手。提高肺癌的治愈率，改善患者的临床症状，提高生存质量是21世纪我国所面临的重大课题。非小细胞肺癌占肺癌发病率80%左右，放化疗敏感性欠佳，远期生存率低是肺癌临床研究的重点。中医药治疗非小细胞肺癌日益受到人们的重视，但既往的临床研究由于缺少充分可信的循证医学的证据，使之无法在临床中推广应用，广安门医院肿瘤科在总结既往研究成果的基础上，提出了中医药治疗非小细胞肺癌新的研究思路与方法，希望能对中医药治疗非小细胞肺癌临床研究工作有所裨益。

关键词　非小细胞肺癌；临床研究；中医综合治疗方案 队列研究

据世界卫生组织（WHO）预测，到2025年，我国每年新增肺癌病例将超过100万，成为世界第一肺癌大国。提高肺癌的治愈率，改善患者的临床症状，提高生存质量是21世纪我国所面临的重大课题。非小细胞肺癌占肺癌发病率80%左右，放化疗敏感性欠佳，远期生存率低是肺癌临床研究的重点。中医药治疗做为肺癌治疗的重要组成部分，为大多数患者所选择。既往的中医药治疗非小细胞肺癌的临床研究多以病历观察为主，研究结果虽然显示出了中医药具有一定的优势，但这些研究大多设计还不严谨 ，尚不能提供令人充分可信的循证医学的证据，因此取得的这些研究成果很难在国内及国际推广应用，同时也限制了中医药在肺癌治疗中的广泛应用。因此一个可供推广且符合中医特点的临床疗效评价标准和评价体系的非小细胞肺癌的中医治疗规范建立已经迫在眉睫。广安门医院肿瘤科长期致力于非小细胞肺癌中医药治疗的临床研究，取得了丰富的研究成果，我们在总结既往研究成果的基础上，提出了中医药治疗非小细胞肺癌研究方案，希望能对中医药治疗非小细胞肺癌临床研究工作有所裨益[3]。

1　优化整合形成具有中医特色的规范化综合治疗方案

非小细胞肺癌的临床实践指南，国际上一直遵循以循证医学依据和专家共识为基础的NCCN及ASCO等实践指南。一直以来，在我国尚无此类公认的临床指南。2006年由中国工程院孙燕院士主持制定的《NCCN非小细胞肺癌临床实践指南中国版》的诞生，填补了这一空白。这是我国肿瘤西医治疗走向规范化、科学化的一个重要里程碑，同时也为我国制定中医肿瘤临床实践指南提供了借鉴和经验。该指南在非小细胞肺癌治疗前临床分期手段、术后辅助化疗的药物剂量和具体方案、二线化疗的临床指南、药物的选择和晚期肺癌的支持治疗等章节都根据我国国情进行了规范和调整。更为重要的是它在一些支持治疗中适当的加入了中医药治疗，使之更符合中国国情。但由于尚缺乏循证医学证据，此指南并未涉及中医药个体化综合治疗方案。但由于尚缺乏循证医学证据，此指南并未涉及中医药综合治疗方案。中医综合治疗方案是我国肺癌治疗的重要组成部分，绝大多数患者在治疗过程中选择了中医中药治疗，既往的研究已显示出了一定的优势和研究前景，由于没有统一的治疗规范，临床上中药抗癌药物滥用，浪费了医疗资源，延误了患者的治疗，因此非小细胞肺癌的中医治疗规范建立迫在眉睫。

非小细胞肺癌中医规范化综合治疗方案目的是为中医治疗肺癌提供一套系统的、成熟的治疗策略，为在临床实践中为有序诊疗奠定良好的基础，使治疗获得更好的效果和减少费用。由于中医学与现代医学在诊疗方法上有很大不同，往往不限于一病一方，一方一药，临床研究存在较高的难度和复杂性。不能简单套用现代医学的模式，将特定的方药作为研究对象，必然脱离临床实际，其合理性与可重复性受到影响，难以在临床得到推广。中医治疗的特点是将中医的治则治法应用于中医临床诊疗全过程，是联系辨证与用药之间的枢纽，有相对固定的内容，制定规范化治疗方案如果抓住了这一环节就可以做到“方以法立，随证加减”，因此就是抓住了进行研究的最佳的切入点。

规范化综合治疗方案实际上应是一个基于证据的临床指引，因此作为一个公认的方法需要对研究对象应采用循证医学的方法加以验证和系统评估。其大致步骤是：首先采用专家意见或一致性方法选择学术界比较公认的中医治则治法构成初步的治疗方案;然后将其作为研究对象，对方案的全部或部分内容分阶段的进行严格的队列研究，特别是多中心、大样本、前瞻性队列研究加以验证，以获得最佳的临床证据。最后通过全面收集所有相关回顾性和前瞻性的研究结果，特别是随机对照试验结论对其进行科学的定量合成，采用系统评估的方法最终确定治疗方案的内容。此外在方案的验证过程中还应包括对方案内容的不断修正、充实和优化；在方案制定后仍必须不断求证。

2　借鉴使用循证医学的研究方法建立体现中医综合治疗特色的临床疗效评价体系及方法

循证医学是遵循科学证据的临床医学。它提倡将临床医师个人的临床实践和经验与客观的科学研究证据结合起来，将最正确的诊断、最安全有效的治疗和最精确的预后估计服务于每位具体患者。

循证医学中常见的随机对照研究主要是进行一种特异性治疗（如某一药物的疗效评价）的研究。由于恶性肿瘤是疑难疾病，患者的治疗存在病人意愿选择的问题，单纯采用随机对照，不符合医学伦理学的要求。同时进行一个治疗方案的研究，是一种复杂干预的研究，采用队列研究更加适合临床应用。按照循证医学的原则，队列研究是仅次于随机对照实验的二级证据，在国外补充替代医学研究中，队列研究也是常用的研究方法。选择队列研究，更易于临床操作，依从性好，研究结果更能反映临床治疗情况。

中医认为肺癌是全身性疾病的局部反映，主要通过辨证论治调节人体内在环境的平衡，从而产生治疗效果。中医药治疗肺癌作用和缓持久，近期有效率低，瘤体缩小或不明显，或较缓慢，但自觉症状改善明显，生活质量较好，瘤体的远期稳定率较高，又无明显毒副作用，使生存期延长。中医药治疗肺癌的优势在于稳定瘤灶，增加机体免疫功能、改善临床症状、减轻放、化疗毒副作用、延长带瘤生存时间等方面。因此，中医药治疗肺癌疗效的评价终点是使患者如何获得最大益处，即在满意的生活质量和较长的生存时间基础上取得最大限度的肿瘤缓解率，而不是单纯强调瘤体缩小、消退及无瘤生存时间。总体而言，“带瘤生存”和生活质量的提高是中医中药治疗肺癌疗效有别于当前西医治疗的显著特征。

通过开展以患者的治疗到进展的时间、带瘤生存期、中位生存期、临床受益率、生存质量、免疫功能及卫生经济学指标等为主要着眼点的中医治疗非小细胞肺癌的临床研究，借鉴循证医学中多中心、大样本、前瞻性队列研究的方法，建立一个能为中西医肿瘤专家共同接受，既符合中医疗效特点，又符合现代医学要求；既简单明了，又便捷易控；既使临床医生喜闻乐用，又便于大范围推广使用的，统一的评价肺癌临床受益程度（疗效）的客观方法，建立体现中医药特点的肺癌疗效评价标准。

3 在既往研究的基础上建立具有中医特色可供推广的非小细胞肺癌规范化诊疗指南

既往研究成果证实，中药配合放化疗能增效减毒，术后中药干预可延缓肿瘤复发转移，延长生存时间；中西医结合治疗Ⅲ、Ⅳ期非小细胞肺癌可提高生存质量、延长生存期；单纯中药治疗晚期非小细胞肺癌能提高生存质量，减轻症状，一定程度的延长生存时间，且这一治疗优势在身体虚弱和老年性肺癌患者中更为突出；中医药治疗临床用药安全。特别是国家“十五”攻关课题和首都医学发展基金项目均采用了国际认可的研究方法，全程采取了严格的数据管理和质量控制，两项研究首次通过多中心、随机对照的方法证实了中药参与肺癌治疗具有延长肺癌术后及中晚期患者生存期的作用，配合放化疗可以增效解毒作用，为建立中医综合治疗方案提供了循证医学证据。

经多个专业领域的专家反复论证，逐步优化制定了“非小细胞肺癌中医综合治疗方案的研究”实施方案，并试图在规范化的临床试验中日趋完善，最终为形成证据确凿、可供推广、广泛认可的代表现有诊疗水平的非小细胞肺癌中医综合治疗方案提供依据。

参考文献（略）

恶性肿瘤转移的中医病机研究思路和策略

贾小强

（中国中医科学院西苑医院　北京 100091）

摘要　提出从经络流注、癌毒传舍、邪毒互结、正气虚弱等4个方面研究恶性肿瘤转移中医病机的理论依据及思路，阐述了目前中医对恶性肿瘤转移病机研究存在的问题和对策。认为将现代科研技术引入中医病机研究，是提高中医药防治恶性肿瘤转移水平的重要方法和途径。

关键词　恶性肿瘤；转移；中医

转移是恶性肿瘤生物学行为最本质的特征。据统计，60%以上恶性肿瘤患者于初次诊断时已发现有转移，如美国每年确诊有80万实体瘤患者，诊断时发现有转移者50万。因此，转移是提高恶性肿瘤临床疗效和生存期的主要障碍，控制转移是决定癌症患者预后的关键因素。转移是现代医学名词，古代医家虽然不能认识肿瘤转移的全部特性，但对转移的发生及传变早有认识。肿瘤转移中医病机研究思路可归纳为以下几个方面。

1 经络流注是肿瘤转移的主要途径

经络不仅是运行气血，联络脏腑器官的重要通道，同时也是包括恶性肿瘤在内的许多疾病传变的主要途径。《灵枢·百病始生》篇云："虚邪之中人也，……留而不去，则传舍于络脉……留而不去，传舍于经……留而不去，传舍于输……留而不去，传舍于伏冲之脉"。即是对病邪经络传变的明确记述。恶性肿瘤通过经络发生转移与经络的循行络属有着一定的关系，经络关联比较密切的脏腑之间易于发生转移。如：肝与胃、肠、肺之间经络联系密切，"肝足厥阴之脉……抵小腹挟胃，属肝络胆。"(《灵枢·经脉》) "胃足阳明之脉……其支者，起于胃口，下循腹里，" (《灵枢·经脉》)此处所言腹里，当以大小肠为主；"大肠手阳明之脉，……下入缺盆络肺，下膈属大肠，" (《灵枢·经脉》)肺居高位，大肠与肺之间的经络必经肝过膈而相互络属；"肝足厥阴之脉，……其支者，复从肝别贯膈，上注肺。"由此可见，胃、肠与肝、肺之间，存在着直接的经络通路。临床上胃肠道恶性肿瘤常见肝、肺转移，肝癌常见肺转移，肺癌常见肝转移，与上述经络间的联络基本相符。

2 癌毒传舍是肿瘤转移的主要成因

中医认为，肿瘤是人体在病邪的作用下气滞、血瘀、痰凝日久而成。这里所说的病邪应是特指可衍生恶性肿瘤的特殊毒邪，我们可以称之为癌毒。癌毒的存在是恶性肿瘤形成的先决条件，也是恶性肿瘤不同于其他疾病的根本所在。汉代华佗就在《中藏经》中提出肿瘤的发病是由脏腑"蓄毒"所生。癌毒为阴毒，其性深伏，为病缠绵；癌毒为实邪，但非外邪，是由内而生的特殊之毒，不同于一般意义上的毒邪，其病理特性体现在强侵袭性、快进展性、重耗散性、易转移性、高致命性，其药物治疗亦非一般具有解毒作用的药物所能胜任。恶性肿瘤最本质的一个特性是转移，中医认为，肿瘤转移是癌毒传舍的过程。传舍一词出自《内经》，传指病邪的传播、扩散，舍有留着不去之意。《灵枢·百病始生》篇云："留而不去，传舍于肠胃之外，募原之间。留著于脉，稽留而不去，息而成积。"这段话被许多当代医家认为是对恶性肿瘤转移的朴素认识[3]。癌毒的传舍除与经络流注密切相关外，还与脏腑生理功能有关。《素问·玉机真脏论》中云："五脏受气于其所生，传之于其所胜；其舍于其所生，死于其所不胜"。在人体五脏六腑之中，发生转移性癌灶的几率并不均等，有的易于成为转移癌的罹患器官，如肝、肺，有的却罕有发生转移癌者，如心、脾。究其原因，应从脏腑的不同生理特性来进行分析。肝脏"体阴而用阳"，肝为"血之府库"，具有"藏血"的功能，《素问·五脏生成篇》中云："故人卧血归于肝。"王冰注释曰"肝藏血，心行之，人动则血运于诸经，人静则血归于肝藏。何者？肝主血海故也。"血藏于肝，肝内血行必缓，血行缓则有利于癌毒"留著于脉，稽留而不去，息而成积”，这是转移癌灶易发生于肝的重要原因。肺朝百脉，百脉皆可汇聚于肺，通过血脉传舍的癌毒侵袭肺的几率是非常大的，而且由于肺叶娇嫩，素有“娇脏”、“清虚之脏”之称，邪气侵之易于患病，故转移癌也易发生于肺脏。相对于肝而言，肺转移癌少于肝，可能与肺内气血流通较肝快速有关。心为神之舍，血之主，脉之宗，“其充在血脉，为阳中之太阳”（《素问·六节藏象论篇》），其虽中有孔窍，但其壁肌肉发达，结构坚实，虽与全身之血脉直接沟通，但血流强劲快速，瞬间进出，故癌毒不易留着。至于脾脏，由于中医所言脾脏与现代医学所言脾脏相去甚远，故尚不能应用中医理论解释脾不易成为转移癌的靶器官的机制。癌毒传舍有一定的规律性，有经络传舍、乘侮传舍、母子传舍等。经络传舍如大肠癌的肺转移、肝转移；乘侮传舍如肺癌的肝转移；母子传舍如肾癌的肺转移，肺癌的骨转移。由于中医藏象学说与现代医学之解剖学概念不尽相同，中医癌毒传舍的研究不能盲目套用现代医学病名。

3　邪毒互结是肿瘤转移的必要条件

癌毒犹如种子，靶器官犹如土壤，那么瘀、痰等病理因素犹如肥料，只有在具备瘀、痰等病理环境的情况下，癌毒方能在靶器官中着根生长，形成转移灶，这也是肿瘤转移具有一定的特异性的一个重要原因。临床常见的邪毒互结无外乎瘀毒互结和痰毒互结，或痰瘀毒互结。

瘀毒互结是肿瘤最常见的一种病理形式。清代王清任云:“肚腹结块，必有形之血。”存在转移的肿瘤患者大多有不同程度的血瘀，其典型表现如肿块、疼痛、肌肤甲错、舌质紫暗或有瘀斑、舌下络脉曲张、脉涩或结代等。中国中西医结合学会肿瘤专业委员会经过观察临床 16865 例肿瘤患者，青紫舌占 57.35%，明显高于非肿瘤和健康组，其中中晚期肿瘤患者转移者青紫舌占 78%，舌脉异常占 66%，血沉加快占 36%，而末转移者依次为 42%、56%、4%，统计学处理有显著差异。提示具有血瘀征象的舌质、舌脉异常、结合血沉变化可作为预测肿瘤复发转移的一个辅助指标。从实验研究结果来看，肿瘤转移患者存在着不同程度的外周微循环障碍、血液流变性和凝固性的异常，而三者均可视为肿瘤微观血瘀证的具体表现，亦可能为肿瘤血瘀证的本质所在。陈建民等[5]曾对 440 例患者的血液高凝状态与肿瘤转移的关系进行分析，发现癌症患者血液高粘状态越严重，发生转移的可能性越大。

痰毒互结也是肿瘤常见的一种病理形式。朱丹溪在其所著《丹溪心法》中说：“凡人身上中下有块者，多属痰。”痰与癌毒互结不仅有利于恶性肿瘤的生长，而且是肿瘤转移的重要条件。《杂病源流犀烛》谓:“痰之为物，流动不测，故其为害，上致巅顶，下至涌泉，随气升降，周身内外皆到，五脏六腑具有。”痰的流动性，使癌毒可随痰播散周身，痰的留着、粘滞特性，又使癌毒易于在某些脏器组织中形成转移灶。王文萍认为，善于流窜的痰湿与残留之余毒互结，痰毒流注经络、脏腑，阻滞气血，络损血瘀而致转移。痰毒流注于肝而成肝积，流注于肺而成肺积，流注于经络而成瘰疬。脾为生痰之源，肺为贮痰之器，肺脾气虚，痰湿内生，痰毒互结，痰毒流注脏腑之络脉(肺络、肝络、脾络、肾络、胃络、心包络、少阳之络)，络脉损伤，气血离络留而为瘀而至转移。

痰瘀毒互结是邪毒互结的第三种形式。痰瘀常常可以互为因果，相互化生，同时互见，所以痰瘀毒互结在临床并不少见。

4 正气虚弱是肿瘤转移的促进因素

癌毒具有两个最显著的特性，一是易转移，二是易耗散。转移和耗散伴随着肿瘤形成、发展的全过程。癌毒一旦产生，人体正气便会与之抗争。病变早期由于病邪初犯，正气尚足，患者可以完全没有症状和体征，或有实证表现而无虚证表现，但由于癌毒较一般毒邪强烈，对正气的耗损也更为严重，所以，随着病期的延长，正气虚弱会逐渐形成，并愈来愈突出。也就是说虚证是随着病情发展，气血津液耗损，脏腑失养逐渐形成的结果。癌毒易致虚，虚又可助长癌毒的肆虐，加速病情恶化和肿瘤转移扩散。“最虚之处，便是容邪之地”，肿瘤转移之所以可发生于不同脏腑，便与宿主脏腑的正气盛衰直接相关。虚证在恶性肿瘤的病程中，尤其是中晚期病程中，是一个极为重要的病理因素。

5 肿瘤转移病机研究存在的问题及对策

肿瘤转移是一个十分复杂、多步骤的连续过程，包括瘤细胞从原发瘤脱落，侵袭邻近组织，进入循环系统，穿透基底膜，浸润周边组织，在继发部位生长形成转移瘤。其具体机制十分复杂，涉及到许多因素，包括：肿瘤细胞的运动性，肿瘤细胞的粘连性，肿瘤转移相关基因和转移抑制基因的作用，肿瘤细胞分泌某些物质的减少或缺乏，宿主整体免疫状态以及激素对肿瘤侵袭和转移的影响等方面。

中医古文献中并无有关肿瘤转移的明确记述，中医对肿瘤的现代研究也主要侧重于临床治疗的研究，肿瘤转移的基础研究少有问津。目前，中医对肿瘤转移的研究尚处起步阶段，实验研究缺乏一套切合中医药研究特色的实验方法，大多仅为简单模仿，难以系统全面地运用中医理论阐明肿瘤转移的机制，对肿瘤转移的中医病机论述过于笼统；临床研究缺乏前瞻性、随机、对照的大样本研究，一般都是根据个人经验辨证用药，没有公认统一的辨证分型标准，没有证候分布及演变规律的系统研究。病机研究的严重滞后导致临床治疗方法和疗效长期进展缓慢。我们认为，肿瘤转移的病机研究是中医肿瘤防治研究的一个重要环节和突破点，只有通过科学、先进的实验手段和方法，探索出肿瘤转移的证候规律、中医病机体系，才能有望在中医药防治肿瘤转移方面获得大的突破。目前，现代医学对肿瘤病因、发病机理的研究日趋深化，在分子生物学、癌基因和抑癌基因方面不断获得新的成果，这些成果为肿瘤转移的中医病机研究提供了更多的方法与途径。从基因－生理功能－人体症状的相关性角度分析，某些特定基因的调控失常，会产生特定的蛋白质调控失常，随之而来的人体生理功能失调所带来的一系列症状也是相对固定的，而那些相对固定的症状群体可以用中医证的概念进行分析，因此，我们有必要将肿瘤转移的证型规律、证的机理的研究提高到分子水平。中医认为“致病必求于本”，这个“本”从现代观点来看，应该是反映在基因、蛋白质水平的改变。将现代科研的手段和方法引入中医病机研究，通过探讨中医辨证分型与肿瘤生物学行为及肿瘤转移潜能诸因素之间的相关性，尤其是与转移密切相关的基因、粘附分子、血管生长因子等，筛选出有分子生物学证据的与肿瘤转移高相关的证候，从而丰富和发展中医有关肿瘤转移的病机学说，并且必将对中医防治肿瘤转移的研究产生重要的推动和促进作用。

参考文献(略)

针灸与中医内科辨证论治思维模式的差异

蔡玉颖　刘保延　刘志顺

（1 中国中医科学院广安门医院针灸科　北京 100053）

(2 中国中医科学院　北京 100700）

摘要　针灸临床辨证论治问题已成为制约针灸临床发展的关键问题，引起国内外学者的广泛关注。目前针灸临床上辨证论治体系僵化的套用了中医内科辨证论治体系，以脏腑辨证代替经络辨证，难以体现针灸学科的特色与优势。虽然针灸与中药的治疗目标相同，但是治疗方法与治疗途径不同，故辨证论治体系不同。针灸在其发展过程中逐步形成了理、法、方、穴、术为一体的独特辨证论治思维模式，不同于中医内科的理、法、方、药。

关键词　针灸；辨证论治；辨证思维

针灸学作为中医学体系中具有特色和优势的学科，在几千年的发展历程中，以其独特的理论体系和显著的临床疗效为中华民族的繁衍昌盛做出了巨大贡献，并对世界医学发展产生了积极的影响，已成为中华民族优秀文化遗产的重要组成部分。辨证论治是中医药学的特色与精华，是指导中医诊治疾病的基本原则，是取得最佳临床治疗方案和最佳疗效的基础。虽然针灸在几千年的发展历程中积累了丰富的临床经验，但并未形成系统的辨证论治体系。目前针灸临床上辨证论治体系僵化的套用了中医内科辨证论治体系，以脏腑辨证代替经络辨证，而将体现针灸特色的经络辨证置于从属地位。这一方面不利于针灸临床疗效的最大发挥，同时也摒弃了针灸理论的独特性。周恩华等对近 3 年针灸临床经络证治文献进行整理并分析，以了解经络证治在针灸临床中的应用情况，结果显示：文献中涉及经络证治内容的较少，仅占 5.69%；而既按经论治、又有经络辨证内容的占 1.22%，由此可见目前针灸临床中不重视经络辨证，缺乏系统并完整的体现针灸特色的辨证论治体系。

针灸是中医学的重要组成部分，针灸和药物是中医学上的两大主要治疗手段，故中医的理论体系，同是针灸和药物治疗的指导和依据，这是毋庸置疑的。然而针灸疗法与中药内服毕竟是两种不同治疗方法，针灸属外治法，中药属内治法，正如《素问・移精变气论》中说："毒药治其内，针石治其外"。由此可见，虽然针灸与中药的治疗目标相同，但是治疗方法与治疗途径不同，故辨证论治体系不同，针灸在其发展过程中逐步形成了理、法、方、穴、术为一体的独特辨证论治思维模式，不同于中医内科的理、法、方、药。

1　理

"理"是指根据中医学理论对病变机理作出的准确解释。每一个学科有每一个学科的特点，也都有其自身的理论体系，临床只有遵循其特点，接受其理论的指导，才能取得理想的临床疗效。针灸学作为中医学体系中具有特色和优势的学科，有其独特的理论体系，经络学说是针灸学的理论核心。经络不仅具有明确的生理和病理意义，而且也具有明确的诊断、辨证和治疗意义。经络系统包括十二经脉、奇经八脉、十二经别、十二经筋、十二皮部等，具有运行气血、协调阴阳；抗御病邪，反映病证；传导感应，调整虚实等生理功能。针灸临床是以经络学说为主要依据的辨证方法，主要是根据经络的循行分布（包括经络的交接、交叉、交会）、属络脏腑、联系器官、生理功能、病候特点，通过辨证归经、辩位归经与经络诊察归经等来确定疾病的经络归属，从而选择相应的经络治疗方法。

中医内科的辨证方法很多，其各具特色，各种辨证方法均从不同侧面对疾病进行辨证归纳。然而，中医内科辨证体系是以脏腑辨证为主体，脏腑是人体的重要组成部分，是生命活动的中心，各种原因导致的病理变化无不与脏腑相关，脏象学说是脏腑辨证的核心理论。“五脏藏而不泻，六腑泻而不藏”这是脏腑功能共性的一面，同时各个脏腑的生理功能又各不相同，这是脏腑功能中又异的一面。由于各个脏腑的生理功能不同，所以他们在病变过程中所反映出来的症状和体征也各不相同。根据各脏腑的生理功能，结合病因病机来判断其病理变化，这就是脏腑辨证的方法和理论依据。

《灵枢·经脉》“夫经脉者，内属于脏腑，外络于肢节”，虽然经络循行中属络于脏腑，但经络学说并不等同于脏象学说。《灵枢·经脉》和《难经·二十九难》篇中分别对十二经脉和奇经八脉各经病候进行系统完整的论述，经络证候也不能完全等同于脏腑证候。因此，以经络学说为理论指导的针灸辨证体系不同于以脏象学说为理论指导的中医内科辨证体系。

2 法

“法”是指在整体观念和辨证论治思想指导下针对病变机理所确定的相应的治疗原则和方法。关于针灸的治疗原则《灵枢·经脉》曰“盛则泻之，虚则补之，热则疾之，寒则留之，陷下则灸之，不盛不虚以经取之”；《灵枢·九针十二原》曰“虚则实之，满则泄之，宛陈则除之，邪盛则虚之”。“盛则泻之”、“满则泄之”、“邪盛则虚之”是指实证治疗原则是用泻法或点刺出血，适用于治疗邪气盛而正气未衰的病证；“虚则补之”、“虚则实之”是指虚证的治疗原则应该用补法，适用于治疗慢性虚弱性病证；“热则疾之”指出了热性病证的治疗原则是浅刺疾出或点刺出血。在《灵枢·九针十二原》篇进一步解释为“刺诸热者，如以手探汤”，“以手探汤”形象的描述针刺手法的轻巧快速；“寒则留之” 指出了寒性病证的治疗原则是深刺而久留针。在《灵枢·九针十二原》篇进一步解释为“刺寒清者，如人不欲行”，“人不欲行”也形象的描述针刺手法应深而久留；“宛陈则除之”指络脉瘀阻引起的病证，采用清除瘀血的刺血疗法；“陷下则灸之”也属于虚则补之的范畴，指阳虚证宜用灸法；“不盛不虚以经取之”是指虚实表现不甚明显或虚实兼而有之，治疗应按本经循行取穴，以原穴和五输穴最为适宜。当针下得气后，再行均匀的提插捻转手法，使本经气血调和，脏腑功能恢复正常。

而中医的治疗原则分为正治和反治，临床多采用正治法，即“寒者热之，热者寒之，虚则补之，实则泻之”。“寒者热之”是指寒性病证出现寒象，用温热方药来治疗，即以热药治寒证；“热者寒之”是指热性病证出现热象，用寒凉方药来治疗，即以寒药治热证；“虚则补之”是指虚损性病证出现虚象，用具有补益作用的方药来治疗，即以补益药治虚证；“实则泻之”是指实性病证出现实象，用攻逐邪实的方药来治疗，即以攻邪泻实药治实证。

由此可见，虽然针灸与中医都体现了“治病必求于本”的治疗观，但针灸与中医的治疗原则并不相同，针灸主要根据病证寒热虚实的不同采用不同的针刺手法或治疗手段进行治疗，用以调整经络气血的运行，从而达到纠正人体寒热虚实的病理状态，使之恢复正常；而中医则是根据病证寒热虚实的不同，采用与病证性质相反药物治疗，而达到治疗疾病的目的。

3 方

“方”是指根据治疗原则所选择的针灸处方，或方剂组成。针灸处方是在针灸治疗原则指导下，依据选穴原则和配穴方法，选取穴位并进行配穴，确定刺灸方法而形成的治疗方案。针灸处方是针灸辨证论治的中心环节，包括两大要素：一是穴位。穴位选择是否精确与临床效果直接相关，应在选穴原则和配穴方法的指导下进行穴位选择；选穴原则是针灸处方的基本法则，临床包括局部选穴、邻近选穴、远端选穴、辨证选穴和随证选穴等。局部选穴、邻近选穴和远端选穴主要是针对病变部位而确定的选穴原则，因此针灸选穴重在辩病位。配穴方法就是在选穴原则的指导下，针对疾病的病位、病因病机等，选取主治作用相同或相近，或对于治疗疾病具有协同作用的穴位进行配伍应用的方法。临床上穴位配伍的方法总体可归纳为两大类，即按部位配穴法和按经脉配穴法。按部位配穴法是结合身体上腧穴分布的部位进行穴位配伍的方法，以充分发挥腧穴的局部治疗作用和远端治疗作用，主要包括局部配穴法、上下配穴法、前后配穴法、左右配穴法等；按经脉配穴法是以经脉理论或经脉相互联系为基础而进行穴位配伍的方法，主要包括本经配穴法、表里经配穴法、同名经配穴法等。二是刺灸方法。主要包括针灸措施、补泻手法和治疗时间。针灸处方在确定腧穴后，应根据针灸治疗原则，选择针灸措施，是针刺，或艾灸，或刺血；选择针刺补泻手法，补法，或泻法；治疗时间是疾出针，或久留针。总之，选择一个精确的针灸处方是取得最佳针灸临床疗效的关键。

方剂组成是以中医基础理论为指导，在确定治疗原则的前提下，针对病机的关键环节，以中药药性理论为基础，遵循方剂的配伍原则，将群药组合应用，使药物配伍后的综合效用与所立治法高度统一。方剂的配伍应遵循君、臣、佐、使的配伍原则，君、臣、佐、使是方剂组成的基本理论核心，《素问·至真要大论》中云：“主病之谓君，佐君之谓臣，应臣之谓使”，它即反映了药物之间的配伍关系，又说明了方中各药的主次地位与具体分工。药物的功用各有所长，也各有所偏，通过合理的配伍，增强或改变其原有的功用，调其偏性，制其毒性，消除或减缓其对人体的不利因素，使各具特性的药物发挥综合作用，所谓“药有个性之专长，方有合群之妙用”。

由此可见，虽然法依证立，方从法出，以法统方是指导针灸和中医组方的指导原则，但针灸处方与方剂组方的原则并不相同，针灸处方重在确定穴与术，在选穴过程中首先确定病位，明辨病变经络所在，再进行选穴治疗，然后根据疾病的性质而选择不同的针灸措施和针刺手法进行治疗；而方剂组方主要根据君、臣、佐、使配伍原则确定药物，发挥药物的综合作用。

4 穴、术

穴是指穴位，术是指针刺手法。针灸属外治法，针灸辨证思维模式---理法方穴术，最终起治疗作用的是穴和术。针灸治疗是以体表腧穴作为刺激点，以经络为通路，通过疏通经络、扶正祛邪、调和阴阳，以达到调节脏腑经络气血为目的的治疗方法。腧穴具有双向、良性调节的作用，同时具体穴位由于所处部位的差别往往表现出对某些脏腑、器官、官窍、肢体的相对特异性，而这种相对的特异性又明显受到针灸措施、针刺手法、治疗时间，以及被刺激机体所处状态的影响，所以针灸治疗中穴位的选择与配伍、针灸措施、针刺手法、治疗时间非常重要。针灸的治疗作用实质就是对通过针刺腧穴而调动机体正气，而实现对机体的良性调节作用，而这过程中穴、术是取得临床疗效的关键。

中医内科为内治法，中医辨证思维模式---理法方药，最终起治疗作用的是中药。由于中医内科以中药治疗为主，与其相对应的辨证诊断是前人在长期实践中对为数众多的药物的各种性能及其医疗作用不断深入了解与认识中，以阴阳、脏腑、经络、治疗法则等医学理论为基础，逐步发展和形成的，充分体现着中药“四气、五味、升降沉浮、归经、有毒无毒”的性能特点这是中药具有某些偏性的表现，因此，中药治病是以药物的偏性纠正疾病的阴阳偏盛，是“以偏纠偏”，以及祛除病邪、消除病因、恢复脏腑功能协调、纠正阴阳偏盛偏衰的病理现象，使之在最大程度上恢复到正常状态的治疗特点。

由此可见，腧穴的特性与中药药性的差别决定了针灸与中药治病的原理迥异。腧穴通过双向、良性调节的共性和具有某些相对特异性的个性，通过合理的腧穴配伍，选择适当的针灸措施、针刺手法与治疗时间，发挥对机体的整体调节作用；中药的药性决定了中药具有某些偏性，根据病证寒热虚实的不同，采用与病证性质相反药物治疗，通过“以偏纠偏”，从而达到治疗疾病的目的。

针灸学是祖国医学外治法的一种，有其独特的理论体系，虽与中医内科在基础理论上有着同一性，但在在施治方法上有着特殊性，因此针灸的辨证论治思维模式理、法、方、穴、术有其自身的特点，不同于中医内科的辨证思维模式，针灸应具有独立并完整的辨证论治体系。因此，针灸临床应以经络理论为主体，建立符合针灸临床实际的辨证论治体系，突出针灸辨证论治特色，这不仅对发展针灸学具有重大的理论意义，同时也是提供针灸临床最佳治疗方案和提高针灸临床疗效的基石。

参考文献(略)

中医学辨证思维的源流

李　菲

（中国中医科学院中医基础理论研究所　北京　100700）

摘要　“藏于内，象于外”的“脏（藏）象”体系这一中医思维的原始模型，同时也是通过“辨”（搜集）“证”（证据）来进行医疗思维这一思辨模式形成的雏形。“辨证论治”是搜集外部信息以讨论内部变化的过程，从根源上没有脱离中医的“藏象”思维模式，这是中医学的原始思维模式造就而成的一大学术特色。辨证思维的发展源流，概分作七：《黄帝内经》时期，积淀阶段；《伤寒论》时期，成形阶段；晋唐时期，反思阶段；宋明时期，成熟阶段；有清一代，发展阶段；清末至民国，融会阶段；建国后，升华阶段。

关键词　辨证；辨证思维；认识论；源流

中医临床诊治的思辨过程是根源于搜集外部证据，对疾病进行总结和分析的思维方式。“辨证论治”是搜集外部信息以讨论内部变化的过程，从根源上没有脱离中医的“藏象”思维模式，这是中医学的原始思维模式造就而成的一大学术特色。辨是辨别，证为证候，辨证，就是辨别病情，以应于证（按证而治）。“辨别病情”，是具体问题具体分析的过程，是将医学的万应原理，运用于病患个体的具体过程，其中包括诸多内容：病性、病位、病程、病势等等。“以应于证”是将病情综合分析，全面协调，按先贤所立的“规定”（证候），对号入座，加以确定。这就是最为基本的辨证概念。这一思维模式既是中医最为内在的“规矩绳墨”，又是中医学术屹立千年，坚不可摧的根基要义，值得深入探索。

1 中医诊疗的规矩绳墨——辨证思维

中医的辨证思维，是由此及彼、由表知里、去伪存真、去粗取精的高级思辨模式，是一种建立在实践论基础上的重要方法论。

中医学方法论——“辨证思维”的出现，是支撑中医学术和临床疗效成功屹立于世界医林千年不败的中流砥柱。这一核心思辨形式的出现，也是中医学与现代西医学的重要差异所在。

人类认知的过程：实践—认识—再实践—再认识。

数千年来，数以万计的医者与无数可考的病患所组成的大规模实践团队完成了这一中医学辨证理论的实践认知过程，对此仍可再作一个细化的分别：

实践—认识—再实践—再认识—又实践—又认识

①实践：《黄帝内经》之前漫长的临床实践，经验积累与总结。

②认识：辨证思维的产生，《内经》问世，是中医学的基础辨证方法出现的标志。中医从此开始离开了纯粹的操作层面上的探索、否定和更新，以这一高度提炼和概括的思辨方法为指导，确保正确、有效、屡试屡效的治疗。

③再实践：《内经》至今，数千年来的中医临床实践。中医再也不能脱离开《内经》所建立的“察藏以象”、“由表知里”、“由此及彼”的辨证思维模式了，换言之，不能以此思维模式进行诊疗过程的医疗活动，便不能冠以“中医”之名。“串雅”、“草泽”之类虽同样可以效如桴鼓，却终须别其称谓。

④再认识：两千年来，中医的世代相传与学术推进意味着辨证思维的不断完善与发展。在辨证思维的指导下，基于《内经》中的多种辨证方法，便有医家在大量的临证中不断积累与总结，思考与提炼，对于临证中一些常见疾病形成了行之有效的独特辨证思路。对于该类病证，严密配合适当的辨证思维程式、治疗法则、主方主药等，形成了更有实践性和便捷性的辨证体系。这就是在高层次的再实践基础上又一次形成的理论升华，这便是“再认识”的过程。

⑤又实践：张仲景开创六经阴阳辨证，李东垣细察脏腑巧治内伤，叶天士简述卫气营血层次分明，以及吴鞠通羽翼伤寒立法三焦，一代圣医必定造福身后，其后的医家又可以在前贤所创“辨证体系”中获益，得以更加简、便、速、效地对待特定的疾病，而减少无谓的失误。这也是在又一次提高之后的“又实践”过程。

⑥又认识：这是目前唯一尚未被人们记述下来具体内容的认识过程，只因其存在有似神明，难以描述。但历代文字记载以及当代大医治验，无不证明这一层次的真实存在。《内经》所言

望而知之谓之神者，便在此列。无须四诊合参，不必按部就班地辨别病情，以适其证，也不必历数卫气营血层层析辨，而是执简驭繁，巧夺天工，处方轻巧，却能愈顽疾险症，有如鬼神相助，这是难以描述的境界，也是辨证思维的精髓之处。岳美中先生所谓“医有五等”，其五等医称为“妙手”，便属此列。这一境界的形成至为艰难，在两度哲学层面认识的基础上更上层楼绝非易事，必定要有大量高水平精准有效的临床实践，深厚坚实的理论基础，并在此基础上勤于思考，善于分析与总结，方有升华的可能。这是将中医辨证思维更上层楼的极高水平。

可见，中医的临证可以达到“思之思之，鬼神通之”的程度，各种文字记载和历代人民可以亲历亲见的治验治案从不同侧面揭示了这种理论升华者的屡见不鲜。这一临床神效背后的理论根基也是中医学人倾力追求的高妙境界。

先贤圣哲的“辨证”思维赋予了中医这一医疗领域神思妙意的生命，这也是中医辨证思维的精髓所在。而大匠尚不可废绳墨规矩，医者亦然，失去了辨证思维便是失于规矩，这便是中医辨证思维的重要意义。

2　具体问题具体分析的思辨过程

中医辨证思维的发展与完善，并非一蹴而就，而是历经千年，不断发展。析其源流，概分作七：

2.1　法式检押，无者求之——积淀

《黄帝内经》中虽无“辨证”一词，却有着较为成型了的完整辨证思维描述。如上文所述之《胀论》、《咳论》等疾病专论中，早已完整清晰的出现了以症状、体征的不同而分辨同一疾病的不同类型，是重要的辨证思维的缘起。而在其它诸篇综合论述之中，也常见此等高度概括了辨证思维模式的词句。因此，《黄帝内经》标志着辨证思维在中医学理论与临证中的重要地位与关键作用，完整有效的辨证思维模式以此为源头活水，故而《黄帝内经》时代是中医辨证思维的起源阶段，而非原始阶段。

《灵枢·逆顺肥瘦篇第三十八》曰：“人之为道者，上合于天，下合于地，中合于人事，必有明法，以起度数，法式检押，乃后可传焉。故匠人不能释尺寸而意短长，废绳墨而起平水也，工人不能置规而为圆，去矩而为方。知用此者，固自然之物，易用之教，逆顺之常也。”“法式检押”，乃以规矩度数为法要定式，辨证思维便已成为重要的检押（规矩），此乃正见、明法。

而《素问·至真要大论中》“有者求之，无者求之”更是辨证思维的深刻体现。其“有”者，自然可求，而求物于“无”者何？必是要“观其脉证，知犯何逆”方可为之，须在可见之处获得不可见的信息，方可求之于“无”。此乃“常无，欲以观奇妙”的高妙境界，也是“观象以知其藏”的藏象学说的精髓所在。

因此，《黄帝内经》具备了完整的辨证思维，但没有提出辨证的观点，是起源阶段。

2.2　寻余所集，思过半矣——成形

以《伤寒杂病论》为代表的形成时期，是辨证思维的一个重要流变过程，中医学历史中至为重要的辨证体系之一“六经辨证”便出现于此。

张先师“感往昔之沦丧，伤横夭之莫救”，感慨于不谙辨证法要之医造祸于世，庸医误人，于是在《伤寒杂病论》中权借六经之意，教授辨证之法，其所言“观其脉证，知犯何逆，随证治之”，仅十二字便已将“辨证”的方法、过程、目的和治疗大法尽现其中，不可谓不通达深透。

而这一时期的其他著作，虽未及张师之立辨证津梁，但诸家论著无不羽翼《内经》，其中不乏发扬其五行脏腑、经络气血辨证诸般学说者，大多将《内经》之说联系具体疾病，虽未及《伤寒杂病论》为后世“垂方法、立津梁”之功盖千秋，却也在这一时期强化了《内经》诸般理论，为其后的辨证思维的发展作一铺垫。

2.3 寒之不寒，益水之源——反思

唐代王冰注《内经》，有“寒之不寒，是无水也”的著名论述。自《内经》已降，寒者热之，热者寒之乃万世不灭之大法，然而王冰特书以“寒之不寒”之论，是“辨证”思维又一个重要思想的体现，即当“去伪存真”，体现出了透过现象看本质的重要意义。“益水之源，以消阴翳”，更是重要的应对办法，是对于辨证中一个的较为困惑的难点问题的解答，唐代虽然直述理法的著作并不多见，但是王冰以自己在大量临证中的体会，言简意赅的解答了一个辨证思维之中至关重要的问题，意义重大。这一时期，是辨证思维被大量运用后，逐渐深化的反思阶段。

2.4 圆机活法，医者意也——成熟

自宋至明，辨证思维逐渐成熟。自宋代的格致之风，令诸医家一改唐以前以集方为主的著述模式，开始了基于《内经》与《伤寒论》的注经解经风潮。及至金元四家，是中医学历史上具有改革性意义的重要时期，诸家各领风尚，不但尽承前贤之学，更有创建发扬。其间，尤其河间、易水两大学派最为昌盛。李东垣在内伤热病辨证思维方面的贡献，令人赞叹。在金元四家临床诊疗与辨证学术大幅发展的带领推动下，明代学者有了更加坚实的理论基础和活跃机变的空间。汪机在《针灸问对》中提出了“圆机活法”的概念，一百年后，张景岳又道出“医者意也”的感悟，这是中医辨证思维成熟的标志。辨证思维不再局限于“辨别病情，以应其证”的程度，而出现了“圆机活法”的巧妙应对，方证不一定泥于定法。一些医家在临床实践的基础上，可以做到方、证之间的活用通用。“医者意也”，也就是能够做到心手口眼禀“意”而发，这便已经达到了岳美中先生所言“医有五等”之四，入细医生的层次了。

2.5 大凡看法，羽翼伤寒——发展

清代的中医学理论确已达到了一个历史高点，叶天士、吴鞠通二人的理论定势，令这个阶段的学术地位斐然高升，使得这一时期完成了中医历史上第二个层次的方法学提升和思维的哲学提炼。叶天士将外感温热病的传变发展作卫气营血四等深浅之分，大凡温热之看法，皆由此出；吴鞠通自述“羽翼伤寒”，又能变四为三，用三焦之说，描述外感温热病传变的层次深浅。其所设处方，确乃《伤寒论》之“羽翼”，与《伤寒论》之方互为补充，令中医治疗外感温热病的理法方药至此而齐备。

这一时期，中医学术史上的另外两大外感热病辨证体系确立，这标志着中医学术发展到了一定高度，随着医学理论的不断精深明透，辨证思维同样日趋完善，中医辨证理论更高层面的“又认识”阶段呼之欲出。因此，叶天士与吴鞠通的时代，代表了中医辨证思维的重要发展阶段。

2.6 术达博雅，寒温一家——融汇

千年一论的“寒温之争”是中医学术史上的独特现象，古今学者各有见地，诸多的争论至今无端。清末到民国，是中医学既小成之后的飞跃阶段。民国名医孔伯华先生说：“古今时代不同，人之体质不同，所受病邪亦有不同。临证施治切忌主观，必须灵活。仲景之立法垂训，乃法外有方，方外有法；金元四大家虽各成一派，乃羽翼仲景；后世叶天士、王孟英、吴鞠通，亦羽翼仲景也，要知唯在用之当与不当耳。”而其处方之中也常见到法从伤寒，方用温病，甚至于《伤寒论》的处方中巧纳温病学派典型用药，实可谓毫无滞碍，出神入化，疗效十分显著。这种寒温一家、融汇古今的精妙用法足以说明在孔氏医学的理法之中，寒温二派早已浑然合一，无可争辩。

2.7 战战兢兢，一片神行——升华

中医学道统的传承，每一代大医都是站在先贤的肩膀成长，并为下一代再作根基的。因此，孔伯华先生在学术上已经达到了寒温一家，融汇古今的学术造诣，在此基础上培养出来的新生代医界名宿，便得以再次总结和升华，继而逐渐形成了轻灵奇巧的医道神韵。如孔门之三代嫡传刘士和先生，其处方平正轻灵，能御难、险、奇、重之证，是已将孔氏学派之寒温一家，进而发展到了辨证不限寒温，通观内外表里，于辨证方法无所分别，令辨证思维浑然一体的境界。其最为精妙神奇的体现便在于其于2003年非典之中所拟“清瘟饮”，万人一方，防病祛疾。服用此方达数万人，经有效统计，竟然达到了零感染的出色效验，众目哗然，当年亦以此功绩获得劳动模范称号。刘师处方取法于张子和先生“病若不是当年气，看与何年气运同，便在当年求治法，方知都在至真中”的原则，能破能立，古法新用，所谓“雅俗共晋，内外极因”、“是证是药，用当通神”，已经达到了岳美中先生所谓五等之医——“妙手”的境地。然而，他却极为强调凡临证诊疾，不可不战战兢兢，如履薄冰，不论医学造诣如何高妙，临证经验如何丰富，皆不可散漫骄傲，神形放逸，凡为医者，司人性命，不可自恃才高而失于谦恭谨慎。概凡医者，必修厥德，仅此淡然一语，便道出了其学术升华的原委。

中医辨证思维的发展源流及学术理念，在医学学术史中占据至为重要的地位，是医者必须谨守勿失的重要理论基础。严守辨证，乃不废规矩绳墨；学厚思精，为医者必修功课。今之医者，其当共勉！

参考文献(略)

中医学和合思想渊源探析

姚魁武

（中国中医科学院广安门医院　北京 100053）

摘要　和合思想在中国具有悠久的历史，中医学中也有相关论述，笔者试从和合概念入手，探讨分析中医和合思想源流，以及其在中医临床中的具体运用。

关键词　中医学；和合思想；源流；和法

在中国传统文化里面，和合思想具有悠久的历史，深刻的影响着人们的生活和科学的发展。在中医学的发展中，中国哲学和合思想痕迹很深，相关论述较多，笔者试从和合概念入手，探讨分析中医和合思想源流，以及其在中医临床中的具体运用。

1　“和”、“合”概念

“和”字起源较早，在甲骨文、金文中已屡见不鲜。“和”是形声字，《说文解字》曰：“和，相应也，从口、禾声。”《国语·周语》也记载“声音相保曰和”。由此可见，“和”的本义是“声音相应”。声音互相呼应，配合得当，就产生了协调、和谐的效果，于是，“和”由指“声音相应”引申出“声音协调”或“使声音协调”的含义。

“合”字在甲骨文、金文中，是一个会意字，上半部分像器物的盖子，下半部似器物之形，本义为“器盖相拢”，《说文解字》曰：“合，合口也。”，即将本义引申为上、下唇的合拢。凡物之闭合或合拢，即原来分离的部分聚集在一起，皆称之曰“合分”，所以“合”字由“闭合”或“合拢”引申为“聚集”或“使聚集”的意思。

《周易》是中华文明史上一部内涵精深、影响广泛、流传久远的典籍，有“群经之首”和“大道之源”之称。《周易》中包含有丰富的“和合”思想内容，其和谐思想包括了“一阴一阳之谓道”的整体和谐意识，“保合太和”的最高和谐理想，“和而不偏”的中庸和谐观念，“自强不息”与“遁世无闷”的身心和谐等，均能对现实社会生活给予积极指导，丰富大众人生。

2　中医和合思想源流

2.1　秦汉以前

《黄帝内经》是中医学合和思想的源头，它秉承了《周易》、儒道的合和观念，用以阐释生命、疾病和治疗的原理，甚至直接引用“和合”或“合和”的概念解释病机变化，如《灵枢·血络论》云：“阴阳之气，其新相得而未和合，因而泻之，则阴阳俱脱，表里相离，故脱色而苍苍然。”究《黄帝内经》全文，虽文里浩繁、观点众多，但其理论核心均未离“合和”这一基本思想。在生理上，《内经》将藏腑视为既分工、又协调的统一整体，强调“阴平阳秘，精神乃治”（《素问·生气通天论》），并以五藏分属五行，认为“亢则害，承乃制，制则生化”（《素问·六微旨大论》）。同时提出“人与天地相参”（《素问·咳论》），主张顺应自然才能“内外调和，邪不能害”（《素问·生气通天论》）。因此，《内经》视“和”为生命活动的最佳状态，将常人称为“阴阳和平之人”（《灵枢·通天》）；在病理上，认为阴阳五行之气的失调是疾病的根本原因，如《素问·五运行大论》说：“从其气则和，违其气则病”；在治疗上，提出了“因而和之，是谓圣度”（《素问·生气通天论》）的基本原则，将调整人体阴阳、五行的太过与不及，恢复机体的协调状态，作为治疗疾病的最终目的。《黄帝内经》云：“寒者热之，热者寒之”、“阴盛而阳虚，先解其阳，后泻其阴而和之”，《黄帝内经》中诸多如此之论为后世和法的形成提供了理论依据。可以说，“和合”是《内经》理论体系的核心思想。

《神农本草经》是我国现存最早的药学专著，在药物的临床运用方面，提出“凡此七情，合和视之”的配伍原则，为临床用药确定了规范，奠定了基础。

2.2　汉时期

《伤寒杂病论》进一步发展和充实了《内经》的合和思想。在“辨太阳病脉证并治篇”提出“凡病……阴阳自和者，必自愈”，将愈病的机制归结为人体自发的和合运动，并在临床诊治上积累了“调自和，促自愈”的丰富经验。张仲景开创性地在医疗实践中运用和法治疗顽症痼疾，为和法的形成奠定了坚实的实践基础。

2.3 金元以后

金元时期是门户林立、思想活跃的医学时代，尽管诸家各抒己见，标新立异，但他们的治疗及立论思想仍旧遵循“因而和之”的法度。如刘河间力倡“火热论”，主张“六气皆从火化”，至于火化之治，他认为：“水火之阴阳，心肾之寒热，荣卫之盛衰，犹权衡也，一高则必一下，是故高者抑之，下者举之，此治平之道也”。

《伤寒明理论》首先在理论上明确提出和法，金代成无己指出，“伤寒邪气在表者，必渍形以为汗，邪气在里者，必荡涤以为利，其于不外不内，半表半里，既非发汗之所宜，又非吐下之所对，是当和解则可矣。”

《景岳全书》为和法的灵活应用开拓了视野。明代张景岳指出，“和方之制，和其不和者也。凡病兼虚者，补而和之，兼滞者，行而和之；兼寒者，温而和之；兼热者，凉而和之。和之义广矣，亦犹土兼四气，其于补泻温凉之无所不及，务在调平元气，不失中和之为贵也。”

《医学心悟》明确提出了和法并成为中医学治疗八法之一。清代程钟龄指出，“论病之原，以内伤、外感四字括之；论病之情，则以寒、热、虚、实、表、里、阴、阳八字统之；而论治病之方，则又以汗、吐、下、消、吐、清、温、补八法尽之。”

《广温热论》言明了和法的本质，丰富和完善了和法。如清代戴北山指出，“寒热并用之谓和，补泻合剂之谓和，表里双解之谓和，平其亢厉之谓和。”由此可见，和法是历代医家各自发挥的综合。

3 和合思想的临证运用

和合思想在中医学中就表现为“和”法，即通过和解与调和的方法，使半表半里之邪，或脏腑、阴阳、表里失和之证得以解除的一种治法。如程钟龄在《医学心悟》中说：“伤寒在表者，可汗；在里者，可下；其在半表半里者，唯有和之一法焉。”其实早在《伤寒论》中就有“和营卫”、“和胃气”及“消息和解其外”等条文，后世医家对和法又有所创新和发挥，但由此而使和法在分类和应用上有所混乱。

3.1 狭义和法

在八法之中，和法是比较特殊的一种治法，它既不像汗、吐、下、清那样专攻祛邪，又不似温、补那般专事扶正，而是一种具有双向调节作用的治法。和解剂的组成不像其他七法以专功之品配上其他药物，它必须将药物配成对才能发挥和解作用，比如柴胡配黄芩、青蒿配黄芩。因此和法是《方剂学》所特有，而在《中药学》中就没有。

和法原为治疗伤寒邪入少阳而设，少阳经脉，循胸布胁，位于太阳、阳明表里之间。伤寒邪犯少阳，病在半表半里，邪正相争，正欲拒邪出于表，邪欲入里并于阴，故往来寒热。邪在少阳，经气不利，郁而化热，胆火上炎，而致胸胁苦满、心烦、口苦、咽干、目眩；胆热犯胃，胃失和降，气逆于上，故嘿嘿不欲饮食而呕。若妇人月经适断，感受风邪，而发寒热有时，邪热内传，热与血结，故经水不当断而断，此亦与少阳有关。《伤寒明理论》中有言：“伤寒……其于不内不外，半表半里，既非发汗之所宜，又非吐下之所对，是当和解，则可以矣。”小柴胡汤即是代表方，方中柴胡苦平，为少阳专药，轻清升散，透泄与清解少阳之邪，并能疏泄气机之郁滞，使少阳之邪得以疏散；黄芩苦寒，清泄少阳之热。柴胡之升散，得黄芩之清泄，两者相伍，以达和解少阳之目的。生姜助柴胡升阳达表，更与半夏和胃降逆止呕。邪从太阳传入少阳，缘于正气本虚，故佐人参、大枣益气健脾，一者扶正祛邪，二者御邪内传；炙甘草助参、枣扶正，且能调和诸药，用为使。诸药合用，祛邪为主，兼顾正气；和解少阳为主，兼和胃气。邪气得解，枢机自利，脾胃调和，诸证自除。正如《伤寒论》所谓“上焦得通，津液得下，胃气因和，身然汗出而解”。

随着八纲辨证的发展，伤寒少阳经证便相对应为半表半里证。温病学创始人吴又可认为：“疫者，感天地之疠气……邪自口鼻而入，则其所客，内不在脏腑，外不在经络，合于伏膂之内，去表不远，附近于胃，乃表里之分界，是谓半表半里，即《素问•疟论》所谓‘横连募原者也’”，故其创制达原饮以开达膜原，辟秽化浊，治疗邪伏膜原之温疟或疟疾。治疟方如蒿芩清胆汤、柴胡达原饮、清脾饮，即遵此法。综上所述，笔者认为狭义的和法是治疗少阳经证或半表半里证的一种治法，小柴胡汤即为代表方剂。

3.2　广义和法

“和法之制，和其不和也”。人体之气血阴阳等都有可能产生“不和”之处，因而和法的内涵和外延又有了进一步扩大。如戴天章云：“寒热并用之谓和，补泻合剂之谓和，表里双解之谓和，平其亢厉之谓和。”何廉臣又增加了“苦辛分消”、“平其复遗”、“调其气血”之说。蒲辅周也认为，“和解之法，具有缓和疏解之意，使表里寒热虚实的复杂症候，脏腑阴阳气血的偏盛偏衰，归于平复。” 普通高等中医药类规划教材《方剂学》将“和法”定为和解少阳、开达膜原、调和肝脾、疏肝和胃、调和寒热、表里双解六种，这是比较准确和全面的，而且便于临床运用。以下从几个方面选择一些代表方剂将广义的和法加以论述。

3.2.1　表里双解

以防风通圣散为例，本方既能疏风解表，又能泄热通便，主治风热壅盛，表里俱实之证，外见憎寒、壮热、无汗，内见便秘溲赤，苔黄脉数。王旭高谓之“此为表里、气血、三焦通治之剂”。这是表里双解。

3.2.2　调和寒热

邪犯中焦，寒热夹杂，升降失常，而致心下痞满、恶心呕吐、脘腹胀痛、肠鸣下利等证，治宜寒热平调，散结除痞，代表方有半夏泻心汤，此为调和寒热。

3.2.3　虚实并治

以黄龙汤为例，该方主治阳明腑实，气血不足证，方中大承气汤攻下热结，人参、甘草、当归益气养血，是为虚实并治。

3.2.4　燮理阴阳

以小建中汤为例，该方可以温中补虚，和里缓急，治疗虚劳里急证，及由阴阳不和所致“心中悸而烦”、“腹中急痛”，这是燮理阴阳的代表。

3.2.5　通调气血

丹参饮中丹参活血化瘀，檀香、砂仁行气宽中，共治气滞血瘀所致心胃诸痛。此为通调气血。

3.2.6 调和营卫

风寒束表，营卫不和，发热恶风汗出，需调和营卫，方用桂枝汤，桂枝助卫阳通经络、解肌发表祛风邪，芍药益阴敛营、敛固外泄之营阴，桂芍等量，散中有收，汗中寓补，表证得解，营卫自和。柯琴赞曰："仲景群方之冠，乃滋阴和阳，调和营卫，解肌发汗之总方。"这是调和营卫。

3.2.7 调和肝脾

肝气郁结，横犯脾土，或因脾虚不充，肝失疏泄，而肝木乘脾，以致脘腹胀痛，胸闷胁痛，神疲食少，腹痛泄泻，月经不调，治宜疏肝解郁、健脾助运，代表方有四逆散、逍遥散。此为调和肝脾。

以上诸方均体现了张景岳所谓"病有在虚实气血之间，补之不可，攻之又不可者，欲得其平，须从缓治，故方有和阵"的治疗原则。"和之为义广矣"，《素问·生气通天论》中指出，"因而和之，是谓圣度……阴平阳秘，精神乃治。"概括起来，广义的和法是指一切能达到"阴平阳秘"这一目的的所有治法。

4 结语

和合思想在中国历史上影响深远，其对中医学也产生了深刻影响。对此我们应当深刻领会其内涵和外延，并在临床中反复体会其中的奥妙。笔者就曾经应用四逆散一剂治愈小儿咳嗽 1 例，实为调和肝脾治疗疾病的很好佐证。

参考文献(略)

实用性随机对照试验设计在针刺临床研究中的应用分析

刘存志　朱 江

（北京中医药大学针灸学院　北京 100029）

摘要　随机对照试验是现今公认的临床治疗性试验的金标准。根据设计形式的不同可分为解释性和实用性两种，在针刺临床试验设计时可根据研究目的的不同加以选择。本文主要介绍实用性随机对照试验的设计特点及其在针刺临床研究领域中的应用。今后应深入探讨如何在针刺临床试验中将实用性随机对照试验与其他设计方法进行有机地结合，尽可能设计高质量的，符合针刺自身特点的临床试验，以期更准确、客观地评价针刺疗效，推动针刺疗法在国际上的推广和应用。

关键词　实用性随机对照试验；针刺；临床试验；方法学

针刺疗法作为传统医学的重要组成部分，已被国内外学者广泛认识。但近年来国际上一些大型临床研究对针刺治疗部分优势病种的临床疗效存在质疑。为进一步明确和提高针刺疗效，选择一种科学合理的研究方法对其进行评价至关重要。随机对照试验（Randomized Controlled

Trial，RCT）在临床研究的各种方法中属于一级设计方案，是现今公认的临床治疗性试验的金标准。根据设计形式的不同可分为解释性随机对照试验(Explanatory Randomized Controlled Trials，ERCT)和实用性随机对照试验(Pragmatic Randomized Controlled Trials，PRCT)。经典的随机对照试验是指解释性 RCT，但在评价针刺疗效时，传统的解释性 RCT 遇到了方法学上的挑战和局限。国际上一些方法学专家提出了实用性随机对照试验，由于其方法学特点较为适用于复杂干预以及慢性疑难性疾病的临床研究，值得在针刺临床疗效评价中推广应用。本文主要介绍实用性随机对照试验的设计特点及其在针刺临床研究领域中的应用。

1　实用性 RCT 在针刺临床研究中的设计特点

1.1　常规临床环境中评价针刺的总体效应

实用性 RCT 的目的是在常规临床实践环境中测量干预措施的实际效果。主要观察两种待比较的临床干预措施或方案之间的总体效应差异(包括特异性生物学效应和非特异性的安慰剂效应)，以期最好地反映治疗方法在实际应用中可能出现的临床反应。试验设计选择临床上正在使用或很有可能将来使用试验干预和对照干预的医疗中心和医生，尽可能保证试验条件接近于常规临床实践的条件。传统的解释性 RCT 则要求在严格控制的理想条件下评价干预措施的特异性疗效。这种设计以有明确机制引起的效应能清晰地归为一种干预或干预的一种特定成分为前提，要求尽量排除试验环境中不产生效应的非特定因素的干扰。

针刺属于复杂干预，其效应的产生还不能清晰地归为某一种或几种特定因素。在针刺过程中，除了进针之外，医患之间的交流、病人的期望值、守神等也可能是针刺效应产生的因素。基于这种情况，采用解释性 RCT 进行评价可能会低估针刺治疗本身所具有的整体临床效应。

1.2　较少采用安慰针对照

实用性 RCT 的主要目的在于帮助临床医生在一种新疗法和当前最佳治疗方法之间进行选择，通常选择临床常规治疗方案作对照，一般不采用安慰剂作对照。目前，国际上多数针刺临床研究采用被认为属于安慰剂的假针刺法作为试验对照。由于假针刺必须不具备针刺的特异性疗效，而针刺的特异性生物学效应尚未明确，假针刺的合理性一直存在争议，至今尚缺乏理想的安慰/假针刺设计。一项对针刺镇痛的临床研究表明，当前该领域中所有的假针刺都无法真正证明其确实属于安慰剂。有人认为，基于针刺疗法作用方式和机制的特殊性，需要重新思考和定义针刺安慰对照的合理性和可操作性。因此，以临床上公认的确实有疗效的治疗方法（或常规治疗）作对照，可能更易于评价针刺疗法的整体效应。

1.3　个体化的针刺治疗方案

实用性 RCT 允许临床医师对治疗方案有选择上的倾斜，医生可根据自身的习惯性诊疗行为(包括辨证、处方、针刺方法以及语言、谈话习惯和风格等)变化处方，只要对患者有利，允许对每一个患者使用复杂的、个体化的治疗，不要求同一治疗方案固定地提供给每一位患者，医生和患者都具有较大的自由度。解释性 RCT 则要求干预实施者熟练掌握标准化治疗方案，对干预组的受试对象采用统一的标准治疗。由于针刺是一种复杂干预，过度的标准化操作可能会减弱针刺的治疗作用，降低针刺的临床疗效。

1.4　不强调患者施盲

针刺治疗过程中，需要医生的操作、患者对针感的描述以及医患之间的沟通与交流等环节，因此，针刺研究中难以实现对医者及患者的双盲。实用性 RCT 不认为无盲法观察而造成的医师或患者的偏倚一定是有害因素，反而将其作为医生和患者对治疗措施的反应归入到整体评价中。为了消除结局评价时的测量偏倚，实用性 RCT 强调设置独立的、被施盲的结局评价者、数据收集者和统计分析者。相比解释性 RCT 强调对患者施盲，实用性 RCT 不要求对患者盲法，可以使协同作用最大化，体现针刺临床诊疗过程的人性化特点，保持良好的医患关系，使试验结果更能体现出临床的实际效果。

1.5 随机化分组比较灵活

解释性 RCT 强调病人个体的随机分组，而实用性 RCT 的随机分组比较灵活，基于实际研究情况，可以个人随机，也可以以医生或社区门诊为随机单元组群随机，基于专家的随机以及结合患者的意愿进行随机分组。Witt 等在比较常规治疗基础上加用针刺与单纯常规治疗对痛经的临床疗效和成本效益的试验中，即采用了结合患者意愿的随机分组，将愿意接受随机分组的患者分配为针刺组与对照组，拒绝接受随机分组的患者列入非随机针刺组进行队列研究。

1.6 注重健康相关的结局指标

实用性 RCT 观察多种结局，结局指标要求反映受试者的全面健康受益，包括功能状态和医疗服务利用情况。通常选取与日常生活相关的结局指标，尤其是可以衡量的患者功能状态或生活质量，以及卫生经济学评价等指标。如 Witt 等在评价针刺疗法治疗慢性腰痛的临床和经济效果的实用性 RCT 中，选择以汉诺威功能能力调查量表（Hannover Functional Ability Questionnaire）测量“腰部功能损失值”为主要结局指标，以腰部疼痛评分量表(Low Back Pain Rating Scale)和 SF-36 健康调查量表测量健康相关生活质量为次要结局指标。解释性试验的结局测量则通常较少与日常生活相联系，结局常使用替代指标(间接指标)，如病理水平(如实验室、影像学指标)和病损水平(如各种神经功能缺损量表)指标。随着循证医学的发展，判效指标的选择原则从重视中间指标向重视更具临床意义的长期终点指标转化，即从病人的角度判定干预疗效。

此外，纳入标准比较宽泛，要求有差异的代表性受试人群，要求相对较大的样本量，随访期较长，强调与临床实践相关性较高，利于经济学评价，基于意向性治疗分析的基础之上进行结果分析等均是实用性 RCT 的设计特点。总之，实用性 RCT 的设计要求尽量模仿真实世界中的临床实际条件，最大限度地获得推广应用性，这种试验产生的证据对治疗方案的确立、临床指南的形成有着潜在的巨大影响。2008 年《CONSORT 声明》专家组对现有的《CONSORT 声明》中背景、研究对象、干预措施、结局评价、样本量、盲法、研究对象流程图以及研究结果的普适性等 8 个条目进行了补充，以增加关于实用性试验自身设计特点的说明，形成《CONSORT 声明》的扩展版。

2 实用性 RCT 在针刺临床研究中的应用

目前针刺临床研究中大多数为解释性临床试验，实用性临床试验应用相对较少，笔者以“pragmatic trial and acupuncture”为关键词检索 Pub Med，共发现 25 篇文献。其中 Thomas 等评价基础治疗结合针刺能否提高慢性非特异性腰痛病人的长期疗效，试验选择在纽约和英格兰的3个私人针刺门诊和18个普通门诊的常规医疗环境中进行。在德国医疗保健机构进行的另一项比较针刺治疗加上常规保健与单纯常规保健治疗慢性腰痛的效果与成本效益试验中，研究者只规定了特定的针刺穴位，由医师决定每次用哪几个穴位，一共治疗几次。在治疗期间，医师可决定在必要时加用其他相关治疗措施。在肠易激综合症]，过敏性鼻炎，抑郁症等的临床试验中，研究者也比较了常规治疗基础上加用针刺是否比单纯常规治疗更有效。此外，在比较针刺与单纯常规治疗慢性头痛，偏头痛的临床试验中也均采用了实用性RCT的设计方法，以尽可能在常规医疗环境中评价针刺的治疗效果。

可见，近年来采用实用性RCT设计的针刺临床试验在国外正逐年增多，而国内尚未见单纯采用此种设计进行的临床研究，但在一些临床试验中也结合了此种设计的理念。如饶萍等将40例急性缺血性脑卒中患者随机分为针刺组和非针刺组各20例，针刺组采用针刺(每周5次，共3～4 周)加常规治疗，非针刺组仅采用常规治疗，观察针刺对急性缺血性脑卒中患者日常生活能力以及残障/死亡率的影响，研究发现，早期针刺治疗是安全可行的。

3 针刺临床研究设计方法的选择

目前，针刺临床研究常用的设计方法包括随机对照试验，队列研究，交叉试验，病例对照研究，前后对照试验等。其中随机对照试验是前瞻性研究设计方案，属于一级设计方案。循证医学认为，人体试验的最佳证据来自于RCT，其次为前瞻性队列研究，回顾性的病例对照研究又次之。因此，应尽可能设计高质量的、能够体现针刺自身特色和优势的临床试验。

RCT作为临床试验设计的金标准，Byar等]将其优点归纳为3个方面，即消除偏倚、平衡混杂因素和提高统计学检验的效力。然而目前针刺临床研究仍存在研究质量普遍偏低的问题。方法学方面的问题包括试验设计不充分、样本量小、随机化不适当、缺乏对照组、缺乏明确的纳入(排除)标准、缺乏疗效判定标准、缺乏独立的结果评价、没有正确地使用盲法、随访不充分，以及数据统计分析不当等。通常所说的RCT指的是解释性RCT，然而实用性RCT和解释性RCT不是截然独立的，两种方法在临床试验中都很重要，但它们所回答的问题不同。针刺属于复杂干预，临床试验设计时可根据研究目的的不同加以选择，在评价针刺整体疗效时宜采用实用性RCT的理念进行设计，研究针刺疗法的生物学效应以及针灸传统理论的科学性时可采用解释性RCT的设计模式。如Assefi等采用解释性RCT比较了针刺与假针刺治疗纤维肌痛的临床疗效，认为针刺经穴与针刺病症非相关穴以及非经非穴比较，在缓解疼痛方面未见明显差异，这对针灸传统理论中经穴效应的特异性提出了挑战。

针刺治疗方法独特，适应症广泛，对其做出科学评价是一个巨大的挑战。针刺研究必须是多方面的，不仅要评定临床有效性和安全性，还要研究其产生疗效的作用机制，以及社会经济因素如成本效益等。因此，选择合理的试验设计类型，实施严谨科学的临床研究对于针刺的疗效证实及应用推广是十分重要的。今后应深入探讨如何在针刺临床试验中将实用性RCT与其他设计方法进行有机地结合，以期更准确、客观地评价针刺疗效，进一步利于针刺疗法在国际上的推广和应用。

参考文献（略）

中医药慢性前列腺炎临床疗效评价研究

陈国宏

（中国中医科学院广安门医院泌尿科　北京 100053）

摘要　目的：客观评价中医药治疗慢性前列腺炎的临床疗效。方法：采用多中心随机对照临床试验研究方法，将符合慢性前列腺炎诊断的病人按 1.5:1:1 的比例随机分为中医组、中西医结合组和西药对照组。中医组辨证治疗，西药对照组口服阿奇霉素治疗，中西医结合组同时使用以上两种方法治疗。疗程 4 周。主要疗效指标为中医症候评分和 NIH-CPSI 评分，次要疗效指标为最大尿流率、前列腺液中白细胞数和卵磷脂小体数。结果：中医组和中西医结合组治疗后中医症候总评分及各分项评分、NIH-CPSI 评分及各分项评分均显著下降，尿流率升高、EPS 中白细胞数下降、卵磷脂小体含量增加，各项指标组内治疗前后差值比较均有统计学意义。三组间疗效比较，中医组和中西医结合组疗效优于西药对照组，差异有统计学意义（$P<0.05$）。中医组和中西医结合组疗效比较差异无统计学意义（$P>0.05$）。结论：中医辨证治疗慢性前列腺炎有较好的疗效。

关键词　中医药；慢性前列腺炎；辨证论治；疗效评价

慢性前列腺炎（Chronic Prostatitis，CP）是成年男性的常见病，其病因尚未阐明，临床疗效欠佳，严重影响患者的生活质量。中医药治疗 CP 有较大的优势，中医辨证论治和中药复方在改善临床症状及提高患者生活质量等方面均有明显疗效。本课题采用多中心、随机、平行、对照设计的研究方法，对中医药治疗 CP 的临床疗效进行评价。

1　资料和方法

1.1　研究对象

2005 年 11 月～2008 年 12 月就诊于中国中医科学院广安门医院泌尿外科、西苑医院泌尿外科、中日友好医院中医男科和北京中医药大学东直门医院男科门诊且符合纳入标准的 CP 患者。

1.2　诊断标准

（1）西医诊断标准：参考《吴阶平泌尿外科学》2004 年版制定，同时参考美国国立卫生研究院（NIH）制定的前列腺炎综合征分类标准（2002）进行分类诊断。

（2）中医辨证分型标准：根据我科治疗经验，并参照《中药新药治疗慢性前列腺炎（非特异性）临床研究指导原则》制定中医辨证分型标准。中医辨证分型分为 3 型：① 气滞血瘀型：病程较久，以疼痛症状为主，表现为少腹、会阴、腰骶疼痛或不适；睾丸坠胀疼痛。前列腺体硬韧或缩小、不规则，前列腺液不易取出或镜检脓细胞成堆。舌质红或有瘀点，苔黄，脉弦。② 湿热下注型：病程一般不长，以膀胱及后尿道刺激症状为主，表现为尿频、尿急、尿道灼热；阴囊潮湿、小腹疼痛不适；前列腺体饱满，前列腺液容易取得，卵磷脂小体减少或消失，白细胞增多。舌质淡红，苔白或黄腻，脉滑数。③ 肾气虚弱型：多见于中年病人，病久或素体虚弱，腰酸乏力，性功能紊乱如性欲降低，阴茎勃起障碍，早泄等症。前列腺体硬韧萎缩或纤维化，前列腺液不易取得，脓细胞散在或成小堆，卵磷脂小体消失。舌质淡红，苔薄白或白腻，脉细或细数。

1.3 纳入标准

⑴ 符合 CP 诊断标准；⑵ 年龄 18～50 岁；⑶ 病程大于 3 个月。

1.4 排除标准

严重神经官能症、尿道狭窄、前列腺肿瘤者；合并严重心血管、脑血管疾病，肝、肾功能不全、造血系统等严重原发性疾病者；精神病患者，过敏体质及对多种药物过敏者。

1.5 分组与治疗方法

将合格的受试者按 1.5：1：1 的比例随机分为中医组（90 例）、中西医结合组（60 例）、西药对照组（60 例）。

中医组辨证论治治疗：⑴ 气滞血瘀型：活血化瘀、理气解毒（本院自拟经验方前列腺汤）：丹参 15g、泽兰 15g、赤芍 15g、桃仁 9g、红花 6g、白芷 15g、乳香 3g、没药 3g、小茴香 15g、莪术 9g、蒲公英 20g、败酱草 20g。⑵ 湿热下注型：清热利湿、活血解毒（本院自拟经验方）：扁蓄 15g、瞿麦 15g、车前子 10g、白芍 20g、甘草稍 6g、滑石 20g、丹参 15g、赤芍 15g、地丁 15g、红藤 15g、蒲公英 20g、败酱草 20g。⑶ 肾虚型：补肾利湿、活血解毒（本院自拟经验方）：熟地 15g、山药 20g、枸杞子 15g、山芋肉 9g、桑螵蛸 15g、茯苓 15g、竹叶 6g、车前子 10g、丹参 15g、赤芍 15g、蒲公英 20g、败酱草 20g。（随证加减：尿频、尿急加益智仁 15g、乌药 15g；阳痿、早泄加桑螵蛸 15g、金樱子 15g；头晕、耳鸣加菊花 12g、郁金 15g；会阴腰骶疼痛加莪术 9g、杜仲 15g）。水煎二次，共取 400 毫升，分成二袋，早晚各服用一袋。

西药对照组：阿奇霉素片：0.25g，（山东齐鲁制药厂）口服给药，一次 2 粒，每日 1 次。

中西医结合组：在中医辨证论治基础上同时加用阿奇霉素片治疗。

疗程：三组疗程均为 4 周。

1.6 观察指标

⑴ 主要疗效指标：① 中医证候评分；② NIH-CPSI 评分。

⑵ 次要疗效指标：①前列腺液常规检查：白细胞数、卵磷脂小体计数；②尿流率测定：最大尿流率。

1.7 统计分析

采用 SPSS11.0 统计学软件进行统计学处理。$P<0.05$ 为差异有统计学意义。

2 结果

共入选病例 180 例，其中Ⅱ型 19 例（10.56%），ⅢA 型 119 例（66.11%），ⅢB 型 42 例（23.33%）；中医辨证为气滞血瘀型 74 例（41.11%），湿热下注型 73 例（40.56%），肾虚型 33 例（18.33%）。

2.1 基线资料统计分析结果

选择年龄、病程、治疗前 EPS 白细胞数和 NIH-CPSI 评分作为基线资料进行检验，$P>0.05$ 认为两组均衡。基线资料统计结果显示：各组年龄、病程、治疗前 EPS 白细胞数、治疗前 NIH-CPSI

评分比较，差异无统计学意义，表明三组均衡（见表 1）。

表 1　各组年龄、病程、EPS 白细胞数及 CPSI 评分基线资料比较（$\bar{x}\pm s$）

组 别	n	年龄（岁）	病程（月）	EPS 白细胞数	CPSI 评分
西药对照组	49	31.20±8.14	26.14±26.76	20.35±17.18	20.57±8.78
中西医结合组	54	31.37±7.41	22.37±24.84	26.37±16.84	23.24±6.19
中医组	77	34.00±34.00	31.14±3.55	22.42±14.17	22.01±6.16
P 值		0.677	0.253	0.225	0.119

2.2　三组对中医证候总评分影响的比较

统计结果显示：中医组和中西医结合治疗组中医症候总评分及各分项评分组内治疗前后差值比较，均有统计学意义；西药对照组排尿障碍评分和神经精神症状评分组内治疗前后差值比较有统计学意义，而疼痛症状评分、性功能障碍评分及中医症候总评分组内治疗前后差值比较无统计学意义。三组中医证候总评分治疗前后的差值比较，P=0.000＜0.05，有统计学意义。西医组与中医组、中西医结合组比较，差别均有统计学意义（P＜0.05）；中医组和中西医结合组比较：*P*=0.976＞0.05，差别无统计学意义。

表 2　三组对中医证候总评分及各分项评分治疗前后差值影响的统计结果（$\bar{x}\pm s$）

组 别	n	疼痛症状	排尿障碍	性功能症状	神经精神症状	中医证候总评分
西药对照组	49	0.48±4.70 △△△	1.14±2.10	0.24±3.27 △	0.61±4.42	2.49±9.21 △△△
中西医结合组	54	3.63±5.10 ＊＊	2.22±2.85	2.04±3.57 ＊	2.19±4.26	10.07±12.76 ＊＊
中医组	77	3.74±4.98 ＊＊＊	1.88±2.17	1.53±2.44 ＊	1.82±2.89	8.97±8.57 ＊＊＊

注：与西医组比较：＊P<0.05，＊＊P<0.01，＊＊＊P<0.001；

与中医比较: △P<0.05，△△P<0.01，△△△P<0.001。

2.3　三组对 NIH-CPSI 总评分影响的比较

统计结果显示：中医组和中西医结合治疗组 NIH-CPSI 评分及各分项评分组内治疗前后差值比较，均有统计学意义；西药对照组排尿障碍评分、生活质量评分及 NIH-CPSI 总评分组内治疗前后差值比较有统计学意义，而疼痛症状评分组内治疗前后差值比较无统计学意义。三组 NIH-CPSI 总评分治疗前后的差值比较，P=0.033＜0.05，差别有统计学意义。西医组与中医组、中西医结合组比较，差别均有统计学意义（P＜0.05）；中医组和中西医结合组比较：P=0.546＞0.05，差别无统计学意义。

表 3　三组 NIH-CPSI 总评分及分项评分治疗前后差值比较的统计结果（$\bar{x}\pm s$）

组 别	n	疼痛不适症状评	排尿障碍	生活质量	中医证后总评分
西药对照组	49	0.98±3.44△△	0.94±2.40	1.04±2.76	2.96±6.13△
中西医结合组	54	3.13±4.06＊	1.80±2.37	1.93±2.94	6.85±7.18＊
中医组	77	3.10±3.15＊＊	0.81±2.32	1.88±2.38	5.79±5.87＊

注：与西医组比较：＊P<0.05，＊＊P<0.01，＊＊＊P<0.001；

与中医组比较: △P<0.05，△△P<0.01，△△△P<0.001。

2.4 三组对 EPS 中白细胞数及尿流率影响的比较

统计结果显示：三组治疗均能降低 EPS 中白细胞数，增加 EPS 中卵磷脂小体含量，升高尿流率。三组之间尿流率疗效比较，差别无统计学意义（P＞0.05）。三组对降低 EPS 白细胞数和增加卵磷脂小体含量的疗效比较，中医组和中西医结合组均优于西医组，（P<0.05）。

表 4　各组白细胞、卵磷脂小体、最大尿流率变化的统计结果（$\bar{x} \pm s$）

组 别	N	EPS 白细胞数	最大尿流率	卵磷脂小体
西药对照组	49	8.06±11.80 * △△	2.95±7.17	66.12±296.53 * * * △△△
中西医结合组	54	16.22±14.93	2.48±6.48	97.60±305.29
中医组	77	14.40±13.28 *	1.52±5.54	101.03±329.61
P 值		0.018	0.429	0.0003

注：与中医组比较: * P<0.05， * * P<0.01；

与中医组比较: △P<0.05，△△P<0.01。

3　讨论

慢性前列腺炎是成年男性的常见病，病因不明，临床缺乏有效的治疗方案。目前认为其发病与自身免疫反应、尿液返流、细菌感染、微量元素缺乏、氧化应激反应及精神心理等多种因素有关。中医药治疗慢性前列腺炎有较好的疗效，然而既往的研究，多为小样本、开放对照研究，设计不够严密，疗效标准不统一，研究结果难以被同行尤其是西医界认同，使得中医的临床经验和科研成果难以推广，严重制约了中医药治疗慢性前列腺炎的研究与发展。

慢性前列腺炎病程较长，所涉及的病证范围较广，包括淋证、癃闭、遗精、遗尿、精浊、尿浊、阳痿及不育等。初起可有湿热阻滞下焦，缠绵不消，日久则气血瘀滞，阻遏气机，若未及时治疗则病情可由实转虚，引起脏腑机能失调，大多具有肾阴肾阳不足或阴阳俱虚，使湿热瘀阻证候难消，故临床证型并非以单一证型发病，多为湿热、瘀滞、肾虚兼而有之，难分界限。治疗中只有抓住疾病的本质才能取得较好的疗效。

现代医学研究显示，慢性前列腺炎的病理改变为：前列腺组织长期充血水肿、纤维组织增生、腺管阻塞、分泌物滞留郁积和局部组织微循环障碍而引起盆底肌群功能失调，并影响到植物神经的功能紊乱等。临床可见腰骶、少腹、会阴等部位的疼痛症状。肛诊前列腺体硬结、硬化等表现。其病理改变、临床主要症状和体征均符合中医学血瘀证的病机范畴。根据“血实宜决之”的治疗原则，广安门医院泌尿外科专家刘猷枋教授最早提出了从血瘀论治慢性前列腺炎的治疗思想，大大提高了临床疗效。

通过中医传统理论与现代医学研究相结合、宏观与微观相结合的辨证方法，我科逐渐形成了以活血化瘀为基础的临床辨证治疗方案，该方案将慢性前列腺炎分为三型：气滞血瘀型、湿热下注型和肾虚型。在辨证中，不但要注重患者的症状、舌脉，还要参考前列腺指诊、前列腺液常规检查的结果。我们在长期临床实践中发现，不同中医证型的前列腺指诊和前列腺液检查结果并不相同：气滞血瘀型前列腺体多硬韧或缩小、不规则，前列腺液不易取出，镜检多见脓细胞成堆；湿热下注型常见前列腺体饱满，前列腺液容易取得，卵磷脂小体减少或消失，白细胞增多；而肾气虚弱型则腺体硬韧萎缩或纤维化，前列腺液不易取得，脓细胞散在或成小堆，卵磷脂小体消失。

治疗中重视活血化瘀，将活血化瘀法贯彻于三型治疗的始终。同时辨证用药还应注意以下三点：① 清热利湿勿过苦用寒：湿热下注型常用药物多为苦寒之品，应中病既止，以防“苦寒伐胃”；② 补肾防滋腻太过：肾虚型用药多为补益滋腻之品，而滋腻太过，不但有碍胃气，又会使湿浊难化，因此宜酌加陈皮、香附、砂仁等醒脾利湿之品。③ 行气活血勿忘养正：气滞血瘀型所用行气活血之药多辛散耗气，因此可稍佐黄芪、党参、白芍等益气养阴之品以防邪去正伤。

本课题研究结果显示：该治疗方案通过中医辨证治疗，能够综合改善慢性前列腺炎患者的疼痛不适和排尿症状，减轻患者的精神压力，提高患者的性功能。同时能够提高尿流率，增加EPS中卵磷脂小体的含量，降低EPS中白细胞数。中医症候总评分由治疗前的51.53±10.73下降为治疗后的42.56±10.28，NIH-CPSI总评分由治疗前的22.01±6.16下降为治疗后的16.22±6.05，通过中西医两种评分体系进行评价，治疗前后差值比较均有统计学意义，疗效优于单一的西药治疗。

慢性前列腺炎临床症状复杂多变，局部体征与全身症状既有联系又不甚相关，西药单一针对某一症状的治疗方法难以取得满意的疗效。中医从整体出发，辨证论治，能够综合改善患者的各种临床症状，从而大大提高了患者的生活质量，在治疗中显示出较大的优势。本课题治疗方案继承了刘猷坊教授的学术思想，简明易行，疗效明确，值得进一步研究和推广。

参考文献（略）

感染后肠易激综合征研究进展及中医药研究思路探讨

杨俭勤

（中国中医科学院西苑医院　北京 100091）

摘要　探讨感染后肠易激综合征的发病机制涉及肠道免疫屏障的异常，其可能涉及的病理环节包括：肠道和全身T淋巴细胞的变化；炎症介质的变化；肠道内肥大细胞的增多；肠嗜铬细胞的增多等。目前西医治疗大多以对症治疗为主，缺乏明显有效治疗手段。

中医研究大多认为肠易激综合征其本多在肝，因情志过激或欲望不遂等原因导致肝之疏泄失常，肝脾气机失调酿成IBS证候群。肝郁脾虚，肝脾不和是本病的关键病机，在此基础上，在疾病的不同阶段，仍可能存在不同的病机。感染后肠易激综合征作为肠易激综合征一特殊类型，亦与肝脾相关密切，其发病机制一则与湿邪内伏关系密切，二则与脾为之卫有紧密关系，研究当围绕以上两者展开研究，以探讨其对肠道屏障尤其免疫屏障作用和修复机制。

关键词　感染后肠易激综合症；肠道免疫屏障；中医药治疗

肠易激综合征（irritable bowel syndrome ，IBS）是一种世界范围内发病率较高的功能性胃肠疾病，其主要症状包括排便习惯改变，粪便性状异常和腹痛、腹部不适等系列症候群。目前提出并受到广泛研究的可能发病机制包括：胃肠动力障碍、内脏高敏感性、脑肠轴调控失调、炎症、心理和遗传因素等。其中低度炎症以及肠道粘膜免疫紊乱作为 IBS 的可能发病机制近年来尤其受关注。

早在 1962 年学者 Chaudhary 和 Truelove 即提出了感染后肠易激综合征（PI-IBS）的概念，即指既往无肠道症状，于急性胃肠炎（有发烧、呕吐、腹泻、大便培养阳性等中的两项或两项以上症状者）之后出现 IBS 症状者，发病率报道不一，约为 7%~31%，主要表现为腹泻型 IBS。PI-IBS 的发病机制与持续的低度肠道炎症、结肠通透性增高、免疫机制的异常密切相关。

1 PI-IBS 发病机制的西医研究现状

PI-IBS 的流行病学研究表明人们在罹患胃肠炎后 1 年内，发生 IBS 的相对危险性为 11.1～11.9%。肠道感染后易发生 IBS，研究表明，感染性腹泻后 IBS 的发病率为 4%～32%，先期胃肠炎症状的严重程度和持续时间是 PI-IBS 的独立危险因素。而肠道内持续存在的低度炎症可使外周神经末梢致敏，从而参与 IBS 的内脏高敏感性发生。相关研究的可能解释是:急性胃肠炎后局限于黏膜的持续低度炎症导致抗原的过度暴露以及刷状缘的缺失，从而激活肠粘膜免疫系统，引起包括肥大细胞、淋巴细胞、内分泌细胞在内的各种炎症及免疫细胞增加，释放多种细胞因子和炎症介质，导致 IBS 症状的发生。

1.1 肠道局部和全身 T 淋巴细胞的变化

Spiller 等对急性弯曲茵肠道感染患者在清除细菌后进行了长达 1 年的随访，发现 PI-IBS 患者的直肠黏膜存在低度慢性炎症，T 细胞的变化不仅局限于肠道局部，IBS 患者外周血淋巴细胞的亚群可能发生改变，如 CD_8^+升高、CD_4^+下降。

调节 T 细胞(regulatory T cell，Tr or Treg)是一类表达 CD25 的 CD_{25}^+T 细胞，通过细胞一细胞接触机制和细胞因子途径产生免疫调节作用：抑制 T 细胞的增殖和功能、抑制树突状细胞(DC)和效应性 T 细胞在肠道的归巢、对 Thl 和 Th2 细胞均有抑制作用，但是对 Th2 细胞抑制作用更加敏感。在痢疾杆菌诱导的 PI-IBS 大鼠模型中，Treg/CD_4^+T 细胞比值下降、对 Th2 细胞的抑制作用明显减弱、向 Th2 的漂移更加显著，Th2 为主导的免疫改变可能参与肠道功能紊乱的发生。但也有学者发现 PI-IBS 患者的 CD_4^+ 、CD_{25}^+细胞数量、表达该细胞表面标志的 FoXP3 mRNA 与正常对照组相比没有显著性差异。因此，认为 IBS 患者免疫功能的变化不是源自于 CD_4^+ 或 CD_{25}^+细胞数量或功能的变化。

1.2 炎症介质的变化

Gwee 等发现在清除肠道细菌感染后，出现 IBS 症状的患者与无肠道症状的患者相比，其直肠黏膜 IL-1β mRNA 水平显著升高。

IFN-γ 和 IL-2 可以增加血管通透性，促进组胺、花生四烯酸代谢产物和血小板活化因子表达增多，使平滑肌收缩增强，肠道蠕动增加，从而诱发腹泻，还可以干活化内脏感觉系统，引起腹痛和直肠敏感性增加。PI-IBS 患者直肠黏膜的 IFN-γ 和 IL-2 也显著高于非 PI-IBS、正常对照组。

van der Veek 等调查了 IBS 患者的 IL-10 和 TNF-α 基因多态性，发现 IBS 患者高产量 TNF-α 基因型较正常人群更普遍，合并高产量 TNF-α 基因和低产量 IL-10 基因型则更普遍。Dina 等对 76 例 IBS 患者检测外周血细胞因子的变化，与对照组相比，IL-6、IL-8 水平明显升高，而

IL-10 水平无明显变化。这提示部分 IBS 患者存在着抑炎介质和促炎介质之间的比例失调，持续增多的促炎细胞因子可抑制钠盐和水的吸收，引起腹泻症状。感染后肠功能紊乱动物模型试验亦提示 PI-IBS 患者的肠道神经肌肉层可能存在着炎症介质的浸润。

1.3 肠道内肥大细胞（MC）增多

MC 存在于正常的肠黏膜固有层内，属于免疫细胞，是神经-免疫系统的重要中间环节，原因如下：①肥大细胞参与肠粘膜的免疫调节，在受到炎症刺激后活化，分泌多种介质，如组胺、5-羟色胺、细胞介素和各种神经肽，作用于末梢神经和组织中的内分泌细胞，影响肠动力和肠痛觉阈值，并将信息传至神经中枢，导致中枢敏感性增高，进一步引发肠功能紊乱和 IBS 的各种症状；②在电镜下可观察到人肠粘膜内的肥大细胞与神经轴突及产生神经肽的内分泌细胞(如肠嗜铬细胞)紧邻，形成突触、“膜膜接触”、“板层样结构”等，一方面 MC 可将免疫反应的信息通过上述结构传到神经系统；另一方面亦可接受神经系统的调控，调节靶细胞的免疫反应；③ 活动期 IBS 患者肠粘膜中肥大细跑的数量和活化程度都明显高于非 IBS，说明其症状与肥大细胞的活化有关；④心理刺激可致肥大细胞活化脱颗粒；⑤ 给予肥大细胞稳定剂能降低实验动物对直肠扩张的敏感度.

近年来，国内外腹泻型 IBS(IBS-D)相关文献中关于 MC 的数量变化及脱颗粒情况有不同报道，大都提示肥大细胞数量和脱颗粒情况增多，只是存在部位的差异性。Barbara 的研究发现 IBS 患者肠粘膜肥大细胞增多，同时肥大细胞特异性的介质：组胺和类胰蛋白酶释放增多，两者均可以激活肠道感觉神经，导致内脏高敏感性。Iovino 等发现，与 MC 相邻的肠神经纤维含有 P 物质及(或)降钙素基因相关肽，而后者与内脏痛觉传导有关。

1.4 肠嗜铬细胞(enterochromaffin cells ，EC cells)的增多

肠嗜铬细胞(EC)是胃肠道主要的内分泌细胞，可合成并分泌 5-羟色胺(5-HT)，5-HT 存在于肠神经系统和中枢神经系统，通过 5-HT 受体介导而调节肠道的运动、感觉、分泌。炎症后增加的 5-HT 与外源性感觉神经末梢上的 5-HT_3R 结合，改变 K^+ 、Na^+ 和 Ca^{2+} 通道，引起感觉神经末梢去极化，将疼痛的感觉信息传递至脊髓和大脑中枢引起疼痛。5-HT_4 受体主要介导肠道局部的蠕动反射，该受体兴奋后可引起血管活性肠肽(VIP)或 NO 释放，使局部结肠松弛；亦可刺激乙酰胆碱(Ach) / SP 运动神经，使局部结肠收缩。Spiller 等]在实验中发现 PI-IBS 患者直肠活检标本中含 5-HT 的 EC 细胞与对照组相比明显增多，而且肠道内分泌细胞的增加与淋巴细胞的增加有很好的相关性，所以被认为可能是细胞因子促进了肠道内分泌细胞的增生，继而发生 IBS。

2 PI-IBS 的西医临床治疗现状

PI-IBS 为腹泻型 IBS，国内研究显示 IBS 最常见的亚型是腹泻型，约占全部患者的 74.0%，其次为便秘型占 15.1%；混合型占 10.9%，相对少见。IBS 病因和发病机制不明确，治疗目的是消除患者顾虑，改善症状，提高生活质量。因此治疗原则是在建立良好医患关系基础上，根据主要症状类型及其严重程度而选择相应的治疗药物。

但目前的临床治疗仍不能令人满意：①目前尚无一种药物被证实对所有 IBS-D（腹泻型 IBS）症状有效，只能对某些症状起作用。其中钙拮抗剂（匹维溴胺）应用相对广泛，在一定程度可

缓解腹泻症状。随着对肠神经系统介质及其受体研究的深入，5-HT受体调节剂既可调节结肠动力反应又可降低内脏高敏感性，但亦因可引起腹泻型IBS患者出现严重便秘和缺血性肠炎而致使临床使用受限。②药物对IBS-D的治疗效果会随时间的推移而降低，疾病易复发，如马来酸曲美布汀其治疗IBS-D，可以明显改善患者腹痛、腹泻症状，用药1周和1个月时总有效率分别为79.5%和51.4%，近期疗效较好，但中远期疗效欠理想，3个月总有效率明显降低，仅31.4%。因此寻找真正有效而又安全的IBS-D治疗药物显得极其重要。

由于PI-IBS患者肠道中存在持续的低度炎症，有学者提出使用高剂量强的松治疗PI-IBS，但试验结果显示强的松虽可减少直肠黏膜T淋巴细胞数量，却不能改善PI-IBS患者的症状，对EC 细胞数量也无影响。有研究发现IBS患者伴随细胞因子的增加，促肾上腺皮质激素(ACTH)增加皮质醇对促肾上腺皮质素释放激素(CRH)反应，故有研究报道促肾上腺皮质激素调节因子1(CRFI)受体桔抗剂可减轻IBS的症状，但对PI-IBS的疗效尚需进一步论证。临床研究也表明益生菌(乳酸杆菌和双歧杆菌)治疗IBS不仅具有较好的疗效，还能平衡IBS患者外周血免疫介质紊乱。如前所述，使用抗生素治疗急性胃肠道感染是否可以预防IBS的发生，存在一定争议，Pimentel等和King等所做相关研究并不确定抗生素的使用是否是肠道菌群紊乱的原因。

3 IBS的中医研究现状

根据IBS的临床表现特征，IBS多归属于“泄泻”、“便秘”范畴，与“大肠泄”“气秘”“痛泄”关系最为密切，与“郁证”也有一定联系。国家标准《中国临床诊疗术语》则明确IBS病名为“肠郁”。而《现代中医临床诊断学·疾病》指出：肠郁是“是情志不舒，气机郁滞，使肠道运化失常，以腹痛、腹泻或便秘为常见表现的郁病类疾病”。中医学有“气主周流，逆滞则痛”及“百病皆生于气”之说，《素问.阴阳应象大论》云“清气在下，浊气在上，则生瞋胀”。《医方考》云：“泻责之脾，痛责之肝，肝责之实，脾虚肝实故令痛泻”。

近年来研究表明，肝疏泄功能与神经内分泌密切相关。鉴于IBS患者常伴有精神心理的异常，中医认为IBS其本多在肝，肝为刚脏，将军之官，主疏泄气机，体阴而用阳，其性条达。因情志过激或欲望不遂等原因导致肝之疏泄失常，肝脾气机失调酿成腹痛腹泻诸多症状。肝郁脾虚，肝脾不和是本病的关键病机，在此基础上，在疾病的不同阶段，仍可能存在不同的病机。初期情志不遂或者体弱劳倦、饮食失调、感受外邪等，则可出现肝气郁结、肝郁侮脾、脾失健运，日久则脾湿内生，气郁化火，湿热内蕴，或湿热伤脾，脾阳不振，中焦虚寒、甚至延及下焦。因此脾虚湿蕴、脾胃湿热、中虚脏寒等亦是本病常见证型。张景岳云：“泄泻之本无不由于睥胃”、“久泻无火，多因脾。肾之虚寒”。即提示该病演变方式主要是以五脏为中心，由所病之脏腑开始转变，后期可出现脾、肾阳虚等特点，致肝脾肾同病。

张氏等通过中国生物医学数据库、中文科技资料光盘及全文检索系统，对81年以来中医药治疗IBS文献进行收集分析，其研究提示调和肝脾进行治疗是为IBS治疗大则。有研究表明，以抑肝扶脾法治疗腹泻型肠易激综合征，与得舒特、思密达进行疗效比较，治疗组总有效率为93.94%，对照组为66.7%。中医药治疗IBS疗效满意，且副作用少，越来越受到人们的重视。在此基础上，多数研究集中在中医药名方痛泻要方或经验方、自拟方的研究上，临床及试验研究大都围绕其对IBS患者或动物模型内脏高敏感性、胃肠动力异常、脑-肠轴紊乱机制等进行了深入探索。

4 PI-IBS 的中医研究思路

在 PI-IBS 的发病机制上，需要重视其感受外邪的特殊性。从此病的概念可得知，此病往往因为感受外邪之后，当时无明显症状，而后病程缠绵难愈，出现反复的腹痛腹泻，而这与中医湿邪致病特点颇为类似。湿邪之为病，其性重着胶滞，一则停聚中焦，碍脾胃气机升降失度，造成气滞湿阻，腹痛不适等相应症状；二则湿伤阳气，运化失常，内湿更甚，水湿滞留，清浊难分。脾主升清，胃司降浊，为中州升降之枢纽，当湿邪滞留，枢机窒塞，升降运化失于常道，而生诸疾。

PI-IBS 的发病与“脾为之卫”关系密切。《内经》云：“正气存内，邪不可干”“邪之所凑，其气必虚”。邪者意指致病的内外因素，而正气则指机体的抗病能力。张景岳云“四季脾旺不受邪”，李东垣云“元气之充足，皆有脾胃之元气无所伤，而后能滋养元气”“……病从脾胃所生及养生当实元气”。脾具有维持脏腑的正常机能与激发和增强元气以抵抗病邪的能力。现代研究发现，脾虚证往往伴有免疫功能的障碍，有研究表明，脾虚则机体防御功能下降，全身免疫系统失调，T 淋巴细胞转化率、分泌型 IgG、肥大细胞含量等均有所变化。王文波等认为脾虚证患者存在以下胃肠粘膜屏障的变化：1.屏障功能减低 2.粘膜局部免疫功能状态较差 3.肠道菌群失调 4.胃肠激素中前列腺素、前列环素、胃泌素、表皮生长因子下降，生长抑素亢进 5.自由基在胃粘膜存在异常增高。从 PI-IBS 该病本质来说属于本虚标实之证，与单纯脾虚证的胃肠粘膜屏障功能变化相同之处在于“本虚”，亦有其属于“标实”所在，但是表现在局部肠道粘膜屏障包括生物屏障、机械屏障、免疫屏障等处有何异同，尚无相关研究展开，其标实与本虚之间的作用互动机制，值得我们展开深入探讨。

目前 PI-IBS 的西医治疗尚无明显优势，而传统中药方剂痛泻要方治疗 IBS 已广为医学界人士所接受，石琩等为证实痛泻要方治疗 IBS 临床应用的确切疗效和安全性，采用循证医学方法加以研究，对纳入的 2O 个腹泻型 IBS 试验数据进行荟萃分析，结果显示痛泻要方效果显著，为痛泻要方治疗腹泻型 IBS 在临床的推广应用提供了具有说服力的证据。然而以疏肝健脾为主要功效的痛泻要方在针对 PI-IBS 的治疗中，对其低度炎症的消除是否能起到根治的效果，中医治疗 PI-IBS 其作用靶点除了传统的对胃肠动力、内脏高敏感性起效外，是否可涵盖肠道粘膜免疫屏障，从而构建出神经-免疫-内分泌多靶点效应机制健脾疏肝法对于肠道粘膜免疫异常是否能起到双向调节作用，将是我们日后研究的一个重点方向。

参考文献（略）

中医药循证实践的前沿与热点问题

商洪才

（天津中医药大学循证医学中心，天津中医药临床评价研究所　300193）

有几千年历史的中医药以其独特的理论体系和良好的临床疗效，在我国医疗卫生保健中发挥着重要的作用。尤其对尚无明确病因的疾病以及介于疾病和健康之间的亚健康状态的干预调整，效果显著。

中医证据获得的基本方式是经验总结，大多在师承基础上结合个人实践进行，往往通过经验验证方式和小样本病例前后自身对照得出。这类“证据”的价值不可否认，但从循证医学的基本原理，从为临床提供科学证据的角度审视中医药学，中医临床实践的基础性工作薄弱。中医学的精髓“整体观念”和“辨证论治”在诊断治疗中得以完美体现，但在治疗过程的重要环节——疗效评价时却被忽略，导致中医药临床疗效评价方法的科学性和规范性不足，甚至缺乏相关评价技术，结果是中医药的有效性、安全性缺乏足够的科学证据，缺少符合中医药防治疾病特点，国内外学术界公认的评价指标体系与评价方法，影响了中医药临床疗效的准确表达和客观评价，阻碍了中医药事业的发展。

国家从“六五”开始，对中医药的支持力度逐年增加。从“攀登计划”、“攻关计划”、“973”、“863”、“支撑计划”到投以巨资的“重大新药创制”专项，无不体现出国家对中医药现代化和国际化的支持态度和殷切希望。

循证医学因为临床实践需要而产生，其同时具备的可接受性、包容性及重视临床证据并不惜以颠覆存在多年的理念为代价的典型案例，让包括中医界学者在内的人士眼前一亮。如硝苯地平等短效第一代钙拮抗剂曾被广泛用于治疗高血压，甚至被毫无根据地推广用于治疗急性心肌梗死、不稳定性心绞痛和心力衰竭。直至20世纪90年代中期，人们才从病例对照研究和观察性分析中发现，与利尿剂和β受体阻断剂相比，硝苯地平等第一代钙拮抗剂虽可有效降低血压，但可能增加病人心肌梗死和死亡危险，剂量越大，风险越明显。若无β阻断剂作为基础，单独使用硝苯地平治疗不稳定心绞痛是危险的。于是，中医界的有识之士开始学习循证医学的原理与方法，并试图将其嫁接到中医药的临床实践当中。在中医药循证实践中，凸显以下热点问题，阐述如下：

1　临床试验注册与中医药临床试验

21 世纪初，活跃在Cochrane 协作网内的一些著名学者提出临床试验透明化的概念，指出应将药物开发者、临床试验实施者、临床试验设计方案和试验结果等信息公之于众，使任何人都能够很容易核实感兴趣的药物试验情况，不让假研究和假资料有可乘之机。一批以临床试验透明化为目的的大学或研究机构在现有人才和研究条件下已成立临床试验注册中心，如中国临床试验注册中心、澳大利亚-新西兰临床试验注册中心、英国国际临床试验注册中心以及日本国家临床试验注册中心等。国际期刊编辑委员会首先采取措施配合临床试验注册制度的建立和推广，2004 年发布了在其成员期刊上只发表已注册临床试验的宣言。

在 2004 年全球卫生研究论坛高层会议上，各国卫生部首脑一致同意由 WHO 领导全世界的临床试验注册并发表了《墨西哥宣言》。随后，WHOICTRP 项目正式启动筹建。2007 年，中国临床试验注册中心成为 WHO 的一级注册中心。

2007 年 1 月 1 日，中国临床试验注册与发表协作网的 52 家成员期刊开始实施优先发表已注册临床试验进而逐步过渡到只发表注册临床试验。这标志着我国对临床试验质量已从关注、批判性关注进入实质性规范化管理阶段。我国临床试验注册制度是按照世界卫生组织国际临床试验注册平台(WHO International Clinical Trial Registration Platform ，WHO ICTRP) 的标准与全球同步建立和实施。

在投入建设的 5 年中，截止 2009 年 6 月 30 日中国临床试验注册中心共注册 437 个临床试验，其中中医药相关的临床试验 67 个，2005 年 1 个，2006 年 0 个，2007 年 7 个，2008 年 37 个，2009 年上半年 22 个，呈递增趋势，但还需要大力宣传普及。

2 临床试验报告规范与中医药临床试验

2.1 CONSORT(Consolidated Standards of Reporting Trials)的由来及效果

为了改进 RCT 的报告质量，由临床试验专家、统计学家、流行病学家和生物医学杂志编辑组成的国际小组于 1996 年共同制订了 CONSORT 声明第一版。此后，CONSORT 协作组又于 2001 年发表了 CONSORT 声明修订版。除了 CONSORT 声明，CONSORT 系列还有很多扩展版，包括针对整群试验、不良反应、非劣效和等效性试验、草药、摘要、会议的 CONSORT 规范，CONSORT for TCM 目前正在征求意见中，CONSORT STRICTA 研究也开始实施。

目前，CONSORT 系列被翻译成 10 种语言，成为许多有影响的国际医学期刊的论文写作规范，已有超过 200 种期刊引用 CONSORT 声明作为 RCT 报告规范。有证据表明应用 CONSORT 声明后，临床试验的报告质量很大提高，临床试验透明度也增加。

2.2 CONSORT for TCM 和 CONSORT STRICTA 的由来及意义

中药新药临床试验的设计日益科学，随机、对照、盲法、多中心试验方法已在中药新药临床试验中得到广泛应用。引进 WHO-GCP、ICH-GCP 国际规范，全面实施 GCP，中药新药临床试验质量得到较大提高。国家中药新药临床试验的 GCP 规范已逐渐应用于中医临床试验方面。

中医药强调以人为本、天人合一、阴阳平衡，注重辨证论治；而 CONSORT 声明是针对西医临床试验制订，其内容并未涉及中医药的独特理论、技术、方法和优势等特征内容，如辨证论治、整体观和病证结合。因此，现有的 CONSORT 声明未能体现中医药临床研究的特色，很难套用于中医药领域以提高临床试验报告规范。

2004 年 10 月，在 12 届国际 Cochrane 协作网年会上，中国循证医学中心主任李幼平教授与国际 CONSORT 工作组首席专家 David Moher 教授讨论了中医药临床研究报告规范问题，认为有必要制订针对中医药临床研究的 CONSORT 声明（CONSORT for Traditional Chinese Medicine，CONSORT for TCM），期间双方达成共识，由他本人和李幼平主任联合向国内外倡议并牵头负责。2005 年 6 月，Moher 应邀来中国循证医学中心讲学，再次就此与中心主任、副主任和中心骨干人员进行了深入讨论。2005 年 7～11 月，李幼平教授与国内、港澳台、韩国和日本等中医药领域专家、方法学家和杂志编辑等广泛交流，讨论创建 CONSORT for TCM 一事，邀请他们参与学术委员会和相关工作，均获得认可和同意，并与 David Moher 教授确定学术委员会组成（包括中医药领域专家、方法学专家、循证医学专家和杂志编辑）及主要工作程序。目前，通过收集各方专家提供的学术委员会成员推荐名单，已组成国内 25 人（包括港、澳、台及北京、上海、天津、南京、广州、成都等地专家）、国外 5 人的学术委员会和 8 人的秘书组成员名单，还征集了一批中医药领域和方法学方面的专家作为专家库，以保障 CONSORT for TCM 的制订和在国内中医药界的认可和推广应用。

在 CONSORT 的基础上，CONSORT for TCM 将增加有关中医证型、干预措施的质量控制标准和中医证候疗效指标等内容，同时采用国际认可的科学术语，促进中医药研究的规范化报告，让西方社会、西方民众能更多知道和理解中医理论的精髓，使中医药的疗效能被世人认同，促进中医药的现代化和国际化。

为了规范针灸临床试验的报告，2001 年 7 月由国际知名的 16 位有经验的针灸师和针灸科研人员在英国 EXETER 大学起草了一份有关针刺临床试验干预措施报告的国际标准——Standards for Reporting Interventions in Controlled Trials of Acupuncture（STRICTA）；2008 年 10 月，包括李幼平、吴泰相教授在内的 CONSORT STRICTA 小组在德国弗莱堡举行会议，宣布正式开展合作研究。

2009 年，CONSORT 更新版正式发表后，CONSORT for TCM 和 CONSORT STRICTA 也将陆续发表。

2.3 国内医学界对此认识的局限

我们以截止到 2007 年 MEDLINE 或 EMBASE 两大数据库所收录的中国医学期刊为研究对象，探讨其“稿约”中 CONSORT 声明的应用情况。对纳入研究的 84 种期刊，下载其最新稿约，提取其中关于 CONSORT 的内容，并对 84 种期刊进行电话问卷调查。结果表明，84 种期刊中有 4 种在其稿约中提及 CONSORT 声明。电话调查中 69 种杂志给予反馈，其中 7 个杂志表明其“稿约”中提及 CONSORT 声明，超过 50%（39/69）的期刊编辑部明确表示不知道 CONSORT 声明，且大约 40%的期刊认为医学类杂志的稿约中没有必要引用 CONSORT 声明。

3 中医药临床不良事件与风险管理

有效性和安全性是评价药物效能的两大要素，不可偏废。中医药长期以“毒副作用小”为特色，但随着科学技术水平的日益提高，中药安全性评价受到医药学界的广泛关注。“是药三分毒”，“神农尝百草，一日而遇七十毒”，说明中药存在毒副作用，加之中药工艺的进步，现代中药剂型与传统煎剂在毒性方面会有明显差异，近年过去认为安全的中药，其不良反应经长期临床应用逐渐显现出来。即使中医古籍记载为无毒方药，也要评价其安全性。宣称中药无“毒”不切实际，也缺乏证据。

中药注射剂作为中医药行业现代化成果之一饱受争议。2006 鱼腥草，2008 刺五加、茵栀黄，2009 双黄连、香丹等中药注射剂不良反应的问题愈演愈烈；又据调查，70%以上的西医院在使用中成药，确实存在误用问题，急需正视并理清其不良反应，确保临床安全用药。

基于 CONSORT for TCM 小组主要成员组成的工作组，我们先期以 5 种遭撤市的中药注射剂为研究对象，检索中国期刊全文数据库（1993.1~2008.12）国内期刊发表的的临床研究，调查分析纳入文献中中药注射剂的不良反应、用药剂量、适应病症、给药途径、溶媒及疗程等。一方面为规范使用包括中药注射剂在内的中成药提供依据，另一方面为客观评价中成药的不良反应提供示范方法。

有关中药注射剂系统评价的系列文章及《中药注射剂临床使用手册》将于2009年下半年出版，这将是中医药与循证医学学科交叉、合作研究的又一成功范例。

4 循证中医药高端人才培养与国际学术交流

中医药界重视行业内部循证医学高端人才的培养。不仅派遣研究骨干进行中、短期培训，还委派高学历人员进入博士后流动站，开展博士后合作研究，初步形成了一支以循证中医药为研究方向的科研团队。

每年一届的Cochrane年会是全球循证医学相关专家的盛会。中医界人士自2007年开始，参加了巴西圣保罗和德国弗莱堡两届年会，针对双方感兴趣的领域进行了学术交流。2009年10月在新加坡即将举行的17届年会，中医界人士将进行主题发言。补充替代医学、临床试验透明化等话题使中医与西医有了对话的空间，将极大地促进中医药国际化。

参考文献（略）

基于隐结构法的中医心系问诊诊断模型的研究

许朝霞 王忆勤 颜建军 刘国萍 夏春明

李福凤 徐 琎 燕海霞 郭 睿 郝一鸣

（1 上海中医药大学基础医学院，上海 201203）

(2 华东理工大学机械电子工程中心，上海 200237）

摘要 利用统一的中医心系问诊采集量表，采集了3021例心系病例。根据问诊信息的有无分别赋值“1、0”，利用Epidate3.1软件进行录入和核对，建立心系问诊数据库。利用计算机对所得的数据进行多层隐类分析，找出规律，并构建隐结构模型来解释这些规律。本研究的结果模型M与中医理论在定性与定量层面进行比较，有较好的吻合性。在一定程度上证实了中医辨证的客观性，亦为研究中医四诊信息融合分析进行了方法学上的探讨。

关键词 隐结构，问诊，诊断模型，中医心系

问诊在中医四诊中占有重要地位，被视为“诊病之要领，临证之首务”。近年来，不少学者致力于中医问诊信息的规范化采集和客观化分析方法的探索，使中医问诊客观化、规范化、程序化研究取得了一定的进展。隐结构法是张连文教授等提出的旨在为辨证建立客观、定量标准的研究方法。本研究基于隐结构法对中医心系问诊诊断模型进行研究，旨在对中医问诊信息

进行客观化分析，并对四诊信息融合分析进行方法学、统计学上的探讨。

1 临床资料

1.1 病例一般情况

全部病例为 2007 年 1 月—2009 年 04 月在上海交通大学附属仁济医院、复旦大学附属中山医院、上海中医药大学附属龙华医院、上海市中医院及岳阳中西医结合医院等医院的心内科住院患者。共采集有效病例 3021 例，其中男性 1600 例，女性 1421 例；平均年龄 64.85±19.60 岁；属于西医内科冠心病、高血压、心律失常等疾病范畴。

1.2 纳入及排除标准

纳入属于西医内科心血管疾病患者；符合中医“心主血脉”的生理功能失调者；对调查知情者。排除神志不清及语言不清，病情叙述有困难者；兼有脑、肺、肾、肝等脏器的严重器质性疾病者；临床资料严重不全者；拒绝配合者。

1.3 病例采集

采集小组利用自行研制的中医心系问诊量表采集临床病例，并记录下患者的面色及舌、脉象。每个采集小组最少有一名主治医师以上职称（或具有博士学位）的专业人员组成。为保证在调查过程中采集标准的统一，在采集前，对采集人员进行培训，让他们熟悉问诊量表的结构和内容，并了解量表中各症状或体征的涵义，对典型病例进行讨论，以尽可能保证所采集信息的规范性、一致性。

2 数据分析

2.1 分析的方法及工具

我们使用启发式双重爬山法对数据进行分析，采用的是 HLCM 学习包。该学习包是张连文教授编写的一套 JAVA 语言的隐结构分析学习工具箱。

2.2 数据筛选

因为启发式双重爬山法算法无法处理所涉及的全部变量（问诊信息），所以在做数据分析之前首先进行数据的筛选，即变量的降维处理。筛选这些问诊信息的原则是：既要反应中医心系疾病的临床发病特征，也要体现中医心系疾病辨证（病性、病位辨证）理论，充分体现中医理论和中医专家的指导性作用。筛选变量的方法是心系问诊信息的频数分析及中医专家的评分。根据问诊信息的频数分析及专家的评分，最终确定心悸、胸闷、胸痛等 50 个变量参与分析。

2.3 数据分析过程

在技术层面讲，分析数据的目的是要寻找最优 HLC 模型，即 BIC （Bayesian Information Criterion）分数最高的 HLC 模型。在计算的过程中，模型评分函数为贝叶斯信息准则，简称 BIC，是在大样本前提下对边缘似然函数的一种近似。BIC 准则要求模型结构与数据尽量紧密地拟合，但其复杂度不能过高。在搜索过程中，模型与数据的拟合程度不断改进，从而 BIC 分逐步增加。当模型变得太复杂时，BIC 不升高，反而降低，这时搜索过程停止。

2.4 模型建立

分析过程在一台 2.8Hz 奔腾 4 计算机上用了 29.2 个小时完成的。其 BIC 评分为-44628.56812。

模型记为 M_0。

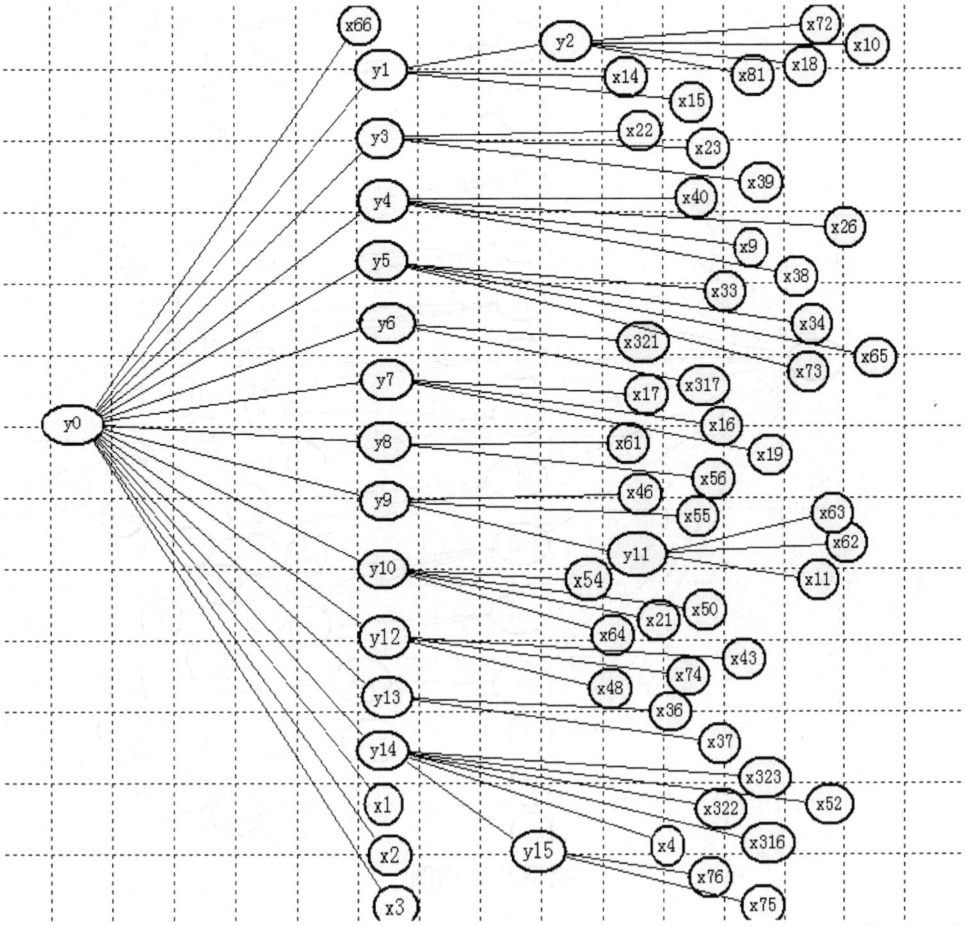

模型 M_0 结构图

2.5　模型优化

因为爬山法有一个共同的缺点：它们有可能停于局部最优。所以，最优模型未必是 BIC 分数最高的隐结构模型。为了使模型的质量尽可能地高，我们从模型 M_5 出发进行人工搜索：首先利用中医背景知识对模型 M_0 进行部分的修改，从而得到一系列新模型，然后计算出每一个新模型的 BIC 分，并且把它们与模型 M_0 的 BIC 分比较，选择分数最高的模型作为最后结果。

基于模型 M_5 人工搜索过程是在 2.8Hz 奔腾 4 计算机上用了 29.34 个小时来完成，最后得到的模型记为模型 M，它的 BIC 分数是-46597.23564，它的结构与模型 M_5 相近。记为模型 M，如下图。

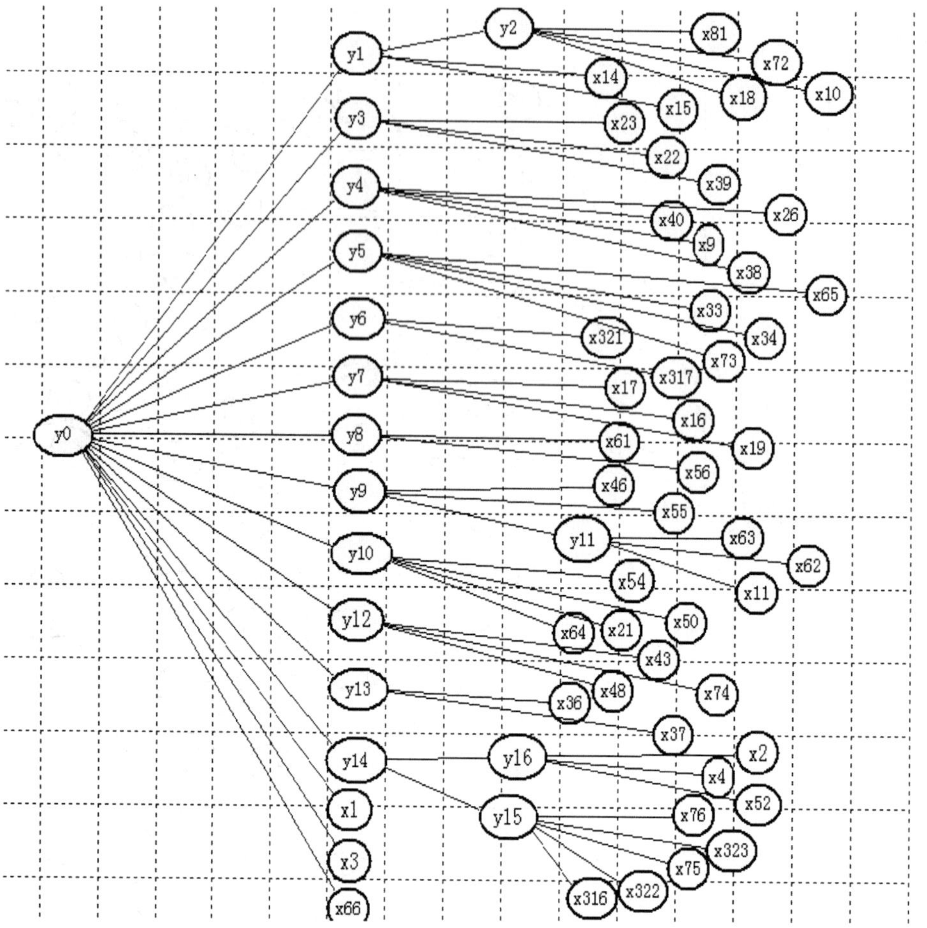

模型 M 结构图

2.5 模型评价

2.5.1 模型与中医理论在定性层面的比较

模型 M 中每个隐变量代表一个对数据样本的划分，每个划分由 2 个或以上的隐类组成，模型在定性方面的评价就是从中医角度，解释这些划分以及各个隐类的含义。每个隐变量都有两个密不可分的方面：一方面它代表一个划分，另一个方面它代表划分产生的机制。该课题所收集并分析的病例均为西医心血管内科患者，且符合中医“心主血脉”功能失调者，故主症均为“或心悸，或胸闷，或胸痛”，即主要病位在心。

从模型 M 结构图分析可见：隐变量 Y2 影响变量“X10 乏力、X18 自汗、X72 活动后诸症加重、X81 休息后诸症缓解”的出现。中医理论认为，气虚，脏腑功能减退，可见乏力；气虚卫外不固则自汗；气虚，脏腑组织功能减退，劳则耗气，可见活动后诸症诱发（或加重）、休息后症状缓解。从 Y2 所反映的病机层面看，病位在心，直接相关的病性为气虚，故 Y2 可用中医理论解释为“心气虚”。依次类推，模型 M 中除 X13、X14、X15 三个隐变量外，其余 13 个隐变量均和中医理论有较好的吻合性。

2.5.2 模型 M 与中医理论在定量层面的比较

模型 M 定量内容有两方面：明确了模型隐变量的取值个数为 16 个；用类条件概率分布来定量刻画变量之间的关系。

隐结构模型中隐变量所代表的划分是概率软划分，一个事物可能有一定概率属于某个类，同时也可以有一定概率属于另外的类。要把握概率软划分中各个类的特点，需要考察它们的类条件概率分布。模型 M 中，我们把各隐变量与显变量之间的定量关系由条件概率分布 P(X=1｜Y=S_1)和 P(X=1｜Y=S_0)给出。

如：Y_2的两个隐类 Y_2=S_1和 Y_2=S_0的类条件概率分布见表 4.6（1）

表 1 隐变量 Y_2两个隐类 Y_2=S_1和 Y_2=S_0的类条件概率分布表

X	P(X=1｜Y_2=S_1)	P(X=1｜Y_2=S_0)
X10	0.7637	0.3153
X18	0.8844	0.0198
X72	0.8938	0.1102
X81	0.7259	0.1469

表 1 中，Y_2心气虚有两个取值 S_1和 S_0，说明模型 M 把心气虚人群分成了两类，即“出现”（S_1）或“不出现”(S_0)。P(X=1｜Y_2=S_1)一栏给出的是在隐类 Y_2=S_1中，显变量取值为 1（即症状出现）的概率；而 P(X=1｜Y_2=S_0)一栏给出的是在隐类 Y_2=S_0中，显变量取值为 1 的概率。通过分析可见，两个隐类的主要区别在于：所有四个症状在 Y_2=S_1中出现的概率均较高，而在 Y_2=S_0中 X18 自汗出现的概率几乎为 0，乏力、活动后诸症加重、休息后诸症缓解等有一定的出现概率，但出现的概率很低。用条件概率定量刻画了“心气虚”和“自汗、乏力、活动后诸症诱发或加重、休息后缓解”等之间的关系。与中医理论比较吻合。

但在模型 M 中，一些隐类取值有三种情况（如 Y_4、Y_5），即 Y=S_0，Y=S_1，Y=S_2，如表 2。

表 2 隐变量 Y_4两个隐类 Y_4=S_2、Y_4=S_1和 Y_4=S_0的类条件概率分布表

X	P(X=1｜Y_4=S_2)	P(X=1｜Y_4=S_1)	P(X=1｜Y_4=S_0)
X9	0.8726	0.6212	0.0086
X26	0.7953	0.6488	0.1512
X38	0.9132	0.7459	0.0537
X40	0.8763	0.6512	0.2319

从表 2 可见，Y_4有三个隐类 S_2、S_1、S_0，当 Y_4= S_2时，这四个症状出现的概率均最高，而当 Y_4=S_0时，这四个症状出现的概率最低。可以看出这三类的程度高低依次为 S_2、S_1、S_0。虽然中医理论没有明确定义证候的程度等级，但却隐含了一些有关症状怎样依赖于证候程度变化的内容。一般地说，证候越重，症状就越多、越重。对于一个特定的症状，证候越重，它出现的可能性就越大，出现的程度就越重。以此类推，模型 M 中其他部分隐变量与显变量以及隐变量与隐变量之间的关系均可以用类概率分布来表示。

为了让隐类的特征一目了然，可以把这些类概率分布用折线图展示如下

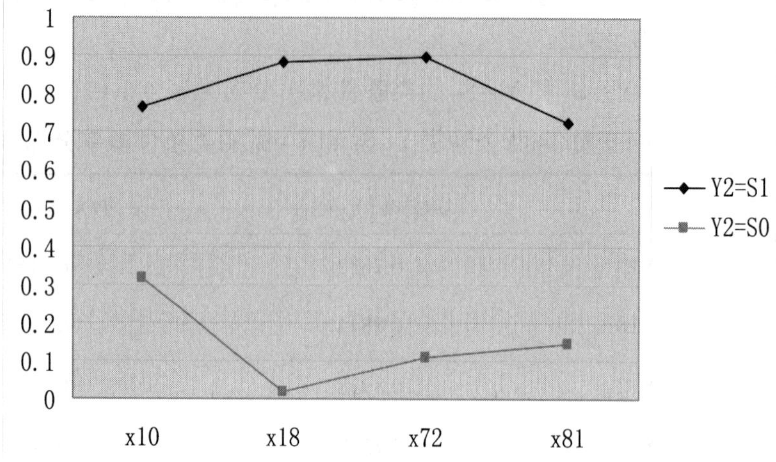

3 讨论

中医学以其博大精深的思想内涵，独特而完整的理论体系，丰富的实践经验和显著的临床疗效为世界所瞩目。但由于中医在客观化、定量化、标准化等方面的不足，限制了它的应用和发展。因此，融合现代多学科技术，系统地开展中医诊断的客观化研究，是实现中医学现代化的必经之路。本课题基于统计学、计算机技术等多学科的理论和方法对中医问诊客观化、规范化分析方法进行了研究：分析了心系疾病的临床发病特点，利用隐结构法对心系问诊信息进行了分析，构建心系问诊诊断模型，并从定性和定量两方面对模型与中医理论的吻合性进行比较。在一定程度上证实了中医辨证的客观性，亦为研究中医四诊信息规范化采集及融合分析进行了方法学上的探讨。

3.1 隐结构的基本思想

隐结构法的基本思想是用电脑来取代人脑进行数据分析构造隐结构。具体地说就是：首先进行流行病学调查，系统收集病例；然后用计算机对所得数据进行多层隐类分析，找出规律，并且构造隐结构模型来解释这些规律；最后用所得的隐结构模型来指导辨证。该模型是基于数据本身的特征从各种角度对人群进行多维划分的结果，其反映的蕴含在数据中的规律，而不是一个或几个医生的主观认识，具有较强的客观性和定量性。隐变量是人脑思维的产物，人脑发明隐变量、隐结构的目的是要解释在众多实例中所观察到的规律。隐结构法在中医辨证研究中的应用，可为中医辨证提供客观定量的依据，建立统一的辨证标准。

3.2 结果分析

本研究利用隐结构法对3021例中医心系患者的问诊信息进行分析，找出规律，根据规律构建了隐结构模型，并利用中医理论知识从定性和定量两方面对该模型进行了评价，比较结果显示，模型M与中医理论在定性与定量两个层面比较，都有较好的吻合性，说明模型M是一个高质量的模型。

3.2.1 模型的定性结果分析

从模型定性层面分析，模型中隐变量与隐变量、隐变量与显变量之间的关系与中医理论有较好的吻合性，而且与专家辨证的结果有较好的一致性。特别是在中医心系常见证候如心气虚、心阳虚、心阴虚、痰浊、血瘀、气滞等证候辨识上，有很好的吻合性。有些证候（如：心血虚等）特别是兼证（如：心胆气虚、心肝血虚等）没有出现，可能因为在做数据分析时进行了数据筛选，删除掉了部分症状，而影响了相关证候的出现。

在定性结果诠释过程中，需要主观判断，存在一定的主观性。但是，隐结构法分析的结果是在客观临床数据的基础上，用计算机在统计学原则指导下自动搜索而产生的，不是某一个人或几个人的经验，反映的是数据的共性特征，因此具有较强的客观性。该模型是一个无根 HLC 模型，它的边是无向的。这是因为仅仅基于数据无法决定 HLC 模型的根，从而无法决定出模型中边的方向；另一方面，中医理论中有些关系是有向的，有因果意义。如阳虚会导致畏寒、肢冷等，因此可以根据中医理论进行，决定出模型 M 中边的方向。

3.2.2　模型的定量结果分析

从模型定量层面分析，模型中有隐变量 16 个，综合分析后有 11 类证候，这与临床专家的辨证结果比较一致，中医专家辨证中常见的证型在模型中都有出现，如：心气虚、心阳虚、心阴虚、痰浊、血瘀、气滞等。

根据模型中各隐变量类概率分布特征分析，也与中医理论相吻合。单一症状的出现并不能判定为某一证候，只有几个症状一起出现时，才可以解释为某一中医证候。充分体现了中医理论的核心——整体观念，中医辨证中，更注重症状（或体征）的组合规律。根据模型中各隐类的类概率分布特征，可以研制出辨证系统，用于临床，指导辨证。

3.2.3　模型 M 中部分与中医理论不一致的原因分析

分析本研究所得最优模型 M 中部分与中医理论不一致的原因，主要有以下几个方面：样本量与模型质量有一定的关系，目前所采用样本量不是足够大，故模型 M 不能完全真实地反映数据中的规律；所采集的病例患者年龄偏大，多为 50 岁以上，容易出现相兼疾病，如大部分患者兼见糖尿病、高血脂等疾病；在进行数据分析时，为减少计算量，进行了变量筛选，舍弃了出现频率很低的变量，使得信息获取不全，从而影响了推理的准确性，难以全面反应辨证理论；问诊信息的收集受采集人员及患者双方的主观性的影响等。

参考文献(略)

中医药知识发现方法应用的现状及存在的问题分析

古求知　柳长华

（中国医史文献研究所　北京 100700）

摘要　知识发现是近年来中医药研究领域的一个热点，本文通过对目前中医药研究中知识发现方法运用情况和存在的一些问题的分析，研究问题产生的原因，提出一些初步的对策。

关键词　知识获取；中医药；现状；问题

知识发现是从数据集中识别出有效的、新颖的、潜在有用的，以及最终可理解的模式的非平凡过程。知识发现将信息变为知识，从数据矿山中找到蕴藏的知识金块，将为知识创新和知识经济的发展作出贡献。

1 中医药知识发现方法应用的现状

近年来，知识发现方法在中医药领域的应用相对广泛，主要体现在以下几方面：

1.1 病证研究

宇氏通过对基于因果模型的中医证侯研究，认为结果方程模型和贝叶斯网络模型都可以把比较模糊、抽象的中医辨证理论，用可视的图形、清晰的语义、精细的数据进行描述，有助于对辨证的理解和中医辨证科学性的阐发，是客观、量化研究中医证候较好的一种方法。

王氏研究了中医症候四维模型的建立，将每个患者症状等资料排布在二维平面上，再将这些平面平行等距排列构成三维立体结构，再以时间因素作为第四维度构成整体模型。认为此种方法可用于分析病症分布规律，分析病症发展变化规律，也有助于中医个案研究。

纪氏等人使用关联分析和频次统计的方法对治疗健忘或痴呆的197首方剂进行用药规律的分析。发现中医治疗痴呆的药物，最多的事补虚药，其次为清热药、解表药和收敛固涩药。由此认为中医治疗健忘或痴呆，其基本思路是从心不藏神来论治，健忘和痴呆在病理上属本虚标实。

杨氏为确定溃疡性结肠炎的中医主症，采用描述统计、基于粗糙集理论的数据挖掘等方法分析调查数据，结合专业，比较确定溃疡性结肠炎的中医主症。结果粗糙集理论挖掘分析显示“便血与否”是区别活动期与缓解期的主要因素，是否“便次多”、“起病急”两项起辅助作用。由此认为，基于粗糙集理论的数据挖掘技术可以用于中医主症等分类依据的筛选，联系专业认识进行分析则效果更好。

1.2 医案研究

张氏通过分析名老中医临床要素，设计名老中医经验挖掘平台的功能框架，进行名老中医临床要素的多维关系分析，实现名医经验的知识发现。并认为这种基于现代信息科学技术，分析名老中医临床要素的多维关系，有利于名老中医经验知识的发现，对于名老中医经验的传承，将起到积极地促进作用。

谢氏通过挖掘与总结名专家陈可冀临床辨治高血压病的学术思想和诊治规律。通过对陈可冀主治的125例高血压病例，将初诊数据录入数据库，各种名词标准化，利用SQL Server工具对病人的症状、中医诊断、治则、用方、用药等进行统计分析。结果发现高血压以虚实夹杂的证侯，阴虚阳亢最多见，实象反映为肝阳上亢、淤血和痰浊。陈可冀善于用清眩降压汤治疗高血压病。数据挖掘结果客观反映了陈可冀治疗高血压病的临床思路与经验。

张氏通过总结挖掘陈可冀临床辨治冠心病的学术思想和诊疗规律。将初诊数据录入数据库，各种名词标准化，利用SQLServer工具对患者的症状、中医诊断、治则、用方、用药等进行统计分析。结果发现陈可冀用药最多的依次是瓜蒌、半夏、薤白、川芎、赤芍、延胡索等，认为结果体现了陈可冀治疗冠心病“两补”（补肾和补气血）、三通（芳香温通、宣痹通阳和活血化瘀）、和“心胃同治”的学术思想，客观放映了陈可冀注重活血化瘀治法诊疗冠心病的临床特色与经验。

潘氏通过以中医电子病历的数据为基础，运用人工智能和数据挖掘方法，对中医专家的经验进行总结，并对实现方法作了探讨。认为这些方法对中医的学术思想、临证经验总结、传承方法和医院的信息化建设都具有重要的推动和发展作用。

朱氏采用关联规则分析名中医哮喘医案的病因、病位、证侯与四诊信息的关联关系，病因、病位、证侯、四诊信息与用药的关联关系，以及中药之间的关联关系。发现中医医案中的用药、四诊信息、病因、病位、证侯之间存在一定关联性，认为可通过关联规则分析获取其中规律。

李氏研究了628例名医病案，用数据挖掘方法探讨名医经验中理法方药之间的多重关联关系。发现基于FP-tree的算法从易理解性方面获得的规则，为脾胃病的名医经验规律提供了重要的参考价值，认为该领域的研究还需要在扩大样本量的基础上进行方法学方面的进一步验证。

1.3 方剂研究

徐氏从用药规律、桂芍比变化规律、病机治法、桂芍比与病机治法关联、治法与药物归类关联、症状及舌脉象统计结果、用药季节来分析桂枝汤临床运用总体特点，结果表明：桂芍比例变化是该方发挥调和功效的核心。

叶氏用关联规则探讨了古今医家用四物汤类方治疗通经的用药规则，通过比较其置信度，确定古今医家在用药规律上无显著差别。并通过假设检验找出在治疗痛经时与四物汤关系最密切的药材及药对，即在用四物汤类方治疗痛经时，香附、延胡索是与四物汤同时出现频率最高的药物。香附和延胡索这组药对最常与四物汤配合运用。

杨氏使用关联规则方法，从118部古籍记载的治疗脾胃湿热证方剂591条中，挖掘出四味药组14条，药对19对，总结出明清脾胃湿热方的药物配伍以祛邪为主，亦不忘扶正，与脾胃湿热证的湿热内蕴、脾失健运、气机升降失司之病机相呼应。

尚氏研究了用于治疗不同证型的方剂药物性味归经配伍规律。分别以用于治疗血虚、血瘀证和血虚血瘀兼有血热证得方剂为研究对象，将方剂中的中药分别按性味归经进行分布，应用计算机图形化技术形成分布图。认为该方法可以将中医理论转化为数字化的图形研究，更加直观、形象，便于从中发现规律，为中医方剂理论研究提供了新的研究手段。

1.4 药物研究

刘氏应用贝叶斯网络学习算法预测中药活血化瘀功效。利用贝叶斯网络学习算法，研究了55味 中药的活血化瘀功效与9个药理指标之间的关联关系，得到贝叶斯网络结构和条件概率表。认为贝叶斯网络用于中药或中药组分功效的预测，为发现中药功效研究提供一种新的思路。

吴氏通过收集422例双黄连注射剂不良反应病例，在构建数据库的基础上，应用数据挖掘决策树方法进行分析。结果发现双黄连注射剂不良反应发生类型可能与患者年龄、药物剂型等因素具有相关性。

吴氏通过收集165例鱼腥草注射液不良反应文献报告，构建数据库并应用统计学和数据挖掘方法对信息进行分析。发现鱼腥草注射剂不良反应发生类型可与性别、年龄具有显著相关性。

1.5 中医流派研究

部氏研究新安医家防治中风辨治规律，使用K均值聚类分析方法，以124则新安医家防治中风医案为对象，将新安医家中风辨治方法分为三流派，分别为滋水涵木派、益气化痰派和阴阳并补派，其代表医家分别是：叶桂、孙一奎和王任之。

谭氏结合赵炳南学术流派研究的实例，介绍了使用关联规则和遗传算法搜索和K-means局部优化相结合聚类，进行银屑病中医辨证规范研究；利用决策树、关联规则和面向属性的归纳方法分析不同配伍层次上药味配伍的关系，并用支持向量机和贝叶斯网络再对复方进行分类的基础上实现对复方共性规律的认识。

2 中医药知识发现应用中存在的问题分析与对策

2.1 规范化问题

数据的预处理是知识发现过程中的一个重要步骤，包括数据清洗、数据集成、数据转换和数据消减。其目的是提高数据挖掘对象的质量，并最终达到提高数据挖掘所获模式知识质量的目的。中医药文献，尤其是古籍文献书写方式各不相同，许多文献又经过现代作者的改造，单就古代方剂而言，有的方剂主治、功效、制法、用法、药量一应俱全，但是有的方剂这些属性不完整。此外像症状的规范化，其难度也相当之大，有的症状被规范化后，无法完全代替原自然语言所代表的症状程度的语义。数据的预处理需要根据研究目的制定相应的规范化处理。

数据源的规范化存在问题，目前知识发现的数据源都是研究者自行决定，纳入和排除标准由研究者自行决定，缺乏有效性和普遍性。这些都倒置知识发现的结果的扩展性值得怀疑。数据源的规范化需要集体研究。

2.2 规律验证问题

在商业和金融领域，应用知识发现得出的结果马上可得到验证。但是中医药领域的知识发现得到的结论多是用来解释中医理论中的疑点问题，或是提出一些假说。这需要有一套机制对知识发现的规律用临床、药理、药化等方式进行实验验证。

2.3 研究人员的知识结构问题

目前中医药知识发现研究人员主要有两种，一为中医药专业研究者，计算机知识、数理统计知识薄弱；二为计算机专业研究者，中医药知识欠缺。前者在研究时侧重中医的细节问题，容易忽略数理方面的原则性和客观性，后者则相反。知识发现应用于中医药研究需要两方面知识的结合，有必要培养一批两类知识结构兼备的研究者。

参考文献（略）

浅议数据库和知识库的不同构建理念

申玮红

（中国中医科学院中国医史文献研究所　北京 100700）

摘要　本文以数据库和知识库的发展史为切入点，从数据库和知识库的定义出发，系统地从数据库和知识库的研究目标和侧重点、计算机扮演的角色、二者在结构和管理等方面的比较这三方面，系统地探讨了数据库和知识库的不同构建理念。并从处理对象、应用对象、研究目标、操作内容、不同的组成和工作方式几方面，对数据库系统和知识库系统的不同构建理念进行了详细分析。最后论述了由数据库向知识库的转化以及数据库技术在知识库中的作用，指出二者既有区别，又有联系。

关键词　数据库；知识库；数据库系统；知识库系统；构建理念

随着科学技术的发展，计算机技术不断应用到各行各业，随着数据存储的不断膨胀，于20世纪60年代出现了基于数据库技术的数据库系统。自此，计算机开始广泛地应用于数据管理，相应地，用户对数据共享提出的要求也越来越高。而传统的文件系统已不能满足用户的需要，能够统一管理和共享数据的数据库管理系统（DBMS）便应运而生。

1970年6月，IBM圣约瑟研究实验室的高级研究员埃德加·考特（Edgar Frank Codd）在Communications of ACM上发表了《大型共享数据库数据的关系模型》一文，首次明确而清晰地为数据库系统提出了一种崭新的模型，即关系模型，成为用关系的概念来建立数据模型，并用以描述、设计与操纵数据库的第一人，为数据库的研究奠定了理论基础，从而兴起了“数据库热”。

20世纪80年代初期，日本ICOT（Institute for new generation Computer Technology）宣布以知识库管理系统作为其5G工程的重要组成部分，这推动了由数据库（Data Base，DB）到知识库（Knowledge Base，KB）的转移，这种转移标志着计算机向非数值处理和人工智能（Artificial Intelligence，AI）应用领域的深入，也是DB和Al理论/技术向前发展以及计算机应用领域扩大的必然结果。

迄今，数据库和知识库已渗透到各个领域，那么，什么是数据库？什么是知识库？二者的构建理念有何不同呢？

1　什么是数据库和数据库系统

1.1　数据库

数据的形式是多种多样的，如文字、数码、符号、图形、图像以及声音等。数据是所有计算机系统所要处理的对象。在数据库技术出现之前，处理数据需先将处理过程编成程序文件，将所涉及的数据按程序要求组织成数据文件，用程序文件来调用，数据文件与程序文件保持着一定的对应关系。但是，这种方式处理的数据通用性差，不便于移植，而且在不同文件中存储大量重复信息、浪费存储空间、更新不便等。而数据库系统有效地解决了上述问题，它不从具体的应用程序出发，而是立足于数据本身的管理，它将所有数据保存在数据库中，进行科学的组织，并借助于数据库管理系统，以它为中介，与各种应用程序或应用系统接口，使之能方便地使用数据库中的数据。

什么是数据库呢？数据库就是一组经过计算机整理后的数据，存储在一个或多个文件中，而管理这个数据库的软件就称之为数据库管理系统。简而言之，数据库是指使用数据库管理系统及其类似软件建立起来的，并能存取和维护的数据及数据间逻辑关系的集合体。一般一个数据库系统（Database System）可分为数据库（Database）与数据库管理系统（Database Management System，DBMS）两个部分。

1.2　数据库系统

数据库系统（Data Base System，简称 DBS）是一个实际可运行的存储、维护和应用系统提供数据的软件系统，是存储介质、处理对象和管理系统的集合体。它通常由软件、数据库和数据管理员组成。其软件主要包括操作系统、各种宿主语言、实用程序以及数据库管理系统。其中，数据库由数据库管理系统统一管理，数据的插入、修改和检索均要通过数据库管理系统进行；数据管理员负责创建、监控和维护整个数据库，使数据能被任何有权使用的人有效使用，一般由业务水平较高、资历较深的人员担任。

数据库系统的个体含义是指一个具体的数据库管理系统软件和用它建立起来的数据库，用关系式表达如下：

数据库系统=数据库+数据库管理系统（DBMS）+数据库管理员（DBA）+用户和应用程序。

2　什么是知识库

2.1.　知识库

知识库（Knowledge Base）是知识工程中结构化、易操作、易利用、全面有组织的知识集群，是针对某一（或某些）领域问题求解的需要，采用某种（或若干）知识表示方式在计算机存储器中存储、组织、管理和使用的互相联系的知识片集合。这些知识片包括与领域相关的理论知识、事实数据，由专家经验得到的启发式知识，如某领域内有关的定义、定理和运算法则以及常识性知识等。

与数据库相比，知识库的核心任务是以用户为中心，以知识的应用为关键，促进知识的共享。它是人工智能和数据库技术相结合的产物，它使基于知识的系统（或专家系统）具有智能性。

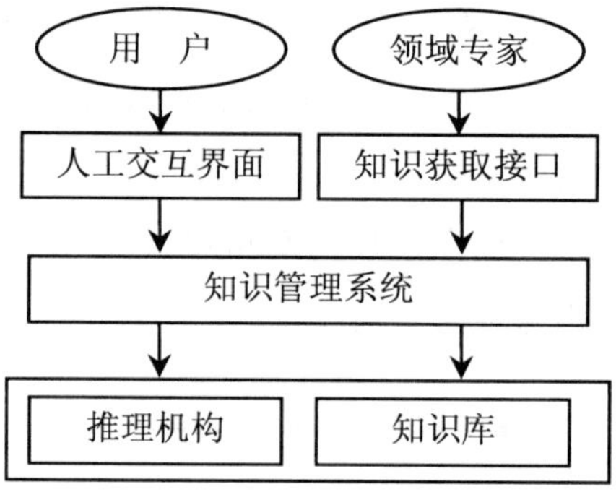

知识库系统的体系结构

2.2　知识库系统

知识库系统是这样一个系统，它能用计算机所存储的知识对输入的数据进行解释，生成作业假说并有对其进行验证的功能。一般来讲，知识库系统是由知识库、推理机、知识管理系统、知识获取子系统和人机交互界面五部分组成，体系结构如右图所示。其中，知识库和推理机是知识库系统的核心部分，知识库是以一致的形式存储知识的机构，推理机构则是为了使用知识库内的知识执行推理的控制机构。

知识库技术是知识型人工智能应用系统的基础，它使计算机应用系统有了更多的智能，如智能搜索引擎的开发。

需要强调的是，知识库系统中的知识，是该系统在自身进行推理过程中所利用的信息，而不是提供给系统使用者的信息。因此，知识库系统与数据库系统不同之处就在于，它并非向用户提供检索的信息，而是提供根据输入的数据信息使用知识进行判断分析的结果。

3　数据库与知识库的不同构建理念

由于数据库和知识库的出发点不同，数据库针对企业数据管理，而知识库则面向人工智能问题求解或专家决策，这种出发点的差异使得计算机充当的角色不同，也使得二者的研究目标和侧重点不同。

3.1　从计算机扮演的角色来看

在数据库中，计算机仅起着“秘书”的作用，只被用着信息存储和检索；它是通过“劳动力”的解放来提高生产力，是被动的；但在知识处理领域，计算机则成了用户的“参谋”或“顾问”，它是通过提供“合理策略/经验技术”来提高使用效率，是主动的。

3.2　研究目标和侧重点不同

数据库的研究目标主要是有效地存储和检索大量数据。涉及的操作有：按属性或关系名查询、刷新数据库，数据保密和保护，并行处理等。研究重点为：能有效存取的数据/文件结构，查询的数学描述和有效实施查询的技术，多/并行用户下数据库的保密和保护措施等。

知识库强调对问题求解空间进行有效地启发式搜索。涉及的对象有：一个大型知识空间，压缩搜索空间的启发式知识，非确定或不完全知识等。主要研究重点为：表达知识的语义，搜索策略的研究等。

3.3　知识库和数据库的比较

数据库如关系数据库采用二维关系表示模式，表示一些基本的事实数据，其数据量非常大，一般需要较频繁地修改和并行存取，但缺少某些规则，如在某确定的规则、条件下，不易推导出新的数据项，不支持专门的推理机制和带控制的搜索，数据库的推理能力较差。

相对于数据库，知识库中不仅包含显式表达的事实，而且还包含显式表达的包括常识、经验等在内的领域知识和启发式知识等，这是知识库根本区别于数据库之处。知识库的知识较少改动，而且知识库应具有保真或拒绝插入不一致的知识的能力。

数据库和知识库内容的比较，具体如下表所示：

数据库和知识库比较表

数据库	知识库
存储大量数据，少量完整性条件；数据类型较简单	存储大量事实、规则及大量完整性约束；数据类型复杂
结构简单，数据类型少	结构复杂，数据类型多
规则性强	规则性弱
一般人员可更新	专家更新
即席查询	90%规则存取
模式修改少	经常修改模式
精确，频繁修改	不大精确，不常修改
表示事实	表示规则和事实
管理事实	管理事实，完整性约束、规则
推理能力差	推理能力强
不支持专门的推理规则	支持专门的推理规则
不支持受控制的搜索	支持受控制的搜索
历史数据，静态	动态数据，既有历史的又有现在的
理论要求：计算理论	理论要求：语义解释

4　数据库系统与知识库系统的比较

数据库（或知识库）系统，是指引进数据库（或知识库）技术后的整个计算机系统，包括计算机硬件系统、计算机软件系统、数据（或知识）和用户。二者既有联系，又有区别，既分属两个不同层面，又有互通之处。现对二者的不同点，择其要者，列述如下：

4.1 处理对象

数据库系统（Data Base System，DBS）主要处理信息，信息的含义是确定的。知识库系统（Knowledge Base System，KBS）主要处理知识. 而知识中包含大量不确定的概念和启发式知识。

4.2 应用对象

数据库系统应用于信息管理系统，智能信息管理系统将是数据库系统的发展方向。知识库系统面向人工智能问题求解或智能信息处理系统，如专家系统等。

4.3 研究目标

知识库系统的主要研究目标则是如何有效地实现知识表示、知识的获取和推理机制，特别是不确定性知识的表示和获取问题。它不仅要研究大容量知识的存储管理的理论与技术，而且还要研究模仿人类智能系统的理论和技术。知识库系统的研究要充分结合和利用数据库系统的研究成果和开发经验。

4.4 操作内容

数据库系统的主要操作，有数据库查询，数据库更新，数据库维护等。对知识库系统的操作，主要体现为在一定的推理控制策略制约下，对问题空间进行启发式搜索，主要是在语义这一层次上进行处理。

从硬件上看

知识库系统和数据库系统均可在各种通用计算机上运行。而为了更快地运行人工智能程序和处理大容量知识库的需要，研制出了 LISP 机和 PROLOG 机等人工智能专用机。

组成和工作方式不同

在组成和工作方式上，数据库系统和知识库系统用关系式分别表示如下：

数据库系统＝显式表达＋查询检索；

知识库系统＝（显式＋隐式）表达＋推理/启发式搜索。

数据/知识显式表达的优点是查询（检索）速度快，但存在表达能力不够且占空间多的缺点。数据/知识的隐式表达产生规则，其优点是表达能力强且占空间少。但由于隐式知识的获得要通过推理，因此它的查询响应速度较慢。

从上述表达式可看出，知识库系统是推理或证明系统，推理机是对问题空间的启发式搜索，在推理系统中，客体之间的联系体现在表达知识的语义之中，即强调语义的无矛盾性。而经典的数据库系统属模型系统，数据间的语义联系（即值的制约联系）大都隐含在静态数据结构中，并从结构上保持其完整性，即要求结构上的无矛盾性。

5 数据库与知识库的联系和相互转化

从上文对于知识库与数据库的比较可知，二者之间没有一条泾渭分明的界限，既有区别又有联系。

5.1 知识库需要数据库技术的支持

随着数据库技术和人工智能技术的发展，以及对数据库系统提出的更高要求，数据库和人工智能技术的结合成为当今知识库研究和发展的重要方向之一。倒如，在研究知识库的管理方法时，需要数据库技术的支持，这加快了数据库向广义知识库的演变。

将数据库技术与知识库技术结合起来，构造大规模的知识库系统，其知识量可达海量条规则与事实，而且从知识库中存取知识如同从数据库中存取数据一样迅速方便，这将是知识库系统的发展趋势。

5.2　数据库系统向知识库系统的相互转化

若把数据库系统和知识库系统的结构分别表示为：

数据库系统（DBS）=数据库（DB）+数据库管理系统（DBMS）；

知识库系统（KBS）=知识库（KB）+知识库管理系统（KBMS）

=知识库（KB）+推理子系统+知识库组织与维护子系统；

则在某些情况下，通过推理子系统将所有隐式知识显式化，即可将一个知识库系统转换为一个等效的数据库系统。

在实现上，亦有可能把数据库，特别是关系数据库作为知识库系统的组成部分，即把数据库作为知识库中的事实库看待。但是，由于这种事实库缺乏知识的获取与收集能力，需在此基础上增加学习和知识获取等功能，这样就构成了知识库系统，这便是数据库向知识库的一种自然延伸。

总之，数据库（系统）和知识库（系统）之间既有联系，又有区别，从根本上讲，二者的出发点不同，它们分属两个不同层面，因而构建理念不同。

基于临床文献的病毒性心肌炎疗效评价指标研究

徐　慧　崔　蒙　张早华　尹爱宁

（中国中医科学院信息研究所　北京 100700）

摘要　目的：系统整理分析中文期刊数据库临床文献中病毒性心肌炎疗效评价指标现状及变化情况。方法：对中文期刊文献数据库 868 篇病毒性心肌炎临床文献的疗效评价指标进行抽取，建立文献数据信息库。采用数据挖掘方法，利用 SPSS 软件、ACCESS 软件对病毒性心肌炎疗效评价指标进行横向分析和纵向研究。结果：1.关联规则结果显示，支持度置信度均较高的关联关系血清心肌酶，动态心电；心电，动态心电；心电，心悸，胸闷，乏力，气短；心电，心前不适；心悸，血清心肌酶，心前不适。2.症状聚类结果显示，病毒性心肌炎症状指标可分为五类，均与证候相关。3.对历年高频症状指标、各症状持续时间也进行纵向比较，病毒性心肌炎临床常见主要症状疗效指标较稳定。

关键词　文献分析；疗效评价；病毒性心肌炎

疗效评价指标是客观全面体现医学临床疗效的直接方式。如何将中医临床疗效体现出来已成为大家关注的热点问题。

中医学的整体观念、辨证论治在临床诊疗过程中得以完美体现，然而在疗效评价时却未能很好展现，影响了其在国际范围内的认可度。因此，在现阶段，科学、客观地评价中医药的临床疗效对于弘扬祖国医学具有十分重要的意义。

期刊文献作为知识的有效载体，一方面承载了海量临床实践记录的作用，另一方面，相对于书籍更具有时效性，故本研究提取期刊文献数据，对临床疗效评价指标进行横向、纵向研究。

1 数据来源

1.1 检索资源

CNKI 中国期刊全文数据库（世纪期刊），CHKD 中国医院数字图书馆，万方数据库，pubmed 数据库。

1.2 检索策略

检索年限限定为 1988 年-2008 年。在 CNKI 中国期刊全文数据库，CHKD 中国医院数字图书馆，万方数据库中，检索词为：主题词病毒性疾病、心肌炎、治疗学；关键词病毒性心肌炎、临床。检索词之间用逻辑运算符“并”连接，按照此原则，结合各库特点和要求分别制定相应的检索式，获得检索结果，对相关文献进行去重。检索结果：中文文献经检索策略检索，共检索病毒性心肌炎临床文献全部总数 1010 篇。

1.3 纳入与排除标准

纳入标准：临床治疗性文献。

排除标准：专家经验总结、理论探讨；综述、流行病学调查、护理、误诊。

1.4 入选文献

最终入选文献中文期刊文献 868 篇。

2 数据提取

对文献中症状体征理化检查等项目进行抽取，并结合高等院校教材进行术语规范。

3 结果

3.1 一般情况

现有病毒性心肌炎临床指标，主要包括中医指标（包括疾病指标、证候指标、症状指标），西医指标，生存质量，综合疗效评价，安全性评价（血尿常规、肝肾功能、不良反应），其他（分时点测量、随访）。

指标变化呈现一定趋势，主要表现为：病例数日益增多，分组日趋规范（随机对照盲法）；诊断标准、疗效标准日趋完善；指标扩大，但呈现相对稳定趋势；生活质量，综合评价方法引入；时点引入，注意随访；注重安全性评价，记录不良反应，并分析原因。

从中我们可以发现中医临床疗效评价显示出中医在积极寻找借鉴各领域方法，将其疗效以直观方式展现于世人面前。从盲目引入西医实验室指标，开始回归中医，探索适合中医自身特点的方法。主要表现为：从单一指标向指标集转化；从单纯中医四诊转向引入西医指标，以图客观说明中医疗效，获得世界范围认可；从注重实验室指标到引入生存质量，从单一评价方法向综合疗效评价方法转变，回归中医治人、整体观，以展现中医整体优势，说明中医疗效的确切性、广泛性；因病毒性心肌炎若未很好控制，可进而发展成为诸多疾病，故开始引入时点检测，并注意随访，更凸显中医整体调节，长期疗效。但也发现某些不足，如个案不足，中医特色辨证论治未能体现。虽在一定程度上可获得世界认可，但辨证精髓未能传承。

3.2 横向分析

3.2.1 关联规则

关联规则模式属于描述型模式，发现关联规则的算法属于无监督学习的方法。本研究使用的是浙江大学计算机学院以 RapidMiner-4.2 为数据挖掘工具为基础的，MaxPattern 算子（最大高频关联模式算子）做为关联规则挖掘算法。引入 all confidence 作为关联模式的决断参量。当 all confidence 大于或者等于给定的门槛阈值，则认为该模式是关联的。关联规则方法旨在挖掘隐藏在数据间的相互关系，目的是从给定的数据中，挖掘出事务特征之间满足一定支持度和置信度的关联现象。对临床文献中病毒性心肌炎症状、体征、理化检查等指标进行关联规则分析，得出结果如表 1、表 2、表 3、表 4 所示：

表 1　病毒性心肌炎症状体征理化检查支持度

Expr1000	Support	Supportsount
心电，动态心电	0.049942	43
心电，心悸，胸闷，乏力，气短	0.041812	36
心电，心前不适	0.037166	32
血清心肌酶，动态心电	0.03252	28
心电，心悸，胸闷，乏力，心前痛	0.026713	23
心电，心悸，胸闷，血清心肌酶，乏力	0.026713	23
心电，心悸，胸闷，血清心肌酶，气短	0.025552	22
心电，血清病毒抗体	0.023229	20
心悸，血清心肌酶，心前不适	0.023229	20
心电，心悸，胸闷，乏力，心律	0.022067	19
心电，心悸，胸闷，气短，心前痛	0.020906	18
心电，倦怠	0.019744	17
心电，晕厥	0.019744	17
心电，心悸，胸闷，血清心肌酶，心前痛	0.019744	17
心电，胸闷，乏力，超声心动图	0.019744	17
心电，心悸，胸闷，口干	0.018583	16
心电，恶心	0.018583	16
心电，胸闷，神疲	0.018583	16
心电，血清心肌酶，心律	0.018583	16
心电，胸闷，血清心肌酶，乏力，气短	0.018583	16

注：support 最小阈值是 0.01，confdence 最小阈值是 0.02。

将病毒性心肌炎症状、体征、理化检查指标做为整体分析其支持度，结果可以看出，心电与诸多症体、理化检查支持度良好。病毒性心肌炎病位在心，心主血脉，温热、湿热邪毒内侵，扰及心主血功能，血热脉流薄疾而心悸：心肺同居上焦，肺朝百脉的作用能助心行血，邪毒炽张，邪盛正虚，肺气不张，心气也同时受累，故心肺气虚即感心悸；热邪伤阴，或病之日久，心气阴耗伤，则心中动悸；湿热伤脾，脾虚生化之源匮乏，心血不足，心脾两虚，心失所养，心动失常；气血运行不畅，痰瘀阻滞，心脉不通而心悸。故心电为临床最常用指标之一，具有良好的应用基础。

首先，支持度最高的三位为心电与动态心电（0.049942），心电与心悸、胸闷、乏力、气短（0.041812），及心电与心前不适（0.037166）。

心电图是反映心脏兴奋的电活动过程，它对心脏基本功能及其病理研究方面，具有重要的参考价值。心电图可以分析与鉴别各种心律失常；也可以反映心肌受损的程度和发展过程和心房、心室的功能结构情况。病毒性心肌炎临床表现轻重程度悬殊，实验室检查和辅助检查没有特异性，给临床诊断带来了一定的困难。心律失常是最常见的临床表现之一。因此，对于临床诊断病毒性心肌炎，常规 ECG 检查和 DCG 监测是必不可少的项目。心悸胸闷乏力气短、心前不适均为毒邪侵心，心肌受累所致，故心电可见异常。

表 2　病毒性心肌炎症状体征理化检查置信度

Expr1000	Confidence
肝功能，肾功能	0.8
肾功能，尿常规	0.642857
血常规，尿常规	0.428571
咽痛，咳嗽	0.232558
发热，咳嗽	0.105769
头晕，晕厥	0.062937
头晕，胸憋闷	0.062937
胸透，晕厥	0.0625
胸痛，动态心电	0.058065
血清心肌酶，动态心电	0.057971
心脏听诊，昏厥	0.057692
心脏听诊，心前不适	0.057692
心电，动态心电	0.055341
胸透，心前不适	0.051136
心电，心悸，胸闷，乏力，气短	0.046332
心电，心前不适	0.041184
超声心动图，胸透，血清病毒抗体	0.040909
超声心动图，动态心电	0.040909
心悸，血清心肌酶，心前不适	0.038314

注：support 最小阈值是 0.01，confdence 最小阈值是 0.02。

病毒性心肌炎症状体征理化检查置信度较高的组合为：肝功能，肾功能；肾功能，尿常规；血常规，尿常规。为常见安全性检查。其次，咽痛，咳嗽；发热，咳嗽，为病毒性心肌炎急性期，外感风热之邪所致。头晕，晕厥；头晕，胸憋闷，为慢性期或迁延期，外邪累及心脏所致。此外，我们还可发现在置信度列表中，排列前几位的均为理化检查与理化检查，症状与症状组合，未见症状、理化检查、体征等组合。

置信度是对关联规则准确度的衡量，支持度是对关联规则重要性的衡量。支持度说明了这条规则在所有事务中有多大的代表性，显然支持度越大，关联规则越重要。有些关联规则置信度度虽然很高，但支持度却很低，说明该关联规则实用的机会很小，因此也不重要。

综合病毒性心肌炎症状体征理化检查支持度、置信度结果，支持度置信度均较高的关联关系包括，血清心肌酶，动态心电；心电，动态心电；心电，心悸，胸闷，乏力，气短；心电，心前不适；心悸，血清心肌酶，心前不适。可见，心肌酶检测与动态心电，心电与动态心电常同时出现。患者心悸、胸闷、气短、乏力等症状常兼见，且此时患者大多有心电改变。患者心前不适也常有心电改变。众所周知，心肌受累，病变弥漫且较严重者常同时累及心脏传导系统，故常见心电改变。

3.2.2 聚类分析

聚类算法的目的就是获得能够反映 N 维空间中这些样本点的最本质的“簇”的性质。本研究采用 SPSS13.0 对中文期刊数据库中的高频词进行层次聚类。结果见图 1。

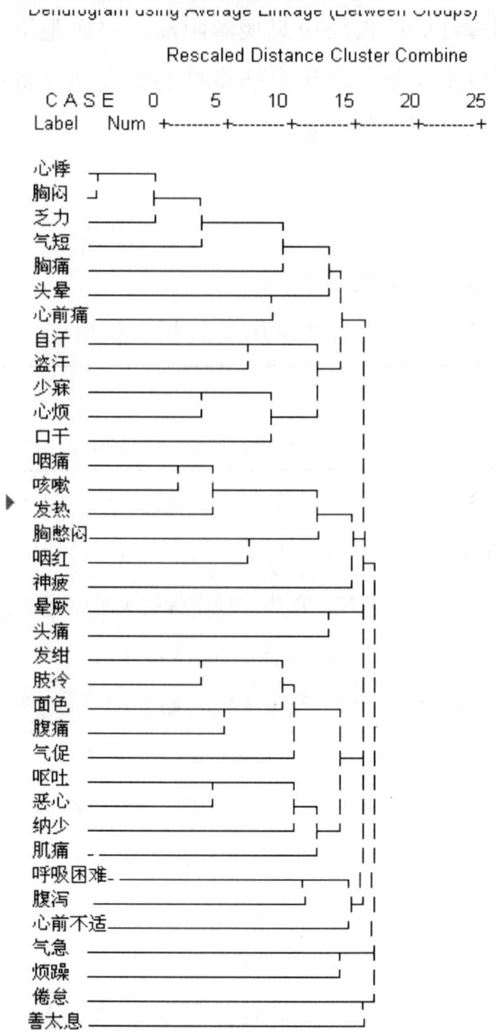

图 1　病毒性心肌炎高频症状聚类图

结果显示，首先，联系最紧密的是心悸胸闷，为病毒性心肌炎临床最常见的症状。此外，从聚类结果还可看出，病毒性心肌炎症状指标大致可分为五类，第一类主要包括心悸、胸闷、乏力、气短、胸痛、头晕、心前痛，以及，自汗、盗汗、少寐、心烦、口干。其中心悸、胸闷、乏力、气短、胸痛、头晕、心前痛均为病毒性心肌炎临床常见定位症状。自汗、盗汗、少寐、心烦、口干大多为气阴两虚之定性症状。二者综合，大致为病毒性心肌炎气阴两虚证，有研究表明，此证型贯穿病毒性心肌炎始终，即急性期、迁延期、慢性期。

第二类主要包括咽痛、咳嗽、发热、胸憋闷、咽红、神疲、晕厥、头痛。此类大多为病毒性心肌炎急性期，温热邪毒侵袭人体，可从鼻喉、体表而入，易伤及肺卫，由于肺朝百脉，与心脉相通，肺脏受邪，留而不去，入里酿毒累及于心，热毒耗伤心之气阴，进而出现心肺同病的病症。这与现代医学所说的经呼吸道感染的各种流感病毒、腺病毒侵犯心脏，引起病毒性心肌炎是一致的。第三类主要包括发绀、肢冷、面色苍白、腹痛、气促、呕吐、恶心、纳少、肌痛。此类症状大多为寒湿之邪，蕴于脾胃，留滞不去，上犯于心，损伤心之阳气，寒凝血瘀，痰瘀互结，心脉痹阻，故可见此类症状。第四类症状主要包括呼吸困难、腹泻、心前不适。大多为病毒性心肌炎心脾两虚。第五类主要包括气急、烦躁，第六类主要是倦怠、善太息。为肝郁脾虚之证。

此外，在中医内科学中，病毒性心肌炎还可见痰湿阻滞，瘀血阻络等证，此次文献聚类分析未见此类证候，可能在某种程度上反映了近年来病毒性心肌炎证候特点有所变迁，故临床症状有所不同，在进行症状指标选择时应引起注意。

3.3 纵向研究

3.2.1 历年频次

对历年频次最多的症状进行总结，结果见表 5。

表 5 病毒性心肌炎历年高频症状指标

年	总症状数	前五位高频症状（频次）
1988	12	心悸（3），胸闷（3），神疲（1），气短（1），气促（1）
1990	12	发热（2），关节痛（1），易感（1），胸痛（1），胸闷（1）
1992	33	心悸（5），气短（3），纳少（2），发热（2），胸闷（2）
1993	10	心悸（2），胸闷（2），乏力（2），头晕（1），头痛（1）
1994	20	胸闷（8），心悸（8），乏力（5），气短（4），胸痛（4）
1995	39	心悸（14），乏力（12），胸闷（11），气短（6），头晕（6）
1996	34	心悸（13），胸闷（11），乏力（10），头晕（7），气短（6）
1997	60	心悸（37），胸闷（30），乏力（26），气短（23），胸痛（20）
1998	48	胸闷（31），心悸（29），乏力（23），气短（12），心前痛（7）
1999	36	心悸（28），胸闷（27），乏力（21），气短（14），头晕（6）
2000	62	胸闷（49），心悸（49），乏力（38），气短（31），胸痛（14）
2001	60	心悸（66），胸闷（60），乏力（50），气短（39），头晕（16）
2002	55	心悸（49），胸闷（46），气短（37），乏力（36），头晕（18）
2003	51	胸闷（48），心悸（47），乏力（34），气短（23），胸痛（22）
2004	16	胸闷（16），心悸（14），乏力（12），气短（8），胸痛（4）

2005	51	胸闷（37），心悸（36），乏力（34），气短（20），头晕（13）
2006	57	胸闷（33），心悸（31），乏力（26），气短（19），头晕（12）
2007	73	心悸（66），胸闷（59），乏力（57），气短（36），头晕（19）
2008	38	胸闷（29），心悸（28），乏力（25），气短（21），胸痛（10）

从病毒性心肌炎历年高频症状指标表中我们可以看出，病毒性心肌炎临床常见主要症状疗效指标较稳定，大多集中在胸闷、心悸、乏力、气短、头晕等，但是通过观察每年症状个数，可以发现，症状较为繁杂。对1990年文献高频症状的分析发现不同于其他年份，高频症状词为发热、关节痛、易感、胸痛、胸闷，这为病毒性心肌炎急性期的表现，由此我们推测，是否1990年病毒性心肌炎急性期的治疗是大家关注的热点，或许也是临床常见表现。

3.2.2 持续时间

运用Eclipse3软件对数据进行批量处理，将症状、年份进行排列组合，导入ACCESS表中，通过SQL语句，进行整理。

通过对各症状、理化检查持续年的整理发现，不同症状出现年的频次不同。有的症状在疗效评价指标中只是转瞬即逝，说明其在临床实践中由于种种原因被大家所舍弃，有的指标持续多年稳定出现，说明其稳定性好，具有很好的可重复性及实用性，得到大家认可，故得以保留下来。结果见表6。

表6　病毒性心肌炎症状指标持续时间分布

症状年频次	
症状	频次
气短	19
心悸	19
胸闷	19
乏力	19
自汗	17
发热	17
胸痛	17
心前痛	16
头晕	16
纳少	15
面色苍白	15

综上所述，病毒性心肌炎疗效评价指标的筛选过程，可以在掌握整体趋势的基础上，结合多种统计方法，在中医基础理论的指导下，对疗效评价指标进行选择。

参考文献(略)

基于临床科研信息共享的中医结构化电子病历的研制思路与实践

闫秀峰[1]　刘保延[2]　倪青[1]　陈世波[1]　肖月星[1]　周雪忠[3]

（1 中国中医科学院广安门医院　北京 100053；2.中国中医科学院　北京 100700；
3.北京交通大学　北京 100013）

摘要　利用中医临床科研信息共享系统（简称“采集系统”）收集临床海量真实数据进行中医临床研究是中医研究领域的热点和新方法，也是由中医研究本身固有的“从临床中来，到临床中去”模式和特点决定的。本文从剖析中医临床研究和理论发展的特有事实和规律（固有根源）及导师刘保延教授基于此事实和规律进行理论研究而得出的“从临床中来，到临床中去”研制理念入手，论述了该理念的科学性，并展示了基于该理念进行中医临床科研信息共享系统研制中所取得的重大的理论进步和实践进展。

关键词　临床科研信息共享；中医结构化电子病历；思路；实践；所见即所得

基于临床科研信息共享的中医结构化电子病历（也称“临床科研信息一体化采集系统”，后称“采集系统”）的研制始于 2002 年北京市科委项目。采集系统的研制所依据的理念为刘保延教授的“以人为中心，以临床疗效为导向，以假说和模型为驱动，将临床观察与计算机模拟研究相交替（人机互动），从临床中来、到临床中去的临床科研信息一体化研究模式”。2008 年起，此系统结合计算机技术的最新进展，在国家中医药管理局和北京市科委经费的支持下，采集系统得以进一步研制成功，现已在全国 59 个参研单位投入临床和科研使用。

本采集系统概念和内涵是：是指通过计算机技术设计，在项目组织者、医学科研设计者、一线医生、医疗单位、软件人员、术语人员、数据挖掘人员等多方面共同参与下，并结合同时满足符合“中医临床科研信息共享”的设计理念、临床习惯、医疗单位个性化格式、研究目标、挖掘需要、术语规范、软件技术能力所及等多个方面因素，从病历这一临床研究数据的重要来源和载体入手，采用适当的方式将病历内容适当分解并结构化，并以此为中介，最终实现在帮助临床医生便捷完成规范病历书写的同时，将全部病历数据智能准确地变成可分析的结构化数据而保留下来，实现临床信息向科研数据的转化和存储，为后期数据统计和挖掘服务，并从而实现临床业务和科研信息采集存储的过程一体化和信息共享。

1　基于临床科研信息共享的中医结构化电子病历的研制思路

具体研制思路主要是依据中医临床研究和理论发展的特有事实和规律，及其刘保延教授基于此事实和规律进行理论研究而得出的研制理念，进而对本采集系统进行了研制。

1.1　中医理论内涵是最根本的出发点

中医学“从临床中来，到临床中去”的研究模式中医药学存在了数千年，在整体观念的指导下，从人体功能状态入手，采用观察、类推和求道的方法，借助人体信息器官，从不同的角度和高度将人体描述划分为藏象、气血、经络、证候等系统，从整体、动态和个体化的层次把握了正常人体和疾病人体的变化规律，形成了自己独特的理论体系和丰富多彩的人体调控方法。离开了有生命的“病人”和针对“病人”的临床，中医药学理论内涵就无从谈起。这也是中医药学与西医学最重要的区别点。正由于中医药学学科这一内在规定性，形成了中医药 “从临床中来，到临床中去”这一重要的研究模式。

1.2　临床实际海量数据是当代中医发展的基石

古代，中医先贤经过大量的临床实践和思维抽象，创造了宝贵的中医理论，积累了丰富的临床经验。然而，随着时代的发展，以往基于单纯思辨和临床实践感悟这种模式难以应对医学进步的要求，尤其是在当代基于证据的背景下，中医的继承和发展，必需要有新的模式。目前研究表明，中医个体化诊疗特点及其复杂性，使得传统中医理论相对于真实临床的复杂性来说，显得极不具体，急需注入大量的当代研究成果；而基于临床事实中医共性规律研究，必须建立在海量数据之上，海量真实有效的临床数据是中医发展的基石。

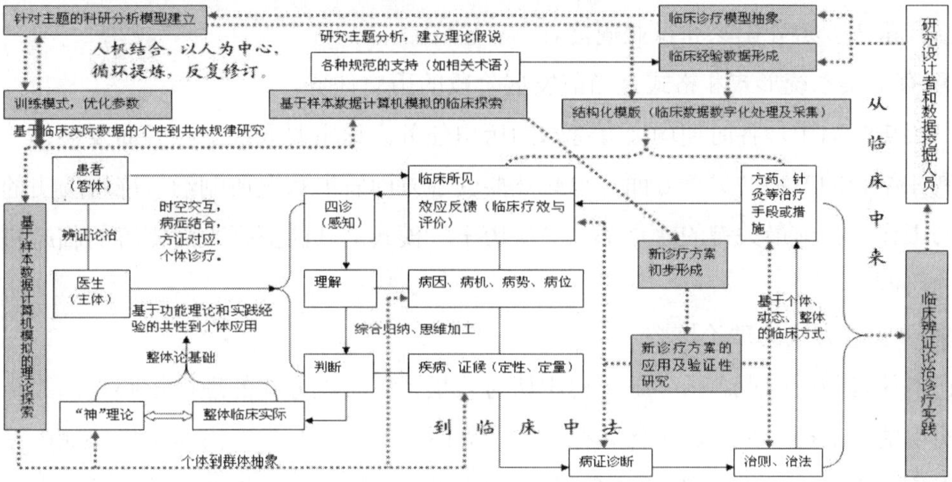

图 1　中医临床科研数据共享的内涵

1.3　中医理论发展的过程和特点决定了研究过程和手段

从上图可知，中医临床过程是，医生基于中医理论，根据患者的具体情况对患者进行辨证论治，在整个过程中形成了一整套的治疗实践。而研究人员根据这一实践所获得的信息，经过科学的总结、归纳、提炼和升华，从中抽象出中医的“临床诊疗业务模型”和“临床经验数据集”，这是“从临床中来”的过程。从“临床诊疗业务模型”中可抽象出框架信息用以日后病历结构化模版制作依据，和形成“针对主题的科研分析模型”，可满足理论和临床的研究，为形成新的诊疗方案提供临床验证研究依据。后者“临床经验数据集”经过与标准化术语结合后，可对结构化模版进行结构化赋值，为临床实际病历书写提供规范化的选项参考值，大大方便临床业务，这一过程显然是“到临床中去”的过程。

从临床中来，到临床中去，这种中医特有的研究模式，以及其他的各种特点，都决定了需要大量的来自临床的真实数据，并基于这些海量数据，进行中医的深入研究。

1.4　中医理论和临床应用的反复迭代，是中医理论创新和临床发展的根本途径由上述分析，我们不难发现，若想创新发展中医理论，并更大程度地获得中医临床可操作的方式方法时，我们不得不将上图的进程反复迭代，才能从当中总结规律；同时也是一条符合中医实际的研究方法。所以，由于中医的复杂性，中医临床上许多规律性的内容，很难通过简单的方法和较少因素获得，大部分的知识和规律还要通过基于临床事实数据的挖掘才能真正表述清楚。这也是中医与西医不同的和特有的特殊现象之一。

1.5　临床科研信息一体化理念的科学性和形成必然性

中医理论和临床研究的进步需要基于海量临床数据的研究，逐渐被人们所认识并形成共识。然而，海量数据难以获得正是制约中医发展的瓶颈问题。采集系统突破这一瓶颈，且目前此软件的功能正在不断扩大，已不单纯集中在病历，而且还形成了“病历＋”（病历扩展）模式（是针对临床病历数据不够细致而采用的多种扩展数据的方法），甚至还可以扩大到包括 CRF 表、量表等在内的任何一种医学信息载体的模式或格式内容，并且形成了大量的基于便捷操作和全面内容目的而研制的附带功能。

1.6　数据采集过程有特殊的内容要求和操作要求

不能脱离中医、脱离临床；符合医学原理和临床习惯及业务方式，是基本的要求。病历框架和格式都需要遵守国家和行业规范。

1.7　现有采集系统形式和格式是当前发展阶段的历史任务

在历史长河中，各时期均会有特殊的历史任务。这主要取决于各方面发展，一方面是各方面发展相结合的产物，另一方面，也必然要受各方面发展状况所制约。应用历史的眼光来看待当前的工作。当前最关键的就是基于“病历＋”模式的功能更强大而完善的临床科研信息共享系统的研制。

1.8　基于实现方式的理论核心

在刘保延教授的理念指导下，初步认为采集系统实现方式的理论核心是：“基于内涵、需求和实现能力的碰撞平衡、优化共存体”。如图 2 所示，其中，内涵是指保证内设反映临床和科研本质；需求是指临床和科研内涵各方的需求；实现能力是指系统的开发能力。三者相互的碰撞平衡、优化共存，是采集系统实现方式确立的重要依据。

2　基于临床科研信息共享的中医结构化电子病历的实践

刘保延教授所领导的团队，自 2002 年起，在北京市科委课题“中医药防治重大疾病临床个体化诊疗信息平台及其标准规范研究”的资助下，取得了 TCMCLIS(V2.0)的计算机软件注册权，并形成了基于糖尿病、冠心病、中风、恶性肿瘤、名老中医诊治采集系统数据仓库的 OLAP 在线挖掘展示平台，以及基于此采集系统数据挖掘的多项临床研究，部分数据成为 2007 年《WHO 西太地区 2 型糖尿病中医药临床操作指南》的基础；目前继续在国家中医药管理局“基于临床科研一体化技术平台的中风等疾病中医药临床诊疗研究”和北京市科委“中医药防治重大疾病临床规律的挖掘与验证研究”的大力支持下，研究将进一步进展。

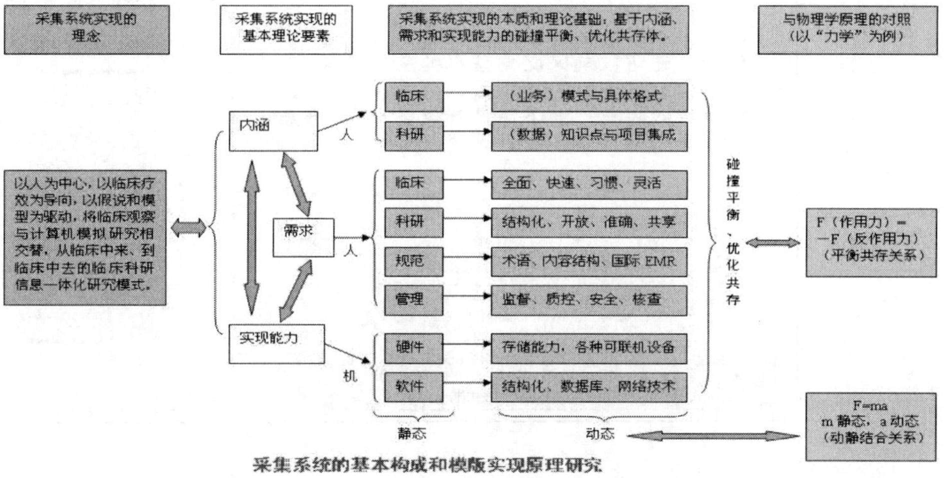

图2 采集系统实现方式理论核心：基于内涵、需求和实现能力的碰撞平衡、优化共存体

2.1　目前采集系统的基本特点

基本特点：方便、快捷、准确、实用、灵活、易学、功能健全而强大、安全、稳定、规范与个性化相结合。

2.2　目前采集系统前台的具体功能优势

2.2.1　"所见即所得"的功能基础：

（1）类似于 word 的病历书写界面和操作方式；（2）六种元素类型；（3）元素值的内隐方式；（4）元素间的逻辑分组关系；（5）元素路径实时查看；

2.2.2　提速操作（满足临床业务需求）：

（1）结构化的多种实现方式（7 种）；（2）默认值设置；（3）广泛的快捷键设置，支持多方式的录入；（4）量表的嵌入与智能计算，及其他的智能化设置；（5）接口完备（与 HIS、LIS、PACS 的无缝整合）；（6）个人及科室小模板的自由生成和调用；（7）自动引用；

2.2.3　系统的其他功能

（1）痕迹比较；（2）可将病历导成多种格式文件；（3）续打功能；（4）医疗参考文献的嵌入；（5）量表操作。

2.3　具体部分功能举例

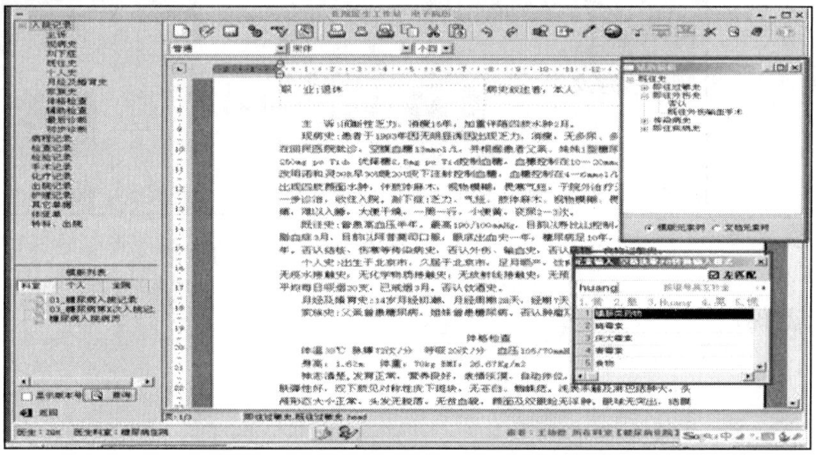

图3　word 外观，多方式录入

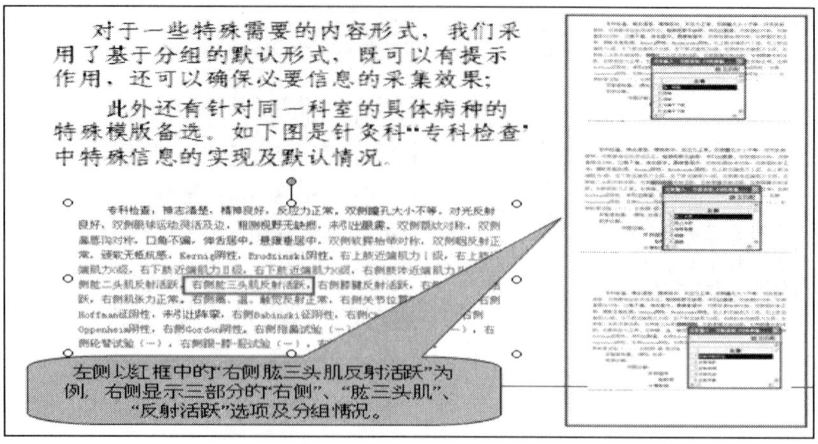

图 4　复杂信息的结构化、逻辑分组及其默认值方式

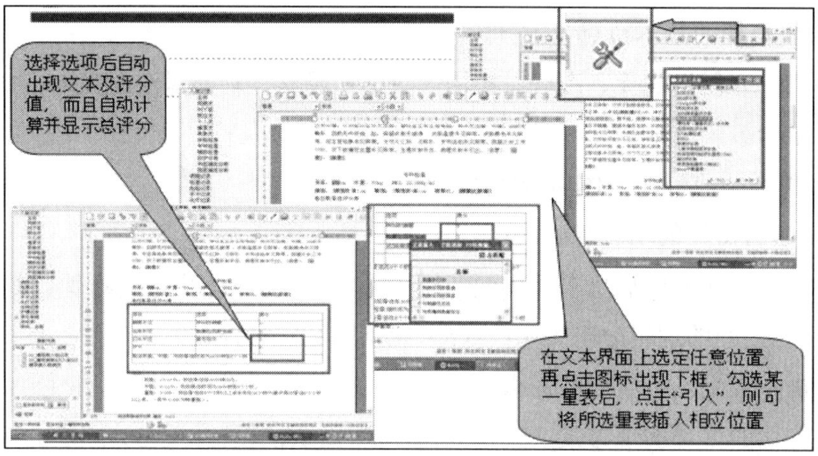

图 5 插入量表及选填量表时出现的智能自动计算

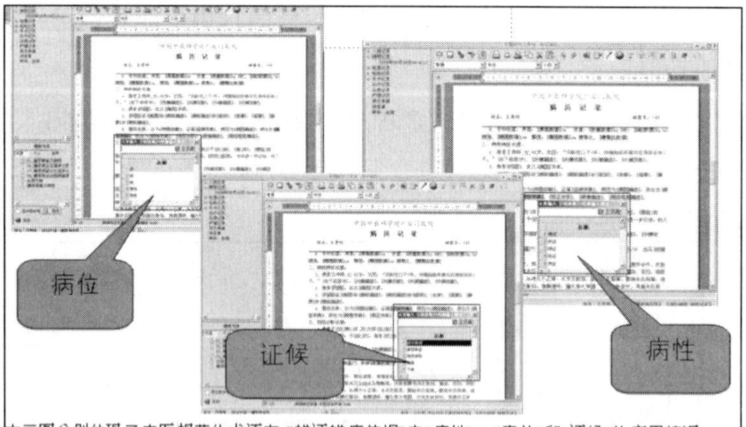

本三图分别体现了中医规范化术语在"辨证辨病依据"中"病性"、"病位"和"证候"的应用情况。

图 6 中医特色和规范化的体现

参考文献(略)

论中医名词术语规范标准技术路线

张志强

（中国中医科学院临床基础医学研究所　北京 100700）

摘要　标准化建设成果是一门学科成熟的标志，就中医、中药行业而言，规范标准的制定关乎整个中医药学科、行业的发展，规范标准本身是学科的基础，而术语标准化研究则是标准化工作的基础，因此，术语学的规范标准当是学科基础的基础。中医名词术语规范标准作为一项基础性、综合性、长期性的系统工程，明确的技术路线是保证研究顺利进行的前提，指导思想、基本原则、总体思路又是技术路线的关键内容，保证研究的长远性、稳定性。本文从中医名词术语规范标准研究技术路线的指导思想、基本原则、总体思路三个方面来阐述自己的观点，不当之处，请同道指正。

关键词　名词术语；规范标准；技术路线

1　指导思想

中医名词术语规范标准，是中医学科建设的一项最为基础性、综合性、长期性的系统工程，之所以说它是最为基础性的工程，是因为规范标准的制定关乎整个中医学科、行业的发展，规范标准本身是学科的基础，而术语学规范标准当是学科基础的基础。其综合性表现在它所涉及的范围涉及中医学科建设的各个方面，各个层次：症状规范标准，病、证规范标准，治疗、评价规范标准等等；长期性则体现在它直接关系到学科建设未来的兴衰发展和对社会的贡献。之所以说它是一项系统工程，是因为中医诊疗、评价规范标准涉及到众多学科、多个管理部门，需要综合管理而形成一个有机的整体。

2　基本原则

在继承的基础上，以体现中医学术自身规律为基本原则。根据中医术语规范标准化发展现状，立足自主创新，巩固学科优势、加强学科交叉、发展新兴学科。坚持有所为、有所不为的原则，选取一批学科公认的、或以国家形式颁布的中医经典医籍为本底资料，集中力量，重点突破，推出临床实用，业界公认，易于推广的中医名词术语规范标准示范方案，实现跨越发展。

3　总体思路

以学科队伍建设为核心，以平台、基地建设为载体，以方法创新为保障，分类指导、分层次建设，重点突破、系统推进，争取在建设创新团队、建设重点学科与研发基地、术语规范标准化方法创新三方面取得跨越式发展，努力创建国内一流、在行业内有较大影响的高水平学科。

3.1　不断优化、实用为先。必须充分考虑 21 世纪世界社会、科技和医学发展趋势，强调方法及方案的不断优化、细化。规范标准只有在得到行业内的认可并推广，才能上升为国家标准、国际标准。同样我们进行中医名词术语规范标准的研究，其方法及方案应该以专家征询、专家访谈等方法，征询及综合专家意见，不断进行优化。中医院校和临床是名词术语规范标准普及和应用的重要阵地，因此，规范标准的推出应以提高从医人员的诊疗技术水平为前提，确保方案的实用性。

3.2　注重交叉，优化结构。强调研究中学科交叉，团队协作的重要性。中医学不同于西医学的是，中医学的起源与发展始终与中华文化紧密相连。也就是说，中医学不仅仅是一门科学，同时也是一种文化，医、文、史、哲等兼通是中医学研究的重要条件。中医名词术语规范标准研究涉及临床医学（中、西医学）、文献考证（语言、文字学）、信息学、术语学、诠释学、统计学、分类与编码等，因此，不同学科的有机整合，培养高水平的学科带头人和研究团队，形成方向稳定、结构合理、整体实力雄厚、能支撑学科群和学科点长远发展的人才队伍，是研究顺利进行，研究结果权威性的重要保障。

3.3 确保重点，分阶段实施。中医名词术语规范标准是一项长期、系统的工程。针对这门多学科交叉且注重各家学说、强调个体诊疗的医学，必须充分考虑客观需要，全面规划、分期实施，明确优先发展和阶段性重点发展的领域，首先要构架一个明确的术语标准体系，然后逐步地推进各项标准的制定，保证学科建设的长期稳定发展。其中，中医症状、体征术语规范标准尤为重要。因为，诊疗、评价规范标准是肯定临床疗效，发现机理的基础，关乎整个学科、行业的发展。症状、体征术语是医患交流与各种医学相互交流的基本“元素”，中医病、证两种诊断都需要从症状、体征入手，因此，中医症状、体征术语规范标准是诊疗、评价规范标准的基础，也是学科基础的基础。中医古典医籍自成诊疗、评价体系，因此，中医古典医籍症状、体征术语的规范标准，是中医症状、体征术语规范标准的基础，应该坚持以中医经典医籍为研究对象，通过进行中医经典医籍症状、体征术语普查及其规范标准的研究，进一步探讨中医症状、体征术语规范标准的方法；努力为中医症状、体征术语规范标准研究做出原始创新性的贡献；以推出临床实用，业界公认，易于推广的中医症状、体征术语规范标准示范方案作为基础预期目标；为中医症状、体征术语规范标准研究起到示范作用。

中医名词术语规范标准首先是本土化，以便在汉语和英语以及其他外语之间有一个沟通的作用。在入世以后，规范标准的制定更显得尤为迫切，中医名词术语规范标准是为中医事业推向全球而做的。因此要注意到科技工程的本土化，还要注意国际化影响。我们要全球一体化，要参与国际科技工程，这样，我们的名词术语规范标准就朝向国际，让更多的人接受中医、利用中医、发展中医。指导思想、基本原则、总体思路的确立服务于中医名词术语规范标准的本土化和国际化，因此，基本技术路线或思路应相对稳定，避免出现一个标准多套思路。

中医古籍语言系统构建的关键问题与对策

朱　玲　尹爱宁 崔　蒙

（中国中医科学院中医药信息研究所　北京 100700）

摘要　本文在把握中医古籍语言系统构建背景的前提下，对具体操作中所遇到的问题如古籍分类，语义类型、语义关系适配，与原有系统的兼容，概念的筛选，定义的删减等进行了梳理和分析，提出了初步的解决方案，并在此基础上对中医古籍语言系统的未来进行了展望。

关键词　中医古籍语言系统；构建；问题

中医药一体化语言系统(TCMLS)是以中医药学科为主导且遵循中医药学科思路而建立的系统，旨在建立中国第一个计算机化的可持续发展的、中医药学及与其学科相关的中国医药学检索语言集成系统和机读信息资源指南系统，形成中医药学及其与该学科相关的语言系统平台。

由于语言的变迁、学科的融合和发展等因素的影响，以及长期以来中医药学术语缺乏规范化，导致了中医药学术语外延宽泛，内涵不清，常出现一词多义、一义多词、词义演变等现象。语言系统的建立可以解决因为概念表述方式不统一和相关信息分散而造成缺失、错误等一系列低效检索结果的发生。中医药语言系统现代部分的构建已初具规模，但中医古籍部分的语言系统建设却一直缺如。中医古籍所含学术内容在整个中医药体系中具有根基性的重要地位，以古汉语为表述方式的中医古籍学术体系有别于现代中医药语言体系，两者决定了中医古籍语言系统是中医药语言系统的一个不可或缺的组成部分。本文即是在此基础上进行的尝试，并试图对实践过程中遇见之问题勉力探讨。

1　背景介绍

中医药语言系统（TCMLS）是以 UMLS（一体化医学语言系统）为参考，以本体论为指导，以中医药语言特点及学科体系为依据，以 Vocabulary Builder 软件为平台研制开发的，在 UMLS 原有语义类型和语义关系的基础上，根据中医学的特点设计了126种语义类型和60种语义关系，按学科分为 16 大类，目前已经完成超过 30 万的词条加工。

TCMLS 是古籍语言系统构建的基础，在其总目下增加古籍术语一类，暂时作为古籍语言系统加工的平台。

2　存在问题及初步解决方案

2.1　中医古籍分类体系的构建问题

古籍分类就是按照古籍内容的学科性质分门别类，将之组织（构建）成一个知识体系。其作用在于不仅能够呈现古籍的基本内容，即同一科目有些什么古籍，而且还可以揭示出各个科目所含古籍之间的相互关系。

现有的《中图法》和《联目》分类法，均不能较好的解决构建中医古籍语言系统所需要的分类体系。因其或注重学术流派，或关注图书本身，而对文献的内容关注较少。语言系统整体框架内古籍部分的分类显然不能局限于文献图书本身，而必须立足于文献所包含的知识，方能更好地分析把握其含义及相关关系。

在现代中医药语言系统分类体系的基础上，根据古籍的特点进行分类的修订和完善，预先建立一个能够满足中医古籍语言系统整体架构需求的分类体系比较困难，而且自上而下建立的分类可能遗漏古籍中的部分信息。

有鉴于此，本研究采取先在《内经》、《伤寒论》的章节目录下进行现有词条加工的方法，在完成三本词典一万余词条的处理后，根据相应词条上位词的提取构建古籍的分类体系的初步轮廓，在此基础上进行修订。由下而上根据具体概念的上位词所反应出的上下位关系而最终建立起古籍分类体系，以期更切合实际，易于被最终用户理解和接受。

2.2　古籍概念定义问题

2.2.1　定义筛选问题

古籍中的概念定义纷繁复杂，如“下”在《内经词典》中有多达20个不同的定义，其中“在下”、“向下”、“低处”、“量词”等解释，与医学关系不甚密切，属于公共领域的含义，这样的概念定义加工进语言系统非但意义不大，而且会使整个系统变得冗余。所以采取先筛选出与医学相关的定义，再加工的原则进行概念词的录入。

2. 2.2　定义取舍问题

依据词典的解释相对比较确定，但却不是古籍语言系统加工的唯一路径。古代医学概念语义具有较大的复杂性、多义性，这是对其理解的难点，同时也影响、制约着 TCMLS 的构建，对概念语义失之辨析，会导致语义网络的失真、错误，影响语言系统的最终应用。如何给内涵和外延都很复杂的古籍概念进行比较明确的定义，是关系到古籍语言系统构建准确性的关键问题。参考和借鉴各领域的最新研究成果是目前可行的途径。

如针灸概念部分可以以“针灸理论文献通考”项目组的最新研究成果为依托，进行下一步的加工处理。如若没有现成的研究成果，可以在加工过程中及时咨询专家意见，以不断调整完善。

2.3　与原有系统概念的兼容问题

中医古籍语言系统的构建不但要尽力展现古籍中同一概念术语在不同语境、文本、历史时期中内涵的演变，建立概念之间的同义、近义以及相关关系，从而避免检索中可能出现的遗漏或错检，而且要最终实现古籍概念术语与现代中医药语言系统之间的互通甚至与 UMLS 的兼容。

古籍概念与现代部分的中医药概念完全同名，但是意义却完全不同。如“根”，在药用植物学里是是植物体生长在土壤中的营养器官，而在古代针灸概念中却是“井穴”，二者全然不同的含义使我们在加工处理的时候，要进行进一步的区分，以便可以快速搜索到检索者想要查询的概念。如在“根”后面，用括号的形式标注出所属于的学科，如此可以避免药用植物学中“根”这个作为类存在的概念，和针灸学中的具体概念“根”发生混淆。这是具体加工过程中初步的解决方案。

2.4　古籍概念的加工来源问题

TCMLS 的建立最初都是来源于教材、词典、工具书，因其有比较明确的定义，便于加工处理。这对于中医药学现代部分而言比较合适，但古籍的概念比较分散，不是几本工具书就能涵盖包容的。所以古籍语言系统未来的加工范围要扩展到具体古籍，如《千金方》、《外台秘要》等，这就需要制定更为详尽的规则。

如何在古籍文本中获取领域概念，所谓领域概念，从某种意义上讲是领域知识在文本中的外在表现。领域概念的获取就是从领域文本集合中抽取最能代表该领域的概念集合，这个过程包括从领域文本中抽取术语集合、词性规范（同义词处理）以及领域概念的筛选和确定。换言之，我们要加工的概念是否是语义的集合，这样的遴选就给加工增加了不确定性和难度。具体的规则制定尚有待进一步考量商榷。

2.5 语义类型及语义关系的适配性问题

TCMLS 中在进行中医药一体化语言系统构建时已经对语义类型和若干语义关系进行增删改动，如删减了“练习”；“展示”两个语义关系，增加了“开窍于”；“与...相表里”；“概念上对应”；“与...类似概念”；“与...相互依存”；“与...相互制约”；“与...相互转化”等七个语义关系，能完全匹配古籍语言系统的需求。

如“下晡”，应该属于对发病时间的描述，原有的语义类型中的“医学天文气象”和“时间医学”都不是十分恰当。如“咽为之使；……魄门亦为五藏使”中“……使”的语义关系描述在现有的系统中不存在，可以考虑新建。

总之，在加工过程中需要对原有的语义类型及语义关系进行适当的增删，以期更能满足古籍的需求。

3 思考与展望

中医古籍在整个中医药学科中的重要地位毋庸置疑，但是古籍语言系统是否有独立构建的必要是一个值得商榷的问题。单独构建一个古籍语言系统可以使其知识自成体系，浏览与检索时比较直观系统，但现有的中医药一体化语言系统“中医基础理论”类下包含了很多古籍的术语，这将导致古籍系统与现代部分不可避免的重复。反之，如果将古籍语言系统完全嵌入现代语言系统，融合的过程中亦会出现兼容的各种问题，原有的分类结构必须要进行调整修改，原有的与古籍关联的概念亦要进行修订，这是一个巨大的工程。如何在两者之间权衡，是古籍语言系统建设中值得探讨的重大问题之一。

如何使 TCMLS 得到合理充分的应用是语言系统建设过程中一直面临的问题，结合中医药共享平台和中医药共建平台对搜索功能的支持和利用语言系统作为词库的中医药领域分词系统是目前主要的应用范畴。尚在建设初期的古籍语言系统可以参照 TCMLS 进行应用领域的开发尝试，建立中医古籍可以共享重用的本体以及相关的数据挖掘是可以发展的方向之一。

综上所述，中医古籍语言系统的构建是一个十分紧迫且困难的重要工作，不但要解决古籍分类，语义类型、语义关系适配，与原有系统的兼容，概念的筛选，定义的删减等问题，而且还要解决古籍概念的多义性、迁延性、不确定性等问题，后者的解决更需要相关领域研究的支持，方能在未来初现古籍语言系统之端倪。

中医药主题社区的文献选取方法研究

胡雪琴　崔　蒙

（中国中医科学院中医药信息研究所　北京 100700）

摘要　如何在短时间内从庞大的文献库中分析中医药学科主题的发展趋势，选出代表该领域发展的前沿文献，并帮助用户以最小的阅读量获取该领域的发展概况，成为中医药信息化建设中具有重要应用价值的研究课题。本文主要研究中医药前沿文献的选取方法，将社会网络分析方法引入到海量中医药文献的主题自动分析，用于解决前沿代表性论文的推荐问题。文章最后以新兴的“中医药信息学”为例，构建了中医药信息学为主题的社会网络关系，并且通过对该主题的文献分析，得到了该研究领域的前沿代表性论文，实现了最小的阅读量文献推荐的任务。

关键词　主题社区；文献选取；社会网络分析；最小阅读量；中医药信息学

随着计算机软硬件飞速发展，并行计算、分布式处理、IPV6 等技术逐渐进入现代中医药研究领域。PubMed、Medline、DBLP、ACM Digital Library 以及 CNKI 等在线文献数据库在科技活动中发挥着越来越重要的作用。与书籍相比，期刊和会议文章更能追踪前沿研究课题，因此上述在线文献数据库往往成为研究人员的首选资料来源。如何在短时间内从庞大的文献库中利用计算机技术自动分析中医药学科主题的发展趋势、选出代表该领域发展的前沿文献、并帮助用户以最小的阅读量获取领域概况，成为中医药信息化建设中具有重要应用价值的研究课题。

本文主要研究中医药前沿文献的选取方法，将社会网络分析方法引入到海量中医药文献的主题自动分析，用于解决前沿代表性论文的推荐问题。

1　现有文献重要性评价方法

引用次数是最常用的文献计量学指标，无论是传统的 ISI 影响因子，还是现代检索工具，如 Google Scholar，Microsoft Libra，CiteSeer 等，都采用该指标评价文献的重要程度。然而，引用次数作为文献重要性指标存在许多缺陷。①引用次数在网络中体现为节点的度，是一个全局性度量，不能体现文章对特定领域的贡献。②引用次数高的文献往往年代较为久远，无法满足科技人员紧跟前沿的需求。例如，在 Google Scholar 中以 drug therapy 为关键词进行搜索的返回结果，在第一页的 10 条记录中，被引最多的有 1920 次，发表于 1988 年，最“新”的文章也发表于 2001 年。根据这些结果，人们看不出中药疗法的最新进展。③当年引用次数高的文献不一定会持续引起关注，可能只是暂时的热点。

除了度，在对网络关键节点的挑选上，传统的度量还有中介性、接近性（介数）等，最新的度量则有模块相对度、桥接中心性等。总体而论，这些度量衡量了节点在当前网络中的状态，对节点的未来表现无法断定。另外，由于不同网络的特征各异，在一种场合表现好的度量到另一个环境或许就性能欠佳，目前尚没有一致的、表现优异的度量。

2　文献评价和主题社区选取

社会网络是用图表示的一个异种和多关系的数据集，用节点代表被研究的个体，边代表个体之间存在的某种关系。社区结构是社会网络的常见特征，表现为组内节点之间连接紧密，组间节点之间连接松散。美国 UIUC 的 Chengxiang Zhai 研究小组发表在 2008 年提出“主题社区”的定义，主题社区具有“内部边密度应高于社区间密度”和语义特性。目前的社区挖掘研究能够关注相关个体之间的相互影响以及个体之间的连接关系，将社区挖掘任务转化为图挖掘中的子图识别问题，且强调网络随时间变化的性质。随着动态模型引入到社会网络分析中，社区挖掘研究在 Internet 和 WWW、流行病学、科学领域的引用和合作、供电网络、词义联想与新陈代谢等方面都取得了良好的效果。在社会网络分析的动态模型发展研究中，海量中医药文献数据库中由文献之间引用关系所构成的文献引用网络按照主题可以被划分为若干个社区。各社区可以被定义为一组顶点的集合，使得社区内的边密度高于社区间的边密度，每个顶点即为一个中医药学领域的研究课题，每条边则为同一主题内各课题之间的关系。

由此领域前沿代表文献的推荐工作，即可转化为主题社区内节点的优劣程度衡量问题。在传统方式中，往往采用引用次数作为度量来衡量文献的优劣，然而这一方式却忽略了文献的时间特性，不能突出当前领域的前沿论文。为了实现主题社区内部的重要节点的辨识，我们需要定义一种合适的度量，通过该度量找出的优秀节点既能够充分反映文献对该领域的贡献，又能在后续年份仍然保持较高的关注度。

3　度量转换和评价

为了衡量节点在特定主题社区中的影响力，我们将选择紧密度、k-核等全局度量转化为可以衡量节点在社区内部重要程度的度量，作为选择社区内重要节点的选择手段。中心性是社会网络分析中重要的节点结构位置指标，是评价一个节点重要与否、衡量其地位优越性及其声望的常用指标。

3.1　点度中心性

若一点与其他许多点直接相连，则称该点具有较高的点度中心性，有理由相信该点居于局部网的中心地位。一个节点的度数包括两类：入度和出度。(初始计算时不使用出度来定义文章前沿性)

定义 1：点出度是一个节点的对外关系数量的总和，指的是该点所直接指向的点的总数(引用文章数目)

$$C_{DO}(n_i)=d_O(n_i)=\sum X_{ij} \qquad (1)$$

定义 2：点入度是其他节点对某一节点有关系的数量总和，指的是直接指向该点的点的总数(直接反应被引用次数)

$$C_{DI}(n_i)=d_I(n_i)=\sum X_{ji} \qquad (2)$$

3.2 接近中心性

接近中心性以距离为概念来计算一个节点的中心度，与其他点距离越近则中心性越高，公式为：

$$C_C(n_i)=\left[\sum_{j=1}^{g}d(n_i,n_j)\right]^{-1} \quad (3)$$

其中，$d(n_i,n_j)$代表n_i与n_j的距离。接近中心性的值越大，越说明该点不是网络的核心点。$C_C(n_i)$越小则n_i越处于边缘地位，反之亦然。

3.3 文章时空分布

热门文章往往具有一些时间和空间上的特征，一般认为在一定时间内引用量大，在同一主题社区内加权引用量大的，认为是热门文章，可作为挖掘的依据。

3.3.1 时间特性：

如果在一段的时间之内有较多与某篇文章有关的入度连续出现，则可以认为这个文章在该主题内属于热门主题。建立热门文章的时间标度公式：

$$I_t=\frac{e^{n-\lambda}}{\frac{1}{n}(|p_{1t}-f_t|+|p_{2t}-f_t|+\cdots+|p_m-f_t|)+\varepsilon}\times\frac{n}{N} \quad (4)$$

$$f_t=\frac{1}{n}(p_{1t}+p_{2t}+\cdots+p_{nt}) \quad (5)$$

其中，λ，ε为平滑参数，n表示包含该文章入度数目，N为所有文章入度数目，P_{it}表示第i篇文章的发表日期。用它可以计算出关于某文章的被引频率。I_t的值越大，表示该文章被引用的时间越集中。

3.3.2 空间特性：

如果在某段时间内，较多研究人员引用了同一篇文章，可以认为该文章是热门主题。构造热门文章的分布公式：

$$R_t=\frac{n_{t1}}{s_1}\times\frac{n_{t2}}{s_2}\times\ldots\times\frac{n_{tm}}{s_n} \quad (6)$$

$s_1,s_2,\ldots,s_n$为各等级期刊/会议中作者总数，$n_{t1},n_{t2},\ldots,n_{tn}$为发表文章中引用了文章$t$的文章数。通过计算这个数值可以反映出文章$t$在社区中的被关注程度。

3.4 总评分函数

定义3：主题词频率

由于主题是研究领域讨论最频繁的话题，所以我们可以为每个社区中的主题词构造频率函数，表示该主题词在表示某一主题时出现的频率。频率函数构造如下：

主题词频率 $tf=\frac{t_x}{m}$，t_x是主题词t出现的次数，m是文献社区中主题词总数

文本频率 $df=\frac{d_x}{n}$，d_x是包含主题词t的文章数目，n是文章总数

主题词加权频率 $f=e^{tf+df}$

综合考虑以上特性并加上权重系数，我们得到文章t的评分函数：

$$T_t=w_f f+w_i I_t+w_r R_t+w_d\left(\frac{C_{DO}(n_i)}{C_{DO}(n_i)+C_{DI}(n_i)}\alpha+\frac{C_{DI}(n_i)}{C_{DO}(n_i)+C_{DI}(n_i)}\beta\right)+w_c C_C(n_i)+C \quad (7)$$

α,β为出入度权重，C为常数，w_f、w_i、w_r、w_d、w_c为初始权重值。

4 实验研究

我们以“中医药信息学”主题为实验对象，使用 CHKD 期刊全文数据库检索文献，检索条件为时间：1990 年-2009 年，主题词：“中医药”and“信息学”，共得到 104 篇文献。

4.1 实验过程

文献的评分过程步骤如下：

1. 将文献按照发表时间、发表刊物影响因子、被引次数、基金支持等特征进行聚类，计算出各篇文章之间的接近中心性。用 sql server 2005 中的聚类方法聚类，指定文章聚为 5 类，得到以下结果，如图 1 所示。

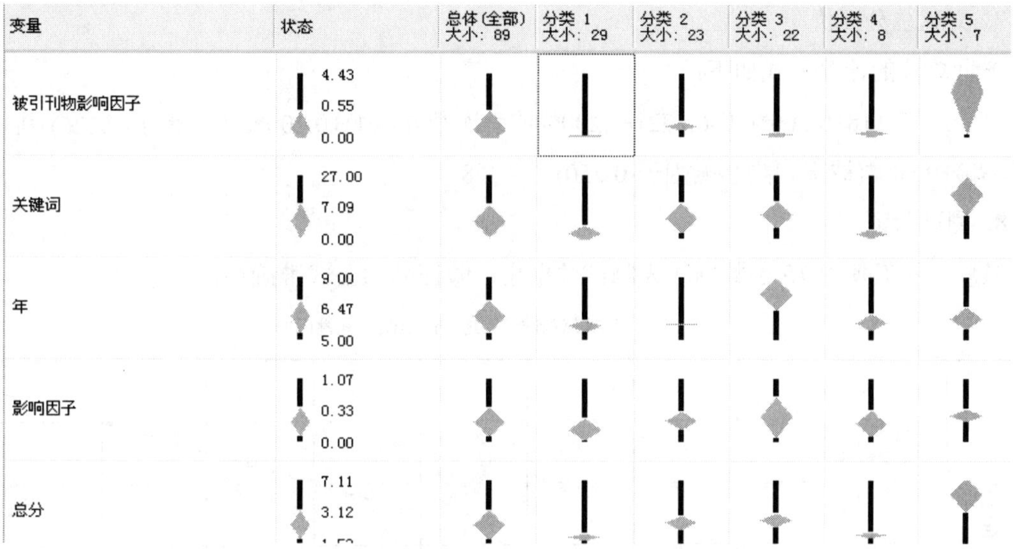

图1 “中医药信息学”主题社区聚类结果

从图 2 中可以看到作为最佳文献的第五类文献的关键属性具有如下特点：

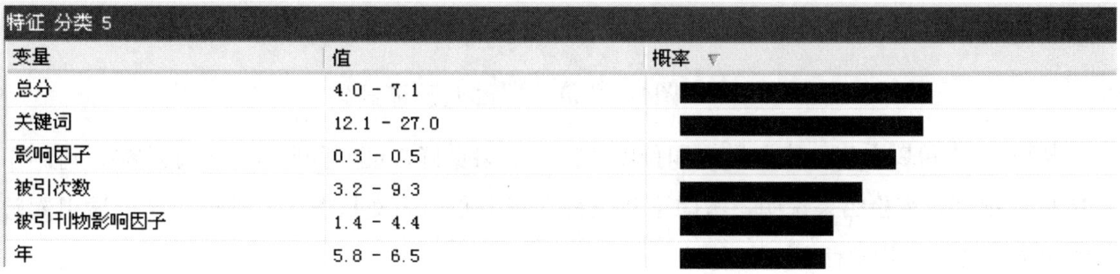

图2 最佳文献的关键属性值

2. 使用公式(1)和(2)计算出引用关系图文章各点的入度和出度；

3. 计算文章主题词加权频率；

4. 按照公式(4)计算文章时间特性值 I_t；

5. 按照公式(6)计算文章空间特性值 R_t；

6. 预设 $a = b = 1$ 使用 89 条数据作为线性回归算法的训练数据集得到初始权值 w_f、w_i、w_r、w_d、w_c，计算出评价总分主要参考属性关系如下：

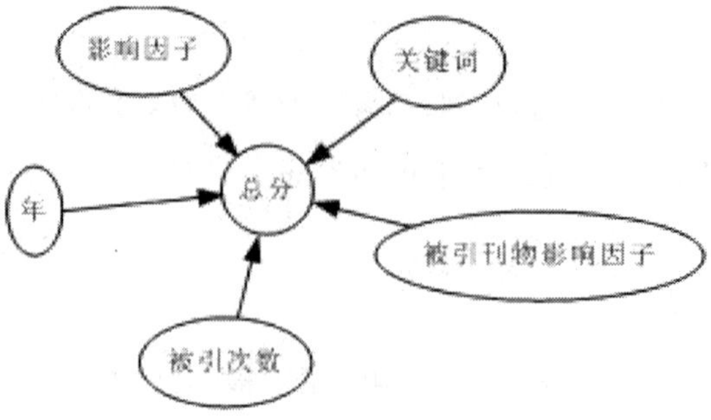

图3　评价总分主要相关属性

7. 文献总分评价

评价总分的计算公式如下：

总分 = 3.118+0.300*(年-6.472)+0.200*(被引次数-1.461)+0.200*(影响因子-0.326)+0.100*(关键词-7.090)+0.200*(被引刊物影响因子-0.550)　　（8）

8. 测试验证

最后，我们使用 15 条数据作为测试数据集，验证回归公式准确性。

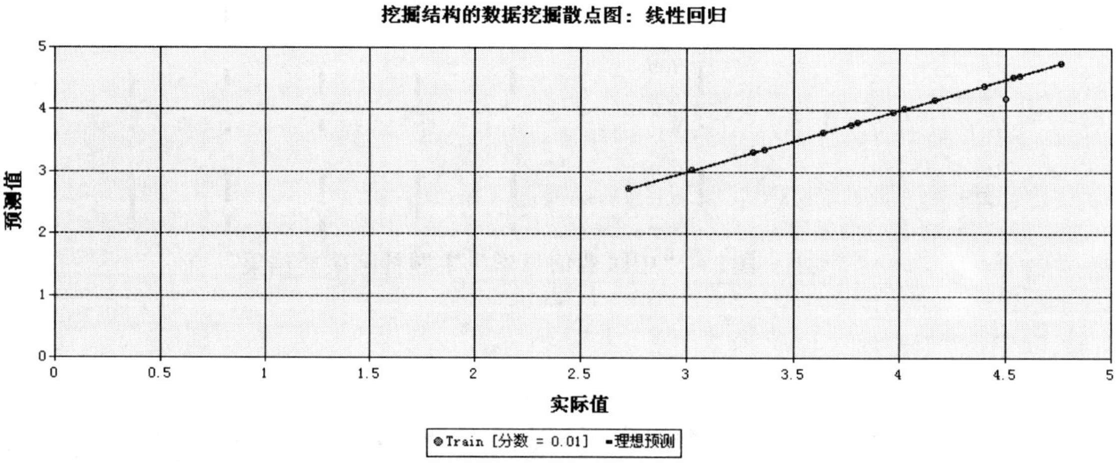

图4　评价公式回归验证结果

从图 4 中可以看出，实际数据和预测值拟合效果良好，证明回归方程基本准确，可用于文献评价总分预测。实验结果说明，考虑了时空特性和中心性的文献选取方法比仅考虑被引次数的文献评价方法更能体现文献的时间特性。

4.2 实验结果

通过公式（8）得到文献的评价总分，考虑到上述影响因素（时间性、中心性等）后，再使用社会网络关系构建文章之间的加权引用关系，如图 5 所示（红色结点代表中医药信息学相关文献，蓝色结点代表其被引文献）。

在未考虑时间性和中心性时，由于 2008 年和 2009 年的文献较新，所以这两年的文献没有被引或者被引较少，因此，较新文献的被引关系得不到体现。在考虑到了时间问题后，使用文献评价总分计算公式后，能较好的解决这个问题。

从实验结果的图 5 中可以看到“中医药信息学”社会网络之间的引用关系不够强，比较零散，说明该主题社区的热点不是很明显。但是，相比而言，结点32《论建立中医药信息学》（崔蒙,尹爱宁等;“中医杂志”;2008,48(3),267-269）的被引加权值最高，多篇文章都引用该篇论文，可以认为是主题社区里的研究热点。

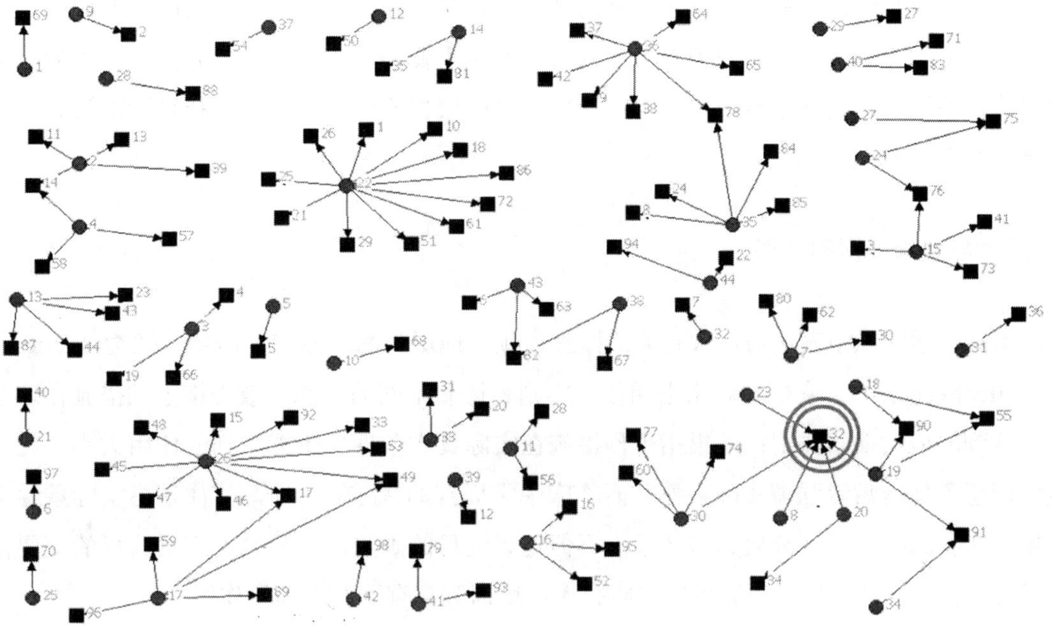

图5 “中医药信息学”主题社区的社会网络关系图

5 总结与展望

本文提出了一种基于社会网络关系的主题社区文献选取方法，综合考虑了文章分布的时空特性和社区主题的中心性。本方法通过“中医药信息学”主题社区的文献验证，较传统的中医药文献检索仅考虑被引次数的来评价文献相比结果具有明显优势。该文献检索方法的推广有助于实现中医药工作者通过获得最新学科研究进展。在今后的研究中我们将就社会网络关系中的冗余结点去除工作进行探索，力争完成以最小的阅读量了解中医药专题领域的关键文献推荐工作。

参考文献(略)

临床疗效评价中效力与效果区别的思考

青雪梅　刘保延　王永炎

（1 中国中医科学院广安门医院　北京 100053；2 中国中医科学院　北京 100070）

摘要　“效力”与“效果”是临床疗效评价中两个重要概念，本文阐述了两者内涵的区别与联系。进一步探讨效力研究与效果研究分别对应的解释性随机对照试验与实用性随机对照试验的区别，以及它们在疗效评价中不同阶段的适用价值。该研究对中医临床疗效评价过程中，明确研究目的，定位好恰当的研究阶段，选择合适的设计方案具有借鉴作用。

关键词　效力；效果；实用性随机对照实验；中医；疗效评价

中医疗效是中医学赖以生存和发展的基石，也是中医历经数千年不衰的根本原因。明晰国际临床试验中与疗效相关的“效力”与“效果”两个重要概念，探讨两者研究方法上的差别及在疗效评价中不同阶段的适用价值，对中医疗效评价中根据不同研究目的选择合适的设计方案具有重要借鉴意义。

1　效力与效果的区别与联系

国际医学文献中表达与疗效有关的概念，频繁地用到两个专门术语——效力（efficacy）和效果（effectiveness）。它们看起来很相似，实则表达着不同的内涵。效力指干预措施在理想条件下所能达到的最大期望作用；效果指干预措施在实际真实条件下所能达到的作用大小。显然，前者强调理想条件，后者强调实际条件。而临床中常提到的“疗效”一词，往往是指实际条件下的干预效果。在临床研究中区分效力与效果，不但是研究目的确定、研究设计方案选择的重要依据，而且对于研究阶段的分析、研究场所、研究人员培训等都有重要的指导作用。

在效力与效果的研究中，其所处的临床条件是关键。效力强调理想条件下干预的自身作用，目的在于解释干预的作用机制，可以回答“干预怎样有效”。理想条件是相对于实际条件而言，通常是根据影响临床研究结果的因素加以人为控制，使研究获得最好的内部真实性，以明确干预的特异性作用。所谓理想条件，主要由诊断的准确性、患者的依从性以及医生的技术和能力等因素决定。效力研究时常配有较好的卫生资源和研究团队，干预措施统一标准化，高度选择同质性人群，如排除有合并症的人群，排除依从性差的人群，类似于理想实验室条件的严格控制。无论阳性结果还是阴性结果，都能够直接归因于干预。换言之，效力体现的是干预措施的净效应，干预与结局指标具有直接的因果关系。确立新的干预效力对推进医学知识非常重要。尤其对药物性治疗来说，效力是一个药物自身的一般特征。所以西医临床新药研究，首先要肯定“效力”，然后进一步评价其“效果”。然而，效力研究证明本质上有净利益的特异性治疗在推广到临床实际阶段中，鉴于实际临床条件的复杂性，它的效果依然是不确定的。

效果是效力和医疗卫生服务条件、水平的综合结果，不是一项干预的普遍特征，它的大小往往随地区和人群的不同而不同。也就是说，一项干预措施在实际应用时作用的大小，主要由效力和外在的医疗卫生条件两个因素决定。这需要考虑不同临床场所的实施情况，和扩宽到实际人群中的效果，强调研究结论的外推性（外部真实性）。那些在效力研究中被排除的患者，如服过其他药物的患者、有并发症的患者以及依从性不好的人在实际中都是需要接受干预治疗，在效果研究中常常需要一并评价。因此，对比效力研究，效果研究时常要求更宽范围的方法学工具，包括试验设计和非试验设计。在评价指标选择方面，大多效果研究中更关注健康服务和患者关心的结局（outcome）研究，与关注生物学效应的效力研究侧重不同。显然，理想条件下干预有效力，在实际条件下不一定都有效果，可能有效、可能无效、或者害处大于益处。反推，如果干预在实际中有效果，其理想条件下也不一定有效力，因为效果归因于效力与实际卫生条件的共同作用，有效可能来自干预之外的实际卫生条件，而非干预的特异性作用。中医药的干预措施如汤剂、针灸、推拿等干预措施与操作者往往密不可分，或操作者就是其干预措施的重要组成部分，所以如何研究这些干预措施的特异性净效应即效力，如何设置对照组、是否能够排除操作者作用等均是中医临床评价研究中的难题。

临床研究中，效力与效果是相对的，了解二者的区别及其原理，选择合适的临床研究条件，是一个科学方法问题，也是一门艺术，反映了研究设计者的智慧和整体把握的水平。由于临床研究都是在临床中进行的，“理想条件”是人为营造的，人为控制条件越严格，实施条件越理想，被纳入研究的人群的同质性越高，“效力”的净效应的纯度就越高，其研究结果内部的真实性就越高。但由于严格控制了纳入人群和参与研究的人群和环境，研究结果的外推性就越低。也就是研究结果应用到临床实际中去时，其所适应的人群就越少，在实际人群中产生的效果往往与效力相差越远，其外部的真实性就较低。所以了解效力与效果的区别和联系，在“临床疗效”评价中根据研究目的制定合适的患者纳入、排除标准与参与医生和医疗环境选择标准，不但与研究目的相关，与研究者对参与临床研究的人员诊疗水平、研究场所可以提供的实际设施等情况的把握和调配密切相关，也与研究设计者对理想与实际之间的权衡能力密切相关。将临床研究“效力”与“效果”权衡在一个合适的位置，应是临床研究设计的核心内容。

2 解释性随机对照试验与实用性随机对照试验的区别与联系

更好地理解效力与效果在临床评价中的区别，需要明晰两者的研究设计。解释性随机对照试验（explanatory randomized controlled trials，ERCT）即效力试验，为经典的随机安慰剂双盲对照试验。强调在理想条件下，以研究干预措施净效应即效力为目的的临床试验，是新药临床研究中主要采用的临床试验设计方法。实用性随机对照试验（pragmatic randomized controlled trials，PRCT）也称效果试验，是在实际条件下，以研究不同干预措施间治疗优势以及不同干预措施的筛选为目的的临床试验，为临床决策服务。我们受循证医学针对临床问题提出 PICO 框架的启发，认为好的临床试验设计需要权衡六个关键要素，即（1）研究对象——人群(population)，（2）研究因素——干预(intervention)，(3)对照（control），(4)结局（outcome），(5) 场所（setting）和(6) 时间(time)，拟简称 PICOST 设计模式。PICOST 为 Population、Intervention、Control、Outcome、Setting、Time 六个要素单词的首字母缩写，这些关键要素内容上的区别，使随机对照试验（randomized controlled trials， RCT）在研究目标、设计关键环节上产生了差异，基本概括成 ERCT 和 PRCT 两大类。笔者认为对研究设计中 PICOST 六要素的区别分析，可以帮助临床研究者更好地理解 ERCT 与 PRCT 的设计方法（表 1）。

表 1 PICOST 模式分析解释性随机对照试验与实用性随机对照试验的区别

	解释性随机对照试验（效力试验）	实用性随机对照试验（效果试验）
P /Population(人群）	纳入依从性好的同质人群，排除已接受其他药物的人群，排除有并发症的人群，允许推论来自小样本。	纳入对象为临床接受研究干预的实际靶人群，包括依从性差的人群、合并症患者或者使用过其他药物的研究对象，可能是非同质性人群。强调人群的代表性，有较少的排除标准，尽可能反映出临床实际中有变化的真实人群，样本量较大，统计时考虑意向性治疗分析或多因素分析。
I /Intervention(干预)	将干预简单化，意味着同一治疗提供给每一位受试对象。所谓同一治疗，因为采用安慰剂双盲设计，干预与对照的治疗形式完全统一标准化。针对每一受试者，干预的参数如剂量、时程、给药方式等保持固定不变。	临床实际中多数治疗都是复杂的，针对复杂干预的研究。允许临床医师或者患者对治疗有选择上的倾斜，并不意味着同一治疗提供给每一位患者。将复杂干预“打包”，评价的是复杂干预的总疗效。
C /Control(对照)	使用安慰剂对照，目的研究干预的特异性疗效，解释干预机制。	很少用安慰剂对照，与通用的常规疗法比较，朝向提供最佳治疗决策。
O /Outcome(结局)	强调以疾病为导向的结局，用生理或生物医学指标，利于解释干预的生物学基础的反应。常常考虑一个特异性结局测量，期望获得最大的净效应。	强调以患者为导向的临床结局，普遍是多重指标，包括生活质量和卫生经济学评价。尽可能测量代表健康受益的全程，强调远期终点结局。
S /Setting（场所）	常常是一个研究场所，理想化的类似于实验室条件下的研究，比较严格的限制入选患者。最大化控制背景因素的不利影响，配以较好的医疗卫生服务管理，强调研究结论的内部真实性。	确保能在多个场所实施，于实际条件下的研究。受试患者的治疗除了随机分配外，其余尽力符合临床真实情况，强调研究结论的外部真实性。如果意识到不同组间背景因素存在差异，PRCT 设计中尽可能的利用这些差异而不是忽略它，考虑最优化的协同设计，或通过统计学方法来进行处理和描述。
T /Time(时间)	观察时点以短期的生物效应为主，随访时间较短。	研究周期较长，强调远期的临床结局，随访时间较长。

更加形象化地理解效力研究与效果研究的区别和联系，参见图 1，它们可谓研究目的不同，隶属于不同的研究阶段。由于现代西医学的研究模式是自下而上，药物研究由化学分子到动物实验再到人体。在人体研究中，从少量人群（P）或单个场所（S）的理想效力研究再扩大到较大量人群、多个场所的实际效果研究，是个循序渐进的研究模式。针对同一干预（I，图 1 用药物治疗 A 例举）的研究，效力研究在前，如果理想条件下有效力，且利益大于害处，才会进一步再验证实际条件下的效果（图 1 箭头所示）。所以，ERCT 和 PRCT 是针对效力和效果不同目的的不同阶段设计。两阶段不同的研究目的决定了选择不同的对照（C），ERCT 选择安慰剂对照，以其获得干预的最大生物学效应，对明确有效的机制具有较高价值；PRCT 选择公认的常规疗法（图 1 以治疗 B 表达）做对照，比较哪一种疗法更有效，以其获得最佳临床决策。针对效力研究的 ERCT 是在理想条件下获得干预的净效应，也称干预的特异性效应或绝对效应；而针对效果研究的 PRCT 扩大了研究场所（S）和研究人群（P，包括非同质人群），考虑实际卫生条件的复杂影响，研究干预与场所附带的背景因素的协同效应，选择与常规疗法比较获得相对效应。两种 RCT 对人群（P）

的选择、结局指标（O）的选择、研究周期（T）都有所不同，对场所条件（S）的控制也不同，所以从 PICOST 设计模式的六个关键要素分析，我们能够理解一项干预已证明有效力，但不一定有效果。然而，在现代生物医学研究中，有效力却是有效果的必要条件。同理，没有做效力研究的有效果，并非有效力的充分条件，因为效果是实际卫生条件与干预的综合作用，而非干预的特异性效力（图 1）。

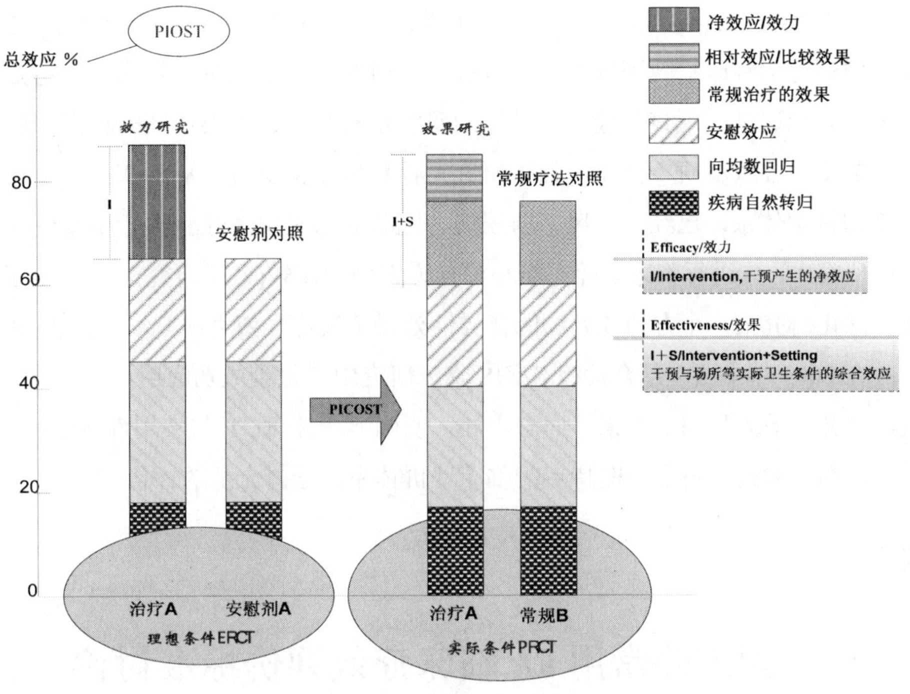

图 1　效力研究与效果研究的区别

注：一项干预治疗 A 的总效应包括干预的特异性作用、医疗实践过程中非特异的安慰效应、疾病自然转归和向均数回归等。总效应取决于 PICOST 模型的 PIOST 五要素。效力研究采用 ERCT 设计，选择安慰剂 A 对照，控制在理想的最优条件下，评价干预的净效应，也称干预的特异性效应或绝对效应。效果研究采用 PRCT 设计，选择常规治疗 B 对照，考虑了实际场所卫生条件的复杂影响，研究干预治疗 A 与场所的协同效应，与通用疗法 B 比较获得相对效应。

中医临床疗效评价中效力与效果研究关系的思考

从前面的论述可以看出，ERCT 与 PCRT 有多方面的区别，但二者往往是相对的，可以理解成疗效评价整体连续研究谱中不同阶段的设计。阶段不同，研究目的和态度自然不同，但两种 RCT 设计原理（随机、对照和盲法）还是一样的，只是设计理念和策略上的不同。具体而言，两种设计中，PICOST 六要素内涵的考虑上会有差别。目前中医疗效评价设计中，研究目的是效力研究还是效果研究尚不够明朗。在中医临床研究中到底采取哪一种设计，不但取决于研究目的，还取决于研究所具备的具体实施条件。不同研究，对研究要素的要求是不同的，只有在达到了这些要求的条件才可能实施这一种设计方案。也只有根据具体实施条件来进行设计，才可能在实施中真正达到设计目的。所以，对临床研究采取哪一种设计，主要取决于被研究的对象，目前所处的阶段、状况，和研究者对研究目的的正确选定。

至于，中医临床研究能否完全照搬西医效力在前，效果在后的研究模式亦值得探讨。与现代

西医学 “自下而上”的研究思维不同，中医学的干预措施主要来源于长期临床实践，其临床研究的要素从内涵来看与来源于动物实验有很大的不同，迫切需要合适的方法学支持。许多学者提出自己的思路，如唐氏强调以临床疗效为导向的研究策略。Vinjar F 等提出补充替代医学从临床实践到生物学机制的五期研究模式，一期：背景、范式及哲学的理解与利用（当前什么状态？）；二期：安全情况(安全么？)；三期：比较的效果（整体系统的效果是什么？）；四期：组成成分的效力（治疗中一个特异成分的效力是什么？）；五期：生物学机制（如何解释治疗的生物学基础？）。而我们在“辨证论治临床疗效评价方法基本理论”研究中，根据中医临床研究特点，提出中医在临床实际中“阶梯递进、观察与验证交替”的研究策略与理论框架；同时根据中医个体诊疗辨证论治特点，提出“临床科研一体化，临床研究与计算机模拟交替，从临床中来，再到临床中去”的研究思路和技术体系，已经在中风、糖尿病、冠心病与老中医经验继承中得到应用。我们提倡在中医临床研究中，先进行临床治疗方案与治疗方案间的比较(效果研究)，在确定了中医治疗效果后，再逐步深化研究某一个方药或方法的特异性效果等策略（效力研究），提倡 PRCT 设计方法的应用，并在 2003 年中西医结合治疗 SARS 临床研究中，得到成功应用。

总之，区分“效力”与“效果”概念内涵，明确解释性 RCT 与实用性 RCT 临床研究设计方法的区别与联系，对构建适合中医特点的临床评价体系，选择合适的评价方法，至关重要。

参考文献(略)

国内外常用RA临床疗效评价标准讨论

张　弛

（中国中医科学院中医临床基础医学研究所　北京 100700）

摘要　讨论国内外常用的中医、中西医结合以及西医疗法治疗类风湿性关节炎的疗效评价标准。国内中医药治疗 RA 临床对照研究的疗效评价标准主要应用的是国内部局级和国家级学会标准以及临床研究者依据以上标准基础上的自拟标准，通过对我国国内较为常用的中医 RA 临床疗效评价标准与国外标准对比，讨论其异同点，以推动 RA 中医临床疗效评价体系建设的进一步完善。

关键词　临床疗效评价标准；类风湿性关节炎；中医；

临床疗效评价标准是用来获得真实、客观临床疗效结论的基本工具。标准的制定和应用既具有稳定性也具有动态性，好的标准需要经过制定、检验、应用和改进的过程。一些疾病，尤其是复杂性疾病，常会产生很多的疗效评价标准，这与该疾病本身的特征有关，常常由于不同国家或是同一国家内部多个学会而制定多个标准。

临床疗效是中医药学生存和发展的基础，世界范围内日渐增加的对中医药产品的需求也更加迫切地要求对临床疗效做出客观、科学、系统的评价。这些都对临床疗效评价标准的改进提出了更高的要求。本文以类风湿性关节炎这种疾病为例，来探讨国内外常用的中医、中西医结合以及西医疗法治疗类风湿性关节炎的疗效评价标准的各自特点和彼此间的异同，希望可以给中医药治疗 RA 临床疗效评价标准的检验、应用和改进提供一点思考。

类风湿性关节炎（Rheumatoid Arthritis, RA）是以关节滑膜炎为特征的慢性全身性自身免疫性疾病，其临床和机理研究都具有复杂性，因此在临床研究中，也相应产生了多个疗效评价标准，这些标准中，有的得到较广泛应用，有的只应用于少数研究者的研究中。

下面通过两部分进行讨论，即国内部分和国外部分。

1 国内 RA 中医药临床疗效标准的比较

国内中医药治疗 RA 随机对照试验与临床对照试验研究的疗效评价标准主要集中在中西医结合学会风湿类疾病专业委员会修订的疗效标准、《中药（新药）临床研究指导原则》、卫生部《新药（西药）临床研究原则》以及临床研究者依据国家级学会标准基础上，结合临床实际拟定的标准。在对于《"风湿四病"的中西医结合诊疗标准》与《中药治疗痹病的临床研究指导原则》，这两种中医药现代临床试验研究文献中应用最多的标准进行分析后，可以发现，对于这两项标准的设立背景有其相似之处：当时临床疗效评价存在着极不规范的状况，需要国家级的机构提出合理的评价标准。所不同的是，"风湿四病"标准从提出到应用几经修改，并在小范围临床应用后才推广到全国范围。在标准的设立中，两者均使用综合指标测量疗效，如《"风湿四病"的中西医结合诊疗标准》中的"近期控制、显效、有效、无效"，《中药治疗痹病的临床研究指导原则》中的"临床治愈、显效、有效、无效"。这些指标均属于替代指标或中间指标，虽然便于理解，但对于客观评价干预的真实性有待进一步研究解释。两项疗效标准研究在关节功能、患者生活质量等方面指标设立上不足以全面详实客观地反映 RA 治疗动态发展过程，难以全面评价患者的功能状况。在构成综合指标的内容中，两者都包含患者症状、关节功能和实验室指标。前者的指标测量较为直观简易，涉及关节肿痛和两项实验室指标（RF 和 ESR），关节功能改善标准并不明确。后者更多的考虑了反应中医特色的内容，加入了舌脉象证候指标。并且考虑到患者的生存质量（失去工作和劳动能力转为工作和劳动能力有所恢复），对功能分级亦有较明确的依据（参照美国风湿病学会关于类风湿性关节炎的功能分级）。患者的症状内容细化并列出了需要测量的理化指标，使该疗效评价标准内容更加明确化。在疗效评价周期上，前者在近期控制中需要"停药后可维持 3 个月以上"，无效一项中则需要"经治疗 1-3 个疗程(每疗程 30 天)以上"。而在《中药治疗痹病的临床研究指导原则》中，没有相关内容的描述。

除了以上讨论的两项疗效评价标准之外，尚有一些在 RA 临床研究中有一定应用的评价标准，如卫生部药政局《新药（西药）临床研究原则》有关治疗风湿病药物临床研究原则中对抗炎药疗效是以各终点项目总和来进行评价，能够量化却不能全面反映中医的治疗的优势和特色。国家中医药管理局于 1994 年发布的《中医病证诊断疗效标准》，这项标准从中医病证规范的角度来看，是一个具有法规性质的国家中医药行业标准。较之以前的行业标准和全国规划教材，有了一定进步，但仍存在一些不足之处，如需要丰富病种，病名规范和细化，中医证候不要混淆西医的疾病分型等等。再如《临床疾病诊断依据治愈好转标准》，1987 年由人民军医出版社出版，由第四军医大学组织有关临床医学专家集体编写的医疗业务专著，其关于 RA 的标准以指标量化为主。通过以上国内中医药领域较多应用的疗效评价标准相比较，可以更好地了解其优势和不足，为构建RA 中医药临床疗效结局评价指标体系的研究提供帮助。为了比较中西医学在疗效评价体系的差别，借鉴现代医学的先进经验，下面就国际上较为常见的疗效评价标准展开讨论。

2 国际上 ACR、EULAR 以及 FDA 标准中临床缓解标准的对比浅析

与国内标准的现状相比，国际上关于 RA 的临床疗效评价标准更加多样，这也是由于在现代医学中，西医学对于构建疗效评价标准这一规范化过程重视较早，所以很多发达国家都制定了针对自己国情的评价标准。其中较为权威的两大标准源自国际知名的两个风湿病协会：即美国风湿病学会(American College Of Rheumatology, ACR)和欧洲抗风湿病联盟（The European league against rheumatism, EULAR),两者对 RA 治疗的临床疗效评价标准即美国的 ACR 标准和欧洲的 DAS 标准,亦有所不同。从调研国内现代文献可见，我国国内的发表的 RA 临床研究论文，引用的国外标准以 ACR 标准为主，而引用 DAS 标准的较少。虽然这两个标准均设立较合理的 RA 临床的显著改善项目，但在临床研究中用它们来作为临床缓解的标准尚有不尽人意之处，而临床缓解正是诸多临床研究中所要讨论的主题。

ACR20、ACR 50、ACR 70 均为 ACR 建立用来评价 RA 改善和临床缓解的标准。ACR20 是指临床上压痛和肿胀关节数 20%改善，以及下列 5 项指标中 3 项有 20%的改善：病人的总体评价、医生的总体评价、病人对疼痛的评价、躯体功能程度（即 HAQ 指数）和急性期蛋白水平（血沉和C－反应蛋白），ACR50、ACR 70 指上述指标有 50%或 70%的临床改善。

另一个评价 RA 治疗的临床疗效的标准即 DAS 是由 EULAR 制订的，早期研究主要引用DAS44，它包括了 44 个肿胀关节的评价，主要有四项内容，即 Ritchie 触痛关节数、肿胀关节数、血沉值和总体的健康评价。近年来 DAS28 已逐渐取代了 DAS44 的地位。DAS28 主要是对 28 个关节的肿胀和触痛进行评价，包括：双侧的肩关节（n＝2）、肘关节（n＝2）、腕关节（n＝2）、掌指关节（n＝10）、近端指间关节（n＝10）和膝关节（n＝2）。

EULAR 制订的类风湿性关节炎的临床缓解标准是：DAS44＜1.6 或 DAS28＜2.6，同时该协会还界定了三种不同程度（即低、中和高度）的 DAS 评分数值，

1981 年，美国风湿病学会曾制订的 RA 的完全临床缓解标准，即以下 6 项至少需要满足 5 项，且持续时间至少连续 2 个月。① 晨僵时间≤15 分钟; ② 无疲劳; ③ 无关节疼痛; ④ 无关节触痛或运动痛; ⑤ 无关节肿胀; ⑥ESR：<30mm/h (女性)；<20mm/h (男性)。

后有学者指出其中疲劳（fatigue）是一项缺乏特异性的临床指标，建议从缓解标准中剔除，同时“无关节疼痛”应该给予定量测定，建议根据 VAS 标尺，应定义为≤10mm。这样改良版的 ACR缓解标准仅包括 5 项内容，且只需满足其中 4 项，连续 2 个月，即达到了临床的完全缓解。由此可见临床疗效评价是需要不断完善和进步的。

即使是国际权威的疗效评价标准仍会存在一定的不足。首先，ACR 标准中的疲劳和晨僵不是检测或评价 RA 患者的核心项目，它们在评价治疗前后改变的有效性方面较为薄弱，但可能与其他的长期预后有关，如放射学进展、躯体功能和死亡率等。同时，RA 患者的合并疾病也可能引起疲劳，如心肺疾病等。其次，其他因素也可能引起关节疼痛，而不仅是关节炎症，所以关节疼痛

并不足以反映出患者的即时疾病活动的情况。如果一名 RA 患者经过治疗，其关节仍然持续肿胀，但其他各项均已缓解，根据 ACR 标准，是否应该判断其为临床完全缓解呢？并且，在 ACR 标准中，缺乏对患者关节骨质破坏，即放射学进展指标的评价。

相对于前面谈及的两项标准，目前世界上亦多采用的美国食品与药物管理局(Food and Drug Administration, FDA)的 RA 的临床缓解标准，其设置则更为严格。该标准要求在停止所有的抗风湿病药物治疗后，患者仍然能达到 ACR 的缓解标准，同时关节结构没有任何的放射学进展，且需要连续持续 6 个月以上。如果根据这个标准，目前治疗药物（包括新型的生物制剂）可能都无法达到患者的临床缓解。为此，FDA 还制订了另两项 RA 的临床疗效标准。一项是完全的临床疗效，即在服药期间，患者能达到 ACR 的缓解标准，同时关节结构没有任何的放射学进展，且连续持续 6 个月以上。另一项是大部分的临床疗效，即患者在治疗过程中，能达到 ACR70 以上的疗效率，且能连续 6 个月以上。

从 ACR、EULAR 等国际标准可见，RA 疗效评价标准有重视关节肿痛和关节功能的特点，实验室指标变化所占比重近年来呈下降趋势，30 米步行时间则基本上不用。ACR 标准是相对全面实用的标准，既有主要结局，又有次要结局，能较为全面评价疾病的变化。但该评价标准中改善标准的应用情况尚存在不理想的情况。

相较而言，国内标准以参照西方医学疗效评价方法为主，但难以全面体现中医辨证论治整体认识疾病的优势，即使在西医疗效评价模式中加入证候指标，这种较为机械的方式也难以反映中医临床真实疗效。中医临床疗效评价的标准化已经在国内开展了大量工作，1999 年 3 月中华医学会风湿病学学会就曾主持了治疗关节炎药物疗效评价标准研讨会。会议指出，80 年代初制定的标准已不符合需要，因此对疗效标准进行修改是当务之急。如今十年已经过去，更多的研究者投入到这项工作中，希望我们可以深入地借鉴国外的成熟评价标准，包括理解其制定和修改的意义和程序，并在此基础上取得中医疗效评价工作的进步。

参考文献(略)

生脉胶囊治疗慢性充血性心力衰竭临床疗效的多属性综合评价

陈　磊　梁伟雄　吕志平

(1 南方医科大学基础医学博士后科研流动站　广州 510515；2 广州中医药大学 DME 国家培训中心，510405；3 南方医科大学中医药学院 510515)

摘要　中医药临床研究的质量和水平较低，急需科学、系统而综合的临床评价方法来体现中医在防病治病方面的独到疗效优势；目的：探讨中药（新药）临床试验研究的临床疗效综合评价方法和技术路线；方法：应用层次分析法 AHP 与 TOPSIS 理想点法两种多属性综合评价的方法，通过“生脉胶囊治疗慢性充血性心力衰竭的多中心双盲随机对照临床试验”，进行生脉胶囊临床疗效的多属性（多指标）综合评价；结果：生脉胶囊对慢性充血性心力衰竭的临床治疗作用是正向性的，排序结果表明治疗组的临床疗效明显优于安慰剂组；讨论：可以建立合理的方法和模型来综合评价中药（新药）的临床疗效并为其疗效等级排序。

关键词　生脉胶囊；慢性充血性心力衰竭；临床疗效；综合评价

前言

中医药临床研究的质量和水平较低、诊断和疗效评价标准不为人们接受已成为制约我国中医药产业持续发展和中药以治疗药物的身份进入国际市场的“瓶颈”之一[1]。

综合评价是指对被评价对象所进行的客观、公正、合理的全面评价[2]。选择性地运用一种或多种综合评价方法，通过数理统计的计算，从多则面用多指标立体评价中药（新药）对治疗某种病证的有效性和安全性，应是行之有效的.

中医在防病治病方面有其独到的疗效优势，这些优势的展示急需科学、系统而综合的临床评价方法来体现。祖国医学发扬光大并与世界医学接轨，需要注入新鲜血液，而多学科的融合、先进有效的方法学的研究运用当是一个重要的阶梯。选择性地运用一种或多种综合评价方法，通过数理统计的计算，从多则面用多指标立体评价中药（新药）对治疗某种病证的有效性和安全性，应是行之有效的，而且是中医药防病治病作用得到世界公认，中药（新药）现代化、国际化的一条有力而必经的途径。

本研究借助国家“863”计划子课题“中药临床试验关键技术及平台研究”之“生脉胶囊治疗慢性充血性心力衰竭临床试验”265 例病例数据，以“生脉胶囊治疗慢性充血性心力衰竭的多中心双盲随机对照试验”为载体，通过心功能 II~IV 级的心衰受试者，在基础治疗（包括洋地黄类药物、利尿剂、血管扩张剂、血管紧张素转换酶抑制剂和β-受体阻滞剂等药物治疗）的基础上，随机给予生脉胶囊和安慰剂治疗，疗程为 6 月，通过观察生脉胶囊对心衰受试者的心功能、生存质量及病死率作用的研究，探讨生脉胶囊对改善慢性充血性心力衰竭病人的临床疗效综合评价方法，初步建立生脉胶囊治疗慢性充血性心力衰竭的临床疗效综合评价指标体系，并对该药做出多指标的临床疗效综合评价，同时，借此实例为中药（新药）的临床疗效综合评价方法的建立提供思路。

1　研究方法及内容

1.1　“线性加权综合法”模型的 **AHP** 综合评价

1、Delphi 法指标筛选及定权：

“Delphi”专家评分法－采用“文献资料分析优选法”和“专家经验挑选法”结合，专家组人数，取决于评估问题的规模。人数太少，限制学科代表性；人数太多，难于组织与进行结果处理。有人提出，专家组人数以 10～50 人为宜[3]。

本研究咨询了 50 名本临床试验各个中心省市三甲医院心血管内科主治医师以上职称的专家，依据“生脉胶囊治疗慢性充血性心力衰竭多中心双盲随机对照临床试验”研究方案制定的慢性充血性心力衰竭的临床疗效评价指标，相关指标如：病死率、重大事件发生率、EF 值、中医症状记分、生存质量等作为评价指标集，然后设计成调查表，以 100 分制评分法给评价指标直接打分做权重估计，分别征询专家对所设计的评价指标的意见，然后进行统计处理，并反馈咨询结果，经几轮咨询后，如果专家意见趋于集中，则由最后一次咨询确定出具体的临床疗效评价指标体系。

表 1　各评价指标专家打分矩阵表

专家编号	病死率	重大事件发生率	EF 值	中医症候记分	生存质量
1	30	20	20	15	15
2	25	25	20	15	15
3	25	20	15	15	15
4	35	20	20	10	15
5	20	20	25	15	10
6	30	20	15	15	20
7	25	20	20	20	15
8	20	20	10	15	25
9	30	20	15	10	25
10	30	20	10	15	25
11	30	25	25	10	10
12	30	20	15	15	20
13	25	20	25	15	15
14	25	25	15	15	20
15	25	25	15	15	20
16	10	20	25	35	10
17	30	25	20	15	10
18	20	20	10	10	30
19	40	20	20	10	10
20	20	30	30	5	15
21	20	30	10	15	25
22	20	30	10	20	20
23	15	20	30	15	20
24	20	30	15	25	10
25	22	20	10	18	30
26	15	15	25	15	30
27	30	25	25	10	10
28	30	25	25	10	10
29	25	20	15	10	30
30	30	20	15	10	25
31	30	25	15	10	20
32	30	20	15	10	25
33	30	25	15	10	20
34	20	10	50	10	10
35	25	20	15	10	30
36	20	20	30	10	20
37	25	25	10	10	30
38	20	20	15	15	30

39	15	15	30	15	25
40	20	20	10	20	30
41	10	25	30	25	10
42	30	20	30	10	10
43	30	20	20	15	15
44	10	10	30	20	30
45	20	15	15	20	30
46	25	20	20	10	25
47	30	20	10	15	25
48	30	15	10	20	25
49	20	10	10	30	30
50	60	20	5	5	10

把病死率设为A，重大事件发生率设为B，EF值设为C，生存质量设为D，中医症状记分设为E。

表2　专家评分指标及权重

指标	权重比例	权重系数	秩
A	.8350	0.1936	4
B	.8650	0.2006	3
C	.9590	0.2224	1
D	.8720	0.2022	2
E	.7820	0.1813	5

各评价指标的权重比例为：

W_A：W_B：W_C：W_D：W_E＝0.835：0.865：0.959：0.872：0.782

经归一化处理后，权重系数为：

W_A：W_B：W_C：W_D：W_E＝0.1936：0.2006：0.2224：0.2022：0.1813

各指标主次排秩积分：W_A＝92；W_B＝72；W_C＝60；W_D＝83；W_E＝59

“Delphi法”慢性充血性心力衰竭的临床疗效评价指标等级排序为：

EF＞生存质量＞重大事件发生率＞病死率＞中医症状记分

2、 Saaty's权重法和建立层次分析法综合评价模型基本步骤：

2.1　建立递阶层次结构，形成目标树图

将总目标（临床疗效评价）分解成“病”的常规疗效评价、中医若干症状疗效评价和生存质量评价等三个次级目标，然后各层再分解形成目标树图，如下：

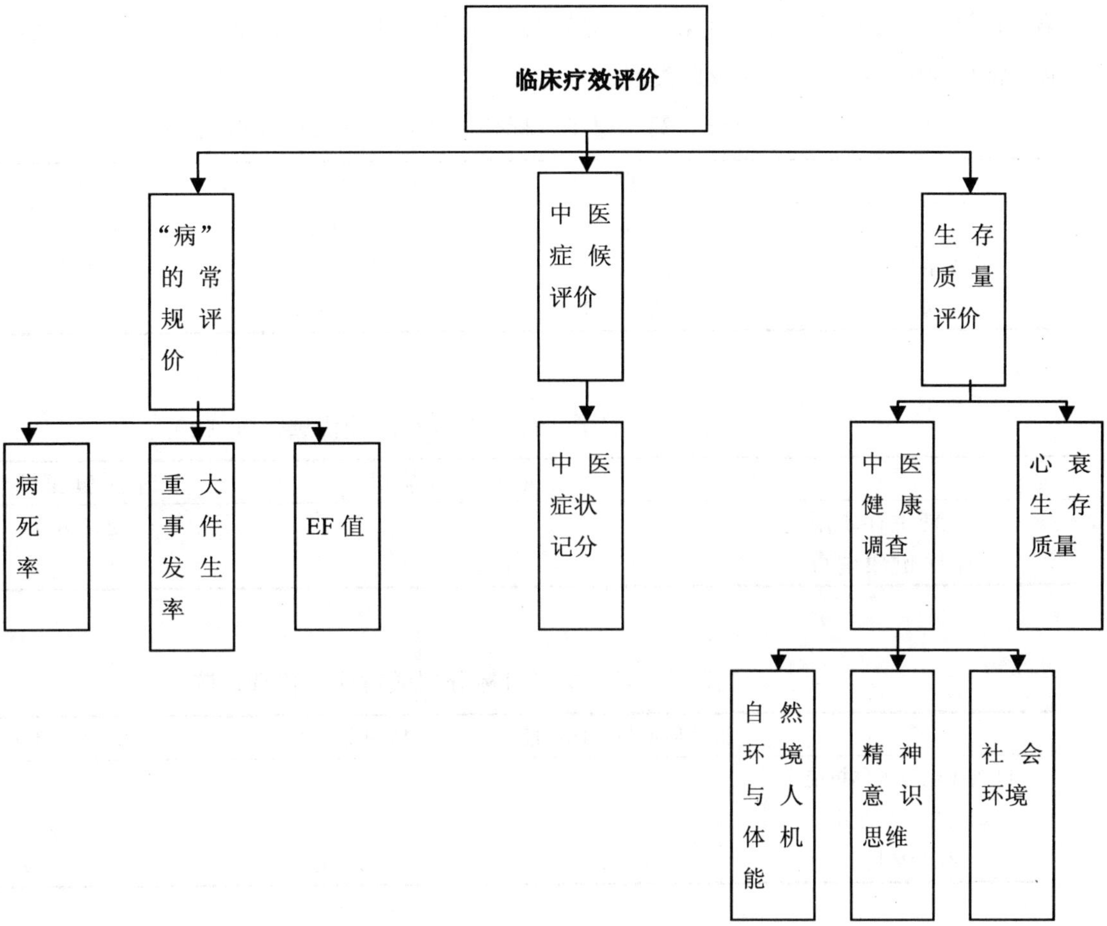

2.3　将评价指标进行对比打分，评分标准见下：

表3　目标树图各层次评分标准

对比打分	相对重要程度	说明
1	同等重要	两者对目标的贡献相同
3	略为重要	根据经验一个比另一个评价稍有利
5	基本重要	根据经验一个比另一个评价更为有利
7	确实重要	根据经验一个比另一个评价有利，且在实践中被证明
9	绝对重要	重要程度明显
$\begin{pmatrix}2,4\\6,8\end{pmatrix}$	两相邻程度的中间值	需要折中时用

2.4 建立成对比较判断优选矩阵

表4　第一个子目标分层成对比较判断优选矩阵

	病的常规评价	生存质量评价	中医症状评价
病的常规评价	1（a_{11}）	3（a_{12}）	5（a_{13}）
生存质量评价	1/3（a_{21}）	1（a_{22}）	3（a_{23}）
中医症状评价	1/5（a_{31}）	1/3（a_{32}）	1（a_{33}）

第一行第二列元素为3，表示病的常规评价（行指标）的重要性略大于生存质量评价（列指标）；

第二行第一列元素则为第一行第二列元素的倒数，表示生存质量评价（行指标）的重要性略次于病的常规评价（列指标），依此类推。

表 5　第二层子目标分层成对比较优选矩阵（1）

	EF	重大事件发生率	病死率
EF	1（a_{11}）	3（a_{12}）	5（a_{13}）
重大事件发生率	1/3（a_{21}）	1（a_{22}）	3（a_{23}）
病死率	1/5（a_{31}）	1/3（a_{32}）	1（a_{33}）

表 6　二层子目标分层成对比较优选矩阵（2）

	心衰生存质量	中医健康调查
心衰生存质量	1（a_{11}）	2（a_{12}）
中医健康调查	1/2（a_{21}）	1（a_{22}）

表 7　第三层子目标分层成对比较优选矩阵

	自然环境与人体机能	精神意识思维	社会环境
自然环境与人体机能	1（a_{11}）	3（a_{12}）	5（a_{13}）
重大事件发生率	1/3（a_{21}）	1（a_{22}）	3（a_{23}）
社会环境	1/5（a_{31}）	1/3（a_{32}）	1（a_{33}）

2.4　计算各指标相对权重

用近似解法求各指标的权重：　$w_i' = \sqrt[m]{a_{i1}a_{i2}\ldots a_{im}}$

式中，W_i' 表示第 i 个指标的权重，a_{i1}, a_{i2}…… a_{im} 分别表示判断矩阵中第 i 行各元素；m 表示评价指标个数。

第一层，计算后得到各初始权重分别为：$w_1' = \sqrt[3]{1\times3\times5} = 2.4662$

$w_1' = \sqrt[3]{1/3\times1\times3} = 1.0000$

$w_1' = \sqrt[3]{1/5\times1/3\times1} = 0.4055$

经归一化处理后，$w_i = w_1' \Big/ \sum_{i=1}^{m} w_i'$，得到各层目标权重向量 W_i，结果如下：$W_1 = 0.6370$；$W_2 = 0.2583$；$W_3 = 0.1047$。即第一层各指标权重分配为：病的常规评价：生存质量评价：中医症候评价＝0.6370：0.2583：0.1047。

依此类推，得到第二层（1）各指标权重向量：$W_1 = 0.6370$；$W_2 = 0.2583$；$W_3 = 0.1047$

得到第二层（2）各指标权重向量：$W_1 = 0.6667$；$W_2 = 0.3333$

得到第三层各指标权重向量：$W_1 = 0.6370$；$W_2 = 0.2583$；$W_3 = 0.1047$

2.5 进行一致性检验

在计算归一化权重向量后，应检验所计算得到的权重向量是否符合逻辑。

当判断矩阵阶数＜2 时，通常用一致性指标 CI 检验该项目的相对优先顺序有无逻辑混乱，一般认为，当 $CI = \lambda_{max} - m \Big/ m-1 < 0.10$ 时，可能无逻辑混乱，即通过计算得到的各项权重是可以接受的。当判断矩阵阶数＞2 时，用同阶平均随机一致性指标 RI 对 CI 进行修正，计算随机一

致性比例 CR。

CR＝CI/RI

当随机一致性比例 CR＜0.10 时，通常认为判断矩阵具有满意的一致性，否则就需要调整判断矩阵，并使之具有满意的一致性。

表 8　3～9 阶平均随机一致性指数 RI 的取值

阶数	3	4	5	6	7	8	9
RI	0.58	0.90	1.12	1.24	1.32	1.41	1.45

其中 $\lambda_i=\frac{\sum_{i=1}^{m}a_{ij}\ W_i}{W_i}$　$\lambda_{max}=\frac{\sum_{i=1}^{m}\lambda_i}{m}$

式中，m 为受检验层次的子目标数；λ_{max} 为最大特征根；λ_i 为该层子目标成对比较判断优选矩阵的特征根。

本例第一层、第二层（1）、第三层子目标成对比较判断优选矩阵的特征根均为：

λ_1＝（1×0.6370＋3×0.2583＋5×0.1047）/0.6370＝3.024

λ_2＝（1/3×0.6370＋1×0.2583＋3×0.1047）/0.2583＝3.016

λ_3＝（1/5×0.6370＋1/3×0.2583＋1×0.1047）/0.1047＝3.074

λ_{max}＝（3.024＋3.016＋3.074）/3＝3.038

CI＝（3.038－3）/（3－1）＝0.019 ＜0.10

CR＝0.019/0.58 ＜0.10

由此认为，这几项指标权重系数判断合乎逻辑，可以接受。

第二层（2）子目标成对比较判断优选矩阵的特征根：

λ_1＝（1×0.6667＋3×0.3333）/0.6667＝2.4998

λ_2＝（1/3×0.6667＋1×0.3333）/0.3333＝1.6668

λ_{max}＝（2.4998＋1.6668）/2＝2.0833

CI＝（2.0833－2）/（2-1）＝0.0833＜0.10

该层判断矩阵阶数＜2，一致性指标 CI＜0.10，检验认为该项目的相对优先顺序无逻辑混乱，几项指标权重向量可以接受。

2.6　通过“乘积法”计算出各次级指标的权重，最后计算最下层（方案层）指标的组合权重向量 C_i，结果见下图：

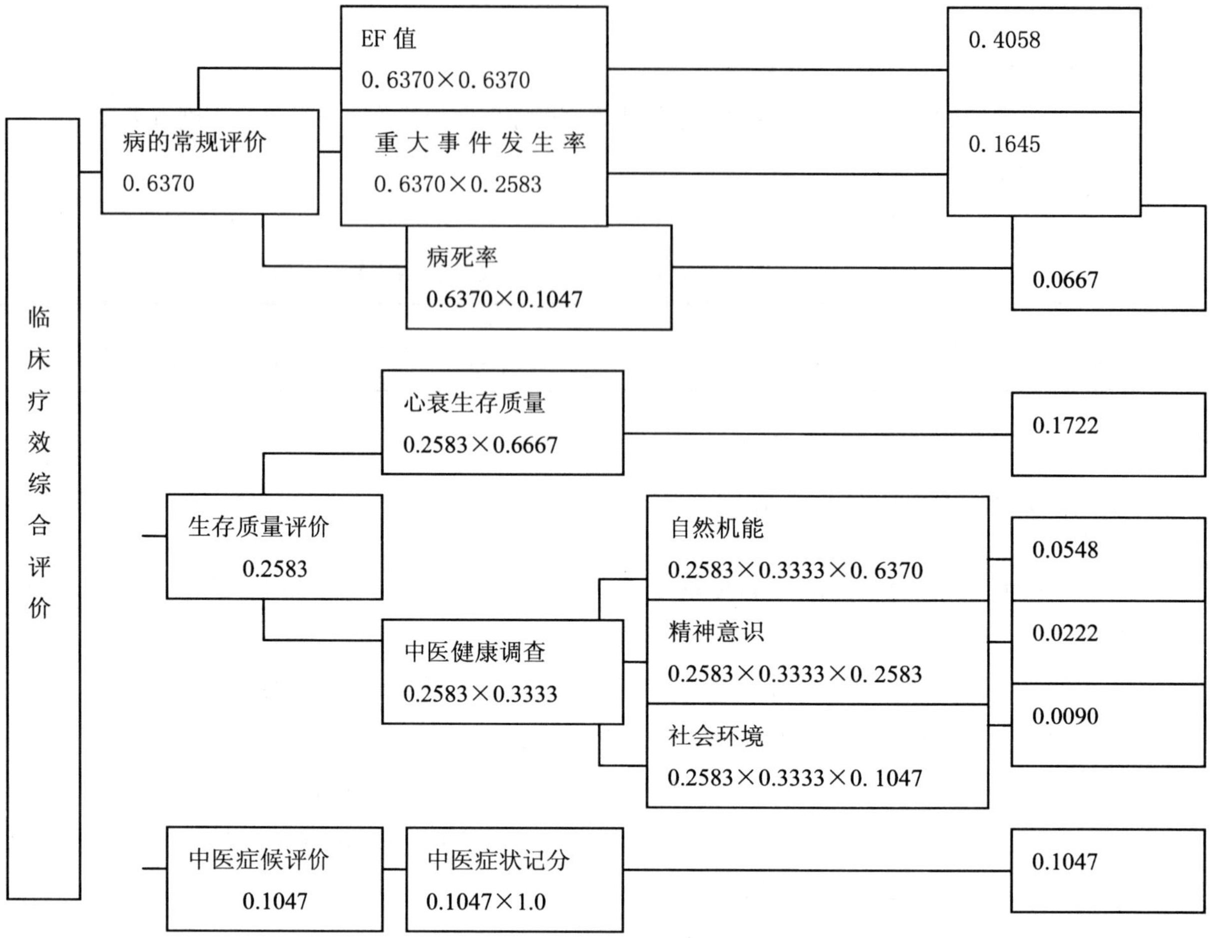

2.7 计算综合评价指数，对评价对象的总评价目标进行综合评估。

“线性加权综合法”模型的综合评价指数 GI 的公式为：

$$GI=\sum_{i=1}^{m} C_i P_i$$

式中，P_i 为第 i 个评价指标测量值；m 为评价指标的个数；C_i 为第 i 个评价指标的组合权重值，根据 GI 值的大小，即可对评价对象进行优劣排序。同时，P_i 系综合指数中的单因素指数，有高优指标和低优指标之分，进行评价时要求所有的评价指标变化方向必须一致，需要进行同趋势化。

本实例“生脉胶囊治疗慢性充血性心力衰竭双盲随机对照临床试验”中，EF 值对临床疗效评判而言是高优指标（在正常范围内，数值越大疗效越佳），而其他几项均为低优指标（在正常范围内，数值越小疗效越佳），因此需要进行指标的同趋势化，高优指标 EF 值的指数 P_i＝实际值/期望值，其他低优指标的指数 P_i＝期望值/ 实际值，期望值均选各指标的均值。

表 9　各指标均值和 Ci 得数

指标	Mean	Ci
EF 值	31	0.4058
重大事件发生率	.04	0.1645
病死率	.04	0.0667
心衰生存质量	22	0.1722
自然机能	50	0.0548

精神意识	30	0.0222
社会环境	25	0.0090
中医症状记分	7	0.1047

最下层（方案层）指标设定：EF 值为 A；重大事件发生率为 B；病死率为 C；心衰生存质量为 D；自然机能为 E；精神意识为 F；社会环境为 G；中医症状记分为 H。

计算综合指数方法：

$GI = 0.4058 \times P_A/A$ 均值 $+ 0.1645 \times B$ 均值 $/P_B + \cdots\cdots 0.1047 \times H$ 均值 $/P_h$

综合指数计算结果：

安慰剂组：
$$GI = 0.4058 \times \frac{30.644}{31} + 0.1645 \times \frac{0.04}{0.077} + 0.0667 \times \frac{0.04}{0.048} + 0.1722 \times \frac{22}{25.47} + 0.0548 \times \frac{50}{48.46} + 0.0222 \times \frac{30}{29.17} + 0.0090 \times \frac{25}{24.07} + 0.1047 \times \frac{7}{7.43} = 0.4011 + 0.0856 + 0.0561 + 0.1487 + 0.0565 + 0.0228 + 0.0093 + 0.0986 = 0.8787$$

生脉治疗组：
$$GI = 0.4058 \times \frac{31.645}{31} + 0.1645 \times \frac{0.04}{0.082} + 0.0667 \times \frac{0.04}{0.031} + 0.1722 \times \frac{22}{27.95} + 0.0548 \times \frac{50}{51.18} + 0.0222 \times \frac{30}{28.18} + 0.0090 \times \frac{25}{25.23} + 0.1047 \times \frac{7}{7.28} = 0.8974 + 0.0807 + 0.0048 + 0.1355 + 0.0535 + 0.0236 + 0.0089 + 0.1007 = 1.3051$$

3、结果

生脉治疗组的综合评价指数为 1.3051，大于安慰剂组的综合评价指数 0.8787，生脉胶囊对慢性充血性心力衰竭的临床治疗作用是正向性的，同时其综合临床疗效优于安慰剂对照组治疗效果。其中，左室射血分数 EF 值、中医症状记分和生存质量积分的综合指数都超过了安慰剂对照组的相应综合指数，故而认为生脉胶囊组在 CHF 的临床治疗中对 EF 值、中医症候的改善和生存质量的提高以及降低病死率和重大事件发生率较安慰剂对照组的中华医学会心血管病学分会推荐疗法相对优异。

2.2 TOPSIS 理想点模型的 TOPSIS 综合评价

1、Delphi 法指标筛选及定权：

同 AHP 法。

2、临床疗效综合评价指标均值矩阵表

表 10

评价对象	病死率	重大事件发生率	EF值	生存质量	中医症状积分
安慰剂组	0.05	0.04	30.64	42.39	7.43
治疗组	0.03	0.04	31.65	44.84	7.28

3、同趋势化后的数据矩阵

$$Z = \begin{bmatrix} 20 & 25 & 30.64 & 0.024 & 0.135 \\ 33 & 25 & 31.65 & 0.022 & 0.137 \end{bmatrix}$$

4、归一化矩阵表

表 11

评价对象	病死率	重大事件发生率	EF值	生存质量	中医症状积分
安慰剂组	0.5183	0.7071	0.6956	0.7185	0.7031
治疗组	0.8552	0.7071	0.7185	0.6667	0.7185

5、求正理想解和负理想解

$Z^{+}=$（0.8552，0.7071，0.7185，0.7185，0.7185）

$Z^{-}=$（0.5183，0.7071，0.6956，0.6667，0.7031）

6、计算各对象与正理想解和负理想解的加权欧氏距离

公式：
$$D_i^{+}=\sqrt{\sum_{j=1}^{m}\left[w_j(z_{ij}-z_j^{+})\right]^2}$$

$$D_i^{-}=\sqrt{\sum_{j=1}^{m}\left[w_j(z_{ij}-z_j^{-})\right]^2}$$

安慰剂组：

$$D_i^{+}=\sqrt{[0.1936\times(0.5183-0.8552]^2+[0.2006\times(0.7071-0.7071]^2+\ldots\ldots[0.1813\times(0.7031-0.7185]^2}$$

$=0.4155$

$$D_i^{-}=\sqrt{[0.1936\times(0.5183-0.5183]^2+\ldots[0.2022\times(0.7185-0.6667]^2+[0.1813\times(0.7031-0.7031]^2}$$

$=0.0233$

治疗组：

$$D_i^{+}=\sqrt{[0.1936\times(0.8552-0.8552]^2+[0.2006\times(0.7071-0.7071]^2+\ldots\ldots[0.1813\times(0.7185-0.7185]^2}$$

$=0.0233$

$$D_i^{-}=\sqrt{[0.1936\times(0.8552-0.5183]^2+\ldots[0.2022\times(0.7185-0.6667]^2+[0.1813\times(0.7185-0.7031]^2}$$

$=0.4155$

7、按照公式计算各评价对象指标值与正理想解和负理想解的相对接近程度 C_i 值

$$C_i=\frac{D_i^{-}}{D_i^{+}+D_i^{-}}$$

安慰剂组 $C_i=\dfrac{0.0233}{0.0233+0.4155}=0.0535$

治疗组 $C_i=\dfrac{0.4155}{0.0233+0.4155}=0.9534$

8、依据相对接近程度系数 C_i 值的大小对评价对象的优劣顺序进行排序。C_i 的取值范围 $[0, 1]$。C_i 值越接近 1，表明评价对象越接近正理想解；C_i 值越接近 0，表明评价对象越接近负理想解。

各评价对象与正理想解的接近程度和排序

表 12

评价对象	D_i^+	D_i^-	C_i	排序
安慰剂组	0.4155	0.0233	0.0535	2
治疗组	0.0233	0.4155	0.9534	1

9、结果：

排序结果表明治疗组的临床疗效明显优于安慰剂组，且治疗组与正理想解和负理想解的相对接近程度 C_i 值为 0.9534 已然非常接近 1，提示治疗组接近正理想解，说明生脉胶囊组治疗 CHF 很接近正理想方案；而安慰剂组相对接近程度 C_i 值为 0.0535 非常接近 0，提示安慰剂组接近负理想解远离正理想方案。

2 讨论

传统疗效评价的结局是基于间断性的时点所做出的单指标组间比较显著性检验结果，同时此检验结果需要在一定数量的样本含量和多种检验条件符合的基础上才能实现，所运用的历史资料信息量有限，结果不直观。而疗效多属性综合评价是一个连续动态的评价过程，不受样本多少的限制，以稳定和科学合理的模型来进行多因素、多维度和复杂系统的综合评判，在其评价过程中充分综合运用了历史资料信息量，减少了信息量的丢失，保证了最终评价结局的全面性，并且判效结果直观可见。符合信息越多越真实，评价的可靠性与准确性越高的共识。该方法能够使复杂的问题系统化、数学化和模型化，将以人的主观判断为主的定性分析定量化。将各种判断要素之间的差异数值化，帮助人们保持思维过程的一致性。具体操作时，针对不同的疾病、不同的中药（新药），选择不同的侧重面和不同的指标。

本研究初步建立了两种临床疗效综合评价模型：“线性加权综合评价法模型”和“TOPSIS 理想点法模型”，在已有的临床数据基础上，两种模型对本实例“生脉胶囊治疗慢性充血性心力衰竭双盲随机对照临床试验”的临床疗效综合评价结果具有一致性——在基础治疗（包括洋地黄类药物、利尿剂、血管扩张剂、血管紧张素转换酶抑制剂和 β-受体阻滞剂等药物治疗）的基础上，治疗组的综合评价指数高于安慰剂组。

通过本研究的验证，是可以建立合理的方法和模型来综合评价中药（新药）的临床疗效并为其疗效等级排序的。具体操作时，针对不同的疾病、不同的中药（新药），选择不同的侧重面和不同的指标。

两种方法及模型通过本研究的实例验证是可行的，是否适用于其他重大疾病或疑难病症乃至亚健康状态等的临床疗效综合评价及其疗效排序？从理论研究的角度来说应该亦是同样可行的，并有望进一步的试验研究论证。

参考文献（略）

关于中药上市后的风险评估与风险管理的思考

余学庆[2]　谢雁鸣[1]　王永炎[1]　赵玉斌[1]

（1 中国中医科学院临床基础研究所　北京 100700；

2 河南中医学院第一附属医院　郑州 450000）

摘要　药物的风险评估与管理是减少药物的不良反应，增强人们用药安全性的重要措施。本文结合药品风险评估与风险管理的概念、国内外药品风险管理的现状，对中药上市后的风险管理进行了探讨与分析。

关键词　上市后再评价;风险评估;风险管理；中药

药物的风险评估与管理是减少药物的不良反应，增强人们用药安全性的重要措施。近年来，随着有关中药不良事件的频发，导致人们对中药的安全性产生质疑，中药的国际声誉也受到了负面影响，严重阻碍了中医药的国际化进程，中药的安全性评价与监测亟待加强。目前国际上一些国家和地区在药品的风险评估与风险管理方面积累了一些很好的经验，对我国中药上市后的风险管理措施提供了值得借鉴的内容与方法。

1　药品风险评估与风险管理的含义

1.1 药品风险评估　药品风险是指药品使用过程中，导致用药人群面临伤害或损失等不测事件的可能性；或指药品使用过程中，导致用药人群受到伤害或损失的一系列事件。药品的风险评估是指对药物不良事件发生的可能性和后果严重性进行系统分析的过程。任何一种药品的风险总是相对其所可能获得的利益而言的。在对一种药品进行风险评价时，除了应深入研究风险的具体特征，如严重性、持续性、可逆性、发生率等因素外，还必须同时分析这种药品可能带来的利益。就药品评价而言，风险效益评估一般是指患者使用该药物以后所能获得的治疗方面的效益与所承担的风险之间的评估。特别需要强调的是药物风险评估不是目的，它是为了之后的“风险管理”和“风险交流”提供一个科学基础。药品风险评估要回答的最重要的问题就是药品与不良反应之间是否具有因果关系，而因果关系的建立在很大程度上取决于证据的质量。

1.2 药物风险管理　在欧盟人用药品风险管理制度指南中，将“风险管理”定义为：与药物警戒相关的所有活动与干预措施，主要用于识别、描述、预防或最小化与药品相关的风险，并对所采取的干预措施的有效性予以评价。药品风险管理的核心在于进行利益与风险分析，并依据评估结果，对上市后药品采取召回、撤销限制使用和修改说明书等处理手段，以保障公众合理用药，实际是对药品的风险／效益进行综合评价，并采取适宜的策略与方法，将药品安全性风险降至最低的一个管理过程，它由发现信号、报告、评价、控制等四个环节组成，四个环节逐一递进，缺一不可。药品风险管理的目的就是要实现患者用药收益最大化、风险最小化的目标。

2 药物风险管理的现状

美国、欧盟和日本是目前国际上对于药品上市后进行风险管理较为成功的国家和地区。

日本通过制定药品上市后监测(post-marketing surveillance，PMS)制度进行风险管理。PMS 由药物不良反应监测报告制度、再审查制度、再评价制度组成。日本在 20 世纪 6O 年代建立了药物不良反应报告制度。1988 年日本实施新的再评价制度，采取“定期再评价”和必要时进行“临时再评价”双管齐下的方法，根据再评价结果，相应采取“撤销药品的生产批准”、“注册批准事项变更”等措施，对药品实行监管。同年又提出了药品上市后监测管理规范(good post-marketing surveillance practice，GPMSP)议案，使制药企业能正确实施药品再评价，确保再审查和再评价的可靠性。

美国是目前对药物风险管理最好的国家，美国 FDA 出台了一系列法规对药品的风险进行检测和管理。在美国，FDA 与制药企业、医疗保健提供者、患者共同承担上市后药品风险管理的责任。每个参与者在监测、评价药品不良事件以及采取措施等方面都发挥了积极的作用。其中，FDA 和制药企业的责任是法律规定的，而医疗保健提供者和患者则是自愿的。关于上市药物的风险评估计划，FDA 采取的主要的监测手段有：（1）药品不良反应的自发报告系统（MedWatc），包括不良事件报告系统（AERS)、生物制品评价与研发中心的差错与事故报告系统(CEARS)、药品质量报告系统(DQRS)和医疗差错报告(MER）；（2）疫苗不良事件报告系统(VAER)；（3）医疗器械不良事件自发报告系统(MAUDED)（4）血液及血液成分的不良事件自发报告系统。为了提高药品不良事件监测的可控性和可评价性，采取分析卫生保健数据库的相关数据；对未知但有潜在严重风险的治疗性产品进行注册；疫苗安全数据链接（VSD）和上市后监测研究 (PMSS)等方法。

欧盟在 2005 年 11 月发布和实施了《人用药品风险管理系统的使用指导原则》，通过采取药品立法的修改加强药物警戒体系加强药品监测力求尽早发现重要的安全性信号；在组织运作上进一步改进欧盟的药物警戒体系；引入风险管理计划。主要包括安全性特征描述及药物警戒计划和风险最小化措施需求评估及风险最小化计划；要求上市许可持有者 / 上市许可申请人必须向管理当局提供其药物警戒和风险管理的方案等，已形成了较成熟的评价模式和标准。此后为了吸取 TGN412 事件的教训，降低首次人体临床研究中安全性风险，EMEA 立即又组织起草了甄别和降低研究用药物（IND）首次《人体临床试验风险的策略指导原则》，详细介绍了如何通过非临床评价（药物质量控制和临床前药理毒理评价）和临床评价来控制首次人体试验的安全性风险的主要思路和对策。

我国的药物不良反应监测于 20 世纪 80 年代末期开始进行试点，此后卫生部在中国药品生物制品检定所成立了“药品不良反应监测中心”，并开展了相应的工作。1998 年 3 月，我国正式加入了 WHO 国际药品监测合作中心并成为第 68 个成员国。1998 年 4 月，国家药品监督管理局（SDA）成立以后，组建了专业技术机构——国家药品再评价中心（CDR），使得我国药物不良反应监测工作进入了快速发展阶段。1999 年颁布《药品不良反应监测管理办法(试行)》，标志我国正式实施药品不良反应报告制度。2001 年 11 月，国家药品不良反应信息通报制度和各地药品不良反应病例报告情况通报制度建立。2004 年以卫生部和国家食品药品监督管理局（SFDA）联合令的形式发布了法规性文件《药品不良反应报告与监测管理办法》，就 ADR 报告的管理体系，执行主体、报告方式、报告范围、报告时间与程序都作了具体而明晰的规定，推动了我国药物警戒的发展和药品不良反应突发事件预警机制的建立。近 5 年来，借助于建设全国性的药品不良反应监测网络信息系统，中国对于上市后药品进行风险再评估的基础设施条件逐渐得以建立，加强了风险管理的力度。

3　加强中药上市后风险评估与风险管理措施的思考

尽管近年来我国在中药上市后风险评估与风险管理方面取得了一些进展，但由于对中药不良反应长期存在认识上的不足，风险监测起步较晚和薄弱，以及缺少适合中药特点的不良反应监测系统和评价方法体系，中药上市后的风险评估与风险管理体系仍然存在着许多有待完善的地方。上市中药的风险管理必须根据我国上市中药临床使用的现实状况和实际，结合中药的自身特点并借鉴欧美等国家的经验，进行实施。

3.1　完善国家药品不良反应报告监测系统　一套及时、有效、准确的药物不良反应报告监测系统，是一个国家强化对已上市药物风险管理的基础条件。目前 ADR 网络信息系统在全国各省市已基本建立。但在运行过程中仍存在一些问题，例如大部分的 ADR 报告都是已经发生过的不良反应，质量和有效性有待提高；缺乏药品生产经营企业提供的 ADR 报告； ADR 不良反应监测的相关内容尤其是针于中药不良反应的相关内容不足，造成许多中药药品的不良反应被忽视和漏报。因此，应当继续完善国家药品不良反应报告监测系统，根据中药的特点补充相关内容，尤其是监管部门应当向药品生产经营企业提供一定的激励机制，化解企业自觉上报药品不良反应的隐忧，鼓励他们积极配合监管部门进行药品的风险管理。

3.2　提高企业及医疗机构自发报告的自觉性　药品生产企业不仅负责药品的研发与生产，同时也负有药品上市后的安全监管责任。在国外，政府监管部门与制药企业、医疗机构工作者、患者共同承担上市后药品风险管理的责任，其中法律上规定了药品生产经营企业在药品不良事件监测方面的责任。在我国，由于药品生产经营企业以及医疗机构对于医药产品不良反应上报存在偏见，缺乏药品监测的主动性和积极性，使药品不良反应监测报告几乎成为监管部门的独立工作，造成 ADR 报告存在诸多问题和不足。因此，不仅要积极宣传药品不良反应自发报告的重要性，同时还应当在法律上规定药品生产经营企业的责任，以完善和促进我国药品不良反应自发报告制度的开展。

3.3　加强上市后中药的不良反应集中监测研究　集中监测是药品不良反应和安全评估的主要方法之一。但目前中药上市后的不良反应监测多依靠自发呈报系统。自发呈报可以极早的发现潜在的 ADR 信号。对于罕见的 ADR，自发呈报是唯一可行的方式，但是由于自发呈报系统自身存在的一些局限，具有漏报率高以及存在报告偏倚，无法计算发生率等问题。集中监测可以在某一时间内，对某一关注药品的不良反应进行前瞻性的大样本的统一监测，估计其不良反应的发生率，评价其安全性及影响 ADR 发生的危险因素。与自发呈报系统可以相互补充，是完善药品不良反应监测的重要手段。目前已开始在上市中药尤其是中药注射剂的安全再评价研究中使用，但有关集中监测的范围、研究设计、样本量，监测方法，监测内容及评价方法与模型等等仍存在一些争论，有待进一步研究和规范。

3.4　应充分考虑上市中药的特点和使用现况　上市中药是基于中医药传统理论和功效，结合现代药物研究方法而研制生产的一种药品。其功效作用的发挥基于对中医药理、法、方、药的认识基础上进行使用，也就是说，大部分中药具有一定的主治症、证。正因如此，严格意义上讲，上市后中药的使用必须根据中医的诊治理论和特点才能更好的发挥其疗效，否则会导致药物功效降低，甚至产生不良反应。而目前在我国，上市后中药被盲目的不合理使用，由于人们具有中药毒副作用少和无副作用的传统认识，甚至达到了滥用的地步，尤其是中药注射剂，个别地方出现西医院的使用量远远大于中医院的情况。由于中、西医存在着理论认识上的差异，致使不懂或不了解中医的医务人员难以从中医理论认识角度指导中药的正确使用，这为中药的不良反应的发生造成了极大的危险。因此，在对中药的风险评估和管理中，应充分考虑上市中药的特点和使用现况，制定更为合理、科学的评估方法和管理措施。

3.5　重视药物流行病学研究结果　药物流行病学是一门应用流行病学原理与方法，研究药物在广大人群中的利用及效应的新兴学科。它能够为社会提供大范围人群的药物使用信息和有关药物在人群应用中的利弊分析信息，为药品上市后监测、上市药品再评价及临床合理用药提供决策依据。

造成药品对患者的药源性损害的因素十分复杂，包括药物不良反应，药品质量缺陷，不合理用药以及药物所产生的非预期不良反应等等。而我国中药药品的审批均以动物实验、临床试验和上市后的观察结果为主要依据来决策，很难完全了解药品的不良反应以及造成药品不良反应的因素。药物流行病学除宏观上指导临床合理用药外，也可通过调查、分析，比较不同药物、不同剂型、剂量等因素对疗效和不良反应的影响情况，从具体单个病人角度为临床医师决定治疗、用药的方案提供科学依据，做到用药个体化，从而提高医师的合理用药水平，降低不良反应发生率或及时发现不良反应。因此，在进行上市中药的风险评估时应注重借助药物流行病学方法对药品使用的利弊做出客观评价。

除此之外，对于中药的风险评估，应注意选择合理的风险评估方法，客观分析和评价中药的安全性和影响因素，为更好的进行风险管理提供科学依据。

总之，中药上市后的风险评估与管理是一项艰巨而重要的系统工程，需要投入大量的人、财、物，并得到包括监管部门、药品生产经营者、临床医护人员和广大患者的重视和支持才能获得好的效果。

参考文献(略)

临床研究课题中期评估文献研究

田元祥[1]，翁维良[2]，谢雁鸣[3]，李睿[2]，赵建新[4]，李秋艳[2]

（1 中国中医科学院博士后流动站　北京 100700；

2 中国中医科学院西苑医院　北京 100900；3 中国中医科学院中医临床基础医学研究所　北京 100700；　4 河北医科大学　河北 石家庄 050091）

目的：通过对中医临床研究课题中期评估文献研究，为临床研究课题和中医临床研究课题中期评估提供依据。

方法：中文数据库选用 CNKI 科技学术文献网络出版总库，和人文与社科学术文献网络出版总库，中国医院数字图书馆的 CHKD 期刊全文数据库，时间限制在 1999 年 1 月 1 日至 2008 年 12 月 31 日；外文数据库选用 PubMed，不限制时间进行检索。

结果：内容以疾病控制评估为最多，其次依次是卫生服务评估、卫生保健评估、健康促进评估、健康教育评估、学科建设评估、培训评估和诊疗技术及相关器械项目评估，对中医临床研究课题（项目）进行中期评估有参考意义。文献以定性研究最多，92.9%的文献未说明赋权方法。主观权重文献占 7.1%，尚未见到客观权重文献。评估形式以现场调查居多，其次是访谈法、自评与抽查结合、听取汇报、媒体监测，不清楚占 11.9%。明确第三方评估仅 23.8%。

结论：目前的中期评估文献以定性为主，现场调查仍然是评估最常用的方法，其次是访谈法。中期定量评估和第三方评估研究有待加强。媒体监测属于新生方法类，使用有可能会迅速增加。中医临床研究课题评估文献很少。

关键词　文献调查；中期评估；临床研究课题；中医临床研究课题

“十一五”国家科技支撑计划加大了对中医临床研究的支持力度。为保障支撑计划中医药项目的顺利实施，针对目前科研重申报、重结果而忽视过程质量管理的现状，“重大疑难疾病中医防治研究”项目设立了“中医临床研究方案的优化与质量控制研究”课题组，按照《中医临床研究质量控制与质量保证规范》的要求，按规定对中医临床研究课题进行中期评估研究，以保障“十一五”国家科技支撑计划“重大疑难疾病中医防治研究”项目保质保量完成。在前期准备中对相关的中期评估文献进行了调查研究，以期为临床研究课题和中医临床研究课题中期评估提供依据。

1 资料与方法

1.1　检索目的

检索临床研究课题相关中文和外文中期评估文献，为课题中期评估量化指标的构建提供参考。

1.2　文献库的选择

中文数据库选用 CNKI 科技学术文献网络出版总库，同时选择基础医学、工程科技Ⅰ辑、工程科技Ⅱ辑、农业科技、医药卫生科技、信息科技数据库；CNKI 人文与社科学术文献网络出版总库，同时选择哲学与人文科学、社会科学Ⅰ辑、社会科学Ⅱ辑、经济与管理科学数据库；中国医院数字图书馆的 CHKD 期刊全文数据库（http://cnki.cintcm.ac.cn/kns50/ chkd_index.aspx）。

外文数据库选用 PubMed 进行检索（http://www.ncbi.nlm.nih. gov/sites/entrez）。

1.3 时间要求

中文文献的时间要求是 1999 年 1 月 1 日至 2008 年 12 月 31 日止。外文文献不限制时间，只考虑检索词。

1.4 检索策略

1.4.1 中文文献

采用高级检索，精确模式匹配。

CNKI

⑴题名=中期评价 and （题名=卫生 or 医学 or 中医 or 临床）；

⑵主题＝中期评价 and （主题=卫生 or 医学 or 中医 or 临床）；

⑶关键词＝中期评价 and （关键词=卫生 or 医学 or 中医 or 临床）；

⑷题名=中期评估 and （关键词=卫生 or 医学 or 中医 or 临床）；

⑸主题＝中期评估 and （关键词=卫生 or 医学 or 中医 or 临床）；

⑹关键词＝中期评估 and （关键词=卫生 or 医学 or 中医 or 临床）。

CHKD

题名＝中期评估 or 关键词=中期评估。

1.4.2 外文文献

采用 Advanced Search，其他不加限制。“mid-term evaluation”是经济合作发展组织发展援助委员会(OECD/DAC)推荐的中期评估的通用术语，中文名称是“中评估”。

⑴Mesh Terms=midterm evaluation OR medium-term evaluation OR midterm assessment OR medium-term assessment

⑵Title=midterm evaluation OR medium-term evaluation OR midterm assessment OR medium-term assessment

⑶Title=mid-term evaluation OR mid-term evaluation

1.5 文献纳入标准

⑴期刊论文；⑵会议论文；⑶博士学位论文；⑷硕士学位论文；⑸项目评估或项目评价；⑹课题评估或课题评价。

1.6 文献排除标准

⑴年鉴；⑵报纸论文；⑶卫生技术评估论文；⑷其他不属于研究范围的论文；⑸外文检索中非英语文献。

2 结果

2.1 中文文献的调查结果

对 1999 年至 2008 年的临床研究相关中文文献进行了调查，结果共计检索到各种中文文献 335

篇，经过手工鉴别，剔除重复（包括内容重复）文献，纳入符合要求的文献 39 篇。其中期刊文献 38 篇，博硕士学位论文 1 篇，会议论文 0 篇。文献的分析结果见表 1。

表 1　临床研究课题相关中期评估中文文献调查结果

Tabli 1　Survey on Mid-term Evaluation Chinese Literature Related to Clinical Research Project

Primary classification	Secondary classfication	No.
Main research contents	Disease control evaluation	14
	Health service evaluation	8
	Health care evaluation	5
	Health promotion evaluation	4
	Health education evaluation	3
	Discipline construction evaluation	3
	Evaluation on projects of diagnostic and therapeutic techniques and related equipments	1
	Training evaluation	1
	Traditional Chinese medicine clinical research evaluation	0
Evaluation methods	Qualitative evaluation	31
	Combining qualitative and quantitative analysis evaluation	8

续表

Table continue

Main classification	Secondary classfication	No.
Publication date	1999	1
	2000	4
	2001	2
	2002	5
	2004	5
	2005	3
	2006	7
	2007	10
	2008	2
Determine index weight method	Subjective weight	3
	Objective weight	0
	Method is not clear	36
Evaluation form	On-site investigation	18
	Interviewing method	7
	Combination of self-evaluation and selective examination	6
	Listen to reports	3
	Media monitoring	1
	Not clear	5
Third-party evaluation involved	Yes	9
	No	23
	Not clear	7

由表 1 可见，文献的主要研究内容涉及疾病控制项目评估 14 篇、卫生服务项目评估 8 篇、卫生保健项目评估 5 篇、健康促进项目评估 4 篇、健康教育项目评估 3 篇、学科建设项目评估 3 篇、培训项目评估 1 篇、诊疗技术及相关器械项目评估 1 篇，中医临床研究项目评估 0 篇。

评估方法主要是定性研究方法 31 篇，定性结合定量研究方法 8 篇。

发表时间 1999 年 1 篇，2000 年 4 篇，2001 年 2 篇，2002 年 5 篇，2004 年 5 篇，2005 年 3 篇，2006 年 7 篇，2007 年 10 篇，2008 年 2 篇。

指标权重的确定方法，主观权重 3 篇，未明确表明使用何种赋权方法 36 篇。未见使用客观权重的文献。

研究的评估形式，常是多种形式并用，听取汇报 3 篇，现场调查 18 篇，访谈法 7 篇，自评与抽查结合 6 篇，媒体监测 1 篇，不清楚 5 篇。现场调查 18 篇中，问卷调查 18 篇，典型案例调查 3 篇，入户询问调查 1 篇。访谈法 6 篇中，选题小组访谈 3 篇，专题小组访谈 3 篇，个人深入访谈 3 篇，座谈会 2 篇。

文献中是否第三方评估，明确是者 9 篇，明确否者 23 篇，不清楚者 7 篇。

2.2 外文文献的调查结果

对 PubMed 上的外文文献，不限制时间进行检索调查，结果共计检索到各种外文文献 97 篇。其中英文文献 68 篇，其他文种 29 篇。经过手工鉴别，只有 3 篇文献符合纳入要求，其他文献的研究内容均属于卫生技术研究范围，不属于项目评估或课题评估，不属于本研究的范畴之内。文献的分析结果见表 2。

表 2 临床研究课题中期评估相关外文文献调查结果

Table 2 Survey on English literature of mid-term evaluation to ralated clinical research Project

Primary classification	Secondary classfication	No.
Main research contents	Health promotion evaluation	2
	Health education evaluation	1
	Traditional Chinese medicine clinical research evaluation	0
Evaluation methods	qualitative evaluation	3
Publication date	2000	1
	2008	2
Determine index weight method	Method is not clear	3
Evaluation form	On-site investigation	2
	Interviewing method	1
Third-party evaluation involved	Yes	1
	Not clear	2

由表 2 可见，文献研究内容健康教育项目评估 1 篇，健康促进项目评估 2 篇。评估方法均是定性研究方法。发表于 2000 年 1 篇，2008 年 2 篇。指标权重的确定方法均不清楚。评估形式现场调查 2 篇，访谈法 1 篇。属于第三方评估 1 篇，不清楚 2 篇。

3 讨论

3.1 在本研究界定的检索范围之内，中外文文献调查结果，从内容来说，以疾病控制项目评估为最多，占 33.3%，其次卫生服务项目评估 19.0%、卫生保健项目评估 11.9%、健康促进项目评估 14.3%、健康教育项目评估 9.5%、学科建设项目评估 7.1%、培训项目评估 2.4%和诊疗技术及相关器械项目评估 2.4%，对中医临床研究课题（项目）进行中期评估尚属罕见。医学研究所涉及的方面较宽，经常会受到世界银行贷款、世界卫生组织或联合国人口基金项目资助，疾病控制、卫生保健、卫生服务、健康教育或健康促进的政府资助。相对来说，中医药研究的特点决定了中医药研究更多的优势体现在于临床治疗，其他方面较少。

3.2 从评估方法来说，定性研究最多，占 81.0%，定性结合定量研究 19.0%，能够开展定量研究的还是不多，定量评估有待加强。一般来说，定性评估较易进行，定量评估进行的难度较大。如参与性定性调查与定量调查相比，能对专题进行深入调查，群众参与广泛、主动性强、趣味性好，方法直观、易掌握，适于了解人们的看法，深入追究问题的原因，省时、省力、省经费；定量调查费时、费力、费财，群众参与性、主动性差。但参与性定性调查局限，资料不便统计分析，样本小，难推断总体。定量调查样本量大，适于定量资料调查，所获信息便于统计学处理分析，能较好推断总体，如果质量保证，可以得到全局准确的数量信息。

3.3 指标权重的确定方法，主观权重文献占 7.1%，92.9%的文献没有明确说明使用何种赋权方法，尚未见到使用客观权重的文献。笔者拟在中医临床研究课题中期定量评估中同时使用主观权重和客观权重，并将结果加以比较。

3.4 研究的评估形式，可能是多种形式并用，以现场调查居最，占 47.6%，其次是访谈法 19.0%，自评与抽查结合 14.3%，听取汇报 7.1%，媒体监测 2.4%，不清楚 11.9%。文献显示现场调查仍然是评估最常用的方法，其次是访谈法，媒体监测属于新生方法类，使用有可能会迅速增加。

其中，传媒平面监测是较新方法，是指通过对媒体里信息科学、简洁、及时的方式加以挖掘、整理、分析，便于工作中检索和利用。传媒监测的广泛应用，使有价值的信息得到合理的应用，对社会经济的良性发展、企业行为的正确导向、个人素质的提高有着深刻的影响。针对突发公共卫生事件，在医学疾病控制领域已率先应用，并且媒体监测的范围，也由一般媒体发展到多媒体监测。

3.5 是否第三方评估非常重要，第三方的立场，可以使利益相关性减少，评估结果更为可靠。具有提供辅助决策信息，增强科技决策客观性和可信度的重要作用。在文献中，明确是第三方评估 23.8%，明确不是第三方评估 54.8%，不清楚占 21.4%，以非第三方评估研究居多。第三方评估有待加强。

从国内外文献的对比来说，国外课题中期评估文献显然数量比较少，这可能与国内外研究焦点不一致，国外课题研究的质量水平普遍较高，更侧重终期结果有关。

3.6 中医临床研究课题评估文献很少，目前的中期评估文献以定性为主，现场调查仍然是评估最常用的方法，其次是访谈法。中期定量评估和第三方评估研究有待加强。媒体监测属于新生方法类，使用有可能会迅速增加。

参考文献（略）

中医临床治疗性研究方案优化指标体系信度的评估

武常生[1] 谢雁鸣[2] 周平[3] 李扬[3] 易丹辉[3] 翁维良[2] 王永炎[2]

（1 中国中医科学院博士后流动站　北京 100700；2 中国中医科学院中医临床基础医学研究所　北京 100700；3 中国人民大学统计学院　北京 100872）

摘要　**目的：**研究中医临床治疗性研究方案优化指标体系的信度。**方法：**以"十一五"国家科技支撑计划重大项目"重大疑难疾病中医防治研究"课题的中医临床研究方案优化专家评价资料为基础，应用概化理论的方法研究中医临床治疗性研究方案优化指标体系的信度。**结果：**中医临床治疗性研究方案优化指标体系的概化系数为 0.89，可靠性指数为 0.83。**结论：**中医临床治疗性研究方案优化指标体系具有较高的信度。

关键词　概化理论；方案优化；信度

概化理论(Generalizability Theory , GT)最早是由克朗巴赫等人在1963 年提出的,它是在经典测评理论(Classical Test Theory, CTT)基础上,通过引进实验设计和方差分析等技术而发展起来的测评理论。 概化理论有两大部分——概化研究（G 研究）和决策研究（D 研究），G 研究是在观测全域上，研究者对所有侧面和测量目标以及它们间的交互作用作变异分量估计的过程；D 研究是研究者在概括全域上，对各测量面或各测量对象或他们之间交互作用的研究，应用概化系数或可靠性系数来衡量完成测评目的可信度。我们应用概化理论，以"十一五"国家科技支撑计划重大项目"重大疑难疾病中医防治研究"课题的 148 份中医临床研究方案优化专家评价表数据资料为基础，对中医临床治疗性研究方案优化指标体系的信度进行了评估。

1　G 研究的基本步骤：

1.1 明确测量对象及测量目标

测量对象："十一五"国家科技支撑计划"中医药重大疑难疾病研究"课题的研究设计方案

测量目标：中医临床研究方案优化专家评价表的一致性程度（即中医临床治疗性研究方案优化指标体系的信度）

1.2 明确测量侧面及观测全域

测量侧面：评价表侧面

观测全域："中医药重大疑难疾病研究"课题的研究设计方案全域

1.3 明确测量设计及测量模式

测量设计：交叉设计 (随机单面 p×i 设计) (p 代表项目，即项目研究设计方案；i 代表评价题目，即评价表中中医临床治疗性研究方案优化指标体系的各个指标）

测量模式：随机测量模式

1.4 依测量设计收集样本资料

在"十一五"国家科技支撑计划重大项目"重大疑难疾病中医防治研究"课题的中医临床研究方案优化过程中，收集 148 份专家评价表做为样本资料.

1.5 变异数分析：

变异数的分解：

$\sigma^2(p)$ 研究方案的变异分量

$\sigma^2(i)$ 评价表的变异分量

$\sigma^2(pi)$ 研究方案与评价表间交互效应的变异分量

变异分量值的估计

由表 1 公式[2]计算得到的方差分量估计值。

表 1. 变异分量值的估计公式

效应	SS	df	MS	变异分量值的估计
研究方案 p	SS(p)	$n_p - 1$	SS(p)/ df(p)	$\hat{\sigma}^2(p)=[MS(p)-MS(pi)]/ni$
评价表 i	SS(i)	$n_i - 1$	SS(i)/ df(i)	$\hat{\sigma}^2(i)=[MS(i)-MS(pi)]/np$
p×i	SS(pi)	$(n_p-1)(n_i-1)$	SS(pi)/ df(pi)	$\hat{\sigma}^2(pi)=MS(pi)$

注：表 1 为单面 p X i 设计各变异分量值的估计公式。

2 G 研究的结果及分析

在本研究中，采用了单面交叉设计 p X i，根据这种设计，结合概化理论中关于变异分量的分解公式，运用 SAS 统计软件中的 GLM 模块进行计算，得到项目、评价题目两种主效应和一种交互效应的方差分量估计值。参见表 2~表 3。

表 2. 方差成分

Source	DF	Type I SS	Mean Square	F Value	Pr > F
GROUP	18	40238.40	2235.47	10.44	<.0001
Item	17	57363.35	3374.31	15.76	<.0001
GROUP*item	306	74499.02	243.46	1.14	0.0626

表 3. 方差分量估计值

研究方案变异分量 $\sigma^2(p)$	评价表变异分量 $\sigma^2(i)$	研究方案与评价表间交互效应变异分量 $\sigma^2(pi)$
110.67	164.78	243.46

由表 2 结果可见，评价表的方差最大，说明用该评价表的题目评价研究方案会造成比较大的差别，表明中医临床治疗性研究方案优化指标体系中个指标具有较好代表性，能够区别不同水平的研究方案，可以认为具有较高的信度。

由表 2~3 结果可见，研究方案的方差及其方差分量估计值也比较大，在总方差中由于研究方案本身的不同而产生的方差也较大，而且，其方差分量估计值也较大。说明本次应用中医临床治疗性研究方案优化指标体系研究的"十一五"国家科技支撑计划重大项目"重大疑难疾病中医防治研究”课题的研究方案差别比较大。

3 D 研究的基本步骤：

3.1 根据测量目的确定概括全域

测量侧面的个数：1 个（评价表侧面）

每个侧面的水平数：评价表侧面数 18 个（参与结构方程模型的变量总数）

测量模式：随机测量模式

3.2 重新估计 G 研究中各因素的效应或因素间的交互作用,求各因素的均方值。

3.3 在具体的一个概括全域上分别估计相对误差变异和绝对误差变异。

3.4 在特定的概括全域上估计整个测验的概化系数或可靠性指数。

3.5 重复上述步骤，比较各概括全域上测验结果的估计精度。

4 D 研究的结果及分析

4.1 本研究的相对误差、绝对误差、概化系数和可靠性指数（19 个研究方案，18 个题目）

表 4. 相对误差、绝对误差、概化系数和可靠性指数

绝对误差变异	相对误差变异	概化系数	可靠性指数
22.68	13.53	0.89	0.83

由表 4 结果可见，本研究绝对误差变异为 22.68，相对误差变异为 13.53。概化系数 0.89，表明测量目标的有效变异占有效变异与相对误差变异之和的比值为 0.89。可靠性指数为 0.83，表明测量目标的分数变异在全体分数编译中所占的比例为 0.83。相对误差是由所有随机误差引起的测量误差；绝对误差是样本观测值与概化全域上的全域分数之差。本研究的概化系数和可靠性指数（概化系数和可靠性指数是测量信度的指标。概化系数可以理解为全域分变异与观测分期望值之比，可靠性指数是被试者观测分均值与全域分总均值之差的平方和。）比较高，说明中医临床研究方案优化专家评价表设计较好，能够可靠地评价中医临床研究方案。

4.2 在特定的概括全域上估计整个测验的概化系数或可靠性指数

我们假定，D 研究时的测量结构和模式与 G 研究时的结构和模式一致，现在重点考察概化全域中评价表测量层面的样本容量对测量信度的影响。考察评价表的题目数量与测量误差、测量信度等的关系。

表 5. 样本容量对测量信度的影响表

np	ni	绝对误差变异	相对误差变异	概化系数	可靠性指数
19	18	22.68	13.53	0.89	0.83
19	5	81.65	48.69	0.69	0.58
19	10	40.82	24.35	0.82	0.73
19	15	27.22	16.23	0.87	0.80
19	20	20.41	12.17	0.90	0.84
19	25	16.33	9.74	0.92	0.87
19	30	13.61	8.12	0.93	0.89

由表 5 结果可见，当题量为 15 的时候，概化系数和可靠性指数分别为 0.8721 和 0.8026，但是当题量增加到 30 的时候，概化系数和可靠性指数分别为 0.9317 和 0.8905。也就是说，题量翻了一番，但是这两个系数分别增长为 0.0596 和 0.0879。结果表明：当其他因素不变的情况下评价表题目（评价表中指标的数目），随着评价表题目的增加，测量的概化系数和可靠性系数都会提高。最初题量的增加会明显改变概化系数和可靠性系数，但是题量增加到一定数量的时候对概化系数和可靠性指数的影响就不大了。

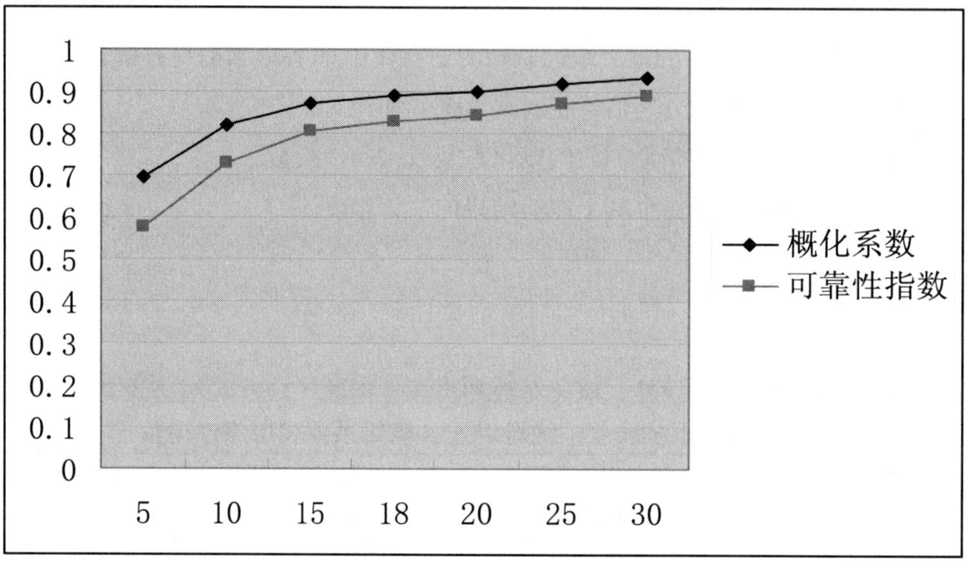

图 1. 概化系数和可靠性指数变化趋势图

由图 1 中概化系数和可靠性指数的变化趋势可见：18 题的题量是比较合适的，说明中医临床治疗性研究方案优化指标体系中选择的 18 个指标比较合适，表明中医临床治疗性研究方案优化指标体系可以为中医临床治疗性研究方案优化工作提供可靠的依据。

5 讨论

概化理论是一种把测量误差作为模型参数来处理的测量理论。它不仅保留了经典测验理论中控制误差的标准化技术(匹配或随机化技术), 而且进一步发展，形成了把误差控制与决策需要或测量结果的概括程度相结合的理论和方法。概化理论的基本原理是: 先运用实验设计的思想, 分析影响测评分数方差的各种来源。再应用方差分析技术,分别估计各变异来源对总方差所作的贡献。然后, 根据不同测评目的需要, 分别考察测评对象的方差在测评总方差中所占的比重。最后,引入概化系数或可靠性指数来衡量完成测评目的可信度。

概化理论的一个突出特点是：对同一次测量，可以根据研究目的不同提供多个测量信度。当测量目标发生变化（如，测量目标又被试水平改为评分者素质）时，或当测量结果被推论的范围不同时，测量信度都会发生变化。

本研究应用“十一五”国家科技支撑计划“中医药重大疑难疾病研究”课题的研究设计方案考察中医临床研究方案优化专家评价表的一致性程度（即中医临床治疗性研究方案优化指标体系的信度）。其影响因素有中医临床研究方案优化专家评价表题目设置方面、“中医药重大疑难疾病研究”

课题的研究设计方案水平方面和参与打分的专家方面等。在本研究中，参与打分的专家包括中医学、中西结合医学、统计学、方法学等，且同一专家对不同研究方案进行了打分，其情况较为复杂。因此，对参与打分的专家方面的影响暂不考虑，只分析评价表题目设置和研究设计方案水平两方面，重点考察评价表的题目数量与测量信度等的关系。由研究结果可知：18 题的题量是比较合适的，表明本研究选择 18 个指标作为中医临床治疗性研究方案优化指标体系比较合适，依其对“中医药重大疑难疾病研究”课题的研究设计方案进行评价，信度较高。

6 结论

本研究应用概化理论的方法研究中医临床治疗性研究方案优化指标体系的信度，结果其信度较高。说明应用中医临床治疗性研究方案优化指标体系对优化的中医临床治疗性研究方案进行评价可靠。中医临床治疗性研究方案优化指标体系为今后中医临床治疗性研究方案优化工作提供了参考。

参考文献(略)

糖尿病中医结构化住院病历信息采集系统构建与应用#

倪青　姜兆顺　刘保延

(中国中医科学院广安门医院内分泌科　北京 100053)

(中国人民解放军济南军区总医院内分泌科 济南 250031)

(中国中医科学院　北京 100700)

摘要　目的：建立糖尿病中医结构化住院病历信息采集系统。方法：基于 C/S 体系结构，采用 ower Builder 与 Visual Basic 语言，参照 2003 年国家中医药管理局颁发的病历书写规范，通过病历调研抽提中医糖尿病病历的共性与特性，构建结构化糖尿病临床信息采集系统 1.0 版，经临床应用后，根据需求升级为 2.0 版。结果：建立了能满足临床应用的结构化中医病历采集系统，按照住院病历记录的要求，设计成以下模块：主诉、现病史（含刻下症）、过去史、个人史、婚育史、家族史、体格检查、化验及特殊检查、中医望、闻、问、切四诊模块等。本系统包含入院登记、住院病历、舌脉诊、中医处方、病程记录、医嘱录入、检验及特殊检查、诊断记录、出院处理、评分量表。用以支撑以上数据表的国际疾病分类编码 ICD-10、中药及中成药字典、中医方剂字典、西药字典等多个字典，根据临床实际需求情况，可以及时对字典进行修整维护。结论：应用结构化糖尿病临床信息采集系统具有以下几方面意义：有利于实现临床科研一体化；可以提高医生的工作效率；提高医疗工作质量；远程医疗会诊与诊治。

关键词　糖尿病；中医药疗法；电子病历；住院病历；信息采集系统

病历是对患者的病情及临床诊疗记录的载体，置身高速发展的信息化时代，医学也在快速发展。未来的病历采集系统及高度结构化的电子病历替代纸张病历是历史的必然，这也是中医走向现代化的重要方向，在国内外已经有许多地方应用普通电子病历，明显提高了医生的工作效率与质量。而建立结构化糖尿病临床信息采集系统最大的优点应在于对信息数据的共享与反复利用，为达到这一目标，对病人信息的记录必须结构化与标准化，这是对采集的数据进行后续处理的基本要求，我们对包含有中医与西医基本内容的糖尿病病历进行了结构化处理，研发出结构化糖尿病临床信息采集系统，并按照临床应用后提出的新需求，进一步升级为2.0版结构化糖尿病临床信息采集系统，临床应用表明，能够满足糖尿病的中医与西医信息的采集与存储，为未来对海量数据进行挖掘奠定了基础。

1 总体设计

本软件采用Power Builder与Visual Basic语言设计完成，基于C/S体系结构，软件技术支持由广东方略公司完成。参照2003年国家中医药管理局颁发的病历书写规范、通过对200余份在中国中医研究院广安门医院内分泌科住院的糖尿病病历研究分析，抽提出中医糖尿病病历的共性与特性。利用先进的计算机技术构建了结构化糖尿病临床信息采集系统1.0版，经临床应用后，根据需求升级为2.0版结构化糖尿病临床信息采集系统。

2 采集系统数据表

本系统包含有以下多个数据表：入院登记、住院病历、舌脉诊、中医处方、病程记录、医嘱录入、检验及特殊检查、诊断记录、出院处理、评分量表等等。还有用以支撑以上数据表的国际疾病分类编码ICD-10、中药及中成药字典、中医方剂字典、西药字典等多个字典，根据临床实际需求情况，可以及时对字典进行修整维护。

3 采集系统主要界面的设计及其特点

3.1 住院病历界面

3.1.1 住院病历模块构成

按照住院病历记录的要求，设计成以下几个模块：主诉、现病史（含刻下症，即目前症状）、过去史、个人史、婚育史、家族史、体格检查、化验及特殊检查、中医望、闻、问、切四诊模块等。

3.1.2 住院病历界面特点

界面设计合理全面。糖尿病作为慢性代谢性疾病，目前暂无根治方法，其病史复杂。纵向来看，随着病史延长，患者常出现多种慢性并发症，比如糖尿病视网膜病变、糖尿病肾病等微血管并发症，糖尿病性心脏病、脑梗塞、下肢动脉闭塞症等大血管并发症，糖尿病神经病变等等。横向来看，包含初诊的患者或处于某一病程阶段的糖尿病患者，可能伴有一种或多种并发症，那么，患者的刻下症很可能比较复杂。为此，设计糖尿病现病史界面时，应充分体现出病史的五个阶段，即第一段系初发或初诊阶段，该阶段包括了发病与初诊日期，发病诱因，初发时的症状、体重减轻值、初诊血糖值等理化检查数据。第二阶段系初诊后的治疗情况，该阶段包括了初发用药及血糖的变化等信息。第三阶段系包括慢性并发症及或急性并发症初发时的情况，该阶段包括了发病日期、症状、诊治、疗效。第四阶段系慢性并发症的加重情况，包括加重日期、症状、诊治、疗效。第五阶段系患者的刻下症，该层面的设计遵循中医诊断的“十问歌诀”、结合糖尿病常出现的症状、并按人体部位由上而下的原则设计，设计合理全面，在录入数据时，允许开放式文本录入，以达到对症状的全面采集存储。

3.1.3 糖尿病症状的结构化处理

中医重视对症状的采集与辨析，它是辨证论治的前提。要做到辨证的规范，必须首先对症状进行规范。也只有规范了症状，才有助于提高诊断的准确性。症状作为病历内容最基本、最重要的要素。其结构化的程度直接代表了临床信息采集系统结构化的程度。而由于糖尿病病情表现的复杂性，以及中医症状的多样性，造成中医症状名称的不规范，存在着一症多名，或多症一名的现象，比如对于“食欲不振”，会有“食欲不振、纳呆、厌食、纳差、不思食”等不同称谓，如此记录的病历信息难以进行深入的科研。本研究要实现临床科研一体化的理念，必须对症状名称及症状构成加以规范和结构化。

参照《中西医结合糖尿病学》、《中药新药临床研究指导原则》、《中医症状鉴别诊断学》、《中医诊断学》等有关资料，首先确定糖尿病及其并发症的有关症状名称与定义，统一症状名称，比如“食欲不振、纳呆、厌食、纳差、不思食”统一为“食欲不振”。其次参照了《原则》中有关症状的分级标准，对大多数症状按轻、中、重度进行了分级，能更准确的描述患者入院或门诊就诊当时的症状，而且有利于分析病情变化和评价疗效。另外通过对症状的构成特点进行分析研究，把症状分解成最小的单元，进行标准化、结构化，比如，把“疼痛”症状分解为疼痛部位、疼痛性质两个字段，其中疼痛部位字段下列有“头、颈、胸、腰、膝”等部位供选择，疼痛性质字段下列有“刺痛、掣痛、抽痛、灼痛”等供选择，如此分别录入数据，便于提取不同病历之间的共性。

参考中医诊断学的十问歌诀顺序，对采集系统的现病史刻下症界面进行设计，并突出了糖尿病症状的记录特点。另外，在刻下症界面选择框的下拉选项中未预置的症状，还可以及时增加选择项，保证了对偶发症状的全面采集与动态跟踪，这与目前常用的局限于观察部分症状的临床药物观察表等比较，具有更全面、可动态延续的优点，能捕捉到患者症状的个体化特性，从而为给患者制定个体化的诊疗方案及时获得证据。

3.1.4 其他模块的结构化处理

过去史：突出了与糖尿病相关疾病的结构化处理，如冠心病等。

个人史：突出了吸烟、嗜酒、饮食嗜好、运动规律等与糖尿病相关信息的结构化处理。

婚育史：突出了有无巨大胎儿、及儿女是否患糖尿病等与糖尿病相关的信息的结构化处理。

家族史：突出了糖尿病系具有遗传易感性的特点，高度结构化处理了本模块。

体格检查：参照 5 版西医诊断学、西医内科学等，参照病历书写规范，对查体内容进行了结构化处理。

中医四诊模块：参照中医诊断学等对中医望诊、闻诊、问诊内容进行结构化处理。

3.2 中医与西医诊断

系统的设计和分析中，西医诊断采用 SNOMED（人类与兽类医学系统术语，又称国际系统医学术语，为多轴系统，支持疾病的多方面编码）和 ICD－10 国际疾病名称编码，符合现有的国际通用医学术语的标准。为医院之间的医学数据交流与共享，参与国际化医学数据交流提供有力保障。中医诊断病证名称采用国家中医药管理局标准。

3.3 病程记录

本系统通过修饰住院病历后台的数据，做到了自动跟踪住院病历中的症状和阳性体征及理化检查等结果，可以及时记录症状、体征的变化或根据临床实际对患者的症状、体征做相应的删加。在本数据表中可以通过选择点击五种疗效等级即“初始、恶化、维持、好转、痊愈”，记录症状、体征的动态变化。症状、体征本身的量度变化也可以及时记录描述，比如患者入院时，问诊有“中度乏力”，经过治疗后好转，即选择点击“好转”，当乏力症状符合“轻度乏力”标准时，即可在乏力字段中选择录入“轻度乏力”，在下次打开病程记录时，自动跟踪列表中的乏力字段值则显示“轻度乏力”，当患者的乏力消失后，选择疗效等级的“痊愈”，下次病程记录则不再跟踪“乏力”字段。病程记录界面的列表可以转换成文本式病程记录，支持记录打印。

特点：这种自动跟踪的特点，每次都能提示医师需要密切关注的症状，避免了对症状变化观察的疏忽。另外，临床医师在应用普通电子病历时，为图方便，经常会过多的复制其他同类病历的文本内容，导致一些严重的错误。而应用这种先填写列表、后生成文本病程记录的方式，可以有效地避免此类弊端。

4 采集系统的升级

4.1 升级需求

本着临床与科研一体化的总体思路，根据对采集系统初级版本糖尿病临床信息采集系统（又称 1.0 版本）的 3 月余的应用、结合 3 次专家会议征集的专家需求信息，收集了部分需要优化的内容，比如初级版本的界面较多、临床操作略显繁琐，在临床中进一步确定了中医四诊内容中需要分级的部分。提交给软件设计公司，协助他们进行系统升级，完成了结构化的糖尿病临床信息采集系统 2.0 版本。

4.2 主要升级特点

首先是操作流程上一进一步简化，1.0 版本以临床业务为主线，功能模块相对分散；录入时先选模块后选病人,多处模块数据的录入，多次选择病人。2.0 版本以病人为主线，临床业务为辅，功能模块间联系紧密；录入时一次性选择病人，进行不同模块的数据录入。糖尿病大病历的主要模块集中到了同一采集界面，便于数据录入。其次是功能上的区别。1.0 版本偏重以科研为目标，数据采集为重点，与临床病历书写又差距，增加了临床医生的工作量。2.0 版本紧密结合临床业务，全面、真实地收集临床数据，在结构化数据录入的基础上，可自主的进行临床语言描述；前台所看到的是自然、流畅、通顺的临床语言，后台存储的是结构化数据。自动生成文本电子病历和病程记录。基本实现了临床科研一体化的方针。

4.3 糖尿病结构化住院病历临床信息采集系统形式

结构化糖尿病临床信息采集系统的界面形式，直观简洁，如下图。

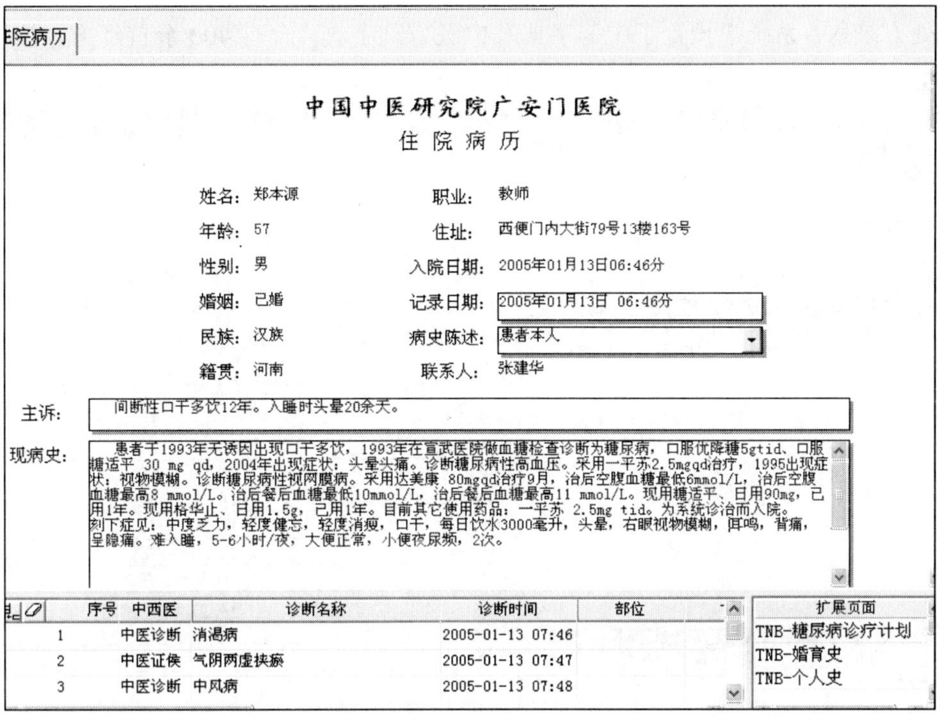

5 采集系统的录入程序

5.1 应用步骤

入院登记－住院病历－中医望、闻、问、切四诊－诊断记录（西医诊断与中医病证诊断）－医嘱录入（西药与中成药，中医处方）－首次病程记录－评分量表（症状量表与生活质量量表）－病程记录（纸张）—出院处理。

5.2 录入住院病历

包括主诉、现病史、过去史、个人史、婚育史、家族史、体格检查、实验室检查及特殊检查、中医四诊。

住院病历数据的录入方式以主诉为例说明如下：主症选择框中系糖尿病的症状，比如：口干、多饮、多食、多尿、乏力、消瘦等。次症选择框中系糖尿病并发症的症状，比如：按照常见并发症的顺序排列界面，便于录入数据。以其他为标签的数据框系用于录入少见的主诉情况，以此作为对本模块信息的补充完善（其他主要模块均设有其他数据框）。

5.3 病程记录

软件可以做到自动跟踪住院病历中的症状和阳性体征及理化检查结果，可以及时记录症状、体征的变化或根据临床实际对患者的症状、体征做相应的删加。在本数据表中可以通过选择点击四种疗效等级即“维持、痊愈、好转、恶化”中的其一，来记录症状、体征的动态变化。症状、体征本身的量度变化也可以适时更改描述，比如患者入院时，问诊有“中度乏力”，经过治疗好转，即选择点击“好转”，当乏力症状符合“轻度乏力”的程度时，即可把跟踪字段中的“重度乏力”改录成“轻度乏力”，则在下次点击的病程自动跟踪列表中就显示“轻度乏力”字段。

5.4 医嘱录入

医疗处置录入，包含有护理等级、一般项目检查等等。药物录入包含有①西药与中成药录入；

②中医处方录入：系统中预置了中药字典及中医方剂字典，含有400余首经方，并可以及时添加成方。采集数据时，录入中医方名后，药物自动显示在方名下，可做相应加减。

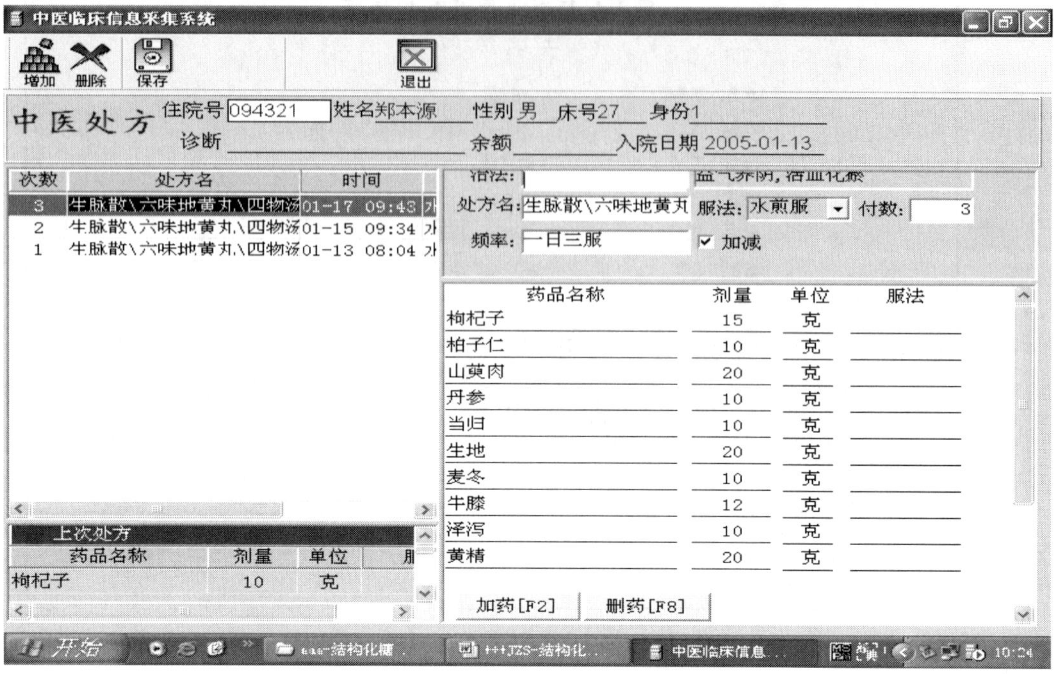

5.5 舌脉象录入

均采用下拉选项点击打钩选中录入。

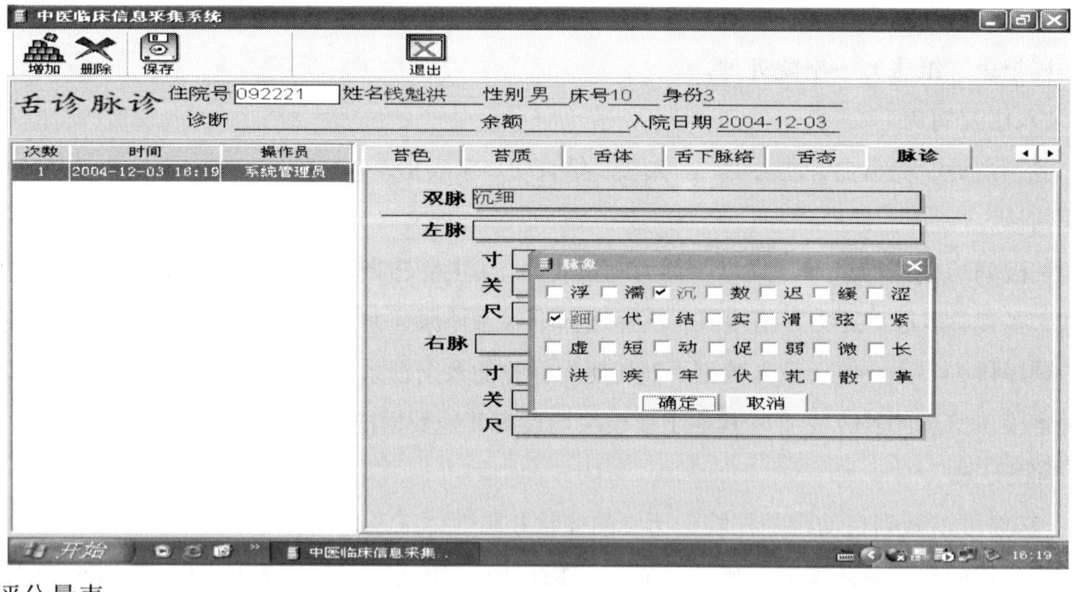

5.6 评分量表

本系统设置有糖尿病常用量表。糖尿病患者生存质量特异性量表，糖尿病症状分级量化表糖尿病控制状况评价量表等相关9个量表。应用量表可以对病人相关情况进行评分。用于指导临床诊疗和支持科研。

6 糖尿病结构化住院病历临床信息采集系统的应用意义及前景

6.1 采集系统的应用情况

本系统按照国家中医药管理局颁发《病历书写基本规范》《医疗护理技术操作常规》以及卫生行业规范等标准，采用标准化和功能细化的方法将糖尿病及其常见并发症的信息进行结构化处理，做成采集界面，为实现病历信息的快捷录入、检索、整合和共享等打下了基础。本系统已在7所三甲医院使用。实践结果表明，系统运行良好，安全稳定，易于维护，通用性好，对提高医疗质量和临床工作效率收到了明显的效果。

建立结构化的临床信息采集系统是实现糖尿病个体化诊疗信息数据挖掘的前提，病人临床信息尤其是按中医思维、诊疗所采集的信息具有复杂性、多样性和医生描述自主性的特点。临床信息采集系统要实现对病人信息的采集、存储、加工和服务，必须首先做到所采病人信息的有序化和结构化，这是电子病历的基础，也是电子病历信息后续处理的基本要求，经验证明把叙述性信息结构化是非常困难的。

而对于中医临床个体诊疗所获取的信息，因其所表现的多维与多阶、多态与多粒变等特点。要想把所有临床信息均予先期结构化，显然更加困难。

因此，本系统在高度结构化的基础上，仍然开放了自由文本录入和半结构化数据录入的功能，保证了临床信息数据的完整性与客观性，尽可能的减少信息的缺失、折叠与混杂。

6.2 采集系统数据的录入方式更新

目前该糖尿病临床信息采集系统的数据获取主要靠医生录入数据，近来在在大课题主要负责人的大力推动下，部分数据录入即将在本系统平台基础上更加优化，主要表现在以下两方面。一是关于病人的症状等部分临床信息的录入拟将采用 PDA 录入方式。二是关于实验室检查等理化检查信息的录入，在我院也即将部分实现数据共享，比如与 HIS、LIS 系统、RIS 系统等实现数据接口，从而直接获取相关数据。目前仍采用共享中间库的方式进行数据共享，后续工作有望在 HL7、DICOM3 等应用和数据标准的基础上进行开发实现，从而支持更加广泛的新的医学信息应用。统一的标准。

6.3 采集系统的应用意义与前景

应用结构化糖尿病临床信息采集系统主要有以下几方面意义：

①有利于实现临床科研一体化。要发掘重大疾病如糖尿病的中医药诊疗规律，必须依赖长期的高质量和可处理性的医疗数据积累。而传统的纸张病历和普通的电子病历由于其自身的缺陷难以满足这一要求。本研究构建的结构化糖尿病临床信息采集系统不但能满足临床记录病历及一般处理的要求，而且由于其结构化特性和较为广泛的覆盖面，为积累科研用原始数据打下了坚实的基础，为促进中医药对重大疾病的防治、为国家相关部门制定决策提供了客观依据。

②可以提高医生的工作效率。结构化的糖尿病电子病历系统为医生的日常工作提供了更有力支持，通过结构化病历信息的选择性填写，计算机自动生成文档病历，大大提高了医疗工作效率。我们的应用结果表明，采用本系统完成一份入院住院大病历需要半小时左右，而采用传统的纸张病历和普通的电子病历则分别需要 2 小时和 1 小时以上，为医生节约了大量的时间。

③提高医疗工作质量。医生要对病人进行诊断并作出正确的治疗决策，需要他对患者的病情变化进行全面的分析，并进行动态追踪，随时掌握重要信息的变化。在本研究构建的结构化糖尿病电子病历系统中，病程记录采取了连续的自动追踪，确保了对病人症状与阳性体征提示，避免

医生对以上信息的遗漏。同时医生还可以对同类疾病的病历进行查阅复习，帮助医生选择最佳医疗方案。这些均有助于提高医疗的质量。

④远程医疗会诊与诊治。病人看病不可能局限在某一个医院，病人的病历信息应有一个共享机制。尤其对一些复杂疾病、慢性疾病，可能需要多方专家的远程会诊与诊治，结构化糖尿病电子病历系统提供了这种机制。未来可以经过授权，在远程轻易的调阅某病人的电子病历信息，大大方便了医院和病人，扩大了社会效益。

参考文献(略)

七、综　合

浅谈中医学人才人文素养养成之必要

田旭升　程　伟

（黑龙江中医药大学　黑龙江 哈尔滨 150040）

摘要　中医学与中国古代文化密切相关，其概念富有古代哲学意蕴，伦理及审美观也影响中医体系的建立，因此不了解中国传统文化就不能真正理解中医。中医理论重视人的整体性，讲求天人合一，人与社会是一个统一的整体，与现代生物-心理-社会医学模式相契合。因而发展人文学科有助于帮助学生理解中医学的本质、培养具有良好医德医风的医生。同时，中医药大学的建设也离不开人文精神的熏陶，人文主义教育理念的契入是英才教育的关键。

关键词　中医学；人文；人才培养；

医学人文学是探讨医学源流、医学价值、医学规范以及与医学有关的其它社会文化现象的学科群，涵括医学史学、医学哲学、医学伦理学、卫生法学、卫生经济学、医学社会学等学科。中医学与人文学联系非常紧密，医学人文教育对于于医学生更好地把握并充分地理解中医学的特殊性、透析中医学理论本质、培育科学素养、指导临床实践确有裨益；有助于培养德才兼备、适应当代医学模式的医学人才，构建和谐医患关系，弘扬“医乃仁术”的传统优良美德。

1　我国医学院校人文教育现况的窥察

近年来，我国医学人文教育在专家学者不断的倡导与敦促下已经得到了重视。但一直以来，医学院校也只是开设了一些人文社会科学选修课程，由国家刚性规定的医学人文学科课程仅有医学伦理学一门，而医学史、医学社会学等课程大多为选修课程。社会医学、行为医学、临床心理学、卫生经济学、卫生管理学等课程建设极为单薄，中国传统文化、中国历史、中国哲学等课程则更是很少涉及。许多人文学科的相关课程教学水平的考量尚无完善的体系，执教人文学科师资的整体水准也难以得到有力保障，再加上学生对此类选修课也不能给予足够的重视，导致学生知识掌握了一些较为肤浅的人文社会科学知识，对人文精神的理解停留在感性认识的表浅层面上。我国医学人文学的发展目前仍存在许多缺憾，诸如其发展多为孤立的、单向度的，缺乏学科间的交流与融合，没有形成与医学相匹配的医学人文学学科群，更没有充分发挥医学人文学在医学发展中“规范与引领”的作用等。造成这种状况的一个重要原因是目前多数医学教育追求纯粹的科学技术知识的攀升，唯科学主义与工具理性是崇。另一个较为现实的因素是医学院校对人文学科不够重视，导致投入不足；学生急功近利心切，对眼下不能派上用场的思想性知识也提不起兴致；人文学科较难得到学生的青睐，很多学生视此为冷门，造成医学人文学科高层次人才的供给不足；

医学人文学科课题经费少，国家及省级人文社会科学基金中对医学人文这个“冷僻”的学科倾斜力度不足，导致医学人文学科的课题中标数量寥若晨星，这在一定程度上打击了医学人文学科研究人员的科研积极性与主动性。相对于其它学科来说，医学这类与兼备生物与社会双重属性的人打交道的学问，则更需要以人文知识为奠基石。相对于西医来说，与中国传统文化密切相关的中医学更需要人文知识对学生和医生的知识结构进行有效的补益。因此，对中医人才的培养必须着重学生的认知、技能、情感，或者说是医学科技能力、社会性和人性，这是医学人文教育的基本点或出发点。

2 培养中医人才——人文学科很关键

2.1 了解中国文化有助于认识中医学的本质

中医学是自然科学与人文社会科学的混合体，是以人文语境反映医学的经验内容，缺少自然科学语言。比如气、阴阳、五行、命门等中医学概念，都是中国古代文化哲学影响下的特殊表达。方剂配伍关系、人体脏腑关系等自然物质关系，被建构成君臣佐使和十二官的社会政治人事关系。因此，不熟悉中国古代哲学史、文化史、思想史等人文知识必然难以理解中医学的一些概念，一些初学中医者会因此而对学好这种知识丧失信心。再者，中国古代伦理渗透到了主体对客体的建构，伦理内容甚至成为医学的一部分理论内容。比如求善的伦理观禁止了古代解剖学的发展，封建王权下的君臣之道类比出来的“心为君主之官”影响了人们对脑功能的认识。可以说，中医学的全部特殊性都是中国传统文化模塑的结果。而中国医学史、社会学、文化哲学、科学史、医学伦理学等方面的学习，可以为认清中医学的本质提供方法上的帮助。古人有言：秀才学医，如笼捉鸡。饱读诗书经史的“秀才”正是谙熟传统文化的学者，学习和理解这种以中国古代文化为模板建构起来的中医理论自然易如反掌。所以说，没有丰富的人文知识，就不能深入解读中医，不能真正懂得中医，更无从发展中医。

2.2 学习人文知识有助于选择正确的科研方向

以人文形式反映医学科学内容的中医理论难免存在一些缺陷，如概念指称不明确、证候定性定量的不精确，使得临床经验难以推广，科研实证研究难于开展。中医的诸多概念如经络、三焦、命门无法在人体上找到相应的物质实体，阴阳互根、气机升降、五行生克等原理也找不出实体基础。而很多试图以现代实验手段在动物身上揭示中医奥秘的科研，往往从创造病因条件到确立证候模型都是用现代医学语言诠释中医。中医没有实证病因，中医理论中的脏腑并不是现代医学中的器官，对中医证的判断尚难以确立金指标，因此很多臆想出来的动物模型是不能说明任何问题的，而很多中医院校的研究生所做的实验完全歪曲了中医理论的原初意义，最多也只能验证中药的现代医学应用，对中医理论的揭示并没有实现质的突破，且很多研究都是低水平的重复。很多学生还没有认清中医的学术本质和中西医的差异，不知道哪些内容可以研究就匆忙着手做科研，其结果必然出现大量无意义的毕业论文。所以要以科学方法研究中医学，首先要对其进行科学成分与人文成分的区分，剥开中医理论外面的文化哲学外壳，这就需要先搞清楚中医有着怎样的文化哲学内涵。而抛却了对医学人文知识的学习，是无从谈及对中医学精髓有独到把握的。

2.3 学习人文知识是成为合格医生的需要

医学是科学精神与人文关怀的最佳结合领域。医疗服务仅仅依靠技术水平的不断提升是不够完整的，医生作为医疗活动的主体践行者更需要了解心理学、社会学、伦理学、卫生法学等知识，从而全面关照病人的心身健康，获得患者的信任和配合，建立和谐的医患关系。现代科学技术的迅猛发展占据了医疗活动的大部分空间，从而不断挤压人性在医疗活动中的空间。目前已经出现了人文与科技严重分离的偏颇倾向，“见病不见人”在临床已是较为普遍现象。医学教育过分强调科学技术和专业素质教育，忘却了传统中医“医乃仁术”的精神，医学生没有树立起正确的价值观念和尊重人、关怀人的意识。医学是一门直接面对人的科学，其目的不是为了自身利益，而是为了实现对病人的救助和关怀，这就要求临床医生具有高尚的人格。中国古代南齐阳泉在《物理论·论医》中指出：“夫医者，非仁爱之士，不可托也，非聪明理达，不可任也，非廉洁淳良，不可信也。”这些年来，很多高等医学院校都在呼吁重视人文学科、重视医学与人文社会科学的交叉学科，而在实际操作过程中落实得却不尽如人意。中医药院校基本上以中药现代化研究和医学临床学科的发展为导向，重视校园环境和设施建设，尽管在一定程度上改进了教学模式，却忽视了人文学科的发展，对学生的知识结构的平衡和思维模式的培养关注得尚显不足。经济大潮的冲击和就业形式的严峻也给校园带来些许功利气息，学生追捧有临床经验、有声望的老中医，对临床课程推崇有加，对不能立竿见影显现实效性的人文学科百般冷落。可以说，无论中、西医院校，医学教育都存在过于强调科学技术性而忽视人文建设的倾向，影响了医学人才的培养质量。事实上，单纯医疗技术训练、培养出来的医学生是无法适应现今社会发展的需要的。

3　国外医学人文教育的借鉴

目前对国内医学人文教育的研究不是很多，这里借鉴一些学者的相关研究为读者提供参考。国外医学人文教育主要有以下几方面的特点：

（1）有明确的培养目标：国外医学教育中的人文教育目标主要在于树立新的医学观念和批判性思维，全面认识医学与社会；培植职业价值、态度、行为和伦理；依靠人文的知识和方法，发展医学生的沟通技能和协作精神，培养信息管理和社区管理能力。

（2）有合理的课程设置：国外的医学院校医学课程基本上由自然科学、人文社会科学、医学三大类组成，其中医学史、医学哲学、医学伦理、医学法学、行为医学以及医学社会学是医学人文教育的核心课程。在欧美国家中，医学人文课程占总学时的比例以美国、德国为多，达20-25%，英国、法国、日本约为10-15%。（我国人文社会科学类课程大约只占总学时的8%左右）。

（3）体现课程内容的实用性：针对现实问题是国外医学人文课程教学的特点，其突出特点表现为“轻理论、重行为”，注重当前医学领域的社会问题以及对这些问题的调查和研究。如美国医学院的人文科学教育始终贯穿着两个基本思想：一是以病人为中心，二是密切联系实际。纽约大学医学院为一、二年级的学生开设“医生、病人和社会”课程，包括伦理学、沟通技巧、文化多样性等。

（4）注重培养学生合理的知识结构：国外人文课程与自然科学、医学、社会科学相互渗透，呈现出交叉性。法国提出把人文教育与医学各科专业结合起来，培养“不受任何学科界线限制的人”。耶鲁、哈佛、宾西法尼亚大学的科学史系中大概有一半左右的学生准备考医学院。

（5）教学方法的多样性：教学方式有的课堂讲授，有的指定学生读一些作品，有的分小组讨论，有的采取写作训练，还有的采取形象生动的角色示范。教学组织往往是采取各专业、各学科人员自愿组合形成各种教学小组，以协作或合作教学的方式进行的。如与哲学家组合讲授哲学，与历史学家组合讲授历史等。

（6）教育过程的序贯性与关联性：序贯性是指医学人文教育的各门课程不是局限于某一阶段内，而是分散在整个大学教育的全过程之中。关联性指医学人文教育的每门课程不是孤立讲授，而是彼此融为一体，并与医学内容紧密结合在一起，强调其跨学科性和交叉性。针对每一门课程中的每一个论题，都是综合运用医学知识和人文科学知识去分析探讨。

医学具有自然科学与人文社会科学的双重属性，它是自然学科与人文学科相互融合渗透的综合学科。随着科技的昌明与革新，在医学向综合化发展的趋势更加明显的今天，要求从事医学事业的人，未来的医务工作者必须具有良好的科学素养和人文精神，能够担当起世界卫生组织提出的“未来的医生是保健的提供者、决策者、健康教育者、社区领导者、服务管理者”的重任。然而目前医学院校的学生在科学素养与人文精神方面表现出的种种缺失却令人担忧。我们应该借鉴国外成熟的发展经验、反思其表现出的种种弊端、以培养面向21世纪合格的高级中医学专门人才为着眼点，充分认识到中医学人才的素质养成须以人文学科的建设与发展为取径，提出中医学人才科学人文素质的养成和培育的合理模式与发展体系，实行具有主体性、多元性、开放性的育人策略指导教育实践。紧紧围绕当前中医学人才教育的难点、热点问题，提出有裨益的建议，旨在提高中医学人才的人文素质，救治人民于疾苦并弘扬中医文化传承国粹。

参考文献（略）

中医的哲学基础及中医发展的哲学思考

王海隆　花宝金

（中国中医科学院广安门医院　北京 100053）

摘要　中医学是中华文明的重要组成部分。本文通过对中医理论体系医学与哲学相互关系的历史和现状进行分析，中医在现代的发展需要哲学思维。因为，哲学作为中医理论的基础在今天仍具有合理性；哲学理论贯穿于中医的整个理论体系，去掉了中医的哲学特质，中医理论也就解体了；医学的发展必然向具有辩证思维的医学形态回归，而辩证思维正是中医的天然优势；中医发展研究需要哲学的指导。

关键词　中医；中国古代哲学；中医发展

中医学是东方科学的一个重要组成部分，和其它科学一样，其形成深受当时哲学思想的影响，中医学植根于中国传统文化的土壤，并成为中国传统文化的重要组成部分。中医的特色之一就是以哲学为其理论的基础，在内容上代表了中国文化和哲学的基本形式。中医以朴素唯物主义和朴素辩证法作为自己的理论基础，使得中医能够树立大体正确的人体观、疾病观和辨证论治的原则，并建构了自己的整个理论体系。

1 中医学的哲学基础

中医学是建立在中国古代哲学基础之上，是人文科学和自然科学的融合，这个体系一脉相承发展至今，始终没有丧失其本色。中国古代没有哲学这个名词，然而与此相关的研究却起源很早、十分活跃，被称作“道”的研究，并取得了领先于世界的大量成果，主要有气、阴阳、五行学说，这些都是中华先民对宇宙世界的本原及天地间万事万物运动变化规律进行深入的思考和探索而形成的，我们习惯把以此为核心并与其后在中华大地上日益丰富发展起来的该理论体系称为中国古代哲学。中国古代哲学的主题是“天与人”，围绕着“天人关系”展开，其特色在于天人合一、天人相应、天人一性、天人一体、天人一理等对待天人关系的一系列观点，因此中国古代哲学是一种特殊形态的哲学，她深深植根于中华文化，是中华民族智慧的结晶，体现了中华民族的深层心理结构和价值观。

中医学正是在古代哲学的基础上建立起来的。古人经过上千年史前期与疾病奋斗的经验,将之整理并系统化,形成一种理论性的思维,进行贯穿和归纳，就成为中医的哲学基础。传统中医哲学可称为“道”学,天人合一主要阐述天道与人道。在天人关系中非常重视其“合”的一面。“合”是以分为前提,中医哲学的“分”是同构异形之分,即人道和天道之分是普遍的天道在特殊的人道中的具体展现,天人之分的本质是合,这种本质之合是天人的物质统一性决定的,即天人都由共同的物质之“气”构成,这种内在同质性规定了宏观整体的统一性。天、地、人本质皆属气,形式上又有差别,这种本质与形式的差别是观察的角度和思维的方法不同产生的。《庄子·德充符》云:“自其异者视之,肝胆楚越也;自其同者视之,万物皆一。”天人合一正是从“自其同者视之”的角度来看宇宙万物。这种“万物皆一”的“一”就是物质性的“气”。 传统医学认为,“人以天地之气生,四时之法成”。人体变化的运动规律与自然规律相符。因为人类的产生、生存、进化无不与天地日月、自然环境有关。人的产生是自然的结果,人的生存必须不断从自然界获得赖以生存的物质,用进退废,适者生存,人类的进化过程就是与自然环境统一的过程。因此,“天人合一”,一是人与天地之基本规律相同,二是人要顺合自然的规律。

2．阴阳五行学说是中医学的哲学指导思想

中国古代医学哲学是一种生命哲学,将自然有机化、情感化、生命化。传统医学认为宇宙万物皆是宇宙之气构成,这种“气”分为阴气和阳气,中医经典著作《素问》云:“积阳为天,积阴为地”。中医理论中的“道”是阴阳。“一阴一阳之谓道”最早出自《易传·系词》。在《素问·阴阳应象大论篇》中说,“阴阳者天地之道也,万物之纲纪,变化之父母,生杀之本始,神明之府也。治病必求其本”。《素问·生气通天论》:“阴平阳秘,精神乃治;阴阳离决,精气乃绝。”因此,用阴阳学说来解释生老病死,是中医学的基本指导思想。

中医的五行学说,用以解释事物之间的相互依存和相互制约关系,但是医学的五行思想不是将事物之间的联系局限在木、火、土、金、水五种要素之间,而是将五行与宇宙万物在空间和时间上紧密联系在一起。对人体将五行与人体的五脏、五体、五窍、五腑、五华、五声、五神、五志相

配,对宇宙万物又与五方、五色、五时、五气、五化、五味、五臭、五音、五性、五德、五政、五令、五变、五灾等联系在一起。《素问·六节藏象论》指出:“五运之始,如环无端。”说明世界万物处于普遍联系和不断流转循环之中。人是万物之一,从自然的角度来看人,人为自然所生,必须适应、顺应自然变化之道,与自然之理冥合。《老子》云“人法地,地法天,天法道,道法自然。”人的生存要依赖于自然生态环境,人类要想生存下去,就必须要按自然规律办事。世界万物都是相互依存,相互制约,和谐发展的自然格局。人类和其它物种一样,都是一个相互依存的系统的有机构成要素,在这个系统中,每一个生命的生存及其生存质量,都不仅依赖于它所生存的环境的物理条件,还依赖于它与其它生命之间的关系。

3. 中国传统哲学思想是贯穿中医学理论和实践的主线

中医学形成完整理论体系的过程是以中国古代哲学思想贯穿始终的。因此,中国古代哲学思想是完整的中医学理论体系的根本指导思想,离开了中国传统哲学思想的指导,中医学理论体系的完整性就被破坏,就失去了中医学的根本和精髓,中医学就不成为中医学,而只是一堆松散的原始经验。“一引其纲,万目皆张”。中国传统哲学思想就是中医学的纲,只有在这个纲的统领下,中医学的实践才组成了完整的体系;同样,也只有经过这个纲的贯穿,新的实践和新的事物才被不断地纳入中医学体系,使中医学不断向前发展。理论对实践的指导作用体现在中医学发展过程中就是中国传统哲学思想对中医学发展的指导作用。中国传统哲学思想认为,道是最普遍的规律,其小无内,其大无外,范围天地而不过。中医学理论体系也体现了这一思想,它的表现就是具有完整的理论体系,可以不断地把新事物纳入其体系之中。而中国传统哲学思想是将新事物纳入中医学体系的唯一途径。

中医在生命观、疾病观和医学观上都有自己的优势。在生命观上，中医的优势主要体现在生命的精神层面、功能层面、整体层面、动态层面，体现在对生命复杂现象的直觉观测、灵性感悟、整体把握上。在疾病观上，中医认为疾病产生的主要原因就是人体功能的失衡，中医的优势体现在未病养生的预防观念，辨“证”求“本”的诊断方法，发掘正气潜能、自稳定自组织自调节的治疗原则上。在医学观上，中医从一开始就是一种综合性的、大生态、大生命的医学模式。中医是和合性思维，认为人体功能的动态平衡态、稳态、和合态就是健康，因而治病的根本原则就在于“法于阴阳，和于术数”，亦即采用调节、调和为主的治疗方法，将失衡的状态调节到动态平衡态、阴阳和谐态。

4. 中医学术的发展是在中国传统哲学思想指导下的归纳、验证与实践的过程

中医在当代如何发展已经成为近年来学术界关注的热点问题,很多学者对中医的发展提出了自己的建议,对中医存在的问题进行了深入的分析。其中有一些学者对哲学作为中医理论的基础颇有非议,甚至把它看成是中医发展的最大障碍。实际上,哲学作为中医理论的基础在今天仍具有合理性。中医能够有效地诊治疾病,除了它是同疾病长期作斗争的经验总结之外,也与它的理论基础是朴素唯物主义和朴素辩证法哲学有着密切的关系。朴素唯物主义和朴素辩证法尽管存在着直观性、猜测性等缺陷,但它们对客观世界的整体把握是大体正确的。唯物主义和辩证法与自然科学在本质上是一致的,都是对客观世界唯物辩证性质的正确反映。中医运用哲学建立的唯物主义的人体观、

疾病观、辨证论治的思维方法和包含丰富辩证法思想的“君臣佐使”的组方原则,直到今天仍保持着旺盛的生命力。中医突出的疗效也充分证明了哲学的积极作用。特别是近年来,随着西药毒副作用和抗药性的不断出现,医源性疾病日益增加和疾病谱的改变,西医对一些疑难病症束手无策,在这种情况下,中医药的优势更加凸显,这里面理所当然地也包含着哲学的积极作用。

中医学的发展，首先应该是我国古代哲学思想史的发展，然后才是中医学的发展。中医学的各个思维方法都贯穿着我国古代哲学思想，它的不断发展，基本奠定了我国传统医学与哲学两方面的基础。实践证明，它的思想（医学思想、哲学思想）符合当代辨证唯物主义哲学的主要内容。而中医现代化所暴露的问题，又凸显了哲学上的一些基本观点：矛盾论、系统论等。这一系列问题的解决需要建立在对辨证唯物主义哲学的深刻认识上，中医学的发展与哲学的发展是密不可分的，中医现代化不能套用某些模式，只能在不断的摸索和实践中走出一条符合自身发展的、行之有效的思路和方法来。

中医学的发展必然是将中医理论体系在现有的基础上进一步完善、丰富、发展和创新。在中医学的历史上,这种不断进步的过程从来没有停止过,从历代编撰的本草典籍到不断出现的各家学说皆是如此,在中医学实践中各种新的事物、经验和知识被不断地归纳总结,在传统哲学思想的指导下提炼升华,进入中医学体系,成为不断发展完善的中医学体系的有机组成部分。中医经典理论不是顶峰而是基础,用中医学的方法认识新的事物并不会动摇中医的理论基础,并且只有这样中医学才能不断发展。中医理论是一种“哲理式”的思辩，实践是一种“经验式”的积累。认识中医必须先从中医的哲学思维入手，中医与西医是截然不同的理论体系，如果一味地从现代科学的角度来研究中医的本质、中医疾病的本质及转归的机制是行不通的。归根结底，中医现代化应该尊重事物发展的客观规律，应先理解中医、理解中医的思维方式才能谈发展。中医几千年来不断的发展、壮大，以至今天获得独立的社会地位，都证明了一个哲学道理：实践是检验真理的唯一标准。

中医需要创新，它的现代化应该是继承了五千年传统的现代化，中医一系列独特的理论体系、医学方法，并不是束缚中医发展的绊羁，而是体现中医特色的关键和根本，科学需要突破束缚，但是如果要打破中医这些特征的话，那么现代化的中医也就面目全非了。而中医在几千年来的发展过程中，本身就是在不断的求创新、求发展的，从来就不是抱残守缺、固步自封的，历代中医各家从来都没有停止过对中医学的丰富和发展，重大创新历代层出不穷。

中医在创立时期深受哲学的影响,而中医的发展,特别是在当代的发展也离不开哲学,它需要哲学的方法和指导,这涉及到了哲学和自然科学的关系。虽然自然科学为哲学提供总结概括的材料,是哲学发展的基础之一,但哲学并不是对自然科学的消极反映,哲学会积极地、能动地影响自然科学,给予世界观、方法论的指导。自然科学越是深入发展,越会涉及到深刻的哲学问题,越是需要哲学思维为其开路,指明方向,提供武器。没有哲学思维,没有必要的各种逻辑范畴,自然科学就将寸步难行。中医学在学科归属上也是自然科学,它的发展和其它自然科学一样,都会涉及到一些哲学问题,如怎样认识世界医学发展辩证过程;中医发展的规律问题;如何用现代哲学改造贯穿于中医学的朴素哲学;中医与西医的关系;中医怎样才能既保持传统特色又能充分利用现代科学技术的成就;中医的未来发展形态是什么,等等。对这些问题的正确回答就离不开哲学思维,必须有哲学开阔的视野,要运用哲学的方法，才能促进中医学的进一步发展！

参考文献（略）

从季羡林的经历谈名老中医经验传承

林　海

(中国中医科学院广安门医院针灸科　北京 100053)

摘要　季羡林是中国著名的古文字学家、历史学家、东方学家、思想家、翻译家、佛学家、梵文专家、巴利文专家、作家，精通12门以上的语言，本文通过对季羡林成长经历的分析，探讨了名老中医经验传承中需要注意的问题。

关键词　季羡林；中医药；传承

季羡林是我国著名的古文字学家、历史学家、东方学家、思想家、翻译家、佛学家、梵文专家、巴利文专家、作家，精通12门以上的语言，对印度语文文学历史的研究建树颇多。曾任中国科学院哲学社会科学部委员、北京大学教授、副校长、中国社科院南亚研究所所长、中国文化书院院务委员会主席、中科院院士。在学术上有着极深的造诣。

北京大学东方学系张光麟教授和令恪先生认为季羡林的学术成就大略包括在以下10个方面：（1）对印度古代语言的研究：其所著博士论文《〈大事〉偈颂中限定动词的变化》、《中世印度语言中语尾-am，向-o和-u的转化》、《使用不定过去式作为确定佛典的年代与来源的标准》等论文，在当时该研究领域内有开拓性贡献；（2）对佛教史的研究：他是国内外为数很少的真正能运用原始佛典进行研究的佛教学学者；（3）对吐火罗语的研究：其早期代表作《〈福力太子因缘经〉吐火罗语诸本诸平行译本》，为吐火罗语的语意研究开创了一个成功的方法，他对《弥勒会见记》进行译释，打破了“吐火罗文发现在中国，而研究在国外”的欺人之谈；（4）对中印文化交流史的研究：其所著《中国纸和造纸法输入印度的时间和地点问题》、《中国蚕丝输入印度问题的初步研究》等文，以及《西游记》有些成分来源于印度的论证，说明了中印文化“互相学习，各有创新，交光互影，相互渗透”；（5）他对中外文化交流史的研究：他于80年代主编《大唐西域记校注》、《大唐西域记今译》，并撰10万字的《校注前言》，是国内数十年来西域史研究的重要成果，而1996年完成的《糖史》更有重要的历史和现实意义；（6）翻译介绍印度文学作品及印度文学研究：《罗摩衍那》是印度两大古代史诗之一，2万余颂，译成汉语有9万余行，季羡林经过10年坚韧不拔的努力终于译毕，是我国翻译史上的空前盛事；（7）对比较文学的研究：80年代初，首先倡导恢复比较文学研究，为我国比较文学的复兴作出了巨大贡献；（8）对东方文化的研究：他主编大型文化丛书《东方文化集成》，约500余种、800余册；（9）对保存和抢救祖国古代典籍的贡献：他从90年代起，担任《四库全书存目丛书》、《传世藏书》两部巨型丛书的总编纂；（10）他的散文创作：从17岁写散文起，几十年笔耕不辍，有80余万字之多。

从一个出生于穷乡僻壤的苦孩子，到人人敬仰的国学大师，季羡林一生的经历极其复杂。而其成长历程和复杂经历对于我国及国外的学术经验传承有着极其重要的借鉴意义。对于中医药方面的名老中医经验传承更是有着巨大的指导价值。

季羡林10岁开始学英文。高中开始学德文，并对外国文学发生兴趣。18岁转入省立济南高中，1930年考人清华大学西洋文学系，专业方向德文。从师吴宓、叶公超学东西诗比较、英文、梵文，并选修陈寅恪教授的佛经翻译文学、朱光潜的文艺心理学、俞平伯的唐宋诗词、朱自清的陶渊明诗。1935年9月，清华招收赴德研究生，季羡林被录取，随即到德国。1936年春，季羡林选择了梵文，在哥廷根大学梵文研究所主修印度学，学梵文、巴利文。选英国语言学、斯拉夫语言学为副系，并加学南斯拉夫文。师从“梵文讲座”主持人、著名梵文学者瓦尔德•施米特教授，成为他唯一的听课者，学习了异常复杂的全部梵文文法。1940年12月至1941年2月，季羡林在论文答辩和印度学、斯拉夫语言、英文考试中得到 4 个“优”，获得博士学位。后来师从老教授希克学习并且熟练掌握了吐火罗文。季羡林1946年回国，被北京大学聘为教授兼东方语言文学系主任，在北大创建该系。“文革”中受到“四人帮”及其北大爪牙的残酷迫害。在最困难的时候，包括在“牛棚”挨整的时候，也没有丢掉自己的信仰。他利用在传达室看大门的时间，翻译了 280 万字的梵文作品。1978 年复出，继续担任北京大学东语系主任，并被任命为北京大学副校长、北京大学南亚研究所所长。

中医药不仅仅是医和药的问题，更包含了广泛的中医药文化、儒家文化、道家文化等，是整个中华文明的一个缩影。在当今时代，西方文化对东方文明影响十分巨大，但东方文明尤其是中华文明不仅传播上受到各种文化条件的限制，而且在传承上甚至也十分困难。如果不积极传承，好多珍贵的经验即将失传。从季羡林的经历可以看出老中医经验传承中需要注意的一些问题，这些问题无论对于老中医、传承学习者，还是珍贵的中医药都具有极大的意义。总结起来有以下几点：

1　方向正确：对于传承学习者而言，有一个正确的学习方向是至关重要的事情。季羡林认为“中国文化受印度文化的影响太大了。我要对中印文化关系彻底研究一下，或能有所发明。”因此，“非读梵文不行。”“我毕生要走的道路终于找到了，我沿着这一条道路一走走了半个多世纪，一直走到现在，而且还要走下去。”（《留德十年》）。他的正确选择，使得毕生的研究始终保持了一个正确的方向，沿着这个正确的方向，取得了一个又一个的研究成果。而且这也是他毕生的追求，是他的信仰，是他的乐趣。我们中医药学术经验传承过程中也需要注意选择正确的研究方向。一开始就要进行充分的论证和思想准备。如果一开始就选错了方向，那么就容易出现没有兴趣，没有动力，无所作为甚至中途放弃的情况，中医药传承工作失去了意义。骨伤科老医生郭宗正94岁时依然从事临床工作，而且每天晚上都要整理自己的行医笔记，他说：“我生活的趣味，读书、看病，乐在其中，趣味在我心里，别人体会不了我的趣味”。所以说中医药事业的发展方向应该就是传承学习者本人的兴趣所在，是他的信仰，是他的毕生追求，这样才能促使传承学习者坚定不移地坚持下去。

2　坚持不辍：有了正确的方向后，还要进行坚持不懈的努力。季羡林先生几十年来笔耕不辍，即使在“文革”期间，他还偷偷地翻译印度第二大史诗《罗摩衍那》，又完成了《牛棚杂忆》一书，凝结了很多人性的思考。他的书，不仅是其个人一生的写照，也是近百年来中国知识分子历程的反映。我们中医药经验传承中也要注意坚持不辍，临床医疗是终生学习、实践、反馈、体验、总结、再实践的过程。老中医的经验很多都是积累一辈子才积累出来的，传承学习则需要不仅学其经验，更要自己总结、积累，这些过程不是一天两天、一年两年就能够完成的。有很多学习中医药的人坚持不下去，中途改行了，这不仅对他们自己来说浪费了时间和精力，对于中医药学术来说，也有很多经验失去了传承的机会，损失巨大。笔者大学时期学习中医的同学一个班共计33人，但现在真正从事中医工作的只有不到三分之一，其余均改行了。这其中当然有维持生计、另有前途等因素，但还有一点，就是没有做到坚持不辍。

3　甘于寂寞：季羡林先生主要学习的方向是语言，精通12种语言。而众所周知的是，语言是最枯燥、单调的学问之一，若无甘于寂寞的精神是很难坚持下来的。季先生说：“我是一个最枯燥乏味的人，枯燥到什么嗜好都没有。我自比是一棵只有枝干并无绿叶更无花朵的树”。“如果读书也能算是一个嗜好的话，我的唯一嗜好就是读书”。其所出版的《牛棚杂忆》，出版界认为“这是一本用血泪换来的和泪写成的文字，这是一代宗师留给后代的最佳礼品”。这样一部经典的作品竟然是季先生在受到迫害、最困难的环境下写出来的，可见做学问的人是需要甘于寂寞的。在中医药经验传承过程中，也是一样的，要坐得住板凳，耐得住清贫，耐得住寂寞。当年李时珍放弃了在太医馆从医的机会，回到家乡，一边给病人看病，一边总结以往本草，一边收罗总结药物疗效，一边写书校稿，一辈子才写出了《本草纲目》一书，流芳百世。学习中医药的人，应该有这种精神、气魄、意志。

4　淡泊名利：季羡林先生为人所敬仰，不仅因为他的学识，还因为他的品格。在他的《病榻杂记》中，季羡林先生用通达的文字，廓清了他是如何看待这些年外界“加”在自己头上的“国学大师”、“学界泰斗”、“国宝”这三项桂冠的，他表示：“三顶桂冠一摘，还了我一个自由自在身。身上的泡沫洗掉了，露出了真面目，皆大欢喜”。在中医药经验传承工作中，不能为名为利。为人民服务，解除患者的疾苦，就是中医药人的最大宗旨。在我们学问有成时，不能搞个人崇拜，要对自己的价值有清醒的认识。

5　吸取教训：季羡林先生在德国的老师施米特教授帮助他确定了一个博士论文的题目，题目选定之后，季羡林用了一年时间查阅了大量资料，非常细心地写了一篇博士毕业论文的导言，自己非常得意，觉得应该会成为传世之作。老师看后说统统不要，你这篇论文下的功夫非常大，用的资料非常丰富、准确，但是有一点，你季羡林自己的特点没有。季羡林一反思，老师说得对，后来的一篇论文全部是新观点，到答辩的时候，几位答辩委员异口同声。在中医药临床工作中要吸取以往的经验教训。譬如说，我们在应用中医药治疗肺结核的过程中，发现如果单纯采用辨证论治的办法来治疗肺结核，疗效就不是很好，这是因为结核菌在不断侵袭患者的身体，如果不能有效地抑制它，仅仅是改善、调整患者的全身状态，阴虚补阴，阳虚补阳，疗效就不是很好。相反，有些中药有抗结核的作用，在临床应用辨证论治与辨病论治相结合，往往有较好的疗效。那么现在我们在研究艾滋病的过程中就要注意吸取这个教训，艾滋病毒能破坏人体的免疫系统，将强壮、结实的年青人变得迅速丧失免疫力，最后致死，这时候仅仅应用辨证论治是不够的，一定要结合辨病论治。临床是如此，学习、传承也是如此。在跟师实践中，要善于发现自己的错误和缺点，及时改正。这样站在巨人的肩膀上，不浪费时间、精力，少走弯路、不走弯路，更能加快自己前进的步伐。

6　真实质朴：季羡林先生说：“要说真话，不讲假话。假话全不讲，真话不全讲。”“就是不一定把所有的话都说出来，但说出来的话一定是真话。”“做人要老实，学外语也要老实。学外语没有什么万能的窍门。俗语说：书山有路勤为径，学海无涯苦作舟。这就是窍门。”“对待一切善良的人，不管是家属，还是朋友，都应该有一个两字箴言：一曰真，二曰忍。真者，以真情实意相待，不允许弄虚作假；对待坏人，则另当别论。忍者，相互容忍也。” 在中医药经验传承工作中，也要“讲真话”。韩国的李禹熙就是因为弄虚作假、哗众取宠而遭到学术界的唾弃的。医学工作是一项人命关天的大事，容不得虚假。中国曾经出现过打鸡血等疗法，但因其虚假的疗效，很快便遭到老百姓的唾弃，并且恶名远扬，这样的事情再也不应出现了。

7　名师慧眼：季羡林先生在德国时一个 80 多岁已经退休的老教授希克把他叫过来，说我要教你一门绝活，要把我最绝的绝活传给你，别人我不传，你学也得学，不学也得学，季羡林只好硬着头皮学，结果一学才知道，这门学问叫吐火罗文，是新疆中世纪焉耆这地方的古文字，这样季羡林在被迫之下学了这门吐火罗文，而且非常熟练地掌握了这门语言，据说今世掌握吐火罗文的已不足 30 人。我们通常说起中医药经验传承时只是注意到了传承学习者的一方面，而另一方面，名老中医的择徒也是十分重要的。外国人很重视自己学术的推广和传承，他们的很多技术都是在享受专利多年之后向社会广泛推广，而中国的传统则是比较保守，既有“传内不传外”、“传男不传女”的习惯，又有“教会徒弟，饿死师父”的古训，所以传承本身就比较困难，若能遇到一个好徒弟更是不容易，有的徒弟悟性不高，有的徒弟比较懒惰，有的徒弟功底太差，有的徒弟不能坚持，所以如果遇到满意的徒弟，师父也不妨发挥主观能动性，“良师择徒而教”，也是个好选择。

8　尊师效师：季羡林先生高中的国文老师是董秋芳，他又是翻译家。季先生说"我之所以五六十年来舞笔弄墨不辍，至今将近耄耋之年，仍然不能放下笔，全出于董老师之赐，我毕生难忘"。季先生如此尊师、效师，才能有如此成就。中医药经验传承过程中，学生也要积极学习、仿效老师的治疗。这样才能使老师的学术传承下来。中医药在发展的过程中有很多的学术没能传下来，有些失传的学术价值是不可估量的，譬如中医外科的部分内容，华佗就曾经刮骨疗毒、开腹手术，但可惜的是这些疗法已经失传。如果其方法仍在的话，现在的外科学怕是要呈现出另外一副面貌了。所以传承学习者要知道自己身上那沉甸甸的责任，要有对得起子孙后代的责任感。

9　广征博采：季羡林先生的学术研究，用他自己的话说是：“梵学、佛学、吐火罗文研究并举，中国文学、比较文学、文艺理论研究齐飞”。他能掌握 12 种语言，就足以说明其学习范围之不拘一格。我们中医药的传承也应广征博采，博学多闻。中医先圣张仲景就曾说过“勤求古训，博采众方”，这一直是中医药人士的准绳。我们的学术传承工作虽然有主要的传承对象，但也要开拓眼界、开阔视野，作一个中医药思想的集大成者。

10　继承发扬：季羡林先生一生著作颇多，所著《罗摩衍那》是印度两大古代史诗之一，以至于季先生辞世后印度驻华大使亲自参加季先生的葬礼，感谢他对挽救、继承、发扬印度文化所做的贡献，可见其对印度文化贡献之巨。在中医药事业中，我们不仅仅要继承，而且要大力发扬。一方面要大力创新，使辨证诊断更确切，使药物疗效更好，使药物更加容易使用，副作用更小；另一方面也要使中医药的好处广为人知。现在西医西药以其易于理解、易于接受而被广泛接受，并成为世界性的诊断、治疗标准。相比之下，中医中药以其理论基础的独特性、辨证方法的独特性、治疗手段的独特性而不易被人接受。尤其是竟然有人在网上再次讨论起“灭亡中医”论。其和者亦不少，但和者多为年青人。究其原因，虽然有年青人阅历少、易冲动的因素，但中医药的理论、思想未能被广泛传播亦是一个重要原因。中医药在很多疾病的治疗上具有极大的优势，有些疾病的疗效远远好于西医西药，而且，中医的整体观念讲究的是改善全身状态，而不是仅仅改善一些指标，不易出现“停药则症显”的情况。这样大的优势却不能广为人知，可见我们的工作做的不够。现代社会是一个海量信息的社会，不能再讲究“酒香不怕巷子深”，而是要广泛的宣传、发扬。

从以上可以看出，虽然术业有专攻，但是道理本相同。希望在中医药界也能多产生一些季先生一样的人物，将中医药事业薪火相传，发扬光大。

中医非物质文化遗产保护制度若干问题探析

田芙蓉　柳长华

（中国中医科学院中国医史文献研究所　北京 100700）

摘要　中医具有医疗及文化多样性价值，其作为非物质文化遗产，是维护人类健康的重要知识财富。中医非物质文化遗产立法保护，是促进中医传承的制度保障。本文主要针对中医非物质文化遗产保护制度中“保护”的定义、传承人和保护单位等若干问题进行分析，认为只有建立以中医传承人为核心的保护制度，才能够真正实现中医非物质文化遗产保护的目的。

关键词　中医；非物质文化遗产；传承人；保护制度

2004 年经第十届全国人民代表大会常务委员会第十一次会议批准，我国正式加入《保护非物质文化遗产公约》（以下简称《ICH 公约》）；2005 年国务院办公厅发布《关于加强我国非物质文化遗产保护的意见》；2006 年中医生命与疾病认知方法、中医诊法、中药炮制技术、中医传统制剂方法、针灸、中医正骨疗法、同仁堂中医药文化、胡庆余堂中药文化和藏医药九个传统医药项目进入我国第一批国家级非物质文化遗产名录。其后，中医非物质文化遗产（以下简称“中医 ICH”）保护工作逐渐展开，申报世界非物质文化遗产的工作也开始有序进行。目前，中医 ICH 保护工作已逐步走上轨道，并成为中医药事业的一个重要组成部分。然而，申报项目进入名录和项目代表性传承人的认定，并非意味着中医 ICH 工作的结束，而恰恰是一个新的开始。中医的传承与保护才是中医 ICH 工作的核心，而将传承与保护制度化则是中医 ICH 保护工作长久发展的保障。本文拟结合国际公约、我国现有法律法规和有关政策对中医 ICH 保护制度的若干问题进行分析和探讨，以求对中医 ICH 保护制度的构建有所裨益。

1　《ICH 公约》中“保护”的含义分析

在联合国教科文组织（以下简称 UNESCO）通过的有关保护文化多样性的国际公约中，1972 年的《保护世界文化和自然遗产公约》和 2005 年的《保护和促进文化表现形式多样性公约》英文译本，无论是在公约名称还是在正文中，一般均使用“protection”来表述“保护”。惟独在《ICH 公约》英文译本中，却均使用了英文“safeguard”来表述“保护”。但在对“safeguard”的定义中，又使用了“protection”。而这两个词在UNESCO发布的《ICH公约》官方中文译本中均翻译为“保护”，从而使“保护”的定义在中文版中出现了同语反复，容易使人产生歧义。实际上，“safeguard”（名、动词）的含义有“保卫、保证、拯救、捍卫”之意，相比“保护”更有力度，针对的情况也更具危险性。此外，《ICH公约》在第二条第（三）款中将“safeguard”定义为“指确保非物质文化遗产（以下简称ICH）生命力的各种措施，包括这种遗产各个方面的确认、立档、研究、保存、保护、宣传、弘扬、传承（特别是通过正规和非正规教育）和振兴。”从该定义中我们可以看出，“safeguard”实际上是指包括上述九项内容的一套完整系统的卫护工作，而其中的“protection”仅表示“保护”是捍卫ICH的重要工作之一，但对何种保护未加限定。参照《ICH公约》第三章对国家一级保护ICH的有关要求，即“其他保护措施”中提出的“适当的法律、技术、行政和财政措施”，可以推断，公约要求成员国应努力提供法律、技术和行政的“保护”。由此，我们可以根据《ICH公约》，在国内立法中构建有利于ICH的权利体系，而非仅仅局限在行政保护上。

2 传承主体与代表性传承人

“传承主体”是我国有关学者提出的一个学理概念，指民间文化艺术的优秀传承人，即掌握着具有重大价值的民间文化技艺、技术，并且具有最高水准的个人或群体。他们被称为“人类活财富”、“人类活珍宝”或“人间国宝”。传承主体在《ICH 公约》中主要体现为“社区、群体或个人”，在我国ICH保护实践中则以“代表性传承人”为主要形式。而根据《国家级非物质文化遗产保护与管理暂行办法》（文化部令第39号）第六条规定：“国家级非物质文化遗产项目应当确定保护单位，具体承担该项目的保护与传承工作。”项目保护单位也是我国ICH的传承主体之一。虽然基于ICH历史久远，传承主体不确定或传承广泛，人数众多等因素，规定了保护单位一类的传承主体，但真正实践传承的仍是自然人。

非物质文化遗产作为一种“活态”文化，只有通过自然人的传承才得以不断延续和发展。因此，非物质文化遗产的“保护”应更多体现在对那些作为传承载体的传承人的活态保护，而非“临终关怀”。正如前述《ICH公约》对“保护”一词定义中所指出的，实施各种保护措施的目的均是为了“确保非物质文化遗产生命力”。换言之，惟有传承人的传承与发展，非物质文化遗产才能够延续和保持其鲜活和持久的生命力。因此，非物质文化遗产保护制度的核心和根本目的就是要对今天依然掌握、表现优秀非物质文化遗产技艺或形态的自然人进行有效保护，而传承人的遴选、认定标准；传承人的权利与义务等内容则是制度构建中必须解决的问题。

根据《国家级非物质文化遗产项目代表性传承人认定与管理暂行办法》第四条、第五条规定，代表性传承人应符合下列三个条件：一是掌握并承续某项国家级非物质文化遗产；二是在一定区域或领域内被公认为具有代表性和影响力；三是积极开展传承活动，培养后继人才。目前我国代表性传承人主要通过两种途径遴选：一是由公民提出申请；二是由项目保护单位推荐，且应征得被推荐人的同意。申报时均应提交传承谱系、学习与实践经历；技艺特点及相关证明等材料。上述条款只是一般性规定，不同领域的ICH应据此制定本领域的认定细则和保护办法。

中医不同于其他 ICH，它具有系统性、完整性、高度文献化以及广泛传播的特征，并且至今仍是我国医疗卫生事业的重要组成部分；它既有正式的高等教育，也有师承或家族等非正式教育；

传承方式上既可通过读书或师承来掌握，也有部分民间流传的经验与技术以口述方式世代相传，因此，中医 ICH 项目代表性传承人的遴选与认定应注重自身的传承规律和代表性。如中医师承传授中，有亲炙和私淑之分。中医发展史上出现了无数医学名家，通过师承授受和学术争鸣，形成众多医学流派，其中起主导作用者，有医经、经方、河间、易水、伤寒、温热、汇通七大医学流派，而在这些流派的传承谱系图上大都包括了师承(直接)和私淑(间接)。由此可见，中医 ICH 传承人应包括私淑之传承，并制定相关认定标准。此外，在师承和家传中，如果健在传承人数较多且跨越几代，如何认定代表性传承人？笔者认为应在尊重家族范围或师承体系内部意见基础上，结合业内的若干客观评价标准予以认定，以促进中医 ICH 按其自身脉络更好地传承。

在文化部公布的第一批国家级非物质文化遗产项目代表性传承人名单中，传统医药界共有 29 人入选，其中最高年龄 91 岁，最低年龄 45 岁，平均年龄约为 70 岁，虽然这种高龄化现象在 ICH 其他领域也同样存在，但足以说明中医 ICH 项目代表性传承人遴选的紧迫性。应尽快制定中医 ICH 代表性传承人认定细则和保护办法，公平合理地认定和保护中医“人间国宝”，为中医传承创造良好的环境。

3 保护主体与保护单位

“保护主体”也是我国学者提出的一个学理概念，指负有保护责任、从事保护工作的国际组织、各国政府相关机构、团体和社会有关部门及个人。根据《国家级非物质文化遗产保护与管理暂行办法》（以下简称《管理办法》）第四条和第六条的有关规定，我国 ICH 保护实践中的保护主体主要包括政府机构和项目“保护单位”。政府机构主要是各级文化行政部门，尤其是国务院和省级文化行政部门有制定保护整体规划并定期检查规划实施情况的职责。“保护单位”则是该办法提出的一个法定概念，并规定了其应具备的条件和具体职责。根据《管理办法》第七条和第八条，有该项目代表性传承人是成为保护单位的必备条件之一，但对代表性传承人的保护却在保护单位的职责中缺位，这显然与其承担的保护与传承工作不协调。此外，根据《管理办法》第六条规定，保护单位的推荐名单由项目申报地区或单位提出，由此又出现了一个主体即申报单位，但申报单位与保护单位的关系并未明确。从文化部已发布名录看，申报项目只显示项目名称和申报地区或单位，因此，以地区名义申报的，在名录中则无法看到保护单位；以单位名义申报的，则有的与保护单位一致，有的与保护单位有行政隶属关系，有的则没有行政隶属关系。尤其对于中医这种广泛传播的项目，这种申报单位与保护单位不一致的现象更为突出。如何协调规范保护单位与申报单位之间的关系，落实保护单位的职责尤其是对传承人的保护职责，也是中医 ICH 保护制度建设需要解决的一个重要问题。

4 制度的选择与构建

《国务院关于扶持和促进中医药事业发展的若干意见》（国发[2009]22 号）第八项内容中明确提出要“做好中医药非物质文化遗产保护传承工作，加大对列入国家级非物质文化遗产名录项目的保护力度，为国家级非物质文化遗产中医药项目代表性传承人创造良好传习条件。”因此，保护中医 ICH 工作并非短期之举，而是一项促进中医事业发展的长期工作。由于中医 ICH 保护是一项崭新的工作，许多工作都是在探索中前进，因此，工作之初采取一些应急性措施和运用单一的行政手段是必不可少的。然而，要真正做好中医ICH保护工作，立法保护是不可或缺的。应当说，法律制度的选择与构建是中医ICH保护工作的基础和保障。

立法者在立法之前，总是有自己既定的价值追求和目标。因而，立法总是以一定价值判断作为确定其价值指向的手段。而法的价值是以法的属性为基础的。因此，法的属性是我们首先需要考虑的问题，即制定一部什么性质的非物质文化遗产保护法？目前我国的《非物质文化遗产保护法》正在起草中，并已作为“一类”立法列入本届人大立法规划。虽然，立法者认为这主要是一部行政法，但目前学界对于非物质文化遗产是采用行政法保护还是民事法或知识产权法保护仍存争议；也有人提出行政与民事并重的保护模式。笔者认为，这两者并不矛盾，可以并行不悖，关键是以何为重。例如，知识产权法，属于民事法，但其中亦含有一些行政执法的规定，而行政法规范调整的主要是政府的职责行为，其目的仍是为了保护知识产权这一私权。因此，明确ICH的立法目的至关重要。而立法促进哪些价值，实际上就是法的本质与目的的问题。笔者认为，中医ICH 法律保护制度构建应以传承人为核心，以促进传承为根本目的，规范政府管理行为，保护传承人的合法权益。当然，制度的选择与构建是一个在博弈过程中利益各方达成一致的方案，它不仅要考虑到各方利益，还要考虑到成本与收益、长远与近期、国内与国际关系等问题。因此，如何优化配置公私法资源，保护中医ICH，仍有待深入研究。

综上所述，中医ICH保护只是手段，传承才是保护目的之所在。因此，在保护制度构建过程中，必须尊重传承规律，只有以保护传承人为核心，构建符合中医ICH传承发展规律的保护制度，才能够真正为中医的传承与发展提供制度保障。

参考文献（略）

中医非物质文化遗产普查与保护名录编制刍议

宋　歌

（中国中医科学院文献讲师　北京 100700）

摘要　非物质文化遗产是2003年联合国教科文组织《保护非物质文化遗产公约》确定的法律概念。中医是世界非物质文化遗产的重要组成部分。中医非物质文化遗产可以理解为中华民族在其发展过程中积累的关于生命和疾病的所有知识、实践、技能、表现形式以及相关实物。保护中医非物质文化遗产首先需要进行中医非物质文化遗产普查和保护名录编制工作，来解决“要保护什么？”这一关键问题。普查和保护名录的编制工作开展需要规划和方法学准备。

关键词　中医；非物质文化遗产；保护名录

非物质文化遗产是2003年联合国教科文组织《保护非物质文化遗产公约》确定的法律概念。为了保护濒危的非物质文化遗产，联合国教科文组织经过反复研究和论证，提出了非物质文化遗产的概念以及相应的保护措施，迅速得到了世界大多数国家的积极响应。《保护非物质文化遗产公约》中定义“非物质文化遗产是被各群体、团体，有时被个人视为其文化遗产的各种实践、表演、表现形式、知识和技能及其有关的工具、实物、工艺品和文化场所。各个群体和团体随着其所处环境、与自然界的相互关系和历史条件的变化不断使这种代代相传的非物质文化遗产得到创新，同时使他们自己具有一种认同感和历史感，从而促进了文化多样性和人类创造力的发展”。《保护非物质文化遗产公约》还阐明非物质文化遗产包括以下几个方面：(1) 口头传说和表述,包括作为非物质文化遗产媒介的语言； (2) 表演艺术；(3) 社会风俗、礼仪、节庆；(4) 有关自然界和宇宙的知识和实践； (5) 传统的手工艺技能。

1 对于中医非物质文化遗产的理解：

中医是在中国传承了五千多年，至今仍在广泛应用的一种医学知识与实践体系。她在对生命现象的认识上汲取了天人合一等中国古代文化思想，形成了以藏象为核心的生命观，运用四诊和辨证的方法认识疾病，发明了用天然药物组方、针灸等丰富多样的防治疾病方法，重视养生和治未病，具有系统的理论和卓越的技术，对中华民族的繁衍生息发挥了巨大作用，其防治疾病的思想与经验对人类的生命健康具有重要价值。符合上述非物质文化遗产的定义，是世界非物质文化遗产的重要组成部分，主要属于有关自然界和宇宙的民间传统知识和实践的范畴。

那么，中医非物质文化遗产如何定义呢？它包括哪些方面，内涵和外延如何界定，这些问题需要研究。作者将中医非物质文化遗产理解为中华民族在其发展过程中积累的关于生命和疾病的所有知识、实践、技能、表现形式以及相关实物。这些遗产随着中华民族的繁衍生息代代传承发展，构成其文化认同的重要一环，为中华民族的健康做出了巨大贡献，被视为其文化遗产不可分割的一部分。这种知识、实践、技能、表现形式包括了中医学大量的认知体系、临床实践、中药炮制工艺、组方制剂、养生方法、卫生民俗等非物质文化遗产，以及大量的文献、文物、工具、文化场所等相关实物。中医非物质文化遗产是中华民族世代传承的宝贵财富，为中华民族以至世界人民的健康福祉做出了重大贡献。这种财富理应得到全人类的重视和保护。

2 中医非物质文化遗产普查的设想

进入21世纪以来，在现代化科学技术的强烈冲击下，中医面临质疑、验证的现状，生存陷入困境。掌握中医对生命与疾病的认知思维方法者日见稀少，中医传统诊疗方法与技术日益淡化，中药传统炮制技术面临流失的危险，现代化制剂正在取代传统制剂方法，特别是民间、民族医药的传承，面临濒危的境地。

根据《国务院关于加强文化遗产保护的通知》、《国务院办公厅关于加强我国非物质文化遗产保护工作的意见》的目标要求，“通过全社会的努力，逐步建立起比较完备的、有中国特色的非物质文化遗产保护制度，使我国珍贵、濒危并具有历史、文化和科学价值的非物质文化遗产得到有效保护，并得以传承发展”。为了实现这一目标，必须“认真开展非物质文化遗产普查工作，要将普查摸底作为非物质文化遗产保护的基础性工作来抓，统一部署、有序进行”。中医等非物质文化遗产的保护，首先要解决的是解决“要保护什么？”的问题。大量的认知体系、临床实践、中药炮制工艺、组方制剂、养生方法、卫生民俗等非物质文化遗产，以及大量的文献、文物、工具、文化场所等相关实物都有什么？这就需要进行一次全面的中医非物质文化遗产普查来明确。

较之其他非物质文化遗产门类，中医传承方式多种多样，中医因其较早地形成了系统理论与技术，脱离了口耳相传的传承方式，通过文献承载，人们通过读书、师承学习即可掌握。但尚有一部分在民间流传的经验与技术，以口述的方式世代传承。普查模式也应该多样化，可以分成文献传承和口头传承两大类，文献传承以案头调查工作为主，而口头传承项目则要展开实地研究，设计调查方案，有计划的开展普查，按要求撰写调查报告。

中医在我国有着广泛的传播、传承，长期以来，未曾进行过全国性的普查，因此，中医非物质文化遗产普查摸底将是一项浩大的工程，工作任务十分艰巨，需要提高认识、精心组织，统一部署，合理规划，对中医进行真实、系统、全面的记录、建档，为中医的保护和发展提供翔实的资料和可靠的依据。

3 中医非物质文化遗产保护名录编制构想

非物质文化遗产保护名录是在普查的基础上，对非物质文化遗产进行确认、分类、立档保护的一种具有法律效力的文本。通过名录对普查所得的各遗产项目进行真实、系统和全面的记录，可以最终解决“要保护什么”这一非物质文化遗产保护的首要问题，建立名录也已成为了世界各国保护非物质文化遗产的通行方式。我国的《国务院关于加强文化遗产保护的通知》、《国务院办公厅关于加强我国非物质文化遗产保护工作的意见》两份重要文件也要求非物质文化遗产保护工作要“建立名录体系，逐步形成有中国特色的非物质文化遗产保护制度”，而中医作为我国珍贵的非物质文化遗产，落实国务院文件要求，编制自己的保护名录，可以对中医非物质文化遗产进行确认、分类、建档保护，厘清中医家底，可以更加完整、系统的保存中医非物质文化遗产，以开展进一步的保护工作。除了文化价值之外，中医非物质文化遗产背后还蕴藏着巨大的商业利益，而非物质文化遗产保护名录是一种国际承认的具有法律效力的文件，可以确认、分类、记录非物质文化遗产项目，是传统知识自身知识产权的有力证明，是《保护非物质文化遗产公约》发挥知识产权保护作用的有力工具，通过对传统医药知识真实、完整的法律记录，实现对中医非物质文化遗产价值与利益的承认和尊重，完善现行传统医药知识产权管理、保护和利用协调机制，解决传统医药知识产权保护难题，在非物质文化遗产保护框架中，保护传统医药传承群体的权益，维护民族利益。并且，通过建立中医非物质文化遗产保护名录，向国际社会发布，可以对中医各遗产项目进行法律确认，在国际上明确我国对这些遗产项目的原创权，确立我国在传统医药领域的主导地位。

名录编制面临着几个关键技术问题，首先应该建立保护名录的框架系统，通过研究中医非物质文化遗产的构成情况与累积脉络，结合参考国内外编制保护名录的成熟经验，建立保护名录的分类系统，及与之配套的编码体系。该系统应具有良好的区分度、开放性、多极化并与国际分类系统接轨的特点，搭建成保护名录的基本框架。在名录框架中，各项目应具有相对统一的构成格式，同时由于各类项目的特殊性，不同类别的项目其构成要素应具有自己的特色，需要研究中医文化的承载模式来确定其构成要素与具体的编写方法，最终解决这几个名录编制的关键技术问题。

在名录编制关键技术研究的基础上，实现保护名录的数据库化，根据名录框架进行数据库的架构工作，根据编制方法设置数据库的输入输出模式，该数据库应具有相当的灵活性和开放性，满足中医非物质文化遗产项目复杂性的特点，研发服务器和客户端软件，并设置较为强大的检索功能，适应普查和名录编制、发布需要，为名录数据库打好软件基础。在中医非物质文化遗产保护名录数据库框架中，采用上述研究所得的编制方法，使用上述数据库软件，组织中医非物质文化遗产普查工作，同时开展中医非物质文化遗产保护名录的编制工作。

参考文献(略)

中医药文化的传播特征研究

罗大中

（中国中医科学院医史文献研究所　北京 100700）

摘要　中医药文化的传播是一个新的课题，本文论述了如何借鉴传播学理论，控制中医药文化传播的内容，确立医疗机构的公共关系形象；同时阐述了电视、图书等传播媒介的各自特点，以及对中医药文化在传播过程中的影响，作者认为这些传播媒介必须由中医专业机构和人士的积极参与，否则被非专业人士利用后将向公众表达错误概念，造成对中医药文化的误读。在传播内容方面，应该对公众传播中医文化背景知识，传播中医基础理论知识。对于实践操作等内容应该慎重选择，以免造成错误治疗。在传播口径方面，应该力求严谨，任何夸张、神化中医的错误行为都将导致中医信誉的损害。为了中医的发展，中医机构和个人有责任和义务主动地参与到传播中医药文化的进程中。

关键词　中医药文化；传播学；传媒

随着中医药文化在全球范围内的兴起，越来越多的传播媒体介入到中医药文化的传播中。但是，中医人士在面临众多传媒的时候，却更多地陷入两难的境地，一方面中医药文化的推广，需要更多的传媒介入；另一方面，传媒的不恰当操作会损害中医的声誉。那么，中医药文化在传播过程中都有哪些特征呢？传媒是否能够正确地起到沟通中医与受众的作用呢？本文将对此问题进行初步的探讨。

1　中医药文化传播的必要性

1.1　控制传播内容的必要性

医学关乎健康等重大主题，是人们生活中必须紧密接触的一门学科，在漫长的发展过程中，中医药逐步渗透到中国人生活的各个方面，最明显的例子就是“药食同源”概念的出现，这使得人们有机会接触到中医内容并加以实践。但是，医学又是一门必须严谨的学科，每种药物都有其药性，在中医理论体系的指导下，如果能够对症使用，则可以治病，如果未能恰当把握证候，则很可能造成身体的损害，在中医药文化的传播过程中，遇到此类问题的机会很多，因此必须对中医药文化的传播进行适当的干预，以促使传播在正常的范围内进行正方向的发展，尽量避免传播的失控与副反应的出现。

1.2　公共关系领域的必要性

除了误传播可能造成的潜在的伤害，医疗体系的形象也是面对传播媒介时必须考虑的问题。一个医疗体系的形象的维护，会涉及到公共关系学等领域的问题，受众在接受一个医疗体系的信息的时候，会在头脑中逐步形成其形象，这种信息一部分来自于人与人的口头传播，一部分来自于传播媒介，其中包括广播、电视、报纸、互联网等，这些传播信息对医疗体系形象的影响至关重要，中医界必须与这些媒体进行适当的沟通，以便对信息的传播进行干预，这样才能保证整体形象的良好发展。

医学是一门在不断进步的学科，至今为止，人们对人体自身的认识仍然有限，“有效”与“无效”是随时在临床中出现的情况，对于这种情况的认识，是尊重科学的一种做法，海外传媒在客观看待医学方面获得了一定的进展，比如从《急诊室》、《探索》等一些大型节目的制作中，我们可以看到，这些节目的制作者是在冷静地看待医学的发展，对于失败的病例，即做真实反映，这样有助于受众充分理解医学发展的现状，公平看待“有效”与“无效”的情况。但是，国内媒体相对而言缺乏客观的视角，普遍持“神医”观，在传播相关内容时，倾向于将患者置于弱者的定位上，这样就形成了一个对医疗体系近乎苛刻的舆论环境，这会导致两方面的后果：一是医疗体系与患者之间的摩擦增大；二是医疗体系的正常形象严重损毁。

因此，中医界必须与媒体进行沟通，尽量使其了解医学的特殊性质，这种干预意义重大，如果传播媒介能够对医学持客观态度，那么整个医疗体系都将受益。

1.3　中医药发展的需要

中医植根于中国古典文化中，在长期的发展过程中，也不断地与周边文化进行交融，因此，中医除了与现代医学具有同样的医学理论体系之外，它还有着浓厚的文化背景，这是中医的特殊性之一。同时，也正是这种文化背景，为中医药的发展提供了养分，促进了它的成长与发展。

今天，之所以中医药能够从世界传统医学中脱颖而出，能够生生不息，很大程度上得力于其文化特征。

但是，随着古典文化语境的逐步丧失，这种文化上的关联逐渐变得脆弱，比如最简单的阴阳五行等基础古典哲学概念，现在都已经变得晦涩难懂，很多情况下这些内容已经成为了误读中医药文化的导火索，甚至成为学科内中医人才培养、学术传承的障碍，这种文化与学科本体的脱离，已经显现出了学科发展的巨大危机。

因此，中医药学科要发展，必须要在中国文化背景上发展。而文化背景的培养，正是需要借助传播媒介来完成的，传播媒介具有影响公众趋向的号召力，正确与传播媒介沟通，利用传播媒介进行文化培养，这是一个我们为了中医药文化的发展而必须进行的步骤。这个步骤是否可控、是否有效，直接关系到中医药文化未来发展的质量。

2　传播媒介的特点研究

2.1　电视媒体

电视节目是目前对公众影响最大的传播媒体，电视节目的传播特点是直观、迅速、不可互动。

电视媒体的直观性使得受众有身临其境之感，这正是电视媒体取代其他传统媒体比如报纸成为第一媒介的最主要原因，在中医药文化的传播过程中，电视媒体是否能按照正确的模式影响受众，则显得至关重要。下面按照电视节目形式来分别叙述：

电视新闻：电视新闻具有传播速度快、可信度高的特点，是公共关系学中最重要的媒介之一。在政府相关部门的指导下，现在电视新闻基本能够采用客观的视角报道中医药文化，这在很大程度上推进了中医药文化的普及。但是，同时也存在一些问题，比如电视新闻的采编，是一个新闻媒体与被采访单位互动的过程，新闻媒体本身具有引起公众最大关注的思维倾向，因此如果双方的工作仅仅依靠新闻媒体，则新闻的收集过程就变得不可控，只要是具有轰动性，无论正面消息还是负面消息都有可能被采录。因此，在传播学和公共关系学领域，对新闻媒体的影响，是被采访单位的重要工作之一。如果能够主动与新闻媒体沟通，建立信息交换平台，主动提供相关资讯，则会使得中医药文化的传播更加顺利。

现在大多数的中医机构对此仍然认识不足，在与新闻媒体的沟通过程中，甚至采取躲避态度。如何变被动为主动，则是一个必须要完成的课题。

专题栏目：这类栏目是目前影响逐步增大的一个传播媒体，目前全国很多电视台就开办了中医养生类栏目，比如中央电视台国际频道的《中华医药》栏目在海内外影响较大；山东卫视开办的《养生》栏目已经十年之久；北京电视台科教频道开办的《养生堂》栏目，在2009年年初开播前，该时段收视率为 0.2（央视索夫瑞统计），到了九月份，该节目单期收视率曾达到 4.3（央视索夫瑞统计），攀升二十倍有余，成为北京地区接收频道节目前五十名排名中的第二十名。另外，中央电视台十套科教频道也正在筹备中医养生类节目。

这些节目的观众覆盖面较大，因此，这些节目的制作水准、定位，以及对中医药文化理解的深度，都会对中医药文化的传播造成一定的影响。如果节目制作者能够充分理解中医药文化的内涵，恰当选择节目题材、主讲人，则会对普及中医药知识做出一定的贡献；相反，如果节目制作者单纯追求收视率及轰动效应，聘请一些非专业人士，讲述一些似是而非的内容，则不但不会起到普及中医的作用，反而会引起有识阶层的反感，对中医药文化传播损害巨大，这个问题必须引起关注。

因此，中医机构应该主动与该类节目制作单位联系，以求推出正确的传播思路，恰当地传播中医药文化，这是每个中医机构有责任做的事情，这里面一个比较成功的案例是北京中医药大学附属东直门医院，该院专门成立宣传科以求与媒体进行沟通，自从与北京电视台科教频道的《养生堂》栏目合作以来，成功地推出了该医院的若干位中青年专家，达到了以下效果：一、凭借自身学术资源优势，成功地推广了正确的中医药文化知识；二、成功宣传了本院中青年专家梯队，避免了老专家患者排队，年轻专家没有患者的情况；三、有效地增加了门诊量。

东直门医院因为积极合作，主动沟通，因此以上成果是在没有花费一分钱宣传费的基础上完成的。这是一个成功的样本，值得中医机构研究。但是目前各中医机构对此缺乏认识，在本人任北京电视台《养生堂》节目主编的近一年的时间里，尚没有一家中医机构主动前来联系，甚至部分部门认为此事操作繁琐，当电视机构寻求合作时，推诿了事。

现代传播学告诉我们，电视媒体是最主要的传播媒介，这个资源，如果你不利用，别人也会利用，如果正规的中医机构不利用它来传播正确的中医药文化，那么非专业人士就会越俎代庖，这样，传播到公众头脑中的将是似是而非的中医观念，最终要消除这些影响，将要花费更多的精力。

2.2 图书

中医药类养生书籍是近年来出版界增长最快的领域，近两年大众健康类图书的码洋已经占生活类图书的35%~40%。因为书籍的发行与利润直接联系，因此各发行机构都参与其中，新闻出版总署曾经力图规范市场，规定具有专业资质的出版社才有资格发行该类图书，但是该规定并未执行，因此目前该领域相对缺乏管理。

图书同样是一个重要的传播媒介，与电视的瞬间观看相比，图书具有可持续性，可以重复阅读，因此更加适合中医药文化的传播，对于想详细了解中医药文化的受众来说，图书是一个主要的渠道。

传播中医药文化的图书分为两种，一种是专业书籍，此类受众主要为专业人士；另一种为科普读物，此类受众主要为普通读者。

目前，中医机构与中医专业人士倾向于撰写专业书籍，写作科普读物的数量不够。这就造成了一个局面，即：普通读者所阅读的养生类书籍，多为非专业人士撰写。按照公共关系学和传播学的规律，公众所接收到的信息，会在其头脑中汇集，形成一个关于某种事物的主要印象，因此，我们可以推断，目前公众通过读书所获得的中医药文化的印象，大多数为非专业人士所描绘。

在图书销售网站当当网的健康类书籍的排行榜上，从2008年至2009年连续一年排名第一的书籍《不生病的智慧》中，作者介绍的泻火的方法是：把活泥鳅剁去头，生吞下去。该书每月销售过万册，传播影响巨大。我们可以想见，在诸多专业医生埋头临床治疗的同时，公众心目中的中医药是如此形象。

这显示了同样一个道理：专业人士主动放弃话语权，非专业人士就会利用它来传播错误信息。

在社会学范畴内，一个社会主体，有责任与义务将正确的关于本领域的信息传播给公众。这点尤其适用于医疗机构，推广正确的医疗知识，使公众获得正确的对人体与健康的了解，这是一种义务与责任。而中医药文化在此方面更加具有优势，中医“治未病”的思想，“养生”的思想，都是中医药的推广优势与传播基础，因此，中医机构与专业人士，不但有临床诊病的义务，也有推广中医药文化，传播正确的中医药知识的责任。

在实现这一行动的过程中，一个主要障碍是语境问题，中医专业人士著书，往往在临床语境中写作，这样写出的图书往往专业性强，不利于传播沟通，此时，系统的组织开展相关培训则显得必要，协助其适应科普的语境。传播学有其自己的规律，讲述方式、讲述结构、讲述语境都有一整套规律可言，必须学习方可获得，目前此类工作尚未有机构开展，但是这是必由之路，只有这个障碍克服后，中医药文化在图书方面的推广才会有新的进展。

3 中医药文化传播内容的特点研究

中医药文化博大精深，如何选取其适合公众接受的部分，是在传播过程中必须思考的问题。

3.1 中医基础理论部分

中医基础理论是了解中医药文化必须掌握的内容，如果对这部分缺乏了解，则会对中医文化产生误读，因此，用公众能够接受的方式，传播中医基础理论的概念，是我们必须做的工作。比如，中医基础理论中的“精气神血津液学说”、“阴阳学说”、“五行学说”、“藏象学说”等，这些都是中医重要的文化基础，在古代，因为这些知识基本普及，因此医生在临床中恐怕没有多少沟通障碍，但是今天古典文化背景缺失，临床医生往往要化力气解释五行等概念，但是仍然有这种情况：医生说病人肝阴虚，病人马上就自行去验肝功做彩超，并自认为患了肝病。这即是中医文化推广不够造成之后果。因此，推广中医药文化，必须相应地推广中国古代文化知识，这是事半功倍之事。

这一部分工作，不应该是在医院的临床中完成的，应该是在就诊前，在日常的公众传播中完成的工作。

3.2 实践部分的选取

公众并非仅仅凭借对科普知识的学习即成为专业人士，因此中医药文化的推广内容必须有所取舍，如果全部推广，给公众造成可以“求医不如求己”的印象，则会引起贻误病情的后果。因此，除了中医基础理论的普及之外，在实践部分，应该标示清楚，需要在医生指导下应用，同时选取内容需要是安全、平稳之方法，并且以未病防病，和病后保养内容为主。

中医药文化的核心，就是辨证施治，是针对每个病人的不同证候，采用对应的治疗方法来处理的，如果力图以一个偏方统治百病，则是违反中医基本概念的，这在中医药文化的推广中必须申明。

3.3 严谨的传播口径

中医药在历史的发展过程中，曾经广泛地吸收了各种学科的知识，因此内容庞杂，其中有精华，也有糟粕，在传播中医药文化的过程中，必须对此有清醒的认识，过分的贬低与过分的抬高，都会损害中医药文化的形象，正如中国中医科学院医史文献研究所著名专家李经纬先生所指出：中医超科学论和中医伪科学论，会对中医造成同样严重的损害。

因此，对中医不能神化，中医是一门严谨的科学，在传播中医药文化的过程中必须持严谨的口径，诸如给病人服用七颗赤小豆治什么病、服用六颗治什么病，此类个案足以扰乱视听，应予以摒弃，在 2009 年中央电视台《面对面》节目推出的“推拿神医”就是一个反面样本，因为该节目制作方的不严肃，所以造成视听混乱，如此传播中医药文化，将会适得其反。

目前，中医界有部分人认识出现偏差，中医理论体系的核心是辨证施治，但是部分人士各执一端，例如认为阳气重要的，主张全部应用附子干姜治病，号称火神派，此类思想，在中医界内部传播可以，因为中医人士有识别能力，会选择性吸收。但是不能出现在对公众传播的范畴中，因为公众是非专业人士，识别能力较低，一旦此类内容进入传播渠道，则会导致严重后果，最终损害中医与受众双方的利益。

4 传播主体特征

在中医药文化的传播模式中，传播主体至关重要，正确的传播主体的选择，是传播成功的先决条件。

传播主体分为机构和个人两部分。

4.1 作为传播主体的医疗机构

中医药文化的传播，是一项利国利民的工程，是对未来中医发展的铺垫工作，因此中医机构应该成为传播的主体，主动投入到传播过程中来。

目前，国家中医药管理局对中医药文化的传播十分重视，投入资金与精力来进行这项工作，这是一个良好的开端，相信在国家中医药管理局和各级主管部门的推进下，此项工作将进展迅速。

但是，除了各级主管部门，各家医疗机构也应该主动参与，医疗机构拥有丰厚的知识储备，有相关的专业资质，理应成为中医药文化传播的主体，但是在这个过程中，应该采取主动参与的态势。这需要结合对公共关系学和传播学知识的学习来进行，加强医疗机构的公共关系意识，把树立自身形象和推广中医药文化知识作为责任和义务来完成。

医疗主管部门和医疗机构作为传播主体，会使得传播过程变得正确、清晰、可控。

4.2 作为传播主体的个人

在中医药文化的传播过程中，作为传播主体的个人非常重要。因为媒体并非专业机构，因此无法识别专业人士与非专业人士之分，在确立传播主体的时候，往往判断错误，例如以往媒体曾经把一个毫无专业背景的老大爷确认为养生专家，把学习中文的人士当做中医专家加以宣传等，这种情况目前还在不断出现。因此，一方面媒体的自律很关键，另一方面专业机构和认识的积极参与也显得尤为重要。

在这方面，北京电视台科教频道的《养生堂》节目取得了部分经验，其中主要规则有：第一、审核主讲人的专业资质，包括执业医师执照、技术职称；第二、考察学术观点，包括收集相关学术论文等资料；第三、实地暗访医德医风，广泛听取群众意见等。经过这些措施，基本可以确定主讲人切实可靠，在节目播出以后，也确实博得了传播受众的信赖。

但是，在实践中又发现了另外一个重要的问题，就是目前中医界专业人士在很大程度上对传播中医药文化准备不足，没有心理和资料积累方面的准备，真正选择好了人选，沟通后却发现没有系统的内容可讲；或者有临床的内容可讲、但是没有准备任何科普的内容。

在现阶段，专业人士的准备不足，已经成为了中医药文化传播的一个瓶颈。这个准备，应该是有计划的、主动的、在平时阶段积累完成，有了这种储备，在与传播媒介沟通的时候，才能更加迅速有效。

总之，中医药文化在传播的过程中，有其明显的自身特征，对于这个领域的深入研究，可以更有效地为中医药事业的发展奠定基础，中医机构与专业人士有责任与义务主动参与其中，借鉴传播学知识，为中医药文化的更广泛传播创造机遇。

参考文献（略）

建立中医饮食量化分析体系的方法及意义

盛志刚

（北京中医药大学　北京 100029）

摘要　随着健康问题愈来愈受到人们的重视，中医营养学对日常养生的指导意义也日益凸显。但由于传统中医缺乏定量分析的理论，导致中医食养大多都只能凭经验或感觉来进行调控，这些经验和感觉难免存在一定的缺憾，严重地影响了中医食养方法诸多优势的发挥。为此，本文提出了一种“新型中医饮食量化理论”，以求解决中医饮食的定量分析问题。通过计算实例不难看出，这种定量方法不仅具有一定的合理性，而且具有较强的实用性，分析计算结果完全符合传统中医的基本思路，可以直接界定人们日常饮食的诸多问题，并给出较合理的调整方案。

关键词　中医营养学，中医药现代化，定量计算方法

1. 绪 论

战国名医扁鹊云：“安身之本，必资于食。不知食宜者，不足于存生”。由此不难看出饮食对人类生命和生活的重要性。正因为如此，古今中外人们对饮食问题（包括食物选择和进食方法）进行了大量的探讨论述——历代有关饮食保健的方法和理论，在整个养生学中一直居于十分重要的地位。从现在所接触到的各种饮食理论和方法，如中医食养学、西医营养学，以及食疗食养的方法和经验等各种信息中，都不难看出人们对饮食问题的关注程度。

但是，随着现代（西医）营养学的兴起，中医营养学的一些不足之处也逐渐暴露出来，如缺乏客观化的指标、没有定量分析的方法，以及过多地依赖于个人的经验和感觉等。这直接导致人们对中医营养学的认同越来越低，甚至有人借此来怀疑中医的科学性。如何来解决这些令人困惑的问题，已成为专业人士的关注重点之一。

经过多年的潜心研究，结合工程科学思想，本文提出了一套中医量化分析方法。这种方法在中医方剂定量分析中已经取得一定的成功。近年来，通过大量的数据分析和统计运算，笔者又完成了“新型中医饮食量化理论”的推演，这种分析方法的深度和广度均远超原来的方剂定量分析方法。下面通过 1 个饮食实例的分析，来给出这一方法的分析指标和分析过程，并将结果与西医营养学进行对照。通过这一方法的推演和应用，本文还对中医营养学的未来发展提出了几点建议。

2. 饮食实例分析

为了清楚地说明问题，下面结合几个饮食实例来说明“新型中医饮食量化理论”。

算例 1：吴××，北京海淀区某软件公司的程序员，男，29 岁，身高 173cm，体重 68 公斤。吴先生希望通过分析计算为自己提出配套的食谱，并给出有关的注意事项。他填写的日常饮食记录如表 1。

表 1 日常饮食作息活动记录·算例 1

姓 名	吴××	性 别	男	体重/kg	68
出生年月	1980.06	身高/cm	173	婚姻状态	已婚
健康状况	健康，偶有失眠及眼干		具体工作	软件公司程序员	
三餐记录		周一至周五		周六/周日	
		常食 1	常食 2	常食 3	常食 4
早 餐	主食	面包 100g	油条 100g	米粥 100g	方便面 90g
	副食	火腿肠 60g 榨菜 20g	豆浆 300g	鸡蛋 50g 腌萝卜 30g	榨菜 30g
午 餐	主食	米饭 200g	馒头 200g	米饭 150g	米饭 150g
	副食/荤食	猪肉 100g	鸡肉 150g	鸡肉 200g	猪肉 150g
	副食/蔬果	土豆/茄子 120g	白菜/油菜 150g	番茄/菠菜 300g	白菜/油菜 200g
晚 餐	主食	面条 150g	米饭 150g	包子 5 个（含面粉 150g，猪肉 80g，白菜 120g）	馒头 150g
	副食/荤食	牛肉 50g	豆腐 150g		猪肉 100g
	副食/蔬果	油菜/黄瓜 150g	白菜/菜花 100g		白菜/油菜 150g
零食记录		香蕉 100g	牛奶 200g	饼干 60g	苹果 80g

为了更好地进行对比，下面首先给出西医营养学分析的基本结果，然后给出中医食养学的分析结论，最后给出“新型中医饮食量化理论”的计算分析过程。

2.1 西医营养学的分析结果

借助西医营养学的方法，可以得出表 2 的计算结果。

表 2 日常饮食营养计算对比·算例 1

	常食 1	常食 2	常食 3	常食 4	平均值	标准值
蛋白质/g	80.3	100.1	98.9	66.2	86.4	*70～100*
脂肪/g	111.1	44.5	102.8	170.4	107.2	*75～90*
碳水化合物/g	398.2	363.3	370.1	312.0	360.9	*400～450*
热量/Kcal	2905.3	2310.5	2813.2	3045.5	2768.6	*2760*
VA 视黄醇/μg	0.0	280.0	720.0	0.0	250.0	*800*
VB1 硫胺素/mg	2.2	1.6	1.8	2.5	2.0	*1.4*
维生素 C/mg	47.7	135.7	112.9	80.3	94.1	*100*
维生素 E/mg	18.8	20.4	30.2	20.0	22.3	*14*
钙 Ca/mg	256.9	718.2	320.5	304.0	399.9	*800*
铁 Fe/mg	21.4	22.6	21.5	18.1	20.9	*15*
锌 Zn/mg	14.5	10.5	11.3	9.7	11.5	*15*
铜 Cu/mg	2.2	2.5	2.2	2.0	2.2	*2.0*

对比表 2 的常食值、平均值和标准值不难看出：吴先生的日常饮食营养在总热量的摄入上偏差不大，蛋白质摄入基本合理，但脂肪偏多，碳水化合物偏少。此外，他的 Ca 摄入偏低，这对经常上电脑和用眼较多的人是非常不利的。因此，必需做出相应的调整。可建议他适度减少脂肪的摄入，增加碳水化合物的摄入，并增加 Ca 的摄入量。如经常饮用一些牛奶和多吃一些富含钙质的食物等。当然，具体的用量应经过计算来确定（有关的调整方案将在后文结合中医量化分析方法给出，在此暂不讨论）。

2.2 中医食养学的分析结果

传统中医在界定饮食或方剂的功效时，常采用君臣佐使（也称主辅佐使）的方法来进行分析。这种方法一般的专业人士都较熟悉。但由于这种方法很难给出定量分析的结果，在食方或药方较多时也难进行合理的对比。因此，下面通过传统中医的四气五味理论，从另一个角度来分析一下算例 1。表 3 和表 4 给出了有关的分析结果。

表 3 日常饮食的四气（寒热温凉）分类表•算例 1

三餐记录	周一至周五		周六/周日	
	常食 1	常食 2	常食 3	常食 4
热性食物	（姜 10g）	油条 100g	（姜 20g）	（姜 10g）
温性食物	榨菜 20g 牛肉 50g （大葱 20g，豆油）	（大葱 20g） （豆油 30g）	饼干 60g （醋 20g） （大葱 30g，豆油）	方便面 90g 榨菜 30g （大葱 20g，豆油）
平性食物	面包 100g 米饭 200g 火腿肠 60g 面条 150g	馒头 200g 米饭 150g 鸡肉 150g 白菜/菜花 100g	米粥 100g，米饭 150g 鸡蛋 50g，鸡肉 200g 面粉 150g（包子） 白菜 120g	米饭 150g 馒头 150g
凉性食物	油菜/黄瓜 150g 土豆/茄子 120g	豆浆 300g 白菜/油菜 150g 牛奶 200g 豆腐 150g	腌萝卜 30g	白菜/油菜 200g 白菜/油菜 150g 苹果 80g
寒性食物	猪肉 100g 香蕉 100g （盐 10g）	（盐 12g）	番茄/菠菜 300g 猪肉 80g （盐 9g）	猪肉 150g 猪肉 100g （盐 9g）

需要说明的是，表中带括号的数据，是依据国人烹调饮食习惯估算给出的（下同），这在原记录中（表 1）虽然没有，但作为调味佐料是人们经常采用的。

从表 3 可以看出，吴先生的日常饮食中虽然平性食物所占的比例较大，但寒凉性食物明显多于温热性食物。从食物的重量上可以初步确定，他的饮食整体偏于寒凉。如果长期采用偏于寒凉的饮食结构，将会直接伤害人体的阳气，影响人的消化能力，导致四肢发凉、畏寒怕冷、脸色苍白或者腹部冷痛等症状的出现。

表 4 日常饮食的五味（酸苦甘辛咸）分类表•算例 1

三餐记录	周一至周五		周六/周日	
	常食 1	常食 2	常食 3	常食 4
酸味食物	/	/	（醋 20g） 番茄/菠菜 300g	/
苦味食物	/	/	/	/
甘味食物（含淡味食物）	面包 100g 米饭 200g 面条 150g 牛肉 50g 油菜/黄瓜 150g 土豆/茄子 120g 香蕉 100g	油条/2 馒头 200g 米饭 150g 豆浆 300g,豆腐 150g 白菜/菜花 100g 鸡肉 150g,牛奶 200g 白菜/油菜 150g	米粥 100g 米饭 150g 鸡蛋 50g 鸡肉 200g 面粉 150g（包子） 白菜 120g 饼干 60g	方便面 90g 米饭 150g 馒头 150g 白菜/油菜 200g 白菜/油菜 150g 苹果 80g
辛味食物	榨菜/2 （姜 10g） （大葱 20g，豆油）	油条 100g/2 （大葱 20g） （豆油 30g）	腌萝卜/2 （姜 20g） （大葱 30g，豆油）	榨菜/2 （姜 10g） （大葱 20g，豆油）
咸味食物	猪肉 100g 火腿肠 60g 榨菜 20g/2 （盐 15g）	（盐 15g）	腌萝卜 30g/2 猪肉 80g （盐 15g）	榨菜 30g/2 猪肉 150g 猪肉 100g （盐 15g）

从表 4 可看出，吴先生的日常饮食中甘味食物最多，咸味居次，辛味再次，其它性味的食物所占比例很小。由此可判定他的日常饮食偏于甘咸、略带辛酸（即使考虑表中括号内的食物也是如此）。从中医五味功效的理论来看，吴先生这种偏重甘咸的饮食习惯对五脏调和不利。要避免这种甘咸居多的饮食习惯可能产生的危害，可适度增加一些带有辛苦之味的食物，如带有苦味的芹菜和苦瓜，带辛味的韭菜和蒜苔等，同时减少过甜或过咸食物的摄入（表 3、4 中括号内食物如葱姜醋等大多带辛味或酸味，这也是我国人民纠正食物性味偏态的一种宝贵经验）。

在确定了吴先生的饮食偏态之后，就可进行相应的调整了。表 5 给出了一种调整方案及其计算结果。

从表 5 可看出：经过调整之后，吴先生日常饮食的寒热偏态得到很大的改观——温热性食物与寒凉性食物的比值已经基本接近，仅是凉性食物略多于温性食物。这种凉性略重的保留是出于如下几点考虑：

⑴ 饮食属“养”属“阴”，劳作锻炼属“用”属“阳”；故饮食在整体上保持略微偏凉/阴一些，对养用平衡是较为有利的。我国金元时代的著名医家朱丹溪就曾指出：人体“阳常有余，阴常不足”，即为此理。

⑵ 吴先生比较年轻，阳气相对较足一些，所以在饮食属性不伤脾胃（不太寒凉）的前提下，食物略偏凉/阴一些对其身体健康（阴阳平衡）大有好处。

表 5 日常饮食的四气（寒热温凉）调整分析·算例 1

比例 / 属性	调整前		调整项目	调整后	
	重量比	效力比		重量比	效力比
热性食物	3%-5%	5%-8%	㈠猪肉改羊肉 150g；	8%-10%	18%-20%
温性食物	8%-10%	12%-15%	㈡菠菜改韭菜 150g；	10%-12%	12%-15%
平性食物	50%-55%	30%-35%	㈢减豆腐加猪肝	50%-52%	28%-30%
凉性食物	20%-25%	25%-28%	50g；	18%-20%	20%-22%
寒性食物	12%-15%	22%-25%	㈣生姜增加 20g。	8%-10%	16%-18%

至此，我们以饮食的四气属性（寒热温凉）为例，探讨了日常饮食的偏态及调整方法。其它属性（如五味、归经等）的分析及调整与此类似，在此就不赘述了。

2.3 新型中医饮食量化理论及分析结果

前面采用西医营养学和中医食养学的方法，分别分析了吴先生的日常饮食偏态及调整方案。从二者的分析调整过程中，不难看出西医和中医解决饮食问题的基本思路及各自的侧重点。但总的来说，在形成动态饮食节奏之时二者都显得有些不够完整或不够细致（如西医缺乏整体观，中医难以定量等）。

众所周知，中医在定量化和客观化等方面至今未能拿出令人信服的证据，这导致很多人都怀疑中医的科学性。如何破解中医的定量化和客观化问题，也是目前中医药发展最令人关注的课题之一。为了解决这一问题，笔者经多年的潜心研究，结合工程科学的思想提出了一套中医量化分析方法，并取得了一定的成果。近年来，笔者经过大量的工作，又将其推广到饮食分析上。下面就采用这种方法来分析算例 1。

表 6 是算例 1 饮食功效的量化分析结果，包括 4 次记录的分别计算结果与总平均值（计算包涵了葱姜油盐等调味品）。

表 6 中的量化分析结果是按照效力比例（%）给出的。其中第一大项“气血阴阳比例”与寒热温凉对等（“气+阳”对应于温热属性，“血+阴”对应于寒凉属性）；而第二和第三大项“归经比例”和“五味比例”，则与食物的五味和归经属性对应。

先来分析一下表 6 中“气血阴阳”的计算结果。由“常食 1”一栏有“气+阳”＝31%+12%＝43%，“血+阴”＝11%+46%＝57%，可见其当天饮食的阴寒之性要明显大于阳热之性（其它几天同理）。从“平均值”一栏结果可得“气+阳”＝42%，“血+阴”＝58%，可见其一周饮食也偏阴寒。进一步分析表 6 中“归经比例”的计算结果。由“归经比例”的几栏中可看出：吴先生的饮食大多偏于滋养脾胃（约 40%），其次养肺肾（有 19%+25%），食物作用于心、肝的效力相当薄弱（仅 7%+9%）。这种饮食结构显然对一个脑力劳动者不利——脑力劳动需要大量消耗心气肝血。

表6 日常饮食功效的定量分析・算例1

记录＼功效	气血阴阳比例/%				归经比例/%					五味比例/%					
	气	血	阴	阳	肺	心	脾	肝	肾	辛	苦	甘	酸	咸	淡
常食1	31	11	46	12	16	7	48	3	26	21	0	53	2	24	0
常食2	38	11	45	7	22	10	42	11	15	13	0	72	0	12	3
常食3	31	20	36	13	20	6	38	19	17	21	1	54	9	15	0
常食4	26	13	51	10	18	7	31	4	40	17	0	48	2	33	0
总平均值	31	14	44	11	19	7	40	9	25	18	0.2	57	3.1	21	0.7

再来看一下表 6 中“五味比例”的计算结果。由“五味比例”一栏也不难看出：吴先生的饮食中甘味居多（约 57%），其次为辛咸之味（约 18%+21%），而酸苦之味极少（仅占 3.1%+0.2%）。回想一下《黄帝内经》所言“夫五味入胃，各归所喜攻，酸先入肝，苦先入心，甘先入脾，辛先入肺，咸先入肾。久而增气，物化之常也，气增而久，夭之由也”，不难看出他的这种饮食五味之偏很可能危害自身的健康。

在前面的食物属性归类分析中（表 3～5），我们并未通过表 6 之类的定量分析就已认识到类似的饮食偏态了。但那些认识不仅较为肤浅粗糙，而且难以进行合理的调整。而定量计算给出的结果就不存在这些问题——不仅精确细致、条理清晰，而且也容易进行调整。从下面的分析调整过程中可以来看一下这种定量计算的优势所在。

首先可以来看一下经过初步调整的方案（表 5 给出的）有何问题。表 7 给出了初步调整方案的定量分析结果。从“气血阴阳比例”均值一栏中，可得：“气+阳”＝33%+15%＝48%，“血+

阴”=15%+37%=52%.这表明其饮食的寒热属性已经被调整到基本平衡。

表7 日常饮食功效的定量分析·算例1（调整1）

功效 记录	气血阴阳比例/%				归经比例/%					五味比例/%					
	气	血	阴	阳	肺	心	脾	肝	肾	辛	苦	甘	酸	咸	淡
常食1	31	11	46	12	16	7	48	3	26	21	0	53	2	24	0
常食2	38	14	41	7	20	9	39	17	14	13	2	71	0	11	3
常食3	33	18	32	16	19	6	36	20	19	27	1	50	8	15	0
常食4	32	14	31	24	16	11	39	3	30	24	0	57	2	17	0
总平均值	33	15	37	15	18	8	40	11	23	21	0.7	58	2.7	17	0.6

但是，经过初步调整后，整体饮食的归经和五味属性却改善无几。量值改变最大的是辛咸之味，但仅3～4%而已（甘味仍居58%），而归经比例改变更少，最大的仅为2%左右。这表明初步调整在寒热这一核心属性上已经基本合理，但在归经和五味属性上还不够到位。因此，还应做出进一步的调整。

在做出具体调整之前，首先应该明确食物各种属性的合理比例范围。根据吴先生的饮食起居习惯，并考虑年龄、体质和地理环境等因素，可给出他的日常饮食在四气五味及归经比例上的合理取值范围如表8。当然，这些范围都是针对他在正常工作，且基本健康的情况下而言的（非正常情况，如生病、休假或旅行等，这些范围不一定都合适，需另作分析）。

表8 日常饮食的四气、五味及归经比例的合理取值范围·算例1

食物比例	合理范围（秋冬季）	选择根据
四气比例	温热（阳+气）=45%～50% 寒凉（血+阴）=50%～55%	伏案久坐、活动量少，但是年轻体健、工作较重，故可取寒凉略为偏重一些。
归经比例	归肺经=10%～15%	维持平衡（及适应秋冬环境）
	归心经=10%～20%	用脑计算思考较多（耗费心血）
	归脾胃=30%～40%	脾胃为后天之本，且食物归经脾胃居多
	归肝经=15%～25%	用眼时间较长，精细思维较多
	归肾经=20%～30%	精细思维，伏案久坐，且已婚常动肾气
五味比例	辛味=15%～20%	调活气血，以解伏案久坐之弊
	苦味=5%～10%	维持平衡（及适应秋冬环境）
	甘味/淡味=40%～50%	食物多带有甘味，且甘味为调味之本
	酸味=10%～15%	酸主收敛（有利于精细思维等活动）
	咸味=15%～20%	咸味为调味之本，且可引药（食）入肾

明确了食物各种属性的合理比例范围后，通过试算调整不难给出吴先生日常饮食的合理结构。但由于吴先生原有的饮食结构存在较多问题，因而必须结合其实际情况做出较大的修正。表9给出了其中一种调整修正方案，表10是这一修正方案中医几大基本属性的定量计算结果。

从表9不难看出，调整方案对原有饮食结构改变不是很多，这主要是为了尽可能照顾吴先生原有的饮食习惯。从表10的各项数据则可看出，经过调整之后，几项食物属性的比例已全部进入正常范围。而最终的事实也证明这一调整方案对改善他的身心健康起到了良好的作用（失眠症基本消失）。

表 9 用中医定量分析法调整日常饮食的方案之一 • 算例 1

三餐记录		周一至周五		周六/周日	
		常食 1	常食 2	常食 3	常食 4
早餐	主食	面包 100g	油条 100g	米粥 100g	方便面 90g
	副食	羊肉 60g 榨菜 20g	牛奶 200g	鸡蛋 50g 腌萝卜 30g	榨菜 30g
午餐	主食	米饭 200g	馒头 200g	米饭 150g	米饭 150g
	副食/荤食	猪肉 100g	鸡肉 150g	虾皮 50g	羊肉 100，麻酱 50
	副食/蔬果	油菜/黄瓜 150g	油菜 150g	番茄/菠菜 300g	苦瓜 100g
晚餐	主食	面条 200g	米饭 150g	包子 5 个（含面粉 150g，猪肉 80g，白菜 120g）	馒头 150g
	副食/荤食	牛肉 50g	豆腐 100，猪肝 50		猪肉 100g
	副食/蔬果	番茄 150g	苦瓜 100g		白菜/油菜 250g
烹调调味品		大葱 50，生姜 10 豆油 30g，盐 12g 食醋 20，五香粉 5	大葱 20g，生姜 10g 豆油 20g，盐 15g 酱油 10g，糖 10g	大葱 30，生姜 20 豆油 60g，盐 9g 食醋 25，五香粉 5	大葱 50，生姜 30 豆油 30g，盐 10g 食醋 25g，糖 10g
零食记录		香蕉 100g，茶 10g	猕猴桃 100g， 桃子 150g	茶 10g，桔子 150g 柠檬 150g	饼干 60g， 苹果 80g，茶 10g

表10 日常饮食功效的定量分析 • 算例1（完全调整方案）

功效/记录	气血阴阳比例/%				归经比例/%					五味比例/%					
	气	血	阴	阳	肺	心	脾	肝	肾	辛	苦	甘	酸	咸	淡
常食1	35	22	29	14	16	11	37	13	23	20	3	47	13	16	0
常食2	33	23	36	7	15	11	37	18	19	14	8	53	5	18	1
常食3	32	21	32	15	21	7	31	18	23	17	3	45	19	16	0
常食4	34	20	30	17	17	12	35	15	22	22	7	47	11	12	0
总平均值	33	21	32	14	17	10	35	16	22	19	5	48	12	16	0

表 11 中医定量计算调整方案的西医饮食营养验算 • 算例 1

	常食 1	常食 2	常食 3	常食 4	平均值	标准值
蛋白质/g	79.9	99.1	78.1	81.5	84.6	70～100
脂肪/g	104.8	59.7	92.5	136.9	98.5	75～90
碳水化合物/g	409.4	381.9	365.9	382.4	384.9	400～450
热量/Kcal	2718.4	2434.3	2604.5	2756.7	2628.5	2760
VitA 视黄醇/μg	88.5	2622.0	314.0	118.0	785.6	800
VitB1 硫胺素/mg	2.1	1.5	1.8	2.1	1.9	1.4
维生素 C/mg	70.0	196.5	197.1	134.6	149.5	100
维生素 E/mg	20.3	25.5	37.5	39.6	30.7	14
钙 Ca/mg	318.6	633.1	1110.7	954.0	754.1	800
铁 Fe/mg	23.8	33.6	25.6	49.0	33.0	15
锌 Zn/mg	12.3	12.2	12.1	13.0	12.4	15
铜 Cu/mg	2.5	4.5	3.1	2.8	3.2	2.0

在中医食养方案调整到位之后，还可通过西医营养学的方法来验证一下表 9 给出的调整方案是否符合西医营养标准。表 11 就是有关的营养计算结果，从这些结果不难看出：上述中医定量分析给出的调整方案完全满足西医营养学的各项基本要求。

应该说明的是：为了满足钙的摄入标准，在中医定量分析方案中特意选择了一些含钙量较高的食物，如虾皮、麻酱和牛奶等（这也是一种借鉴）。

3 结论与建议

以上采用“新型中医饮食量化理论”，对一个饮食实例进行了全面的分析和调整。从分析和调整中可以看出，这种方法通过统一饮食功效的对比基础，从根本上排除了很多随机因素的干扰（包括人为因素的干扰，如经验感觉、情绪波动等），从而大大提高了中医食养方案的可比性。这就为人们日常饮食的调整优化奠定了良好的基础。

不难看出，这种量化分析方法还可以在中医食养学和西医营养学之间搭起了一座稳固的桥梁——我们可随时通过计算来分析对比两种学说给出的方案是否满足各自的要求范围，而这种分析对比往往可以收到兼收并蓄、扬长避短的效果。

大量的算例表明，人们的饮食大多处于偏态之中——常偏于甘咸，辛酸居少，而苦味极少（这也是中医在药物治疗时常用苦药的原因之一）。此外，通过“新型中医饮食量化理论”的大量分析，还揭示出其它一些问题，如药食不匹配、食居不合拍等，都是人们日常养生和调治时常犯的错误。因此，建立一套监督日常饮食的分析体系，不仅对人们的养生极为重要，对治疗康复也是必不可少的。

参考文献(略)

研制有中医特色的康复训练机器人的意义

叶晓勤[1] 季林红[2] 谢雁鸣[1] 黄立男[2]

(1 中国中医科学院中医临床基础医学研究所　北京 100700;

2 清华大学摩擦学国家重点实验室智能与生物机械分室　北京 100084)

摘要：偏瘫是脑卒中后常见的后遗症，对肢体运动功能造成重大影响，严重危害患者的身心健康。机器人康复训练因其具有客观、无疲劳、训练强度可靠等特点近年来在康复研究领域取得了巨大的进步。而中医传统康复手段如针刺、推拿等疗法具有历史悠久、疗效可靠等特点。把这两种方法综合应用，优化组合，并体现在康复训练机器人的功能上，使其更好地为患者服务是我们现在研究的课题。研制有中医特色康复训练机器人的意义在于：①借助康复机器人采集到的肌电数据和运动学信息，确定中西医结合康复的疗效评价体系；②实现基于中医经络腧穴理论的外部刺激疗法的智能化和自动化，排除了人为因素，并提供了一个可调控的平台，对于中医传统康复方法的现代化和规范化及进一步开展相关中医康复规律的研究有重要意义。

关键词　康复训练机器人；中医特色；意义

康复训练机器人是目前研究的热点方向之一，近些年来，国内外的一些偏瘫康复研究机构相继推出了一系列基于运动疗法的偏瘫上肢康复训练机器人，辅助中风偏瘫患者进行上肢康复训练。然而目前国内外还没有结合中医康复方法的康复训练机器人研究，而中医传统康复方法特别是针灸、推拿疗法历经多年临床验证，尤其是在中风偏瘫方面具有历史悠久、疗效确切、无明显毒副作用、费用低廉等诸多优势，受到广大医患双方的普遍青睐。因此，把二种不同体系的康复治疗方法实现在偏瘫上肢康复训练机器人上有机的结合，对于提高偏瘫上肢康复训练机器人的疗效具有非常重要的意义。

1　康复训练机器人的研究现状及不足

康复机器人的研制与临床使用，起源于美国。其目的一方面是为脑损伤患者提供安全、高强度和以任务为导向的训练。另一方面也有助于减轻康复工作者的负担，降低日益高涨的卫生成本。

近 20 年来，国外的一些偏瘫康复机构相继研发出一系列的偏瘫康复训练设备，用于辅助患者进行肢体康复训练，并显示出良好的临床应用前景。如 1993 年 Lum 等研制的手-物体-手的系统(hand-object-hand system) 尝试对一只手功能受损的患者进行康复训练及随后研制的双手上举的康复器(bimanual lifting rehabilitator) ，用来训练患者用双手将物体举起这一动作；1995 年美国麻省理工学院的 Hogan 和 Krebs 等研制的一种称作 MIT-MANUS 的脑神经辅助康复机器人并应用于临床；1999 年及随后 2000 年 Reinkensmeyer 等研制的 ARM Guide，用来辅助治疗和测量脑损伤患者上肢运动功能；2000 年 VA / Stanford 的 Burgar 等研制的镜像运动使能器(mirror-image motion enabler，MIME)，它既可以提供平面运动训练，也可以作三维运动训练。其中比较有代表性的是 MIT-MANUS，它能够像治疗师一样锻炼中风患者的手臂，有助于恢复患者由于中风而瘫痪的肩部和肘部的运动功能。MANUS 具有辅助或阻碍手臂的平面运动功能，也可以精确测量手的平面运动参数，并为患者提供视觉反馈。它的不足之处在于其实现的动作基本上是平面的，这就限制了训练方案的改进，而且它向患者提供的训练动作不是从患者本身的需要出发，因而不能达到最佳的训练效果。

国内康复机器人的研究较国外起步较晚，目前仍处于实验室成果阶段。清华大学从 2000 年开始即开展了机器人辅助神经康复的研究，已经成功研制出了国内第一台康复训练机器人——上肢复合运动康复机器人，并进行临床实验，取得了初步效果。该机器人具有辅助中枢神经系统损伤患者完成临床上要求的肩肘关节复合运动康复训练内容要求，以及可调的多模式运动辅助技术、运动功能的自动检测评定手段以及根据评定结果对训练模式进行调整的策略、在训练过程中肢体运动对患者自身的运动感知器的刺激和生物反馈对患者的补偿性刺激的方式规划的关键技术。

使用康复机器人进行训练的优势在于，它可以排除人为因素，不会受到治疗师水平的影响，保证了训练过程中的效率和强度，实现长期、稳定的重复训练，有利于提高康复训练的效果；机器人能够提供精确、客观地测定训练与运动参数，同时提供实时反馈的特性，易于评价训练参数和康复效果之间的关系，有利于治疗方案的优化和确定以及偏瘫患者神经康复规律的深入研究。但是，由于目前的康复训练机器人的结构和功能还比较简单，大多只能提供简单的运动训练方案，不能完全临床康复训练的需要，因此，对机器人进行改良，扩展其治疗手段是有必要的。

2 现代康复和中医传统康复方法相结合的重要性

现代康复医学治疗中风偏瘫主要以运动疗法为主，并在康复评定、康复医学工程等方面颇有特色，但在治疗手段上还有待中医传统康复方法的补充。

传统中医康复治疗方法如中药、针灸、按摩、熏洗等对偏瘫的弛缓和痉挛两种状态具有明显的效果。从目前国内康复临床来看，中风偏瘫应用针灸疗法比较多，也是我国传统方法中治疗中风偏瘫的主要治疗方法。近年来，随着现代康复理论的发展和普及，不少中西医结合工作者认识到治疗中风偏瘫需要传统中医康复方法与现代康复医学相结合，并进行了大量的临床验证，取得了可喜的成果。如李响将 112 例中风偏瘫患者随机分为单纯训练组，单纯针灸组及训练针灸综合组，结果显示，训练针灸综合组疗效显著优于单纯训练组和单纯针灸组，认为康复训练配合针灸对改善偏瘫肢体的运动功能具有更显著的作用。李玉岭等将 150 例中风偏瘫患者随机分为训练组、针灸组及综合组，结果显示康复训练配合针灸的疗效明显高于单纯训练和淡出针灸。林景琳等将 132 例首发脑梗死患者分为综合组和对照组各 66 例，综合组同时应用针刺疗法，结果显示治疗 2 个月后，上肢运动功能积分、患腕主动活动范围、功能独立性评定量表中促进进食、熟悉、穿脱上衣等评分，综合组明显优于对照组。认为脑梗死患者早期采用综合疗法可以明显促进日常生活能力的最大程度恢复，对患者预后有良好的影响。

除了针灸疗法外，推拿亦是我国康复医学的特色之一，有专家提出运用推拿早期介入中风偏瘫康复治疗的同时，将现代康复医学治疗该病的一些方法也加以吸纳，对脑梗死患者偏瘫肢体运动功能的回复起到很大作用，可以起到很好的疗效。孙国荣应用严隽陶老师推拿治疗脑梗塞后偏瘫的方法，对 30 例脑梗塞患者进行早期推拿治疗，结合康复医学的运动训练方法，结果总有效率为 100%，其中痊愈 20%，有效占 80%，推拿能促进增快血液和淋巴的循环，加快水肿的吸收，使肿胀、挛缩缓解或消除，通过活动关节，接触关节疼痛、僵硬，从而使患侧肢体功能恢复。

3 研制有中医特色康复训练机器人的意义

现代康复和中医传统康复方法各具特色，各有所长，把这两种方法综合应用，优化组合，并体现在康复训练机器人的功能上，使其更好地为患者服务是我们现在研究的课题。

目前国内外的偏瘫康复训练机器人都是基于现代康复的运动疗法而研制的一些偏瘫康复训练设备，康复训练的方式比较单一，难以达到最佳疗效。综合康复疗法已经是中风偏瘫的常用临床康复治疗手段，临床研究表明，多种刺激可以获得更好的康复效果。基于经络腧穴理论的传统中医康复疗法（如针灸、推拿等疗法）治疗中风偏瘫历史悠久，疗效显著，因此，将中医康复技术引入并实现外部穴位刺激疗法的智能化具有很高的参考和研究价值。将这些方法与现代机器人康复手段结合在一起，对传统康复方法的分析和研究，深入探讨其作用机理，并将其纳入现代康复医学中，使其成为一种新的康复训练理论体系是很有意义的。此外，实现基于中医经络腧穴理论的外部刺激疗法的智能化和自动化，排除了人为因素，并提供了一个可调控的平台，对于中医传统康复方法的现代化和规范化及进一步开展相关中医康复规律的研究有重要意义。

参考文献(略)

中医优生保健平台在社区健康管理中的应用探讨

刘孟宇　彭锦　吕爱平

（中国中医科学院　北京 100700）

摘要　本文分析了我国优生优育工作的现状和中医药在优生优育方面的特色与优势，系统介绍了中医优生保健平台的主要内容、系统功能、系统特色以及前期在丰台社区应用的情况，从社会需求、中医特色优势和社区应用模式等不同侧面分析了中医优生平台在社区健康管理中应用的必要性和可行性，探索了中医养生保健在社区医疗中的应用模式。

关键词　中医；优生；社区健康管理模式

1　优生优育工作现状

优生学(Eugenics)是一门研究遗传健康、提高人口质量的科学，它于 1883 年由英国生物学家高尔顿(Gallton)所创立，我国古代没有优生的概念，但有丰富系统的关于胎养、胎教等方面内容的论述。现代医学的发展，需要中西医学的融合，共同促进优生优育。

1.1　我国出生缺陷发生的现状

我国是胎生残疾和低出生体重儿的高发国家，每年约有 50 万胎生残疾儿出生，50 多万低体重儿出生。研究显示中国出生缺陷高发区和低发区的出生重大缺陷患病率有较大差异，分别为23.24‰和 6.35‰，神经管畸形患病率为 13.87‰和 0.46‰。 随着 2003 年新《婚姻登记条例》的实施，婚检率下降，而出生缺陷率、早产儿发生率升高，例如江苏东海县 1998-2003 年婚检率达 60％以上，平均疾病检出率 1．255‰，2004 年-2006 年申请办理结婚登记的共 36412 人，进行婚前医学检查的共计 119 人(其中 100 人系军婚，不得不婚检)，婚检率几乎为 0。而出生缺陷发生率 2002 年为 2.02‰，2006 年为 5.08‰，早产发生率也随之增加。

孕期疾病与出生缺陷有明显关系，杨晓华等研究 2000.1-2003.11 停经 30 多天至足月妊娠的 6044 倒孕妇的优生咨询资料，结果其中有孕期疾病与服药史 2257 例，占总调查对象的 37.34%，确诊胎儿异常 49 例，胎儿出生缺陷率为 10.361‰。

1.2　健康教育在优生优育中起到重要作用

在现今新的医学模式中，人们逐渐认识到,导致健康受损、疾病和出生缺陷的危险因素已不限于生物学因素，还有心理、社会因素、个人行为和生活方式等，可以通过健康教育进行改变。

对于不同阶段夫妇进行健康教育对优生优育有明显的促进作用，而新婚夫妇也有强烈的优生优育知识知晓的需求。问卷调查显示，95.6％的调查对象知道近亲结婚的危害，但知道染色体的仅占 66.2％，对其他优生知识的概念较模糊，知晓率低，89.1％的调查对象有比较强烈学习了解优生知识的需求，绝大多数育龄妇女都需要优生知识的进一步指导。

各地计生部门也认识到优生咨询和优生检查的重要性、必要性和迫切性，积极开展优生工作，2001 年，长春市出生缺陷发生率平均为 8.4‰，其中农村高达 13.6‰，城市为 4.2‰。通过优生筛查，发放叶酸、复合营养素等出生缺陷一级预防措施，目前已经使出生缺陷发生率降至 6.03‰。

1.3 现代优生学对优生优育的认识

现代优生学指孕前优生受胎；孕期优境养胎；应用恰当的胎教，结合孕期孕妇生理心理变化的特点，充分发挥亲子间信息传递和相互作用的优势。同时避免不良环境对胎儿生长发育的影响。避免孕期用药，合理饮食，进行各种遗传病的筛选检查，降低病残儿的出生率，达到优生的目的。因此．现代优生学包含了降低病残儿的出生和提高正常婴儿的智商两个方面来优化人口结构。

当前国内外优生学研究对胎弱防治重视明显不够，而这一群体远远大于胎生残疾人群，且是日后慢性疾病的高发危险人群。

2 中医药在优生优育方面的特色与优势

2.1 古今文献论述丰富

优生优育与遗传、环境等多种因素有关，还有很多是我们未知的，中医学强调的病因中还有情志因素等对优生也有重要的影响。古今文献都有诸多论述,如重基址与时机，强调调护等都是优生优育工作中应该借鉴的。中医对于优生有着深刻的认识，如齐·褚澄《褚氏遗书》说："合男女必当其年，，男虽十六而精通，必三十而后娶，女虽十四而天癸至，必二十而嫁"；《左传·僖公三十三年》就有"男女同姓、其生不藩"；宋·陈自明《妇人良方》说："凡欲求子、当先察夫妇有无劳伤痼疾，而依方调治，使内外和平，则有子矣"等论述符合现代优生强调的晚婚晚育、婚前检查、反对近亲结婚等宗旨。还强调房事有节、重视胎养和胎教，要求注意饮食起居还要重视调养心神。中医学源远流长，在几千年的临床实践中积累了丰富的经验。中医学对优生优育有细致的研究，文献中记载了大量宝贵资料。如在择偶方面，提出"五不女、五不男"不宜结婚；再有对女性孕产条件及时机也有较深入的研究，《女科要旨》说："一曰择地，二曰养种，三曰乘时，四曰投虚。地则母之血也，种则父之精也"。中医文献为我们进行中医孕产研究和实践提供了重要的理论依据。中医优生观既符合现代优生理念，又具备独有的特色和优势。

2.2 整体调理和个性治疗的完美结合

整体观念、辩证论治是中医基本原则。整体观念是中国古代唯物论和辩证思想在中医学中的体现；中医学非常重视人体本身的统一性、完整性及其与自然界的相互关系，这种机体自身整体性和内环境统一性的思想即整体观念。辨证论治是针对疾病发展过程中不同质的矛盾用不同的方法去解决的原则，正是辨证论治实质的体现。中医在治疗上考虑到了人与自然、脏腑之间的关系，也注意到了个体差异，因人、因时、因地制宜，进行整体调节和有针对性的个性化治疗。

2.3 养生保健特色

养生保健的方法有很多，尤其在体质调理方面是中医独有的特色。中医体质养生是把人群按不同的体质区分，针对育龄妇女的表现，辨识出相应体质，制定养生保健原则，通过简单的保健手法、饮食、精神、起居、季节转换等养生保健方法调整体质的偏颇，防治疾病，促进优生优育。

2.4 “治未病”特色

中医专家陆广莘先生概括中医的实践优势：第一，上工通过养生治未病，即未病先防；第二，中工保健治将病。中医学强调自我调节，建立了一套针对人体无形的功能关系的自组织、自调节的治疗系统，建立了一套功能动态平衡调节模式，在五行生克制化尚未失衡，即“未病”状态时采用的一种功能调节，通过扶助自体的正气，达到养生、御邪的目的，这属于一种“前时调节”。在胎儿孕育之前调节母体机能既符合中医“治未病”思想，又符合优生理念。

2.5 胎养与慢病关系

20世纪80年代后期，英国开展一系列流行病学研究，证明心脑血管等成人疾病与胚胎时期的发育受限有重大联系，进而提出“成人疾病的胎源说”：宫内营养不良或不平衡时，处于发育敏感期的胎儿组织器官(如肾、胰腺、肌肉、血管、肝等)在结构和功能上会发生永久性或程序性改变，胎儿各激素轴系统重新设置，大大增加其出生后对各种慢性病的易感性。

蒋氏提出“药物优生学”设想，即通过温和的药物(尤其是天然药物和食疗等)改善孕前父母体质和孕期母体状况以改善子代早期器官发育、优化子代体质从而预防成人慢性病的发生，药物优生对象主要针对代谢失衡处于疾病前期的体质异常亚健康人群。这亦是中医药从“证”入手的优势。药理研究显示，大多数温和中药并无直接改变基因结构的药效，但往往能调节基因的表达。利用中医药调整亲代异常体质从而孕育健康子代是一条值得探索的预防慢性病的新途径。

2.6 中医治法简便，经济实惠，适合社区应用推广

中药取自天然，具有安全性的优势；同时讲究“药食同源”，可从日常的膳食中进行保健调养。在日常饮食中补充营养，调整体质，既有效又经济，不会增加额外的经济负担，适用于社区大众的推广。通过对育龄妇女体质辨识，选择针对相应体质的事物，在日常餐饮中就可以运用，简便快捷，可操作性强。

基于中医特色的养生、保健、预防优势以及契合社区医疗服务的特点，国家政府在不断推进“中医进社区”的战略，建立有中医特色的社区医疗服务模式是目前亟待解决的问题。我们在近三年的工作中，发挥中国中医科学院的研究和专家优势，进行中医优生保健系统平台开发，并与丰台区计生委合作，在丰台区社区服务中心开展了以中医优生保健为主的社区应用模式研究，取得了阶段性的成果，为“中医进社区”的服务模式提供了前期经验。

3 中医优生保健系统平台简介

中医优生保健系统平台是以中医传统理论为基础，结合优生优育的需要，以预防、保健为目的建立的，主要包括三方面内容：

3.1 中医优生保健信息系统

系统是以资源共享、数据交换便捷、录入方便为目的建立的信息平台，旨在对育龄孕妇及其配偶的健康状况，以及新生儿信息进行存储及管理，为查询及分析优生优育知识提供便捷工具。

1. 主要内容：

1）基本信息录入、检索、统计功能系统

2）育龄妇女体质辨识及健康指导系统

3）优生知识库系统，包括：孕前、孕中、产后保健知识、中医调理方案等

2. 系统功能

1）优生优育基本信息录入功能；

2）系统定制采集信息内容功能；

3）优生优育基本信息检索功能；

4）动态定制统计规则和统计功能；

5）基于 RBAC 的系统访问及安全管理。

3. 系统设计特色

1）统计方案的灵活定制

2）采集信息的动态设定

3）强大的信息检索功能

4）完备的安全管理策略

系统的特点可以更大地发挥功能，采集信息和统计方案的动态设定，可以根据需要设定采集信息、还可以根据需要方便检索已有的信息，并动态选择最适宜的统计方法，进行数据的分析和研究，为深入研究奠定了基础。

3.2 丰台区幸福家庭工程“优生保健数据信息库”

“优生保健数据信息库”是中医优生保健系统平台的主体，通过采集育龄夫妇与生育健康有关的信息，评估其体质状况，记录追踪丰台区育龄妇女及其配偶健康及生育情况，旨在了解育龄夫妇的中医体质类型以及体质与现代疾病的关相关系，采取中医特色的保健干预调理措施，纠正偏颇体质，追踪观察中医调理对育龄夫妇体质的改善情况和对新生儿的影响情况等多种信息。一方面可以通过实践，不断积累中医医疗保健经验，促进中医的社区保健工作，另一方面结合中西医学研究手段和方法研究特殊人群体质特征，丰富中医的“优生优育”及“治未病”理论。

主要内容

夫妻一般信息

夫妻孕前生活习惯信息及与遗传有关的家族史

妻子既往病史及生育信息

中医孕前健康状态辨识信息

夫妻体检信息（包括：体格检查、生化检查及特殊检查等项目）

母子健康情况追踪随访信息。

其中，除 4）项以外所有信息要求能够长久储存，并进行相关数据的检索查询、导出分析。第 4）项中医孕前健康状态辨识信息为调查表形式，要求能够根据已制定的规则对输入信息进行处理分型，并给出分型结果，以指导健康干预。

3.3 社区服务平台

社区服务平台是实现研究成果向实际应用转化的纽带，是整个系统平台中非常重要的组成部分。主要以中国中医科学院临床基础医学研究所养生保健研究室、丰台区计生委、丰台区社区服务中心等为主要参与单位，合作开展中医优生保健工作，通过定期的孕期保健知识系列讲座、中

医专家进行体质评估和中医体质调养指导等形式对育龄夫妇进行中医优生知识的宣传和指导。

丰台区实施的“幸福家庭工程”，以前瞻的理念，旨在降低出生缺陷发生率，提高全区出生人口素质。计生、卫生、民政等部门积极配合，开展了婚检、婚登、孕前保健、计生指导等内容的一站式服务。

4 前期工作总结

4.1 已开发项目简介

1. 育龄妇女保健指导及体质辨识系统

1）育龄夫妇信息采集系统

目前已采集育龄夫妇健康信息近6000余份，全部录入数据库系统，可以进行实时的检索、查询和数据导出。已经逐步开始对数据资料进行统计分析。

2）中医优生优育知识网站的建立

利用信息网络系统，在线建立优生优育网站，通过丰富的内容和活泼的表现形式，分时期、分阶段详尽地介绍了孕前、孕期、产后中医保健知识，以及影响优生优育的各种因素及其预防对策。目前已经完成网络系统程序的构建，孕前调理系统测试版运行良好。

3）育龄妇女体质辨识、指导系统：

以丰台区育龄妇女健康及生育情况为试点，目前已经获得有效调查问卷3000余份。通过问卷形式对育龄妇女进行体质辨识，并根据辨识结果给予保健指导，主要包括：中医不同体质调养原则、不同体质的健康调理处方（包括饮食调理原则、食物宜忌、食疗方举例以及精神、运动、起居调理等内容）等。

4.2 丰台社区工作情况

1、开展“幸福家庭工程”以来，丰台区的平均婚检率稳步上升，达到35%，医生对发现有疾病和指标异常者及时进行健康指导，提出治疗意见；在全区范围内给近期有生育意愿的育龄妇女免费发放半年量的叶酸，降低胎儿发生神经管畸形的危险性；开展了多种形式开展以健康饮食、健康行为、健康环境为主题的社会宣传，提高育龄群众预防出生缺陷的意识性。

2、实施过程中，区计生委加强与卫生、民政、教委、妇联、社区等相关部门合作，形成了跨部门、跨系统的人口计生公共服务长效机制。

3、充分发挥专家指导的作用，从2007年9月开始，丰台区计生委与中国中医科学院临床基础医学研究所联合，定期进行中医优生优育讲座和咨询，已经举办优生专题讲座45次，听课人数1918人，优生咨询1320人，搜集育龄妇女体质问卷3000余份，开具了6种不同体质的健康调理处方4905份。

优生优育不但关系到孩子的一生，也关系到国家民族的人口素质和繁荣兴旺，通过多种手段、多种渠道促进优生优育具有重要意义。发挥中医养生保健的特色，建立社区服务模式，不但能促进中医药在社区保健中发挥作用，而且促进中医药在优生优育方面的发展。

参考文献(略)

中西医结合防治尿石症的实验研究概况与评述

陈国宏

（中国中医科学院广安门医院　北京 100053）

尿石症是泌尿外科常见疾病之一，近年来发病率有上升趋势。目前中西医结合治疗尿石症，在继承中医古籍中丰富经验的基础上，更结合现代医学的解剖、病理学等特点及现代药理学的研究成果，提出许多行之有效的方法，取得了良好的疗效。而我国中西医结合工作者在防治尿石症方面所做的大量实验研究为此提供了宝贵的理论支持。

1　概况

1.1　排石原理的研究

结石的排出与尿路动力学因素有关。中药通过利尿、增加输尿管蠕动及增加肾盂内压力等作用，促进结石排出。通过中药对动物输尿管和尿流量影响的实验研究，已证实：金钱草能增强输尿管蠕动和增加尿量，以麻醉犬做实验，经十二指肠注射金钱草煎剂或静脉注射金钱草提取液后，出现与双氢克尿塞相似的增强输尿管和尿流量的效应，而两种效应呈平行关系；海金沙的水提醇沉制成的注射液予麻醉犬静脉注射，可明显促进输尿管蠕动频率，使输尿管上段的压力明显增加；车前子能增加尿素、尿酸及氯化钠的排泄；泽泻可明显升高小鼠血浆心钠素含量，从而产生利尿作用；牛膝能直接作用于输尿管引起输尿管蠕动增强；此外，实验还证明了萹蓄、木通、滑石等药物均能增加输尿管的动作电位，增强输尿管的蠕动，并有利尿作用，从而推动结石下移和结石排出。实验还证实利尿通淋的中药复方的作用，如复方石韦片在一定剂量时对水负荷大鼠的尿量有促进排尿作用，三金片的作用与复方石韦片相似；金荆排石剂（由广金钱草，牡荆根、倒扣草、猪肾等组成）具有明显增加大鼠尿量的作用，输尿管蠕动实验还证实，该药能显著抑制输尿管的张力，使输尿管管径扩张，有利于管道通畅和缓解痉挛性疼痛，同时加上强烈的利尿作用，可促使结石随尿液排出；排石胶囊（由金钱草、石韦、徐长卿、车前子、木通、甘草组成）能使大鼠24h排尿量明显增加；金车颗粒（由广金钱草、车前子、海金沙、黄芩、淡竹叶、萹蓄、瞿麦等组成）与对照组（氢氯噻嗪）相比，能明显增加正常大鼠尿量，其中海金沙能使输尿管蠕动增加和使输尿管上段腔内压力增高，有利于结石下移而产生排石作用；排石颗粒（由车前子、金钱草、厚朴等组成）能明显增加大鼠尿量，对排石起到促进作用；三金排石冲剂（由金钱草、海金沙、冬葵子等组成）也可引起输尿管上段腔内压力增高，蠕动频率增加，且引起尿量增加。遵义医学院急腹症研究组通过实验观察，发现对输尿管蠕动有影响的药物可分为三类：一类是由于利尿作用而间接引起输尿管蠕动增强，如金钱草，瞿麦；二类是直接作用引起输尿管蠕动增强而不引起利尿效应，如巴豆散，大黄和川芎；三类是药物对输尿管平滑肌的直接作用与利尿的间接作用相协同，如川牛膝；利尿通淋药物使尿量增多，起到冲移结石的作用。

1.2　补肾益气排石原理研究

中医认为，肾主水，肾为胃之关而司开阖。肾气不足则水液不化，结而成石，肾阴亏虚则虚火内盛，煎熬水液而成石。故可补助肾气或滋养肾阴而促进排石。实验研究证明：益肾能对肾盂、输尿管产生直接作用，提高肾盂内的正向压力，从而增强肾盂、输尿管蠕动波的频率、振幅，改善肾积水。并且具有减轻高能冲击波导致的肾损伤的作用，为中药作为冲击波碎石的重要协同治疗手段提供理论支持。实验证实：党参、山药、黄芪、白术、菟丝子、山萸肉、补骨脂等益气补肾中药能增强平滑肌的紧张性，使平滑肌扩张、蠕动增强，有利于结石的排出和肾盂积水的消除。滋肾化石汤（由生地、山茱萸、山药等组成）能使实验大鼠肾皮质、髓质充血减轻，并能使结石造成的肾小管上皮超微结构破坏减轻。滋肾活血通淋汤（由生地、女贞子、桑寄生、怀牛膝等组成）中滋肾药可促进已有微循环障碍肾脏的排泄功能，使肾盂、输尿管蠕动增强，消除积水；益气活血排石饮中党参、黄芪有助于输尿管蠕动，促进排石；另外，补肾益气药治疗结石的机理还在于能抑制结石成分的排出，减少成石的机会，例如观察发现，益肾通淋汤能抑制草酸钙结晶的析出和聚集，改善肾组织代谢和功能，减少细胞脱落，成为结石核心和基质物质，加速尿液排泄，促进微结石的排出。研究还证实，补肾益气中药对高能冲击波所致的肾水肿、肾小球滤过率下降、肾纤维化等肾损伤有预防和修复作用。其中熟地、山药可明显增加大鼠细胞 SOD 活性，降低肝脏脂质过氧化物含量，阻止自由机对细胞的破坏。黄芪对肾小球疾病时的物质代谢紊乱有调节作用，能明显减轻肾小球、肾小管间质损伤指数，具有减轻肾损伤作用。人参总皂甙通过促进 PGI_2 释放，抑制 TXA_2 合成，及抑制再灌注期钙内流对缺血再灌注损伤起保护作用；还可通过扩张肾血管提高肾脏对缺血缺氧的耐受力，保护肾小球滤过膜、近曲小管上皮微绒毛及细胞器的完整性，并可对肾缺血再灌注时产生的氧自由机有清除作用，减轻高能冲击波所致肾损伤。

1.3　活血化瘀原理研究

近年来，随着上尿路结石发病率的不断上升，人们逐渐认识到，上尿路结石很少出现小便淋漓涩通等中医古籍中描述的“石淋”的症状，而常常表现为肾绞痛、血尿等，甚至患者无任何不适，仅体检时发现结石，符合中医“血瘀证”范畴。实验研究发现，结石停留时间较长，易造成结石周围粘膜炎症反应和纤维包裹，自然排出越发困难，日久影响肾功能。由此，活血化瘀法成为治疗尿石证的行之有效的重要方法。对活血化瘀治法及相应药物的实验研究证实了此法的合理性。如研究发现活血化瘀中药能改变“浓、粘、凝集”的血流变学特征，扩张血管，血流加快，改善微循环，使微血管痉挛状态得以改善，减轻或消除微血管内红细胞的瘀滞和汇集，活血化瘀药虽无明显的利尿作用，但有明显的抗炎作用，能减轻因结石刺激所致的炎性反应，减轻病变组织的充血，水肿或增生，使输尿管蠕动增强，推挤并影响结石结构，使之下移，溶解，断裂而排出体外；化瘀尿石汤（由三棱、莪术、皂刺、红花等组成）是我国著名中西结合泌尿专家刘猷枋教授创立的活血化瘀排石经典方，研究发现，该方可增加输尿管蠕动的频率，松解瘢痕组织，减轻炎症反应，促进结石的下移、排出，恢复肾功能，并对二水草酸钙菱状结晶或断面石灰石结构有部分溶解作用。活血化瘀药防治尿石症的机理还与其解痉，调节尿 PH 值及消除肾积水等诸因素有关[19]。总之，活血化瘀法治疗尿石症是近年来开创的新方法，对其深入实验研究能更加明确其作用机理，为临床应用提供依据。

1.4　溶石原理研究

近年来，临床上有不少溶石治疗尿石症取得成功的报道，但迄今尚未广泛应用，这可能与溶石治疗时间太长，且西药化学溶石并发症较多有关，因此，加强中药溶石的原理研究，则可能为寻找有效而并发症少的溶石方法提供思路。中国中医研究院广安门医院应用偏光显微镜观察结石标本薄片，发现中药组的排石标本薄片 58 块，与手术取石头组 45 块结石标本薄片相比，结石结构断裂脱落 $P<0.001$；表层二水草酸钙结晶蚕蚀缺失，磷灰石部分脱失 $P<0.02$；表层生芽状态短小，$P<0.001$；充分说明了中药对草酸钙结构确实能起到溶石作用。研究还发现，临床常用溶石中药金钱草、海金砂、硝石、车前子、冬葵子、鸡内金等药物中某些大分子物质能吸附于草酸钙晶体表面，一是通过增加封闭晶体颗粒的生长点，延缓晶体生长速度；二是通过增加晶体颗粒表面的负 zeta 电位，增加晶体颗粒间的斥力，阻止晶体聚集，故有利于结石的化散、溶解其中硝石，古籍记载“能化七十二种石”，研究发现能影响 K^+-Na^+交换与 H^+ -Na^+交换，使尿 K^+与 H^+交互升高，清除尿素，减轻尿路损伤，抑制结石基质形成，产生盐效应，和利尿效应等，从而起到抑石、溶石、排石作用。此外，乌梅能酸化尿液，有溶解磷酸镁结石的作用；青陈皮能碱化尿液，可溶尿酸结石；川牛膝能化解较大结石，金钱草使尿液变酸促进结石溶解。复方中，通灵颗粒（由海金砂、冬葵子、鸡内金等组成）在体外能直接促进草酸钙和人钙性肾结石的溶解，其机理可能和药物能降低溶液的 PH 值，药物中的一些成分（如黄酮、萜烯、萜类、熊果酸和鞣质等）能和钙离子形成配位化合物或络合物，降低游离钙离子浓度，增加介质对钙盐等溶解度有关。且经通灵颗粒处理的大鼠尿液草酸钙溶解度明显增加，一方面和经肾排出的药物成分或其代谢产物对草酸钙的直接助溶作用有关，也可能药物改变了大鼠尿液中的成分，使 PH 值降低；或使尿液中结石形成促进和抑制物质含量降低或升高等。

1.5　其他

中医药防治尿石症的方药及其研究很多，单味中药可以从不同角度对结石起到抑制、治疗作用，复方中多味中药又可有协同效应。例如近年来，国内外对中药泽泻的研究很多，发现泽泻的水提取液在体外能明显抑制草酸钙结晶的生长与聚集，在稀释的尿液中，泽泻提取物有强烈的抑制草酸钙生长和聚集作用，而在未稀释的亚稳尿液中，泽泻水提取物浓度在 0.1-1.0mg/ml 时，即有抑制作用，同时发现泽泻水提取物中分子量大于 10000 的大分子物质有强烈的抑制草酸钙结晶生长和聚集作用。还有研究证明，泽泻水提取物在大鼠体内能明显降低肾组织钙含量和抑制大鼠实验性肾结石的形成。对含泽泻的中药复方的研究发现五苓散的水提取液在体外能抑制草酸钙结晶生长，降低草酸钙结晶生长指数，猪苓汤可降低尿液中草酸排泄量和肾组织草酸含量而抑制大白鼠实验性肾结石的形成。另外，实验证实，尿石合剂（山甲、皂角刺、乳香、没药、牛膝、白芷、青皮、薏苡仁、枳壳、厚朴、三棱、莪术、车前草、赤芍、金钱草等）和加味八正散能分别阻断大鼠体内 L-羟脯氨酸和乙醇酸转化为草酸，干扰代谢，减低尿草酸钙饱和度，达到防石目的。因此，中医药防治尿石症的机理是极其复杂的。

2　小结

目前中医药防治尿石症的实验研究尚属薄弱环节，大多数实验也停留在对药物的研究上，而对尿石症的中西结合发病机理及诊断方面的研究尚少，例如结石部位与中医辨证是否存在关系，不同种类结石的发生是否与不同脏腑功能失调有关，以及随着人们生活水平提高，出现的一些新类型结石，如三聚氰胺结石的发病和治疗与中医药的关系等。笔者认为，我国著名中西结合泌尿专家刘猷枋教授通过观察结石停留日久的病理改变特点，而创新性的提出活血化瘀治疗尿石症的有效方法，可为目前寻找尿石症的实验研究思路提供可效仿的典范。若能将尿石症发生的其他病理改变或机理和中医药理论相结合进行实验研究，则可能为防治尿石症提供更多更新的思路和更有效的方法。

参考文献（略）

中医临床试验评价体系研究述评

杨　硕　崔　蒙　赵英凯

（中国中医科学院中医药信息研究所　北京 100700）

摘要　文章分析了中医临床试验评价研究的现状，评述评价体系构建现状的特色，分析了评价指标、层次结构和权重建立的特点与不足，期望多功能信息平台与知识库能与中医临床试验评价体系研究相互促进。

评价体系的建立，是指为了一个的评价目的，根据评价原则，针对评价对象设计具有相互联系的评价指标群及权重的结构。评价体系的构建即包括指标的筛选、设计、赋权、量化及评价。构建评价体系作为评价研究的基础工作，长期以来一直受到中医科研人员的关注。目前已有多项研究采用多学科相关计算方法，对临床研究评价建立了各具特色的评价体系。

1　评价体系的概述

通常情况下，评价对象非单一的目标，而是具有复杂性、延续性、多维性的一群被研究对象，因此为其设计的评价指标也是具有非线性、多维性、模糊性、动态性的指标群。为了实现一个完整的评价目的，指标群之间还必须具有一定联系，相互构成一个整体结构。并通过具体数值（权重）来反映指标间关系的量或指标对研究对象影响重要程度的量。因此，评价体系的主体由评价指标（群）、层次结构、权重三个部分组成。

评价指标的筛选和设计，实际上是将一类评价对象按照其本质属性和特征的某一方面的标识分解成为具有行为化、可操作化的结构；赋权和量化是评价者根据专业知识，针对指标体系中每一构成元素(即指标)，根据其重要程度赋予相应权重值的过程，也是对研究对象本质认识过程的继续深化和发展；验证和评价，是对评价体系自身的客观性、科学性的重复验证。

2　中医药评价体系的发展现状

随着中医临床疗效评价问题的日益突出，国内相关研究萌发并日趋增多，而主要集中于构建临床疗效的评价体系，致力于研究设计的评价、安全性评价和卫生经济学等方面评价还较稀少。

2.1　中医临床疗效评价研究的发展

近年来，中医临床疗效评价体系的研究得到了积极开展。如：完善中医药临床疗效评价方法的构思，构建完整的中医评估体系应该关注的问题，从理论基础、指导思想、研究方法、研究内容等方面全面阐述中医临床个体诊疗评价方法，等等。

研究工作大致有四个特色：（1）引进数学、物理、统计等建立客观评价权重，希望帮助中医临床研究走向客观性的量化研究，如:以系统论为指导的中医临床疗效评价指标体系构建方法，基于模糊数学创新中医临床疗效评价方法；（2）从中医优势病种为切入点建立评价体系，如艾滋病、原发性肝癌、特应性皮炎等；（3）主张辨病与辨证相结合建立评价标准：如从中医药“整体辨证”诊疗特点出发提出中医药疗效评定标准；（4）寻找并改进适合中医辨证特色的循证医学研究方法，如：探讨循证医学原则对中医临床疗效评价的适用性；为了突出辨证论治疗效，尝试分层多中心前瞻性队列研究方法。

2.2　中医临床研究设计评价

对中医临床试验设计方面，有一些探讨性的研究，如对慢性或复发性疾病的个案研究，建议采用个案设计，即 A-B 时序设计、经典的 A-BA 反转设计、替代治疗设计、多基线设计等。目前尚无对临床试验整体设计进行评价的研究。

2.3　中医临床研究安全性评价

近年来,国内外有关中药毒性报道不断出现,因此国内中药安全性评价研究开始麟现。如：基于中医证候分类理论的对中药安全性进行评价，但尚无建立评价体系的相关研究。

3　评价指标的设计

目前大多数评价研究采用的方法均是基于文献调研，根据疾病的不同临床特点，以研究者的专业知识结合专家调查法(Delphi Method)确立评价指标。在指标的设计上，大致分为以下六类：（1）疾病短期疗效指标，如主要症状、体征疗效评价，包括生存质量等病人主观感受评价指标，如：注重建立中医特色的软指标，从生存质量角度提出建立中医药临床疗效多维结局指标；（2）疾病远端疗效指标，如生存率、中位生存期、致死率等，主要用于肿瘤等；（3）证候疗效评价，如：有研究为突出证候疗效，选择证侯属性指标和症状效应指标作为评价指标，并对指标量化分级，并判断不同干预措施对相同证侯疗效的差异；在中医临床疗效指标方面研究了中医药疗效评价中替代指标和中间指标的使用问题；（5）理化检查(如病理指标、影像学指标、生化指标等)；⑤安全性评价：包括不良反应等；（6）卫生经济学评价。

在设计过程中，针对、评价对象的复杂性、多元性、多时序性等特点，注重了指标的全面性、多维性、动态性的体现。

4　层次结构的联系

目前的评价研究在指标的层次结构设计还较少关注。研究者们多考虑了指标的全面性，与研究目的的相关性，其次考虑指标的信度、效度、相关性及反应度。多采用应答率、条目答案的分布考察法、反应度法、相关系数法、内部一致性检验、主成分分析、因子分析等对指标进行验证。

但研究中对指标的优化较少，如用决策树的剪枝法、主成分分析、因子分析等对指标进行降维处理。

5 指标权重的确立

在包括中医在内的各专业文献中，指标权重的确立方法多种多样，大致归结为两大类：主观赋权法和客观赋权法。主观赋权法有专家咨询法(Delphi)、专家排序法、层次分析法(AHP)、秩和比法(RSR)、相关系数法等；客观赋权方法包括主成分分析、因子分析、熵值法等。这些方法通常都是基于数理统计、模糊数学、灰色系统理论、运筹学、系统工程、经济学等建立模型，均有其优缺点。对于多指标系统，由于决策者对不同的指标有不同的偏向，导致每个指标对于研究对象的相对重要性程度一般是不相同的，从而得到不同的研究结果，而主观赋权法和客观赋权法都不能很好地处理决策者的这种偏好。因此，针对采用单一方法定权易造成偏倚的问题，近年来，不少研究者又提出组合权重法，即用各种方法把主、客观权重结合起来，得到指标的最终权重。总之，指标权重量化方法的研究已经趋于多元化，并逐渐向更科学、更公正、更合理的权重量化方式发展。

5 评价体系存在的问题

目前，中医临床研究评价体系的构建研究还处于起步阶段，在不断进步和完善自身的同时，需要注意一些缺陷：

5.1 缺乏中医特色评价指标

在中医及中西医结合临床研究评价指标体系中，中医诊疗特色的评价指标比重过小。由于中医证候分型复杂，具有时态演变性，兼夹症繁杂，因此目前尚无研究对中医辨证论治进行评价。中医证候疗效评价的研究中，发现以下问题：（1）证候评价指标设计缺乏足够的依据，随意性较大；（2）中医证侯指标权重多采用半定量化分级权重；（3）相当一部分文献完全摒弃中医证侯疗效评价部分，套用西医临床疗效评价指标体系。

5.2 验证方法不明确

在主观赋权法中，由于聘请专家数量不定，专家的个人经验、权威程度不同，导致不同的专家群可能得到不同的指标及权重。因此需要对指标设计的方法、指标的可靠性进行验证。客观赋权法在一定程度上消除了个人主观性，但多项研究标明，研究之间很少进行方法对比，只是尽力证明本研究所用赋权方法的科学性和可行性。因此有可能产生新一轮的重复性研究。

另外评价指标设计的层次不清晰，没有统一模式；利用现代信息技术的评价方法与体系研究工作鲜有开展，缺少现代信息技术与中医临床疗效评价之间的交叉研究等问题也需要不断改进。

6 结语和展望

中医的临床研究评价体系的建立可以帮助临床研究人员弥补自身的不足，建立一定的规范模式，提高中医科研的整体研究水平。

由于中医科研目前依托于循证医学方法学，因此评价体系既要符合现代医学重证据、重标准的要求，又要客观体现中医的诊疗特色和真实疗效，反映某一中医或中西医综合干预措施对某一病某一证侯的临床短期状态/长期进程/结局/预后的干预影响。这是一项复杂的系统工程，是一个多层次、多领域、多指标的综合评价体系，是一个动态的不断修改和完善的过程。

信息化时代使多功能信息平台和知识库的建立成为可能。我们希望评价体系能成为知识库的功能之一，并借助多功能网络信息平台为国内乃至国际的提供临床决策帮助。

参考文献(略)

榕属植物研究进展

李彦文[1]，李志勇[2]

（中国中医科学院中医药信息研究所　北京 100700）

(中央民族大学中国少数民族传统医学研究院　北京 100081）

摘要　本文综述近年来国内外对于榕属植物化学成分、相关药理活性以及临床的研究进展。化学成分以萜类、黄酮类化合物为主，另外也有甾醇、生物碱等其他类型的化合物。药理作用广泛，主要表现在抗糖尿病、抗肿瘤、抗菌、止咳平喘等方面。

桑科（Moraceae）榕属（Ficus Linn.）植物约 1000 种，《中国植物志》记载了 98 种，3 亚种，43 变种 2 变型，作为药用的本属植物有 38 种和 12 个变种。榕属植物主要分布于热带和亚热带，尤以热带雨林最为集中，我国主要分布在西南部至东部和南部，广西，广东，福建、台湾、贵州、海南等地。

为了更好地利用植物资源，本文综述了最近国内外关于榕属植物的化学成分和药理活性作用及其临床和民间应用几个方面综合介绍，希望对进一步研究和开发榕属植物提供参考。

1　化学成分研究

榕属植物所含化学成分极其丰富，国内外均有不少的报道。前人从中分离得到约 150 个化合物。按其结构类型的不同，这些成分大致可分为萜类，黄酮，香豆素，甾醇，木脂素，生物碱六大类。除此之外，近几年还从中分离出多个苯酚类，内酯类，维生素 E 类等结构新颖的化合物。人们对从该属植物中获得的多个化合物进行了生物活性筛选，试验结果表明这些化合物显示有降血糖、抗癌、抗菌、抗疟、提高机体免疫力等作用。

1.1　萜类

萜类成分是榕属植物中含量最多、种类最丰富的一大类化合物，因此多年来，萜类化合物的分离鉴定一直是榕属植物研究的重点和热点。自 1977 年以来，从榕属植物中共分离鉴定了近 100

个萜类化合物。依据结构类型的不同，这些化合物又可分为单萜，倍半萜和三萜三大类。

其中三萜类化合物是榕属植物种类最多的一类成分。近年来，从该属植物中共获得 90 多个三萜类化合物。主要是蒲公英烷（Taraxastane）型三萜、乌苏烷（Ursane）型三萜、齐墩果烷（Oleanane）型三萜、羊毛脂甾烷（Lanostane）型三萜、羽扇豆烷（Lupane）型三萜、木栓烷（Friedeiane）型三萜、环菠萝密烷（Cycloursane）型三萜及其他类型三萜。

1.2 黄酮类

黄酮是一类结构为含 15 个碳原子的多酚类化合物。从榕属植物中共获得约 40 个黄酮类化合物，依据结构的不同，这些化合物又可分为：黄酮，黄酮醇，黄烷醇，异黄酮，二氢黄酮和二氢黄酮醇六大类。

1.3 其他化合物

从该属植物中分得 8 个甾醇类化合物，10 个生物碱， 3 个γ-内酯类化合，1 个大环内酯类化合物：Verrucarin L acetate，在抗疟疾试验中，该化合物表现为阳性。

此外还分得α-生育酚类化合物，苯酚类化合物，糖苷化合物：1α-O-[2'-甲基-5-异丙基，3'-烯-二氢化呋喃-β-D-乳糖苷]，药理试验表明该化合物有提高机体免疫力的作用。

2 榕属植物药理作用研究进展

2.1 抗糖尿病作用

自 1977 年起，先后有多人对从 *Ficus bengalensis* 的树皮中分得的三个黄酮类化合物 3′,5 ,7 trimethyl ether leucodelphindin-3-O-α-L-rhamnoside,5 ， 7-dimethyl ether leucopelargonidin-3-O-α-L-rhamnoside，和 3',5-dimethyl leucocyanidin 3-O-β-galactosyl cellobioside，并对其抗糖尿病作用进行了研究。研究结果显示，三者均有抗糖尿病的活性，口服给药 250mg/kg 的化合物, 2h 内能显著降低正常小鼠和中度糖尿病小鼠的血糖水平，升高血浆胰岛素水平，这与给药 2mg/kg 的格列苯脲效果相当；而连续给药一个月剂量为 100mg/kg 的化合物，与对照组相比，给药组糖尿病小鼠的血糖，尿糖，血中和组织中的脂类物质以及肝脏的葡萄糖-6-磷酸酶水平显著降低，而小鼠的体重，已糖激酶和 HMGCOA 还原酶的活性则显著升高。

F.glomerate 茎、无花果水提液和 *F.racemosa* 叶的石油醚提取液能明显降低链脲酶素所致糖尿病鼠血糖水平，最新的研究表明无花果水提液降血糖作用在胰岛素作用消失后仍然有效。

2.2 抗肿瘤作用

F.septica 叶中三个生物碱对人类癌细胞 NUGC 和 HONE-1 有强烈的细胞毒活性。无花果中一个环菠萝蜜烷型四环三萜：9，19-环丙烷-24, 25 环氧乙烷-5-烯-3β-螺甾烷，对人体胃癌 BGC-823 瘤株和人体结肠癌 HCT 细胞的抑瘤率分别为 48.69%和 37.48%，这表明该化合物有一定的抗癌活性。

从 *Ficus pseudosyco-morus* D.中分得的香豆素类化合物:Umbelliferone，hemiarin，scoparone，xanthotoxin， imperatorin 和 bergapten，有抗癌，抗菌和降血糖的作用。

从无花果的果实中分得一个新的甾醇类化合物，体外活性实验表明:该化合物对人胃癌细胞(BGC-823)和人结肠癌细胞(HCT), 具良好的抗癌活性。从无花果的树脂中分得一个 β-sitosterol 苷的混合物，有抑制癌细胞增殖的活性。

2.3 提高机体免疫力的作用

无花果口服液对健康人、肿瘤患者、荷瘤动物有一定的免疫活性。无花果糖苷 A 有提高机体免疫力作用，尤其突出在非特异性免疫调节方面。无花果提取物以 5g/kg 对小鼠给药，能提高环磷酰胺抑制的淋巴细胞的转化率，并提高血清溶血素水平。无花果多糖(FCPS)可提高环磷酰胺和受压小鼠的细胞免疫活性。FCPS 灌胃给药，能明显提高小鼠血清溶血素抗体水平；增强迟发型超敏反应的强度；体外实验在一定剂量范围能显著增强小鼠腹腔的吞噬活性。

2.4 抗疟活性

从水同木 *Ficus fistulosa* 中获得的两个三萜类化合物 3β-acetoxy-12(13)- ene-11-ol-oleananhe 和 3β-acetoxy-12(13)-ene-11α-ol-ursan，药理试验表明这两个化合物都有一定的抗疟活性。从 *Ficus fistulosa* Reinw.Ex Blume 中分得一个大环内酯类化合物:Verrucarin Lacetate，在抗疟疾试验中，该化合物表现为阳性，它对于 D6 和 W2 纯系疟原虫的 IC_{50} 值分别为 0.6ng/ml 和 0.7ng/ml。

2.5 抗菌活性

榕树叶水煎剂对绿脓杆菌、金黄色葡萄球菌、福氏痢疾杆菌、变形杆菌等多种细菌有抑制作用。同属植物垂叶榕叶的水煎液，对绿脓杆菌、金黄色葡萄球菌、弗氏痢疾杆苗、大肠杆菌、变形杆菌等也有抑制作用。无花果叶煎剂对金黄色葡萄球菌有抑制作用。薜荔氯仿提取物中佛手柑内酯和水合轻前胡精对多种病菌有效。五指毛桃水煎剂对葡萄球菌和甲型链球菌有抑制作用。*F.barteri* 果实的乙酸乙酯提取物对多种细菌有抑制作用，酚性成分 3，5，4'-三羟基-1，2-二苯乙烯是主要的活性成分。*F.religiosa* 和 *F.infectoria* 的树皮中佛手柑内酯，*F.pseudosyeomorus* 中香豆素成分都有明显的抗菌活性。薜荔的水提液对大肠杆菌抑菌效果明显，乙醇提取液对枯草芽孢杆菌的抑菌效果较为显著。*F.glomerate* 叶的提取物对大鼠及小鼠均有抗炎、止痛、退热活性。

2.6 止咳平喘活性

菩提树热水提取液可防止乙酰胆碱及组胺引起的豚鼠的哮喘，对多种动物的小肠及子宫平滑肌有松弛与解痉作用，其作用机制是阻断乙酰胆碱的作用。五指毛桃的水煎液或乙醇提取物给小鼠灌胃，发现具有镇咳、祛痰的功效。小叶榕醇提物 0.09、0.18、0.36 g/kg 剂量组均明显延长咳嗽潜伏期、减少咳嗽次数。小叶榕醇提物高剂量组在延长咳嗽潜伏期、中剂量在减少咳嗽次数方面均优于同剂量的小叶榕水提物。醇提物平喘作用(延长豚鼠哮喘的潜伏期)稍强于水提物，但两者无显著性差异。

3 临床应用

3.1 治疗癌性胸水

用无花果提取液治疗 21 例癌性胸水，显效 1 例，有效 10 例，总有效率达 52.3%。通过用本品治疗发现，可以改善患者的睡眠，减轻癌性疼痛，而且对机体正常组织无损害作用，对于提高患者的生活质量及延长生命有帮助。

3.2 治疗寻常疣

用无花果治疗 133 例患者，并与 5-氟尿嘧啶(5-FU)组、激光冷冻组对照，发现本品治疗寻常疣疗效高于 5-FU，与激光冷冻组疗效相近，而且用药 1 周即见效，副作用少。

3.3　治疗白癜风

用无花果注射液(每支 2 毫升，相当于生药量 2 克)治疗白癜风患者 270 例，疗效可供分析的有 119 例，总有效率达 58.82%。本品除注射时个别患者有轻微的疼痛外，未见其他副作用。

3.4　治疗咳嗽

用榕树根皮煎水治疗 21 例(上呼吸道感染、急性支气管炎、慢性支气管炎各 7 例)，治愈 15 例，好转 4 例，总有效率 90.5%。

3.5　其他

本属药用植物在民间用于治病十分普遍，如用无花果叶治疗小儿腹泻，无花果治疗小儿脱肛。此外，本属药用植物亦用于治疗疑难病症，如用五指毛桃(南黄蔑)治疗重症肌无力，用无花果治疗肺癌，并且取得较好的疗效。在国外，本属药用植物广泛用于治疗疾病，在亚马孙雨林，当地居民将 *F.maxima* 作为驱虫药和抗风湿药，将 *F.insiPida* 作为抗贫血药和退热药。另据日本广岛卫生医事月报记载，无花果干燥粉末可用作溃疡面的撒布剂，有生肌之效，能去恶臭和去角膜翳。

我国榕属植物资源丰富，但迄今为止，有过研究的品种还很有限，绝大多数种类还停留在民间草药阶段，尚未作过系统研究，因此，我们应对一些具有明显临床疗效的民间草药进行深入系统的研究，进一步探明其有效药用成分，挖掘利用潜力，为资源利用和开发新药、特药提供理论基础，并进行植物资源产业化的科学研究，使药用榕属的资源优势转化为山区经济优势。

参考文献(略)

中医基础理论发展现状初探

于　琦

（中国中医科学院中医药信息研究所　北京 100700）

摘要　回顾中医基础理论研究近几十年来的研究现状，包括主要的研究内容、研究方向、研究方法和总体的研究思路，以及从事中医药研究的学者们对对中医基础理论近几十年来的发展所提出的困惑和质疑。采用文献计量学的方法对 1999-2008 年这十年中医基础理论的文献进行统计，分析中医基础理论研究的活跃区域，热点内容，研究方法等方面，提出具有文献依据的中医基础理论发展概况。并对中医基础理论研究发展过程中的迁延变化，以及未来的发展思路进行初步的探讨。

关键词　中医基础理论；现状；文献计量学

任何科学的发展水平都直接与基础理论水平相对应，当基础学科不能为相应学科提供足够理论支持时，就会阻碍其发展。中医基础理论是中医学的根本，是指导中医临床诊病、处方用药的基本理论。中医基础理论从《黄帝内经》始，经历了几千年的发展，诸多医家在运用理论指导临床的同时又结合临床经验不断丰富和发展着中医基础理论。

目前对于中医基础理论研究的现状，大家在肯定成绩的同时，更多的是困惑和忧虑，认为半个世纪以来，中医药基础理论研究取得了长足的进步，但无突破性进展。

回顾半个世纪以来中医基础理论的研究主要集中在以下几个方面：

1 针对中医学的特点——辨证论治和整体观的研究

现代科学的发展影响了中医的辩证学的研究，郭振球教授认为微观辩证学从心血管病学、肝脏病学、脾胃病学、肺病学、肾脏病学和病机学、治则学、辩证学、证候学、药理学 10 大系统中取得了新的进展。促成了微观辩证学的完整和系统化。随着分子生物学引用到微观辩证学研究领域，它从一个侧面导致了对传统辩证学疾病观念的转变，也给辩证学带来了一定的变化。对于中医“证”的研究也采用了新的科技手段，基于现代实验医学的手段对中医的“证”进行验证。中医整体观是中医学的特点之一，李肇夷研究员认为重视中医整体性学术理论对中医基础理论的研究更为重要。而当前中医基础理论研究大多从阴阳、脏腑、经络、诊法、气血等的某一个侧面，如阳虚、脾虚、肾阳虚、血症、舌诊等，进行单一的理论性探索。

2 针对脏腑生理的研究

脏腑生理功能的研究更注重脏腑本质的研究。王福云研究员提出在中医藏腑学说研究方面，进行肾本质、脾本质、肝实质、阴阳实质等研究。李新吾教授认为要应用分子生物学指标，现代生物学新理论、新技术对阴阳五行、天人相应、脏腑、经络、气血津液等学说的实质研究。20 世纪 90 年代末期关于心主神明与脑主精神的脏腑功能活动等系列的研究，则将脏腑功能理论的精确系统定位推向了新的高度诸如藏象“肾本质”的研究对“肾藏精，主骨生髓”的生理功能， 进一步从“精血互生”理论出发，以肾脏与骨髓在红细胞生成动力、生成条件等方面的功能，阐释了肾为先天之本的生物学属性。脾功能的研究对“脾统血，为后天之本”的生理功能，从免疫与营养物质的吸收转化方面，对血细胞生成与破坏的机制给予了较为合理的概括。阴阳学说与生命活动研究显示，阴阳消长与 cAMP / cGMP 的平衡具有密切的关系，并与交感/副交感神经系统的兴奋优势有关; 藏象功能研究诸如脾主运化与消化酶、胃肠运动吸收的关系，肝主疏泄与植物神经系统功能稳态的关系，肝脾相关之肝功能与胃肠消化吸收的关系; 病机与证候研究则最为广泛，涉及机体反应性、自稳态调节和损害与抗损害能力的平衡等广泛的基础医学范围等等。这些基于现代实验医学基础的验证，均获得了普遍认可的生物学证据。

3 解释中医基础理论的逻辑关系

借用社会学、信息学、计算机领域等各个学科方法、理论来研究中医基础理论逻辑推理关系，信息论、控制论及“黑箱”理论在中医药基础理论的阐释上曾获得广泛开展，应该说是一种逻辑推理式的说明。

1997 年 5 月召开的“小汤山科学会议”(全国中医基础理论研究讨论会) 中医学术界的一批专

家、学者，在中医基础理论研究的目标与道路的讨论中，在加强中医基础理论和研究与建设的问题上，初步形成了共识， 并引起了中医药科研管理和决策部门前所未有的重视而着手进行规划。国家中医药管理局之后又发布了《中医基础发展纲要》，旨在推动中医基础理论研究的发展。对中医基础理论研究的现状做一番深入考察与分析，要利用问卷、文献计量学等方法，看其研究来源的区域及单位类型分布，看其的亮点、暗点、热点、冷点等方面。

我们运用文献计量学的研究方法，对 1999 年到 2008 年的中医基础理论的文献资料进行分析，先分析其研究区域和单位的分布情况，再分析其研究的热点方面。

通过我们的分析发现就研究来源的区域及单位类型的分布来说，1999-2008 近十年来中医基础理论文献量的高生产力地区在国内的分布主要集中在中东部地区，包括广东、山东、江苏、浙江、上海等地区。十年累计中医基础理论文献发文量超过 100 篇的国内省市区域为北京、广东、山东、四川、江苏、上海、浙江、辽宁、河南、湖北、陕西、湖南。来自以上 12 个地区的文献数占 1999-2008 十年中医基础理论文献总文献量的 66.13%。而统计资料显示北京地区在中医基础理论方面的发文量最高，说明北京地区在中医基础理论研究方面所进行的临床、科研等工作比较多，论文的见刊数也相对比较多，是近十年中医基础理论研究最活跃的地区。其次是广东省、山东省，也是中医基础理论研究比较活跃的地区。

在对研究机构单位分布的统计分析显示，山东中医药大学和北京中医药大学两所中医药高等院校的发文量超过了 100 篇，居前两位。这两所中医药高等院校是中医基础理论方面研究时间比较长，研究比较深入广泛的院校，是中医基础理论研究活跃的机构。

对 1999-2008 近十年来中医基础理论的文献关键词进行统计分析发现，在研究领域方面，涉及中医、中医理论、中医药疗法、中西医结合方面均占很大的比例；在研究方法上，采用了系统评价、系统论、Meta 分析、循证医学、随机对照试验以及理论探讨等研究手段来研究中医基础理论的相关问题；在研究的内容方面，研究中医基础理论中的阴阳、气、五行、藏象、《黄帝内经》、《伤寒论》和辨证论治以及治疗方面的相对较多，是中医基础理论研究近十年研究比较热门的内容。

采用共词聚类分析方法分析，显示 1999-2008 近十年来中医基础理论的文献研究中多采用循证医学的研究方法进行中医药治疗方面的研究，采用系统论的现代方法研究中医理论。并且研究的热点主要集中在辨证论治、阴阳五行和藏象等内容方面，尤其是研究《黄帝内经》中的气、阴阳、五行方面的内容和对《伤寒论》中的中医理论进行探讨。

可以看出 21 世纪以来，中医基础理论研究的热点依然是传统中医基础理论的内容而更倾向于古典医籍的研究，基本哲学基础，中医基本理论的研究方面，更注重从最原始最根本的中医基础理论研究起，侧重于“根”，而不是宽泛的涉及“枝叶”。此外在研究方法方面，借助了许多现代的研究方法，西医学的研究方法、哲学的研究方法比如循证医学的研究方法、系统论的研究方法等来研究中医基础理论。我们可以看到这些研究方法更注重整体的研究，而一改以往西医思维的从微观的末梢入手，以管窥天的作风，更符合中医整体观的特点。

4 结语

总的看来，中医基础理论的发展是一定要与现代科学的发展相结合的。中医基础理论几千年来的发展，日趋完善，不断的摈弃糟粕，吸收精华都与历史时代环境的变迁，社会自然科学的不断前进发展相互依赖的。今天，中医基础理论的发展也是如此，我们在研究中医基础理论的时候不能排斥所有的现代研究手段，单纯的、闭塞的从中医古代的文献资料中去寻找中医基础理论的发展之路，而应该放眼自然社会科学的各个学科的发展成果，借用先进的现代研究手段，更好的发展中医基础理论。同时我们也看出，随着社会自然科学手段的向前发展，会有更好的，更贴切中医的方法来辅助中医基础理论的研究，或许在以前的中医研究中，有不适合中医方式的方法运用到了中医基础理论的研究中，但在曲折前进的同时，中医基础理论的发展还是能找到一条符合自身发展的道路。

参考文献(略)

中药复方优化设计方法研究进展

武红莉　王　忠　王永炎

摘要　本文介绍了中药复方优化的概念及主要研究内容，并人为将现阶段中药复方配伍优化的研究方法划分为三个阶段，并指出其进一步研究方向在于将中医药临床经验和数据挖掘方法有机结合起来。

关键词　中药复方优化；数据挖掘；综述

中药复方优化(Further Primization of Preseription, FOP)是指以确定有疗效的中药复方为研究对象，以现代科学技术和传统中医药理论为技术支持，以该复方所治病症的药效响应为评价标准，通过优化重组形成疗效更优的新复方的一种技术。

复方中的药味与用量可在一个范围内加减变化，从而形成多种不同的药味与药量组合，每一组合即是一个“复方”。疗效是中药复方的生命所在，提高疗效无疑是中药复方研究的首要目的。对于治疗特定病证确有疗效的中药复方，其疗效表现受到诸多因素的影响，如药材的品种、产地、炮制、贮存、煎服法等，最主要的影响因素当为组成复方的药物及其各药的用量，即中药复方构成本身。原方中药味与药量的组合仅是诸多可能组合中的一种，而不一定是唯一有效和最优的。如何通过安排最少量的试验方案，来建立配方组分与药效之间的关系，进而应用优化设计理论寻找药效更优的新的组合，形成更为优化的中药新复方，是中药复方优化的主要研究内容。

有关中药复方配伍优化的研究方法大致可分为三个阶段。早期多采用全方研究、撤药分析法和简单拆分等研究方法，多以中医药传统理论及临床经验为指导，尚未脱离经验认识的水平；其后采用了数理统计的试验设计方法如正交设计法，正交 t 值法，正交回归，均匀设计等方法，其优化过程多通过两个环节来实现：先试验设计(数据采集)、后优化分析，多为单目标优化、回归建模；现阶段复方优化设计多借助数据挖掘、多目标优化等方法和技术，并产生了一些行之有效的数学模式。

1 第一阶段

1.1 全方研究 本法最为常用，它将中药复方的全方作为研究单位，能较全面地反映复方的功效、毒副作用等，还可用于不同复方的药效比较，是其它研究方法的基础。如牛欣等关于三泻心汤对胃肠激素、胃运动影响的实验研究。

1.2 撤药分析法

将全方中的各药物轮流减去，分为不同的试验组进行研究.该方法的优点是可评价各药味在全方中的作用，但不能反映出每味药的剂量变化对药效的影响及药物之间的相互作用。与此方法类似，俞凌燕等提出一种基于“组分剔除”思想的实验研究方法用于发现中药的有效组分。通过设计个组分的有效配伍，并采用方差分析等方法判定缺失某一组分对全方药效的影响，最终评价该组分是否是有效组分。运用组分剔除法研究参麦不同组分配伍对环磷酰胺（CTX）化疗 S180 荷瘤小鼠的增效作用，从中发现人参二醇是参麦方对 CTX 化疗 S180 荷瘤小鼠起增效作用的有效组分。

1.3 基于中医理论和临床经验的拆方研究

以传统中医药理论为指导，按不同治法或君臣佐使的配伍关系，或药物性味的不同，或按“药对”关系进行拆方,分解为不同部分进行研究，探讨部分与部分、部分与整体的关系。该方法常用于判断中药复方组方的合理与否，确定各组在全方中的作用和地位，以揭示中药复方的配伍规律.本方法是中药复方研究中最具中医特色的实验方法。石威等观察了益气活血方及其拆方对健康人血小板聚集功能的影响，研究发现全方、益气活血组与黄芪当归组均能明显增强 ADP，PAF 诱导的血小板聚集反应,特别是黄芪当归组，当黄茂、当归单独使用时并无明显的聚集增强作用.但 1:1 配伍后就能产生明显的增强作用，虽然明显弱于全方组，但二药益气养血活血共为方中主药的特性得到了验证。

2 第二阶段

1 析因试验设计 用于多因素试验的一种试验设计方法，即全面试验，把各因素的各个水平的一切可能组合都进行试验。该种方法的优点是揭示事物内部的规律性比较清楚，但当因素数、水平数较多时，由于试验次数太多而难以实现。

2 正交试验设计 它是从全面试验中挑选出有代表性的点进行试验，这些代表点具有均匀和整齐的特点，通过试验结果分析，可获得较全面的信息，从中找出各因素对试验观察指标的影响，并找出各因素的主次地位及交互作用，能发现诸因素各水平的最佳组合。但正交试验设计需要大量的反复工作，它的试验次数为水平数平方的整数倍，仅限于研究药味组成较为简单的处方。对药味较多的处方，只能选 2～3 水平进行研究。目前运用非常广泛。

3 正交 t 值法 是按正交设计原理及 F 值与 t 值特点关系，并改进正交表形式分析药物之间配伍关系的研究方法。实验分三步进行:主药分析、辅药交互分析、剂量选择，此方法有利于中药较多的复方研究，计算简便。黄黎明等采用正交 t 值法对 7 种具有杭辐射作用的药味进行组合分析，用所得的 12 个组合方分别给予小鼠灌胃，结果表明各组方在改善小鼠存活率、外周血象方面有不同程度的表现，对试脸结果进行综合分析确定了最佳处方，由中药黄芪、灵芝、枸杞和茯苓组成。

4　均匀设计

均匀试验设计是部分因子设计的主要方法之一，和正交试验设计相比，均匀设计给试验者以更多的选择，从而有可能用较少的试验次数获得期望的结果。它的主要特点是:实验次数少，每因素每水平只做一次试验，试验次数等于水平数;可用计算机拟和、回归给出定量方程式进行数据处理。均匀设计用于中药复方的研究始于二十世纪九十年代末，目前运用较广泛。李超等采用均匀设计的方法，按 $U_5(U_5^2)$表设计观察人参与当归不同剂量配比，结果表明，不同剂量配比的参归药对各组对外周血白细胞计数均有不同程度提升的作用，同时还具有促进骨髓有核细胞的成熟之效，以参归药对配比为 1:2 最佳，提示参归药对不仅具有扶助正气的作用，还具有生血之功。

5 直接实验设计 是由张学中教授历时 10 载，在正交设计和均匀设计的基础上提出来的,它不依赖于表格，而是采取假设统计模型，象从黑箱子中随机摸球的方法直接安排实验，把所抽得的实验方案，分别按照 5 种均匀性标准进行计算，根据数值的大小，从中选出最佳方案，再按此方案进行实验、分析。胡慧华采用直接试验设计法结合恰当的优化实验对豨莶丸的处方进行了优化，确定豨莶丸治疗实验性膝关节骨性关节炎的最优配方为:生品豨莶草粗茎 Og:酒蒸豨莶草嫩茎叶 30g。

6 基线等比增减设计 从同一配伍的不同配比中获取最佳优选，正交设计、均匀设计均不同程度存在实验次数偏多的缺陷、甚至带有盲目性的不足，其优化方案的可靠性也欠佳，而基线等比增减设计正弥补了二者的缺点。商洪才等在丹参和三七不同配比药效学比较试验中，以复方丹参方的药典比例为基线，在基线两边按一定增减比例设计出若干个试验点且均匀排列，逐渐达到二药比例极限，通过多种效应指标的动态观察和多元统计分析，筛选出方剂的最佳配比。

7 联合运用 如均匀设计与正交设计相结合，可以克服两者单独为用筛选处方时各自存在的不足，从而获得最佳的筛选结果。

3　第三阶段

3.1　研究模式

王睿等针对复方多药物（多部位多组分多成分）、多靶点多药效指标、非线性的特征，提出复方剂量配比优化的一种实验设计(ED)-非线性建模(NM)-多目标优化(MO)的三联法简称 ED-NM-MO 三联法。该方法具有良好的非线性拟合能力，并可以实现同时针对多个药效指标的多目标优化。宋小莉等以半夏、甘草、生姜泻心汤为研究模板，提出的复方类方配伍规律研究模式:优化拆方实验设计-人工智能数据挖掘-复方类方知识发现(OD-DM-KD)，这些模式的提出为复杂复方的研究提供了借鉴。

3.2　数据挖掘

数据挖掘是为解决“数据丰富，知识贫乏”状况而兴起的知识获取技术，在相关领域专家指导下，它可以实现对海量数据的智能分析，得到事物本质及可预测其发展趋势的、隐含的模式或规律。其在中医药复方优化领域常用的技术有：

3.2.1 聚类分析法 是利用计算机对经方配伍进行解析的方法，多以方中的药物性味归经为特征，运用模糊数学中的聚类分析方法，对复方中作用不同的药物进行分类，以探讨复方的组方规律。该方法消除了人的主观性，故对临床处方分析、复方配伍规律的研究具有一定作用。但此方法只能揭示部分复方配伍规律，因为复方是在中医理论指导下组成的，这些理论除了性、味、归经，还有其它理论，所以该方法在揭示复方配伍规律上不具有普遍性。高彦伟等利用摄动模糊聚类方法将中药复方桂枝汤的药群分成四类:桂枝;白芍;生姜;(大枣、甘草)及三类:(桂枝、大枣、甘草);白芍;生姜，从结果上看与传统中药组方原则吻合得比较好，因此，用摄动聚类方法对中药复方药群进行分类不仅可行，而且比较精确，能够避免传统聚类方法的失真，与中药传统组方原则相吻合。

3.2.2 布尔关联规则 运用于处理离散的、种类化的非数值型数据，它能够发现这些变量之间的复杂关系，可以分析出数据库中方剂的药物或者药物组团之间的配伍关系,实现对方剂配伍规律的发掘。张昱等运用布尔关联规则挖掘四君子汤类方药物配伍规律，研究结果表明人参+白术+茯苓的配伍方式支持度最高，是四君子汤类方的核心药物组团。

3.2.3 粗糙集方法 危荃等应用粗糙集理论建立起药物与证候指标之间的数学模型，分析复方右归丸中各药物的重要性，对药方进行优化并给予验证。结果表明肾阳虚大鼠服用基于粗糙集法的优化药方后，各项指标都比原方达到了更理想的预期值，粗糙集模型预测误差基本保持在 10%左右，说明该预测模型对于中药复方的优化是可行的。

3.2.4 BP 神经网络 宋小莉等应用均匀设计对半夏、生姜、甘草三泻心汤药味及剂量进行分组，选用 BP 神经网络来拟合实验数据，应用模型分析可以看出，每种药物剂量变化及不同药物组合对胃粘液分泌的影响不尽相同，如辛开组合具有促进胃粘液分泌的作用，苦降组合、甘补组合具有抑制胃粘液分泌的作用。

3.3 多目标优化：由于疾病的多因素和多谱性，加之复方药物的化学成分多样性导致多种药理效应等原因，在实际药物评价、尤其是药物复方研究中，多目标综合评价和优化是不可避免的。

王睿等认为多目标优化方法可以根据求 Pareto 最优解的思路分成两大类，一类先是把多目标问题转化为单目标问题，求出一个 Pareto 最优解;另一类是在直接根据多个目标求出一组 Pareto 最优解集后，再进行选择和决策。显然，后一种方法更具灵活而有优势，ED-NM-MO 的多目标优化(MO)环节采取的就是这一方法。

4 结语

目前中医复方优化中应用到的试验设计、优化分析方法较少，实验设计方法学在经过 70 多年的发展后，方法已经相当丰富，将具有不同优良性的试验设计方法相结合也是目前试验设计学科的前沿课题，这些都是复方优化研究有待借鉴之处。

此外应用数据挖掘方法指导复方优化研究在精简方剂或寻找最佳剂量配比关系方面有优势，但是抛开了中医的临床经验，结论难免失之偏颇，难以充分阐明基于辨证论治的复方配伍规律，运用传统中医理论模式指导复方再优化对阐明方剂配伍的科学性或寻找方中主要药物有优势，但是却难以开发出创新复方，如何将两者有机结合起来，值得深入思考。

参考文献(略)

山楂提取物对颈动脉粥样硬化斑块稳定性的干预研究

吴　敏

（中国中医科学院广安门医院　北京 100053）

摘 要　**背景：**大量临床与流行病学研究已证实，动脉粥样硬化（atherosclerosis，AS）及其不稳定斑块（也称为易损斑块）与急性冠脉综合征（ACS）、急性脑梗死等心脑血管病急症密切相关。应用中医药干预 AS 不稳定斑块的研究，已成为当前 AS 研究领域热点。

目的：观察活血化瘀中药山楂提取物对颈动脉粥样硬化患者斑块稳定性相关指标的干预作用，为该药在 AS 防治领域提供临床依据。

方法：64 例颈动脉粥样硬化患者应用信封随机法分为治疗组 32 例和对照组 30 例，治疗组给予山楂提取物胶囊（含山楂提取物 150mg/粒）口服，每次 1 粒，每日 2 次；对照组给予洛伐他汀片（20mg/片）口服，每次 1 片，每日 1 次，两组患者均连续治疗 6 个月，治疗期间停止服用其他调制药物。采用高分辨率超声技术观察治疗前后颈动脉内膜-中膜厚度（IMT）、斑块 Crouse 积分及斑块超声病理分型改变，同时检测治疗前后血清超敏 C 反应蛋白（hs-CRP）水平变化。

结果：与治疗前比较，治疗组、对照组颈动脉 IMT 与斑块积分显著减小，血清 hs-CRP 水平显著降低，$P<0.05$ 或 $P<0.01$），组间比较无统计学意义。治疗组不稳定斑块的软斑数量有减少趋势，但与治疗前和对照组比较，无统计学意义（$P>0.05$）。

结论：山楂提取物可通过降低颈动脉 IMT 和血清炎症因子水平而发挥抗 AS、稳定斑块的作用，其综合疗效与洛伐他汀相当，且无明显不良反应，值得推广应用。

关键词　山楂提取物；颈动脉粥样硬化；斑块稳定性；高分辨率超声技术；超敏 C 反应蛋白

近年来，大量临床与流行病学研究已证实，动脉粥样硬化（atherosclerosis，AS）及其不稳定斑块（也称为易损斑块）与急性冠脉综合征（ACS）、急性脑梗死等心脑血管病急症密切相关。关于 AS 不稳定斑块的干预及促使斑块稳定的研究，已成为当前 AS 研究领域的前沿和热点问题。颈动脉粥样硬化（Carotid Artery Atherosclerosis，CAS）可在一定程度上反映全身动脉粥样硬化的情况，且颈动脉位置表浅，可作为全身动脉粥样硬化的“窗口”，因而对其进行有效地干预，能从颈动脉斑块局部病理改善反映出全身抗动脉粥样硬化的效果。2005 年 1 月至 2006 年 1 月，本研究对济南机床二厂社区颈动脉粥样硬化患者，采用高分辨率超声及酶联免疫分析技术，观察山楂提取物对颈动脉粥样硬化斑块稳定性及 hs-CRP 的干预作用，取得一定的疗效，现报告如下。

资料与方法

1. 诊断标准

1.1 纳入标准：（1）符合颈动脉粥样硬化诊断标准，至少 1 个动脉段的单个最大 IMT≥1.3mm 可被诊断为斑块；（2）颈动脉粥样硬化斑块超声显示为稳定斑块及不稳定斑块，稳定斑块指扁平斑或硬斑，不稳定斑块指软斑或溃疡斑；（3）能坚持长期服药者；（4）年龄 50-75 周岁；（5）同意参加临床研究，并签署知情同意书者。

1.2 排除标准：（1）颈动脉超声显示管腔内斑块导致严重血流阻塞或完全无斑块形成者；（2）合并重度心肺功能不全、重度心律失常（快速房颤、房扑、阵发性室速等）者；（3）严重肝肾功能不全者；（4）全身免疫性疾病；严重感染、恶性肿瘤；急性冠脉综合征；急性脑卒中者；（5）过敏体质或对多种药物过敏者；（6）近 3 个月曾采用同类药物治疗，致药物疗效难以判断者；（7）同时参加其他临床研究者。

1.3 剔除和脱落标准：（1）纳入后发现不符合纳入标准或未按试验方案规定用药者,予以剔除；（2）自行退出或未完成整个疗程而影响疗效或安全性判断的病例，视为脱落。

2 治疗方法

治疗组：给予山楂提取物购自福建汇天生物药业有限公司，系山楂的干燥果实(包含核) 提取物精制品，为山楂精降脂片的原料]，采用 2 号胶囊填充，每粒含山楂提取物 150mg，每日 2 次，每次 1 粒。早、晚餐后温开水冲服。对照组：给予洛伐他汀片（北京万生药业有限责任公司出品，生产批号：20050406），每粒 20mg，每日 1 次，每次 1 粒，晚餐后服用，连续给药 6 个月。针对合并症如冠心病、高血压病、糖尿病者，给予扩冠、降血压、降血糖等对症处理，两组治疗期间停服降脂药物，避免服用影响血脂代谢的其他药物。

3. 观察指标

3.1 颈动脉超声检查　所有病例于治疗前、治疗后 6 个月进行颈动脉超声检查。采用百胜公司 DU6 彩色多普勒超声诊断仪，10MHz 双深度脉冲探头，由同一超声专业医师（该医师对患者的分组及治疗方案完全不知情）进行检查操作。患者取头后仰卧位，检查一侧颈动脉时头偏向对侧约 45°，分别检查左右颈动脉。探头沿颈动脉走向，自下向上作连续纵、横切面扫查，依次做纵切和横切面检查双侧颈总动脉、颈动脉分叉处、颈内动脉和颈外动脉。

检测指标包括：（1）IMT：指管腔内膜界面与中层外膜界面之间的距离。标准部位 IMT 测量位于颈总动脉分叉下方 2cm 处，在左心室舒张末期（即同步心电图显示 R 波时）冻结标准部位的图像，分别测 3 个心动周期，3 次检验值的平均值即为该侧的 IMT，以双侧颈总动脉 IMT 的平均值进行统计分析。（2）颈动脉粥样硬化斑块积分：采用 Crouse 斑块积分法，即不计算各个斑块长度，只分别将同侧颈总动脉、分叉处、颈内动脉和颈外动脉各个孤立的 AS 斑块的最大厚度（mm）进行相加，而得出该侧颈动脉的斑块积分，每例两侧颈动脉斑块积分之和为该例斑块总积分。（3）超声声像进行病理学分型：根据超声声像进行病理学分型及结构特点，将斑块分为扁平斑、软斑、硬斑、溃疡斑 4 型。

3.2 血清超敏 C 反应蛋白（hs-CRP）水平检测

采用日本奥林巴斯全自动生化分析仪，以免疫比浊法测定血清 hs-CRP 水平，试剂盒由日本奥林巴斯生产。操作严格按照说明书进行。

4. 统计方法

采用 SPSS11.0 统计软件进行统计分析。计量资料用均数±标准差（$\bar{x}$±s）表示，采用 t、F 检验，$P<0.05$ 认为差异有显著性。

研究结果

1　一般资料分析

经颈动脉超声证实有颈动脉粥样硬化的患者 65 例，以随机数字表法将患者随机分为治疗组和对照组，其中治疗组 33 例，对照组 32 例。在研究过程中，治疗组因服用本药期间同时服用其他中药而剔除 1 例，因自行退出、随诊失访而脱失 2 例；对照组因入选后发现不符合纳入标准而剔除 2 例，因出现肝功能异常（谷丙转氨酶 92U/L）退出 1 例，随诊失访而脱失 2 例。除剔除病例外，所有入组患者均进行相关疗效统计，其中治疗组 32 例，男 14 例，女 18 例，平均年龄 60.5±8.4 岁，其中基础疾病为冠心病 3 例，高血压 9 例，高脂血症 5 例，冠心病合并高血压 1 例，高血压合并高脂血症 2 例。对照组 30 例，男 13 例，女 17 例，平均年龄 59.2±8.9 岁，其中基础疾病为冠心病 3 例，高血压 8 例，高脂血症 8 例，冠心病合并高血压 1 例，高血压合并高脂血症 1 例。两组患者性别、年龄、临床情况基本一致，无统计学意义（$P>0.05$），具有可比性。

2. 两组患者治疗前后颈动脉形态学指标变化（表 1）　连续治疗 6 个月后，治疗组 IMT、斑块总积分均显著减少（$P<0.05$，$P<0.01$），与对照组比较无显著性差异（$P>0.05$）。

表 1　山楂提取物对颈动脉形态学指标的影响（$\bar{x}$±s）

Table 1　Effect of Extraction of Hawthorn on morphological indexes of carotid artery（$\bar{x}$±s）

组别	n	时间	IMT	Crouse 积分
治疗组	32	治疗前	1.18±0.11	5.07±1.82
		治疗后	1.02±0.12△**	3.18±1.49**
对照组	30	治疗前	1.67±0.38	5.97±1.81
		治疗后	1.54±0.32**	4.27±1.42*

注：与治疗前比较*$P<0.05$，**$P<0.01$

3. 治疗前后颈动脉粥样硬化斑块超声病理分型比较（表 2）　连续治疗 6 个月后，两治疗组治疗后溃疡斑数目无变化，扁平斑、软斑、硬斑均有减少趋势，但无统计学差异（$P>0.05$）。

表 2 山楂提取物对颈动脉斑块超声病理分型的影响

Table 2　Effect of Extraction of Hawthorn on pathologic typing of carotid artery plaque

组别	n	时间	扁平斑	软斑	硬斑	溃疡斑
治疗组	32	治疗前	10	56	9	1
		治疗后	8	42	8	1
对照组	30	治疗前	11	53	9	2
		治疗后	8	41	7	2

注：与同组治疗前及组间比较，$P>0.05$

4. 治疗前后血清 hs-CRP 水平比较（表 3）　连续治疗 6 个月后，治疗组、对照组血清 MMP-1 及 MMP-1/TIMP-1 水平均显著降低（$P<0.05$，$P<0.01$）；治疗后两组 TIMP-1 水平变化无统计

学意义（$P>0.05$）。

表 3　山楂提取物对血清 hs-CRP 水平的影响（$\bar{x}\pm s$）

Table 3　Effect of Extraction of Hawthorn on serum hs-CRP level

组别	n	时间	hs-CRP
治疗组	32	治疗前	3.17±1.69
		治疗后	2.36±0.69*
对照组	30	治疗前	3.16±1.23
		治疗后	1.72±0.88*

注：与治疗前比较，*P＜0.05

5. 不良反应　在治疗过程中，对照组有 3 例患者出现轻度恶心、乏力，1 例查肝功示谷丙转氨酶（ALT）92U/L，停药 2 周后后症状消失，肝功能恢复正常。治疗组用药过程中未见明显不良反应。

讨　论

近年来国内外研究表明，颈动脉粥样硬化与心脑血管病有密切的关系，颈动脉粥样硬化是判断冠状动脉粥样硬化的相关因素。颈动脉超声作为一种无创伤的诊断方法，简单易行，国外已作为冠心病患者的常规检查项目之一。本研究应用高分辨率超声技术研究山楂提取物对颈动脉粥样硬化斑块稳定性的干预作用。

AS 是慢性进展性的血管内膜病变，其病位在血脉，中医认为，"久病多瘀"，"怪病多瘀"，如《素问•痹论》指出："病久入深，营卫之行涩，经络失疏，故不通"。《圣济方》认为："久病经多日治疗不愈，须为之调血"。 病理形态学可见血管壁增厚、管腔狭窄、甚至斑块溃疡、糜烂，炎症细胞浸润、出血等改变。故采用活血化瘀中药稳定动脉粥样硬化斑块，切合其病机关键。山楂味酸、甘，性微温。归脾、胃、肝经。沉降敛涩，长于行瘀滞，消食积，止泻痢。《医学衷中参西录》："善入血分而为化瘀血之要药。"本研究应用山楂提取物所含的山楂总黄酮为山楂心血管作用的主要有效部位。

IMT 是指动脉内膜和中膜平滑肌的厚度，即由管腔内膜面的前缘到中膜平滑肌与外膜交界面前缘的垂直距离。超声测量 IMT 增厚可作为反映全身 AS 的"窗口"， 同时 IMT 值在一定程度上反映斑块的稳定性。判断 IMT 增厚的标准国内外尚不统一，本研究将 IMT≥1.3mm 视为斑块形成。研究表明，不同颈动脉段 IMT 存在生理差异，一般认为分叉部最厚，其次为颈内动脉，不同颈动脉段 IMT 间存在正相关关系。各段颈动脉 IMT 增厚均与心血管疾病相关，但联系强度存在差异，颈内动脉、分叉部、颈总动脉 IMT 增厚与心血管疾病联系较强。本研究表明山楂提取物能显著降低颈动脉粥样硬化患者 IMT 及斑块 Crouse 积分，疗效与洛伐他汀组相当。

根据超声声像进行病理学分型及结构特点，将斑块分为扁平斑、软斑、硬斑、溃疡斑 4 型，硬斑和扁平斑因表面有钙盐沉积，富含纤维组织属稳定斑块，而软斑与溃疡斑富含有脂质及大量的炎性细胞，易脱落出血，属不稳定斑块。不稳定斑块是AS斑块中的一种类型，而不是所有斑块进程中必然的归宿，在斑块的形成、发展过程中，各种因素的作用中，斑块可能向两种方向发展，或者逐渐趋于稳定化，或者逐渐向不稳定发展，而药物干预可能会使不稳定斑块向稳定方向发展。本研究表明，山楂提取物组扁平斑、软斑、硬斑均有减少趋势，但无统计学差异（$P>0.05$），可能与本研究样本量较少以及观察时间较短有关。

"AS是一种炎症性疾病"，而炎症浸润与斑块的不稳定性也有着密切联系。外周血中的某些炎症因子被推荐为预示斑块炎症发展的指标，由于检查方便，特异性高，可重复性强，日益受到临床的重视。本研究表明，山楂组可显著减少炎症因子，疗效与洛伐他汀组相当。

本研究所选用对照药洛伐他汀(Lovastatin)是第一个上市应用的他汀类降血脂药物，能选择性抑制体内胆固醇合成限速酶羟甲基戊二酰辅酶 A(HMG-CoA)还原酶，使总胆固醇的合成减少，低密度脂蛋白胆固醇合成减少，对AS和冠心病有确切的预防作用。由于其需要消耗人体产生的羟基酯酶，增加肝、肾负担，因而具有一定的肝肾毒副作用。本研究结果提示山楂提取物作为天然药物，安全性高，研究过程中未发现明显不良反应，且能够通过降低颈动脉IMT及斑块Crouse积分，降低血清hs-CRP水平，从而达到抗AS、稳定斑块的作用，其疗效与洛伐他汀相当。本研究为活血中药山楂提取物的临床应用提供了新的科学资料，为中医药防治AS不稳定斑块提供新的思路。

参考文献（略）

路志正教授调理脾胃学术思想访谈录

刘喜明

（中国中医科学院广安门医院　北京 100053）

路志正教授是国内著名中医学家，首届国医大师，精通中医理论，崇尚脾胃学说和温病学说，从医七十余载，擅长中医内科、针灸，对妇科、儿科、外科等亦很有造诣。形成了"持中央，运四旁，怡情志，调升降，顾润燥，纳化常"的调理脾胃学术思想，在国内学术界产生广泛影响。现结合我院对传承博士后研究的指导意见和要求，就近一年来对路老有关"调理脾胃学术思想"进行学术访谈的内容进行系统整理、交流，以启迪后学。

1　路老您好！请您谈谈调理脾胃学术思想是如何产生和形成的？以便对我们读书学习有所帮助。

说学术思想还谈不上，有许多地方需要完善和补充，我也是一直在学习，人要活到老，学到老，在学习中不断充实和发展，要说调理脾胃我想从以下四个方面谈一谈，也可以说四个阶段吧。

第一阶段：萌芽阶段

在这个阶段，有两个因素对我影响很深，第一，我出身在河北省藁城，相距金元四大家李东垣的家乡真定县很近，当地的医生大都把李东垣的著作作为启蒙读物，我在学医时也先读这些书籍，对我影响深远。李东垣学识宏傅，著作颇丰，撰有《脾胃论》3卷、《内外伤辨惑论》3卷、《兰宝秘藏》3卷，后人收入《东垣十书》中。第二，余幼承家学，1934年入伯父路益修创办的河北中医学校学习，并拜山西盐城名医孟正已、王步举先生为师。1937年日本侵华致学校停办，开始跟伯父及孟先生伺诊，他们都习惯用李东垣的脾胃学说指导临床，也喜欢用李东垣的补中益气汤等方剂，这个时候的社会环境与金元时代有类似之处，对我后来处方用药影响很大。

第二阶段：早期阶段

我1973年由卫生部中医司调入中医研究院（现为中国中医科学院）广安门医院内科工作。1981年和赵金铎等组建内科研究室，任副主任，进行痹证临床和研究工作。1984年以后从事心肺疾病、风湿病、中医疑难病的研究。我记得那是1976年，有一个患者得冠心病，先后反复多次住院，有时出院不到一周就又住进来了，使用了当时所有的中西药物。就是不能完全缓解，于是就请我会诊，我一看病人胸中满闷痞塞，不能饮食，舌质淡，舌苔厚腻，脉细小滑。认为是痰湿中阻，中虚气滞，气机升降失常，就给病人开了一张化痰祛湿、健脾和胃、调畅气机的方子，病人三天后病情缓解，一周出院，此后未在复发住院，对我感触太深了，就萌发了调理脾胃治疗胸痹心痛的念头。

第三阶段：形成阶段

从1976年以后开始收集中医“胸痹心痛’的资料，发现《金匮要略》瓜蒌薤白白酒汤、瓜蒌薤白半夏汤、人参汤、枳实薤白桂枝汤等治疗胸痹心痛的方剂都是从脾胃入手，又查阅了《内经》将厥心痛分为肝心痛、肾心痛、肺心痛、脾心痛、胃心痛五种，并进行了论述，另外还有真心痛等，这些都给了我们很好的启示和理论支撑。1981年组建内科研究室为研究调理脾胃治疗胸痹心痛提供了条件和契机，后来我的学生高荣林还有其他大夫参加了本研究，开展了流调、临床观察等，历经十余年，“路志正调理脾胃法治疗胸痹经验的继承整理研究”于1995年获国家中医药管理局中医药基础研究二等奖，也标志着以胸痹心痛为切入点调理脾胃学术思想的形成。其中总结出了五种治法，进行了病因病机和病例研究。

第四阶段：发展阶段

1995年以后我们的步伐并没有停滞，开始研究脾胃与慢性重大疾病的关系，脾胃与湿、浊、痰、瘀等之间的关系，其间出版了代表性的著作《中医湿病证治学》、《实用中医心病学》、《实用中医风湿病学》等专著，发表了“北方亦多湿”等学术论文，目前借助国家973项目“化浊祛湿通心方配伍规律及其作用机理研究”正在进行系统的整理研究，有许多方面得到了加强和发展，更趋成熟、系统和完善。

2、路老您好！您的调理脾胃思想与古、近现代医家有何不同？

首先我说说李东垣的脾胃学说吧，他认为“土为万物之母”，“内伤脾胃，百病由生”；脾胃虚则五脏六腑、十二经、十五络、四肢，皆不得营运之气，而百病生焉。所以他竭力主张“调饮食，适寒湿”，使脾胃功能健全，强调四时皆以养胃气为本。由于当时社会确是战争频仍，人民生活颠沛流离，劳役过度，饮食失节，起居不时，精神情绪常处于惊恐不安状态，必然会导致脾胃虚弱；再加上有些医者偏执寒凉攻伐之剂，更加损伤脾胃，东垣老人总结出一套以升举中气为主的治疗方法，即分别补益上、中、下三焦元气，而以调补脾胃为主题，补中益气汤为其代表处方，东垣善于使用温补脾胃之法，用药主要有三个方面的特点：一是，药味少、药量轻；二是，以温补脾胃为主，尤其是以补脾为主，用消食的药物较少；三是，多加入少量风药，以助温补药升提阳气。

再说说叶天士的养胃阴学说吧，清代医学大家叶桂，不仅是温病学派的一代宗师，在内伤杂病的证治上也颇多建树，从《临证指南医案》、《叶氏医案存真》可见一斑。他对脾胃学说的发展，就是其中的一个重要方面。他既本《内经》之旨，又博采众家之长，师法仲景，推崇东垣，认为“夫脾胃为病，最详东垣”，“仲景急下存津，其治在胃；东垣大升阳气，其治在脾”，并且结合自己长期的临床实践，师古而有创新，继承而有发展，鉴于东垣脾胃学说不够完善，详于治脾而略于治胃，详于升脾而略于降胃，详于温补而略于清滋，而创立了养胃阴等治胃之法，叶氏认为“胃为阳土，宜凉宜润”，这既是对胃生理特性的概括，也是对胃阴虚证提出的治疗原则，且甘入脾胃，因此叶氏的养胃阴法，主要是以味甘性凉为主，生津药物组成，此学说一经提出，震撼医林，可以与李东垣脾胃学说并驾齐驱。所谓“胃宜降宜和”，这是他的一大发明，此法渊源于《金匮要略》麦门冬汤而有所发展者。由于形成胃阴虚证的病因很多，且胃阴虚常伴许多兼挟证，故其运用养胃阴法及其用药又十分灵活。引起胃阴不足的原因，叶氏认为，主要有燥热、病伤不复、药动胃津等。证见不饥不纳，或知饥少纳，或食味不美，音低气馁，不渴，或烦渴思凉饮，口苦便艰，舌嫩少津，脉细略数等，临床表现以胃阴亏虚较甚，燥热未清为其特点。治宜甘凉濡润法。甘凉可以解燥热，濡润可以养胃阴，从而达到清养胃阴的目的。津液来复，则胃的通降功能得以复常。

我的调理脾胃，既不同于李东垣以温补为主，也不同于叶天士以养胃阴为主，而是将脾胃结合在一起，脾胃同调，升降并用，润燥并施，纳化合一。近代医家程门雪、黄文东、李聪甫、董德懋等医家也都崇尚脾胃学说，但未形成创新理论。

3　路老！您的调理脾胃理论基础是什么？

首先说说脾胃的关系，脾与胃以膜相连，同居中焦，一阴一阳、一脏一腑、一表一里，一运一纳、一升一降、一燥一润、相反相成，关系密切，存在着不同于一般脏腑关系的结构。脾体阴而用阳，性湿而善升，喜燥而恶湿；胃体阳而用阴，性燥而善降，喜润而恶燥. 因此两者在深层上存在着阴阳互助、燥湿相济、升降相因的密切关系。所以，叶天士说“太阴湿土，得阳始运，阳明燥土，得阴自安”。

其次，历代医家也提供了很好的借鉴，如《难经•十四难》：“损其脾者，调其饮食，适其寒温”。严用和云：“不问阴阳与冷热，先将脾与胃调和”。周慎斋也说“凡病颠倒难明，必从脾胃调理”。《慎斋遗书•卷二•辨证施治》又云：“诸病不愈，必寻到脾胃之中，方无一失，治病不愈，寻到脾胃而愈者颇多”。强调调理脾胃在慢性疾病疑难病中的重要性，遇到慢性久病阴阳难辨时多宜从脾论治。清代尤在泾指出:“欲救阴阳之和者，必求之于中气”，使中焦得以四运，阴阳调和，疾病自然向愈。明•张景岳在《类经•论脾胃》中强调“治五脏以调脾胃”，则强调调理脾胃在治疗五脏等内伤疾病中的7桂《临证指南医案•卷一•虚劳》指出“上下交损，当治其中”。也强调在调理脾胃各种虚损疾病中的重要作用。这些医家的论述为调理脾胃学术思想提供了较强的理论基础。

4 路老您好！临床如何理解调理脾胃？调理二字如何讲？

调理脾胃的关键在于“调理”二字，“调理”有中庸、中正、平和、调和、调节、理顺之意，用药要“平和稳妥”，缓慢图之，促使脾胃功能逐渐恢复，不可急于求成，药性要不偏不倚，于平淡中收奇功，且不可大补大泻，大辛大热，大苦大寒，打攻大破，始终以顾护脾胃生机为第一要义。治疗时要全面统筹，运筹中州，步步为营，脾胃同调，升降并用，纳化并施，润燥兼顾，上下合一，内外同治，缜密周到，方能万全；剂量不在大小，贵在轻灵活泼，切中病机，对证为首务，方能恢复脾胃功能，有利于药物和食物的吸收，提高疗效，切忌过量伤胃，反而增加脾胃负担。因此，调理脾胃既不同叶天士的滋养胃阴，也有别于李东垣的升补脾气和周慎斋的滋养脾阴，更有别于张仲景的行气通腑，以及后世的温补脾阳等各种治疗方法。

我在临床上，用补脾的药，要辅以和胃的药；用升提的药物，必佐以降气的药物；用滋阴的药物，聊佐以化湿的药物；用清热的药物，适当佐以温散的药物；反之亦然。因为现代的生活环境、饮食习惯均与古代不同，所以发生疾病的病因、病机和表现形式也与古代不同，临床上要各个方面都能兼顾到，药物不能用偏了，才能取得满意的效果，这也是调理脾胃的精髓所在。

5 调理脾胃临床上适用于哪些病证？如何进行掌握？

首先是脾胃疾病病，包括脾气不升、胃气不降、脾胃失和以及夹湿、夹痰、夹瘀、夹食、夹滞所导致的各种疾病，如胃痞、胃痛、呕吐、腹泻、呃逆、胃反、休息痢、胆胀等。常见病因为饮食失调，内生湿邪、浊邪、痰邪等病理产物聚集脾胃，阻碍脾胃气机的运行，使脾胃升降和纳化失常，多表现为虚实夹杂，很少有单纯的实证或虚证，故单纯补虚有碍祛邪，单纯祛邪则损伤脾胃之气，此时，当虚实兼顾，脾胃兼顾、升降并举，攻补兼施，调理脾胃是最好用的治疗措施。

第二是脾胃失调导致的其他系统疾病，也就是以脾胃为起因的疾病，由于脾胃失调导致其他脏腑功能失调，或者由于脾胃失调导致湿、浊、痰内生，停聚集某一部位，或停留、痹阻某一脏腑、血脉、经络产生的各种病证，常见的**有**胸痹心痛、眩晕、痰证、中风、风湿病，痹证等，这些疾病的根源在于脾胃。如眩晕可以为脾气不升，气血虚弱不能充养头目所致；也可以为内生湿邪，湿阻清阳；内生痰邪，痰阻清窍；内生浊邪，浊邪上冒所致。从脾胃论治，澄其源，疏其流，断绝湿浊痰瘀之源头，有利于从上游控制此类疾病，可以减少复发，是对因治疗，或标本通治，而不是单纯的对症治疗。

6 调理脾胃用药有何特点？我们应该注意什么？

调理脾胃是一个大的概念，可能包括许多法，所以用药时要注意脾胃并治，升降并用，虚实同调，消补合一，润燥适中，内外兼顾，兼顾痰、湿、浊、寒、热、食。具体来讲就是：

（1）脾胃并治：理脾不忘调胃，调胃不忘理脾，就叫做脾胃并治。理脾指用药剂量大小要适中，剂量不可过大，过大容易形成壅滞，所以临床使用黄芪大多在12-18克之间，很少用30克，就是此义；调胃就是调和胃气，使胃气冲和，调胃不等于单纯的消食和胃，消食和胃可以用焦三鲜或焦四仙，但我在临床多用炒谷麦芽，或加上炒神曲，一般不用山楂，因为山楂偏燥。肝气不舒时用生谷麦芽，很少采用消导之法，那样会耗气。

（2）升降并用：升降并用有两个方面的含义，一是用升补药物时不要忘了使用沉降的药物，脾主升，升补药物包括黄芪、党参、太子参，如四君子汤，另外，加上少量风药可以增加升补的力量，如荆芥、防风、葛根、柴胡、升麻等，这些药物有松土的作用，所以可以增强补气药物的力量，在使用这类药物时，一定注意加入行气降气的药物，如枳壳、枳实等。二是脾升胃降，所以在补脾气的同时，要加入降胃气的药物，如陈皮能降气化痰燥湿，但由于陈皮偏燥，我常采用八月扎、梭椤子之类药物，这些药物行而不燥，并具有和胃清热解郁的作用。

（3）虚实同调：目前。城市人所患疾病，主要与生活方式有关，特别是与饮食生活不规律、冷热不调、饥饱不调有关，纯虚者少，纯实的也少，所以要虚实同调，补虚不忘治实，治实不忘补虚，补虚不要峻补，治实不要孟浪，掌握二者的轻重缓急，所以我临床上多用平补、淡补的药物，如太子参、南沙参、北沙参、炒苡仁、山药、茯苓，由于白术偏于壅滞，一般用炒苡仁、山药、茯苓代替。

（4）消补合一：现代人肥胖、血脂异常者越来越多，此时往往要重用行气、消导的药物，行气消导的药物如炒枳实、焦槟榔、丹参、栝楼等行气药物时，以免耗气，大多时候佐以补气的药物，如太子参，融消补药物于一炉。

（5）润燥兼顾：对于慢性萎缩性胃炎、高血压、冠心病等疾病都可以出现胃阴、肝阴、心阴、肾阴耗伤，同时兼夹痰湿浊邪，临床颇多，养阴有碍祛邪，燥湿又可伤阴，实属两难，养阴不用滋腻之品，如太子参、麦冬、南北沙参、玉竹、女贞子，一般不用生地或熟地；燥湿化湿一般用藿梗、苏梗、厚朴花、白蔻仁、杏仁，这些药物芳香化湿，醒脾和胃的作用，具有流动性，祛湿而不过燥，一般不取苍术、砂仁、陈皮、厚朴等温燥之品，因为这些药物能够伤阴。

（6）兼顾内生邪气：朱丹溪提出气、血、痰、湿、热、食六郁学说，很值得我们借鉴，尤其现代疾病，纯虚纯实，纯寒纯热等很少，往往是湿、浊、痰、郁、瘀互现，寒热并存，食滞与脾虚共存，内伤外感皆有，上下同病，治疗颇为棘手，要原机法括，运用自如，所以，我常将诸法融为一炉，选药如太子参、南北沙参、炒杏仁、炒薏苡仁、茯苓、姜半夏、炒枳壳、醋香附、石见穿、炒谷麦芽、藿苏梗出现在一张方子当中。

访谈结束时，路老嘱咐：调理脾胃学术理论方法要结合临床实际，认真总结，细心体会，方能有所得。

2型糖尿病中医诊疗临床路径构建的几个关键问题分析

陈世波[1] 刘保延[2] 王永炎[2] 倪青[1] 何丽云[3]

（1.中国中医科学院广安门医院 北京 100053；2.中国中医科学院 北京 100700；3.中国中医科学院中医临床基础医学研究所 北京 100700.）

摘要 “临床路径”以提高临床诊疗质量、降低医疗费用为目标。目前，世界上部分国家和地区已经引入并积极探索和制定临床路径并付诸实施,并取得积极效果。本文以2型糖尿病为载体进行阐述和分析，认为中医临床路径的构建需解决以下主要矛盾或问题：①辨证论治个体化与临床路径实施规范化；②中药复方的个体化与临床路径干预的标准化；③证候、处方的可测评。临床路径构建要求以循证证据为基础。因此，加强对中医药临床诊断指标体系及疗效评价的研究是构建临床路径的关键。

关键词 2型糖尿病 病证结合 临床路径 个体诊疗

临床路径（Clinical Pathway，CP）的提出最早源上世纪90年代的美国。其思路受启于对工业生产流水线上主要关键阶段和流程的科学管理。其目标是通过对医疗程序的规范化和程序化操作，以达到节约医疗资源、减低医疗成本。

随着我国医疗体制改革的不断深入和发展，临床路径将成为我国医疗行为和实践的普遍和有效模式。国家在“十一五”中长期规划中已明确指出：医疗卫生体制改革中医院职能和角色的定位应当以公益性为主，市场化为辅。这充分说明医院的职能定位仍要坚持将社会效益摆在首要位置，以最低的医疗成本创造出最大的社会、经济效益。基于此，“临床路径”这一新型的服务管理模式将逐渐为我国卫生体系各个级医疗机构逐渐采纳和使用。

本文就2型糖尿病中医临床路径的实施目标、框架、需要解决的问题及面临的挑战做初步的分析和探讨，以供临床参考或借鉴。

1 临床路径概念及其特点

“临床路径”，是指对患者健康负责的所有人员（包括临床专家、护理专家、药学专家、心理学专家、营养师、检验人员以及行政管理人员等）联合为某一特定的诊断、处置（治疗）而制订的一套“最佳”的、标准的服务与管理模式。“临床路径”的英文表述有多种，如Critical Path, Clinical Guideline, Pratice Guideline，Clinical Protocols，Clinical Algorithms等，由此看来，临床路径更多的是一些法则、规则、草案、流程等，是临床实施的准则。

临床路径对于某一特定疾病（诊断）的人来说，具有以下特点：（1）时序性。“临床路径“是以某一时间为起点的对医疗行为活动的执行规范，类似于一份计划书或清单：“先做什么”、“后做什么”，在某一阶段“可以同时做什么”，“必须做什么”以及“需要做什么”、“不宜做什么’等。(2)可操作性强。“临床路径”一经制定，每一个医疗环节上的所有医护行为和措施都必须是具体的，而不是抽象的，具有可操作性。医生、护士及患者或家属要遵照或配合既定计划逐项接受诊疗。包括诊断、化验及检查项目、药物治疗、医疗干预、护理、监测项目（包括用药效果和出现的不良反应等）、疾病健康教育、治疗阶段目标、时间要求以及运动、饮食、营养等。（3）时效性。临床路径的每一个阶段措施都必须有可预期的效果（效应）或结果。也就是说，任何一项诊疗行为的执行都应强调其结果的可预见性。且效果的产生与实施时间密切相关。（4）综合性。临床路径的作业形式是立体的。在某一时间点上，往往是多种诊疗行为同时发生和进行。因此，多学科、多部门、多专业人员的密切合作和分工是临床路径能否顺利完成的前提和保障。

2　临床路径的实施目标和发展趋势

当前，重大疑难疾病如肿瘤、心脑血管病、内分泌代谢病等已成为威胁人类健康和生存的主要问题，由此带来的高额医疗费用，已经成为各国政府和人民的主要负担。中国卫生事业发展统计公报（2007）指出：截至 2007 年末，全国医疗机构床位 370.1 万张，每千人床位的占有率仅为 2.84‰。36 个大中城市综合医院门诊和出院病人人均医疗费用为 4964.4 元。以恶性肿瘤、脑血管病等前 10 位疾病为死因造成的累计死亡率占死亡总数的 91.3%，其中内分泌代谢性疾病（包括糖尿病）占到第 6 位。以上数据提示了国内卫生资源人依然有限和紧张。因此，制定和实施科学可行的临床路径将有助于提高医疗资源的使用效率，规范临床诊疗行为，有效降低医疗成本，增强医院的竞争和生存能力，提高医疗实践能力和服务水平。这也是临床路径实施的最主要目标。可以预见，随着我国经济实力的不断增强和医疗保险体系的逐渐完善和健全，以临床路径实施为主体的现代诊疗模式将得到推广和应用，对缓解紧张的卫生资源，提高诊疗水平，节约医疗成本具有重要意义。

在诊疗实践中，临床路径的实施除了需要医生、护理人员的全程参与，还需要医院多学科、跨部门的协作和协调。此外，患者和家属的密切参与也必不可少。以上各类人员必须相互配合和协调，才能达到预期结果。在中医领域，临床路径的制定同样离不开以上几个关键组成环节。目前，临床路径已经在国内部分医院开始实施，并取得一定的效果。中医院开展临床路径还会碰到诸多需要面对和解决的问题，以下就 2 型糖尿病中医临床路径的实施为例展开分析和探讨。

3　型糖尿病中医临床路径构建的几个关键问题

2 型糖尿病是以高血糖为特征、伴随一种或多种并发症的内分泌代谢性疾病。其较高的致死致残率已在世界范围内引起广泛重视。而科学合理的临床路径制定对于良好的血糖控制，延缓或减少并发症的发生率、减少致残率和死亡率，提高病人生活质量，降低医疗成本具有重要意义。在中医领域，2 型糖尿病中医临床路径的制定需要解决以下问题。

3.1　疾病轻重缓急与临床路径时空交错

临床路径的制定需要判定病情轻重缓急问题。临床上，2 型糖尿病住院患者主要常见于两类：其一，以高血糖不可控和（或）高血糖引起急性并发症为主要表现。其二是血糖尚在可控范围，同时以一种或多种慢性并发症急性发作为临床特征。显然，以上疾病在当下需要解决的关键点不同，从而决定了临床路径制定的目标和具体路径也不一样。

科学合理的临床路径应当是包括多个时点的多种诊疗或护理措施的集合（或称有序集合体），也即临床解决方案。组成诊疗路径的措施可以相同，但因病情轻重缓急及复杂程度的不同，这些措施在时间序列上可以有先后差别，并在在空间上存在重叠与交叉。以 2 型糖尿病酮症酸中毒的病人为例，有效中药汤剂的服用时机一般不会选择在临床路径实施的第一步，而对 2 型糖尿病合并周围神经病变则不然。因此，以明确诊断为前提的临床路径的制定需要判断病情的轻重缓急，并以现有的诊疗循证证据为依据，科学制定、合理搭配，最终形成符合疾病特点、切合病情实际、可操作性强的临床诊疗路径。

3.2 辨证论治个体化与临床路径实施规范化

以病证结合为基础的辨证论治是中医药防病治病的特点，是临床遣方用药的前提和基础，“三因制宜”理论贯穿整个辨证过程，重视个体诊疗。临床可视具体情况“舍病从证”或“舍证从病”，辨证理论多样，有八纲辨证、气血津液辨证、三焦辨证等的不同，也可以是多种理论的交叉或组合运用。

临床路径要求操作规范化，其实施方案是为群体而立，而中医辨证强调诊疗个体化，证候判断是为个体而设。二者似乎不能有机统一和整合？如何将中医辨证论治整合入临床路径,并成为其中一个组成部分，是制定临床路径时需要面对和解决的问题。辨证论治是以病证结合为基础的个体化诊疗模式，多以“具体证候”作为立法和论治的依据。由于“具体证候”是个性的、针对某一特定个体的，并非群体特征，因而不能作为临床路径制定时的辨证规范。而针对患病群体的证候概括——类证候，它是对相同疾病某一人群证候特征的归纳和概括。相对于“理论证候”而言，“类症候”不是高度抽象的，是较为具体的，具有个体的特点，却又囊括了一类群体的的信息特征。基于此，我们认为“类症候”更适合于纳入临床路径制定时的辨证规范。

临床依据 2 型糖尿病合并的急性或慢性并发症为基点进行病类的划分。对合并多种并发症的个体可根据合并病的轻重确定主次，兼顾其他，结合既往的临床研究证据或资料，归纳和判断其基本证候类型。需要注意的是，由于证候判断是医者根据个体的客观临床表现、体征和相关检查进行判断和归纳的结果，是主观思辨的结果。因此，在证候类型确立后，还需考察疾病在某一阶段的证候表征——症状特点，并将其作为立法和处方的依据之一，这复合中医“但见一症便是”的理论。以病证结合为基础的 2 型糖尿病辨证论治，林氏结合自己多年的临床研究和经验积累，对 2 型糖尿病及其并发症的中医证治有全面而精辟的阐述，倡导以病为纲，以证为目进行临床论治，随症加减。其对中医治疗 2 型糖尿病并发症的辨证思路和方法，以及形成的相对固定而又不失灵活的处方加减，可为 2 型糖尿病中医临床路径的制定提供借鉴和参考。

3.3 中药处方的个体化与临床路径中干预措施的标准化

中医临床实践强调辨证和论治的有机统一。辨证是论治的基础和前提，论治是辨证的目的和归宿。完成一个辨证论治过程的重要环节就是立法和处方。临床上，同病异治，异病同治，以及“法随证变”，“方从法出”的临证经验，集中体现了中医临证论治的灵活性。于是，中药处方的个体化特征与临床路径对干预措施的标准化如何进行有效衔接和整合，这也给 2 型糖尿病中医临床路径的制定和实施带来了困难。

事实上，临床处方多以某一核心方为主要药物组成框架，核心方是反映根本治法和基本证候的物质和信息载体，是“证候”与“治法”的最直接体现和落脚点。临床随症加减的诊疗模式并未从根本上偏离所辨之证，所立之法。相反，它是以患病个体症状特征为依据对主要证候和根本治法的补充和完善，是有章可循的。基于以上分析，中药处方的个体化并不妨碍其临床路径的有效实施。我们认为，以核心方为主要结构的处方构成是 2 型糖尿病临床路径中的组要组成元素，可以实行标准化和流程化操作和实施。

4 中医临床路径构建和实施面临的挑战

临床路径，是一种具有可计量性、标准化的临床诊疗规范，是以降低医疗成本和提高医疗质量为目标的程序化管理模式。“预期结果”是整个临床路径计划的导向、目标和评量的依据。所以临床上需要把预期结果明确的表述在临床路径中。另外，临床路径构建所采纳的措施或策略需要尽可能选择有循证临床证据支持的结论。鉴于临床上针对中医证候和中药疗效评价的可靠临床证据还不多；中医证候的客观化、标准化体系还不完善，临床评价指标遴选及指标体系建立也有待解决，这对临床路径的构建及实施后对预期结果的测量和评价带来很大困难，同时也是阻碍临床路径实施和推广的最主要原因。

因此，加强对中医药临床评价研究，尤其是对确有疗效疾病的临床评价研究，寻找更多的可靠临床证据，将是当前迫切而重要的任务，也是解决中医临床路径构建过程中可靠资源或证据缺乏的唯一和有效手段。临床评价是获得证据的主要途径，而有价值证据的获得，不仅是疾病临床诊疗路径构建和优化的基础，也将为有关疾病中医药防治指南的制定提供可靠的实践依据。

参考文献（略）

雷公藤甲素抗类风湿性关节炎骨侵蚀的作用及机制研究

林　娜[1]，刘春芳[1]，莫淡雅[1]，曹洪欣[2]

（1.中国中医科学院中药研究所　北京 100700；2. 中国中医科学院　北京 100700）

摘要　研究者博士阶段已在国际首次证明了中药雷公藤的主要免疫活性成分雷公藤甲素对类风湿性关节炎（RA）关节滑膜介导的软骨损伤具有保护作用，本研究以此为基础，进一步探索雷公藤甲素对 RA 骨侵蚀的影响，并通过破骨细胞分化调节因子揭示相关作用机制。结果显示，雷公藤甲素能明显降低胶原诱导性关节炎（CIA）小鼠的发病率和关节炎指数，改善关节滑膜、软骨和骨的组织病理学及 X 光片的骨破坏程度，增加膝关节和腰椎骨密度；也显著降低 CIA 小鼠膝关节骨组织中 TRAP 阳性细胞的数量、血清 RANKL 含量和 RANKL/OPG 的比值。提示了雷公藤甲素对 CIA 小鼠有一定程度的抑制骨侵蚀和阻止骨质破坏作用，其机制可能与干扰 RANKL 表达、调节 RANKL/OPG 比例从而抑制破骨细胞的活化与吸收功能有关。

本研究是有关中药雷公藤对 RA 骨关节破坏影响作用的首次探索，相关结果将对雷公藤治疗 RA 机理的认识和功效的阐明具有较重要的意义，也为寻找能真正改善类风湿病情的 DMARDs 型中药提供可能。

关键词　雷公藤甲素；类风湿性关节炎/胶原诱导性关节炎；骨侵蚀

雷公藤系卫矛科植物，临床治疗类风湿性关节炎（rheumatoid arthritis, RA）疗效确切，被推荐为 RA 治疗的二线首选药。我们在前期的研究工作中，已通过体内、外实验证明了雷公藤最主要的免疫活性成分雷公藤甲素（triptolide）具有很好的抗滑膜炎症作用和新的软骨保护功效，为了进一步了解其阻止病情发展的作用及相关机制，本实验拟采用与人类 RA 临床特征接近的胶原诱导性关节炎（collagen II-induced arthritis，CIA）小鼠模型，从整体角度来观察雷公藤甲素对 RA 骨侵袭作用的影响，并通过破骨细胞分化调节信号因子揭示相关机理。

1　材料与方法

1.1　试剂与仪器

Ⅱ型胶原（CⅡ）购于 Chondrex 公司（批号：070163）；弗氏完全佐剂购于 Difco 公司（批号：104320JA）；甲氨蝶呤由中国上海信谊药厂生产（批号：070604）；雷公藤甲素，由福建医学研究院提供；萘酚 AS-BI 磷酸钠、N,N-二甲基甲酰胺均购于 Sigma 公司；护骨素(OPG)和 NF-κB 受体活化因子配体(RANKL)酶联免疫吸附法（ELISA）测定试剂盒均购于 R&D 公司（批号分别为 1113678 和 1131169）。MCR-6000 型高频钼靶乳腺机为意大利 Giotto 公司产品；乳腺 IP 和专用乳腺摄影屏-胶系统为 Kodak CR-950 系统；双能 X 线骨密度测定仪(DEXA)为美国 Norland XR-46。

1.2　动物分组及给药

SPF 级雄性 DAB/1 小鼠（上海斯来克试验动物有限公司），6～8 w，体重(20±2) g。小鼠按体重随机分为正常对照组、模型组、甲氨蝶呤组、雷公藤甲素低、中、高剂量组，每组 16 只。各给药组于第一次免疫后 14 d 开始口服灌胃给药，每天一次，连续 28 d。雷公藤甲素低、中、高剂量分别为 8、16、32μg/kg，甲氨蝶呤剂量为 0.1 mg/kg。正常对照组和模型组灌服等体积生理盐水。

1.3　CIA 模型的建立

CⅡ溶于 0.1 mol/L 醋酸中配成 2 mg/mL 溶液，再与等量弗氏完全佐剂混合，乳化，取乳化剂按每只小鼠 0.1 mg CⅡ的剂量于小鼠尾根部皮下多点注射。第 21 d 采用同样的方法和剂量，激发免疫。

1.4　取材及组织处理　第 42 d 将小鼠颈椎脱位处死，采血分离血清-20℃保存待用，用 75%酒精浸泡 1 min，使用灭菌器械，取膝、踝关节和腰椎（L2～L5）并剥去皮毛，放置 4%多聚甲醛溶液 4 ℃固定，拍 X 线片和检测 BMD，膝、踝关节用 10%乙二胺四乙酸二钠盐溶液脱钙，石蜡包埋，常规切片 5 μm，行苏木素-伊红（HE）和抗酒石酸酸性磷酸酶（TRAP）染色。

1.5　关节炎发病率及疾病严重度评价

关节炎指数：从免疫第 18 d 开始，每天进行一次临床积分，每足 4 分制，共 16 分。0 分，正常；1 分，1～2 指（趾）关节肿胀；2 分，全足掌的轻度肿胀；3 分，全足掌的严重肿胀；4 分，整体变形和/或关节僵硬。关节炎发病率：以至少有一只肢体临床积分≥2 分判定为关节炎发生。

1.6　组织病理学积分评价

选取膝关节和踝关节，从 RA 病理形态学改变如炎症细胞浸润、血管翳形成、软骨破坏和骨侵蚀四方面进行积分。计分方法：炎症细胞浸润程度，0 分，无浸润；1 分，少量存在；2 分，稀疏散在；3 分，大量存在。血管翳形成，0 分，无血管翳形成；1 分，少量血管翳；2 分，稀疏散在；3 分，大量存在。关节软骨破坏情况，0 分，无破坏；1 分，小灶状破坏＜1/3；2 分，小灶状破坏＜1/2；3 分，小灶状破坏＜2/3；4 分，小灶状全部破坏。骨侵蚀破坏，0 分，无破坏；1 分，表浅；2 分，深达软骨层的 1/2；3 分，深达全层。

1.7　CIA 小鼠骨质大体形态的评价

1.7.1　后肢关节 X 光片评价

由资深放射学医师以双盲法对小鼠的膝、踝和近端指间关节 X 光片进行阅片，分别从骨侵蚀、关节间隙和骨破坏等级等三个方面评价，具体标准如下。骨侵蚀评分标准：0 分，正常；1 分，可疑或有一个微小局部病灶；2 分，二个局部病灶或病灶总表面积≤50 %；3 分，三个以上的病灶或病灶总表面积＞50 %；4 分，关节面完全破坏，或出现骨缩小。关节间隙：0 分，正常；1 分，可疑或有一个微小局部病灶；2 分，关节出现狭窄；3 分，关节强直或关节间隙增宽。骨破坏等级：0 分，正常；1 分，骨质疏松期；2 分，骨质破坏期；3 分，骨质严重破坏期；4 分，强直期。

骨侵蚀，关节间隙评分点：膝关节骨侵蚀包括胫骨和股骨共 2 块，分别积分，累计；膝关节间隙 1 个，为胫骨和股骨关节间隙。踝关节骨侵蚀共 5 块骨，包括跟骨、距骨、足舟骨、跖骨和胫骨远端，分别积分，累计；踝关节间隙共 2 个，包括距骨–足舟骨关节和足舟骨–楔形骨关节，分别积分，累计。近端指间关节共 5 个，骨侵蚀共 10 个（近端指骨 5 个，中间指骨 5 个），分别积分，累计。

1.7.2　骨密度的测量

采用 DEXA（精密度和准确度都为 1 %，扫描速度 60 $mm\cdot s^{-1}$，分辨率 1.0×1.0 mm，扫描宽度 2.0 cm）分别进行腰椎（L2～L5）正位和膝关节侧位 BMD 的测定，膝关节包括股骨远端和胫骨近端各 1.2 cm 以及髌骨。

1.8　破骨细胞（TRAP 阳性染色）计数

取膝关节组织切片，按 TRAP 染色的实验操作方法，在 37 ℃染色 20 min。细胞质呈现暗红色的细胞被确认为破骨细胞样细胞。用显微镜在 100 倍的放大率下，对膝关节的胫骨和股骨两骺板之间的骨髓腔和炎性肉牙组织中 TRAP 阳性细胞进行计数。

1.9　血清 OPG、RANKL 含量检测

采用 ELISA 方法进行检测，具体操作步骤按照试剂盒说明书进行。

1.10　统计学方法

软件用 SPSS15.0，发病率采用卡方检验，临床积分、病理积分和放射学积分以及破骨细胞计数采用非参数检验，OPG、RANKL 含量采用方差分析。实验结果以均数±标准差（$\overline{x}\pm s$）表示。$P<0.05$ 有统计学意义。

2　结果

2.1　雷公藤甲素对 CIA 小鼠关节炎发病率和关节炎指数的影响

如图 1 所示，正常组小鼠关节无红肿变形。模型组小鼠在免疫后第 18d 关节开始出现红肿，30

d 明显加重，部分可见关节变形，36 天起平均关节炎指数在 10 以上，发病率也达到 100%。与模型组相比，雷公藤甲素高中低各剂量组均能明显降低 CIA 的发病率和关节炎指数。

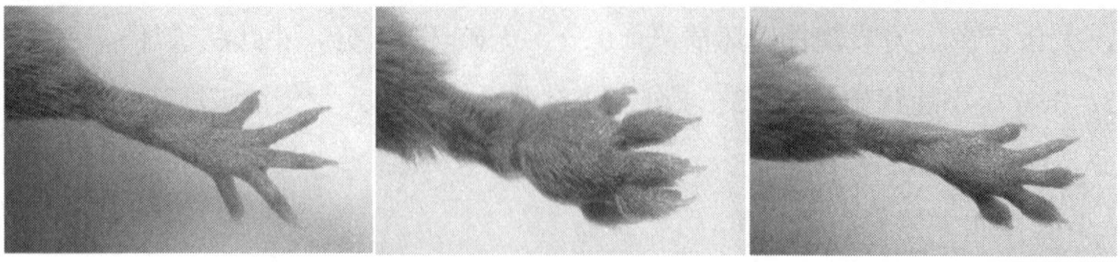

Normal　　Vehicle　　Triptolide 32 ug/kg

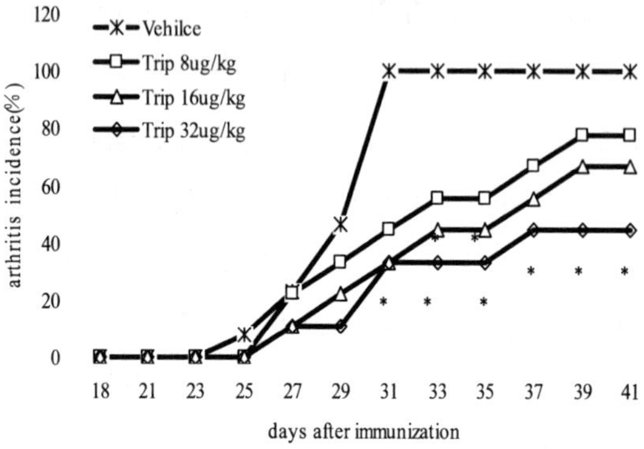

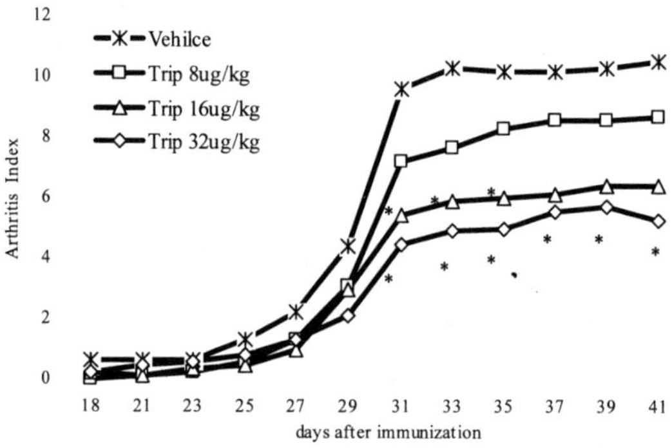

Figure 1. Effects of triptolide on arthritis progression and joint histology of CIA mice

Note: versus normal group $^{\#}P<0.05$, $^{\#\#}P<0.01$; versus vehicle group $^{*}P<0.05$，$^{**}P<0.01$.

2.2 雷公藤甲素对 CIA 小鼠骨关节组织病理学改变的影响

软骨和骨破坏、炎性细胞浸润、血管翳形成各部分的组织病理形态学改变及病理积分结果如图 2 和表 1 所示，各给药组均有不同程度降低 CIA 小鼠关节组织形态学变化的作用。其中，雷公藤甲素高、中剂量组作用最明显，除能显著降低 CIA 小鼠关节炎性细胞浸润、血管翳形成和软骨破坏外，对关节骨侵蚀也有明显的抑制作用。

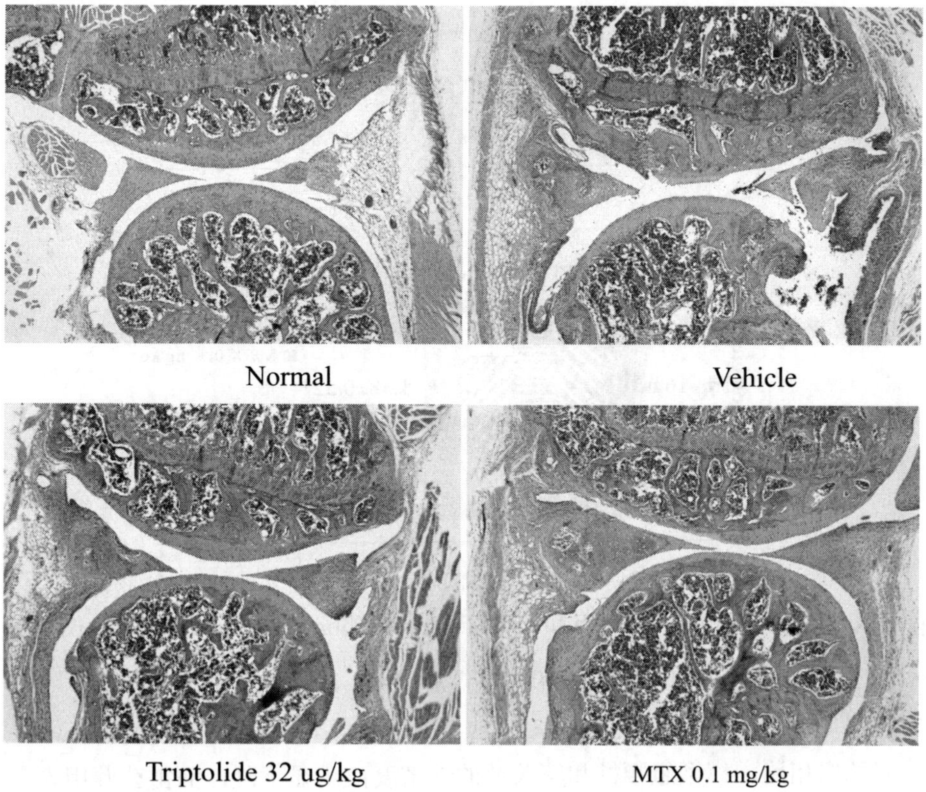

Figure 2. Effect of triptolide on the joint histology of CIA mice

Table 1. Histopathology scores in mice with collagen-induced arthritis (mean±S.D.)

group	n	cartilage destruction	bone destruction	inflammation	pannus	total score
Vehicle	16	1.99±0.11	1.09±0.15	2.18±0.15	1.43±0.12	6.69±0.53
Trip 8 ug/kg	16	1.1±0.12	0.8±0.12	1.05±0.09**	0.75±0.15*	3.7±0.48
Trip 16 ug/kg	16	0.63±0.05*	0.63±0.098	0.78±0.11**	0.56±0.09**	2.6±0.34*
Trip 32 ug/kg	16	0.47±0.05**	0.57±0.08*	0.44±0.09**	0.45±0.08**	1.93±0.30*
MTX 0.1 mg/kg	16	0.89±0.11**	0.79±0.09	0.92±0.12*	0.65±0.13*	3.25±0.48

2.3 雷公藤甲素对 CIA 小鼠骨质大体形态的影响

2.3.1 X 光片评价

X 光片结果可见，正常对照组小鼠踝关节面光滑，关节间隙清晰；模型组小鼠踝关节的关节面呈虫蚀样破坏，边缘性骨质侵蚀，伴骨质增生反应，骨端增生、粗大，关节间隙狭窄或增宽，关节相互融合甚至骨性强直；雷公藤甲素各给药组小鼠踝关节面破坏和边缘性骨质侵蚀、关节间隙情况与模型组相比均有不同程度的改善。相关积分结果如表 2 和图 3 所示，雷公藤甲素高、中剂量组均有一定程度的降低 CIA 小鼠骨与关节破坏程度，但甲氨蝶呤组作用不明显。

Table 2. Effect of triptolide on radiological score of bone destruction grade in ankle joint of CIA mice (mean±S.D.)

group	n	bone destruction grade
Normal	16	0.13±0.35
Vehicle	[illegible]	2.50±0.53##
Trip 8 ug[illegible]	[illegible]	1.63±0.52
Trip 16 u[illegible]	[illegible]	1.38±0.52*
Trip 32 u[illegible]	[illegible]	0.75±0.70**
MTX 0.1[illegible]	[illegible]	1.75±[illegible]

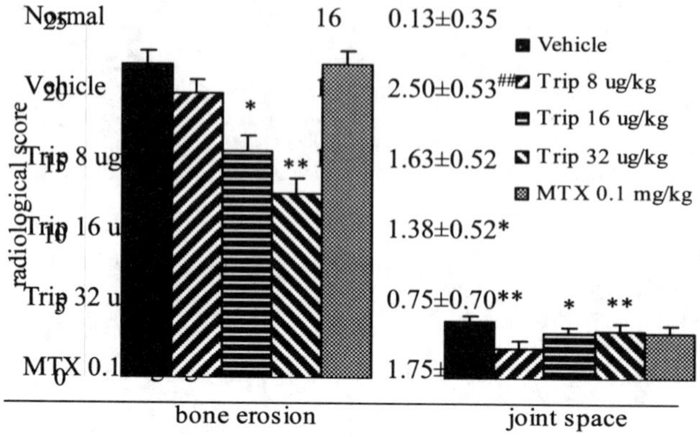

Figure 3. Effect of triptolide on radiological score of bone erosion and joint space in the ankle joint of CIA mice

2.3.2 对骨密度的影响

与正常对照组相比，模型组腰椎和膝关节的骨密度值明显下降，而雷公藤甲素高、中剂量组能显著升高 CIA 小鼠异常减低的骨密度值（图 4）。

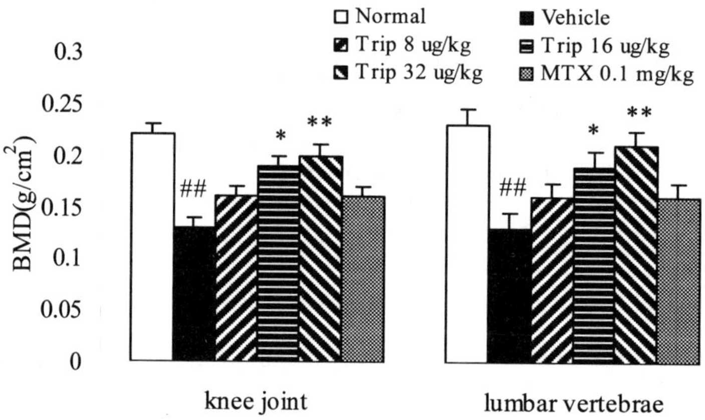

Figure 4. Effect of triptolide on BMD of knee and lumbar vertebrae of CIA mice

2.4 雷公藤甲素对 CIA 小鼠 TRAP 阳性细胞数量的影响

如图 5 和表 3 所示，模型组膝关节的骨-血管翳交界处和软骨下骨中可见呈紫红色的 TRAP 阳性细胞，其数量较正常组明显增多，雷公藤甲素高、中剂量组能明显减低 CIA 小鼠异常升高的 TRAP 阳性细胞数量。

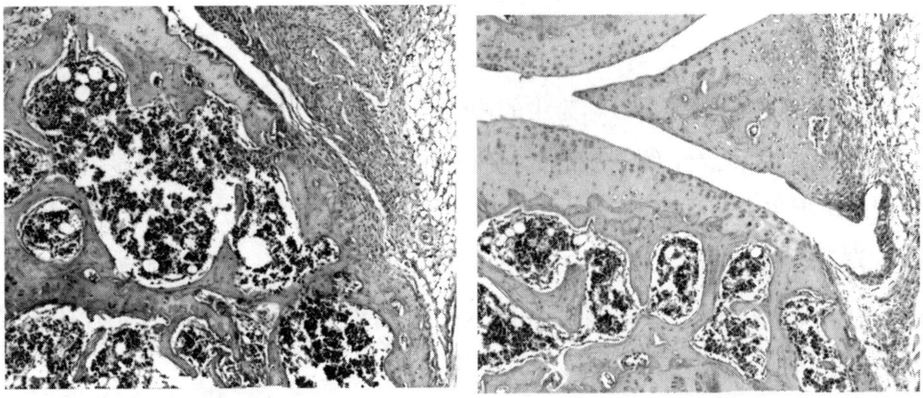

Vehicle　　Triptolide 32 ug/kg

Figure 5. Effect of triptolide on osteoclast number in knee joint of CIA mice

Table 3. Effect of triptolide on the number of TRAP positive cells of CIA mice (mean±S.D.)

group	n	number of TRAP positive cells
Normal	16	5±2.35
Vehicle	16	31.75±8.48##
Trip 8 ug/kg	16	12±5.60
Trip 16 ug/kg	16	8.2±6.32*
Trip 32 ug/kg	16	7.25±5.63*
MTX 0.1 mg/kg	16	22.33±8.1

2.5　雷公藤甲素对 CIA 小鼠血清 OPG、RANKL 含量及 RANKL/OPG 比值的影响

与正常对照组相比，模型组 OPG、RANKL 含量及 RANKL/OPG 比值均明显增加，而雷公藤甲素高、低剂量组能显著降低 CIA 小鼠异常升高的 RANKL 含量及 RANKL/OPG 比值，对 OPG 含量没有明显影响，MTX 组也能升高 RANKL 含量和 RANKL/OPG 比值（图 6）。

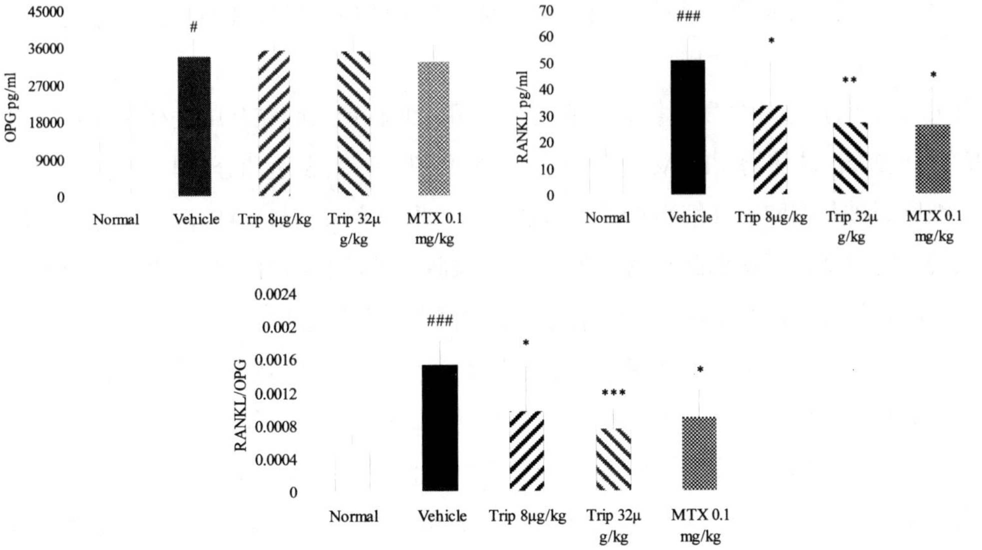

Figure 6. Effect of triptolide on the level of OPG and RANKL, the ratio of RANKL/OPG in sera of CIA mice

3 讨论

RA 是一种病因未明的以关节破坏为主的慢性、全身性的免疫系统疾病。受累关节边缘的骨质侵蚀是 RA 的放射学特点之一，约 15%的 RA 病人在起病的头两年即发生明显的骨质破坏，而大部分病人随病程的进展也会出现不同程度的关节畸形及骨质侵蚀，其严重程度往往与疾病本身的严重程度成正相关，是 RA 病人致残的主要原因之一。一般认为，一旦骨质遭到破坏，则意味着其病理改变进入不可逆期，因此，延缓甚至阻断 RA 病人的骨质侵蚀成为 RA 治疗的重要靶标之一；试图逆转 RA 骨质破坏的探索也引起了研究者的极大关注。

雷公藤是治疗 RA 疗效肯定的中药。长期的临床实践证明，用其治疗 RA 可减少或替代皮质激素和（或）甾体抗炎药，且具明显的高效低毒优势，至今尚未发现有其它中草药能取代其位置。然而，雷公藤抗 RA 的药理作用特点及机制尚未完全明确。我们在前期的研究中，发现雷公藤的主要免疫活性成分雷公藤甲素除具有以往被人所知的抗炎和免疫抑制作用外，还具有新的软骨保护作用和较理想的滑膜炎症抑制作用，这对雷公藤治疗 RA 机理的认识和功效的阐明具有重要意义，也为寻找能真正抑制滑膜增生、阻止软骨和骨质破坏的抗风湿病情改善中药提供可能。究竟雷公藤（甲素）能不能延缓甚至阻断 RA 关节的骨质侵蚀和破坏？其机制是通过抑制滑膜炎症间接发挥作用，还是直接抑制骨吸收？相关问题目前尚不清楚。

本研究中，我们采用 DBA/1 小鼠Ⅱ型胶原尾根皮下注射的方法复制 CIA 模型，造模成功率 100%。利用这一模型，我们观察到雷公藤甲素的预防性给药，能明显降低 CIA 小鼠的临床积分和发病率，32μg/kg/d 剂量的雷公藤甲素除能显著改善 CIA 小鼠关节炎性细胞浸润、血管翳形成、软骨和骨破坏等组织病理学改变外，对 X 线的关节和骨侵蚀也有一定的抑制作用，还能增加 CIA 小鼠膝关节和腰椎异常降低的骨密度等。相比之下，作为抗风湿缓解病情阳性对照药物的甲氨蝶呤，在本实验中，虽也能观察到其减缓 CIA 小鼠临床积分和发病率，抑制关节滑膜炎细胞浸润、血管增生和血管翳形成的现象，但对于 CIA 小鼠骨和关节的破坏以及关节局部和系统异常降低的骨密度并没能显示较好的改善作用。

有关 RA 骨质破坏的发生机制目前尚未阐明，但破骨细胞在其中的作用已被大量的实验所证实。抗酒石酸酸性磷酸酶（TRAP）是破骨细胞特征性酶，其表达和分泌与破骨细胞功能密切相关，是破骨细胞或破骨细胞前体细胞重要的识别标志。本研究采用 TRAP 活性检测这一破骨细胞形态学特征的鉴定方法，观察到破骨细胞在 CIA 小鼠膝关节的骨—血管翳交界处大量增生，也存在于软骨下骨的骨侵蚀区，其出现的部位刚好是血管翳侵入骨髓腔的位置，而 16 和 32μg/kg/d 剂量的雷公藤甲素干预后，CIA 小鼠的膝关节骨髓腔和炎性肉芽组织中异常增多的破骨细胞或破骨细胞前体细胞的数量明显减少，然而，甲氨蝶呤并没能显示这一抑制作用。

RANKL 和 OPG 是一组新近发现的破骨细胞分化调控细胞因子，在 RA 的骨质破坏中扮演重要角色，可能是新的治疗靶点之一。RANKL 又称破骨细胞分化因子和 OPG 配体，是破骨细胞分化、成熟所必须的一因子，主要表达于成骨细胞、骨髓基质细胞、软骨周围的原始间充质细胞等，通过与其受体 NF-κB 受体活化因子(RANK)结合发挥作用。OPG 具有广泛的组织分布，在骨骼中的 OPG 主要由成骨细胞谱系的各种细胞产生，它是一种诱饵受体，其作用是竞争性地结合或中和可溶性 ANKL 及与成骨细胞/基质细胞结合的 RANKL，从而阻断 RANKL 与 RANK 的结合，抑制破骨细胞前体的分化和成熟，并诱导破骨细胞凋亡。由此可见，RANKL/OPG 的比例在很大程度上决定了破骨细胞的数目及吸收功能。系统研究显示，RANKL、OPG 是破骨细胞分化、活化、成熟和凋亡过程中的最终调节子，其它影响破骨细胞分化和活性的细胞因子最后都是通过调节 RANKL、OPG 来实现的。本研究采用 ELISA 方法检测的结果显示 CIA 小鼠血清中 RANKL 和 OPG 含量以及 RANKL/OPG 的比值均显著增加，经 8~32μg/kg/d 雷公藤甲素治疗后则能显著降低 RANKL 的含量，对 OPG 则没有影响，从而显著下调了 RANKL/OPG 的比例，提示雷公藤甲素可能影响了破骨细胞的活化及吸收功能，甲氨蝶呤也表现相似的调节作用。

本实验结果首次证明了雷公藤甲素能在一定程度延缓 CIA 小鼠关节的骨质侵蚀和破坏，相关机理可能与通过降低 RANKL 表达和下调 RANKL/OPG 比例从而抑制破骨细胞的活化与吸收功能有关。

参考文献（略）

推拿疗法与运动疗法在中风康复治疗中的异同之我见

曾庆云

摘要　推拿疗法与运动疗法分属于中、西医康复学范畴，作为两种代表性的康复方法，两者既有区别又有相同之处。

关键词　推拿疗法；运动疗法；中风病；康复

推拿疗法是中医康复学的有机组成部分，在中风康复中的应用具有良好的基础、丰富的资源和临床实践经验。它与运动疗法分属于中西医康复学范畴，作为两种康复方法，既有区别又有相同之处，本文拟从以下几个方面做初步阐释。

1　中西医对中风病康复过程的认识异同比较

根据文献记载来看，古人对偏瘫症状的认识已经达到了相当的程度，对偏瘫症状的描述相当精细，如《明医杂著·问答》云："左手臂挛缩不能伸举，手指拳缩，肩背重坠，有似筋牵引作痛，伸缩间骨节处筋作痛，左手大指中指常欲反张难屈，左手指掌时常作麻，指缝近掌处但觉有物夹于其间，左足底近前高突处如肿硬急胀，摸之无形，步履时只如多一毡垫者，，不时打寒噤喷呵欠，便牵动手足之病"。其中"不时打寒噤喷呵欠，便牵动手足之病"这种描述，与现代康复医学关于偏瘫的联合反应的认识十分相似。古代医家在长期的医学实践中积累了丰富的经验，针对中风偏瘫的临床症状可以大致判断其预后。如刘完素认为"然筋挛虽势恶而易愈，诸筋缓难以平复也"。"筋挛"相当于现代医学中的偏瘫痉挛期，"筋缓"则相当于偏瘫早期的软瘫期。这种根据"筋挛"、"筋缓"来判断中风后运动功能恢复的可能性与现代康复医学的认识完全一致，而且早了数百年。

但宥于时代的限制和中医理论体系发展的独特性，历代医家对中风后肢体康复的整个发生发展过程缺乏全面的观察和认识，未能认识到中风患者运动功能的恢复是遵循由单个关节的小范围运动到多个关节的共同运动，再到单个关节的分离运动的规律，仅仅认识到偏瘫这种症状，或仅看到其痉挛或弛缓的病理状态，针对其中的某个阶段进行观察和治疗。

2 推拿疗法与运动疗法在中风病康复中的相同之处

中医推拿疗法与西医运动疗法虽然源自不同的理论体系，但在中风病康复治疗的实践中得到了统一，在中风病康复中具有异曲同工之效。例如在我国古代，通过实践已经灵活地运用了某些现代康复学非常重视的运动疗法，如《石室秘录·导引》一篇记载了运动疗法的雏形："如患右手，以右手指右，回头目而左视，左患亦如之。如患左足，坐平凳子上，以左足踏右膝上，左手托脚跟，右手搬脚尖，转头向左。患右亦如之，用力扳之，能除风寒暑湿，远年近日瘫痪之证，无不应验"，从现代神经生理学角度分析，这种方法与运动疗法中的Bobath疗法利用神经反射原理来治疗中风偏瘫的技术十分相似。

推拿疗法与运动疗法作为一种具有规范化技巧的操作方法，都是以手法作为防治疾病的主要手段，根据其作用部位可分为作用于软组织类手法和作用于骨关节类手法两大类；手法作用部位都是人体的特定部位，二者操作时都有一定的操作程式，并且每种手法操作时间、频率、轻重等刺激量有度的要求。

3 推拿疗法与运动疗法在中风病康复中的相异之处

作为中、西医康复阵营中的主要治疗方法之一，二者相异之处主要体现在治疗手法、施术部位和指导原则三个方面。

3.1 治疗手法

传统的中医推拿手法源于古代人类的生产劳动和生活实践，在长期的发展中一直是以师带徒的形式进行传授，其操作具有严格的技术规范。操作者手法技术的功力与质量，会直接影响临床疗效。正如《医宗金鉴》指出的那样："伤有重轻，而手法各有所宜，其痊可之迟速及遗留残疾与否，皆关于手法之所施得宜，或失其宜，或未尽其法也。"

相对于运动疗法，推拿手法具有种类繁多，动力形式各不相同的特点。常用的作用于软组织类手法如扌衮法、一指禅推法、弹拨法、拿法等，对机体的刺激形式较为复杂，按照一定的次序组合成一定的推拿处方，患者接受治疗时不易产生厌倦感，操作完毕后可觉得全身轻松；而运动疗法应用的手法相对较为单一，常用手法包括推摩、摩擦、揉捏、叩击、振颤等，这些手法动作结构简单，操作时强调同一动作模式的反复进行，患者受术后易于疲劳，治疗时产生厌倦感或抵触情绪。另外，推拿治疗对患者而言是以被动接受的形式来促进偏瘫肢体功能的康复，因此能够广泛地运用于各种类型和时期的脑卒中患者，尤其是软瘫期和后遗症期；而运动疗法应用时特别强调患者的主动运动，施术时要求患者最好具有一定的主动配合能力，因此中风早期应用时对一部分主动配合能力较差的患者具有一定的局限性。

推拿的运动关节类手法是对关节作被动性活动的一类手法，有摇法、抻法、扳法、拔伸法等，一般在按法、摩法、揉法、扌衮法等作用于软组织类手法操作一段时间使局部皮肤肌肉韧带充分放松后进行的，可与作用于软组织类手法合成摇扌衮法等复合手法，并与腧穴结合操作。而运动疗法常用的关节被动运动主要有摆动、转动、滑移、旋转、挤压、牵引等运动种类，结合基本运动模式或反射抑制性运动模式，抑制异常的姿势和运动，增大因肌肉紧缩而受限的关节动度。

3.2 施术部位

推拿疗法施术部位包括在体表经络、腧穴与特定部位，常见的有十四经经络、腧穴或经外奇穴，头部运动区、语言区等头针穴区，以及耳穴、足部反射区等，另外还包括一些经验穴。推拿施治时，一方面运用各种手法在人体体表的经络线上操作，“推穴道，走经络”，使治疗信息沿经络系统传导至远方的腧穴及脏腑；另一方面通过在脏腑投影的相应体表部位施以手法，实现对患者内在脏腑功能的直接调理作用，调整机体阴阳失调的状况而促进患者整体功能的康复。而作为中风病临床康复中最常用的运动疗法主要是神经生理学疗法，包括 Bobath 疗法、Rood 疗法、Brunnstrom 疗法、PNF 疗法等，其作用部位则是皮肤、关节、肌肉、肌腱、感觉器、关键点等，利用各种动作促进正常姿势反射和平衡反应出现，并促使患者自觉应用到日常生活活动中去，形成较为正常的活动模式。Bobath 疗法常用的关键点包括：中部：头颈、肩、脊柱、胸骨柄；近端：肩峰、髂前上棘；远端：拇指、拇趾、腕、踝。

3.3 指导原则

中医推拿施术遵循中医学整体观念和辨证论治思想，在中风病康复中遵循《素问·至真要大论》“谨察阴阳所在而调之，以平为期”的原则，根据辨证分型，采用不同刺激量的手法改变人体内部阴阳失调的病理状态，从而达到恢复阴阳的相对平衡、邪去正复之目的。手法的局部作用，体现在应用推拿改善中风后肢体麻木不仁或偏瘫痉挛状态及用指针疗法在头颈部相应腧穴的操作来直接改善头部的血液循环等方面。手法的整体作用，体现在手法作用力沿着经络传至所属的脏腑及其所过之处的组织、器官，如脑、髓、胞宫等，从而改善或恢复这些脏腑、组织、器官的生理功能。西医运动疗法是以神经生理学和神经发育学理论为基础的，充分认识到中风康复过程的阶段性特点，其基本原理是以神经生理、运动学习和运动行为方面的研究成果归纳出来的。这是推拿疗法与运动疗法作为两种康复技术本质不同的根源。

4 推拿疗法与运动疗法在中风病康复中的相通之处

推拿与运动疗法有着相近或相同之处，两者关系密切，可以互通互用。传统推拿与运动疗法在适应症上有相同的疾病谱，且治疗的切入时机相同，推拿医学的治疗手段与康复医学的理论有极强的互补性。《康复医学事业“八五”规划要点》明确规定:“中医药学是一个伟大的宝库，在建设康复医疗机构和在进行康复医疗时，都必须充分发挥传统医药这个优势，将现代康复技术与我国传统康复技术相结合。”而且现代康复医学对脑卒中偏瘫的康复认识从发病机制、治疗机制、康复分期、实验研究等各个方面均已形成比较完善的体系，因此，将这种理论体系补充到脑卒中推拿治疗方案中，可以提高推拿治疗的科学化和现代化水平。已有研究人员提出推拿治疗中应强调抑制技术(手法和各种运动模式相结合以降低肌张力和阻断异常运动模式的治疗技术)与易化技术(运用各种手法或通过运动帮助患者诱发出正常或接近正常的肌张力、姿势反应及运动模式的治疗技术)的选择性应用，用于缺血性卒中的早期康复治疗，已在临床广泛应用并获得显著疗效。目前越来越多的研究者采用将康复分期和部分康复手法引入推拿治疗方案，与原有推拿方案水乳交融，形成新的推拿康复程式，并以中风康复的常规模式对中风病人进行分期康复治疗，从而促进中风偏瘫的异常运动模式的转换。为推拿治疗缺血性中风的进一步深入研究提供了临床研究平台。而且，在现代康复评价体系中，康复评价不再以肌力和关节活动度作为疗效评价标准，而是以运动模式的正常化作为康复治疗的目标，因此有必要将现代康复中有关功能障碍评定的具体方法引入到推拿方案疗效评定体系中，在治疗前后不同阶段进行功能评定，以提高推拿治疗的信度。

综上所述，推拿疗法要在中风病康复中发挥更大的作用，有必要将传统的推拿医学与运动疗法相结合，把传统推拿的丰富技法、经验与近代学者从现代康复的各个层面所取得的研究成果相结合，加强理论上的互相渗透和临床上的互相协作，发展为具有现代康复医学内涵的推拿疗法，从而更好地发挥两者的优势。

参考文献（略）

益气活血中药复方调控 CVB_3 病毒性心肌炎心肌细胞缝隙连接通讯功能机理研究

何伟[1,] 张明雪[2]

（1 中国中医科学院临床基础医学研究所 北京 100700；

2 辽宁中医药大学附属医院 沈阳 110032）

摘要 目的：观察益气活血中药复方对 CVB_3 病毒性心肌炎心肌细胞间缝隙连接蛋白 Cx43 及细胞间缝隙连接通讯功能的影响。方法：通过新生 2—3d wistar 乳鼠体外心肌细胞培养方法，建立 CVB_3 感染的病毒性心肌炎模型，以 SABC 免疫组化法检测心肌细胞缝隙连接蛋白 Cx43 表达；以 FRAP 技术检测各组心肌细胞荧光漂白恢复率。结果：（1）正常组心肌细胞 Cx43 呈强阳性表达，病毒组 Cx43 呈极弱阳性表达，与正常组阳性目标平均光密度比较，差异极其显著（$P<0.001$），益气活血中药复方干预组 Cx43 呈阳性表达，与病毒组比较，差异明显（$P<0.05$）。（2）正常组心肌细胞荧光漂白恢复率为 65.36±5.8，病毒组心肌细胞荧光漂白恢复率为 32.46±6.9，与正常组比较，差异明显（$P<0.05$），而益气活血中药复方组心肌细胞荧光漂白恢复率为 51.32±7.1，与病毒组比较，差异显著（$P<0.01$）。结论：益气活血中药复方能上调 CVB_3 病毒性心肌炎心肌细胞 Cx43 表达，能显著提高 CVB_3 病毒性心肌炎心肌细胞荧光漂白恢复率，具有修复 CVB_3 病毒性心肌炎心肌细胞间缝隙连接通道结构，改善细胞间缝隙连接通讯功能的作用。

关键词 病毒性心肌炎；心肌细胞培养；Cx43；缝隙连接通讯；激光扫描共聚焦显微镜

细胞间缝隙连接通讯（gap junctional intercellular communication，GJIC）是以细胞间缝隙连接结构为基础的细胞间物质、能量及信息交换方式，是多细胞生物最普遍的通讯方式。细胞间缝隙连接结构是由连接蛋白（connexin，Cx）构成的连接相邻细胞的具有亲水、低选择、低电阻等特性的一种特殊跨膜通道，允许第二信使、离子、小分子量代谢分子等经此通道在相邻细胞间扩散，来介导细胞间信号通讯和物质能量交换，进而使组织、器官，乃至整个生物体在结构上形成紧密连接，功能上彼此协调相关。因此，针对缝隙连接通讯功能成为临床各系统疾病发病机制及药物治疗机制探讨的热点内容。

本研究通过检测体外培养的心肌细胞间缝隙连接蛋白 Cx43 表达，并以激光扫描共聚焦显微镜的荧光漂白恢复技术（FRAP），检测细胞间缝隙连接通讯功能，试图观察并验证益气活血中药复方具有调控 Cx43 蛋白表达，及改善 CVB_3 病毒性心肌炎心肌细胞间缝隙连接通讯的作用。

基于，通过高强度激光脉冲淬灭细胞内某一区域荧光标记物，观察相邻细胞内荧光物质通过缝隙连接通讯结构扩散至淬灭区域的速率及程度，即荧光恢复率大小，从而达到的目的，具有高分辨率、高灵敏度、实时定量检测等优点。

本实验选用对细胞无毒性作用的 6-CFDA 作为荧光探针染料，以 FRAP 技术观测各组心肌细胞荧光恢复率，试图揭示益气活血中药复方具有改善 CVB_3 病毒性心肌炎心肌细胞间缝隙连接通讯功能的作用。

1 益气活血中药复方对 CVB_3 病毒性心肌炎心肌细胞缝隙连接蛋白及缝隙连接通讯功能的影响

1.1 实验材料

1.1.1 实验动物 新生 2－3d wistar 乳鼠（辽宁中医药大学实验动物中心提供）。

1.1.2 实验药品及制备 CVB_3m 嗜心肌毒株（哈尔滨医科大学微生物实验室提供）；益气活血中药复方由黄芪、白参、丹参、郁金、麦冬等药组成，制成含生药浓度为 1g/ml 的注射液（沈阳药科大学药学院制备）。

1.1.3 主要试剂 Rabbit Anti－Cx43（博士德，武汉）、SABC 免疫组化（过氧化物酶）试剂盒（博士德，武汉）、抗原修复液（博士德，武汉）、DAB 显色试剂盒（博士德，武汉）、高糖 DMEM（Gibco，美国）、特级胎牛血清（灏洋生物，天津）、6－碳氧荧光素醋酸盐（Sigma，美国）、D-PBS With Ca^{2+}、Mg^{2+}（碧云天，海门）等。

1.1.4 主要仪器及设备 生物安全柜（NUAIRE 425－400，美国）、二氧化碳培养箱（NUAIRE－4950E，美国）、倒置荧光显微镜（莱卡 LEITZDMIL，德国）、水浴恒温振荡器（金坛 SHA－B，江苏）、35mm 激光扫描共聚焦显微镜专用培养皿（corning，美国）、激光扫描共聚焦显微镜（LEICA TCS SP2 AOBS，德国）等。

1.2 实验方法

1.2.1 乳鼠心肌细胞的制备和培养 剪取乳鼠心室肌，用预冷 hanks 液冲洗 3 遍，剪为 $1mm^3$ 碎块，0.25%胰蛋白酶，37℃水浴震荡消化 50～60min，加适量 10%胎牛血清中止消化，1000rpm 离心 10min，弃上清液，加入 8ml hanks 液洗涤细胞，1000rpm 离心 10min，弃上清液，加入含 10%胎牛血清的 DMEM 培养液混匀细胞沉淀，过 200 目滤网，调整细胞数为 5×10^5/ml，接种于加有盖玻片的 24 孔培养板中。而在进行缝隙连接通讯功能检测时，将心肌细胞接种于激光扫描共聚焦显微镜专用培养皿，置 5% CO_2 培养箱中孵育。

1.2.2 细胞感染模型的建立 培养 72h 后，将细胞分为 3 组，1 组为正常对照组；2 组为 CVB_3

病毒感染组；3 组为 CVB_3 病毒感染加益气活血中药复方干预组，在已呈规律同步搏动的 2、3 组各瓶细胞中，分别加入适量含 CVB_3 的 DMEM 维持液，吸附 2h 后，1、2 组分别加入含 2%胎牛血清的 DMEM 维持液；3 组加入含 2%胎牛血清的益气活血中药复方（1:128 稀释）维持液，继续培养 48h 后，光镜下观察各组细胞生长状态，可见约 50%心肌细胞形态圆缩，溶解，坏死，部分细胞呈空泡样改变，边界不清，表明 CVB_3 病毒性心肌炎心肌细胞感染模型建立成功。

1.2.3　SABC 免疫组化法检测 CVB_3 病毒性心肌炎心肌细胞缝隙连接蛋白 Cx43 表达　取上述正常组、病毒组、中药组心肌细胞，PBS 冲洗后，4%多聚甲醛室温固定 30min。用 3% H_2O_2 孵育 5min。PBS 冲洗 3 次，每次 5min，滴加正常山羊血清封闭液，室温孵育 20min，倾去。滴加兔抗大鼠一抗（1:100），37℃湿盒温育 2h。PBS 冲洗 3 次，每次 5min。滴加生物素化羊抗兔二抗，37℃湿盒孵育 30min。PBS 冲洗 3 次，每次 5min。滴加 SABC 复合物，37℃湿盒孵育 30min。PBS 冲洗 3 次，每次 5min。DAB 显色 15min，蒸馏水冲洗，苏木素复染 15sec，蒸馏水冲洗，梯度脱水，中性树脂封片，镜下观察拍照。

1.2.4　FRAP 检测 CVB_3 病毒性心肌炎心肌细胞缝隙连接通讯

1.2.4.1 6－CFDA 荧光探针负载　将 25mg 6－CFDA 溶于 12.5ml 无水二甲基亚砜中，制备成 2mg/ml 的储备液冻存于－20℃冰箱中，临用时以含 Ca^{2+}、Mg^{2+}的 PBS 配成 10μg/ml 的应用液，取单层贴壁生长达 70－80%的正常组、病毒组、中药干预组心肌细胞，以预温的 PBS 漂洗 2 次，加入浓度为 10μg/ml 的 6－CFDA 500μl，于 37℃，5% CO_2 培养箱中孵育 30min，取出后 PBS 漂洗掉细胞外多余的 6－CFDA，保证背景无荧光干扰，加入适量含 Ca^{2+}、Mg^{2+}的 PBS 后，上机检测。

1.2.4.2 FRAP 目标细胞的选择与检测　本实验选取 3 种细胞:①与周围其它细胞紧密连接,需用激光去淬灭的心肌细胞，即用于研究缝隙连接通讯的目的漂白细胞；②孤立于其它细胞，即不存在缝隙连接通讯的单个心肌细胞，也需用激光去淬灭，作为实验对照；③与周围其它细胞紧密连接，但不需激光淬灭的心肌细胞，即未漂白细胞，由于其自身有荧光光漂白现象，故用于其它细胞的背景校正。采用共聚焦显微镜自带的 FRAP 软件程序进行检测，在确定预选细胞后，开始预扫描，并进行淬灭，完成后监测 3 种细胞 4 min，观察荧光恢复情况。根据公式: (淬灭后最高荧光强度—淬灭时荧光强度) /(淬灭前荧光强度—淬灭时荧光强度),计算荧光漂白恢复率。结果以 $\bar{X} \pm S$ 表示，用 SPSS11.0 进行单因素方差分析。

1.3.实验结果

1.3.1 SABC 免疫组化法检测心肌细胞缝隙连接蛋白 Cx43 表达结果

染色结果判定标准为大部分胞浆或胞膜呈弥漫性棕褐色为强阳性表达（＋＋＋)；部分胞浆或胞膜呈淡棕黄色，程度减弱为弱阳性表达（＋）；着色程度及面积介于两者之间的为阳性表达（＋＋）；散在极少量的细胞呈淡棕黄色者为阴性表达（－），着色程度及面积介于弱阳性（＋）及阴性（－）之间为极弱阳性表达（±）。每组随机选取 10 个视野，结果采用北航图像中心分析系统进行图像分析，通过计算灰度调节区分视野内阳性信号面积，然后计算阳性目标平均光密度，数据以 $\bar{X} \pm S$ 表示，以 SPSS11.0 进行统计分析，结果如表 1 所示。

表 1 SABC 法检测 Connexin 43 表达结果（$\bar{X}$±S）

组别	n	阳性目标平均光密度
正常组	10	0.0013±0.0006
病毒组	10	0.00038±0.0001△
中药组	10	0.00086±0.00007*

注：与正常组比较，△P＜0.001。

与病毒组比较，*P＜0.05。

正常组心肌细胞呈强阳性表达（＋＋＋），表明正常心肌细胞间存在缝隙连接蛋白表达。而病毒组 Cx43 呈极弱阳性（±）表达，与正常组阳性目标平均光密度比较，差异极其显著，P＜0.001。中药治疗组 Cx43 呈阳性（＋＋）表达，与病毒组阳性目标平均光密度比较，差异明显，P＜0.05，表明益气活血中药复方可上调 Cx43 蛋白表达。

1.3.2 FRAP 检测心肌细胞缝隙连接通讯功能结果

正常组心肌细胞漂白后，荧光迅速淬灭，而随着时间的延长，漂白区荧光恢复明显，恢复率较高，表明正常心肌细胞间缝隙连接通讯功能良好。而孤立心肌细胞漂白后基本未发现荧光强度的改变，临近漂白目的细胞的背景校正细胞荧光强度呈现下降趋势，说明有荧光染料经细胞间缝隙连接转移至漂白细胞。病毒组心肌细胞漂白后荧光恢复率显著低于正常组心肌细胞，差异明显，$P<0.05$，提示 CVB_3 感染后破坏细胞间缝隙连接结构，导致细胞间通讯功能降低。中药干预组漂白后荧光恢复率明显升高，与病毒组比较差异显著，$P<0.01$，表明益气活血中药复方具有拮抗CVB_3攻击后心肌细胞间缝隙连接结构损伤的功能。结果见表 2。

表 2 益气活血中药复方对 CVB_3心肌细胞 FRAP 后荧光恢复率的影响（$\bar{X}$±S）

组别	n	荧光恢复率（%）
正常组	10	65.36±5.8
病毒组	10	32.46±6.9△
中药组	10	51.32±7.1△△

注：与正常组比较 △ P＜0.05；与病毒组比较△△ P＜0.01

2 讨论

病毒性心肌炎的发生多由于素体正气虚衰，复感温热或湿热之邪致病，以心为主要病位，兼及肺、脾、胃等脏腑。心主要通过“主血脉”的功能来完成主宰人体生命活动的作用，如《素问•痿论》曰：“心主身之血脉”，《素问·五脏生成》曰：“心之合脉也”等。“心主血脉”理论可分为“心主血”与“心主脉”两部分，其内容涉及心、血、脉之间的生理及病理联系。心、血、脉三者密切相连，构成了完整的血液循环系统。血液在脉中正常运行，必须以心气充沛、血液充盈、脉管通利为基本条件。若心气不足或阴阳失调，心气无力运血，则血行壅滞迟缓，脉道舒缩失常，阻塞不通，血液不能正常发挥濡养功能，从而临床出现心悸、怔忡或心胸憋闷疼痛、唇舌青紫、脉细涩或结代等症状。因此，心之气血功能失调是心系病证发生的根本原因。

病毒性心肌炎的发病，急性期多以感受温热或湿热之邪为主，导致肺卫失调、脾胃健运失职。由于温热之邪易耗气伤津，严重损伤机体正气。肺气耗伤，进而伤及心气，心肺气虚，宗气化源不足，则致血脉不畅，心失所养，出现心悸、胸闷、气短等症。而正气不足与瘀血阻脉又互为影响，使病情进一步加重，同时，瘀血阻滞脉络，日久，郁而化火，复伤心气，实中夹虚。综上所述，本病以气虚血瘀为主要病机，而在恢复期及后遗症期，气虚及血瘀症状表现更为明显。

结合上述病毒性心肌炎的中医病机理论探讨，经反复临床实践用药，精心筛选出由黄芪、丹参、郁金等益气活血中药组成的益气活血中药复方，用于病毒性心肌炎恢复期及后遗症期治疗，疗效显著，经临床研究证实本方能显著提高机体免疫功能，有明显的抗心律失常、减轻心肌损伤作用。

缝隙连接对细胞内环境的稳定、新陈代谢及生长、增殖、分化的调控均具有重要意义, 与维持正常心律的电生理活动密切相关,是介导细胞间电化学信息交换的主要结构基础，具有传导快、电阻低、延搁时间短的特点。参与心血管系统缝隙连接通道表达的`Cx 主要有 Cx37、Cx40、Cx43、Cx45、Cx46，其中 Cx43 是哺乳动物心室肌细胞间最主要的连接蛋白,当 Cx 基因缺失或蛋白结构改变时，可引发多种心脏疾病，如房颤时心房细胞间缝隙连接蛋白可发生重构，缝隙连接蛋白表达异常。在风湿性心脏病持续性心房颤动(AF)患者心房缝隙连接蛋白 Cx40 和 43 检测时发现右心耳 Cx40mRNA 的表达量明显降低，而 Cx43mRNA 的表达量无明显改变。

荧光漂白恢复技术通过高强度激光脉冲淬灭细胞内某一区域荧光标记物，观察相邻细胞内荧光物质通过缝隙连接通讯结构扩散至淬灭区域的速率及程度，即荧光恢复率大小，从而达到检测细胞间缝隙连接通讯功能的目的，具有高分辨率、高灵敏度、实时定量检测等优点。其可以研究细胞之间是否存在缝隙连接结构,并且可以对细胞间的信号通讯进行直观的观察。而 6－碳氧荧光素醋酸盐(6-carboxy fluorescein diacetate，6－CFDA)是用于荧光漂白恢复实验常用的荧光染料之一，具有无细胞毒性、较强的膜通透性等特点，其本身不发荧光，当进入细胞后，被多种非特异性酯酶水解为 6－碳氧荧光素（6－CF），这时带电荷的 6－CF 不具备膜通透性，只能通过细胞间连接通道才能在相邻细胞间相互交换和扩散，经 488nm 激光激发后可发出黄绿色荧光

通过 FRAP 检测心肌细胞间缝隙连接通讯功能发现，正常组心肌细胞荧光漂白恢复率较高。而病毒组心肌细胞漂白后荧光恢复率显著低于正常组心肌细胞，中药干预组漂白后荧光恢复率明显升高。由于细胞间缝隙连接通讯功能受细胞间连接蛋白（Cx）mRNA 表达、Cx 合成、转运、装配及其自身的稳定性、磷酸化等因素影响，而采用免疫组化方法检测心肌细胞间缝隙连接蛋白 Cx43 表达时发现，益气活血中药复方能上调经 CVB_3 攻击后心肌细胞 Cx43 的表达，由此推测，益气活血中药复方改善 CVB_3 病毒性心肌炎心肌细胞缝隙连接通讯功能的重要机制之一是上调 Cx43 蛋白表达，拮抗 CVB_3 攻击后心肌细胞间缝隙连接结构损伤，稳定细胞间缝隙连接结构作用。

参考文献（略）

病机一证治理论体系的构建模式探讨

李可建

（山东中医药大学　济南 250355）

摘要　本研究在论述基于临床疗效构建病机一证治理论体系必要性的基础上，以突出病机、证候、治法、方药理论的整体性为特点，以“基于疗效、以方测证、评价病机，构建体系”为思路，提出病机一证治理论体系的构建模式：首先运用系统评价方法获得最佳临床证据，其次依据上述证据客观评价病机临床指导作用，进而构建切合现代临床特点的病机一证治理论体系。

关键词　临床疗效；病机一证治；理论体系；构建模式

近年来，随着大量中医药临床疗效评价试验日益增多，如何从中汲取精华、升华理论逐渐成为束缚中医药发展的羁绊。为此，本研究力求探讨病机、证候、治法、方药理论体系（简称病机一证治理论体系）的构建模式，使其成为联系临床评价与理论研究的坚实纽带，为逐步建立起不同疾病的病机一证治理论体系夯实方法学基础。

1　基于临床疗效构建病机一证治理论体系的必要性

1.1　临床疗效与病机一证治理论体系间的互动性

中医药学是数千年来中华民族同疾病顽强抗争的智慧结晶，可靠的临床疗效始终是中医药理论生存与发展的基石。辨证论治诊疗过程的连续性决定了病机一证治理论体系各组成部分的不可分割性和发展的同步性。病机主宰证候、证候体现病机、因证立法、随法选方的整体性决定了客观评价病机是构建病机一证治理论体系的关键。病机认识的指导作用与临床实践的评价功能有机互动，决定了承载病机信息的可靠临床疗效是检验病机认识正确与否的唯一标准，是推动中医药理论创新与发展的根本动力，也是构建病机-证治理论体系的最稳固支点。因此，临床疗效与病机一证治理论体系间的互动性及病机、证治间的整体性，决定了构建病机一证治理论体系必须以可靠的中医药临床疗效证据为基础，这既遵循了传统中医药理论自身发展规律，也符合现代中医药研究立足证据、注重实证的客观要求。

1.2　基于临床疗效构建病机一证治理论体系的重要性

基于中医药临床疗效构建疾病病机一证治理论体系，对提高临床疗效、发展中医药理论均具有重要意义，不仅能够为深入探讨异病同治、同病异治的用药规律提供最佳临床证据，为建立健全疾病辨证论治体系提供重要参考，而且可有效的从临床实践中升华理论，促进中医病机、治则治法理论的发展。

1.3　基于临床疗效构建病机一证治理论体系的迫切性

同一疾病的多种病机认识兼收并蓄，不断增加着客观评价病机认识的难度，日益彰显基于临床疗效构建病机一证治理论体系的迫切性。以冠心病为例，该病属中医胸痹范畴，现代学者根据历代医家认识、临证经验积累及古今生活方式、生存环境等因素变迁，提出多种病机认识。本虚标实为基本病机已成共识，但虚实为何则见仁见智。心之正气亏虚致血瘀、痰滞、寒凝互结是本病病机认识主流，如高宪玺等认为气阴亏虚导致痰瘀阻络，赵明芬等认为早期心之气血阴阳亏虚是其根本。还有学者认为他脏亏虚亦可为胸痹之本，如赵益业等提出心脾相关、痰瘀相关说，夏晨笑将其责之于肝，杨徐杭等则认为五脏亏虚均可致冠心病血瘀证。还有学者另辟蹊径，提出多种观点，如戴国华提出风病说，吴伟等认为应当重视热毒痹阻心脉的致病作用，鲁明源基于临床流行病学研究，认为湿热内蕴是冠心病重要病机。如何基于临床事实，客观评价病机的指导作用，构建病机一证治理论体系，是目前中医药研究中迫切需要解决的关键科学问题。

2 构建病机一证治理论体系的方法学剖析

2.1 构建病机一证治理论体系的方法学瓶颈

逐年增多的中医药疗效评价试验对于评价病机临床指导作用，既是前提条件，也是最主要方法。但是，不同研究者进行的相同或相似临床试验，因试验方案及质量、样本数、效应指标、统计方法等不同，导致结论的信度、效度参差，尤其结论间方向性差异造成的矛盾，抑制着单个临床试验的病机评价能力。因此，亟待探索有效方法，从大量临床试验中去粗留精，有效合并以增大样本，获得最佳临床证据作为评价标准，以客观评价病机的临床指导作用。

2.2 系统评价是构建病机一证治理论体系的有效方法

系统评价是上世纪末出现的一种临床试验综合评价研究方法，其作用在于定性或定量合并同类临床试验，增大样本，减少各种偏倚和随机误差，提高检验效能，其结论较单个临床研究更为可靠、真实。就病机评价而言，合格的前瞻性同期对照临床试验纳入数量越多、质量越高，则组间证候暴露均衡的可能性越大，试验方药对证的样本数增加，所得结论评价病机的信度、效度随之增高。因此，系统评价可获得最佳临床证据、有效提高病机评价能力，是构建疾病病机一证治理论体系的有效方法。

3 病机一证治理论体系构建模式与方法

目前，系统评价的中医药主要应用领域是临床疗效评价，由于此类研究多着眼于方药的临床应用，未强调与病机、证候、治法、方药四者的有机联系，消弱了中医理论对临床研究的指导作用，限制了结论对中医理论、尤其是对病机理论的促进、升华作用。因此，如若最大程度的发挥系统评价方法对中医药研究的促进作用，必须切合中医药自身发展需要，扩展其在中医药研究中的应用领域。

3.1 病机一证治理论体系的构建模式

基于中医药临床疗效，以“基于疗效、以方测证、评价病机，构建体系”为思路，突出病机、证候、治法、方药四者特有的整体性特点，形成病机一证治理论体系的构建模式：首先运用系统评价方法获得最佳临床证据，其次依据上述证据客观评价病机临床指导作用，进而构建切合现代临床特点的病机一证治理论体系，并随新的合格临床研究出现逐步完善该体系。

3.2 病机一证治理论体系的构建方法

在确定研究病种的基础上，按照上述研究思路与模式，全面收集中医药治疗该病的临床试验，制定选择标准，纳入合格研究，建立疾病病机一证治研究数据库；采用 Jadad 评分法评价纳入研究质量；运用异质性检验、Meta-分析等方法，按照试验方药分组合并统计纳入研究相对危险度、率差、加权均数差、需治疗病人数等效应指标，检验方药疗效及安全性，运用敏感性分析、失效安全数估计统计结果的稳定性；将系统评价统计结果有效、安全且稳定作为临床证据统计学评价标准，获得最佳临床证据，以方测证，客观评价病机临床指导作用，构建疾病病机一证治理论体系。

4 病机一证治理论体系构建模式的应用

本课题组在国家自然基金委、国家中医药管理局的资助下，按照上述研究模式与方法，完成了缺血性中风急性期病机一证治理论体系构建,简介如下。

4.1 缺血性中风急性期中医药临床疗效的统计结果

共检索中医药治疗缺血性中风急性期相关临床研究 5087 项，纳入合格研究 236 项，涉及益气法、益气养阴法、活血法、清热法、益气活血法、活血化瘀法、活血清热法等治法 28 种，包括汤剂、丸剂、散剂、注射剂等方药 74 种。统计分析相关效应指标，并计算 99%可信区间，见表 1。

表 1 中医药治疗缺血性中风急性期临床疗效统计结果一览表

治则	治法	方药	总有效率比较的RR(99%CI)	异质性	漏斗图	失效安全数	神经功能缺损评分比较的WMD(99%CI)
扶正	益气	黄芪注射液	1.23(1.15,1.32)	—	—	74.20	-4.70(-8.36,-1.04)
		刺五加注射液	1.17(1.06,1.28)	—	—	13.27	-9.93(-16.45,-3.41)
	益气养阴	参麦注射液	1.19(1.09,1.31)	—	—	22.48	-5.98(-8.68,-3.28)
		生脉注射液	1.21(1.07,1.37)	—		5.29	-2.96(-6.46,0.54)
祛邪	活血	灯盏花注射液	1.28(1.18,1.39)	—	—	129.55	-2.90(-6.16,0.36)
		三七制剂	1.21(1.12,1.32)	+	—	253.74	-0.36(-0.83,0.10)
		蚓激酶制剂	1.19(1.04,1.37)	+	—	39.45	-3.92(-5.79,-2.04)
		葛根素注射液	1.19(1.07,1.32)	—	—	16.06	-1.44(-3.60,0.73)
		川芎嗪注射液	1.17(1.08,1.26)	—	—	52.11	-3.64(-4.97,-2.32)
		银杏叶制剂	1.14(1.03,1.26)	+	—	42.92	-7.00(-7.65,-6.35)
	清热	清开灵注射液	1.20(1.04,1.39)	—		4.08	-5.27(-8.67,-1.86)
兼用	益气活血	补阳还五汤	1.20(1.11,1.30)	+	—	349.34	-4.49(-9.54,0.56)
		通心络胶囊	1.30(1.12,1.52)	—	—	12.69	-6.74(-12.59,-0.88)

注：1.因篇幅限制，本表仅列出有效、安全且统计结果稳定的相关治法、方药统计数据。2.异质性检验："—"示无异质性，"+"示有异质性。3.漏斗图分析："—"示未呈现倒漏斗形，"+"示呈现倒漏斗形。4.上述结果总有效率的敏感性分析均无质的变化。5. 报道不良反应的各组研究，其统计结果均无统计学意义。6.RR 为相对危险度缩写，WMD 为加权均数差缩写。

4.2 评价缺血性中风急性期的病机认识

上述统计结果显示，有益气、益气养阴、活血、清热、益气活血方药治疗缺血性中风急性期安全有效，且其统计结果稳定可靠。按照以方测证原则分析，认为气虚生风、气阴两虚生风、血瘀生风、热毒生风、气虚血瘀生风可作为指导缺血性中风急性期临床用药的病机认识，气虚证、气阴两虚证、血瘀证、热毒壅盛证、气虚血瘀证是缺血性中风急性期的病理阶段或病理类型。

4.3 构建缺血性中风急性期病机－证治理论体系

4.3.1 虚证病机－证治理论体系

气虚生风－气虚证－益气法－黄芪注射液、刺五加注射液。

气阴两虚生风－气阴两虚证－益气养阴法－参麦注射液、生脉注射液。

4.3.2 实证病机－证治理论体系

热毒生风－热毒壅盛证－清热法－清开灵注射液。

血瘀生风－血瘀证－活血化瘀法－灯盏花注射液、三七制剂、蚓激酶制剂、葛根素注射液、川芎嗪注射液、银杏叶制剂。

4.3.3 虚实夹杂证病机－证治理论体系

气虚血瘀生风－气虚血瘀证－益气活血法－补阳还五汤、通心络胶囊。

5 研究中存在的主要方法学问题及解决设想

定量衡量临床试验质量的方法学阙如限制了系统评价的纳入研究范围（多数纳入研究限于随机对照试验），无形中损失了大量临床疗效信息，影响了不同临床试验研究质量的可比性，降低了病机评价的客观性、全面性。

建立信度、效度均较高的临床研究质量评价体系是解决上述问题的有效方法。采用查阅文献法确定量表维度，采用关键事件法确定条目池，规范条目概念后形成初拟量表；将初拟量表编制成利克特 5 点量表，计算各条目权重及其加权分数；采用离散趋势、相关系数、因子分析、区分度分析、克朗巴赫 α 系数、重测信度等方法客观筛选量表条目；计算重测信度系数与克朗巴赫 α 系数以检验量表信度，采用因子分析检验结构效度，采用相关分析检验准则效度，制定信度与效度均较高的评价量表，建立临床研究质量评价体系。

参考文献（略）